实用临床中药学

SHIYONG LINCHUANG ZHONGYAOXUE

第2版

主　审　曾昭龙

主　编　胡琼力　　刘初容　　梁东辉

副主编　莫昊风　　钟水生　　王展航　　黄根胜
　　　　伍志勇

编　者　（以姓氏笔画为序）

王展航　　王铮辉　　左小庭　　卢乐仪
伍志勇　　刘吉权　　刘初容　　许立国
杨蝉铭　　吴晓琳　　冷情英　　沈　威
张　曦　　张志平　　郑雪娜　　胡淑萍
胡琼力　　钟　慧　　钟水生　　钟惠贤
莫昊风　　黄飞燕　　黄根胜　　曹丽芬
梁东辉　　谢嫣柔　　赖智填

插　图　杜晨博　　杨桂璇　　潘燕媚

河南科学技术出版社

· 郑州 ·

内容提要

本书在第 1 版的基础上修订而成,精选了临床常用的中草药共 338 味,按其主要功效进行分类编排。每味中药包括性味与归经、功效与主治、炮制应用、鉴别应用、配伍应用、现代药理研究、用法与用量和使用注意事项等,重点阐述其临床应用经验,而对中药学教材中所涉及的内容则简单地介绍。其中现代药理研究部分为新增内容,按化学成分研究、药理作用研究编写。补充更新了临床应用及配伍应用这部分内容,并简单介绍了新型中药饮片。此次再版,笔者还绘制了每味中药的简笔画,以期做到图文并茂。本书适合中医、中西医结合工作者及在校学生阅读参考。

图书在版编目(CIP)数据

实用临床中药学/胡琼力,刘初容,梁东辉主编. —2 版. —郑州:河南科学技术出版社,2020.6

ISBN 978-7-5349-9962-8

Ⅰ.①实… Ⅱ.①胡… ②刘… ③梁… Ⅲ.①中药学 Ⅳ.①R28

中国版本图书馆 CIP 数据核字(2020)第 068571 号

出版发行:河南科学技术出版社

北京名医世纪文化传媒有限公司

地址:北京市丰台区万丰路 316 号万开基地 B 座 1-114　　邮编:100161

电话:010-63863186　010-63863168

策划编辑:杨磊石

文字编辑:刘英杰　杨永岐

责任审读:周晓洲

责任校对:龚利霞

封面设计:吴朝洪

版式设计:崔刚工作室

责任印制:陈震财

印　　刷:北京盛通印刷股份有限公司

经　　销:全国新华书店、医学书店、网店

开　　本:787 mm×1092 mm　1/16　**印张:**34.25　　**字数:**800 千字

版　　次:2020 年 6 月第 2 版　　2020 年 6 月第 1 次印刷

定　　价:158.00 元

如发现印、装质量问题,影响阅读,请与出版社联系并调换

第 2 版序

　　中医学是中华民族最为耀眼的瑰宝，它贯穿了整个中华民族的历史，作为一门古老的医学，至今仍然散发着不朽的光芒。中药是以中医理论为基础，用于防治疾病的植物、动物、矿物及其加工品。中药学是中医理论体系中不可或缺的一部分，充分反映了我国自然资源及历史、文化等方面的特点，是中医治病救人的有力武器。古人所说："神农尝百草""一日而遇七十毒""药食同源"就是中医药早期产生的概括。已经流淌了几千年的中华医药文明之河今天继续着它的旅程，有着众多的传承者和追随者。《实用临床中药学》本着传承与发展的初衷，在近二十年后再版，贯彻了习近平总书记对新时期中医工作做出的重要指示——深入研究和科学总结中医药学的积极意义，是"丰富世界医学事业、推进生命科学研究"。

　　我国最早的一部中药学专著是汉代的《神农本草经》，唐代由政府颁布的《新修本草》是世界上最早的药典。唐代孙思邈编著的《备急千金要方》和《千金翼方》集唐代以前诊治经验之大成，对后世医家影响极大。明代李时珍的《本草纲目》，总结了 16 世纪以前的药物经验，对后世药物学的发展做出了重大的贡献。《实用临床中药学》第 1 版，汲取了前世医家药学专著的精华，精选了临床常用的中草药共 338 味，根据性味与归经、功效与主治、炮制应用、鉴别应用、配伍应用、临床应用、用法与用量、使用注意事项等进行编写，重点阐述其临床应用部分，传承并发展了中药学理论，为现代中医临床工作者在临床实践中答疑解惑，得到广大中医临床工作者好评。时隔十多年，《实用临床中药学》第 2 版问世，第 2版在第 1 版的基础上，查阅整理最新文献与资料，新增了现代药理研究内容，并将现代医家们在临床用药过程中所积累的经验更新补充于"临床应用"及"配伍应用"之中，且绘制了每味中药的简笔画，图文并茂，不乏艺术的美感，进一步传承并发展了中药学理论，值得广大中医、中西医结合工作者及在校学生研读。

全国名中医、中央军委保健局专家、葛洪研究院院长

陈志田

2019 年 8 月于广州

第2版前言

时光荏苒，《实用临床中药学》第1版面世至今十多载。因其系统地阐述了中药临床应用的具体内容，如炮制应用、鉴别应用、配伍应用、临床应用等，较大程度地满足了中医临床工作者的需要，在广大中医临床工作者中得到较好反响。因此，笔者本着传承与发展的初衷，历经近1年时间，查阅整理最新文献与资料，将此书再版，以期为更多中医临床工作者答疑解惑。

本书第1版精选了临床常用的中草药共338味，根据其主要功效进行分类论述，每一味药均按其性味归经、功效主治、炮制应用、鉴别应用、配伍应用、临床应用、用法与用量、使用注意事项等进行编写，重点阐述其临床应用部分，而对中药学教材中所涉及的内容则简单地介绍。此次再版，在第1版基础上新增了现代药理研究内容，补充更新了临床应用及配伍应用这部分内容，并简单介绍了新型中药饮片，如中药破壁饮片、配方颗粒等。值得一提的是，此次再版，笔者绘制了每味中药的简笔画，以期做到图文并茂。

世界大同日，万里共中医。中医药为中华民族繁荣昌盛做出了重要贡献。中医药历经长时间和无数次疫病的检验，是我国历代人民生命和健康的重要保证，深受广大民众的信任。然而，中医药是否科学有效，受到少数现代医学工作者的质疑，随着科学技术的发展，中医学者们在中医药现代化研究上做了大量工作，中药的现代药理研究是其中一部分。我国药学家屠呦呦多年从事中药和中西药结合研究，因其发现了可有效降低疟疾患者死亡率的青蒿素，于2015年10月5日获得诺贝尔医学奖。这是中国医学界迄今为止获得的最高奖项，也是中医药成果获得的最高奖项，是中医药现代化研究的里程碑。故此次再版新增了现代药理研究内容，从而为中药在临床应用中的科学性及有效性提供理论依据。在长期临床实践过程中，广大医务工作者不断积累了丰富的经验，距离本书第1版，时光已逝去十多载，有更多新的用药经验值得我们去学习、借鉴。本书将现代医家们在临床用药过程中所积累的经验收集更新补充于"临床应用"及"配伍应用"之中，供广大中医临床工作者参考。相比于西药，中药更属于"有形之药"，每味中草药都有其独特的形态外观，为使广大中医临床工作者对中药有更直观、更深刻的认识，此次再版特绘制了每味中药的简笔画作为插图。

本书适合中医、中西医结合工作者及在校学生阅读。虽然尽心尽力，仍有疏漏和不妥之处，欢迎广大读者批评指正，以便不断修正、完善。

感谢本书第 1 版以曾昭龙教授、张暋教授为首的编委团队,因为有了他们于第 1 版书中的孜孜以求,才得以再版本书。在此书的再版过程中,查阅了很多书刊与文献,未能一一列出,在此深表歉意与感谢!陈宝田教授在编写中提供了许多宝贵意见,在此一并致谢!

《实用临床中药学》编委会

2019 年 8 月于广州

第1版前言

　　中药是祖国医学理法方药中的重要组成部分,是中医防治疾病的重要武器。随着科学技术的发展和临床经验的不断积累,人们对中药的认识也在不断地深入,其临床应用范围也在不断地扩展。因此,学好、用好每一味中药,对于每一位中医临床工作者显得尤为重要。在临床实际工作中可能常常会碰到这样的疑惑:在同一类中药中该选用哪味药更为确切,怎样进行药物配伍才能使疗效更确切,是生用好还是制用好等。为了尽量解除中药临床应用中的种种疑惑,更好地满足中医临床工作者的需要,笔者特编著了这部中药临床应用参考书。

　　本书精选了临床常用的中草药共 338 味,根据其主要功效进行分类论述,每一味药均按其性味归经、功效主治、炮制应用、鉴别应用、配伍应用、现代临床应用、用法与用量、使用注意事项等进行编写,重点阐述其临床应用部分,而对中药学教材中所涉及的内容则简单地介绍。

　　本书适合中医、中西医结合工作者及在校学生阅读。由于编写时间仓促,若有疏漏和不妥之处,欢迎广大读者批评指正,以不断修正、完善。

《实用临床中药学》编委会

2006 年 6 月于广州

目 录

第1章　解表药

第一节　辛温解表药

麻黄

为麻黄科多年生草本小灌木草麻黄或木贼麻黄的茎枝,主产于河北、山西、陕西、甘肃等地,以干燥茎枝入药。

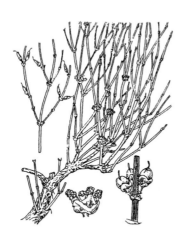

麻黄

【性味与归经】　辛、微苦,温。归肺、膀胱经。

【功效与主治】　具有发汗解表,宣肺平喘,利水消肿的作用。常用于治疗外感风寒表实证,实证喘咳及水肿,麻疹不透,黄疸等。

【炮制应用】

1. 生用　生品长于发汗解表,利水消肿。常用于治疗外感风寒表实证,症见恶寒发热、头痛身痛、无汗、鼻塞、脉浮紧;风水水肿,症见眼睑水肿,继则四肢及全身皆肿、来时迅速、恶风、发热或无大热、汗出或无汗、脉浮等;麻疹不透;黄疸。

2. 蜜炙　经蜜炙后味甘而微苦,性温偏润,其辛散发汗作用缓和,而宣肺止咳平喘的作用明显增强,多用于外感表证较轻,而肺气壅阻较盛的咳喘患者。在临床上无论寒、热、痰、饮所致的咳喘均可应用,但需与不同的药物配伍。

【鉴别应用】

1. 麻黄与桂枝　二者性味均属辛温,入肺、膀胱二经,具有透达内外、疏解肌表、开泄腠理、发汗,使侵袭人体肌表的风寒之邪随汗出而解于体外的作用。二者相须为用,可增强发汗之力,在临床上均可用于风寒表证。但其功效及临床应用又有一定的区别。

(1)麻黄辛温,长于宣透毛窍,发汗解表力较强,适用于外感风寒表实证。桂枝辛甘温,善于调和营卫、解肌发汗而散风邪,发汗之力不及麻黄,主要用于外感风寒表虚证。

(2)麻黄长于治肺,具有宣扬肺气、止咳平喘的作用,无论外感、内伤所致肺气不宣均可使用。桂枝长于治心,具有温通胸阳、补心的作用,可用于心阳不振所致的胸痹和心悸。

(3)麻黄具有宣肺发汗利水的作用,可用于水肿实证兼外感表证者,或身体上部水肿当发汗者。桂枝具有温阳化气利水的作用,能助心脾肾之阳气而利水湿、化痰饮,常用于下部之水肿。

(4)麻黄能辛散温通,可用于寒凝所致的阴疽。桂枝温经散寒、通血脉,适用于寒凝所致的月经不调;此外也可用于风湿痹痛、中焦虚寒等证。

2. 麻黄与浮萍　二者均有发汗解表、利水消肿的作用,可用于治疗感冒、水肿。但其功效及临床应用又有区别。

(1)麻黄为辛温解表药,具有发散风寒的作用,适用于外感风寒表实证,症见恶寒发热、无汗等。浮萍为辛凉解表药,具有疏散风热的作用,适用于感冒风热,症见发热、有汗者。

(2)麻黄性味辛温,其利水作用在于宣肺、发汗以通调水道,适用于水肿寒证或水肿兼有风寒表证者。浮萍性味辛寒,其利水作用不仅在于宣肺、发汗,而且能除热、解毒、燥湿,导热下行,适用于水肿热证或水肿兼有风热表证。

(3)麻黄具有解痉平喘的作用,为止咳平喘之要药,长于治疗咳喘。浮萍轻浮升散,长于疏风散热、发表透疹,适用于风热隐疹、麻疹不透、风疹瘙痒等证。

(4)麻黄能温经散寒止痛,可用于风寒湿所致的关节疼痛。浮萍既能发散热毒,

又能导热下行,可用于治疗热毒、痈疽。

3. 麻黄与香薷　二者均有发汗解表、利水的作用,皆可用于治疗外感表证、水肿。但二者的功效及临床应用又有所不同。

(1)麻黄通过开宣肺气、透发毛窍而发汗解表,其发汗散寒作用强于香薷,常用于治疗外感风寒表实证,一年四季皆可应用,尤以冬令为多。香薷则通过和中化湿、发越被寒湿阴邪郁遏的阳气而发汗解表,适宜于夏季感冒。

(2)麻黄利水在于宣肺、发汗以通调水道,适用于水肿寒证或水肿兼有风寒表证者。香薷利水在于宣肺、发汗以彻上,和中化浊以运脾,调畅三焦以彻下,适用于水肿寒证或水肿兼有阴暑表证者。若属里水,冬季宜用麻黄,夏季宜用香薷。

(3)麻黄长于止咳平喘,常用于治疗实喘;尚可用于治疗关节疼痛。香薷长于和中化湿,常用于治疗呕吐、腹泻。

4. 麻黄与麻黄根　见第500页。

【配伍应用】

1. 麻黄配杏仁　麻黄味苦辛性温,为肺经专药,能发越人体阳气,有发汗解表、宣肺平喘的作用,主升主散。杏仁辛开苦泄、宣肺降气,主降。二药相用,一宣一降,使肺气得以宣发、肃降;适用于治疗风寒犯肺引起的咳嗽、气喘。

2. 麻黄配黄芪　麻黄味苦辛,可发汗解表,主散。黄芪味甘性微温,能益气固表,主收。麻黄配黄芪,可借其益气扶正之力发汗解表;同时又可使卫气得固,腠理得实,外邪不再容易入侵;二者相须为用,散中有补,补中有散;具有益气解表祛邪的作用,适用于气虚外感表证。

3. 麻黄配桂枝　麻黄偏入肺经气分,辛开苦泄、遍彻皮毛,专发汗而散寒邪。桂

枝偏入心经血分,辛甘温煦透达营卫,能解肌表而祛风邪。两药配伍,既入卫分,又入营血,麻黄得桂枝相助,增强了发散外邪的能力;桂枝则引营分之邪外出肌表。二者配用,为发汗解表之重剂,适用于外感风寒表实证。另外,桂枝温经散寒、温通血脉,麻黄则散寒而宣通卫气,二者相辅相成,使血脉通畅、气机宣达,适用于风寒湿痹。应用时麻黄量若大于桂枝,则发汗力大。

4. 麻黄配葛根 麻黄善解在表之风寒,为太阳经药。葛根善发汗解肌退热,升发阳明之清气而生津止渴。二药配伍,升散发汗、解表祛邪作用加强。适用于风寒客于肌表,卫气被外邪郁闭所致的发热、无汗、项背强直不适等。同时,麻黄发汗解表、祛风散寒,主入太阳经;葛根解肌升清,止渴止痢,主入阳明经。二药合用,善治太阳阳明合病,症见恶寒无汗、发热口渴、下利等症。

5. 麻黄配细辛 麻黄与细辛相配,其功用有三:一者麻黄宣肺平喘,细辛温肺化饮;二药相配,有温肺化饮、散寒平喘之效,适用于外感风寒、肺气郁闭之痰饮咳喘。二者麻黄能发汗解表,细辛能解表散寒、止痛,祛内寒而温脏腑;二药相配,协同鼓动内外之阳气,加强解表散寒之力,可用于素体阳虚、外感风寒之证,即伤寒少阴发热脉沉者。三者麻黄能祛风除湿、宣通经络,细辛能散风寒、祛寒凝无处不到;二药合用,可治疗风寒湿痹之肢节疼痛、无汗等症。

6. 麻黄配附子 麻黄与附子相配,其功用有三:一者麻黄辛温,发汗解表,附子大辛大热,峻补元阳;二药同用,一攻一补,助阳解表,使之汗中有补,汗出而不伤正;补中有散,扶正而不碍邪;适用于素体阳虚复感风寒之证。二者麻黄能宣肺平喘、利水消肿,附子有温肾壮阳、化气行水之功;

合而用之,有较好的温阳利水消肿的作用,适用于阳虚水泛、水寒射肺之气促、喘逆、小便不利、下肢水肿。三者麻黄能祛风除湿、宣通经络而散外寒,附子能温通经脉而祛里寒;二药合用,可用于风寒湿痹之肢体关节疼痛、肢冷者。

7. 麻黄配石膏 麻黄专于宣肺,有宣肺平喘、发汗解表之功。石膏专于清热,善清解肺经郁热而泻火邪。二药相配,一寒一热,一表一里,麻黄得石膏之辛凉,能制其温燥之偏,但不减低其宣肺定喘之功;石膏引麻黄入里,可减缓其发汗之效用。二药合用,具有清肺泄热平喘之功,适用于表邪入里化热、壅遏于肺所致的喘咳、身热不解等症。

8. 麻黄配射干 麻黄能发散风寒、宣肺平喘。射干性降,有降痰涎、润肺燥、止咳平喘的作用。二药合用,共达宣肺降气、消痰平喘之功,适用于风寒束表、肺失宣降、痰饮上逆之喘咳气急等症。

9. 麻黄配白术 麻黄解表发汗、宣肺利水。白术健脾燥湿、益土治水。两药合用,脾肺二脏同治,使肺气得以宣通,脾气得以健运,水湿得以下行,风去湿行而肿自消;适用于风寒袭表、肺失宣降、水道不通所致的头面眼睑水肿之风水证。

10. 麻黄配羌活 麻黄开毛窍、通腠理、发汗解表力强。羌活善于行气分而散表邪,长于散风寒、祛风湿、止痹痛。二药合用,麻黄助羌活达肌表走经络,以祛风湿而止痛;羌活则助麻黄通腠理、发汗解表,共达散风寒、祛湿止痛之效。适用于风寒湿痹而痛证较为突出者及寒湿痹痛之年久者。

11. 麻黄配独活 此配伍与麻黄配羌活相似,但其药性稍和缓,不似麻黄、羌活之燥烈;也具有较强的祛风解表、除湿止痛的作用。适用于外感风寒表实之身痛无汗及风湿痹痛。

12. 麻黄配人参　麻黄辛温性烈,发表散寒、开腠发汗。人参性禀中和,益气助元。二药配用,补泻并举。人参既可扶助人体正气,助麻黄发汗解表,以祛邪外出;又能防麻黄发汗太过,以免误伤正气。二者相辅相成,益气解表,适用于气虚感冒。

【现代药理研究】

1. 化学成分研究　生物碱为麻黄的主要活性成分,在临床上发挥主要药理作用。其次,麻黄中的活性成分挥发油、醇提部位和麻黄多糖亦发挥一定药理作用。

2. 药理作用研究

(1)调节血压　麻黄碱具有拟肾上腺素的作用,能兴奋肾上腺素能神经而发挥升高血压的作用。麻黄碱和伪麻黄碱具有增加心输出量和升高血压的作用。

(2)利尿　d-伪麻黄碱具有显著的利尿作用,推测其利尿机制是扩张肾血管使肾血流量增加,也有人认为是阻碍肾小管对钠离子的重吸收。

(3)平喘和发汗　麻黄中的平喘有效成分是麻黄碱。通过促进去甲肾上腺素和肾上腺素释放,直接兴奋 α 受体、β 受体和阻滞过敏递质的释放达到平喘作用。发汗作用的主要有效部位是挥发油和醇提部位。

(4)兴奋中枢神经系统　麻黄碱有兴奋大脑皮质中枢、皮质下中枢、呼吸中枢及血管运动中枢的作用。

(5)抗凝血　近年来对麻黄的药理活性研究表明,麻黄多糖具有抗氧化和抗凝血等多重作用。

【临床应用】

1. 止咳方中如何应用麻黄　麻黄是止咳平喘要药,临床上只要配伍得当,老少皆宜。一般地说,风寒咳嗽,可以三拗汤加味:麻黄、杏仁、甘草、前胡、桔梗、紫苏叶等;寒痰宿肺、咳喘并作、痰多清稀者,用小青龙汤加减,这是临床用药常法。

但必须注意以下几点:一是麻黄的用量问题,麻黄为辛温发散、宣开肌表之药,一般宜轻用,3～6 克即可,老年、小孩更不可多用。药量过大,非但咳喘不止,往往耗伤肺气,弄巧成拙。二是用麻黄治风寒咳嗽,应配前胡、桔梗、紫苏叶以助麻黄宣肺,不宜用鱼腥草之类的寒凉药;有人用麻黄 10 克,配鱼腥草 30 克,谓之"消炎",多剂不效,是配伍不当;其误在视咳者为气管炎,凡炎者必清热,因而麻黄的辛温宣肺止咳之力,被寒凉遏伏,难以发挥其宣散之功;若用少量麻黄配以宣肺药,取效甚捷。三是用麻黄止咳的临床指标应有"咽痒"一症,咽痒致咳,午夜为甚,是风寒宿肺,肺气不利之故,非以麻黄辛温宣散不可,此时若用麻黄配适量宣肺药可收到较好的疗效。

2. 麻黄治疗中风后遗症　对于急性缺血性中风患者,生麻黄开始用量即宜 30 克,另配伍生甘草 30 克,桂枝 20 克,川芎 15 克。用药量宜大,使药力直达脑络。一般在 1 周内即显效,1 个月内基本恢复。对于慢性缺血性中风患者,生麻黄用量宜 10 克,逐渐加量至 30 克。一般在 1 个月内可有满意疗效,3 个月内基本恢复。重用生麻黄,如配伍不当可有升高血压、心搏加快等不良反应,优化组合则可弥补其缺陷。配桂枝可温通全身经络,扩张皮肤血管,对于长期偏瘫的患者改善血供大有裨益,也有利于其对周围血管舒缩功能的调节;配川芎取其温窜之力上行于脑,通气活血;配生甘草发挥其两大作用,一即解毒功能,二是调和诸药,故其用量与生麻黄相等。经临床观察,有心动过速和高血压的患者,长期服用生麻黄的"通脑方",未见有心率加快与血压升高的不良反应。同时发现,在所治疗的 36 例中风后遗症患者,随着生麻黄剂量的增加,其临床症状的改善也逐渐明显。

3. 单味麻黄治疗遗尿症 王豪等以单味麻黄治疗遗尿症患者共 50 例,结果痊愈 42 例(遗尿不作,停药 6 个月后无反复),有效 5 例(服药时遗尿不作,停药后反复),无效 3 例;用量:5－7 岁 3 克,8－15 岁 5 克,16 岁以上 10 克,用冷水浸泡 1 小时,然后煎 2 次,将 2 次所得药汁合并,睡前顿服,连服 1 个月,一般服后 1～3 次后即可见效。

【用法与用量】 内服,一般 3～10 克,大剂量可用至 20 克。

【使用注意】

1. 发汗作用较强,有耗气、伤阳、劫阴之弊;凡表虚自汗、气虚喘咳、阴虚喘咳、脾虚水肿等证,当慎用。

2. 易伤肺气,久咳久喘者不可连续较长时间使用。

3. 本品不宜与洋地黄类强心苷类药物合用,以免引起室性心律失常。

桂　枝

为樟科常绿乔木肉桂的嫩枝,主要产于广东、广西、云南等地,以干燥嫩枝入药。

【性味与归经】 辛、甘,温;归肺、脾、心、膀胱经。

【功效与主治】 具有解肌发汗,温阳止痛,化气行水的作用。常用于治疗外感风寒表证,营卫不和之自汗或盗汗证,风湿痹证,胸痹,阳虚之证,痰饮,水肿等;也可用于血痹,蓄血,奔豚,脱疽,冻疮等。

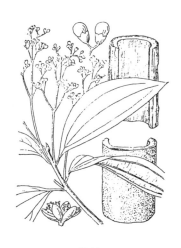

桂枝

【炮制应用】

1. 生用 生品温性较著,长于解肌发汗、温通经脉、温阳化水,常用于治疗:①风寒表证,桂枝发汗作用明显弱于麻黄,且有调和营卫之功效,外感风寒之表实证或表虚证均可应用。②风寒湿痹,症见四肢关节疼痛、麻木、屈伸不利等。③痰饮证,症见咳喘、心悸、目眩、胸胁支满等。

2. 蜜炙 经蜜炙后可缓和辛温发散之性,而强于温中止痛,常用于中阳不足所致的脘腹冷痛、喜温喜按者。

【鉴别应用】

1. 桂枝与麻黄 见第 1 页。

2. 桂枝与葱白 二者均为辛温之品,皆有温通阳气的作用,但二者的功效及临床应用又有所不同。

桂枝具有温助阳气、流畅气血、温阳化水的作用,常用于治疗阳气不振或阳气不足之胸痹、水湿痰饮、筋脉寒滞不通诸证。葱白则仅有通阳作用,只宜用于上下表里不相顺接之面赤、腹痛、下痢、脉微的戴阳格阳证。

3. 桂枝与肉桂、桂子 三者均来源于同一植物,皆属辛温之品,有温经脉、助气化、散寒凝的作用,可用于治疗风寒湿痹、腰膝关节疼痛,以及妇女冲任虚寒、寒凝血脉而出现的月经不调、行经腹痛、闭经不行、少腹疼痛等症。由于三者的药用部位不同,其功效及临床应用也有一定的区别。

桂枝为桂树的嫩茎枝,其性气薄,善上行而温散表寒,走四肢而温通血脉,具有解肌发汗、温阳止痛、化气行水的作用;常用于治疗外感风寒表证,营卫不和之自汗或盗汗证,风湿痹证,胸痹,阳虚之证,痰饮,水肿等。肉桂为桂树的树皮,善补命火、壮元阳,具有温肾补阳、散寒止痛的作用,常用于治疗阳痿、滑精、宫寒不孕等证,以及虚寒性脘腹痛、泄泻、腰背痛、痛经等病证。桂子为桂树的未成熟果实,善于温中散寒止痛,适用于寒邪凝滞胃脘的脘腹冷痛、呕恶不食等。

【配伍应用】

1. 桂枝配白芍 桂枝配白芍,其功用有二:一者桂枝和营解肌,气薄升浮,能解肌表、通阳气而入卫祛邪。白芍和营敛阴,具收涩之性,能敛阴液、养营血而入营和里。二药相配,既入气分又入血分,一散一敛,相辅相成,各尽其长又相互制约,使桂枝之辛散而不耗伤阴液,白芍之酸收而不恋邪,从而使表邪得解而里气和,营卫自调,适用于外感风寒表虚证及营卫不和之自汗盗汗证。二者桂枝能温阳通脉,振奋脾阳。白芍能益阴养胃,缓急止痛。二药配用,共奏调和脾胃、缓急止痛之功,适用于中气虚弱之脘腹疼痛者。

2. 桂枝配牛膝 桂枝辛温,辛祛风寒,温通经脉,横行肢臂。牛膝活血祛瘀、通经、补肝肾、强筋骨,性善下行。两药配用,入血分,具有温中祛寒、活血止痛的作用,可上下同治,主要用于肢节疼痛、血寒闭经诸症。偏活血用川牛膝,若补肝肾用怀牛膝。

3. 桂枝配茯苓 桂枝能温阳化气行水。茯苓功主利水,能健脾利水渗湿。二药相配,桂枝得茯苓专于化气行水;茯苓得桂枝通阳,其除湿之力更强,具有较强的利水除湿作用;适用于水饮为患的各种病证。

4. 桂枝配丹参 桂枝能温阳通脉止痛。丹参能活血化瘀而通心脉,祛血中郁热而除心烦。二药合用,共奏温阳活血通脉止痛之功,适用于心阳不振、瘀血痹阻之胸痛、心悸等。

5. 桂枝配防己 桂枝辛甘发散,既能温通经络、除痹止痛,又能温阳化气、利水除湿。防己苦寒泄降,能除湿利水、祛风止痛,善泄下焦血分湿热。二药配用,祛风去湿、除痹止痛的作用加强,通阳化气、利水消肿之力倍增,适用于着痹、水肿、脚气。

6. 桂枝配石膏 二药相配,其功用有二:一者桂枝发汗解肌,偏治风寒表证。石膏清热泻火,偏清气分实热。二药配用,一温一寒,表里同治,以桂枝外解风寒之邪,石膏清透里之内热,使表里同治。适用于风寒表证未解,里热已盛之表寒里热之证。二者桂枝能温通经脉;生石膏善清透表里邪热,且可制桂枝之热。二药合用,共奏清热通痹之功,适用于风寒湿邪郁滞经络、久而化热之热痹。

7. 桂枝配柴胡 桂枝性散主行,能开腠理、祛风寒,为太阳中风之主药。柴胡轻清善升,透表泄热,能引邪达表而解,是透泄少阳之要药。二药相配,既能发汗解表、通阳散寒,又能引热达表,透发少阳;共奏解表退热之功。适用于风寒表证未解,半里邪热已见之太阳、少阳合病者。

8. 桂枝配川芎 二药均善走窜,桂枝能辛温通阳、温经散寒、祛风通络。川芎善于活血祛风、行气止痛,为血中之气药。二药相配,具有祛风寒、温经脉、利关节、止痹痛的作用,适用于风寒湿痹、胸痹属胸阳闭阻、脉络不通者;痛经、闭经属寒凝经脉者。

9. 桂枝配当归　桂枝入气分而通阳,当归入血分而补血。二药相配,使行中有补,补中有行,具有养血通脉、温经散寒之功,适用于血虚寒凝之证。

10. 桂枝配姜黄　桂枝善于温通经脉、散寒止痛,可舒筋脉之急挛,利关节之壅阻。姜黄辛苦而温,具有破血行气、通经止痛之功。二药配用,桂枝温通经脉有助于血液的流畅,从而加强姜黄的活血止痛之力;姜黄破血行气又有利于桂枝通达阳气,温经散寒作用的发挥;共奏温经散寒、活血通脉止痛之功。适用于风湿痹证,气滞血瘀之痛经、闭经、产后腹痛,跌打损伤之瘀阻肿痛。

11. 桂枝配附子　桂枝辛温,轻扬升散,具有走经络、通血脉、散寒邪的作用。附子大辛大热,通行十二经,能散寒止痛、通利关节、搜风除湿。二药相配,使温经通脉、散寒止痛作用明显加强。适用于寒湿痹痛不能转侧而见阳虚之证者;阳虚气化不利而致水肿者。

12. 桂枝配麻黄　见第2页。

【现代药理研究】

1. 化学成分研究　桂枝的主要活性成分为桂皮醛,其他成分包括苯甲醛、反式桂皮醛、苯丙醛及邻甲氧基桂皮醛等。

2. 药理作用研究

(1)抗菌　在体外状态下,桂枝醇的提取物对大肠埃希菌、金黄色葡萄球菌及枯草杆菌具有抑制作用,其有效浓度≤25毫克/毫升;平板挖洞法抑菌实验证明,桂枝醇可以抑制肺炎球菌、白色葡萄球菌、肠炎沙门菌及变形杆菌,且对伤寒杆菌和副伤寒甲杆菌、炭疽杆菌及霍乱弧菌等也有抑制作用。

(2)抗病毒　利用流感病毒对鸡胚进行感染,再用桂枝进行处理,发现桂枝能够强效地抑制该病毒。同时桂枝煎剂可对某些真菌产生抑制。

(3)解热镇痛　桂枝煎剂、桂皮酸钠及桂皮醛等均可以降低正常小鼠的体温,研究发现桂皮醛可缓解经腹腔注射醋酸小鼠的扭体反应,即桂皮醛具有一定程度的镇痛作用。

(4)镇静、抗惊厥　采用桂皮醛对小鼠进行灌胃,发现桂皮醛可以抑制小鼠的自发性活动和甲基丙胺导致的过多活动,也可抑制转棒实验造成的运动失调。同时,经腹腔注射桂皮醛后,发现士的宁小鼠的惊厥症状得到缓解,死亡时间也相对延后。

(5)抗炎和对免疫系统的影响　桂枝所含的挥发油成分对血清免疫球蛋白E(IgE)引起的肥大细胞颗粒反应具有抑制作用,并可以使补体的活性降低,具有抗过敏的功效。由于桂枝中所含有的挥发油成分经由呼吸系统排出,故其对呼吸道炎症具有缓解作用。桂枝中的桂皮醛成分还具组胺释放的功效,可以在给药0.5~1小时后导致皮肤荨麻疹。

(6)利尿　给犬静脉注射0.25克/千克五苓散(含桂枝、猪苓、泽泻、白术、茯苓五味药材),发现犬的尿量显著增加,给犬单纯静脉注射0.029克/千克的桂枝,并与单纯静脉注射其他四味药材的效果进行对比,发现使用桂枝可以更显著提高尿量。因此认为五苓散中桂枝是利尿的主要成分。

(7)其他　桂枝具有增加冠状动脉血流量的作用,因其作用部位不同,桂枝对血管表现出不同的作用。与桂枝配伍的药物影响其显现出的具体作用;桂枝具有健胃功效;桂枝中的桂皮醛可抑制 SV40 病毒引起的肿瘤。

【临床应用】

1. 桂枝用于妇科瘀血证　桂枝能温经通脉、和营行瘀,与肉桂不同的是在于其"温通"功能较强,应用于妇科瘀血证,如闭经不行,腹下冷痛;寒凝痛经,得暖则舒;阳弱血虚之外阴瘙痒、阴疮;瘀血阻滞冲任所致的子宫肌瘤、卵巢囊肿、宫外孕、恶露停滞等病证。桂枝的用量一般寒凝血瘀轻症用 10 克左右,对顽固性寒凝痛经可用至 20 克,妇科癥瘕积聚因需久服,不宜重用,以免化燥伤阴。根据不同的病证,桂枝配以相应的中药用于妇科瘀血证,痛经每次经前服用 5 天,连用 3 个月;慢性盆腔炎每月服 20 剂,连用 2~3 个月;子宫肌瘤根据大小需用 3~6 个月。

2. 桂枝治疗低血压　用桂枝、肉桂各 40 克,甘草 20 克,混合煎煮 3 次,当茶饮服。共治疗 117 例低血压患者,均获良效,一般服药 3 天血压即上升,最快 2 天血压即恢复正常。

3. 桂枝治疗面神经麻痹　以桂枝 30 克,防风 20 克,赤芍 15 克,煎水趁热擦洗面部,每次 20 分钟,每日 2 次,以局部皮肤潮红为度。共治疗面神经麻痹患者 30 例,结果:治愈 26 例,好转 3 例,无效 1 例,治愈时间为 6~15 天。

又有报道,用桂枝 30 克,黄芪 30 克,防风 15 克,每剂煎 2 次,药液合并,每日分 3 次服,一般服 10 剂即可治愈。其审证要点:恶风寒,或汗出,或不汗出,舌淡,苔薄白;若见恶热,舌红,苔黄,脉弦者,则不能应用。

4. 桂枝治疗瘫痪　以桂枝 20 克,黄芪 60 克,生水蛭粉(分吞)6 克,同时用桂枝液温擦头部及患侧肢体,轻证 2 周内见效,重证 4 周开始恢复,其疗效远胜于补阳还五汤。

5. 桂枝治疗小儿腹股沟斜疝　取桂枝 20 克,黑色大蜘蛛(去头足,焙干)10 克,共研细末。早晚各服 1 次,每次 0.25 克/千克体重,开水或牛奶、稀粥送服,连服 2~4 周。共治疗反复性腹股沟斜疝 55 例,痊愈 52 例,好转 1 例,无效 2 例。

6. 桂枝治疗小儿多动症　用桂枝 6 克,白芍 15 克,炙甘草 4 克,生姜 4 片,大枣 4 枚(此为 5 岁左右小儿的剂量)。水煎服,每日 1 剂,7 天为 1 个疗程。根据年龄酌情加减。共观察 30 例,结果:痊愈 8 例,显效 17 例,改善 3 例,无效 2 例,总有效率为 93.3%。病程在 2 个月以内的 6 例均获痊愈,病程在 6 个月以内者共 11 例,其中痊愈 2 例,显效 9 例。无效病例均为病程在 3 年以上者。

【用法与用量】　内服,一般 9~15 克,大剂量可用至 30 克。

【使用注意】　本品辛温助热,易伤阴动血,温热病及阴虚阳盛者忌用;血证宜慎用。

羌 活

为伞形科多年生草本植物羌活、宽叶羌活或川羌活的根及根茎,主要产于青海、四川、云南、甘肃、陕西、湖北等地,以干燥根及根茎入药。

【性味与归经】　辛、苦,温;归膀胱、肝、肺、肾经。

【功效与主治】　具有发汗解表,祛风胜湿,止痛的作用。常用于治疗外感风寒表证,风湿痹证,风湿头痛;也可用于疮疡初起、风湿目疾、眉棱骨痛、破伤风及外感所致诸疾。

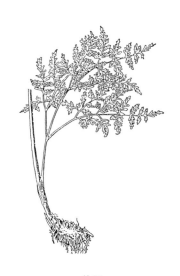

羌活

【炮制应用】 临床多生用。

【鉴别应用】

1. 羌活与独活 二者均为辛苦温之品，都有祛风胜湿止痛的作用，皆可用于治疗风寒湿痹，常相须为用。但二者的功效及临床应用又有所不同。

（1）羌活发表作用较强，主入太阳膀胱经，能直达巅顶，横行肢臂，长于发散肌表及上半身之风寒湿邪；兼入少阴肾经，又可通利关节而止痛，常用于治疗风寒或风湿在表之头痛、身痛及上半身之风湿痹痛。独活性质和缓，入少阴肾经，主下主里，其发散表邪的作用不及羌活，而祛风胜湿、通痹止痛作用则较羌活为强，善搜肌腠深部之伏风及下半身风寒湿邪，并长于祛下半身风湿，常用于治疗风湿痹痛而以腰膝以下为甚者及少阴头痛。

（2）羌活祛风之力较强，能祛风通络、畅通血脉，可用于治疗口僻、破伤风。独活能温通下肢经脉，可用于治疗鹤膝风。

（3）羌活为太阳经引经药。独活为少阴经引经药。

2. 羌活与防风 二者均为辛温解表药，皆有祛风解表、祛风胜湿的作用，皆可用于外感表证、风湿痹痛。但二者的功效及临床应用又有所不同。

（1）防风以祛散表风为主，外感风寒、风热皆可应用。羌活以祛散表寒为主，以外感风寒表证或风湿表证为宜。

（2）羌活气峻，祛风胜湿之力较防风优，为治疗风寒湿痹的常用药。防风气缓，以祛风为主，祛湿之力较弱，适用于痹证而以风邪为主者。

3. 羌活与白芷 二者均为辛温解表药，皆有疏风散寒、止痛的作用，均可用于治疗感冒、头痛。但二者的功效及临床应用又有所不同。

（1）羌活以散太阳经风寒、风湿为主，故善治后头痛。白芷则以散阳明经风寒、风湿为主，故善治前额头痛，并兼治牙龈肿痛、鼻渊等头面诸疾。

（2）羌活祛风除湿之力较强，常用于治疗风湿痹痛，尤以上肢肩背肢节疼痛为宜。白芷能燥湿消肿排脓，常用于治疗疮疡肿毒，未溃、已溃者均可应用。

【配伍应用】

1. 羌活配防风 羌活气厚味薄，性浮以升，善行气分之邪，具有疏风散寒、燥湿止痛的作用，尤长于祛上半身之风寒湿邪。防风气薄性升，不缓不燥，可祛周身之风，尤以祛在外在上之力最强，为散药中润剂。羌活长于胜湿，防风以祛风为主。二药配用，既能祛风散寒，又能胜湿止痛，善治风湿在表在上，偏正头痛，身重关节痛而偏于游走性者。

2. 羌活配独活 羌活性烈，偏治上部风湿，直上巅顶，横行肢臂，燥散解表之效力大。独活性缓，偏治下部风湿，疏导腰膝，下行腿足，长于治疗筋骨之间的风湿痹痛。前人有"独活入足少阴而治伏风，羌入足太阳而治游风"之说。二药合用,一上一下,既增强了祛风胜湿、通络止痛之力,又照顾到表里上下之病位。适用于风寒湿痹证,症见一身尽痛、项背挛急、关节酸楚不利等;外感风寒,症见发热恶寒、项背拘急疼痛、关节酸痛者;历节风,症见关节肿痛、游走不定、痛势剧烈、屈伸不利、昼轻夜重或关节红肿热痛者。

3. 羌活配威灵仙　羌活能祛风胜湿,长于驱散在表之风寒。威灵仙性辛散,善走窜,能通行十二经,具有祛风除湿、通络止痛之功,既可驱散在表之风,又能化在里之湿。二药相配,相辅相成,具有较好的祛风湿、通经络、止痹痛的作用,适用于风寒湿痹证,尤以上半身痹痛最宜。

4. 羌活配川芎　羌活长于祛风散寒胜湿而止痛,川芎善于祛风活血而止痛。二药配用,具有较好的祛风湿、通瘀滞、止痹痛的作用,适用于风寒湿邪侵袭肌表、凝阻脉络之偏正头痛,或一身肢节疼痛、重着酸楚之证,太阳少阴头痛、痛连头顶后项者,以及风湿痹痛、风湿合并血瘀之疼痛等证。

5. 羌活配苍术　羌活能搜风除湿、通痹止痛,善行气分,长于治疗风湿作祟之头项脊背及上肢诸痛。苍术苦温燥烈,辛香气散,为治湿专用之品,内能燥脾湿,统治三焦湿邪,外能散风湿,以除留滞经络肢体之风湿。二药配用,苍术得羌活之引,可行太阳之表;羌活得苍术之助,则胜湿之力大增,为临床治疗风湿痹痛的常用药对。适用于湿邪客于经络关节之肢体酸楚重着、疼痛者。因其药性偏温,故以证情偏寒者为宜。

6. 羌活配马齿苋　见第120页。

【药理作用研究】

1. 化学成分研究　羌活化学成分主要包括香豆素类、聚烯炔类、酚酸类,还包括黄酮、甾体等。

2. 药理作用研究

(1)镇痛　羌活水提取物10克/千克、20克/千克,正丁醇提取物20克/千克,乙酸乙酯提取物20克/千克、40克/千克应用于醋酸造成的扭体小鼠,都可起到一定的抑制功效。相较于正丁醇提取物,乙酸乙酯提取物镇痛效果更佳。还有相关实验研究发现,羌活醇在羌活镇痛药理作用中扮演着十分重要的角色。

(2)抗炎　羌活水提醇沉获取的50%水溶液,应用于大鼠蛋清性足肿胀、纸片造成小鼠炎性增生、小鼠胸腔毛细血管通透性提升及小鼠二甲苯耳肿胀等,可有效发挥抑制功效,由此证实羌活具有显著的抗炎作用。

(3)解热　冯英菊等研究指出,羌活挥发油应用致热性大鼠,可有效降低大鼠体温,发挥明显的解热作用。

(4)抗菌　羌活注射液在稀释水平为每毫升含羌活挥发油0.004毫升、0.008毫升时具有抗菌作用,在每毫升药物稀释水平为0.02毫升时对伤寒杆菌、弗氏痢疾杆菌等具有抗菌作用。

(5)抗心肌缺血　选取0.5克/千克羌活挥发油,经灌胃用药,可有效对抗垂体后叶素造成的急性心肌缺血,这可能与经由扩张冠状动脉(冠脉),提升冠脉血流量存在一定关联。选取0.75克/千克羌活挥发油,经灌胃用药,可显著提升小鼠心肌营养血流,营养血流能够有效发挥供血作用,进一步改善心肌缺血。

【临床应用】

1. 羌活用于治疗小儿癫痫　李少川教授在治疗小儿癫痫时,常应用羌活,用量一般为3~5克,常与川芎配伍。若兼感风邪,羌活用量加至 6～9 克;若症属癫痫大发作者,常配合石菖蒲、茯苓、半夏、天麻、生铁落等;失神小发作,常配合葛根、党参、白芍、半夏、石菖蒲、磁石、沉香等;头痛性癫痫,常配合菊花、苦丁茶、半夏、天麻、黄芩等;若为阴虚风动则少用羌活。其用意有以下几个方面:①癫痫病位在脑,羌活归经膀胱,十二经脉中唯足太阳膀胱经"入颅络脑",羌活透颅可引诸药直达病所。②羌活辛温,并能条达肢体、通利血脉,因而对癫痫之发作性肢体强直、抽搐诸症亦有针对性的治疗作用。同时,小儿癫痫的病机多责之于脾虚痰阻,由于脾虚则土不生金,肺虚则卫外不固而易患感冒,患儿感冒往往诱发癫痫或使症状加重。以羌活、川芎疏利血脉、固护太阳,配合健脾扶正、豁痰息风诸药,既可治痫,又可防御外邪。

2. **羌活治疗肾炎水肿**　羌活外可祛风,内可行气,其消退肾炎水肿力胜诸药:散风宣肺利水可代麻黄;振奋脾阳、温运水湿可代附子、白术;益气通阳助卫阳而行水浊可代黄芪、防己、薏苡仁。归纳羌活消肿作用有三:一是引邪外出。羌活辛能发散祛风,宣通三焦阳气达表,使表气郁结得解,里气也通,水湿从而散。二是疏肝悦脾。羌活辛能助肝用,苦可泄湿热,土得木疏,湿热得化得泄,肿胀自可缓解。三是疏导血气。羌活虽含辛温之质,但善走而宣通,气雄散血,可化水湿瘀浊。因此,羌活的退肿功能优于上述诸药。同时,羌活治疗肾炎水肿要注意药量的增减,水肿严重者可用 20 克,水肿明显者以 15 克为宜,水肿不明显者则用 10 克左右,随症加入治肾炎方中。

3. **羌活治疗胸痹心痛**　以羌活治疗胸痹心痛,常获显效。曾观察了用羌活组方治疗的 204 例胸痹心痛的疗效,显效率

为 38.7%,总有效率为 85.8%;心电图心肌缺血显效率为 30.6%,总有效率为 72.2%。对于寒凝血脉者,以羌活为主药,以达宣痹通阳、散寒行瘀、通络止痛之功效;对于气滞、血瘀、瘀阻者,酌情用之为辅佐,借其辛行宣达之性,以加强主药行气血、通经络、化痰湿之功效。羌活可宣通气机,振奋气化功能,无论气血阴阳补益之剂,皆可用之为佐。阳气虚弱者,用之助阳化气,阴血亏虚者,用之可制约滋阴补血药之凝滞。即使热盛者,在大量寒凉药中佐用羌活,可防血寒则凝之弊。关于用量,宜酌情应用。如无明显热象者,羌活用量宜大,一般 15～30 克,寒甚者用至 30 克以上。若拘泥于常规剂量,药力不及,则难以取得显效。为防量大耗气伤阴之弊,羌活常与当归、葛根配伍。当归苦辛甘温而润,既善活血止痛,又养血润燥,羌活与之相须为用,活血化瘀助宣痹散寒,辛香温通而不燥血伤阴;葛根升脾阳、鼓胃气、濡润经脉,羌活与之相伍,疏达升散、疏通气机、畅血脉之效益增,并制约温燥之过。

【用法与用量】　内服,一般 6～12 克,大剂量可用至 30 克。

【使用注意】

1. 温病、血虚动风、阴虚发热者忌用。

2. 有化燥伤阴之弊,痹证见舌红少苔者慎用。

3. 气味浓烈,用量过多,易伤胃致吐,与苦降和胃药同用,可避免。

紫　苏

为唇形科一年生草本植物皱紫苏、尖紫苏的茎叶,全国各地均可生长,以干品或鲜品入药。

【性味与归经】　辛,温;归肺、脾、

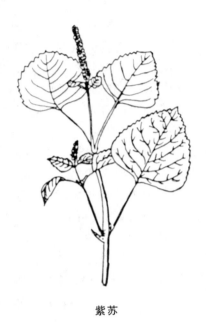

紫苏

胃经。

【功效与主治】 具有解表散寒,行气和中,解毒的作用。常用于治疗外感风寒表证,脾胃不和之呕吐、腹胀,梅核气及鱼蟹中毒;也可用于感寒咳喘、肝胃不和、子悬等。

【炮制应用】 临床多生用。

【鉴别应用】

1. 紫苏叶与紫苏梗、紫苏子 三者同出一物,皆能调气,由于用药部位不同,其功效与临床应用又有一定的差别。

紫苏叶辛温芳香,入肺脾二经,善行气分,长于发散风寒、解鱼蟹毒,适用于外感风寒表证及鱼蟹中毒。紫苏梗的性味虽与紫苏叶相同,而发汗解表之力较弱,长于理气宽中、安胎,适用于气郁食滞、胸腹满闷、胎动不安、恶心呕吐等。紫苏子辛温质重,性润主降,善于下气消痰、止咳平喘,且能润肠通便,适用于痰壅气逆、咳嗽气喘、肠燥便秘。

2. 紫苏与生姜 二者均能发表散寒、解鱼蟹毒,皆可用治风寒表证、鱼蟹中毒,临床上常相须使用。但二者的功效及临床

应用又有所不同。

(1)紫苏长于理气宽中,适用于气滞腹胀、呕吐、嗳气。生姜长于温中止呕,主治胃寒呕吐。

(2)紫苏尚可安胎,可用于治疗胎动不安。生姜擅长温肺化痰,可用于治疗湿痰咳嗽。

3. 紫苏与藿香 见第180页。

【配伍应用】

1. 紫苏梗配藿梗 紫苏梗理气安胎、行气宽中,因有香气,也能芳香辟秽。藿梗芳香入脾,理气宽中、化湿浊。紫苏梗善宣畅肺气,藿梗醒胃气而辟秽浊。二药配用,肺胃同治,其理气和中、消胀止痛作用增强。适用于胃气不和,湿滞中焦,胸闷食少,泛恶嗳气,伤暑吐泻。

2. 紫苏梗配桔梗 紫苏梗辛而微温,性主降,入肺则能宽胸利膈,入脾则能下气宽中,能统理上、中二焦之郁滞。桔梗入肺,性主升,长于宣肺祛痰、止咳平喘、清利咽喉。二药配用,一降一升,开胸顺气、宣肺止咳作用增强。适用于肺气不宣之胸膈满闷、咳嗽气喘痰多;脾胃气郁之纳谷不香、恶心欲呕等。

3. 紫苏配藿香 紫苏发表散寒、行气宽中,在外能开皮毛通腠理而入肺经,在内能开胸膈化湿浊而入脾胃经。藿香能解暑发表、化湿和中、醒脾开胃。二药合用,相辅相成,具有疏解表邪、化湿理气、和胃止呕的作用,适用于外感风寒湿邪而夹有里湿者,内伤暑湿之呕吐及脾胃气滞、湿浊内停者。如为脾胃气滞、湿浊内停者,紫苏以紫苏梗为好。

【现代药理研究】

1. 化学成分研究 主要有挥发油、脂肪酸、酚酸类化合物、黄酮类化合物、三萜类、花青素类和苷类化合物,以及蛋白质和

微量元素。

2. 药理作用研究

（1）抗肿瘤 大量的实验研究表明，紫苏提取物中主要成分如迷迭香酸、咖啡酸、紫苏酮等均具有抑制癌细胞增殖、诱导癌细胞凋亡的作用。

（2）止呕 化疗药物虽能暂时抑制癌细胞，但不良反应较强，最常见的是恶心呕吐等胃肠道反应，紫苏可有效地缓解化疗后的呕吐。

（3）抑菌 根据近年的文献报道和研究表明，紫苏叶具有一定的抗菌作用，临床上用于各种急慢性感染的治疗，在药用植物的开发利用方面具有一定价值。

（4）治疗心脑血管疾病 研究显示，紫苏叶里面的黄酮类化合物有酚羟基，酚羟基结构是清除自由基和活性氧的重要药效基础。迷迭香酸是紫苏叶中重要的有效成分之一，具有清除自由基、抗脂质过氧化、抗血栓、抗炎症和抑制血小板凝集等作用。紫苏叶可以通过多种作用机制来防治动脉粥样硬化。

【临床应用】

1. 紫苏治疗风寒感冒 沈昌盛使用紫苏叶饮片煎煮液和紫苏叶免煎颗粒对40 例风寒感冒患者进行随机两组各 20 例临床观察。紫苏叶饮片组将紫苏叶饮片15 克煎煮 5 分钟后取汁，每天温服 3 次；紫苏叶免煎颗粒组温水冲服紫苏叶免煎颗粒1 包，每天 3 次。结果紫苏叶免煎颗粒有效率 95.00%、紫苏叶饮片有效率90.00%，两者比较差异无统计学意义。

2. 紫苏治疗子宫出血 将紫苏制成每毫升相当于原生药 2 克之水提取液，分装成 5 毫升安瓿。使用时以无菌棉球、纱布或擦镜头纸浸润紫苏液贴敷于出血处。结果：止血时间≤15 分钟者 58 例，≤30 分钟者 22 例，≤45 分钟者 6 例，无效 22 例，总有效率为 79.6%。

【用法与用量】 内服，一般 6～10 克，单用解鱼蟹毒 50～100 克。

【使用注意】

1. 有耗气伤阴之弊，气弱表虚及阴虚发热者慎用。

2. 易耗人真气，只可暂用，不可久服。

3. 实验研究，本品有升高血糖作用。因此，糖尿病患者不宜大剂量使用。

荆 芥

为唇形科一年生草本植物荆芥的全草，主产江苏、浙江、江西、河北等地，以干燥全草入药。

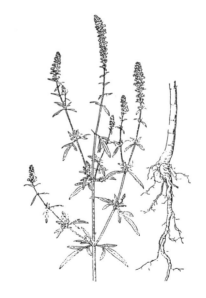

荆芥

【性味与归经】 辛，微温；归肺、肝经。

【功效与主治】 具有祛风解表，祛风宣毒，和血止血的作用；其性较平和，善于散风寒风热之邪，祛头面皮表之风，止上下诸窍之血。常用于治疗外感风寒、风热之邪，以及疮疡初起、麻疹、风疹、各种血证等。

【炮制应用】

1. 生用 生品长于祛风解表和祛风宣毒，常用于治疗外感风寒表证，风热表证，疮疡初起，麻疹透发不畅，风疹。

2. 炒炭 炒炭后有止血的作用，以止血而不留瘀见长，多用于便血、痔疮出血、妇人崩漏、产后血晕等。

【鉴别应用】

1. 荆芥与防风 二者同属于辛温解表药，其性味均系辛温或微温，性浮升散，具有辛而不烈、温而不燥的特点，药力平和，皆以祛除风邪见长，二者均有祛风解表、祛风止痒、祛风止痉的作用，可用于治疗外感表证、皮肤瘙痒、痉证。在临床上用来治疗风证时，二者常相须使用，是治疗风证的常用药。但二者的功效及临床应用又有所不同。

(1) 荆芥长于理血散风止痉，宜用于产后痉厥。防风长于祛散风毒而解痉，宜用于破伤风。

(2) 荆芥之止血，为辛温通利血脉、散瘀止血，适用于便血、尿血等出血而兼瘀者。防风之止血，长于祛风、疏、培土，适用于便血、血崩等属肝郁不藏、脾虚不统及风邪为患者。

(3) 荆芥善清利头目，主治头目诸疾，并治目赤肿痛、咽喉疼痛。防风长于祛风止痛，为治偏正头痛之要药。

(4) 荆芥尚能透疹、疗疮，临床上常用于治疗麻疹透发不畅、疮疡肿毒初起者。防风尚可祛风胜湿止痛、止泻、止汗的作用，可用于治疗风湿痹痛、肝旺脾虚泄泻及自汗等。

2. 荆芥与白芷 二者均为辛温解表药，不仅入气分，而且走血分，皆有发散风寒、理血、消肿的作用，均可用于治疗外感表证。但二者的功效及临床应用又有所不同。

(1) 荆芥辛温不燥，主入肝经，祛风力胜，且能清利头目，风寒感冒及风热感冒皆宜。白芷辛温芳香，主入阳明经，具有发散风寒的作用，其散寒力强，适用于风寒感冒。

(2) 荆芥长于祛风，入肝经，上达头目，并有清利头目之功，可用治头目诸疾。白芷辛温芳香，既能发表，又能上达通窍，且有活血、排脓之功，常用于治疗鼻渊，流黄浊涕，鼻塞不通。

(3) 荆芥且能祛风止痉、止血，可用于治疗产后血晕、口噤发痉及尿血、便血等。白芷燥湿消肿排脓，可用于妇女寒湿所致之赤白带下、痈疽赤肿。

3. 荆芥与薄荷 二者都是芳香辛散之品，均有疏风解表、清利头目、透疹的作用，均可用于治疗外感表证、头目诸疾、风疹、疹出不透等，二者常相须为用。但二者的功效及临床应用又有所不同。

(1) 荆芥辛温不燥，以祛风为主，风寒感冒及风热感冒皆宜。薄荷辛凉，长于疏散风热表邪，主治风热感冒及温病初起之证。

(2) 荆芥能祛风止痉，可治疗产后痉厥。薄荷能疏肝解郁，可治疗肝气郁结之证。

(3) 荆芥可止血，主治尿血、便血。薄荷辛香燥烈，主辟邪毒，清内行气，散外透邪，故能治痢。

【配伍应用】

1. 荆芥配防风 荆芥芳香气烈，疏风邪，清头目，炒炭能入血分，故又能宣血中之风；防风性善升浮走表，为治风祛湿之要药。湿盛则泄，荆芥发汗之力较防风强，防风较荆芥为温，且能胜湿，故二味炒用又能止血止泻。荆芥偏入血分,防风偏入气分,相须为用,加强祛风疗效,适用于风寒湿痹证,外感风寒表证及风疹瘙痒、荨麻疹;也可用于肠风下血等。

2. 荆芥穗配薄荷 荆芥辛温,祛风力胜,偏入血分,荆芥穗芳香气烈,效用较荆芥为强。薄荷辛凉,疏散风邪,清利咽喉,透疹,偏入气分。荆芥虽属辛温之品,但温而不燥,性质平和,与薄荷配伍,一气一血,可增强轻散解表之效。适用于外感风热表证,温病初起。

3. 荆芥配白僵蚕 荆芥性温不燥,气质轻扬,长于疏散在表在上之风寒、风热之邪;并能入血分而散血热。白僵蚕善行能散,能祛风止痛。二者配用,共奏疏风透表、通络止痛之功,适用于外感头痛、身痛及风疹、皮肤瘙痒等证。

4. 荆芥与当归 荆芥善祛血中之风,炒炭后有理血止血之功。当归补血和血。二药合用,具有养血祛风之功,适用于肠风下血、产后外感、产后血虚之风动晕仆等证。

5. 荆芥炭与槐花 荆芥炭能理血止血,有止血而不留瘀的特点。槐花性主下行,凉大肠而止血。二药合用,适用于肠风痔漏下血。

6. 荆芥配升麻 见第45页。

【现代药理研究】

1. 化学成分研究 挥发油、黄酮类及萜类化合物为荆芥属植物的主要有效成分,在临床上发挥主要作用,甾类、脂肪酸及酚类等亦发挥一定药理作用。

2. 药理作用研究

(1)解痉 荆芥属植物的挥发油成分具有肌肉松弛和抗痉挛的作用,在传统医学中用于治疗咳嗽、哮喘、胃肠绞痛和腹泻等。

(2)抗炎、镇痛 在民间人们常用荆芥治疗发热、风湿痛、挫伤及皮疹等,这与荆芥具有抗炎、镇痛作用有关。

(3)镇静 荆芥具有镇静、抗惊厥等中枢神经系统抑制作用。荆芥的地上部分甲醇提取物产生的中枢神经系统抑制作用似乎与调节 γ-氨基丁酸的释放量有关。另外,还可产生增强戊巴比妥钠抗惊厥和镇静作用。

(4)抗微生物 荆芥属植物具有强大的抑制真菌的活性。有研究选用绿色木霉、两种链格孢属类真菌、长穗双极菌及枝孢霉进行挥发油抗真菌活性测试,发现挥发油的主要化学成分对以上5种真菌有确切的抑制菌丝生长的作用,其中对挥发油最敏感的是链格孢属类真菌,最耐受的是绿色木霉。

【临床应用】

1. 荆芥治疗小儿支气管哮喘 将大白萝卜中间切开,在中央挖一凹窝,将荆芥穗10克,蜂蜜和香油各15毫升放入窝内,置火上烧透(约需2小时),此为3岁小儿1次服用量,其他年龄酌情增减,每日睡前服1次,治疗13例,2~4天11例痊愈,2例好转。

2. 荆芥治疗荨麻疹 取荆芥穗30克,碾为末,过筛后装入纱布袋,均匀地撒布患处,然后用手掌反复揉搓至发热为度。治疗急慢性荨麻疹及一切皮肤病,轻者1~2次,重者2~4次奏效。

3. 荆芥治疗扁平疣 用新鲜荆芥叶捣烂成糊状敷于面部皮损处,10分钟后再用温水清洁面部即可,每日1次,连用3天后,再隔日1次,有感染者先行抗感染治疗。共观察64例患者,病程3个月至2.5年,治愈62例,2例失去联系未复诊。敷药后扁平疣颜色变深,逐渐萎缩干燥,表面角化脱落。疗程10~30天,治愈后皮损恢复正常。追踪随访1年,均未复发。

【用法与用量】 内服，一般6～10克，大剂量可用至30克。

【使用注意】

1. 外感病宜用荆芥穗，祛风宣毒宜用荆芥，止血宜用荆芥炭。

2. 有发汗、劫阴之弊，表虚自汗、阴虚火旺者忌用。

防风

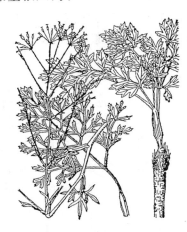

防风

为伞形科多年生草本植物防风的根，主产黑龙江、吉林、辽宁、河北、陕西等地，以干燥茎根入药。

【性味与归经】 味辛、甘，性微温；归肺、肝、脾、膀胱经。

【功效与主治】 具有祛风解表，胜湿止痛，祛风止痉的作用。善于祛肌肉、筋骨、脏腑之风，为风药中之润剂，风病之要药。常用于治疗伤风感冒，头痛，风湿痹痛，破伤风及风疹瘙痒；也可用于治疗中风，急惊风，肠风便血，泄泻。

【炮制应用】

1. 生用 生品解表、祛风力强，常用于治疗风寒感冒、头痛，风湿痹痛，破伤风，风疹、湿疹。

2. 炒用 炒后辛散作用减弱，有良好的止泻作用，多用于治疗脾失健运所致大便泄泻、腹中肠鸣者，但剂量宜大。

3. 炒炭 炒炭后几乎无辛散作用，具有止血之功，多用于治疗肠风下血、痔疮出血。

【鉴别应用】

1. 防风与荆芥 见第14页。

2. 防风与羌活 见第9页。

【配伍应用】

1. 防风配防己 防风为风病主药，性温且能胜湿。防己为利水止痛之品，为治湿痹要药。二者配伍，既能祛风胜湿，又能利水止痛，一散一利，相得益彰。适用于风湿热痹，全身关节疼痛者。

2. 防风配天麻 防风能散寒止痛、止痉，为风药中之润剂。天麻甘平柔润，具有养液平肝、息风潜阳之功，为治风之圣药。二药配用，祛风定痛作用增强，适用于风湿痹痛、肢体麻木者；也可用于肝风内动之惊风、抽搐等证。

3. 防风配天南星 防风能祛风止痉、散寒止痛，天南星善通经活络、涤痰而止痛。二药配用，祛风止痉作用明显增强，适用于风痰壅滞经络之肢体疼痛、麻木、拘挛，也可佐用治疗破伤风。

4. 防风配白芷 防风能祛风散寒止痛，为风药中之润剂。白芷能发散风寒、通窍止痛。二者同属辛温解表之品，合而用之，能增强祛风止痛的作用，适用于外感风寒头痛及鼻渊头痛。

5. 防风配黄芪 防风长于祛风解表，能遍行周身，祛邪于肌腠之间，为风药中之润剂。黄芪长于补气益卫固表止汗。防风以祛邪为主，黄芪以扶正为主。二药合用，扶正祛邪，黄芪得防风则固表而不留邪；防风得黄芪则祛邪而不伤正；具有实卫以散风、祛风以固表之功;适用于表虚腠理不密之自汗盗汗,以及卫气不固肌表而易于感冒者。

6. 防风配白术　防风长于祛风散寒,为风药中之润剂;且有一定的疏理脾作用。白术长于健脾燥湿,固表止汗。二药配用,既有健脾疏之功,又有益卫固表之力。适用于肝郁侮脾之腹痛阵作、肠鸣腹泻及表虚易外感者。

7. 防风配川芎　防风长于祛风散寒,为风药中之润剂。川芎善于祛风活血而止痛。二者配用,祛风止痛作用加强,适用于外感之头痛、身痛等症。

8. 防风配荆芥　见第14页。

9. 防风配羌活　见第9页。

10. 防风配独活　见第347页。

11. 防风配谷精草　见第135页。

【现代药理研究】

1. 化学成分研究　防风中含有少量挥发性成分。已经分析鉴定出2-甲基-3-烯-2-醇、戊醛、α-蒎烯、己醛、戊醇、己醇、辛醛、壬醛、辛醇、乙酰苯、人参醇、十一碳烯、花侧柏烯、十一烷酸、2-十九烷酮、2-壬酮、2-壬烯醛、棕榈酸等成分。

2. 药理作用研究

(1)解热　对防风中色原酮的研究表明,阿米醇苷对大鼠有一定退热作用。肌内注射给药后,升麻素苷0.5小时开始起效,退热作用可持续3～4小时,5-O-甲基维斯阿米醇苷也有一定的退热作用。

(2)镇痛　防风对化学刺激及热刺激引起的各种疼痛有明显镇痛的作用,且起效较快。

(3)抗炎　用二甲苯致炎法研究防风升麻苷的抗炎作用。结果显示,可减轻二甲苯引起的耳肿胀,从而降低炎症反应。

(4)抑菌　防风及其复方的水煎液具有一定的抑制流感病毒A3的作用。

(5)其他　在防风多糖抗肿瘤作用的研究中证明,防风多糖能明显抑制S180瘤细胞的生长(抑瘤率可达52.92%)。另外,防风多糖可显著提高小鼠腹腔吞噬巨噬细胞的百分率,使小鼠脾脏的重量显著增加,调节免疫功能。

【临床应用】

1. 防风治疗自汗、自主神经功能紊乱　以防风配黄芪、白术、浮小麦等,治疗自汗、自主神经功能紊乱所致汗多身凉,疗效较好。

2. 防风治疗周围性面神经麻痹　取防风30克,蜈蚣两条(研为细末)。以防风煎汤送服蜈蚣末,晚饭后服,药后避风寒,每日1剂,10天为1个疗程,病程长者,加当归、川芎以养血活血。共治26例,病程最长者3个月,最短者2天。结果:痊愈16例,显效6例,好转3例,无效1例,总有效率为96.16%。

3. 防风治疗手术后肠胀气　取防风50克,木香15克,加水煎成60毫升,1次或多次服完。共治各类腹部手术肠胀气42例。结果:42例均获治愈,无1例并发症出现。服药后1小时内排气、排便5例;2～4小时为13例;4～6小时为21例;6小时以上为3例。

【用法与用量】　内服,一般6～15克,大剂量可用至30克。

【使用注意】　有升阳动火之弊,肝阳上亢之头晕头痛、肝阳化风之中风,禁用。

藁　本

为伞形科多年生草本植物藁本或辽藁本、火藁本的根及根茎,主产辽宁、河北、陕西、四川、湖北、云南等地,以干燥根及根茎入药。

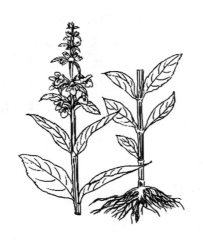

藁本

【性味与归经】 味辛,性温;归膀胱、肝、胃经。

【功效与主治】 具有祛风解表,散寒止痛的作用,为治疗巅顶头痛之要药。常用于治疗外感风寒表证、寒湿或风寒所致头痛或巅顶痛、脘腹诸痛;也可用于痹证、疥癣、风痒等证。

【炮制应用】 临床多生用。

【鉴别应用】 藁本与羌活,二者均入足太阳膀胱经,皆有祛风胜湿止痛的作用,均能治疗太阳头痛、风湿痹痛。但二者的功效及临床应用又有所不同:藁本兼散督脉风寒,督脉过巅顶,故藁本善治巅顶头痛。羌活则以治后头痛为佳。

【配伍应用】 藁本配白芷,二者均为辛温解表药,具有辛香走窜,上行下达的特点。藁本能发表散寒、祛风胜湿、止痛。白芷具有祛风解表、散寒止痛、除湿解毒的作用。二者配用,祛风解表、散寒止痛的作用明显加强,且善除湿止带;适用于风寒头痛而以巅顶为甚者,妇人湿胜之带下病,湿盛下注之腹痛腹泻。

【现代药理研究】

1. 化学成分研究 藁本的挥发油,主要含有萜类、香豆素类、苯酞类、烯丙基苯类。

2. 药理作用研究

(1)抗炎 藁本乙醇提取物和中性油均能明显对抗二甲苯所致的小鼠耳郭肿胀,对小鼠角叉菜胶性足跖肿胀等也有较好的抗炎作用。

(2)解热镇痛 藁本中性油对伤寒-副伤寒杆菌所致的家兔体温升高有明显的解热作用,作用持久。藁本乙醇提取物和水提取物均能显著减少冰醋酸或酒石酸锑钾引起的小鼠扭体反应次数,延长小鼠缩尾反应潜伏期,提示藁本中含有水溶性和脂溶性两类镇痛成分。

(3)中枢抑制 藁本中性油能对抗苯丙胺引起的小鼠运动兴奋,抑制自发活动,加强戊巴比妥钠催眠作用。藁本或辽藁本乙醇提取物对小鼠灌胃,可明显缩短小鼠进入睡眠状态的时间。

(4)抗血栓 藁本乙醇提取物能明显延长电刺激麻醉大鼠颈动脉血栓形成时间,但对凝血时间的影响无统计学意义。丁基苯酞是藁本抗血栓的活性成分之一,其作用机制可能与其升高血小板内环磷酸腺苷水平、抑制5-羟色胺的释放有关,有较强的抑制血小板聚集的功能。

(5)其他 藁本中性油能明显延长$NaNO_2$和KCN中毒小鼠存活时间。藁本水或乙醇提取物可延长正常小鼠常压状态下缺氧存活时间,并降低死亡时瓶内氧气残存量。丁基苯酞、丁烯基苯酞是藁本扩张血管、改善脑部微循环、抗心肌缺血缺氧的活性成分。藁本乙醇提取物可对抗小鼠实验性胃溃疡的形成,且对抗盐酸性胃溃疡形成的效果优于吲哚美辛-乙醇性胃溃疡。藁本中性油可明显减少番泻叶和蓖麻油引起的小鼠腹泻次数,但作用持续时间较短。藁本乙醇提取物可明显促进 SD 大鼠的胆汁分泌,具有良好的利胆作用。

【用法与用量】　内服,6～10 克,大剂量可用至 20 克。

【使用注意】　本品辛温而燥,凡血虚头痛、阴虚头痛、肝阳头痛、火热内盛之头痛者均忌用。

白　芷

为伞形科多年生草本植物白芷、杭白芷的根,主要产于四川、浙江、湖北、云南等地,以干燥根入药。

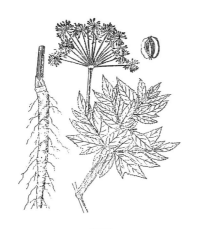

白芷

【性味与归经】　味辛,性温;归肺、脾、肾经。

【功效与主治】　具有祛风解表,散寒止痛,除湿解毒的作用。善于祛头面皮肤之风,除脾胃肌肉之湿。常用于治疗伤风感冒,偏正头痛,鼻渊;也可用于治疗牙痛,眉棱骨痛,痹证,眼疾,疮疡,痢疾,带下等。

【炮制应用】　临床多生用。

【鉴别应用】

1. 白芷与细辛　二者均有祛风散寒止痛的作用,皆可用于治疗头痛、牙痛、鼻渊、风湿痹痛,二者常可相须为用。但二者的功效及临床应用又有所不同。

(1)白芷主入阳明经,属阳明头痛者宜用白芷;细辛主入少阴经,属少阴头痛者宜用细辛。牙龈肿痛连及面颊者多属阳明,宜用白芷;齿髓疼痛或夜间牙痛者多属少阴,宜用细辛。

(2)白芷具有燥湿消肿排脓的作用,可用于治疗妇女寒湿所致之赤白带下、痈疽赤肿;细辛长于温肺化饮、祛痰止咳,常用于治疗痰饮喘咳,症见咳嗽气喘、痰多而稀。

2. 白芷与羌活　见第 9 页。

3. 白芷与荆芥　见第 14 页。

【配伍应用】

1. 白芷配白僵蚕　白芷辛散祛风、温燥除湿、芳香通窍、消肿止痛。僵蚕既能除外风以散风热,又能息内风以解痉,且可化痰散结(现临床也可用僵蛹代替僵蚕应用)。二者配用,具有疏散风热、燥湿散结之功,适用于风热上受引起的头痛、眉棱骨痛、齿痛、疮疡肿痛,以及妇女白带诸症。

2. 白芷配葛根　二者均入阳明经,同为解表药。白芷属辛温解表,能解表散寒。葛根为辛凉解表,可发表解肌退热。二者配用,一寒一热,善除肌表之寒热,使寒散热去,肌腠得清。适用于外感风寒,表邪未解,郁于肌腠化热之恶寒发热、无汗项强、头痛心烦等症。

3. 白芷配黄芩　白芷辛散活血、芳香通窍、祛风止痛,为足阳明经祛风散湿主药,可治阳明一切头面诸疾。黄芩长于清肺火、行肌表、清大肠之热,且能上清头目而疗风热。二者配用,寒热并施,黄芩可制白芷辛温香燥之性,白芷则引黄芩入阳明以祛风热、清头目,共奏疏风散热、止痛之功效。适用于风热外感于头面所致的头痛目昏、眉棱骨痛、牙龈肿痛及鼻渊头痛。此外,白芷能辛温通散活血、消肿排脓,黄芩能清热解毒,二药合用,又能清热解毒、消肿排脓,适用于乳痈、疮肿。

4. 白芷配川芎　白芷辛香升散,入阳明经,可祛风除湿止痛。川芎辛温芳香,入少阳经,性善走散,能上行头目、下达血海;既活血又行气,为血中之气药,具有较好的祛风止痛的作用。二者配用,祛风止痛效力明显加强,善治风袭少阳、阳明经头痛。适用于外感风寒之头痛,偏正头痛,以及血虚血瘀之头痛。

5. 白芷配升麻　二者均善止阳明头痛,相互配合,其清胃火、散风热而止痛效果增强,适用于阳明头痛以前额痛甚者及齿痛。此外,白芷能升散除湿,善治妇女寒湿带下;升麻善升阳举陷,二者配用,又可用于妇女中气下陷、湿滞下焦之白带多者。

6. 白芷与石膏　白芷入肺胃二经而为足阳明胃经之引经药,能祛风散寒止痛。石膏也入肺胃二经,能外解肌肤之热内清肺胃之火,为清泄肺胃气分实热之要药。二者配用,寒热并施,但白芷温性被石膏之大寒所制,而药对以寒为主;石膏沉降,但具散性,得白芷可引经上行。合而用之,共奏祛风清热、消肿止痛的作用。适用于胃中伏火证,风热侵袭阳明、循经上攻之牙龈肿痛、痛连面颊,以及眉棱骨痛等。

7. 白芷配苍术　白芷善除湿止带,苍术能燥湿健脾。二药配用,健脾燥湿作用增强。适用于妇女湿浊带下。

8. 白芷配防风　见第16页。

9. 白芷配藁本　见第18页。

10. 白芷配细辛　见第23页。

【现代药理研究】

1. 化学成分研究　石油醚萃取物、乙酸乙酯萃取物、正丁醇萃取物为白芷的主

要活性成分,在临床上发挥主要的药理作用。

2. 药理作用研究

(1)抗炎　从白芷中提取的白当归脑可以剂量相关地抑制 IL-1β 诱导人肺上皮 A549 细胞中的前列腺素 E2(PGE2)的释放,该作用可能是通过选择性抑制环氧化酶-2(COX-2)的表达和 COX-2 的酶活性实现的。

(2)中枢镇痛　白芷挥发油的毒性低,安全范围广,其镇痛、镇静作用明确,且对小鼠无身体依赖作用。

(3)抗肿瘤　白芷中的戊烯氧呋豆素、异欧前胡素能够强烈地抑制癌症启动子作用的初始环节,从而起到对抗诱癌物质的作用。

(4)保肝　从白芷中分离得到欧芹素乙具有抑制伴刀豆球蛋白 A 诱导的肝炎的作用。

【临床应用】

1. 白芷治疗牙痛、三叉神经痛　以白芷 60 克,冰片 0.5 克,共研细末,以少许置于患者鼻前庭,嘱均匀吸入。治疗牙痛 20 例,三叉神经痛 2 例,显效时间最短 1 分钟,最长 10 分钟。

2. 白芷外用治疗乳头皲裂　取生白芷 10 克,烘干研细末,每日 3～4 次涂于患处。共治疗乳头皲裂患者 50 例,全部治愈。疗程最长者 3 天,最短者 1 天。因白芷具有生肌止痛的作用,直接将药物外涂患处,使药力直达病所,收效满意。

3. 白芷治疗关节囊积水　以白芷研成细末,内服每次 6 克,每日 2 次,黄酒送服。外敷每次 50 克,根据患处可适当增减药量,用白酒调成糊状,摊纱布上,敷于患部,2 天换药 1 次。共治疗 4 例关节囊积水

患者,均获痊愈。其中病程最短者2个月,最长者2年4个月;膝关节囊积水者3例,踝关节积水者1例。

4. 白芷治疗风湿性关节炎和关节软组织损伤 取白芷、独活按3:1共研细粉,用煤油调成糊状敷患处,10～20分钟后敷处有烧灼感时将药取下,再过2～4小时敷药处出现小水疱,再敷以消毒纱布,用绷带扎好,以免水疱擦破。一般1次为1个疗程,约半月或20天,病痛无好转者,可重敷1次,重者最多3次即可。治疗风湿性关节炎34例,总有效率88.2%;关节软组织损伤46例,总有效率84.8%。大多1次治愈,经6个月随访,复发率较低。

5. 白芷治疗肌注硬结 白芷20克,食醋25～30毫升,将白芷加入食醋中调成糊状,以不流液为准,直接涂于硬结部位20～30分钟,每日2～3次,根据患者皮肤反应的程度决定时间长短和次数多少。共治76例,用药1周硬结消失者48例,占63%;2周硬结消失者24例,占31%;总有效率94%。

【用法与用量】 内服,6～10克,大剂量可用至30克。

【使用注意】 有化燥伤阴之弊,阴虚火旺、肝阳上亢、肝肾阴虚者忌用;痈疽已溃,宜渐减之。

香 薷

为唇形科多年生草本植物海洲香薷及石香薷的地上部分,主产于江西、辽宁、河北、安徽、四川等地,以带花的干燥全草入药。

【性味与归经】 性微温,味辛;归肺、胃、脾、膀胱经。

【功效与主治】 具有发汗解表,和中

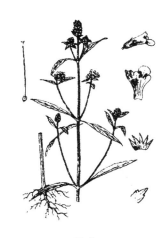

香薷

化湿,利水消肿的作用。常用于治疗夏季感冒,伏暑和风水证;也可用于治疗暑泻及霍乱。

【炮制应用】 临床多生用。

【鉴别应用】

1. 香薷与麻黄 见第2页。

2. 香薷与浮萍 二者皆有发表、利水的作用,皆可用于外感表证、水肿。但其功效及临床应用又有所区别。

(1)香薷辛温,善于发散阴暑之邪,为治疗阴暑的常用药。浮萍辛寒,能疏散风热,适用于感冒风热,症见发热、有汗者。

(2)香薷利水在于宣肺、发汗以彻上,和中化浊以运脾,调畅三焦以彻下,适用于水肿寒证或水肿兼有阴暑表证者。浮萍利水在于宣肺、发汗,导热下行,表里分消,以通水道,适用于水肿热证或水肿兼有风热表证者。

(3)香薷尚可和中化浊,常用于治疗霍乱吐泻。浮萍能祛风、清热、解毒、透疹,尤其善于发表透疹,常用于治疗风疹、隐疹、麻疹不透及热毒、痈等。

3. 香薷与藿香 二者皆有化湿解表的作用,皆可用于夏令感受风寒或过度饮冷所致的恶寒无汗、头痛发热、呕吐腹泻，及湿阻中焦之证，常可相须为用。但二者的功效及临床应用又有所区别。

（1）香薷发汗解表之力较藿香强，主要用于夏令感暑伤寒。藿香善于止呕，治湿郁呕逆之证则长于香薷，四季皆可应用。

（2）香薷尚有利水消肿的作用，可用于治疗水肿、小便不利。而藿香则无此功效。

【配伍应用】

1. 香薷配白术　香薷辛而微温，上能宣肺气、开腠理、达皮毛，下则通三焦、利水道，有上通下达之力，具有祛暑解表、和中化湿的作用。白术甘温，功专健脾运湿。二者配用，以香薷之祛暑和中为主，白术之健脾化湿为辅，适用于夏令感寒之头痛身热、呕恶不食者，以及脾虚兼有风邪犯肺或寒湿内蕴之肢重身肿、小便不利者。

2. 香薷配藿香　二者性皆微温而不燥热，香薷能祛暑解表、和中化湿。藿香善散暑湿表邪、醒脾开胃、和中止呕。二者配用，其祛暑解表、和中化湿作用明显加强。适用于夏令外感之头痛身热、呕恶脘闷、腹痛腹泻等。

3. 香薷配佩兰　此药对与香薷配藿香相似，唯佩兰性平，其醒脾化湿之力更强。用于治疗夏令外感之证，香薷、藿香、佩兰三者常同时配伍使用。

4. 香薷配白茅根　香薷和中利湿，白茅根能利膀胱之湿热。二者配用，善治夏日外感之身热头痛、小便赤涩不利之证。

【现代药理研究】

1. 化学成分研究　挥发油类、黄酮类、香豆素类为香薷的主要化学成分。

2. 药理作用研究

（1）抗病原微生物　香薷挥发油有较广谱的抗菌作用，其主要抗菌有效成分为百里香酚、香荆芥酚和对聚伞花素等。有研究表明香薷挥发油对金黄色葡萄球菌、表皮葡萄球菌、伤寒杆菌、变形杆菌等 10 种菌株均有一定的抑制作用。

（2）解热　香薷具有一定的解热作用，能使实验性动物体温降低。很早就有研究证明用香薷散煎液 30g/kg 灌胃啤酒酵母感染所致发热的大鼠，1 次给药有短暂的退热作用，连续 3 次给药有显著解热作用。

（3）镇静、镇痛　有研究证明江香薷及石香薷挥发油剂量在 0.15 毫升/千克、0.3 毫升/千克对醋酸所致小鼠扭体有明显的抑制作用，并呈量效关系。用石香薷挥发油 0.3 毫升/千克灌胃阈下剂量戊巴比妥钠的小鼠，有明显抑制催眠作用，表明有镇静作用。

（4）其他　石香薷挥发油具有增强机体特异性和非特异性免疫应答、提高机体防御机制的作用。研究表明香薷能够对肾血管产生刺激作用而引起肾小管充血、滤过压增高，从而发挥利尿作用。

【临床应用】

1. 香薷治疗高脂血症　以香薷、刺五加合剂治疗 31 例高脂血症患者，早晚各服 1 次，连用 10 天。服药后 β-脂蛋白含量降低 32.6%，高密度脂蛋白-胆固醇（HDL-C）含量升高 16.3%，动脉粥样硬化指数（HDL-CTC）的比值明显提高。认为其有调节高脂血症患者的血脂代谢，对预防和改善动脉硬化具有良好的作用。

2. 香薷治疗口疮　用单味药香薷草液清洗口腔溃疡面，然后再含液并保留 3 分钟，每日用药 3 次，严重者用药 4 次，共观察 85 例患者，1 周后有效率为 98.82%，明显高于对照组（90.00%）。

【用法与用量】　内服，一般 6～10 克，大剂量可用至 30 克。

【使用注意】

1. 用于发表,不宜久煎,用量不宜过大;利尿退肿,宜浓煎,用量应稍大。

2. 有耗气伤阴之弊,气虚、阴虚者忌用。

细　辛

为马兜铃科多年生草本植物辽细辛或华细辛的带根全草,主产于辽宁、湖北、四川等地,以干燥根或带根全草入药。

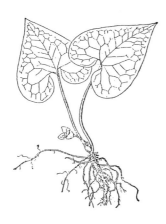

细辛

【性味与归经】　性温,味辛;归肺、肝、肾经。

【功效与主治】　具有祛风解表,散寒止痛,温肺化饮的作用。其解表发汗之力较弱,散寒止痛、温肺化饮之功较强。常用于治疗偏正头痛,牙痛,痰饮,咳喘;也可用于伤风,鼻渊,痹证及脘腹诸痛。

【炮制应用】

1. 生用　生品以发表散寒、祛风止痛、宣通鼻窍力强。常用于治疗风寒感冒而以寒邪偏盛,头痛、身痛较甚者为宜;偏头痛属风寒者;鼻渊,牙痛,风湿痹痛,口舌生疮。

2. 蜜炙　蜜炙后以温肺化饮、祛痰止咳力胜,常用于治疗痰饮喘咳,症见咳嗽气喘、痰多而稀,如小青龙汤。

【鉴别应用】　细辛与白芷,见第 19 页。

【配伍应用】

1. 细辛配白芷　二者气味辛温,均具有发散风寒、祛风胜湿、止痛的作用。二药配用,有较强的散寒除湿止痛作用,其止痛效果长于其他解表药。同时,二药配用,其通窍止痛作用增强。适用于外感而致头面疼痛较重者,对于非外感性头痛、眉棱骨痛、齿痛等症也有一定的疗效。但对一般性外感头痛、身痛及风湿性关节疼痛,二者反而不常合用。

2. 细辛配柴胡　细辛善升少阴肾阳而散寒止痛,柴胡善升肝经清阳而疏肝解郁。二药配用,能升正气上济于头,散经气之郁而止痛。适用于风寒郁遏经气不宣之头痛、胸胁疼痛,也可用于外伤性头痛。

3. 细辛配川芎　细辛辛温气香,善通利耳鼻诸窍,有较强的散寒止痛作用。川芎善走散,可上行头目巅顶,且能活血祛风。二药配用,在祛风散寒的基础上,止痛作用增强。适用外感风寒之头痛、牙痛,对于疮痈肿毒、外伤疼痛也有一定的疗效。

4. 细辛配独活　二者皆有祛风除湿止痛的作用,合用后发散风寒和止痛之力增强;善治感受风寒波及少阴所致的头痛如劈、痛连齿颊,以及外感风寒之肢节疼痛;也可用于寒湿痹痛。

5. 细辛配辛夷　细辛能通达全身之阳气,宣泄郁滞而通诸窍,长于止痛;辛夷体轻性浮,能发散风寒,走气而入肺,善散肺中风邪而升清阳以通鼻窍,长于通鼻窍。二药配用,疏散温通之力大增,更能升达清气、通利鼻窍,是临床上常用于鼻科的药对之一,适用于外感风寒所致的头痛头胀、鼻窍不通等症,以及鼻渊等。但二药性偏温,临床上以证属寒者最为适宜;若为热证,则需与寒凉清热之品配伍。

6. 细辛配石膏　细辛气清而不浊,辛散利窍,有较好的祛风通络止痛的作用;石膏气味寒凉,有清泄阳明胃火之功。二药配用,细辛之温则被石膏之寒凉所抑制,细辛之升浮又可引石膏上行而清头面之热。二者寒热相配,各取其用,既能清热泻火,又能祛风止痛;适用于风热上攻或胃火上炎之头痛、牙痛、齿龈肿痛等。

7. 细辛配附子　细辛能上达巅顶,通利耳目,旁达百骸,无所不至,内可宣经络而疏通百节,外行孔窍而直达肌肤。附子大辛大热,其性善走,为通行十二经纯阳之品,能外达皮毛而除表寒,里达下元而温痼冷,彻内彻外,凡三焦经络、诸脏诸腑有真寒,无不皆治。细辛偏散表寒,附子偏散里寒。二药配用,表里内外兼顾,在内则附子治之,细辛托之散之;在外则细辛疏之,附子鼓之助之;具有较好的散寒止痛之功。适用于寒伤内外而见形寒肢冷、头痛身痛、骨节酸痛,阳虚外感风寒,风寒湿痹证而寒湿较明显者。但二药均有一定的毒性,应注意掌握剂量。

8. 细辛配五味子　细辛温肺化饮,其性辛散,单独应用,则过于辛散。五味子收敛肺气,其性酸敛,单独应用,又恐酸敛之性碍于发散表寒,若两药合用,一散一收,一开一阖,相反相成,既免过于发散或酸收,又化饮止喘咳,可用于治疗感冒风寒或肺寒咳嗽、痰多而稀、不渴,以及肺肾两虚、久咳虚喘。初咳多用细辛,久咳多用五味子。

9. 细辛配麻黄　见第3页。

10. 细辛配黄柏　见第74页。

【现代药理研究】

1. 化学成分研究　甲基丁香酚为细辛的主要活性成分。

2. 药理作用研究

(1)解热、抗炎、镇静　细辛挥发油灌服对温刺法及伤寒、副伤寒混合疫苗所引起的家兔实验性发热有明显的解热作用;对啤酒酵母所致的大鼠发热也有明显的解热效果,还能降低正常大鼠的体温。细辛挥发油能明显抑制致炎剂角叉菜胶、甲醛等所致的大鼠关节肿胀,显示出较强的抗炎作用。

(2)强心、抗心肌缺血　细辛醇提物可使心源性休克狗心脏功能增强,表现为左心室内压(LVP)与平均动脉压(MAP)升高、心输出量增加、心率加快等,其作用强度与多巴胺相似。细辛挥发油能对抗垂体后叶素所致的兔急性心肌缺血,并能增加小鼠减压缺氧的耐受力。

(3)平喘、祛痰　细辛可松弛气管平滑肌从而产生平喘作用。细辛挥发油对组胺和乙酰胆碱所引起的支气管痉挛有明显的对抗作用。细辛醇提物对离体肺灌流量先呈短暂的降低,而后持续增加,可维持15～30分钟。细辛挥发油成分甲基丁香酚对豚鼠气管亦有明显的松弛作用。细辛的抗炎、镇静作用也与其祛痰、平喘作用有关。

(4)抗衰老　细辛具有抗氧化作用,能减少氢化可的松造模小鼠组织过氧化脂质(LPO)含量,减轻氧自由基对细胞脂质的破坏程度;同时提高超氧化物歧化酶(SOD)活性,增强机体对自由基的清除能力,从而起到抗衰老作用。

(5)其他　细辛中所含的左旋芝麻脂素具有抗病毒、抗气管炎作用;卡枯醇具有镇咳、降血脂作用;胡萝卜苷对淋巴细胞白血病P338(PS)有杀伤活性,并可增加SOD活性;β-谷甾醇有降血胆固醇、止咳、抗癌、抗炎作用;去甲乌药碱具有β受体激动药样的效应,有强心、扩张血管、松弛平滑肌、增强脂质代谢和升高血糖等作用。

【临床应用】

1. 细辛治疗小儿口舌生疮 以细辛末 2.5 克,与适量小麦粉,用温水调成黏稠饼状,直径 3～4 厘米,厚 0.5 厘米,直接敷于肚脐上,外敷纱布,用胶布固定,早晚各换 1 次,3 天为 1 个疗程,效果显著。

2. 细辛治疗牙痛 以细辛 6 克,荜茇 10 克,水煎漱口。治疗牙痛 23 例,18 例获止痛效果。又报道,以细辛 4.5 克,生石膏 45 克,煎汤,半剂漱口,半剂内服。治牙痛 48 例,漱口 5 分钟即可止痛,用药 4 剂后均获痊愈。

3. 细辛治疗阿弗他口炎 用细辛 9～15 克,研粉,加水和少量甘油,调匀成糊状,贴于脐部 3 天。经 66 例临床治疗观察,均有明显疗效。一般用药 1～2 天后疼痛迅速减轻,3 天内可见溃疡面结疤愈合。若配合用黄连 9 克,加水 200 毫升,煎成浓汁成 10～15 毫升,冷却后每日 3 次涂布溃疡面,疗效更佳。

4. 细辛治疗口腔溃疡 单味细辛研末,每次取 2 克,生姜汁调和,外敷脐部,上覆塑料薄膜,胶布固定。保留 4～6 小时揭下,连用 5～7 天,治疗口腔溃疡 16 例,用药 5～7 天后,治愈 10 例,好转 6 例。

【用法与用量】 内服,一般 3～6 克,大剂量可用至 10 克,带根全草 15 克。

【使用注意】

1. 细辛反藜芦,一般不宜配伍。

2. 温病、阴虚阳亢、阴虚咳喘忌用;血虚头痛、气虚多汗、风热头痛慎用。

辛 夷

为木兰科落叶灌木望春花、玉兰或木兰的花蕾;主产山东、四川、湖北、陕西、云南、贵州等地;以干燥花蕾入药。

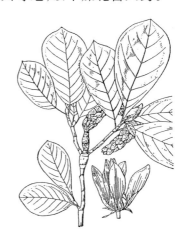

辛夷

【性味与归经】 性温,味辛;归肺、胃经。

【功效与主治】 具有散寒通窍之功,善通鼻窍,为治鼻病之要药。常用于治疗鼻渊;也可用于鼻鼽,鼻疮,鼻痔及外感鼻塞。

【炮制应用】 临床多捣碎生用。

【鉴别应用】 辛夷与苍耳子,二者均有散风宣肺、宣通鼻窍的作用,同为治疗鼻病之常用药。但二者的功效及临床应用又有所不同。

辛夷质轻气浮上行,芳香走窜,宣通鼻窍作用较强,可用于治疗多种鼻病。苍耳子又能下走足膝、外达皮肤,散风除湿作用较强,且能活络止痛,长于治疗鼻渊、风湿痹痛,且可疗癣疥。

【配伍应用】

1. 辛夷配苍耳子 见第 26 页。

2. 辛夷配细辛 见第 23 页。

【现代药理研究】

1. 化学成分研究 辛夷的化学成分可概括为脂溶性和水溶性成分两大类。主要有挥发油类、木脂素类、生物碱类等。

2. 药理作用研究

（1）抗炎　对望春花油进行抗炎作用的研究,结果表明望春花油对二甲苯导致的小鼠耳肿胀、角叉菜胶导致的大鼠足肿胀、组胺导致的大鼠毛细管通透性增加等,具有明显的抑制和改善作用,说明望春花油有较好的抗炎作用。

（2）抗过敏　辛夷挥发油对磷酸组织胺和氯乙酰胆碱所致豚鼠离体回肠收缩及卵清蛋白引起的致敏豚鼠离体回肠平滑肌收缩具有较好的抑制作用,证明了辛夷挥发油具有较强的抗过敏作用。

（3）抗菌　辛夷六种溶剂平行提取物对黄瓜灰菌的抑制作用,表明提取物均对灰葡萄孢菌的菌丝生长和孢子萌发有较好的抑制作用。

（4）平喘　辛夷雾化液对支气管哮喘具有一定的平喘止咳作用。此外,还有研究表明辛夷挥发油具有一定的抗氧化活性、明显的镇痛作用及对酒精性肝损伤的保护作用。

【用法与用量】　内服,一般 6～12 克,大剂量可用至 20 克。外用,一般研末,绵裹塞鼻。

【使用注意】　阴虚火旺、肝阳上亢者忌用。

苍 耳 子

为菊科一年生草本植物苍耳的果实,主产于山东、湖北、陕西、四川等地,以成熟的干燥果实入药。

【性味与归经】　性温,味辛、苦;有小毒;归肺、肝经。

【功效与主治】　具有解表通窍,除湿止痛,祛风解毒的作用;善通鼻窍而醒脑,祛风湿而止疥癞。常用于治疗鼻渊,伤风鼻塞;也可用于治疗牙痛,风疹,疥癞,痔

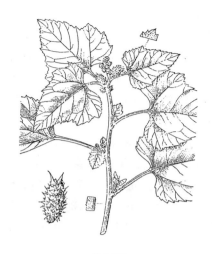

苍耳子

疮,疔毒,痹证等。

【炮制应用】

1. 生用　生品以消风止痒力强,常用于治疗风邪客于肌肤之风疹瘙痒,或风邪与湿毒痹结肌腠之疥癣湿疮等。

2. 炒用　炒后可降低毒性,长于通鼻窍、祛湿止痛,多用于治疗鼻渊头痛、感冒鼻塞、风湿痹痛。

【鉴别应用】　苍耳子与辛夷,见第25页。

【配伍应用】　苍耳子配辛夷,苍耳子善于宣肺通窍,疏散风湿,能上达巅顶,下走足膝,内通筋骨,外透皮肤,为祛风疹、湿邪之要药。辛夷花辛温香散,善通鼻窍。二药合用,祛风除湿、通窍止痛之力增强;适用于治风寒或风湿上壅之头痛,鼻塞,鼻流浊涕,不闻香臭;对急性鼻炎,作用显著;若对慢性者,须配合益气扶正之品方能奏效,不可专恃本品,临证时应注意。

【现代药理研究】

1. 化学成分研究　水溶性苷类、倍半萜内酯类、挥发油类、脂肪油类、酚酸类及

其他化合物。

2.药理作用研究

(1)降血糖　从苍耳子中分离出具有苷类性质的 AA2 化合物,此化合物被认为可能是苍耳子的主要降血糖成分。

(2)抗过敏　苍耳子醇提物可抑制 Compound 48/80 诱导的小鼠过敏性休克和大鼠腹腔肥大细胞释放组胺,可抑制 IgE 依赖性和非依赖性肥大细胞脱颗粒,其后的递质释放及速发型过敏反应,但它对组胺或 5-羟色胺引起的大鼠皮肤血管通透性升高无显著影响,表明其抗过敏机制为稳定肥大细胞膜,而不是减弱递质的致炎作用。

(3)对免疫功能的影响　苍耳子水煎液有免疫抑制作用,通过实验表明乙醚和乙酸乙酯提取物对单核巨噬细胞免疫系统与小鼠细胞免疫有免疫抑制作用,是其免疫活性部位,通过薄层色谱法,推测琥珀酸可能是产生免疫功能的活性成分之一。辛夷、苍耳子可调节哮喘患者 Th 细胞免疫失衡,抑制炎性递质释放。

(4)抗菌　苍耳子生品和炮制品脂肪油乳浊液或水煎液对金黄色葡萄球菌和肺炎双球菌有明显的抑制作用,且炒制品抗菌作用比生品更强。苍耳子煎剂在体外对铜绿假单胞菌、炭疽杆菌、肺炎球菌、乙型链球菌和白喉杆菌等多种微生物具有较强抑制作用;其水提物有抗真菌作用;苍耳子煎剂在体外对乙型肝炎病毒有抑制作用;苍耳子醇提液可抑制I型单纯疱疹病毒生长。

(5)其他　苍耳子生品和炮制品具有明显的镇痛作用。苍耳子正丁醇的提取部位有较强的抗炎活性,咖啡奎宁酸类化合物可能为抗炎镇痛的主要活性成分。苍耳子药物血清对 H4 细胞分裂增殖具有明显的毒性和抑制作用。抑瘤率随苍耳子提取物给药浓度的增加而升高,表明苍耳子提取物对 S180 肉瘤具有明显的毒性和抑制作用。

【临床应用】

1.苍耳子治疗泌尿系感染　以苍耳子 250 克炒焦,加水 600 毫升,煎取药汁约 400 毫升,再加入红糖 100 克,1 次服用,小儿用量酌减。共治疗 28 例,治愈 20 例,好转 6 例,无效 2 例。苍耳子除可通鼻窍、祛风湿外,还有清热、通淋、杀菌作用。

2.苍耳子治疗急性菌痢　以苍耳子每日 120～150 克,分 3～4 次水煎服(治疗 106 例),用鲜干苍耳子、叶每日 60 克,水煎分 3～4 次服(治疗 4 例)。共治疗急性菌痢 110 例,其中 1 例服药后发生呕吐而未用,其余 109 例均获治愈,治愈率为 99％,平均治愈天数为 5 天。

3.苍耳子治疗慢性鼻炎　取苍耳子(打碎)160 克和辛夷 16 克,加入温热的麻油 1000 毫升中,浸泡 24 小时,文火煮沸至 800 毫升左右,冷却后过滤,瓶装。每日滴鼻 3～4 次,治疗除鼻窦炎外的慢性鼻炎 1576 例,结果显效率为 73.8％,有效率为 86.9％。其中对干燥性和萎缩性鼻炎疗效较好,有效率分别为 95.5％及 88.9％。

【用法与用量】　内服,一般 6～12 克,大剂量可用至 30 克。外用,鲜用捣敷,或研末调敷。

【使用注意】　苍耳子有毒,其毒性以果实为最。中毒症状一般 1～2 日后出现,轻者恶心、呕吐、腹痛、腹泻、烦躁、乏力,重者则出现黄疸、昏迷、抽搐,甚至死亡。可用绿豆甘草汤,或板蓝根解之。

生　姜

为姜科多年生草本植物姜的根茎,全国大部分地区均出产,以新鲜根茎入药。

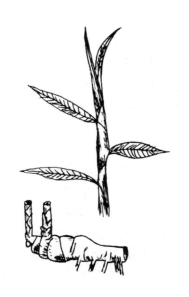

生姜

【性味与归经】 性温，味辛；归肺、脾、胃经。

【功效与主治】 具有发汗解表，温中止呕，温肺止咳的作用，为温胃散寒止呕之圣药，也能解半夏、天南星和蕈菌、鱼蟹之毒。常用于治疗外感风寒轻证，胃寒呕吐，脾胃虚寒证，肺寒咳嗽。

【炮制应用】

1. 生用 生品长于发汗解表、温中止呕，多用于治疗风寒感冒轻证，胃寒或寒饮所致的恶心呕吐，痰饮咳嗽。

2. 煨制 生姜经煨制后偏于温中止泻，多用于治疗中焦虚寒所致的泄泻。

【鉴别应用】

1. 生姜与生姜汁、生姜皮 为同一品种的不同药用部位，其功效及临床应用不尽相同。

生姜乃为新鲜全姜入药，其味辛性温，以解表散寒、温中止呕、化痰止咳力专，多用于治疗风寒感冒轻证、胃寒呕吐、寒痰咳嗽。煨制后偏于温中止泻，多用于治疗中焦虚寒所致的泄泻。生姜汁乃为生姜洗净后打烂捣碎取汁而成，其性味辛温，辛散之力较强，其温中止呕作用又胜于生姜，止呕化痰之力胜，多用于寒湿呕吐，或中风痰迷、口噤不语。生姜皮乃为生姜之外皮，其味微辛性凉，以行水消肿力强，并长于走表，多用于皮肤水肿、尿少。

2. 生姜与干姜 二者为同一品种，味皆辛，均可用于治疗寒证。但二者的功效及临床应用又有所不同。

(1) 生姜以发散风寒为优，温中散寒力弱，其性走而不守，常用于治疗外感风寒轻证及胃寒呕吐、妊娠呕吐。干姜具有温中散寒、回阳通脉的作用，其性能守能走，常用于治疗中焦虚寒证及亡阳证。

(2) 生姜温肺散寒、宣气化痰，适用于风寒犯肺、痰饮停肺之咳嗽。干姜补脾阳、化痰消饮，适用于脾阳不振之寒饮冷嗽。

3. 生姜与半夏 二者性皆温，均有止呕、化痰止咳的作用，均可用于治疗呕吐、咳嗽，但二者的功效及临床应用又有各自的特点。

(1) 生姜偏于温胃醒脾以和胃止呕，对于胃寒呕吐更为适宜。半夏偏于燥湿消痰以降逆止呕，对于痰饮呕吐效果更佳。对于寒湿伤胃的呕恶反胃，二者则有协同作用。

(2) 生姜偏于温肺化饮，半夏则偏于燥湿化痰，对于肺寒痰多而清稀的咳嗽，二药常相须为用。

(3) 生姜有发汗解表、解鱼蟹毒的作用，可用于风寒感冒轻证及鱼蟹中毒等。半夏化痰力强，可用于各种痰湿病证，且有消痞散结的作用，可用于胸脘痞闷、瘰疬痰核等。

【配伍应用】

1. 生姜配大枣 生姜味辛行气而散寒发表，大枣味甘和营。生姜、大枣合用，能行脾胃津液、调和营卫，可用于营卫不和、汗出恶风发热之症,多为引药。加入辛温解表剂中,可治疗风寒外感;加于健脾理气剂中,可加强健脾养胃之功,且有止吐的作用。

2. 生姜配竹茹　生姜温中化饮以止呕,竹茹清热和胃降逆以止呕。二药合用,和胃止呕、调中降逆作用增强。适用于寒热互结、胃气上逆之呕呃不止,使寒热解,胃气降则呕呃自止。

3. 生姜配陈皮　生姜温胃涤饮、降逆止呕。陈皮性温、下气止呕。二药合用,即《金匮要略》的橘皮汤,有温胃止呕之功,适用于胃寒气逆、中气不和之呕吐反胃。

4. 生姜配半夏　二者均有降逆止呕之功,二者配伍,有协同作用,以半夏降逆止呕为主,生姜化水止呕为辅,相须为用,生姜既能制半夏之毒,又可加强温胃止呕之功。适用于胃寒呕吐等证,也可用于风寒咳嗽之证。

5. 生姜配葱白　生姜味辛行气而散寒发表。葱白有散寒解表的作用,可解外感时行之邪。二药合用,可用于感冒之轻证。

【现代药理研究】

1. 化学成分研究　有挥发油、姜辣素、二苯基庚烷、黄酮类等几类。

2. 药理作用研究

(1)促进消化功能　有学者研究发现生姜作为食用香料使用时,能明显增加唾液的分泌量,增强淀粉酶活性;姜黄素能显著提高小鼠小肠消化酶活性,尤其多糖和低聚糖的裂解酶活性具有明显的增强作用,从而促进消化功能,另外生姜对胃黏膜的刺激和化学性损伤均有保护作用。

(2)改善血液循环　生姜乙醇提取物能显著改善实验家兔的血脂质量,减少动脉粥样硬化性改变。生姜醇提取物亦能明显抑制由二磷酸腺苷诱导的血小板聚集,延缓血液凝固。生姜提取物可以阻止脂蛋白浸入动脉壁,改善血管结构,调整胆固醇的转化,促进高密度脂蛋白的转运功能,促进胆囊排泄胆固醇的功能。

(3)缓解前庭刺激症状　前庭刺激能引发晕动病,表现为恶心、呕吐,全身不适,如晕船晕车等。研究发现姜粉有很好的预防晕动病的功能,延缓胃肠道反应,改善主观感觉;另外,生姜有止呕吐的作用,能缓解肿瘤患者化疗后的呕吐症状,咀嚼鲜生姜片配合西药治疗呕吐的效果很好,此法还具有缓解口干、预防口腔溃疡的作用。

(4)抗炎抑菌　生姜提取物在高剂量时可降低炎症反应。

(5)其他　生姜醇提物具有抗肿瘤作用,可作为肺腺癌的治疗药物,生姜水提物具有增强免疫、健胃与抗胃溃疡、利胆与保肝、强心的作用。

【临床应用】

1. 生姜治疗蛔虫性肠梗阻　取鲜生姜汁和蜂蜜(1:2),成人每次 20 毫升,小儿酌减,每 1～2 小时服 1 次,病情重者适当增量至症状和体征消失为止,治疗单纯性蛔虫性肠梗阻 314 例,治愈 309 例(占 98.7%),并发肠扭转和肠穿孔者 5 例,均行手术治疗,无 1 例死亡。

2. 生姜治疗烧烫伤　生姜捣汁,用药棉蘸汁敷于水烫火灼处,能立即止痛;已起疱红肿者,能消炎退肿、消去水疱;水疱破者,敷之也无刺激。由于生姜能灭菌,故破口者也不致溃烂。一般症轻者,用药 1 次;症较重者,可时时注入姜汁,保持湿润 36 小时,即可停药。共治疗 400 余例,均获效。

3. 生姜治疗感冒　取鲜姜 90 克,捣成泥状,炒热至皮肤能忍受为宜,摊贴于大椎穴,下垫加热袋保温仰卧,服热粥一碗,单布罩头、面部,微汗即可去罩布,继续热敷40分钟即可,避风2小时。共治疗50例,全部治愈,其中1次治愈者47例,2次治愈者3例。

【用法与用量】 内服,一般6～15克,大剂量可用至30克;外用,捣敷,擦患处或炒热熨。

【使用注意】 有伤阴损目、生热发疮之弊,不宜多服久服。

葱 白

为百合科多年生草本植物葱的近根部白茎,全国各地均出产,以鲜品入药。

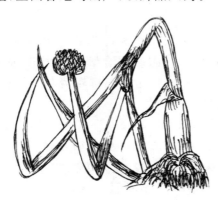

葱白

【性味与归经】 性微温,味辛、甘;归肺、胃经。

【功效与主治】 具有散寒解表,通阳止痛,解毒疗伤的作用;外可解外感时行之邪,内可通胸腹三焦之气。常用于治疗外感风寒表证,虫积,腹痛和寒厥;也可用于温病初起,二便不通,缩阴证和疮痈疔毒,跌仆损伤等。

【炮制应用】 临床多生用。

【鉴别应用】

1. 葱白与薤白 二者皆为通阳、散寒之品,可用于治疗阳气不通及寒证。但二者的功效及临床应用又有所不同。

(1)葱白辛温,发汗解肌以散在外之风寒,适用于风寒感冒。薤白辛开苦降,能宣通胸中阳气以散阴寒之结,常用于治疗胸阳不振之胸痹刺痛。

(2)葱白能通上下之阳气以除在内之阴寒而利小便,可用于治疗小便不利。薤白能下泄行滞,可用于治疗赤白下痢。

(3)葱白能通上下之阳气又散寒凝,可用治少阴寒厥。薤白可用于治疗霍乱干呕。

2. 葱白与桂枝 见第5页。

【配伍应用】

1. 葱白配淡豆豉 葱白味辛性温,升浮上达,外散风寒,内通阳气,有通阳发汗之功。淡豆豉发汗解肌,退热除烦。与葱白配用,功能宣通卫气,透发表邪;发散风寒,发汗退热。一升一透,适用于风寒外感及温病初起之证。

2. 葱白配生姜 见第29页。

【现代药理研究】

1. 化学成分研究 甾体及皂苷类化合物、黄酮类、挥发油类在临床上发挥主要作用。

2. 药理作用研究

(1)降血脂 葱白提取物能显著降低高脂血症大鼠血清总胆固醇(TC)、三酰甘油(TG)和低密度脂蛋白胆固醇(LDL-C)水平,同时能显著升高高密度脂蛋白胆固醇(HDL-C)水平,因而有显著的降血脂作用。其中的有效成分 β-谷甾醇具有明显的降胆固醇作用。

(2)抗氧化 SOD是机体内清除氧自由基的重要抗氧化酶之一,能清除超氧阴离子自由基,保护细胞免受损伤,其活力的高低间接反映了机体清除氧自由基的能力。

(3)抑制血小板聚集 研究表明葱白提取物可以减少血小板活化,同时也可以防治血小板聚集,用于血栓形成早期干预治疗可以显著降低血栓发生的危险性,用其通阳的作用可以激发人体阳气,改善血液循环,调节血小板活化因子的分泌,有效防治血栓形成。

(4)扩张冠状动脉,改善缺血心肌的代谢　葱白提取物能显著降低急性心肌缺血大鼠 ST 段抬高幅度,缩小心肌缺血性梗死面积和减轻损伤程度,其作用与硝酸甘油相当,甚至优于硝酸甘油,说明葱白提取物对急性心肌缺血有明显保护作用。

(5)对血液流变学的影响　葱白提取物对全血黏度和血浆黏度均有影响;预防给药对血流动力学、黏滞性及凝固性等血流变学指标均有较好的作用。葱白提取物可以有效地增加脑血流量,从而改善脑缺血后脑组织的缺血、缺氧状态,进而达到保护局部神经细胞的作用。

【临床应用】

1. 葱白治疗小儿蛔虫性肠梗阻　豆油和生葱等量,用时先将葱捣烂取汁,和油 1 次服下,空腹调服,每日 1 次,治疗小儿蛔虫性肠梗阻 24 例。一般服药后 2 小时腹痛缓解,6～8 小时即见排虫。除 4 例腹痛消失未见排虫,后用驱虫药外,其余都排出蛔虫数十条,多的 100 多条。

2. 葱白治疗乳痈　用葱白 1 根,生天南星 1 克和之捣烂为丸,用药棉包裹,浸冷水后填塞患者鼻前庭(患乳痈的对侧鼻孔),1 日 2 次,2 天为 1 个疗程。治疗乳痈 23 例,显效 19 例,有效 4 例。

3. 葱白治疗婴幼儿鼻炎　取大葱 12～15 厘米长,扯断上端,灌满人乳,用线扎口,放入碗中,在蒸笼或高压锅中蒸煮,待水沸后,捞出大葱剖开,将适温人乳给患儿喂服,1 日 1 次。共治疗 40 例,效果满意,一般服药 2 次即愈。

4. 葱白治疗腹水　取新鲜葱白 10 根,加芒硝 10 克,共捣成泥,敷患者腹部神阙穴,上盖塑料薄膜及纱布,用橡皮膏固定以防药液外流和敷药脱落,每日 1 次。敷药前先用乙醇棉球擦净脐部污垢,以利药物吸收,天冷时可将药料加温后再敷。一般敷后 30 分钟即生效。共治疗 42 例,用药后 14 例尿量明显增加,腹胀消失;26 例尿量增加,腹胀减轻;2 例无效。

5. 葱白治疗小儿遗尿　将葱白(连须)6～7 厘米长 3 支,硫黄 30 克,共捣如泥,待患儿临睡前将上药敷于脐上,外用纱布覆盖,胶布固定,8～10 小时后除掉。治疗无器质性小儿遗尿 7 例,多在 2～3 次获效,经随访未复发。

6. 葱白治疗鸡眼　先用热水将鸡眼泡软,用剪刀将老化角质层除去。取新鲜葱白 1 片,略大于鸡眼,敷于患处,胶布固定,每日更换 1 次。76 例患者经外敷 7 天痊愈者 44 例,10 天后痊愈者 29 例,另 3 例效果不明显。

7. 葱白治疗急性关节扭伤　取葱白适量,用刀切碎,将锅刷净放入葱白,用文火炒热,趁热取出,外敷于扭伤关节部位(但注意不要烫伤皮肤),30 分钟后取下,一般外敷 1 次即可痊愈,重者在 24 天再用上法外敷 1 次。结果:265 例患者中,251 例经外敷 1 次痊愈;14 例外敷 1 次疼痛明显减轻,外敷 2 次痊愈。用药后 3 天随访,无 1 例复发。

【用法与用量】　内服,一般 15～30 克,大剂量可用至 100 克。外用,捣敷或炒熨。

【使用注意】　前人云:"葱同蜜食能杀人",宜慎用。

(张　曦　王展航)

参考文献

[1] 陈瑞春.止咳方中如何运用麻黄[J].中医杂志,1993,34(5):312.

[2] 陆金宝.重用生麻黄治疗中风后遗症的探索[J].上海中医药杂志,1996(11):5.

[3] 王豪,熊燕.单味麻黄治疗遗尿[J].浙江中医杂志,1995,30(1):34.

[4] 姚石安.桂枝用于妇科瘀血证[J].中医杂志,1995,36(1):6.

[5] 宋梦斋.甘桂升压饮治疗低血压验方[J].中国农村医学,1985(5):267.

[6] 黄光洪.中药局部外洗治疗面神经麻痹30例[J].湖南中医杂志,1987,3(2):封四.

[7] 王付.桂枝治面瘫[J].中医杂志,1994,35(12):711.

[8] 王仁尧.桂枝治疗瘫痪[J].中医杂志,1994,35(12):710.

[9] 袁宇华.蜘蛛散治疗小儿腹股沟斜疝[J].湖南中医杂志,1986,2(2):22.

[10] 赵启然,彭红星.桂枝汤治疗小儿多动症30例[J].湖北中医杂志,1994,16(3):33.

[11] 李新民.羌活用治癫痫[J].中医杂志,1999,40(9):518.

[12] 雍履平.羌活退肾炎水肿功胜力雄[J].中医杂志,1999,40(10):582.

[13] 杜廷海.羌活善治胸痹心痛[J].中医杂志,1999,40(10):581.

[14] 沈昌盛.紫苏叶饮片与紫苏叶免煎颗粒治疗风寒感冒效果比较[J].实用中医药杂志,2018,34(9):1044.

[15] 曹毅,赵子文,杨影,等.紫苏治疗子宫出血[J].中医杂志,1988,29(8):49.

[16] 雷载权,张廷模.中华临床中药学(上册)[M].北京:人民卫生出版社,1998:301.

[17] 徐树楠.中药临床应用大全[M].石家庄:河北科学技术出版社,1999:10.

[18] 马永,庄冬,刘永勤.荆芥叶治疗扁平疣[J].中国临床医生,2002,30(8):26.

[19] 陈贵廷.本草纲目通释[M].北京:学苑出版社,1992:567.

[20] 柴发.防风蜈蚣散治疗周围性面神经麻痹26例[J].山东中医杂志,1986(3):26.

[21] 张莎莎,吕文良,张旭.防风临床应用[J].山东中医杂志,2012,31(3):209-211.

[22] 颜正华.临床实用中药学[M].北京:人民卫生出版社,1984:72.

[23] 王丽霞,王聪.单味白芷外用治疗乳头皲裂[J].河南中医,1997,17(2):121.

[24] 石文清.白芷内服外用治疗关节囊积水[J].中医杂志,2000,41(3):137.

[25] 郑善斋.复方白芷糊临床疗效观察[J].中成药,1990(4):44.

[26] 周海英,杜霞.食醋调白芷治疗肌注硬结76例[J].黑龙江中医药,2000(5):40.

[27] 潘超逸,张天友.香薷的原植物及药材调查[J].中药材,1990,13(10):20.

[28] 戴珍华.香薷草液治疗中疮85例临床观察[J].湖南中医药导报,2003,9(7):32-33.

[29] 张宏俊,王道俊.细辛外敷治疗小儿口舌生疮[J].实用中西医结合杂志,1992,5(5):288.

[30] 丁克安.细辛漱口止痛剂治疗牙痛23例[J].湖北中医杂志,1988(6):16.

[31] 贾元博.细辛治疗牙痛[J].山西中医,1986,2(3):29.

[32] 南京中医药大学.中药大辞典(上册)[M].2版.上海:上海科学技术出版社,2006:2087.

[33] 赵娟,刘华.细辛敷脐治疗口腔溃疡16例[J].河南中医,2006,26(11):22.

[34] 张金宝.大剂量焦苍耳子治疗泌尿系感染28例临床观察[J].内蒙古中医药,1991,10(2):11.

[35] 何文坚.苍耳草治疗急性菌痢110例疗效观察[J].新中医,1984(9):18.

[36] 房学贤,韩桂亭,胡延录,等.复方苍耳油治疗慢性鼻炎1576例[J].中西医结合杂志,1984(4):211.

[37] 张学才,黄蕊舒."姜蜜汤"治疗单纯性蛔虫性肠梗阻[J].中级医刊,1982(10):606.

[38] 蔡良平.生姜汁治疗水火灼伤有奇效[J].中医

药信息,1990(2):23.

[39] 江志华,江秋世.独取大椎治疗感冒[J].中国乡村医生,1997(4):35-36.

[40] 严学群.豆油葱汁治疗小儿蛔虫性肠梗阻[J].新医学,1972(8):37.

[41] 钟启良,徐月香."葱星丸"外治乳痈23例[J].福建中医药,1985,16(5):39.

[42] 郑志定.大葱人乳治疗婴幼儿鼻炎[J].浙江中医药,1978(1):37.

[43] 劳如玉.葱白合剂外敷治疗腹水[J].浙江中医杂志,1987,22(11):497.

[44] 邓德卿.小儿遗尿单方[J].中医杂志,1982,13(12):43.

[45] 申皎君,张春云.葱白外敷治疗鸡眼76例[J].中国民间疗法,2001(7):29-30.

[46] 赵志.葱白外敷治疗急性关节扭伤265例[J].中国.民间疗法,2000(12):14-15.

第二节　辛凉解表药

薄　荷

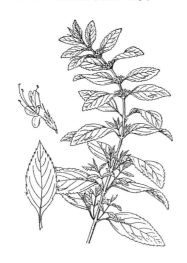

薄荷

为唇形科多年生草本植物薄荷或家薄荷的全草,主产于河北、江苏、湖北、四川、陕西等地,以干品或鲜品入药。

【性味与归经】　性凉,味辛;归肺、肝经。

【功效与主治】　具有发汗解表,疏风清热,行气解郁的作用,其疏风热可通行内外,解郁滞能透达三焦。常用于治疗外感风热和温病初起,风热肝火上犯之眩晕,咽喉肿痛;也可用于麻疹不透,目赤肿痛,郁证和瘰疬等。

【炮制应用】　临床多生用。

【鉴别应用】

1. 薄荷与菊花　二者均有发散风热、清利头目的作用,皆可用于风热感冒、头痛目赤等证。但二者的功效及临床应用又有所不同。

(1)薄荷偏于发散,辛凉解表之力较菊花胜,且有清暑辟秽的作用,风热感冒、温病初起、夏季伤暑等证皆为常用。菊花解表之力不及薄荷,但偏于清肝热、祛肝风、兼有养肝明目的作用,常用于肝经风热或肝火上炎之目赤肿痛,肝风或肝阳上亢之头痛、眩晕等证。

(2)薄荷能疏肝解郁、透疹,可用于肝郁气结、麻疹初起或风热外束肌表而疹出不畅之证。菊花有清热解毒之功,可用于治疗疮疡肿毒。

2. 薄荷与蝉蜕　二者皆为辛凉解表常用药,均入肺、肝二经,皆具有辛散风热、清肝明目、透疹的作用,皆常用于风热感冒、目赤肿痛、麻疹初起或疹出不畅之证。但二者的功效及临床应用又有所不同。

(1)薄荷清香凉散,多用于上焦风热。蝉蜕凉肝泄热、息风止痉作用较强,且能退目翳、定惊痫,常用于治疗破伤风、小儿惊风、小儿夜啼及目赤翳障等证。

(2)薄荷能疏肝解郁,可用于肝郁气结之证。蝉蜕有祛风止痒的作用,常用于荨麻疹、皮肤瘙痒等症。

【配伍应用】

1. 薄荷配蝉蜕　二者在疏散风热、透疹止痒等方面作用相似,但薄荷轻清芳香,辛凉行散,能疏散风热、清利头目、透疹止痒。蝉蜕轻清升散,善走皮腠,能疏风清热、透发隐疹。二药配用,共达散风热、利咽喉、清头目、行肌表、透斑疹、祛风止痒的作用,且效力明显增加。适用于外感风热或温病初起之头痛、身热、咽喉疼痛,麻疹痘疹初发或透发不畅,荨麻疹、皮肤瘙痒等皮肤病。

2. 薄荷配菊花　二药均为辛凉解表之剂,合用则宣散风热、清肝明目作用增强,适用于温病初起或风热感冒,尚可用于肝郁化火之目赤肿痛、头痛头晕等症。

3. 薄荷配夏枯草　薄荷轻清芳香,可升可降,能疏肝解郁。夏枯草苦寒,祛肝风而泄肝火。二药配用,既解肝郁又泄肝火,并有散结作用。适用于肝热、肝火上炎或外感风热所致的目赤肿痛,也可用于瘰疬痰核。

4. 薄荷配柴胡　薄荷能疏肝解郁、醒脾和胃。柴胡善解郁疏肝,为肝胆经之要药。二者合用,疏肝解郁、和胃作用增强。适用于肝郁气滞、肝胃不和之胸胁胀满,以及妇人忧郁太过之月经不调等。

【现代药理研究】

1. 化学成分研究　薄荷油是薄荷的主要挥发性物质。此外,薄荷还包括含量很高的非挥发性化学成分,包括黄酮类、酚酸类、醌类、三萜类等。

2. 药理作用研究

(1)发汗解热　薄荷油可通过兴奋中枢神经系统,使皮肤毛细血管扩张,促进汗腺分泌,增加散热,而起到发汗解热作用,临床上常用于风热感冒。

(2)改善胃肠功能　薄荷油能抑制胃肠平滑肌收缩,能对抗乙酰胆碱而呈现解痉作用,可能是通过对电压依赖性钙离子通道的拮抗,减少细胞外钙离子进入细胞内而发挥作用。

(3)抗病毒、抗菌　薄荷煎剂对单纯性疱疹病毒、流行性腮腺炎病毒有抑制作用,对呼吸道合胞病毒具有较强的抑制作用。对金黄色葡萄球菌、白色葡萄球菌、甲型链球菌、乙型链球菌、卡他球菌、肠炎球菌、福氏痢疾杆菌、炭疽杆菌、白喉杆菌、伤寒杆菌、铜绿假单胞菌、大肠埃希菌等有抑菌作用。

(4)抗氧化　薄荷多糖主要含有葡萄糖、半乳糖和阿拉伯糖,体外研究结果表明薄荷多糖具有显著的自由基清除能力和还原能力。

(5)消炎、止痛、止痒　薄荷油外用能刺激神经末梢的冷感受器而产生冷感,并反射性地造成深部组织血管的变化而起到消炎、止痛、止痒作用。临床用于治疗瘙痒性皮肤病、脂溢性皮炎、面部红斑、丘疹、脱皮及化妆品过敏、紫外线灼伤、面部激素依赖性皮炎等皮肤疾病。

(6)其他　薄荷非挥发性提取部位中的石油醚萃取部位有较明显的保肝利胆作用,而水提取部位则表现出微弱的抗肿瘤功效。薄荷油有强烈的穿透性,其中薄荷醇是一种价廉、安全有效的天然外用促透皮吸收剂。

【临床应用】

1. 薄荷治疗百日咳　以薄荷、钩藤各6

克,水煎服,每日 1 剂,一般 3 剂后阵发性痉咳次数减少,持续时间缩短,6 剂后阵发性痉咳停止。治疗百日咳 60 例,疗效满意。

2. 薄荷治疗牙龈炎　取鲜薄荷适量,洗净手后揉搓成泥,敷压于牙龈红肿处,令口含之,肿连腮颊者,并涂敷于腮颊处。每 20～30 分钟换药 1 次,1 日数次。无鲜薄荷者,亦可用薄荷干品,揉碎敷压患处,以酒含之,而疗效稍逊。共治疗牙龈炎 41 例,均取得满意疗效。

【用法与用量】　内服,一般 6～10 克,大剂量可用至 20 克。

【使用注意】

1. 本品含挥发油,入煎剂宜后下。

2. 体虚自汗、阴虚发热、血虚眩晕者忌服。

桑　叶

为桑科落叶乔木桑的叶,主要产于江苏、浙江、湖北、陕西、四川等地,以干叶或鲜叶入药。

【性味与归经】　性寒,味辛、甘;归肺、肝、胃经。

【功效与主治】　具有疏风散热,清肺

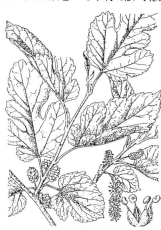

桑叶

润燥,清肝明目的作用,其疏风热善行头面,清火热善凉肺肝。常用于治疗风热感冒,温病初起,肺热燥咳,目赤肿痛,眩晕等。

【炮制应用】

1. 生用　生品长于疏散风热、清肝明目,多用于治疗风热感冒、温病初起、目赤肿痛、眩晕。

2. 蜜炙　经蜜炙后能明显增强清热润肺的作用,多用于肺热燥咳者。

【鉴别应用】

1. 桑叶与蝉蜕　二者均入肺、肝经,其性偏寒,皆有疏散风热,清肝明目之功,均可用于治疗风热表证、目赤肿痛。但二者的功效及临床应用又有所不同。

(1)桑叶以清肝明目为主,适用于治疗目赤肿痛、目昏。蝉蜕则长于退翳,多用于治疗目赤翳障。

(2)桑叶甘寒入肺,具有清肺润燥的作用,适用于温热犯肺之咳嗽及肺燥干咳。蝉蜕善于祛风止痉,适用于破伤风、小儿惊风痉厥。

(3)桑叶能凉肝、平肝,适用于肝热或肝阳上亢引起的眩晕。蝉蜕轻浮升散,疏风散热,发表透疹,适用于风疹瘙痒、麻疹不透、风热隐疹等。

(4)桑叶入血凉血,可用于治疗血热吐血。蝉蜕善治小儿夜啼。

2. 桑叶与桑枝、桑白皮、桑寄生、桑葚　皆来源于桑树,由于药用部位不同,其功效及临床应用有较大的差别。

(1)桑叶为桑树的叶片,味甘苦、性微寒,入肺、肝经。具有疏风散热、清肺润燥、清肝明目的作用。多用于治疗风热感冒、温病初起、肺热燥咳、目赤肿痛、眩晕等。

(2)桑枝为桑树的干燥嫩枝,味苦、性平偏凉,入肝经。具有祛风湿、通经络、利关节的作用。常用于治疗风湿肢节疼痛、四肢拘急麻木,尤宜于治疗上肢痹痛麻木。

(3)桑白皮为桑树的干燥根皮,味甘、性寒,入肺经。具有泻肺平喘、利水消肿的作用。常用于治疗热邪犯肺所致的肺热喘咳、肺气壅实之水肿胀满、小便不利等。

(4)桑寄生为桑树上的一种寄生植物,其茎叶味甘苦性平,入肝肾经,具有补肝肾、祛风湿、强筋骨、养血安胎的作用,常用于治疗风湿痹痛、肝肾不足、腰膝酸痛、筋骨无力及血虚胎动不安等证。

(5)桑葚为桑树的成熟果实,味甘性寒,入肝肾经。具有滋阴补血、生津润肠的作用。常用于治疗阴血不足、眩晕、失眠、耳鸣、目暗、须发早白等症。

【配伍应用】

1. 桑叶配菊花　桑叶轻清发散,能升能降,宣肺疏风,偏于入肺经走肺络。菊花质轻气凉,轻清走上,善疏风清热、平肝息风、明目清头,偏于入肝经而明目。二药相须为用,一偏于疏散,一偏于清热,内伤、外感均可选用。适用于外感风热之头昏目眩、咳嗽有痰,肝阳上升之头晕目眩,肝风内动的抽搐、痉挛,肝火上炎之目赤、肿痛。外感风热可用黄菊花,内伤肝虚可用白菊花,肝热、痈疔可用野菊花。

2. 桑叶配桔梗　桑叶善祛风热,又清泄肝胆。桔梗宣通肺气,祛痰排脓。二药配用,宣疏并行,风热解,肺气宣,则咳止痰除。常用于治疗风热咳嗽、痰多不爽。

3. 桑叶配紫苏子　桑叶疏风清热,凉血通络。紫苏子降气平喘,蜜炙润肺祛痰力强。二药配用,一疏一降,疏风降气平喘,治肺热受风而致咳逆上气、吐痰黏稠、气喘、口渴等症。

4. 桑叶配桑枝　桑叶质轻性寒,既能清泄肺卫风热,又能清泄肝胆之火。桑枝苦平,既除风湿止诸痛,又利关节治麻木。二药相须为用,轻清发散,通达四肢,不仅能治外感风热之周身不适,也治肝热肝风引起之头晕、头痛、四肢麻木诸症。性质平和,功效确实。惟桑枝用量要大。

5. 桑叶配桑白皮　桑叶疏风清热、清肺止咳、明目,并有宣肺之效。桑白皮泻肺行水、平喘止咳,以降气平喘力胜。二药合用,宣降得宜,清热平喘、止咳明目甚效。因白睛属肺,肺热目亦赤,泻肺火即可以明目退赤,治季节性结膜炎有效。

6. 桑叶配竹茹　桑叶入络搜风,通肝达肺,肝胆相连,又能疏泄少阳气分之火,而散风热。竹茹入肺胃胆,清热化痰、和胃安神,治胆胃热痰之症。二药合用,清肺化痰,专祛上焦风热。

7. 桑叶配石膏　桑叶清轻疏散,甘寒而润,能表散风热而宣肺止咳。石膏质重气浮,外能解肌肤邪热,内能泄肺、胃之火,为清解气分实热之要药。二药配用,清凉滋润,泻火而不伤津,宣肺散邪又不耗气。适用于燥热伤肺之干咳无痰,肺胃热结之烦渴、口臭等。

8. 桑叶配杏仁　桑叶既能疏散风热,又能润肺止咳。杏仁宣肺止咳而除喘满。二药配用,一宣一散,具有疏散风热、宣肺止咳之功。适用于风热犯肺或肺燥咳嗽。

【现代药理研究】

1. 化学成分研究　桑叶的化学成分主要包括黄酮类化合物(芸香苷等)、生物碱类化合物(1-脱氧野尻霉素等)、多糖类化合物(L-鼠李糖等)、甾醇类化合物(β-谷甾醇等)、多酚类化合物(绿原酸等)、挥发油(十六碳烯醇等)、氨基酸(谷氨酸等)、维生素(维生素 C 等)。

2. 药理作用研究

(1)降血糖　桑叶的组分 1-脱氧野尻

霉素具有竞争性抑制 α-酸性葡萄糖苷酶，表现出高效降血糖作用。另外，桑叶所含绿原酸、芦丁、异槲皮苷、多糖、黄酮类和相关化合物，也有降血糖作用。

（2）降血脂　桑叶能使高脂血症大鼠血清高密度脂蛋白明显增高，总胆固醇、三酰甘油、低密度脂蛋白明显降低，说明桑叶可以降低血脂，预防高脂血症的发生发展。

（3）护心　桑叶含有的抗氧化黄酮类化合物具有清除自由基的作用，能够减轻心脏氧化应激和心脏起搏引起的充血性心脏衰竭的心脏功能障碍。有实验证明桑叶具有对大鼠自身免疫性心肌炎的心脏保护作用。

（4）解热镇痛　有实验表明口服桑叶 300 毫克/千克相比吲哚美辛口服给药 5 毫克/千克，具有更强的镇痛效果。高效液相色谱法分析桑叶甲醇提取物双重抑制花生四烯酸途径，从而产生解热和镇痛作用。

（5）抗炎　最早在 20 世纪 90 年代就有实验表明桑叶可抑制巴豆油致小鼠耳肿胀、角叉菜胶致足水肿及醋酸引起的小鼠腹腔液渗出，表现出较强的抗炎活性。

（6）其他　桑叶中的黄酮类化合物、多酚类化合物均具有清除自由基和抗衰老作用，其中黄酮类化合物抗氧化损伤作用明显。有研究发现脱氧野尻霉素可抑制糖苷酶活性，在肿瘤细胞表面形成易被寄主免疫系统攻击的未成熟的糖链，对肿瘤转移的抑制率达 80.5%。

【临床应用】

1. 桑叶治疗化脓性中耳炎　取新鲜桑叶数片洗净后，捣烂取汁，每日将桑叶汁滴入耳内 1～2 滴，每日 3 次，2～3 日即愈。

2. 桑叶治疗自汗、盗汗　取桑叶 30 克，以米汤 700 毫升，大火煮 15 分钟，取汁 600 毫升，分 3 次服，疗程一般 1～5 天，治疗各种原因引起的自汗、盗汗，取效甚佳。

并认为，汗证是由阴阳失调、营卫不和、腠理开阖不利而引起，桑叶能疏散风热、调和营卫，粳米健脾温中、益气生津、补益下元，二者合用，共奏调和营卫、益气养阴、固表止汗之效。

又报道，以桑叶末 9 克，米汤下，每日 1 剂，服 3～5 剂，共治疗顽固性夜间出汗，均获满意疗效。

【用法与用量】　内服，一般 9～15 克，大剂量可用至 50 克。外用，煎水洗或鲜品捣敷。

【使用注意】　素体虚寒者慎用。

菊　花

为菊科多年生草本植物菊的头状花序，我国大部分地区均有栽培，以干品或鲜品入药。

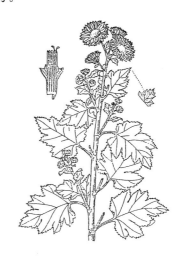

菊花

【性味与归经】　性凉，味辛、甘、微苦。归肺、肝、胃经。

【功效与主治】　具有疏风散热，清肝明目，清热解毒的作用；其辛散不增燥热，苦凉不碍脾胃，能散能补，可外可内，为疏风清热、清肝明目之佳品。常用于治疗外感风热,温病初起,以及风热、肝火、肝阳、阴虚、血虚所致之眩晕和目疾;也可用于温病初起和疔痈火毒等病。

【炮制应用】

1. 生用　生品以疏散风热、清热解毒之力较强,常用于治疗风热感冒或温病初起,疮疡肿毒。为临床所常用。

2. 炒用　炒后性微寒近平,以清肝明目、息风止痉力强,多用于治疗肝经风热或肝火上炎之目赤肿痛,肝风头痛或肝阳上亢之头痛、眩晕等。

3. 炒炭　炒炭后疏风散热作用极弱,有止血功效,可用于轻证的咯血。但临床少用。

【鉴别应用】

1. 白菊花与黄菊花、野菊花　为三个不同的品种,其功效及临床应用不尽相同。

白菊花与黄菊花皆有疏风散热、清肝明目、清热解毒的作用,均可用于治疗外感风热,温病初起,以及风热、肝火、肝阳、阴虚、血虚所致之眩晕和目疾。但白菊花味甘,清热之力稍弱,能益阴,长于养肝明目。黄菊花味苦,泄热作用较强,长于疏散风热。野菊花清热解毒、消肿作用较强,多鲜用捣烂取汁内服或捣烂外敷,对于疮疡肿毒有良好疗效。

2. 菊花与木贼　二者均有疏风散热、明目的作用,可用于治疗风热表证、目赤肿痛。但二者的功效及临床应用又有所不同。

(1)菊花性微寒,味甘、苦,清热凉肝之力较强,能利血气,善治风热、肝热、肝火所致之目赤肿痛,以及气血不利所致的多种眼底疾病。木贼性平,清凉之力不及菊花,但长于退翳,善治目赤翳障。

(2)菊花能清热解毒、平肝潜阳,可用于治疗痈疽疔疮、温病初起及肝阳上亢之头晕目眩。木贼能化瘀止血,可用于治疗

肠风下血、血痢。

3. 菊花与薄荷　见第33页。

【配伍应用】

1. 菊花配僵蚕　菊花疏风散热,偏于清肝热、散肝风,因"风胜则肿",所以祛风便可以消肿,本品又有清热解毒作用,不过一般多用野菊花,因其清热解毒作用更为显著。僵蚕祛风解痉、消痰散结、清热降火。二药配用,疏风散热、消肿解毒作用增强,适用于风热上壅头面诸症及风热郁表、风疹瘙痒诸症。

2. 菊花配夏枯草　菊花善清肝明目,夏枯草能养肝阴、抑肝阳、泄肝火。二药配用,具有平肝泄热、养肝明目的作用。适用于肝火上炎之目赤肿痛、头晕目眩等症。

3. 菊花配川芎　菊花甘寒而不伤阴,苦寒而能清热,有疏散风热、平肝息风之功。川芎辛温升散,入肝经血分,善祛风活血止痛。二药配用,既能清气分之热,又可清血分之热,其清热祛风止痛之功明显增强。适用于风热上攻之头痛面赤者,也可用于肝阳上亢之头痛目眩。而血虚头痛者则不宜使用。

4. 菊花配天麻　菊花清肝泄热,天麻养肝血、平肝阳而息肝风。二者配伍,适用于肝阳上亢之头痛眩晕,肝风内动之抽搐,小儿热痉等症。

5. 菊花配桑叶　见第36页。

6. 菊花配薄荷　见第34页。

7. 菊花配蝉蜕　见第50页。

【现代药理研究】

1. 化学成分研究　药用菊花含有黄酮类、挥发油类、有机酸类等多种类型的化学成分,黄酮类化合物是药用菊花的主要活性成分,与菊花的药理药效密切相关,其含量高低也是评价中药菊花的主要标志。不同种类的菊花的化学成分和活性成分或

有差异。

2. 药理作用研究

（1）解热抗炎　有研究报道，菊花对二甲苯所致炎症有效果。

（2）抗氧化　研究报道菊花具有氧化还原平衡和氧化应激的预防功能，可作为提取有效的抗氧化活性成分的来源，其所含的黄酮类化合物，如槲皮素、芹菜素、木樨草素、芦丁等均具有抗衰老的作用。

（3）抑菌　挥发油是菊花抑菌作用的主要物质基础。研究指出菊花挥发油可以抑制肺炎双球菌、白色葡萄球菌、乙型溶血性链球菌、金黄色葡萄球菌等病菌的活性，尤其对金黄色葡萄球菌的抑制效果最明显。且菊花中所含的黄酮类化合物具有抵抗人类免疫缺陷病毒（HIV）的活性作用。

（4）抗肿瘤　有研究发现菊花根中所含有的 4-甲氧基桂皮酸、咖啡酸甲酯和刺槐素均具有细胞毒活性，通过抑制肿瘤细胞的生长而发挥抗肿瘤作用。

（5）护心扩血管　菊花具有舒张血管、改善心肌缺血及心肌缺血再灌注、抗心律失常和降压降脂等作用。研究发现菊花总黄酮对动脉内皮细胞在氧化应激刺激下的保护作用，发现菊花总黄酮可以显著地削弱连苯三酚导致的血管舒张抑制现象，且在氧化应激的情况下，保护具有舒张血管作用的内皮源性超极化因子（ED-HF）调节的血管扩张反应。

【临床应用】

1. 菊花治疗中心性视网膜脉络膜炎　以菊花 30 克，猪心 1 只，将菊花塞入猪心，加水适量，不用佐料，文火慢煎，熟透为宜，去渣吃肉喝汤，每 3 日 1 次，一般 3～5 次可愈。

2. 菊花治疗神经官能症　以菊花 1000 克，川芎 400 克，牡丹皮、白芷各 200

克当枕头，睡眠时枕用。每装药 1 次可连续使用 6 个月。用上方治疗神经官能症患者 36 例，症状明显好转者 28 例，减轻者 6 例，无效 2 例。

3. 白菊花治疗高脂血症　取山楂片 10 克，白菊花 5 克，开水泡饮，每日 2 次，连用 1 个月，也可常用。能显著降低血清胆固醇及甘油三酯，有效防治动脉粥样硬化，扩张冠状动脉，增加冠脉血流量，降低血压，预防心绞痛，因此二者可常用以治疗高脂血症。

【用法与用量】　内服，一般 9～15 克，大剂量可用至 100 克。外用，煎汤浸洗或鲜品捣敷。

【使用注意】　实证宜用白甘菊，虚证宜用黄甘菊，解毒宜野菊花，外敷宜鲜品。

牛蒡子

为菊科二年生草本植物牛蒡的种子，主要出产于四川、湖北、浙江、河北等地，以成熟干燥种子入药。

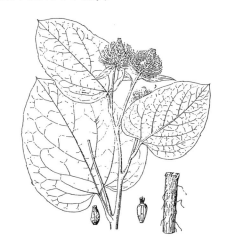

牛蒡子

【性味与归经】　性寒，味辛、苦；归肺、胃经。

【功效与主治】 具有疏风散热，清热解毒的作用；可升可降，能散能泄，为风热犯肺之要药，表里双解之良品。常用于治疗风热感冒，温病初起，喉痹，瘟疫；也可用于治疗头痛，咳喘，风水，热痹，斑疹和疔毒疮痈。

【炮制应用】

1. 生用　生品长于疏风散热、解毒散结、利咽，常用于治疗温病初起、风热感冒、痄腮、疮疡疔毒、乳痈初起。

2. 炒用　炒后能缓和寒滑之性，以免伤中，并且气香，宣散作用更佳，长于利咽散结、化痰止咳、解毒透疹，常用于治疗喉痹、风热喘咳、肺痨咳嗽、麻疹透发不畅。

【鉴别应用】 临床多生用。

【配伍应用】

1. 牛蒡子配连翘　牛蒡子散风除热、宣肺透疹、解毒利咽，因具滑利之性，故能通导大便。连翘清热解毒，善散温邪，既能清散上焦心肺热邪，又能清散血中郁火壅结。二药并走于上，相须为用，疏风散热、清热解毒、散结消肿作用增强。适用于风热上扰或热毒内盛之咽喉肿痛、痄腮、疱疹、疹出不透等症；也可用于疮疡肿毒，并能促进痈结的部分消散。

2. 牛蒡子配桔梗　牛蒡子宣肺利咽、解毒消肿。桔梗性升浮，善于利胸膈、清咽喉、祛痰止咳。二药配用，其疏散风热、清咽止咳功效增强。适用于感冒风热之咽喉肿痛、咳嗽痰多。

3. 牛蒡子配玄参　牛蒡子能清热利咽、解毒消肿。玄参苦寒降泄、解毒消肿。二药相须为用，其解毒利咽作用增强。适用于风热犯肺之咽喉肿痛，以及虚火上炎之咽喉疼痛而兼有外感风热者。

【现代药理研究】

1. 化学成分研究　目前从牛蒡子中分离得到的化合物主要有：木脂素、挥发油、脂肪酸、萜类、酚酸等多种化学成分及其他类成分等。其中木脂素类成分是牛蒡子中主要的活性成分，共计 55 种。

2. 药理作用研究

（1）抗肿瘤　牛蒡子中含有多种抗肿瘤成分，研究表明牛蒡子对乳腺癌、胰腺癌、结肠癌、肺癌、皮肤癌、肝癌、白血病等都有治疗作用。

（2）抑菌　牛蒡子提取物牛蒡苷元具有良好的抑菌活性。研究显示牛蒡苷元对金黄色葡萄球菌、大肠埃希菌、铜绿假单胞菌、白色念珠菌及枯草杆菌均高度敏感，抑菌圈直径均大于 15 毫米，表明牛蒡苷元具有优良的抑菌活性。

（3）护肾抑制尿蛋白排泄　肿瘤坏死因子-α（TNF-α）及一氧化氮（NO）的表达释放过度会导致肾脏组织细胞受损，而牛蒡苷元能够抑制 TNF-α 表达及 NO 释放，因此牛蒡苷元对肾病综合征、肾炎具有一定的保护作用。研究发现，牛蒡苷经口服给药时可抑制尿蛋白排泄，分析其原因可能为牛蒡苷在消化道中转化为牛蒡苷元而发挥治疗肾病作用。

（4）治疗糖尿病及综合征　有研究发现牛蒡子及其提取物能够降低肾皮质包膜蛋白酶 C（PKC）的活性，从而阻止 PKC 激活的通路达到治疗糖尿病肾病的作用。此外，牛蒡苷还可以改善糖尿病大鼠视网膜的形态结构，治疗视网膜损伤和病变。

【临床应用】

1. 牛蒡子预防猩红热　取牛蒡子炒研成粉，过筛储存备用。2－5 岁每次 1 克，5－9 岁每次 1.5 克，10－15 岁每次 2 克，成人每次 3 克，每日 3 次，饭后温开水送服，共服 2 天。流行期间，除服药预防外，仍应注意控制传染源，切断传播途径等。临床观察 344 例,发病者 7 名,服药后 12 天内未发病者计 327 例,占 98%。一般在接触后 3 日内服药预防效果较佳,6 日后服药者预防效果不佳。如再次接触需要重新服 1 次。服药中未发现不良反应。

2. 牛蒡子治疗便秘　牛蒡子对热毒内结、时间较长、病势不甚者及阴虚便秘者颇宜,可单味服用;若病势较急,痞、满、燥、实四证具备者,应与大承气汤之属合用;对阳虚、湿滞之便秘者忌用。临床上以生用为佳,用量为 15～30 克为宜。其通便具有二大优点:一是泻下作用平和,便质多稀软,水泻样少见,久服不因过凉而伤胃;二是本品虽味苦,但远远不如大黄、黄连、黄柏之苦,单味煎服,还具有辛凉味,易被患者接受。

【用法与用量】　内服,一般 6～12 克,大剂量可用至 30 克。外用,煎汤含漱。

【使用注意】　有滑肠通便、伤脾败胃之弊,脾虚腹胀、腹泻者忌用。

柴　胡

为伞形科多年生草本植物北柴胡、狭叶柴胡的根,主要出产于吉林、河北、湖北、浙江、陕西等地,以干燥根入药。

【性味与归经】　性微寒,味微苦;归肝、胆、脾、胃、三焦经。

【功效与主治】　具有和解少阳,疏肝解郁,升阳举陷,透虚热的作用;为散外邪、和解少阳之要药,行滞气、疏利肝胆之良品。常用于治疗少阳证,外感风热表证,肝郁证,气虚下陷之阴挺和脱肛,虚热证;也可用于治疗偏头痛,肝火目疾,月经不调等病。

【炮制应用】

1. 生用　生品升散作用较强,多用于治

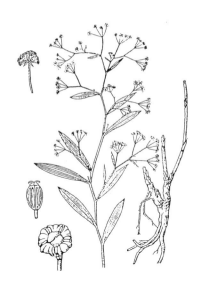

柴胡

疗少阳证,症见寒热往来、胸胁苦满、口苦、目眩等;外感发热,凡伤风、伤寒、温病、湿温等病证中出现发热症状均可配伍应用;气虚下陷所致的脱肛、胃下垂、子宫脱垂等。

2. 醋制　经醋制后可明显增强疏肝解郁的作用,可用于治疗肝气郁结所致的各种病证。

3. 鳖血炙　鳖血能填阴滋血,可缓和柴胡的升阳劫阴之弊,增强清肝退热之功效,可用于治疗热入血室所致的发热、谵语或如狂、发作有时者及阴虚内热之证。

【鉴别应用】

1. 柴胡与升麻　二者均为辛凉解表药,都具有发散表邪、升举阳气的作用,可用于治疗感冒发热、阳气下陷之证。但二者的功效及临床应用又有所不同。

(1)柴胡为足少阳胆经药,善于宣发少阳半表半里之邪,主治表邪侵入少阳经而出现寒热往来、胁痛、口苦、目眩等,以及湿温踞于膜原而见胸膈痞满、心烦懊忱、头眩口腻、间日发疟等症。升麻善于散阳明肌表之热,为阳明经之主药,主治邪蕴肺胃肌表。

（2）柴胡长于升肝胆之清阳，气虚下陷而有气滞者最为适宜。升麻为升脾胃元气之主药，常用于治疗中气下陷之证，如内脏下垂、子宫脱垂、脱肛、久泻、久痢、崩漏等。

（3）柴胡长于疏散肝之郁火，常用于肝之郁热所致胁痛、眩晕、目赤肿痛、月经不调、瘰疬等。升麻善泄阳明胃火，常用于治疗胃热所致的牙龈肿痛、口舌生疮、牙龈出血等。

（4）柴胡尚可用于治疗癥瘕、胆结石、脘腹胀满诸症。升麻能上达巅顶，且有解毒散邪之功，故常为治疗雷头风之主药。

2. 柴胡与葛根　二者均为辛凉解表药，都具有发表散热、升举阳气的作用，可用于治疗感冒发热、阳气下陷之证。二者常可配伍应用。但其功效及临床应用又有区别。

（1）柴胡为足少阳胆经表药，善于宣发少阳半表半里之邪，主治表邪侵入少阳经而出现寒热往来、胁痛、口苦、目眩等，以及湿温踞于膜原而见胸膈痞满、心烦懊恼、头眩口腻、间日发疟等症。葛根气味俱薄，轻扬发散，为阳明经表药，长于解肌退热，常用于治疗风邪侵入肌表所致的头痛、发热、项背强急等症。

（2）柴胡长于升肝胆之清阳，气虚下陷而有气滞者最为适宜。葛根善升脾胃之阳气，常用于治疗脾胃清阳下陷之久泻、久痢、脱肛等症。

（3）柴胡长于疏散肝之郁火，为治疗肝经郁热之主药。葛根长于清解阳明热邪，常用于治疗阳明内热所致的呕吐、泄泻、下痢等。

（4）柴胡尚可用于治疗癥瘕、胆结石、脘腹胀满诸症。葛根有生津止渴的作用，可用于治疗热病津伤口渴及消渴病。

3. 柴胡与银柴胡　见第94页。

4. 柴胡与前胡　见第152页。

【配伍应用】

1. 柴胡配前胡　柴胡疏肝解郁而升清，偏于入肝。前胡宣散风热，降气祛痰而主降，偏于入肺。二者均为风药，一升一降，一疏一宣，相伍使用，解热散风、调气止咳效佳。适用于风热犯肺、气滞不宣之胸胁疼痛、咳嗽有痰。应用止咳时柴胡量须小于前胡，止胁痛柴胡量可大于前胡。

2. 柴胡配白芍　柴胡辛散，疏肝解郁，调畅气机，使阳气升发。白芍酸收，敛汗和营，缓急止痛，使阴血归经。二药配用，一散一收，一气一血，疏肝之中兼敛肝，升阳之中兼敛阴，补肝体而和肝用，使肝气得行，肝血得补，疏柔相济，动静结合，以发挥肝藏血、主疏泄之功能，且对肝脾失调有和解止痛之功。适用于肝气郁结及肝脾失调之证。

3. 柴胡配黄芩　柴胡和解退热，透泄半表半里之外邪，使邪从外解。黄芩清热泻火，清泄半表半里之里邪，使邪从内泻。二药合用，升阳达表，退热和解，一散一清，具有较强的和解少阳、疏泄肝胆郁热的作用。适用于外感寒邪少阳证，肝胆郁热之往来寒热、胁痛、口苦咽干、目眩等症，肝郁气滞、久而化热而见少阳证者，疟疾而见寒热往来等症。

4. 柴胡配枳实　柴胡透达少阳之邪以升清，枳实攻破阳明之邪以降浊。二药配用，升清降浊，少阳阳明同治，和解攻下并行。适用于少阳未解，里热已盛，清浊相混，脘腹疼痛，泻痢下重，苔垢腻等症。

5. 柴胡配葛根　柴胡性升散，透泄表热，并可引半表半里之邪由表而解。葛根善发散表邪而解肌热。二药相须为用，解肌退热、透邪外出之力显著。适用于外感表证逐渐入里化热而见身热渐甚、头痛身痛、无汗咽痛、项背强直等症。

6. 柴胡配升麻　二者皆有升阳举陷作用,柴胡善于宣发半表半里之少阳,疏解肝胆之郁遏,以升少阳清气为主。升麻是宣发肌肉腠理,以升举脾胃阳明之清气为主。二药配用,柴胡辅助升麻,使其提升之力更强。适用于中气下陷之证,如脱肛、胃下垂、子宫脱垂、崩中带下、泻痢等证,但需与益气补中药或益气健脾药同用,方能收到较好的效果。此外,柴胡又能清解虚热,与升麻合用,可升阳散火,其清热解肌之功效相应增强,可用于脾胃虚热之口苦咽干、烦热不安等症。

7. 柴胡配地骨皮　柴胡能退虚热,现代研究表明,其有较好的解热作用,退热时并不伴有汗出;地骨皮为退热疗蒸之佳品。二者配用,适用于治疗虚劳骨蒸潮热等。

8. 柴胡配龙胆草　柴胡疏肝解郁,升肝胆之清阳;龙胆草大苦大寒,泄肝经湿热及肝胆实火。二药配用,能除肝胆之湿热与郁滞。适用于肝经实火或湿热郁滞肝胆之胸胁苦满、两胁胀痛、目赤肿痛、阴部瘙痒、口苦耳聋等症。

9. 柴胡配郁金　柴胡善疏肝行气解郁;郁金既能疏肝解郁,又能活血祛瘀而止痛。二药配用,疏肝解郁、活血止痛作用增强。适用于肝郁气滞、瘀血阻滞肝胆之胸胁疼痛、月经不调、经行腹痛等。

10. 柴胡配薄荷　见第 34 页。

11. 柴胡配桂枝　见第 6 页。

12. 柴胡配细辛　见第 23 页。

【现代药理研究】

1. 化学成分研究　柴胡主要含有柴胡皂苷、挥发油(丁香酚等)、多糖、黄酮、甾醇等成分,还含多元醇、香豆素、木脂素、脂肪酸(油酸、亚麻酸、棕榈酸、硬脂酸等)、色氨酸、木糖醇、尿苷、腺苷和微量元素等。其中主要活性成分为三萜皂苷类化合物柴胡皂苷。

2. 药理作用研究

(1)解热镇痛　临床报道,小柴胡汤联合常用的抗菌药治疗,可以使长期发热患者体温显著降低,并且减少高热的复发,提高药物的疗效,降低不良反应的发生频率。动物实验中显示,对于干酵母致热大鼠模型,柴胡水煎液和柴胡皂苷均能使大鼠体温显著降低。又有临床观察显示,柴胡及小柴胡汤均可以使患者的疼痛等级降低。

(2)抗炎抗菌　有实验于加味小柴胡汤酚酸类物质部位和苷类物质部位分离鉴定了 20 种化合物,其中 10 种原型成分,10 种代谢成分均具有抗菌抗炎作用。柴胡皂苷 a 与柴胡皂苷 d 在角叉菜胶诱导的大鼠足肿胀和乙酸诱导的小鼠血管通透性升高的实验中,都表现出显著的抗炎活性。

(3)抗肿瘤　研究表明,柴胡丙酮提取物对 A549 人肺癌细胞的增殖具有剂量依赖性的抑制作用,可以通过抑制端粒酶活性和激活细胞凋亡来抑制肺癌细胞的增殖。又有研究报道,柴胡皂苷能增加人体抑癌基因 $p53$ 和细胞凋亡基因 Bax 的表达。

(4)抗抑郁　小鼠实验研究表明总皂苷产生抗抑郁和抗焦虑作用,增加突触蛋白的表达,而突触蛋白的表达通过 AMPA 受体的诱导和随后的 mTOR 信号通路进行调节。又有研究通过构建柴胡活性成分-作用靶点网络药理学对柴胡抗抑郁机制进行研究,通过靶点通路分析结果得知,柴胡抗抑郁的靶点主要涉及 MAPK、FoxO、Ras、Rap1、PI3K-Akt 等信号通路。

(5)保肝　柴胡皂苷是一种从柴胡中提取的一类化合物,广泛应用于肝纤维化等肝脏疾病的治疗。有研究表明柴胡皂苷可下调 BMP-4 表达,抑制肝星状细胞活化,可用于治疗 BMP-4 表达升高的肝病。

【临床应用】

1. 把握柴胡的用量 柴胡具有和解退热、疏肝解郁、升举阳气的作用,在临床使用中,应根据其所发挥的作用而决定其用量,以便充分发挥其药理作用,达到治疗的目的和解热镇痛的作用。①退热用量宜大:柴胡用于治疗外感发热时,其用量宜大,根据发热的轻重,患者体质的强弱,临床上用量常以 15～30 克较为合适。用量过少,退热效果差,或者没有退热作用。②疏肝解郁,用量中等:柴胡用于调理肝脾、调和肠胃时,用量取中等即可,一般为 8～12 克。如果用量过大,则使肝气疏泄太过,效果适得其反,还会引起发汗而损伤阳气肝阴,于患者不利。③升举阳气,少量即可:柴胡用于升举阳气时,常常需与人参、北芪等同用,以协助参芪益气升陷之功。此时,柴胡不是主药,而是使药,柴胡的用量宜少,一般 3～5 克即可。若用量过大,损伤阳气,减弱参芪的益气功能,直接影响益气升阳之效果。

2. 柴胡治疗发热 北柴胡对普通感冒、流行性感冒、疟疾、肺炎等发热均有较好的退热效果,据 143 例临床观察,流行性感冒于 24 小时退热者达 98.1%,普通感冒于 24 小时退热者达 87.9%。

3. 柴胡治疗高脂血症 以柴胡注射剂每日 4 毫升(含生药 4 克),15～20 天为 1 个疗程,共治疗高脂血症患者 68 例,三酰甘油平均下降 39.2%,而对胆固醇无影响。

【用法与用量】 内服,一般 9～15 克,大剂量可用至 60 克。

【使用注意】 用于升阳举陷时,剂量宜小。

升 麻

为毛茛科多年生草本植物升麻、兴安升麻和大碱叶升麻的根状茎,主要出产于辽宁、吉林、黑龙江、河北、云南等地,以干燥根状茎入药。

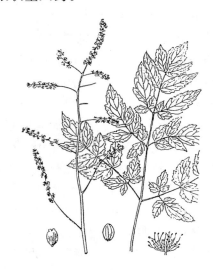

升麻

【性味与归经】 性微寒,味辛、甘、微苦;归肺、胃、脾经。

【功效与主治】 具有发表透疹,清热解毒,升举阳气的作用;善宣太阴肺经之邪,散阳明肌腠之风,外邪伏遏在里者可透可散,阳气下陷于阴者能举能升。常用于治疗麻疹透发不畅,牙痛及气虚下陷证;也可用于伤寒,温病,瘟疫初起,咽喉肿痛,热毒证等。

【炮制应用】

1. 生用 生品长于升散,以发表透疹、清热解毒力强。多用于治疗麻疹初起、疹出不畅,热毒证,阳明邪热所致的头痛、牙龈肿痛、口舌生疮等症。

2. 蜜炙 升麻经蜜炙后升举阳气作

用增强,多用于治疗因气虚下陷所致的脱肛、胃下垂、子宫脱垂等。

3.炒炭　升麻经炒炭后缓和了其中升散作用,而使其收涩作用增强,可用于治疗肠风下血。

【鉴别应用】

1.升麻与葛根　二者均具有升举阳气、发表透疹的作用,常用于治疗中气下陷、麻疹初期而疹发不畅之证,二者常配伍应用。但其功效及临床应用又有所区别。

(1)升麻升阳之功较速,可治各种阳气下陷之证,尤以脱肛、子宫下垂、崩漏不止见长。葛根升阳之力较缓,可升阳止泻,长于治疗脾胃清阳下陷所致的泄泻、痢疾。

(2)升麻既能升散,又能解毒、散瘀,故对阳毒、赤面风、大头瘟等尤宜。葛根长于发散阳明肌腠深层之邪,尤能解肌、止痉,故对邪侵阳明肌腠而致的口角㖞斜、颈项强痛及痉病尤宜。

(3)升麻善泄阳明胃火,常用于治疗胃热所致的牙龈肿痛、口舌生疮、牙龈出血等。葛根长于清解阳明热邪,常用于治疗阳明内热所致的呕吐、泄泻、下痢等。

(4)升麻能上达巅顶,且有解毒散邪之功,故常为治疗雷头风之主药。葛根有生津止渴的作用,可用于治疗热病津伤口渴及消渴病。

2.升麻与柴胡　见第41页。

【配伍应用】

1.升麻配葛根　升麻甘辛微寒,发表透疹、清热解毒力强,偏上升达邪,颈面麻疹不明显者用升麻。葛根甘辛平,解肌退热、生津止渴、透发麻疹,偏于横行达邪,身背麻疹不透者用葛根。二药配用,透发麻疹力强,适用于麻疹透发不畅之证。如无汗或汗出不畅,可再配薄荷、芥穗、牛蒡子诸药。若斑疹已见者,不宜再用。此外,二

者皆有升提中气的作用,可用于治疗脾胃虚弱、气虚下陷之泄泻,妇女带下等证。

2.升麻配桔梗　升麻主升,升举透发,炒炭又能止血固冲。桔梗升提,有引药上浮之作用,配升麻可升阳气。适用于清气下陷之泻痢不止、脱肛等症。

3.升麻配生石膏　二者同入阳明胃经,升麻以引阳明清气上行而泄阳明胃火。石膏则专泄阳明实热。二药配用,石膏得升麻之引上达头面,共达清泄头面之阳明实热火毒,适用于胃火上炎之口舌生疮、牙龈肿痛、齿痛等症。此外,二者合用,尚可增强清热透疹之功效,可用于阳明气分热毒所致的斑疹,或虽无斑疹而里热不解者。

4.升麻配黄芪　升麻炙用升阳举陷,生用则清热解毒。黄芪炙用补气升阳,生用托毒生肌。二者配伍,若炙用,升麻能助黄芪升举之力,使脾胃清阳之气上升,浊阴之气下降,共奏补中益气、升阳举陷之功,适用于脾胃虚弱、中气不足、清气下陷之内脏下垂、泄泻等。若二者均生用,则借升麻辛散、解毒之功及黄芪补托之性,能托透邪毒,适用于气血不足、疮疡久不愈者。

5.升麻配人参　升麻入脾胃经,功擅升阳举陷,为脾胃引经之要药。人参功专益气补虚,一切气虚之证皆可用之,但其升举之力不足。二药配用,一方面产生引经作用,使人参循经入脾胃中焦而疗气虚;另一方面可借升麻升举之性辅助人参发挥升举脾胃阳气的作用。适用于脾胃虚弱、中气下陷之内脏下垂、食少便溏、久泄久痢、倦怠乏力等。

6.升麻配荆芥　二药本为疏风解表药,但炒炭应用时,辛散发表之性均大减,皆入血分,有止血之功。且升麻升阳举陷,既能引清气上升,又能扶助阳气。荆芥轻扬上浮,炒炭长于止血。二药配用,既增强

止血之力,又有升提之功,适用于气虚下陷之下焦出血证,如尿血、便血、妇女崩漏、月经过多等。

7. 升麻配柴胡　见第43页。

8. 升麻配白芷　见第20页。

【现代药理研究】

1. 化学成分研究　升麻主要包括三萜及其苷类、酚酸类、色酮类及其他类型化合物。酚酸类化合物及其衍生物是升麻属植物的主要活性成分。《中国药典》2015年版以该类化合物中的异阿魏酸的量作为鉴定升麻药材是否合格的指标之一。

2. 药理作用研究

(1)抗肿瘤　研究表明,升麻中的三萜类成分对多种人体肿瘤细胞有良好的抑制作用,升麻活性组成阿魏酸也具有抗肿瘤作用,其靶向作用于成纤维生长因子受体1介导 PI3K-Akt 信号通路,起到抑制肿瘤细胞生长和抑制血管生成的作用。

(2)抗炎　升麻属植物中的酚酸类化合物是其抗炎作用的活性成分,如阿魏酸、异阿魏酸、咖啡酸等,均被证明具有抗炎作用。而近年来的研究表明,升麻中其他活性组分也具有一定的抗炎作用。

(3)抗病毒　研究发现升麻活性成分具有抗病毒作用,能有效抑制呼吸道合胞体病毒引起的空斑形成,并能抑制病毒吸附及增强肝素对病毒吸附的作用。有实验采用乙型肝炎病毒转基因小鼠模型,通过测定 HBsAg、HBeAg、HBV-DNA 水平,证明升麻提取物75%乙醇提取物、总皂苷、总有机酸均具有明显抗 HBV 活性及肝保护作用。

(4)抗骨质疏松　研究表明,升麻有效成分具有抑制破骨细胞的形成和抑制破骨细胞发挥骨吸收作用的能力,能够有效保护去势小鼠的骨密度,在100毫克/千克和200毫克/千克给药剂量下,升麻浸膏的醋酸乙酯萃取物能将血钙水平从90.2毫克/升显著降低到86.9毫克/升。

【临床应用】

1. 升麻治疗带状疱疹　以升麻30～50克煎浓汁,用纱布浸药汁湿敷,患部保持局部湿润,治疗带状疱疹,3～5天可愈。

2. 升麻治疗子宫脱垂　取升麻4克研末,鸡蛋1个。先将鸡蛋顶钻一黄豆大圆孔,再将药末放入蛋内搅匀,取白纸蘸水将此盖严,蒸熟后去壳内服,早晚各1次,10天为1个疗程,疗程间隔2天。共治疗子宫脱垂120例,病程为6个月～10年,其中Ⅰ度脱垂63例,Ⅱ度脱垂51例,Ⅲ度脱垂6例。经3个疗程治愈104例,显效12例,无效4例。

3. 升麻治疗膈肌痉挛　升麻、柴胡、枳壳各等份,共研细末,每次4克,温开水冲服。治疗呃逆56例,均痊愈。

4. 升麻治疗产后尿潴留　升麻、黄芪、当归、柴胡各适量。水煎服,每日3次。治疗24例产后尿潴留,全部治愈。最少服药半剂,最多服药4剂,一般服药2剂。

【用法与用量】　内服,一般3～9克,大剂量可用至15克。外用,研末调敷或煎汤含漱。

【使用注意】

1. 斑疹已透、伤寒无热者忌用。

2. 一般升阳举陷用量宜轻,清热解毒用量宜重。

葛　根

为豆科多年生藤本植物葛的块根,主要出产于河北、辽宁、湖北、四川、云南、陕西等地,以干燥块根入药。

【性味与归经】　性平,味辛、甘;归肺、

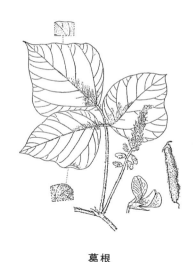

葛根

胃、脾经。

【功效与主治】　具有解肌退热，生津止渴，透疹，升阳止泻的作用。擅长于散阳明肌肉之邪，鼓胃气上行生津。常用于治疗外感寒邪所致的发热恶寒、项背强痛，外感表证、寒轻热重者，热病口渴及湿热泻痢，脾虚泄泻；也可用于温病壮热、斑疹不透、消渴等病。

【炮制应用】

1. 生用　生品长于解肌退热、透疹、生津止渴，多用于治疗外感风寒症见发热恶寒、颈项强痛、有汗或无汗者，外感风热症见发热重、恶寒轻、口渴、鼻干、目眶痛者，麻疹初起症见发热、恶寒，疹出不畅者，热病口渴或消渴证。

2. 煨制　葛根经煨制后可减轻发散作用，而使止泻功能明显增强，多用于治疗湿热泻痢或湿热泄泻，脾虚泄泻。

【鉴别应用】

1. 葛根与柴胡　见第 42 页。

2. 葛根与升麻　见第 45 页。

【配伍应用】

1. 葛根配丹参　葛根入气分，升发轻扬，能解肌退热，生津止渴，滋润筋脉。丹参入血分，活血祛瘀，化瘀生新，凉血止痛，安神宁心。二药配用，气血同治，生津通脉，祛瘀止痛。适用于消渴兼瘀血，项背不舒，胸痹心痛。

2. 葛根配黄连　葛根甘辛而性平，轻清升浮，能升能散，解表和里，既能散阳明外热而解肌退热透疹，又能鼓舞脾胃清阳之气而生津液。黄连味苦性寒，坚阴止泻，可泻有余之实火，清肠中邪热。二药配用，能协调表里，解肌清热，坚阴止痢。适用于湿热痢疾、泄泻，痧疹属毒热下陷者。

3. 葛根配天花粉　葛根有升提脾阳，鼓舞胃气上行，清热生津的作用。天花粉能清肺胃之火，益肺胃之阴，生肺胃之津。二药配用，有协同作用，可增强清热生津之效，适用于热病伤津、烦躁口渴者。

4. 葛根配白术　葛根入脾胃，升举清气，鼓舞胃气上行以生胃津。白术则补脾利湿，促进水谷精微之吸收。二药配用，燥脾湿而健脾胃，升清阳而降湿浊，适用于湿阻中焦及脾虚泄泻之证。

5. 葛根配麻黄　见第 3 页。

6. 葛根配白芷　见第 19 页。

7. 葛根配柴胡　见第 42 页。

8. 葛根配升麻　见第 45 页。

【现代药理研究】

1. 化学成分研究　葛根中化学成分主要含有异黄酮类（包括：大豆苷、大豆苷元与葛根素等）、葛根苷与香豆素类、三萜类化合物、生物碱与其他化合物、淀粉与氨基酸。

2. 药理作用研究

（1）抗氧化自由基　葛根中含有的葛根黄酮抗氧化能力较强，并且在小鼠实验中，葛根黄酮可以起到抗氧化的作用，同时能够降低小鼠的血清丙二醛（MDA）水平。此外，还能够增加谷胱甘肽过氧化物酶

（GSH-Px）与 SOD 的活力水平。由此可见，葛根具有抗氧化自由基的作用。

（2）抗心律失常 葛根的主要成分大豆苷元、葛根黄酮与葛根乙醇提取物在氯化钙、乌头碱、氯化钠等引起的心律失常也可起到对抗作用。有学者向大鼠尾静脉注射叶素 1 微克/千克，并且做出大鼠心肌缺血的模型。然后采用含有葛根成分的药物治疗大鼠，发现仅使用少量的含有葛根成分的药物就可对心肌缺血的大鼠、心律失常的小鼠起到治疗的效果。

（3）降血脂、降血糖、降血压 葛根的成分中，葛根黄酮是不可缺少的一种重要成分。在患有糖尿病的小鼠实验中发现，葛根可对小鼠起到治疗、缓解的效果，在降低小鼠血液中的山梨醇、果糖胺等含量的同时，还能够升高山梨醇脱氧酶在血液中的含量。据药理作用研究发现，葛根素能够在一定程度上使胰岛素的敏感度增加，达到治疗糖尿病的效果。

（4）保护视神经 有实验在术前及术后对大鼠腹腔内注射葛根素（10 毫升/千克），共注射 4 周葛根素，测定视网膜厚度，透射电子显微镜观察各组大鼠视神经轴突超微结构的变化，检测视网膜中 p-AKT/AKT 蛋白的表达，证明葛根素对慢性高眼压模型大鼠视神经具有保护作用。

【临床应用】

1. 葛根治疗汗出偏沮证 汗出偏沮证是指一侧汗出，中医多从气血不足，邪气阻滞，营卫不和论治。在辨证方药中加入葛根 30～60 克治疗，收效甚佳，一般 5～15 天即可汗止病愈。因葛根具有解肌生津、祛邪开腠、舒挛缓急之功，可鼓舞脾胃阳气，使气血津液畅行达于肌表，营卫调和，从而使汗止病愈。

2. 葛根治疗慢性鼻窦炎 以葛根为主治疗慢性鼻窦炎 170 例，有效率达88.9%，其基本方：葛根 30 克，桂枝 6 克，生姜 3 片，大枣 6 枚。鼻塞重者加辛夷，涕黄黏者加用鱼腥草。水煎服，每日 1 剂，分2 次服。在临床应用中，葛根用量宜大，不能少于 20 克，否则会影响疗效。本方需服10～15 剂，对病情复发者继用本方，仍可取得显著效果。

3. 葛根治疗神经性耳鸣、聋 以葛根50～100 克，生药用至 250 克/天，以两广产的粉葛根为佳。加猪前脚或猪脊骨 250克，加水 500 毫升，文火煎至 250 毫升，加入适量食盐及配料，每日 1 剂，分早、晚 2次饮汤，食葛根及猪脚、猪脊肉，2 周为 1个疗程。适用于各种原因引起的神经性耳鸣、耳聋。对耳鸣经久不愈者，夜间烦躁者可加生龙骨、生牡蛎、磁石各 30 克同煎，以加强镇静安神之效；伴腰酸腿软，夜寐多梦者，可加枸杞子 20 克，杜仲 15 克，芡实 30克同煎，以增强补肾壮骨之力；小便频数者，可加干地黄 30 克，山茱萸 12 克，五味子 12 克，益智仁 10 克，以加强补肾养阴敛阴之功；若偏于气虚，伴气短乏力者加黄芪，党参各 30 克，以补养元气；若偏于阴虚者，可配合六味地黄汤内服；若偏于阳虚者可配合肾气汤内服，效果更佳。

4. 葛根治疗咀嚼肌痉挛 以葛根汤治疗患者 5 例，重用葛根、白芍，每日用量均达 60 克，同时用药渣热敷患处，每日 3次，每次约 30 分钟，5～12 剂后，全部治愈。

5. 葛根治疗冠心病、心绞痛 葛根单用或入复方中用药，均能收到缓解心绞痛、改善异常心电图的作用。以葛根片治疗心绞痛 75例，好转率为 86.7%，显效率为 36%。

6. 葛根治疗跌打损伤 以单味葛根100 克煎水，先热敷患处，后浸洗患处，各

30分钟。共治疗8例,皆获良效。认为葛根具有活血、消除局部炎症的作用。

7. 葛根治疗软组织慢性溃疡 取葛根60克,白芷40克,研为粉末装入小瓶高压灭菌后备用。创面常规清洗消毒后撒一层葛根白芷粉,再以5%氯霉素纱条覆盖,无菌纱布包扎。如伤口周围红肿、脓性分泌物较多者,用过氧化氢溶液、生理盐水冲洗,0.1%苯扎溴铵棉球轻拭,5%氯霉素纱条覆盖,每日换药1次,待炎症反应好转后,再用本药均匀撒于创面上。根据溃疡创面情况,每隔1~3天换药1次。共治疗150例,结果:141例于换药后15~58天创面愈合,6例经换药后肉芽新鲜后行植皮术,3例创面无明显改善。

【用法与用量】 内服,一般9~15克,大剂量可用至60克,亦可用鲜品捣汁服。

【使用注意】

1. 古有"葛根耗胃津"之说,胃阴不足、素体阴虚者宜慎。

2. 葛根汁性大寒,兼入血分,热伤血络之吐血、衄血、下血等证最宜。

蝉 蜕

为蝉科昆虫黑蚱(蝉)羽化时的蜕壳,主要出产于山东、浙江、河南、湖北、四川等地,以干燥蜕壳入药。

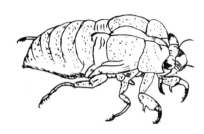

蝉蜕

【性味与归经】 性寒,味辛、甘、咸。归肺、肝、心经。

【功效与主治】 具有疏风解表,祛风止痉,退翳明目的作用。能疏风热,为祛风止痉之要药;善退翳障,为治外障眼病之良品。常用于治疗外感风热、温病初起、破伤风、翳膜遮睛、胬肉攀睛,也可用于失音、咳喘、风痒、麻疹透发不畅,急惊风和小儿夜啼。

【炮制应用】 临床多生用。

【鉴别应用】

1. 蝉蜕与白僵蚕 二者同入肺、肝二经,皆有祛风止痉、止痛、止痒的作用,皆可用于治疗肝风内动之惊痫抽搐、破伤风,风热与肝热所致的头痛目赤、咽喉肿痛,以及风疹瘙痒等。二者常相须配用,以加强疗效。但其功效及临床应用又有所区别。

蝉蜕体轻,功偏透疹退翳,可用于麻疹透发不畅、翳膜遮睛、胬肉攀睛。白僵蚕质重,功偏化痰散结,长于治疗痰热壅盛及风痰郁阻之证,如中风、面瘫、瘰疬痰核等。

2. 蝉蜕与桑叶 见第35页。

3. 蝉蜕与胖大海 见第162页。

【配伍应用】

1. 蝉蜕配石菖蒲 蝉衣轻清升散,具有疏散风热、清利咽喉、宣肺开音的作用。石菖蒲芳香辟秽,化痰开窍。二药配伍,散风热,开清窍,并走于上,适用于风热夹痰、阻塞清窍之耳鸣、耳聋,头晕。如心气虚者则石菖蒲宜少用。

2. 蝉蜕配凤凰衣(家鸡的蛋壳内膜) 蝉蜕甘寒清热,具有宣肺疏风、利窍开音的作用。凤凰衣甘平无毒,润肺开音。二药合用,一宣一润,开音最效。适用于阴虚感受风热而见音哑声嘶者。

3. 蝉蜕配菊花　蝉蜕甘寒,能疏散风热、明目退翳。菊花轻清凉散,既能解头目风热,又能清肝明目。二药配用,疏散风热、清肝明目之力增强,适用于风热壅盛或肝经风热之目赤肿痛、翳膜遮睛者。

4. 蝉蜕配胖大海　蝉蜕味甘性寒,入肺经,长于凉散风热、疏利咽喉。胖大海甘淡微寒,能开肺气,清痰热,兼能清燥通便、利肺治喑。二药均有宣肺清咽、开音之功,合用则起协同作用,其疏风清热、宣肺开窍利咽之功加强,适用于外感风热或肺经有热之咽喉肿痛、声音嘶哑者。

5. 蝉蜕配薄荷　见第 34 页。

6. 蝉蜕配全蝎　见第 291 页。

7. 蝉蜕配木贼　见第 136 页。

8. 蝉蜕配乌梢蛇　见第 365 页。

【现代药理研究】

1. 化学成分研究　蝉蜕为动物药,是大分子化合物,成分复杂,分离、分析难度较大,主要含有甲壳质、蛋白质、氨基酸及人体所需的多种微量元素,其微量元素含量与品种有关。

2. 药理作用研究

(1)抗惊厥　蝉蜕中含有大量的氨基酸,经过对成分进行分析发现 Al、P、Ca、Mg 的含量对抗惊厥的作用有影响。不同处理方法,如水提、醇提的蝉蜕有抗惊厥的作用,对比发现,水提物的抗惊厥作用要高于醇提物。

(2)镇静止痛　蝉蜕的各部分均具有镇静止痛、解热的作用。但其不同部位的疗效不同。有学者认为疗效依次为蝉蜕足、全蝉蜕、蝉蜕身;还有学者通过小鼠扭体法证实蝉蜕的镇静止痛作用,疗效依次为全蝉蜕、蝉蜕身、蝉蜕头足。

(3)镇咳、祛痰、平喘、解痉　研究发现蝉蜕具有镇咳、祛痰、平喘、解痉的作用,有别于直接舒张支气管平滑肌的机制而是通过改善白细胞的含量,改善微观血瘀的状态来缓解炎症,进而达到解痉的作用。同时,蝉蜕对于预防和治疗哮喘发挥了很好的作用。

(4)抗感染、抗氧化　研究表明,从蝉蜕的提取物中发现乙酰多巴胺二聚体与抗感染、抗氧化作用有关。蝉蜕能改善脂质代谢,减少蛋白尿,抑制肾小球系膜细胞的增殖而达到抗感染、抗氧化的作用。

(5)其他　在体外细胞的培养中,蝉蜕能选择性地抑制癌细胞的增殖并且不影响正常细胞的生长,具有良好的选择性。对高血脂模型大鼠进行药理实验表明,蝉蜕水提液可显著改善高脂血症病态下的血液流变学,能使其全血和血浆黏度显著降低,防止体外血栓的形成,降低三酰甘油和总胆固醇水平,对红细胞起到保护的作用,从而保护心血管系统。

【临床应用】

1. 蝉蜕治疗鼻炎　现代药理研究表明,蝉蜕有较强的抗过敏作用。临床所见各型鼻炎均与过敏有一定的关系。在苍耳子散抗炎通窍的基础上,重用蝉蜕,可增强抗过敏的作用,从而达到宣通鼻窍的目的。蝉蜕的用量可根据鼻塞的轻重和鼻腔黏膜充血水肿的程度而定,一般为 15～40 克。另外,如鼻流黄稠涕者,可适当用清热解毒、排脓祛腐之品,如黄芩、金银花。

2. 蝉蜕治疗痉病　凡四肢抽搐、角弓反张、口噤不开,如现代医学之破伤风、乙脑、流脑、癫痫等病出现抽搐,以大剂量蝉蜕(50～120 克),配伍僵蚕、天麻、全蝎等解痉祛风之药治疗,疗效满意;对于新生儿及成人破伤风功效卓著。

3. 蝉蜕治疗产后尿潴留　以蝉蜕(去头足)9 克,加水 500～600 毫升,煎至 400

毫升,去渣加适量红糖,1 次服完。若 5～6 小时解小便者,可重复再给 1 次。治疗 125 例,服药后 1～6 小时解小便者 108 例,好转 14 例,无效 3 例。总有效率为 97.6％。

4. 蝉蜕治疗慢性荨麻疹　将蝉蜕洗净,晒干,炒焦,研末过筛制成蜜丸,每丸 9 克,日服 2～3 次,每次 1 丸,温水送下。共治疗慢性荨麻疹 30 例,结果治愈 7 例,显效 15 例,好转 5 例。

5. 蝉蜕治疗小儿发热　蝉蜕、栀子各 9 克,地骨皮 5 克,钩藤 3 克。上药共研细末,然后加入少量的鸡蛋黄,搅匀成泥状,做成 4 个如 5 分硬币大小的蝉蜕饼,贴压于患儿的涌泉穴(双)、内关穴(双),外包纱布,再用胶布固定,次晨取下。治疗小儿发热 90 例,结果:经 1～3 次治疗,90 例患儿体温均恢复正常,其中用 1 次热退者 58 例,2 次热退者 21 例,3 次热退者 11 例。

6. 蝉蜕治疗小儿脱肛　取蝉蜕焙干,研末,过罗,越细越好。先用 1% 白矾水将脱肛部分洗净,随之涂以香油,撒上蝉蜕粉,而后缓缓将脱肛还纳,日日如此,以愈为度。治疗期间禁食辛辣刺激食物,宜多吃新鲜蔬菜,保持大便通畅。治疗 30 例,均获临床治愈,疗程最短 23 天,最长 56 天,平均 34 天。经随访,均无再发。

【用法与用量】　内服,一般 6～10 克,大剂量可用至 30 克。外用,一般煎水洗或研末调敷。

【使用注意】　有耗气伤阴之弊,虚风忌用。

蔓 荆 子

为马鞭草科落叶灌木或小乔木单叶蔓荆的果实,主要产于辽宁、河北、浙江、福建、四川等地,以成熟干燥果实入药。

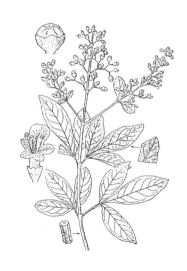

蔓荆子

【性味与归经】　性微寒,味苦、辛;归膀胱、肝、胃经。

【功效与主治】　具有疏风清热,清肝明目的作用,以清利头目见长,为治风热头痛之要药。常用于治疗风热头痛,偏正头痛;也可用于治疗风水,目疾。

【炮制应用】

1. 生用　生品辛散而性偏凉,长于疏散风热,多用于治疗风热表证及偏正头痛。

2. 炒用　炒后辛散作用缓和,长于明目聪耳,常用于治疗目疾及耳窍失聪。

【鉴别应用】　蔓荆子与白蒺藜,二者味均苦、辛,归肝经,皆可用于治疗头痛、眩晕。皆有祛风明目的作用,用于治疗风热所致的目赤肿痛、多泪,常相须为用。但其功效及临床应用又有所区别。

蔓荆子性微寒,以疏散风热为主,适用于风热上攻而致的头痛、眩晕。白蒺藜性平,以平肝潜阳为主,适用于肝阳上亢之头痛、眩晕。此外,白蒺藜有疏肝解郁、祛风止痒之功,可用于肝气郁结之证及风疹瘙痒。

【配伍应用】

1. 蔓荆子配连翘　蔓荆子体质轻浮,

入肺经上行宣散,故能清利头目、解表疏风、通窍止痛;主治头面之风证,且入血分养血和肝,凉血散风。连翘气味轻清,体浮性凉,轻可去实,凉可胜热,为清火解毒散结之品。二药配用,共奏祛风止痛、清热解毒之功,适用于治风热上袭,风火头痛,暴发火眼诸症。

2. 蔓荆子配白蒺藜 蔓荆子轻浮升散,既能凉散风热,又可通窍止痛、清肝明目。白蒺藜既能疏解郁、行气破血,又能疏散肝经风热、明目退翳、止皮肤瘙痒。二药配用,疏风散热、平肝明目、利窍止痛之功增强,适用于肝经风热或肝火上炎所致的头痛头晕、头胀、目赤肿痛等症。

【现代药理研究】

1. 化学成分研究 目前从蔓荆子中分离得到包括萜类、黄酮类、蒽醌类、木脂素类、甾醇及挥发油等多种类型化学成分。

2. 药理作用研究

(1)抗炎 研究发现,在 RAW 264.7 细胞中,蔓荆叶水提物能够抑制脂多糖诱导的细胞因子表达和诱导型一氧化氮合成酶 mRNA 的合成,从而发挥抗炎作用。

(2)解热镇痛 蔓荆子具有明显的解热、镇痛作用。药理研究表明紫花牡荆素、木犀草素等黄酮类化合物是蔓荆子镇痛的主要活性成分。

(3)降压及改善微循环 蔓荆子具有明显的降压作用。实验报道给猫注射蔓荆子醇浸液能引起动物血压明显下降。研究表明蔓荆子中的木犀草素、黄酮类化合物具有显著的血管舒张作用。

(4)抗氧化 蔓荆子中酚性成分如香荚兰酸等具有抗氧化、清除氧自由基的作用。

【临床应用】 蔓荆子治疗坐骨神经痛,取蔓荆子 50 克,炒至焦黄,轧为粗末,加入白酒 500 毫升内浸泡 3～7 天(夏季泡

3 天,冬天泡 7 天),兑凉开水适量,取汁 700 毫升,每日分早、晚两次各饮 50 毫升,7 天为 1 个疗程,观察 3 个疗程。治疗坐骨神经痛 56 例,结果:1 个疗程症状消失者 12 例(占 21.4％),2 个疗程症状消失者 23 例(占 41.1％),3 个疗程症状明显改善者 20 例(占 35.7％),效果不明显者 1 例(占 1.8％),总有效率为 98.2％。

【用法与用量】 内服,一般 6～10 克,大剂量可用至 30 克。

【使用注意】 脾胃虚弱及阴虚火旺者忌用。

淡 豆 豉

为豆科一年生植物大豆的种子加工品,原植物全国各地均有种植,黑豆经蒸腌后以干燥品入药。

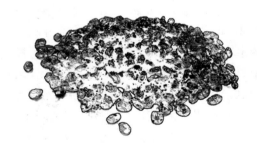

淡豆豉

【性味与归经】 性平,味苦、甘、辛。归肺、胃经。

【功效与主治】 具有宣肺解表、清热除烦的作用,善除壅滞满闷心烦。常用于治疗外感初起和心烦懊恼。

【炮制应用】

1. 生用 生品长于解表,主要用于治疗感冒,因其性平,风寒、风热感冒皆可应用。

2. 炒用 炒后长于清热除烦,适用于

热病后期之胸中懊恼、虚烦不眠。

【鉴别应用】　淡豆豉与栀子，见第62页。

【配伍应用】

1. 淡豆豉配鲜生地黄　淡豆豉为温病解表剂之主药，善治风热在气分之发热，有发汗不伤阴之说；本品宣疏发汗、清透温热。鲜生地黄苦微甘大寒，功能清火凉血，治温邪劫津，舌干绛，吐血、衄血。二药配用，能助少阴以托邪，达到滋阴不敛邪、透邪不伤正的效果，适用于阴虚外感发热之证，古方"黑膏"即由此两药为主组成。

2. 淡豆豉配葱白　见第30页。

3. 淡豆豉配栀子　见第62页。

【现代药理研究】

1. 化学成分研究　淡豆豉中含有大豆素和染料木素等，其有效成分大豆异黄酮是近年来研究最多的活性成分。

2. 药理作用研究

(1) 降血脂　研究表明，大豆异黄酮具有降血脂的作用，其作用机制与其抗氧化作用、类雌激素作用、增强低密度脂蛋白（LDL）受体活性、抑制毛细血管内皮细胞增殖、抑制血管渗透性因子诱导的冠状动脉舒张、抑制主动脉平滑肌细胞的作用有关。

(2) 抗动脉硬化　有实验采用大鼠去卵巢的方法建立脂代谢紊乱模型，观察血脂、脂蛋白、脂质过氧化物的变化。结果显示，淡豆豉治疗12周后，三酰甘油（TG）、氧化低密度脂蛋白（Ox-LDL）和丙二醛（MDA）明显较去卵巢组降低，高密度脂蛋白（HDL-C）、载脂蛋白（Apo-a1）和超氧化物歧化酶（SOD）活力明显较去卵巢组升高。表明淡豆豉抗动脉硬化机制与其调节血脂、抗氧化有关。

(3) 降血糖　研究表明淡豆豉总提物、醋酸乙酯部分、正丁醇部分均有一定的降糖作用，其中正丁醇部分更为明显。

(4) 抗肿瘤　有研究结果表明，淡豆豉醇提物可显著抑制人肝癌细胞系7721和癌旁肝细胞7701生长，并且具有一定的时间、剂量依赖关系，作用强于黑豆醇提物。说明 SAE 体外具有抗肝癌细胞作用。台湾学者研究表明，淡豆豉上清液可诱导人肝癌细胞 Hep3B 死亡。

(5) 抗骨质疏松　研究表明，淡豆豉中含有大量的维生素 K_2（MK$_7$），可能会帮助预防骨质疏松，维生素 K_2（MK$_7$）或异黄酮对于经绝后的妇女骨丢失有保护作用。

【用法与用量】　内服，一般9～15克，大剂量可用至50克。

【使用注意】　其性因蒸腌加工过程中加入辅料不同而有所不同，加桑叶、青蒿者，性微寒；加紫苏叶、麻黄者，性微温。清热除烦宜前者，发汗解表宜后者。

（胡淑萍　王展航）

参 考 文 献

[1] 李丽华,刘坤波,左淑敏,等.钩藤薄荷治疗百日咳60例报告[J].河北中医,1988,10(4):36.

[2] 谢长宏,杨贤海.单方薄荷治疗牙龈炎41例[J].中国中医药信息杂志,2011,18(3):84.

[3] 朱培忠,蒋素容.桑叶治疗化脓性中耳炎[J].

四川中医,1985,3(5):封三.

[4] 祝庆华.桑叶治疗汗证[J].江苏中医,1999,20(3):44.

[5] 魏龙骧.桑叶止夜汗[J].新医药学杂志,1978,(4):153.

[6] 徐树楠.中药临床应用大全[M].石家庄:河北

科学技术出版社,1999:32.

[7] 王敬忠.介绍药枕在临床上的应用[J].中医杂志,1980,21(7):495.

[8] 牛英华,于洪海,初强.山楂片、白菊花治疗高脂血症[J].中国民间疗法,2013,21(7):50.

[9] 江苏新医学院.中药大辞典[M].上海:上海科学技术出版社,1977:430.

[10] 蒋玉翠.牛蒡子治便秘[J].中医杂志,1997,38(10):583.

[11] 陈敏时.柴胡用量小议[J].江苏中医,1996,17(2):37.

[12] 江苏新医学院.中药大辞典(下册)[M].上海:上海科学技术出版社,1977:3763.

[13] 南京中医药大学.中药大辞典(下册)[M].2版.上海:上海科学技术出版社,2006:2573.

[14] 周熙东,周熙春.单味升麻治疗带状疱疹[J].四川中医,1988,6(6):42.

[15] 王辉武,贾河先,王沁奕.中药新用(第二集)[M].重庆:科学技术文献出版社重庆分社,1990:50.

[16] 赵韶光,王永民,宋绍华,等.自拟止呃散治疗呃逆[J].河南中医,1993,13(1):33.

[17] 南京中医药大学.中药大辞典(上册)[M].2版.上海:上海科学技术出版社,2006:625.

[18] 丁济良.葛根治汗出偏沮症[J].中医杂志,1999,40(5):261.

[19] 王秉岳,马文香.葛根治疗慢性鼻窦炎[J].中医杂志,1999,40(5):262.

[20] 赖祥林.葛根治疗神经性耳鸣耳聋效著[J].中医杂志,1999,40(3):133.

[21] 杨德明.葛根汤治疗咀嚼肌痉挛症[J].湖北中医杂志,1989(2):17.

[22] 吴朝云,王玉芳,曹希和.葛根的现代应用[J].安徽中医学院学报,1995,14(1):封三.

[23] 王金学.葛根的临床新用[J].新中医,1984(5):50.

[24] 鞠法红,董联军.葛根白芷粉治疗软组织慢性溃疡150例[J].中国民间疗法,2003,12:28-29.

[25] 李华山.蝉衣善通鼻窍[J].辽宁中医杂志,1994,10:473.

[26] 张居运,刘秉涛.大剂量蝉蜕治痉功效卓著[J].中医杂志,1994,35(7):390.

[27] 陈莲珍,李俊鸣.蝉蜕汤治疗产后尿潴留125例[J].湖北中医杂志,1983,(5):40.

[28] 徐树楠.中药临床应用大全[M].石家庄:河北科学技术出版社,1999:29.

[29] 张宏琴,张进安,张小珍.蝉蜕饼外敷治疗小儿发热90例[J].浙江中医杂志,1994(11):525.

[30] 靳长金.中药蝉蜕粉治疗小儿脱肛[J].中医药研究,1989(1):20.

[31] 王士国.蔓荆子治疗坐骨神经痛56例[J].河北中医药学报,2001(4):24.

第2章 清热药

第一节 清热泻火药

石膏

为单斜晶系的硫酸钙矿石,有软硬二种;其分布极广,几乎全国各省皆有蕴藏,主产于湖北、甘肃及四川,以湖北、安徽产者为最佳;以软石膏入药。

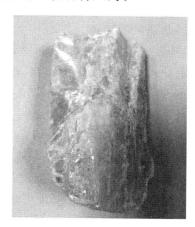

石膏

【性味与归经】 性大寒,味辛、甘;归胃、肺经。

【功效与主治】 具有清热泻火,敛疮止血的作用;尤其擅长于清气分实热。常用于治疗温热病,暑湿,暑疟及胃火牙痛,肺热咳喘;也可用于外伤出血,疮疡,烫火伤,热痹等证。

【炮制应用】

1. 生用 生品长于清热泻火、除烦止渴,多用于治疗外感热病之高热烦渴、心烦神昏、谵语发狂、口渴咽干、肺热咳喘,发斑发疹,口舌生疮,胃火上炎所致的头痛、牙龈肿痛。

2. 煅制 经煅制后长于收湿、生肌、敛疮,且止血力强。多用于外治溃疡不敛,湿疹瘙痒,水火烫伤,外伤出血。

【鉴别应用】

1. 石膏与知母 二者药性皆寒,同归肺、胃二经,都有清解肺胃火热的作用,用于治疗温热病邪在气分之壮热烦渴,常相须为用。但其功效及临床应用又有所区别。

(1)石膏辛甘大寒,能外解肌表之热,内清肺胃之火,重在清解,为治疗肺胃二经气分实热之要药。知母味苦甘性寒,质地滋润,既可清肺胃之热、泻肾有余之火,又可滋肺、胃、肾之阴而润燥,重在清润,故肺胃热盛而津伤者更为适宜。

（2）生石膏有清热化斑的作用，适用于温热病热毒壅盛而发斑疹，可与犀角、生地黄、玄参等同用。知母有生津润燥的作用，常用于治疗消渴症及温热病后津伤口渴等。

（3）煅石膏能收敛生肌，多外用治疗疮疡久溃不敛、湿疹瘙痒、水火烫伤。知母能滋阴清热，适用于阴虚骨蒸劳热。

2. **石膏与黄芩** 二者均能清肺热、泻气分实火，但其功效及临床应用又有所区别。

（1）石膏辛甘大寒，善清肺胃气分实热、燥热，并能生津止渴，适用于温热病邪在气分之壮热、大汗、烦渴等症，肺热喘咳，胃火上炎之牙龈肿痛。黄芩苦寒，善清三焦实火、湿热，常用于痰湿咳嗽、湿热黄疸、湿热痢疾、泄泻、热淋等。

（2）生石膏有清热化斑的作用，适用于温热病热毒壅盛而发斑疹，可与犀角、生地黄、玄参等同用。黄芩能清热凉血止血，适用于热盛所致的吐血、下血等。

（3）石膏与黄芩皆可用于痈疽疮疡，但石膏（煅制）能收敛生肌，以疮疡久溃不敛者为宜。黄芩能燥湿解毒，适用于湿热痈疽疮疡。此外，黄芩尚有清热安胎的作用，可用于胎热不安。

3. **石膏与滑石** 见第332页。

【配伍应用】

1. **石膏配知母** 石膏辛甘性寒，质重气浮，入肺经，既能清泄肺热而平喘，又能清泄气分实热以解肌，入于胃经则能清泄胃火。知母质润，苦寒而不燥，沉中有升，上行能肃肺气，入中善清胃火、除烦热，下行能泻相火、滋肾燥。二药配用，清解阳明胃热之力大为增加，且滋胃润燥而不伤阴。适用于热病中期或极期阳明气分热盛而见壮热、烦渴、面赤、脉洪大等症，消渴病以上、中消为主者。

2. **石膏配栀子** 石膏能清热泻火、解肌除烦，直入脾以清解伏火。栀子苦寒降泄，轻清上行，能清上彻下，表里之热可以双解，兼能清心除烦。二药配用，心脾两清，使内郁之火得解，上炎之火得散。适用于脾胃伏火之口疮口臭、烦渴易饥，小儿脾热弄舌，以及温热病症见壮热面赤、烦渴引饮、汗出恶热等。

3. **石膏配黄连** 石膏辛甘大寒，为清解肺胃气分实热之要药，并能除烦止渴。黄连大苦大寒，为泻心胃肝胆实火之品，兼能清心除烦。二药配用，清热泻火除烦之力大增。适用于心火炽盛之烦热神昏、口渴欲饮或心烦不寐等，胃火炽盛之头痛、口舌生疮、牙龈肿痛等。

4. **石膏配犀角（或其代用品，如水牛角等）** 石膏善清气分实热，犀角善清营凉血、解毒化斑。二药配用，使气分之热得清，营分之热得解，血分之热得除。适用于温热病热入营血之壮热神昏、吐衄发斑等气营（血）两燔之实热证。

5. **石膏配淡竹叶** 石膏善清胃火，淡竹叶能清热除烦而利小便。二药配用，有清热泻火、除烦止渴之功，适用于心胃有热之烦热口渴及胃火上炎之口舌生疮、口苦、小便黄赤等。

6. **石膏配熟地黄** 石膏善清阳明胃火，熟地黄能滋补肾阴。二药配用，清火则可免阴伤，滋阴又无碍除火，攻补兼施，相得益彰，共奏滋阴泻火之功。适用于阴虚火旺之头痛、牙痛、口渴等症。

7. **石膏配生地黄** 石膏味辛气浮，外走解肌热，内走泄胃火，偏于泄气分实热；生地黄质润而不腻，长于清热凉血而止血，且有养阴生津之功。二药配用，能清气分、血分之热以保阴液。适用于热在气分而津伤,症见身热、烦渴,以及气血两燔、肺胃大热所致的吐血、衄血、斑疹、咽痛等。

8.石膏配代赭石 石膏辛散解肌热,泄胃火;代赭石苦寒泄热,重镇降逆止呕。二药配用,共奏清胃镇逆降火之功。适用于胃热亢盛、胃火上攻之呕吐呃逆、牙龈肿痛、口渴心烦等症。

9.石膏配半夏 石膏为清泄肺胃实热之要药,半夏为燥湿化痰、降逆止呕之良药。二药配用,既能清泄肺胃之热,又能化痰降逆止呕、止咳,有肺胃同治之妙用。适用于胃热湿阻、胃气上逆所致的脘腹痞闷、恶心呕吐,痰热壅肺之咳嗽气喘、痰黄黏稠者,以及肺胃俱热或胃热犯肺而喘呕并见者。

10.石膏配白茅根 石膏善清泄气分之实热,白茅根有凉血生津、止渴利尿的作用。二药配用,共奏清热除烦、止渴生津之效,且清热而不伤阴,益阴而不滞邪。适用于温病后期,余热未清,心烦口渴等热伤阴津之证;也可用于实热证之吐血、衄血,夏季伤暑之汗出口渴、小便短赤等症。

11.石膏配麻黄 见第3页。

12.石膏配桂枝 见第6页。

13.石膏配桑叶 见第36页。

【现代药理研究】

1.化学成分研究 石膏按其组成可分为二水石膏和硬石膏等。二水石膏为二水硫酸巧($CaSO_4 \cdot 2H_2O$),又称水石膏或软石膏,一般称为石膏。天然硬石膏又称无水硫酸钙($CaSO_4$),斜方晶系,通常呈致密块状或粒状,有白、灰白两色,具有玻璃光泽,摩氏硬度为3～3.5,密度2.8～3.0g/cm³。两种石膏经常相伴形成,在一定的温度、湿度等条件下又可互相转化。

2.药物作用研究

(1)解热 单用石膏水煎液治疗小儿发热,具有良好的退热效果。证明石膏有退热作用。对病毒性感冒,热入气分的热证所引起发热均有效果。现代研究表明生石膏能抑制发热时过度兴奋的体温调节中枢。

(2)消炎敛疮 通过研究生石膏提取液灌胃和煅石膏外敷对烧伤鼠的创口及免疫方面的影响,得出生石膏灌胃对烧伤疮面、T淋巴细胞数及功能、腹腔巨噬细胞吞噬率均有积极的影响,煅石膏只对烧伤疮面有修复作用。

(3)镇痛 研究表明,石膏注射液有显著的抗炎镇痛作用,可以降低小鼠毛细血管的通透性,对角叉菜胶所致的大鼠足跖肿胀,以及棉球肉芽肿有明显的抑制作用,并对扭体法、热板法造成的小鼠疼痛模型有抑制作用。

(4)抑菌 研究发现石膏体外对普通变形杆菌及金黄色葡萄球菌有较弱的抑制效果。

【临床应用】

1.恰当运用石膏 石膏具有清热泻火、除烦止渴的作用,因其外能解肌透表,内能清脏腑之热,故临床应用石膏广泛,无论是伤寒、温病,还是内外妇儿各科,凡见热盛之候,皆可用之。临床应用时,应注意以下几个方面。

(1)掌握应用指征 石膏的临床指征:脉象无论大、洪、弦或滑,必兼数;或脉象实、长、有力。舌质红或深红,苔色无论白、黄、灰、黑;或厚或薄,必少津;或脱津干燥、燥裂或焦;或望之似润,扪之却干。症见身热或壮热;或无大热而烦躁,不近衣被,扬手掷足,头痛,狂躁,汗多;或无汗而喘,口干;或渴而引饮;或消食易饥;诸出血症,血色鲜红或紫,质稠;大便干,或稀便灼肛,小便短少而黄等实热证。临证时需脉、舌、症合参,掌握"热盛"之病机,随证用之,自然能取捷效。至于热证兼风、兼寒、兼湿或兼虚,可适当配而用之,然均必须有实热见证者方可用石膏。

(2)注意随证配伍 临床只要配伍得当,其应用范围广泛。如配桑菊、银翘类治风温热盛;配麻黄清肺而定喘,亦治风水;配桂枝治温疟,亦治风湿热痹;配知母治壮热烦渴;配川芎、白芷治头风,亦治鼻渊、牙痛;配苍术治湿温;配木贼、决明子治目赤肿痛;配栀子治鼻衄、吐血;配桔梗、牛蒡子治咽痛;配藿香、佩兰治口臭;配川连治胃痛热盛,亦治口疮、龈肿、唇肿或溃烂;配瓜蒌、川贝母、竹沥治热痰;配山药、石斛、花粉治消渴;配白头翁治痢疾壮热;配槐花治肠风下血及痔疮;配大小蓟治尿血;配大黄用于热盛便秘之候;配水牛角、元参、紫草治发斑;配薄荷、蝉衣治发疹;配生地黄、麦冬、元参清热凉血滋阴,治气血两燔而阴伤之证;配三黄、栀子治火热深重诸证;配冬瓜仁、金银花、连翘、芦根治肺痈;配人参(或党参、太子参)治热盛气虚之候等。

(3)注意掌握用量 一般热证,30～60克即可;大热之候,可用至100～150克。老人、小儿、妇女经期、胎前、产后;或虚人有热者,用量宜小于常人。石膏服用时间不宜过长,外感热病,多煎徐服,热退不可尽剂;热重之候,也应随着热势的减退而减少用量。用于清脏腑热,如大便干燥转为溏薄,或兼腹中冷痛,即应停服。同时,石膏质重,用量也不可过轻,一般要在15克以上,否则达不到治疗效果。

2. **石膏治疗小儿高热** 取生石膏150克,以武火速煎,待药温时频频饮服(口干渴即服),热退为止。兼大便秘结者加大黄,兼手足瘈动者加钩藤,兼烦躁者加知母或栀子,兼咳者加杏仁。治疗小儿高热40

例,结果:24小时内退热者5例,24～48小时退热者27例,48小时退热者8例。只要见到高热、汗出,不论病程久暂皆可应用本法。若只高热而无汗则不宜用。又报道,取石膏20克及适量面粉,用温水调匀,捏成5个如2分硬币大小的小饼,临睡前敷于患儿涌泉穴(双)、内关穴(双)、神阙穴,用6厘米×6厘米的胶布固定,次日晨取下。共治疗70例小儿发热患者,年龄为5—7岁,其中上呼吸道感染者25例,急性支气管炎10例,支气管肺炎16例,急性扁桃体炎19例,均在发热48小时内使用本法。结果经1～3次治疗后70例患儿体温均恢复正常。其中外用1次即热退者31例,2次热退者27例,3次热退者12例。并认为,采用具有清热降火、除烦止渴的石膏,外敷涌泉穴,即取"上病下治"之意,以清泻三焦之热;内关穴为手少阴心经之穴,石膏外敷以清心经之热;神阙穴皮肤薄,其下有腹壁下动脉、静脉,其深层为小肠,因此对药物吸收快,疗效捷。故用上法治疗小儿发热,每获良效。

3. **石膏治疗阑尾炎** 取生石膏500克,桐油150毫升,盛于干净器皿内,反复搅拌,调和成面团状备用。将桐油石膏调和剂直接敷于确诊患者腹部。单纯性阑尾炎以麦氏点为中心,敷药面应超过压痛范围以外5～10厘米。形成弥漫性腹膜炎的患者,外敷范围上平剑突,两侧至腋中线,下至耻骨联合,敷药厚度均以2厘米为宜,敷药连续使用,直至患者基本痊愈后,仍继续使用3～5天。敷药同时,可根据病情配合西药对症处理。用此法治疗220例,有效率达91%。

4. **石膏治疗牙痛** 取生石膏45克,细辛4.5克,水煎服。治疗风火牙痛14例,胃火牙痛24例,全部治愈。

5. **石膏治疗酒渣鼻** 取生石膏、生石灰各等份,研细末过筛,用乳钵研匀装瓶备用。用时先将患处用清水洗净,取药粉适量,加烧酒调成糊状,外敷,每日 1 次,一般连用 3 次,局部皮损者禁用。治疗 12 例,均获痊愈。

6. **石膏治疗烧伤** 将创面清洗干净,拭去污物,剪开水疱,除掉腐皮,再用 2～4 支普鲁卡因溶液涂布创面,然后将炒过的石膏粉装入纱布袋内均匀地撒布于创面上(可撒得厚些)。经 1～2 小时后,石膏粉干固;如创面分泌物较多,可继续撒布。一般在 12～24 小时后即可形成石膏痂片。痂片干固后不宜过早剥去,以免引起剧痛、出血及感染。一般经 3～7 天痂片即可脱落。如痂皮过硬且感痛痒时,可涂 2% 普鲁卡因油或青霉素软膏(事先做过敏试验)。如痂下感染,应将痂片除去,清洗干净后再撒上石膏粉或同时涂以青霉素软膏。上述方法观察 36 例:其中一度烫伤 25 例,二度、三度混合烫伤 11 例;烧伤面积在 10% 以下者 17 例,11%～20% 者 12 例,21%～30% 者 4 例,31%～40% 者 2 例,90% 者 1 例。

【用法与用量】 内服,一般 15～30 克,最大剂量可用至 100 克。外用,研末掺、撒,或敷。

【使用注意】 凡气虚、阴虚、无实热者忌用。

知 母

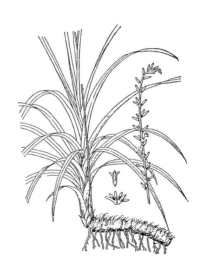

知母

为百合科多年生草本植物知母的根茎,主产于河北、山西及广东等地,以干燥根茎入药。

【性味与归经】 性寒,味苦、甘;归肺、胃、肾经。

【功效与主治】 具有清热泻火,滋阴润肺的作用,为清气分实热之常用品。常用于治疗温热病、咳嗽,以及阴虚火旺和消渴症。

【炮制应用】

1. **生用** 生品长于清热泻火、滋阴润燥,多用于治疗外感热病之高热烦渴,热病后期、热伏于阴分而致的夜热早凉、热退无汗等,肺热喘咳,阴虚消渴,热病津伤所致的大便燥结难解、数日不行者。

2. **盐制** 盐制品可导药下行,专于入肾,能增强滋阴降火之功效,多用于阴虚火旺所致的潮热骨蒸、五心烦热、盗汗、遗精、腰膝酸软等。

【鉴别应用】 知母与石膏,见第 55 页。

【配伍应用】

1. **知母配黄连** 知母苦寒泻火邪,质润能滋阴润燥,为苦润清热滋阴之品,对虚实之热均有效。黄连大苦大寒,可泻实火、解热毒。二药同为苦寒清热之品,相须为用,清热泻火之力增加,尤侧重于泻心胃实热;且一燥一润,清火而不伤阴。适用于肺胃火热亢盛之咳嗽痰多、口臭牙痛等,以及内热津伤之消渴症。

2. 知母配天花粉　知母苦润清热滋阴，上能润肺泻火，中能清胃热，下能补肾阴、泻虚火，故对虚实之热均有效。天花粉甘酸生津，苦寒清热，有生津润燥止渴、清热化痰之功。二药相须为用，善清肺胃实热而生津止渴。适用于热病伤津之口干舌燥、烦渴，消渴症，肺痿干咳等症。

3. 知母配黄芩　知母既能清肺火，又能润肺燥。黄芩能除上、中焦火邪，善泻肺火而解肌热，为肺经之药。二药相须为用，清泄肺火之力增强，且有润肺止咳之功。适用于肺有实热之咳嗽、痰黄等症，也可用于肺热移于大肠之便秘、腹胀等症。

4. 知母配黄柏　知母性寒质润，上能清肺热，下能泻肾火，中能清胃热，具有滋阴润燥的特点。黄柏苦寒沉降，长于泻肾之火、清下焦湿热。二药配用，具有滋阴润燥退热、泻火解毒除湿的作用，尤善清下焦虚热。适用于阴虚火旺之骨蒸潮热盗汗等症，相火妄动之梦遗滑精诸症，下焦湿热所致的小便短赤、大便泻而不爽、妇女带下黄浊诸症，以及男子"阳强"、女子性欲亢进等。

5. 知母配地骨皮　知母苦润清热滋阴，上能润肺泻火，中能清胃热，下能补肾阴、泻虚火，故对虚实之热均有效；地骨皮性寒清热凉血，甘淡而不伤阴，具有清热降火、凉血除蒸之功，对虚热、实热均可应用。二药配用，可相互促进，功效更著，清热降火而无苦燥伤阴之弊。适用于热病烦渴、肺热喘咳、阴虚骨蒸潮热盗汗等。

6. 知母配川贝母　知母清肺润燥，川贝母润肺化痰。二药配用，并走上焦，既可清热化痰而不伤阴，又可滋阴润肺以补虚治燥，化痰止咳力量增强。适用于肺阴耗伤之燥咳，肺痨虚热干咳少痰及肺热咳嗽等症。

7. 知母配酸枣仁　知母清热滋阴而降心火，酸枣仁益肝血而宁心安神。二药配用，心肝并治，共奏养心阴、益肝血、安神定志之功。适用于阴虚有热、虚烦不寐、心悸健忘等症。

8. 知母配石膏　见第56页。

【现代药理研究】

1. 化学成分研究　知母中含有甾体皂苷、双苯吡酮类、木质素类和多糖类成分，起主要药理活性的是甾体皂苷及皂苷元成分。根据苷元的结构不同分类，知母皂苷可以分为螺甾皂苷和呋甾皂苷，包含16种螺甾皂苷和24种呋甾皂苷，其具有治疗人体多种疾病的功效。

2. 药理作用研究

(1)循环系统　知母在降血脂及抗动脉粥样硬化作用、调节体内胆固醇平衡方面起着极其重要的作用，对血管内皮具有保护作用。动物体内实验表明，知母多酚可显著降低血糖水平，保护血管内皮，改善心血管并发症。知母皂苷 A-Ⅲ 对由腺苷二磷酸(ADP)、5-羟色胺(5-HT)和花生四烯酸(AA)诱导的兔和人血小板聚集均有很强的抑制作用。

(2)中枢神经系统　对 18 个月大的 SD 大鼠的学习记忆能力进行研究，对其连续给不同浓度的知母总皂苷，发现给药后的老年大鼠的记忆能力明显增强。知母皂苷 B-Ⅱ 具有抗抑郁活性，其作用原理可能与增强脑内 5-HT、多巴胺神经系统作用及抑制单胺氧化酶(MAO)有关。另有研究表明，百合知母汤也有一定的抗抑郁作用。同时发现其对脑缺血再灌注损伤的保护作用。

(3)免疫系统　在知母皂苷 A-Ⅲ抗肿瘤的研究中，知母皂苷 B-Ⅱ可以对胃癌起到一定的防治作用。利用金纳米棒荧光探针检测过氧化氢中芒果苷、白藜芦醇及瑞香素清除活性氧的能力，发现芒果苷的能力最强。提示知母中的芒果苷抗氧化能力较强。有研究发现知母中的木脂素类成分尼艾酚可以有效抑制神经炎症病变的发生。同时知母还具有很好的降血糖作用。

（4）运动系统　用维 A 酸致骨质疏松症小鼠为模型，探索知母皂苷元对小鼠骨质疏松症的防治作用，发现其可以抑制骨矿物质和骨胶原的减少，从而预防和改善骨质疏松症。纤维肌痛综合征是一种非关节性的软组织疼痛性疾病，有研究表明知母联合桂枝芍药可治疗肌纤维疼痛综合征，但其作用机制未有明确报道。

（5）其他　知母皂苷有降低转氨酶作用及抑制新生大鼠甲胎蛋白（AFP）的作用，可以有效地抑制细胞的增殖及诱导细胞的凋亡。知母还具有解热镇痛的作用。

【临床应用】

1. 知母用于治疗急性传染性、感染性疾病　知母可用于多种急性传染性和感染性疾病，如流行性乙型脑炎、流行性出血热、钩端螺旋体病、肺部感染等，多与石膏同用，即白虎汤。有报道以白虎汤（知母、石膏、粳米、甘草）治疗流行性出血热患者130例，其中大部分为轻、中型，而休克和肾衰型仅10例。口服汤剂者115例，肌内注射者6例，静脉注射者9例，40℃以上者2天内91.5%降至正常，平均退热天数为2.9天，大多数病例全身中毒症状有较明显改善。

2. 知母治疗头皮毛囊周围炎　用知母、夏枯草各30克，水煎，冷湿敷患处2次，共治疗19例，其中11例脓性分泌物多，耳后淋巴结明显肿大者加服复方新诺明。结果全部治愈。

【用法与用量】　内服，一般 6～12 克，大剂量可用至 30 克。

【使用注意】　脾胃虚寒、大便溏泻、肾气亏损者忌用。

栀 子

为茜草科常绿灌木栀子的果实，产于我国长江以南各省，以干燥成熟的果实入药。

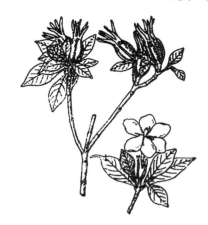

栀子

【性味与归经】　性寒，味苦；归心、肺、三焦经。

【功效与主治】　具有泻火除烦，清热利湿，凉血解毒的作用。常用于治疗热病之心胸烦闷、高热神昏，肝胆湿热郁结之黄疸、发热、小便短赤等，血热妄行之出血证等；也可用于疮疡肿毒。

【炮制应用】

1. 生用　生品长于清热泻火、凉血解毒，多用于治疗温热病热入心包而引起的高热烦躁、神昏谵语者，肝火上炎引起的目赤肿痛，湿热黄疸，热淋，疮疡肿毒。

2. 炒焦　炒焦后可缓和苦寒之性以免伤胃，具有清热除烦作用，多用于热病心胸烦闷。

3. 炒炭　炒炭后长于凉血止血，多用于热病所致的吐血、衄血、尿血、崩漏等。

【鉴别应用】

1. 栀子与黄连　二者均为苦寒之品，皆有清热降火、凉血解毒、清心除烦之功，皆可用于里热证、血热妄行之出血及疮痈肿毒，但其功效及临床应用又有所区别。

(1)栀子清轻上行，善泻心膈之热，适用于心火偏亢或热邪客于胸中，心神被扰之虚烦不眠、懊侬等症。黄连大苦大寒，其清热降火之力较栀子为胜，尤善泻心火，不仅用于心烦懊侬，更适宜于心火炽盛之烦热神昏、心烦不寐、胸闷口渴、面赤尿黄等。

(2)栀子清热利湿，通利三焦，其利胆、利湿作用优于黄连，适用于湿热郁结之阳黄及湿热蕴结下焦之热淋。黄连善清肠胃湿热，适用于湿热蕴结肠胃之泄泻、痢疾等。此外，黄连尚有苦寒坚阴之功，适用于火热伤阴所致的消渴，也可用于热痞、痰热互结之结胸。

2. 栀子与淡豆豉　二者性皆寒凉，都有清热除烦的作用，用于治疗热郁胸膈之心中烦闷、虚烦不眠等症，常相须为用，可增强疗效。但其功效及临床应用又有所区别。

(1)栀子苦寒，善于清泻三焦之火邪，解心经邪热而除烦。淡豆豉味辛性凉，有疏散宣透之功，不仅能透达表邪，且能宣散胸中郁热而除烦。

(2)栀子能清利三焦之湿热、凉血止血，适用于湿热郁结之阳黄、湿热蕴结下焦之热淋及血热妄行之出血。淡豆豉具有解表作用，可用于外感表证，风寒、风热皆可使用。

【配伍应用】

1. 栀子配茵陈　栀子善泻火除烦、泄热利湿。茵陈长于清热利湿、利胆退黄。二药配用，以茵陈为主，栀子为辅，茵陈得栀子之佐，清热利湿、利胆退黄作用倍增，从而导湿热从小便而去，为治疗湿热黄疸必不可少之药对。适用于湿热黄疸。

2. 栀子配黄芩　栀子善清三焦火热、祛湿解毒。黄芩偏清泻上、中二焦之火热，尤善清肺中伏火，且能燥湿。二药配用，黄芩得栀子之助清肺中伏火之力增加。合而用之，能清三焦、泻肺热。适用于肺热所致的发热烦渴、咳嗽痰黄等，湿热黄疸，肝经郁热所致的月经过多或经期提前，或胎动不安等病症。

3. 栀子配连翘　栀子苦寒清降，性缓下行，能清心肺三焦之火而利小便，还能凉血止血。连翘轻清而浮，长于清心泻火，解散上焦之热，且能宣畅气血以散血积气聚。二药相须为用，共奏清心除烦、凉血解毒之功。适用于温热病热入心包之高热神昏等症，心经有热之口舌生疮、尿赤短涩，湿热黄疸而见发热者。

4. 栀子配牡丹皮　栀子为气中之血药，善清气分之郁火。牡丹皮为血中之气药，善泻血中之伏火。二药配用，一走气分，一走血分，能气血同治，具有较好的清泻肝经之热的作用。适用于肝郁火旺之发热、头痛目赤，以及肝阳上亢之头晕头痛；也可用于肝经有热、肝郁不舒之月经不调等症。

5. 栀子配滑石　栀子清肝胆之湿热，滑石利六腑之涩结。二药配用，清热去湿之力增强。适用于热结膀胱之小便不利、热淋、血淋，以及胆石症之发热等。

6. 栀子配淡豆豉　栀子善泻火除烦、泄热利湿。淡豆豉能清热除烦，善除壅滞满闷心烦。二药配用，清热除烦作用加强。适用于温热病邪热留滞胸中，虚烦难寐者。

【现代药理作用】

1. 化学成分研究　中药栀子的主要

有效成分包括环烯醚萜类、有机酸类及栀子黄色素等。环烯醚萜类化合物为栀子果实中主要的化合物之一,有四种主要类型:环烯醚萜烷类、环烯醚萜苷类、环烯醚萜二缩醛酯类及裂环烯醚萜苷类。

2. 药理作用研究

(1)抗炎 栀子苷不仅可抑制炎症早期水肿和渗出,而且可抑制炎症晚期的组织增生和肉芽组织生成,低剂量(12.5毫克/千克)可明显抑制小鼠耳肿胀反应,大剂量(50毫克/千克)可明显抑制急性炎症渗出。

(2)解热镇痛 栀子苷可对醋酸诱发的小鼠扭体反应呈明显抑制作用,并显示出镇痛作用,明显升高小鼠对热板刺激的痛阈,25毫克/千克剂量的栀子苷可明显延长痛觉反应时间,且镇痛作用与剂量呈正相关趋势。

(3)保肝 栀子苷可明显抑制 CCl_4 肝中毒小鼠血清中丙氨酸氨基转移酶(ALT)和天冬氨酸氨基转移酶(AST)的活性,抑制小鼠肝微粒体内 CYP450 2E1 活性,增强肝脏内谷胱甘肽还原酶(GR)以及谷胱甘肽-S-转移酶活性,增加肝脏内谷胱甘肽(GSH)的含量,从而呈现显著的保肝作用。

(4)对神经系统的作用 研究表明栀子苷可抑制脑缺血损伤后致炎因子 TNF-α 和 IL-1β 及血浆中血管性假血友病因子(vWF)的表达,显示出其对继发性脑损伤的保护作用。

(5)对心血管系统的作用 体外实验研究发现栀子乙醇提取物能有效抑制 TNF-α 诱导的 NF-κB 活性和黏附因子(VCAM-1)的 mRNA 及蛋白质的表达,从而可用于动脉粥样硬化等脉管疾病的治疗。藏红花酸可降低血清中肌酸激酶(CK)和乳酸盐脱氢酶(LDH)的活性,升高心肌组织 ATP 的量,缓解心肌顿抑,从而改善心肌缺血、防止心肌梗死。

【临床应用】

1. 栀子外用治扭伤 以生栀子30～50克,研成细末,鸡蛋清1个,面粉和白酒适量,调成糊状,贴于扭伤部位,用草纸或棉垫、布类覆盖,绷带固定。于扭伤当天敷药后休息,次晨取掉,不必辅用其他疗法。共治疗扭伤300例,经1次治愈者298例,不详2例。一般敷药次晨即可消肿止痛,个别患者局部留有少许瘀斑,数天之后可自行消失。以1～5天内扭伤者效果较佳。对陈旧性损伤效差。

2. 栀子外用治疗小儿高热 以生栀子10克,研粉,过60目筛备用。将新鲜鸡蛋打一小孔,取蛋清与栀子粉调成糊状,做成3个5分硬币大小的药饼,摊于布上。按男左女右敷于涌泉穴上,外以绷带缠裹包扎,每天1次(敷8小时左右),连用3天。如发热兼有抽搐者,加敷内关穴。取下药饼时皮肤呈鸭蛋清色,颜色越深则疗效越佳,热退后,此色自然消失。此法治疗小儿因流感、腮腺炎、风疹等病引起的高热及夏季热,疗效颇佳。

3. 焦栀子治疗鼻出血 取20克的焦栀子,用冷水煎煮后取汁300毫升,每次服用100毫升,每日服3次,1剂/日,连续治疗7天。结果:60例患者中,显效者30例,有效者27例,无效者3例,总有效率为95%。

【用法与用量】 内服,一般3～10克,大剂量可用至30克。外用,研末调敷。

【使用注意】 本品苦寒性滑,伤胃滑肠,脾虚便溏者忌服。

天 花 粉

为葫芦科多年生草质藤本植物栝蒌的块根,我国南北各地均产,以干燥块根入药。

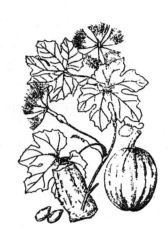

天花粉

【性味与归经】 性寒,味苦、微甘;归肺、胃经。

【功效与主治】 具有清热生津,消肿排脓的作用。本品既走气分,又入血分。常用于治疗燥热咳嗽、消渴症,或津伤口渴之证;也可用于痈肿疮毒。

【炮制应用】 临床多生用。

【鉴别应用】 天花粉与芦根,二者皆能清肺胃之热,且有养阴生津之功,皆可用于治疗热病津伤烦渴及肺热咳嗽,常可相须为用。但其功效及临床应用又有所区别。

(1)天花粉养阴生津力强,多用于肺胃阴伤之证,如消渴症、肺燥咳嗽、热病后津伤口渴。芦根清肺胃之热力强,且具有宣透作用,适用于肺热咳嗽、胃热呕吐、温病初起及外感风热之症。

(2)天花粉长于活血解毒排脓,多用于疮疡肿毒。而芦根则长于清热排脓,有类似苇茎之功效,多用于肺痈。

【配伍应用】

1. 天花粉配瓜蒌皮 二药虽同出一物,但作用不尽相同。天花粉功偏降火润燥、生津止渴。瓜蒌皮则偏于利气宽胸、清化热痰。二药配用,具有清热生津、开胸散结之效。适用于肺燥咳嗽,热性病伤阴之口干口渴、胸闷气逆等症。

2. 天花粉配芦根 天花粉善清肺胃之热、养阴生津。芦根养胃生津、清热利尿。二药配用,清热生津作用增强。适用于热病伤津之心烦口渴及消渴症。

3. 天花粉配知母 见第60页。

【现代药理作用】

1. 化学成分研究 天花粉中含有丰富的药理成分,如天花粉蛋白、糖类、氨基酸、皂苷、凝聚素等。

2. 药理作用研究

(1)抗艾滋病 美国首先使用天花粉蛋白治疗艾滋病,研究表明天花粉素在细胞培养中能控制艾滋病病毒感染,能控制被该病毒感染的 T 细胞的复制。

(2)抗病毒 天花粉蛋白对病毒有抑制作用,主要影响单纯疱疹病毒在人喉癌上皮细胞处的复制,抑制人类免疫缺陷病毒。天花粉蛋白对乙型脑炎病毒、柯萨奇病毒 B_2、麻疹病毒、腮腺炎病毒、水疱型口炎病毒、乙型肝炎病毒有明显的控制作用。

(3)抗菌 研究资料表明在早期进行的天花粉抗菌实验中,经过水煎服的天花粉具有不同程度的抑制肺炎球菌、白喉杆菌、溶血性链球菌、金黄色葡萄球菌、铜绿假单胞菌的生长,并且对伤寒杆菌有不同程度的抑制作用。

(4)抗炎和免疫作用 天花粉蛋白可以增强免疫系统的功能。天花粉蛋白可以使淋巴细胞和浆细胞的生产数量明显增多,扩大巨噬细胞区,对免疫细胞的形成及成熟有促进作用。

(5)降糖 天花粉凝聚素粗品和乙酸乙酯提取物用于糖尿病患者有较好的控制血糖的作用,其中天花粉控制血糖的主要作用部分是凝聚素。

【临床应用】

1. 天花粉治疗流行性腮腺炎 取天花粉、绿豆各等量,将二味药共研成细末,加入开水调成糊状,外搽患处,每天搽 3～4 次。共治疗流行性腮腺炎患者 36 例,年龄为 7－10 岁,结果 2～4 天全部治愈,退热时间平均为 2 天。

2. 天花粉治疗宫颈炎 以天花粉、野菊花各 60 克,放入 1500 毫升清水中,文火煎至 500 毫升,冷却过滤,加入呋喃西林粉 0.5 克,冰片 1.5 克及 95% 的乙醇 10 毫升,均匀混合密封。另用消毒纱布包裹脱脂棉,丝线扎口成直径 1.5 厘米,长 3 厘米的圆柱形棉团。取 60 个棉团放药液中浸泡 24 小时即可使用。常规消毒阴道处,24 小时换 1 次,7 天为 1 个疗程,疗程间隙休息 3 天。一般用 1～2 个疗程,重者可用至 5 个疗程。治疗 1034 例,痊愈 885 例,好转 117 例,无效 32 例。

【用法与用量】 内服,一般 6～12 克,大剂量可用至 30 克。外用,研末撒或调涂、敷。

【使用注意】 胃虚湿痰、脾虚滑泄、邪在表者忌用。

芦　根

为禾本科多年生草本植物芦苇的根茎,我国南北各地均有分布,以鲜品或干燥品入药。

【性味与归经】 性寒,味甘;归肺、胃经。

【功效与主治】 具有清热生津,开郁涤痰,止呕,除烦的作用。常用于治疗热病烦渴,肺热咳嗽,肺痈,消渴症;也可用于湿热阻滞中焦之呕吐及热淋等。

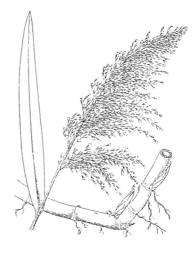

芦根

【炮制应用】 临床多生用。

【鉴别应用】

1. 芦根与白茅根 二者均有清热生津止渴的作用,均可用于治疗肺胃热盛之津伤口渴。但其功效及临床应用又有所区别。

(1)芦根主清卫分、气分之热邪,以邪热在卫分、气分者为宜。茅根善清营分、血分之邪热,且长于凉血止血,多用于血热妄行之衄血、咯血、吐血、尿血等症。

(2)芦根有清热排脓之功,可用于治疗肺痈。茅根能清热利尿,可用于治疗热淋、小便不利、水肿等。

2. 芦根与天花粉 见第 64 页。

【配伍应用】

1. 芦根配白茅根 二者均为甘寒凉润之品,入肺胃经,在清肺胃热和除烦利尿方面功效相似,但芦根善清卫分气分之热,白茅根善清血分之热。二药配用,清热生津功能增强,且性寒而不碍胃,清热而不伤阳,生津而不恋邪,利水而不伤阴。适用于热病之津伤口渴,肺热阴亏之喘咳咽干,胃热津伤之气逆呕哕,下焦伏热之热淋尿血,也可用于麻疹初起宜表散者。但二药效力单薄,多不作君药使用。

2. 芦根配薏苡仁　芦根有清热排脓、开郁涤痰之功。薏苡仁能利湿补肺而排脓。二药配用,有清热消痈排脓之功。适用于肺痈咳嗽吐脓痰者。

3. 芦根配天花粉　见第64页。

【现代药理作用】

1. 化学成分研究　芦根的化学成分较为复杂,其中多糖类成分占的比例较大,此外还含有黄酮类、蒽醌类、酚类、甾体类、小分子酚酸及挥发性成分等。

2. 药理作用研究

(1)保肝　芦根保肝作用主要来自于其多糖成分,其具有抗肝纤维化、保肝的作用,在对四氯化碳小鼠进行的肝损伤保护实验中,发现芦根多糖能够显著增加肝细胞抗损伤效果,同时减少损伤肝的内毒物含量,增加肝脏与血清的 GSH-Px 活力,可将过氧化物转化为无毒醇和水,因而抗氧化损伤的效果极强。

(2)抗氧化　在利用芦根测试其对脂质体抗氧化活性的测定、还原力、清除抑制羟基自由基等方面的体外抗氧化功能,发现其具有显著的抗氧化活性。

【临床应用】

1. 芦根治疗肺脓疡　每日用干芦根300克(儿童酌减),文火煎2次,取汁约600毫升,分3次服完,疗程1~3个月,治疗期间禁食咸辣煎炒食物。共治疗肺脓疡患者8例,年龄为13—58岁,均经胸片或透视及胸腔穿刺确诊。其中3例系经用抗生素结合抽脓治疗后病情加重而改用本法,另5例则因经济困难而使用本法。一般治疗7天即可见效,患者服药前每日咳脓臭痰量均在100~200毫升,服药后痰量均明显减少,30~40天后咳痰基本消失,均获痊愈。

2. 鲜芦根治疗急慢性肝炎　以鲜芦根 60~150 克,水煎服,每日 1 剂,儿童根据年龄而定剂量。治疗急性肝炎可单方使用;治疗慢性肝炎、慢性迁延性肝炎、乙型肝炎,配伍生黄芪。若热重者,可选配清热药;若湿重者,可先配利湿药。此外,还可根据病情,分别配伍疏肝、健脾、滋阴、酸敛、清导、活血药。

3. 芦根蜂蜜治疗便秘　芦根 500 克,加水 6000 毫升浸泡 4 小时,慢火煎煮 2 小时,去渣,将药液浓缩至 700 毫升,再加蜂蜜 750 克煎熬成膏。每顿饭前服 30 毫升,每日 3 次。

【用法与用量】　内服,一般 15~30克,大剂量可用至 100 克。鲜品最宜。

【使用注意】　凡脾胃虚寒、寒咳者忌服。

淡竹叶

为禾本科多年生草本植物淡竹叶的叶,主产于我国长江流域,以干燥叶或鲜品入药。

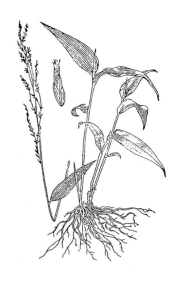

淡竹叶

【性味与归经】　性寒,味甘、淡;归心、胃、小肠经。

【功效与主治】　具有清热除烦,清利小便的作用。常用于治疗热病烦渴,口舌生疮,小便短涩等症。

【炮制应用】　临床上鲜品、干品均可用,鲜品清热力强,干品次之。

【鉴别应用】　淡竹叶与竹叶卷心,二者均有清热、除烦、利尿的作用,皆可用于治疗温热病发热、口渴、心烦、口舌生疮、小便短赤之症,但其功效及临床应用又有所区别。

淡竹叶长于清心利尿,心经有热移于小肠之烦热而小便不利者用之最宜。竹叶卷心清心火之力较强,有泻火解毒之功,温热病热入心包而致神昏谵语者多用之。

【配伍应用】

1. 淡竹叶配灯心草　二者皆能清泻心肺,导心肺之火下行而从小便出。二药配用,清泻心肺之火功效加强。适用于上焦有热移于小肠或热结膀胱之小便不利,心经有热之口舌生疮及热病心烦不寐等。但二者药力皆薄,一般仅作为辅助药物使用。

2. 淡竹叶配木通　二者均有清热利尿作用,合用可导热下行,适用于膀胱有热之小便不利。

3. 淡竹叶配石膏　见第 56 页。

【现代药理研究】

1. 化学成分研究　淡竹叶已知的化学成分主要以黄酮类为主,此外还包括挥发油类、三萜类、酚酸、多糖、氨基酸等。

2. 药理作用研究

(1)抑菌　有研究表明,淡竹叶的醇提物对金黄色葡萄球菌、溶血性链球菌、铜绿假单胞菌、大肠埃希菌有一定的抑制作用,抑制作用的强弱顺序为金黄色葡萄球菌＞

溶血性链球菌＞铜绿假单胞菌＞大肠埃希菌;而对于黑霉菌和常见青霉菌的抑制效果不明显。

(2)抗氧化　研究发现淡竹叶多糖在体外具有直接清除自由基的抗氧化活性,且随着多糖浓度的升高清除率也升高。

(3)保肝　用大孔吸附树脂纯化淡竹叶中总黄酮,通过小鼠拘束应激模型,发现淡竹叶总黄酮可明显降低小鼠血浆中丙氨酸氨基酸转移酶 ALT 活性、肝组织的 MDA 含量和一氧化氮(NO)含量,显著提高血浆和肝组织的抗氧化能力指数。

(4)收缩血管　发现淡竹叶黄酮对小鼠腹主动脉有收缩作用,其作用强度与麻黄碱相似,收缩血管的作用机制可能与激动 α-受体有关,淡竹叶黄酮的收缩正常小鼠腹动脉作用可被钙离子通道阻断药抑制。

(5)抗病毒　有研究从淡竹叶中分离出多个黄酮类化合物,并采用四甲基偶氮唑盐比色法和细胞病变抑制法对黄酮类化合物抗呼吸道合胞体病毒活性进行测定。结果表明淡竹叶中新发现的 4 个碳苷黄酮类化合物有抗呼吸道合胞体病毒活性。

(6)降血脂　以高脂饲料喂养大鼠造高脂血症模型再通过灌胃分别给予淡竹叶总提取物、总提取物的水浸膏、30％醇浸膏、30％醇浸膏 3 周,检测血清总胆固醇及三酰甘油变化。结果表明 30％醇浸膏可显著降低高脂血症大鼠的血清总胆固醇。

【临床应用】

1. 淡竹叶治疗麦粒肿　用淡竹叶柄,去其节,放在乙醇灯上烧中部,待其汁渗出,收集备用。上药涂于患处,每日 1 次,涂后 2～3 小时患者即痛减,充血肿胀亦见消退。如化脓者先用生理盐水洗净脓液再涂。治疗 75 例,治愈率在 95％以上,病程最长者 12 天,最短者 2 天,最少用药 1 次,最多用药 4~5 次。

2. 淡竹叶治疗肺结核潮热　淡竹叶、青蒿各 15 克,地骨皮 30 克。水煎服,连服 1~2 周。

【用法与用量】　内服,一般 12~15 克,大剂量可用至 30 克。

黄　芩

为唇形科多年生草本植物黄芩的根,主产于河北、山西、内蒙古、河南及陕西等地,以干燥根入药。

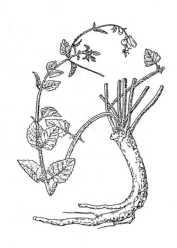

黄芩

【性味与归经】　性寒,味苦;归肺、胆、脾、大肠、小肠经。

【功效与主治】　具有清热泻火,清热燥湿,凉血,安胎的作用。常用于治疗肺热咳嗽,温热病,少阳病,痢疾,胎热;也可用于吐血,衄血,崩漏等症。

【炮制应用】

1. 生用　生品性味苦寒,以清热泻火力强,多用于治疗热病、湿温、黄疸、泻痢、痈疽疔毒等,常与其他清热解毒药配伍使用。

2. 酒制　酒性升散,酒制后入血分,并可向上升腾和外行;同时,因酒性大热,可缓和黄芩苦寒之性,以免损伤脾胃,多用于治疗上焦热毒如大头瘟、头风热痛等,肺热咳嗽。

3. 炒制　黄芩经炒制后使其寒性减弱,多用于治疗胎动不安,小儿体弱者也可用炒制品。

4. 炒炭　黄芩炒炭后长于清热凉血止血,多用于血热所致的吐血、衄血、崩漏下血等。

【鉴别应用】

1. 黄芩与黄连、黄柏　三者均为苦寒之品,皆有清热燥湿、泻火解毒之功,在临床治疗中常相须配伍,用于治疗湿热所致的各种疾病。但其功效及临床应用又有所区别。

黄芩善清泻肺热,且有清热安胎之功,多用于肺热咳嗽及胎动不安之症。黄连主清中焦大热,善解热毒,为治实热火邪郁结之主药,常用于治疗心火炽盛之壮热烦渴、神昏谵语、心烦失眠,胃火亢盛之牙龈肿痛、口舌生疮,湿热泄泻、痢疾等。黄柏苦寒沉降,善泻肾经相火,清下焦及膀胱湿热,适用于阴虚火旺之潮热盗汗、遗精,湿热下注之淋浊、小便不利、带下等。因此,古人有"黄芩治上焦,黄连治中焦,黄柏治下焦"之说。

2. 黄芩与石膏　见第 56 页。

【配伍应用】

1. 黄芩配黄连　二者均为苦寒清热泻火之品,黄芩长于清肺火,黄连善于泻心胃之火、去中焦湿热。二药配用,以泄上、中二焦邪热为见长,其清热燥湿、泻火解毒作用显著。适用于中、上焦火热炽盛所致的高热头痛、目赤肿痛、齿龈肿胀、口舌生疮等,湿热泄泻或痢疾。

2. 黄芩配白芍　黄芩具有清热燥湿之功,尤长于清肺火,去大肠湿热。白芍能敛阴液、缓急止痛。二药配用,具有清热止痢、坚阴止痛之功,适用于湿热痢疾。另外,黄芩能泄血分之热而清胎火,泻热而不伤胎;白芍益肝阴而和血。二者合用,共奏泄热而不伤胎、扶正而不滞气之功,适用于妇女孕后肝气横逆、脾胃失调、恶阻泻痢等症。

3. 黄芩配天冬　黄芩善清泄肺热,天冬能润燥清肺、滋肾降火。二药配用,清润结合,补泻兼施,清泻肺热作用增强。且天冬可制黄芩苦燥伤阴之性。适用于肺热阴伤或肺虚燥热所致的干咳少痰、咽干音哑,肺肾阴虚,虚火上冲所致的烦渴引饮、多尿之上消证,肺痈后期,正气已伤而余邪未清者。

4. 黄芩配厚朴　黄芩清热燥湿、泻火解毒,厚朴能燥湿散满以运脾,行气导滞而除胀。二药配用,一温一寒,辛开苦降,既清热化湿,又理气除胀,使湿除火降,气机行调。适用于脾胃湿热之脘腹痞闷胀满,苔垢黄腻。

5. 黄芩配木香　黄芩既善清肺火,又长于去大肠之湿热。木香能醒脾胃、消积导滞、行气止痛。二药配用,能泻湿热,理胃肠。适用于湿热痢疾、里急后重之症。

6. 黄芩配桑白皮　黄芩以清泄肺热见长,桑白皮具有清肺消痰、降气平喘之功。二药配用,清肺泻热之力明显增强,共奏泻肺、平喘、止咳之功,适用于肺热壅盛之喘咳。

7. 黄芩配砂仁　黄芩能清胞中之热而不伤胎气,砂仁能顺气安胎。二药配用,既可安胎,又有清热顺气之功。适用于胎热上冲、气机不调之胎动不安、妊娠恶阻等症。

8. 黄芩配知母　见第 60 页。
9. 黄芩配栀子　见第 62 页。
10. 黄芩配白芷　见第 19 页。
11. 黄芩配柴胡　见第 42 页。
12. 黄芩配槐花　见第 387 页。
13. 黄芩配寻骨风　见第 353 页。

【现代药理研究】

1. 化学成分研究　黄芩主要含黄酮类化合物:黄芩素,黄芩新素(黄芩黄酮Ⅱ),黄芩苷,汉黄芩素,汉黄芩苷,木蝴蝶素 A 等。主要作用于抗菌、抗病毒等。

2. 药理作用研究

(1)抗病原微生物　黄芩对金黄色葡萄球菌的抗菌作用也得到了有力的动物实验支持。抗病毒研究发现,黄芩灌胃治疗可以使心肌炎模型小鼠心肌组织病毒效价及病变面积均显著低于对照组,其中病毒性心肌炎小鼠模型可以用腹腔注射 0.1 毫升半数组织感染量的 CVB3 病毒液制备。同时研究发现黄芩苷可能是通过减少血清致热性细胞因子 IL-1β 来降低模型动物的体温,其药效和常用来解热的地塞米松等药物相似,但不良反应明显小。

(2)抗氧化　氧化应激和活性氧的产生会发生在多种疾病的病理变化中,黄芩中的黄酮大都具有酚羟基,因此也是较好的天然抗氧化剂。除了体外试验和细胞试验,大量的动物体内实验也证实其在抗氧化方面的强大作用。

(3)抗肝脏损伤　肝脏作为体内代谢的主要器官,最易受到氧自由基的攻击。研究表明,黄芩乙酸乙酯部位、黄芩正丁醇部位及黄芩苷均可以降低模型小鼠体内 MDA、升高 SOD 水平,在体内有较好的抗氧化作用。

(4)抗缺血　再灌注损伤神经的再生能力较差,黄芩中的黄酮类物质可以保护神经组织免受氧自由基的损伤,因此对缺血性脑损伤具有很好的改善作用。

(5)调节免疫和代谢 在多种自身免疫性动物模型上黄芩显现出了较强的免疫调节作用,不仅可以下调模型动物血浆促炎细胞因子水平,而且可以调节免疫细胞分泌细胞因子。

(6)其他 黄芩苷也能使在体淋巴瘤的瘤细胞明显减少、体积减小,磷酸化蛋白激酶B及核因子κB水平降低,并成功延长模型动物的生存时间。在形态学上,黄芩苷可以使模型动物肥大细胞脱颗粒过程受阻,从而达到抗过敏作用;在功能上,其能减轻Ⅰ型、Ⅱ型和Ⅳ型过敏反应给动物带来的瘙痒、肿胀、胃肠收缩等症状,并能保护免疫器官指数,体现出了比地塞米松更高的安全性。近期研究证明,黄芩通过对血管的舒张作用达到降压的目的。

【临床应用】

1. 黄芩治疗感染性疾病 现代药理研究表明,黄芩具有较好的抗菌、消炎、抗过敏及解热作用,其抗菌谱较广,黄芩煎剂对金黄色葡萄球菌、肺炎球菌、溶血性链球菌、脑膜炎球菌、痢疾杆菌、白喉杆菌、炭疽杆菌、大肠埃希菌、铜绿假单胞菌、伤寒杆菌、副伤寒杆菌、变形杆菌、霍乱弧菌等有不同程度的抗菌作用。此外,黄芩浸剂与煎剂对流感病毒PR8株与亚洲甲型流感病毒有一定的抑制作用。因此,临床上可广泛应用于各种感染性疾病,如上呼吸道感染、肺部感染、肠炎、痢疾、胆道感染、钩端螺旋体病、急性泌尿系感染、前列腺炎、外伤及骨伤科感染,也常用于预防猩红热、流行性脑脊髓膜炎等。对上呼吸道感染、肺部感染、胆道感染、肠道感染等疾病,临床上较为常用。

2. 黄芩治疗沙眼 用2%或3%的黄芩苷眼药水点眼,治疗沙眼128例,总有效率97.1%,其疗效与利福平相似。黄芩苷有抗菌、提高体液免疫和细胞免疫的作用。

3. 黄芩治疗麦粒肿 以黄芩20克,忍冬花20克,水煎服,每日1剂,分2次服。共治疗150例,一般服1～2日即愈,少数服药3天痊愈,效果优于抗生素。

4. 黄芩治疗更年期月经紊乱 取生黄芩(子芩,里外坚实黄色微绿者)适量,整条洗净,刮去皮,用米泔水浸泡一夜,次日炙干。如此浸泡7次,然后碾为细末,以醋糊为丸如绿豆大,晾干,装瓶备用。每天取70丸,分早晚各服1次,空腹温开水送下。此法治疗妇女更年期月经紊乱、当断不断者42例,有效率达95%。

【用法与用量】 内服,一般3～12克,大剂量可用至30克。

【使用注意】 脾肺虚热、血虚腹痛、脾肾阳虚及妊娠胎寒欲坠者慎用或忌用。

黄　连

为毛茛科多年生草本植物黄连的根茎,主产于我国中部及南部各省,以干燥根茎入药。

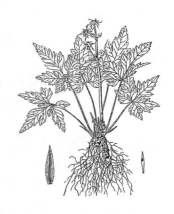

黄连

【性味与归经】　性寒,味苦;归心、脾、胃、肝、胆、大肠经。

【功效与主治】　具有清热燥湿,清热泻火,解毒疗疮的作用;为大苦大寒之品,上可泄心胃肝胆实火,下可燥胃肠积滞之湿热。常用于治疗湿热证,暑湿,痢疾,胃火牙痛及胃热呕吐,吐血,衄血,疮疡肿毒;也可用于不寐,消渴,目赤,口舌生疮等。

【炮制应用】

1. 生用　生品苦寒之性颇盛,善清心火,多用于心火亢盛、烦躁不眠、神昏谵语,以及湿热诸证如湿温、痢疾、热毒疮疡等病症。

2. 酒制　酒制能引药上行,善清头目之火,多用于肝火偏旺、目赤肿痛。

3. 姜制　姜制后可缓和其过于苦寒之性,长于清胃止呕,多用于胃热呕吐。

4. 吴茱萸制　经吴茱萸制后善散肝经郁火,多用于肝气犯胃之呕吐、吞酸等症。

【鉴别应用】

1. 黄连与黄芩、黄柏　见第68页。

2. 黄连与栀子　见第62页。

3. 黄连与胡黄连　见第95页。

【配伍应用】

1. 黄连配吴茱萸　黄连苦寒,具有清热燥湿、泻火解毒、清心除烦之功。吴茱萸能温胃暖肝、开郁散结、降逆止呕。二者配用,一寒一热,清温并施,既可清泻肝火、降逆和胃,又可清火调气散结。适用于肝火偏旺、肝胃不和之吞酸嗳腐、泻痢、胸胁作痛等症。临床上应用时,黄连与吴茱萸的用量常为6:1。

2. 黄连配半夏　黄连苦寒降泄,善清泄胃热而燥湿,以开中焦气分之热结。半夏辛开,能温燥脾湿,祛痰降逆,以开中焦气之湿结。二药配用,寒热互用以和其阴阳,辛开苦降以调其升降,且清热无碍祛湿,燥湿又无妨清热,能泻心消湿热之痞,化痰浊之结,使中焦得和,则诸症自愈。适用于痰热互结、气机失畅之胸腹闷胀、心下痞满、呕吐呃逆,胃热呕吐,或湿热痰浊、郁结不解之胸腹满闷、咳嗽痰多黏稠等。

3. 黄连配大黄　二者均具有苦寒泄热之特性,但功效不尽相同。黄连清热燥湿、泻火解毒凉血,善守。大黄气味重浊,泻火通便、凉血解毒,善下行。二药相须为用,一走一守,降火泻热凉血解毒之力大增,既能清气分实热,又能泻血分火毒,且具有下结除滞、涤肠通便之功。适用于邪热内结之心下痞满,胃肠湿热火毒壅滞之腹痛下利、里急后重、大便不爽,实热火毒上炎之目赤肿痛、口舌生疮、牙龈肿痛,火热内盛、迫血妄行之发斑、吐衄、发狂等症。

4. 黄连配犀角(或代用品)　黄连清热燥湿、泻火解毒凉血,重在气分。犀角清热凉血,重在血分。二药配用,可去气分血分及内外一切热邪。适用于温热病热入营血之高热神昏、发斑吐衄等症。

5. 黄连配木香　黄连长于清热燥湿,木香辛散苦降,芳香燥湿,能理三焦之气,尤善导胃肠之气滞。二药配用,共奏清热燥湿、行气导滞之功。适用于胃肠湿热积滞之痢疾。

6. 黄连配阿胶　黄连泻心火而除烦热,阿胶滋肾水而补心血。二药配用,相辅相成,使水火既济,共奏滋阴清热、宁心安神之功。适用于热病伤阴、阴虚火旺之心神不宁、心烦不眠、骨蒸潮热等症。

7. 黄连配干姜　黄连苦寒,清热燥湿而解火毒,厚肠止泻痢。干姜辛热,开结散寒,温胃散寒而化水气。二药配用,寒热并施,共奏泻热痞、除寒积、清郁热、止呃逆、理胃肠之功。适用于寒热互结心下之胃脘痞满、嘈杂反酸、不思饮食，上热下寒之食入即吐、腹痛肠鸣、下痢不止，以及泄泻、痢疾而见寒热夹杂之症者。

8. 黄连配黄芩　见第 68 页。

9. 黄连配黄柏　黄连、黄柏同为苦寒泻火燥湿之佳品，能治湿热诸证。黄连长于泻心火而除烦热，黄柏长于泻肾火而清湿热。二药相须为用，能相互协同以增强疗效，黄连得黄柏相助，功专于下，加强清热燥湿解毒之功，善于清肠止痢。黄柏得黄连相助，其燥湿解毒之力增强，尤以治下焦湿热疮毒之证为佳。适用于湿热痢疾，湿热下注之腿足湿肿热痛，湿疹等。

10. 黄连配石膏　见第 56 页。

11. 黄连配知母　见第 59 页。

12. 黄连配葛根　见第 47 页。

13. 黄连配秦皮　见第 24 页。

14. 黄连配藿香　见第 181 页。

15. 黄连配乌梅　见第 505 页。

16. 黄连配佩兰　见第 182 页。

17. 黄连配附子　见第 266 页。

【现代药理研究】

1. 化学成分研究　主要的有效成分是小檗碱（又称黄连素）。

2. 药理作用研究

（1）抗病原微生物　现代研究证明小檗碱有明显的抗菌作用，且抗菌谱较广。研究发现，黄连中的小檗碱能够较强地抑制金黄色葡萄球菌的活性。同时有研究证明，小檗碱衍生物具有抗单纯疱疹病毒的作用，作用机制是小檗碱能够抑制人体巨细胞病毒的复制。

（2）对心血管系统的作用　小檗碱对多种原因引起的室性和室上性心律失常均有较好的疗效，小檗碱可能是一种广谱抗心律失常药。小檗碱对心肌缺血的心脏也具有很好的保护作用；同时发现小檗碱可明显改善慢性心衰患者的心功能，改善顽固性心力衰竭患者的内皮细胞功能，降低炎症因子，改善血管内皮细胞功能的作用。小檗碱亦有明显的降血压作用，对各种原因所引起的高血压均具有很好的改善作用。

（3）降血糖　有研究者发现小檗碱能有效降低 2 型糖尿病患者的空腹血糖、餐后血糖及三酰甘油。

（4）调血脂　有研究者通过与降脂药辛伐他汀进行比较，结果显示黄连与辛伐他汀治疗效果相当。

（5）抗癌　在 20 世纪 70 年代就有日本学者提出小檗碱具有抗肿瘤的作用。近年来随着对黄连药理作用机制的不断深入研究，发现小檗碱的抗肿瘤作用主要是通过干扰肿瘤细胞增殖、诱导细胞凋亡及抑制细胞侵袭与转移来实现的。

【临床应用】

1. 黄连用于感染性疾病　大量的研究表明，黄连在体外有较强的抗细菌作用，能显著抑制葡萄球菌、链球菌、肺炎球菌、霍乱弧菌、炭疽杆菌和各型痢疾杆菌的生长，对枯草杆菌、肺炎杆菌、百日咳杆菌、白喉杆菌、鼠疫杆菌、布氏杆菌、大肠埃希菌、变形杆菌、伤寒杆菌等也有一定的抑制效果，但对铜绿假单胞菌效果差。此外，对结核杆菌、钩端螺旋体也有显著抗菌作用。黄连制剂或小檗碱对鸡胚中培养的各型流感病毒、新型鸡瘟病毒、体外及鼠体阿米巴原虫、沙眼衣原体、滴虫、热带利什曼原虫、锥虫及蓝色毛菌、絮状表皮癣菌、狗小孢菌等皮肤真菌均有抑制作用。因此，临床上广泛用于细菌、病毒及其他各种致病微生物感染而引起的急性炎症、发热等病症。

2. 黄连在治疗虚寒性泄泻中的应用　黄连为苦寒泻火、燥湿清热之品，前贤早有黄连厚肠之说,用黄连厚肠,亦即清泄阳明湿热,以通为补,以薄为厚之意。在一般情况下,夏秋湿热泄泻或热痢初起,香连丸几乎必用,且疗效卓著。王少华在治疗虚寒性泄泻时也常用黄连,其认识有二。

一是久泻者病涉脾肾,虚寒者居多,附子理中、四神等为常用方,此类姜、附、吴萸辛热之品,久服难免有化燥伤阴之虑。若参入一味黄连,则寒热互济,阴阳相随,从而收相反相成、以薄为厚之功。

二是虽说"久泻无火",但在中青年人体质有阳盛或肝火素旺者,有阳明湿热偏胜者,更有上述常服辛热之药而化火者,因而久泻未必无火。当寒湿渐欲化火而寒证犹未弭,火象尚未露,无从辨证时,一经施以苦寒之黄连,可灭湿火于萌动之初,以达潜消默化的境地。在实际运用时,还根据节令的不同而分别用方,如在夏至到白露之间,多用连附六一,兼取渗利之意;其他季节则以连理汤为主。

3. 黄连治疗脚湿气　取黄连 10 克,用开水 250 毫升浸泡,冷却备用。洗净患脚,用消毒棉签蘸浸泡液搽之,每天早晚各 1 次。如有剧痒,可用浸泡液棉签擦洗,不得以手指乱搔。治疗期间必须保持患处清洁干燥,不得穿胶鞋,多穿布底鞋。共治疗脚湿气患者 23 例,除 1 例因搔伤感染转西医治疗外,其余 22 例均临床治愈。用药最短为 5 天,最长为 11 天。

【用法与用量】　内服,一般 6～10 克,大剂量可用至 15 克。外用,研末调敷,煎水洗或浸汁滴眼。

【使用注意】

1. 大苦大寒之品,易伤中气,损胃阴,应中病即止,不可久服。

2. 阴虚烦躁、脾虚泄泻、五更泄泻、产后血虚、痘疹气虚作泄,当慎用或忌用。

黄 柏

为芸香科落叶乔木黄柏树的树皮,主产于四川、贵州、湖北、云南等地,以干燥树皮入药。

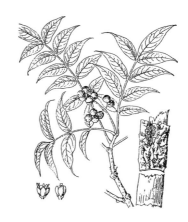

黄柏

【性味与归经】　性寒、味苦;归肾、膀胱、大肠经。

【功效与主治】　具有清热燥湿,滋阴降火的作用;尤以燥湿热、降阴火见长。常用于湿热黄疸,泻痢,遗精,带下湿痒;也可用于尿闭,目疾,火毒痈疮等。

【炮制应用】

1. 生用　生品性寒苦燥而沉,长于清热、燥湿、解毒,多用于治疗热毒疮疡、湿疹、黄疸。

2. 盐制　盐制后能增强泻相火之力,多用于治疗肾虚火旺之证。

3. 酒制　酒制后可缓和其苦燥之性,不伤脾胃,可增强其清利湿热、通利关节的作用,多用于治疗痢疾、湿热泄泻、热淋、带下、足痿。

4. 炒炭　炒炭后其苦寒之性大减,清湿热之中尚有收涩之性,长于凉血止血,可用于治疗湿热所致的便血、尿血、崩漏等。

【鉴别应用】 黄柏与黄芩、黄连,见第68页。

【配伍应用】

1. 黄柏配白头翁 黄柏长于泻肾火,清下焦湿热。白头翁入胃大肠经,能入血分清肠热,善除肠胃热毒蕴结,为治热痢要药。二药相须为用,泻热、燥湿、清肠、解毒之力大增,适用于湿热痢疾。

2. 黄柏配细辛 黄柏以泻肾火,清下焦湿热为专长。细辛辛温性烈,上疏头风,下通肾气,并能通窍止痛。二药配伍,寒热并用,相辅相成,细辛温性被黄柏所抑,但能入少阴通肾气而开窍,通肾气,利于行水气,助黄柏泻相火,清湿热。适用于尿频尿急而排尿不畅及尿路疼痛者。

3. 黄柏配肉桂 黄柏苦寒,清相火而燥湿坚阴。肉桂辛甘大热,温补肾阳、益火消阴。二药相须为用,使温阳化气而不生邪热,能使阳入于阴;燥湿清热而不寒滞,能使阴出于阳。适用于肾阳不足、气化不利、湿热内停所致的小便不利、尿闭。

4. 黄柏配苍术 黄柏苦寒,气味俱厚,性沉而降,以清下焦湿热为长。苍术味辛主散,性温而燥,化湿运脾,祛风除湿,通治内外湿邪。二药配伍,苍术得黄柏,燥湿之力大增;黄柏得苍术,以温制寒,清热而不致损阳。二药相使相制,并走于下,清热燥湿之功显著。适用于热痹,湿热下注之筋骨肿痛、下肢痿软,湿热带下及湿疹等。

5. 黄柏配龟甲 黄柏性寒沉降而润,长于泻相火而救肾水。龟甲性凉,气味厚浊,为纯阴之品,入肝肾二经,能补肝肾而滋阴降火。二药相须为用,养阴而不敛邪,清利而不伤阴,滋中有降,清中有补,标本兼施,共奏滋阴降火之功。适用于肝肾不足、阴虚火旺之骨蒸劳热、盗汗、遗精、腰膝酸软、筋骨不健等症。

6. 黄柏配滑石 黄柏苦寒沉降,长于泻肾有余之火,清下焦湿热。滑石甘寒体滑,能清热利湿、除烦止渴、祛暑止泻。二药配用,一利一燥而均清热,其清热祛湿作用增强。适用于湿热下注膀胱之淋证,也可外用于湿疹、湿疮等皮肤病。

7. 黄柏配黄连 见第72页。

【现代药理研究】

1. 化学成分研究 黄柏含有生物碱类、黄酮类、酚类、萜类、内酯类、甾醇类等多种化学成分,生物碱类化合物是黄柏中主要有效成分。

2. 药理作用研究

(1)降血糖 黄柏有明显的降血糖作用,有效成分为皮中小檗碱。

(2)降血压 黄柏的水浸出液有降低麻醉动物血压的作用。王德全等报道,犬静脉注射黄柏胶囊中的小檗碱后,血压显著降低,且不产生快速耐受现象,降压作用可持续2小时以上。

(3)抗菌、抗炎、解热 杜平华等采用双倍稀释法和西红柿汁培养基,对20种中药材的抗幽门螺杆菌作用进行实验,结果显示黄柏对幽门螺杆菌有较好的抗菌效果。

(4)抗癌 有研究发现黄柏对BGC823人胃癌细胞具有光敏抑制效应。

(5)抗溃疡 上川浩等报道,除去小檗碱系生物碱的黄柏水溶性成分对正常小鼠内性胃黏膜SOD活性未见影响,但明显抑制水浸捆束应激负荷时的小鼠胃黏膜SOD活性;可明显抑制吲哚美辛引起的大鼠胃黏膜前列腺素E2(PGE2)量减少;对水浸捆束应激负荷时的小鼠,可使水浸前PGE2量显著增加,并有抑制水浸后PGE2量减少的趋势。

（6）抗氧化　黄柏水提取物和醇提取物可清除次黄嘌呤-黄嘌呤氧化酶系统产生超氧阴离子和 Fenton 反应生成的羟基自由基。

（7）其他　黄柏碱对抗 GBM 抗体肾炎模型有效，可明显抑制原发性抗肾小球基底膜（GBM）肾炎大鼠尿中蛋白的排泄，及显著抑制伴随肾炎的血清胆固醇和肌酸含量的上升，其机制可能是巨噬细胞或细胞毒 T 细胞的活化受到抑制。此外还有如抗痛风、抗病毒作用。

【临床应用】

1. 黄柏治疗甲沟炎　黄柏 30 克，加水 200 毫升，煎取药液 50 毫升，将脚洗净后，用脱脂棉花浸泡黄柏液，将患趾四周包裹，外用塑料薄膜包扎，胶布固定，使药液不得外溢。首次用药后疼痛即可明显减轻，次晨换药重新包扎，中午可晾 1 小时，继续换药包扎，一般轻者包扎 2 天即可痊愈。此法能使病灶周围形成较高的药物浓度，并较快地向病灶渗透，外面包以塑料，使药液不至于挥发干燥，可以保证药液不间断地发挥作用，故收效迅速。

2. 黄柏治疗下肢溃疡　先用 1% 过氧化氢溶液清洗疮面，然后以 0.9% 氯化钠液冲洗，取二黄粉（黄柏、大黄各等份为末）适量，开水调成糊状外敷，隔 2 日 1 次，至红肿消散，下凹之肉长平后，再用珍珠散。治疗 36 例，治愈 29 例，显效 6 例，无效 1 例。

3. 黄柏治疗外阴瘙痒　以黄柏、没食子各 15 克，蛇床子 31 克，加水 2000 毫升，煎至 1000 毫升，过滤后加枯矾 10 克，湿敷、擦洗或浸浴，每日 2 次，每次 15～20 分钟。治疗女阴瘙痒 46 例，阴囊肛门湿疹 36 例，痊愈 65 例，好转 17 例。一般 7～15 日即愈。

【用法与用量】　内服，一般 3～12 克，大剂量可用至 30 克。外用，研末调敷、外涂、熏洗。

【使用注意】

1. 阳虚发热、脾阳不足、肾阳不振者忌用。

2. 属寒凉降泄之品，不可久服。

苦　参

为豆科多年生落叶灌木苦参的根，我国各地均产，以干燥根入药。

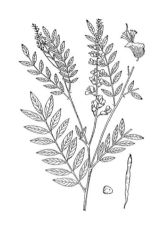

苦参

【性味与归经】　性寒，味苦；归心、肝、胃、大肠、膀胱经。

【功效与主治】　具有清热燥湿，祛风杀虫的作用。常用于治疗湿热引起的痢疾，黄疸，带下，便血及风疹，疮毒，疥癣，阴痒等。

【炮制应用】

1. 生用　生品味极苦，性甚寒，以清热燥湿、杀虫止痒、利水作用强，常用于治疗湿热所致的黄疸、痢疾、赤白带下及皮肤瘙痒、疥癣、阴痒。

2. 炒炭　炒炭后苦寒之性减弱，增加了涩味，以止血为主，常用于治疗痔漏出血、血痢。

【鉴别应用】

1. 苦参与白鲜皮　二者均有清热燥湿、祛风止痒的作用，皆可治疗皮肤瘙痒、湿疮湿疹、疥癣及湿热黄疸等，常可相须为用，但其功效及临床应用又有所区别。

苦参尚有利尿作用，除治疗皮肤病外，又可用于湿热泻痢、赤白带下、阴痒、小便不利、赤涩热痛等。白鲜皮兼祛风湿的作用，尚可用于风湿热痹。

2. 苦参与秦皮　二者均为清热燥湿之品，善于清热燥湿、止痢，皆可用于湿热痢疾、带下，但其功效及临床应用又有所区别。

(1)苦参气味俱浊，清热燥湿之力强，且有止血之功，适用于湿热痢疾便血及肠风下血等症。秦皮清热燥湿之力不及苦参，但有收涩之功，能止崩、止泻，不仅适用于湿热痢疾，且可用于血热或湿热所致的血崩、腹泻等。

(2)苦参能清热利尿、杀虫止痒，适用于湿热黄疸，小便不利，皮肤瘙痒，疥癣，阴痒等。秦皮有清肝明目、平喘止咳之功，可用于治疗肝热目翳及目赤肿痛、喘息。

3. 苦参与地肤子　见第338页。

4. 苦参与蛇床子　见第495页。

【现代药理研究】

1. 化学成分研究　苦参生物碱大多数是喹诺里西啶类，极少数为双哌啶类。还含有氨基酸类、糖类、三萜及三萜皂苷类、木脂素类、酚酸类等化学成分。

2. 药理作用研究

(1)对心脏的作用　研究表明，氧化苦参碱(OMT)对急性心肌梗死诱发实验性心肌纤维化具有一定的抑制作用，其作用机制与 TGF-β/Smads 信号系统密切相关。苦参碱抗心律失常作用具有作用温和、持续时间长的优点。

(2)抗肿瘤　将180例恶性胸腔积液患者随机分为试验组及对照组，试验组采用复方苦参配合顺铂进行治疗，对照组单纯采用顺铂进行治疗。试验组患者治疗有效率为 87.8%，明显高于对照组的 55.6%。

(3)抗病原微生物　使用金银花、黄连、黄芩、苦参等 10 种常见中草药的水提取无菌药液，采用打孔法测定中草药提取液对从临床标本中分离耐甲氧西林金黄色葡萄球菌(MRSA)的抑菌圈大小，通过 2 倍稀释法测定中草药提取液对 MRSA 的最小抑菌浓度(MIC)和最小杀菌浓度(MBC)。结果显示苦参对 MRSA 临床株具有一定的抗菌作用。

(4)其他　苦参还具有抗炎镇痛、抗肝损伤、免疫抑制、免疫促进、抗过敏及对神经系统的抑制作用。

【临床应用】

1. 苦参治疗病毒性心肌炎　据报道，在辨证组方中加入苦参治疗病毒性心肌炎，效果满意。其作用主要体现在抗心律失常和使心包积液吸收。①抗心律失常：心律失常的患者，其临床表现主要为乏力、心悸、胸闷、气短等。通过辨证用药，胸闷、气短改善较快，心悸不易消除，心电图检查心律失常多无明显改变，往往迁延几个月。在辨证组方中加入苦参 10～15 克，则心律失常多在 3～15 天消失，继续用药 4 周，停药后不易复发。但苦参性寒味苦，若心气虚、心阳虚的患者用时加桂枝、仙灵脾鼓动心阳，以免心阳被苦参苦寒之性味所伤，这样既发挥了苦参抗心律失常的作用，又保护了心阳，疗效更好。②治疗心包积液：心包积液虽不是诊断病毒性心肌炎的必要指标，但大部分患者存在心包积液，心包积液的存在使胸闷、气短等症状加重。处于慢性期的患者，每遇感冒或劳累之后，胸闷、气短加重，休息后亦不能缓解，此时，检查多数发现有心包积液。心包积液可早于或与心律失常同时出现，因此及早治疗心包积液可使病情得到及时控制或避免病情反复。在辨证组方中加入苦参10～15克，可使心包积液在约1周的时间内消失。共观察了42例病毒性心肌炎患者，与不用苦参的病例相比，在抗心律失常及治疗心包积液上，均可明显缩短用药时间，效果显著，但对高度房室传导阻滞者，疗效不够满意。

2. 苦参外用治疗滴虫性阴道炎　取苦参200克，烘干研成细末，加入适量麻油，浸泡1周，去渣留油备用。治疗时先用新洁尔灭擦拭外阴及阴道，再用苦参油擦于外阴及阴道，每日1～2次。共观察治疗60例，年龄最小25岁，最大46岁，病程短者2天，长者1个月，均以苦参油外用。结果：痊愈55例，好转3例，无效2例。治疗用药最少6次，最多24次。

又报道，以苦参、蛇床子各50克，加水500毫升，文火煎至250毫升，冷却后加食醋100毫升，混匀备用。用此煎液浸泡大棉球冲洗阴道，再将苦参、蛇床子粉剂（由苦参、蛇床子组成）均匀撒入阴道壁上，每日1次，7次为1个疗程。治疗65例，治愈63例，好转2例。

3. 苦参治疗真菌性阴道炎　取苦参、蛇床子等份为细末装胶囊备用。于月经干净后每晚用2%～3%苏打液坐浴后，把1粒胶囊塞入阴道内，7～10日为1个疗程，2～3个疗程即可痊愈。曾治疗96例，痊愈92例，无效4例。

4. 苦参治疗细菌性痢疾　取苦参30克，加水400毫升，煎至300毫升，分2次服完，每次150毫升，儿童药量酌减，共治疗细菌性痢疾30例，年龄为5－60岁，均具有发热、腹痛、里急后重、脓血便等症，均收到较好的疗效。

5. 苦参治疗白塞综合征　在辨证用药的基础上加用苦参，其用量宜在30～40克，用量过轻，其疗效会受到影响，伴有外阴溃疡者，则同时配合苦参煎剂外洗，一般用药5天左右即可见效。因苦参苦寒，易伤脾胃，可在方中加用红枣10克。

6. 苦参治疗化脓性扁桃体炎　取苦参适量（约15克）放入杯内，用沸水300毫升浸泡，待水温凉时频频饮用，药物可重复浸泡1～2次饮用。成人每日饮700～1000毫升，小儿酌减，并可加适量冰糖调味，以利饮用。共治疗92例患者，年龄为2－61岁，结果：显效（用药后48～72小时体温恢复正常，咽部红肿疼痛消失，扁桃体脓点或脓苔消失）75例；有效（用药72～96小时体温接近正常或正常，咽部红肿疼痛明显减轻，扁桃体脓点或脓苔消减）15例，无效（用药96小时以上，症状及脓灶无明显变化）2例；显效率为81.5%。

7. 苦参治疗神经性皮炎　苦参200克，加入陈醋500毫升内浸泡5天外搽患处，每日早晚各1次，一般用药3～5天见效。治疗52例，45例痊愈，7例显著进步，无不良反应。

8. 苦参治疗慢性直肠炎　苦参、槐花各30克，水煎2次，滤液浓缩至150毫升。用时加锡类散2支、2%的普鲁卡因10毫升，于每晚排便后用导尿管插入直肠内点滴，每日1次，15日为1个疗程，疗程间隔5日。治疗120例，治愈91例，好转25例，无效4例，总有效率为96.6%。

9. 苦参治疗真菌性肠炎　以苦参粉2

克,云南白药 1 克混匀,早晚各服 1 次,30 天为 1 个疗程。服 1 个疗程后做大便培养 1 次,如仍有白色念珠菌生长,可继续进行第 2、第 3 个疗程治疗。结果:1 个疗程治愈 7 例,2 个疗程治愈 12 例,3 个疗程治愈 7 例,好转 12 例。

【用法与用量】 内服,一般 6～12 克,大剂量可用至 30 克。外用,研末涂擦,煎水洗。

【使用注意】

1. 本品为极苦极寒之品,有损阴耗气之弊,不宜久服。

2. 苦参反藜芦,一般不宜配伍。

龙 胆 草

为龙胆科多年生草本植物龙胆或三花龙胆的根及根茎,我国南北各地均有分布,以干燥根及根茎入药。

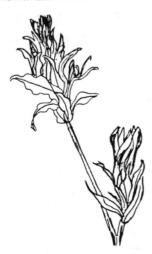

龙胆草

【性味与归经】 性寒,味苦;归肝、胆经。

【功效与主治】 具有清热燥湿,泻肝降火的作用;本品功专燥湿泻火,为清泄肝胆实火之要药。常用于治疗谷疸,肝经湿热所致的胁痛、耳鸣耳聋、口苦、阴肿、阴痛、带下,肝火上炎之目赤肿痛及肝风内动之证。

【炮制应用】

1. 生用 生品长于清热燥湿,多用于惊风抽搐、湿热黄疸、下焦湿热、阴肿阴痒等症。

2. 酒制 酒制后能矫其苦寒之性,引药上行,可用于治疗肝胆实火所致的头痛、目赤肿痛、胸胁疼痛及耳鸣肿痛等。

【鉴别应用】

1. 龙胆草与夏枯草 二者均入肝胆经,皆有清泄肝胆实火的作用,均可用于肝火上炎所致的目赤肿痛、头晕头痛等,但其功效及临床应用又有所区别。

龙胆草清热燥湿力强,适用于肝经湿热所致的黄疸、胁痛、耳鸣耳聋、口苦、阴肿、阴痛、带下等。夏枯草具有解郁散结之功,可用于治疗痰火郁结之瘰疬、痰核、瘿瘤等。

2. 龙胆草与秦皮 二者均入肝胆经,皆有清热燥湿、泻肝胆实热的作用,可用于肝胆实热所致的目赤肿痛、眼生翳膜等症,但其功效及临床应用又有所区别。

龙胆草气味大苦大寒,性沉而降,善清肝胆实火、泻肝经湿热,为治疗肝经实热、湿热之主药,适用于肝胆实热或湿热所致的各种病证,如肝火上炎之头痛头晕,肝经热盛所致的惊厥抽搐,湿热黄疸、带下、阴肿、阴痒等。秦皮味苦,且入大肠,在清热泻火燥湿之中兼有收敛之功,主治湿热痢疾,尚可用于泄泻、血崩。

【配伍应用】

1. 龙胆草配茵陈 龙胆草燥湿清热,泻肝火而利胆。茵陈燥湿利胆而退黄,兼有利尿作用。二药配用,共奏清热利湿、疏利胆之功。适用于湿热郁结之黄疸。

2. 龙胆草配柴胡　见第 43 页。

3. 龙胆草配石决明　龙胆草苦寒,入肝胆经,气味厚重而沉下,能导热下行,为降泻肝胆实火之要药。石决明咸寒质重,归肝经,为清肝、平肝、潜阳、息风之要药。二药相须为用,平肝阳、清肝火之力大增。适用于肝火上炎、肝阳上亢之头目昏痛、目赤肿痛;肝经火盛、热盛动风之惊风、手足抽搐。

4. 龙胆草配谷精草　见第 135 页。

【现代药理研究】

1. 化学成分研究　龙胆草主要成分含龙胆苦苷和龙胆黄碱等。

2. 药理作用研究

(1)保肝、利胆、健胃　对四氯化碳肝损害有保护作用,能减轻肝组织细胞变性和坏死,有降低转氨酶的效果。能收缩胆囊和增加胆汁分泌而有利胆作用。龙胆苦苷小量能促进胃液和胃酸的分泌,有健胃作用;大量服用能抑制胃酸的分泌,减少食欲,阻碍消化。

(2)镇静、降压、利尿　龙胆碱对小鼠有镇静作用,较大剂量会出现麻醉作用,对惊厥有很弱的对抗作用。龙胆酊和龙胆碱有降低血压的作用。龙胆草还有明显的利尿功效。

(3)抗菌、消炎　龙胆煎剂对多种致病菌有不同程度的抑制作用。龙胆碱和龙胆液口服或腹腔注射有显著的抗炎作用,并且较水杨酸钠强 4～7 倍。龙胆注射液可明显促进炎症细胞的吞噬功能。

(4)免疫调节　龙胆草有抑制抗体生成的作用。龙胆泻肝汤注射液能使小鼠胸腺重量增加,促进腹腔巨噬细胞的吞噬功能和淋巴细胞的转化。龙胆泻肝汤有抗过敏作用,能使组胺引起的过敏反应明显减轻。

(5)其他　龙胆草具有松弛骨骼肌的作用。龙胆苦苷对疟原虫有抑杀作用。龙胆煎剂对猪蛔虫有较强的麻痹和致死作用。

【用法与用量】　内服,一般 6～9 克,大剂量可用至 15 克,亦可入丸、散。外用,研末调敷。

【使用注意】

1. 性味苦寒,不宜久服。

2. 凡气虚、血虚、胃虚脾弱、无湿热实火者忌用。

(冷情英　王展航)

参 考 文 献

[1]　蔡文科,史瑋英.如何恰当地运用中药石膏[J].北京中医,1994(3):33.

[2]　范国文.石膏治疗小儿高热[J].中医杂志,1989,30(10):578.

[3]　李艳.石膏外敷治疗小儿发热[J].中医杂志,2000,41(4):199.

[4]　董富银.桐油石膏外敷法治疗阑尾炎[J].中西医结合杂志,1988,8(9):569.

[5]　贾元博.石膏治疗牙痛[J].山西中医,1986,2(3):29.

[6]　张桂宝.酒渣鼻[J].广西中医药,1983,6(3):136.

[7]　南京中医药大学.中药大辞典(上册)[M].2版.上海:上海科学技术出版社,2006:827.

[8]　徐树楠.中药临床应用大全[M].石家庄:河北科学技术出版社,1999:48.

[9]　李林谱.知母、夏枯草煎剂湿敷等治疗 19 例穿掘性头皮毛囊周围炎的报告[J].临床皮肤科杂志,1985,14(5):275.

[10]　吕明珠.生栀子散治扭伤 300 例[J].四川中医,1988(2):44.

[11]　王忠明.栀子散外敷治小儿高热[J].四川中医,1990(10):29.

[12]　马丽.浅论焦栀子的药理作用及用其治疗血证

的 效 果[J]. 当代医药论丛, 2016, 14（9）：
21-21.

[13] 王辉武, 贾河先. 中药新用[M]. 重庆：科学技术文献出版社重庆分社, 1986：46.

[14] 徐树楠. 中药临床应用大全[M]. 石家庄：河北科学技术出版社, 1999：52.

[15] 曾立昆. 大剂干芦根治疗肺脓疡[J]. 浙江中医杂志, 1995（2）：87.

[16] 巫钦海, 傅寿根, 宋纬文. 鲜芦根治疗急慢性肝炎[J]. 吉林中医药, 1996（3）：35.

[17] 孙立广. 芦根蜂蜜治便秘[J]. 蜜蜂杂志, 2010（10）：37-37.

[18] 葛新民. 淡竹叶治疗麦粒肿、匐行性角膜溃疡[J]. 江苏医药, 1976（5）：302.

[19] 南京中医药大学. 中药大辞典（下册）[M]. 2版. 上海：上海科学技术出版社, 2006：3157.

[20] 张丰强, 李岩, 李晓锐, 等. 现代中药临床手册[M]. 上海：上海科学普及出版社, 1996：47-48.

[21] 湖南医学院第二附属医院眼科. 黄芩苷眼药水治疗沙眼疗效观察[J]. 中草药通讯, 1978（3）：33.

[22] 王瑞. 忍冬花黄芩治疗麦粒肿 150 例[J]. 山东医药, 1989, 29（11）：22.

[23] 张红玉, 张泽生. 断经验方[J]. 四川中医, 1992（4）：35.

[24] 张丰强, 李岩, 李晓锐, 等. 现代中药临床手册[M]. 上海：上海科学普及出版社, 1996：46-47.

[25] 单书健, 陈子华. 古今名医临证金鉴腹泻痢疾卷[M]. 北京：中国中医药出版社, 1999：

145-146.

[26] 李国星. 黄连浸泡液治疗脚湿气 23 例[J]. 湖北中医杂志, 1988（2）：56.

[27] 严学群. 黄柏煎液治甲沟炎[J]. 山东中医杂志, 1991（2）：56.

[28] 刘国洲. 外用二黄粉治臁疮 36 例疗效观察[J]. 黑龙江中医药, 1990（5）：40.

[29] 王效平. 蛇黄洗剂治阴部瘙痒 82 例[J]. 四川中医, 1986, 4（7）：53.

[30] 王淑云, 王德君. 苦参治疗病毒性心肌炎[J]. 中医杂志, 1995, 30（9）：517.

[31] 金素梅, 王有胜. 苦参外用治疗滴虫性阴道炎[J]. 中医杂志, 1996, 37（1）：6.

[32] 陈玉萍. 苦参蛇床子治疗滴虫阴道炎 62 例[J]. 内蒙古中医药, 1989, 8（4）：9.

[33] 赵素云. 苦参治疗阴道炎[J]. 中医杂志, 1996, 37（1）：6.

[34] 李善和. 苦参治疗细菌性痢疾[J]. 中医杂志, 1995, 36（10）：583.

[35] 范水升. 苦参治疗白塞氏综合征[J]. 中医杂志, 1996, 37（1）：5.

[36] 史爱国. 单味苦参治疗化脓性扁桃体炎 92 例[J]. 实用中医药杂志, 1995（33）：20.

[37] 郭筱宝. 中药治疗神经性皮炎 52 例[J]. 湖北中医杂志, 1985（6）：20.

[38] 么秋香, 马莲, 张丽明, 等. 苦参槐花合剂直肠滴注治疗慢性直肠炎疗效观察[J]. 四川中医, 1991, 9（5）：27.

[39] 王建中. 霉菌性肠炎 40 例疗效观察[J]. 中医杂志, 1983, 23（6）：457.

第二节　清热凉血药

犀　角

为脊椎动物犀科犀牛的角, 分暹罗角和广角两种；暹罗角主产于印度、尼泊尔、缅甸、泰国、马来西亚及印度尼西亚等地,

广角主产于非洲东部及东南部, 均系进口药材；以角刨成薄片, 或锉粉入药。

【性味与归经】　性寒, 味苦、咸；归心、肝、胃经。

【功效与主治】　具有清营凉血, 解毒化斑, 清心安神的作用；为清血分实热之要

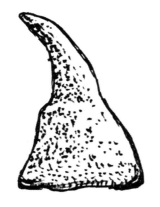

犀角

药,解毒化斑之力较强。常用于治疗温热病,热入血分、血热妄行之吐血、衄血,温病发斑,发疹;也可用于惊风、痘疹、丹毒、咽痛。

【炮制应用】 多制成薄片或锉成细粉服用。

【鉴别应用】 犀角与羚羊角,二者均为咸寒之品,具有清热解毒、凉血定惊、止痉的作用,皆可用于温热病热毒炽盛之壮热不退、神昏谵语、烦躁、惊厥、抽搐等症,但其功效及临床应用又有所区别。

犀角其味兼苦,偏入心经,走血分,长于清心、凉血、散瘀,其治重在心在血,善于治疗温热病热入营血之证,也可用于痈疽肿毒、斑疹。羚羊角偏入肝经,走气血,长于清肝息风止痉,其治重在肝,擅治温热病肝热动风之证。羚羊角尚有平肝潜阳、清肝明目的作用,适用于肝阳上亢之头晕头痛、目赤翳障。

【配伍应用】

1. 犀角(代)配羚羊角(代) 二者皆有清热定惊、凉血解毒、息风安神的作用,但犀角以入心经为主,偏于清心热和凉血镇惊。羚羊角以入肝经为主,偏于泻肝火而平肝风。二者相须为用,其清热镇惊效果明显增强。适用于温热病邪入营血之高热神昏、谵语、惊痫等。由于二者药源少,价格昂贵,临床上常以水牛角或山羊角代替。

2. 犀角(代)配生地黄 二者均有清热凉血的作用,但犀角长于解血分热毒,凉血化斑。生地黄长于滋养营阴、凉血止血。二药配用,相辅相成,清热解毒、凉血化斑之力大增。适用于温热病之高热神昏、发斑,血热妄行之吐血、衄血等。

3. 犀角(代)配石膏 见第 56 页。

4. 犀角(代)配黄连 见第 71 页。

【现代药理研究】

1. 化学成分研究 犀角由表皮角质形成,内无骨心。犀角主要成分为角蛋白。此外还含其他蛋白质、肽类及游离氨基酸、胍衍生物、甾醇类等。现代大多用水牛角代替。两者在抗实验性凝血功能障碍及镇静方面有着相同的功效。

2. 药理作用研究

(1)对心血管系统的影响 10％犀角水煎剂对在体或离体蟾蜍心及离体兔心均有强心作用,能使心脏收缩力加强,振幅加大,心率增加,每分钟输出量增多。用10％的犀角煎剂对蟾蜍下肢血管灌流,在短时内见血流比正常减少,而后逐渐增加,超过了正常流量。提示其对下肢血管是先收缩而后扩张。

(2)解热 犀角对大肠埃希菌发热之家兔无解热作用,但有报道认为,静脉注射犀角(代)的生理盐水浸煮液对大肠埃希菌引起的发热家兔,能使之体温降至正常,对用温热刺激法或肾上腺素脑内注射引起发热的家兔,静脉或皮下注射犀角(代)浸液无解热作用。

(3)镇惊 有报道认为,犀角有一定的定惊作用,其对中枢神经的作用点可能主要是在脊髓。

(4)其他 对健康家兔静脉注射犀角（代）注射液,能使之白细胞总数呈短暂的急剧下降后,出现持续较长时间的上升,亦能使凝血时间缩短,血小板数增加。犀角（代）生理盐水浸煮液静脉注射,对离体兔肠和子宫有兴奋作用;对兔眼有轻度的扩瞳作用。

【临床应用】

1. 犀角（代）治疗洋金花中毒 用犀角粉（代）1.5 克,研末灌服,2 小时 1 次,抢救 1 例洋金花中毒患者。该患者用西药综合抢救 6 小时无效,服犀角粉（代）2 次后神志清醒,呼吸平稳,观察 2 天痊愈出院。

2. 水牛角治疗原发性血小板减少性紫癜 用水牛角做成片剂,每片含量 0.25 克,每日 3 次,每次 4～8 片,饭后服,3 个月为 1 个疗程。可连续几个疗程。治疗 30 例,痊愈（血小板计数 $>100\times10^9$/升,出血症状消失）5 例;显效（血小板计数 100×10^9/升,出血症状基本消失）5 例,好转（出血症状消失,血小板计数无改变）11 例,无效 9 例,总有效率为 70%。

【用法与用量】 内服,一般 0.5～1 克,一般锉末冲服,亦可煎服或入丸剂服,大剂量可用至 3 克。外用,磨汁涂。

【使用注意】

1. 有损胎气之弊,故孕妇应忌用。

2. 广角力弱,用量加重。

3. 畏川乌、草乌,一般不宜配伍。

生 地 黄

为玄参科多年生草本植物怀庆地黄的根,主产于河南、河北、内蒙古及东北,大部分地区有栽培,以干燥根入药。

【性味与归经】 性寒,味甘、苦;归心、

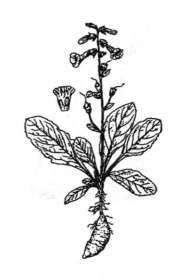

生地黄

肝、肾经。

【功效与主治】 具有清热凉血,养阴生津的作用。常用于治疗温热病之热入营血证,热病伤阴之证,消渴症及血热妄行之吐血、衄血、便血、崩漏下血、月经过多等。

【炮制应用】

1. 生用 生品长于滋阴清热,多用于治疗阴虚内热之潮热、盗汗、五心烦热等,消渴症和热性病中后期之阴液亏耗者。

2. 炒用 炒后以滋阴养血力强,并能减少滋腻碍胃之性,多用于治疗血虚发热。

3. 炒炭 炒炭后以滋阴止血力专,多用于各种出血证,如咯血、衄血、便血、尿血、崩漏下血等。

【鉴别应用】

1. 生地黄与熟地黄 二者同出一物,皆属玄参科多年草本植物地黄的块根,由于其炮制方法不同,其功效及临床应用不尽相同。

生地黄是地黄的块根晒干而得,具有清热凉血、养阴生津的作用,长于滋阴、凉血、润燥,但其滋阴之力不及熟地黄,适用于温热病热入营血证,热病后期

低热不退及津伤口渴,消渴症,血热妄行之出血证等。熟地黄长于滋养肝肾之阴,补益精血,适用于用肾阴虚及精血亏虚之证。

2. 生地黄与玄参　二者同属清热凉血药,皆有清热凉血、养阴生津之功,但其功效及临床应用又有所区别。

生地黄甘寒,偏入血分,凉血之功较玄参强,且能养血、止血,其治重在血分,适用于温热病后期或内伤之阴虚发热、消渴,血热妄行之出血证,女子月经不调,邪热伤津或津液不足之大便秘结。玄参咸寒,偏入阴分,降火解毒之功较胜,且能散结、清肺利咽,其治重在阴分,适用于阴虚发热,消渴症,温热病邪入营血之发斑发疹,咽喉肿痛,瘰疬瘿瘤等。

【配伍应用】

1. 生地黄配牡丹皮　生地黄甘寒质润以养阴润燥,入心肝血分能清营凉血,以泄邪热,其重在滋阴,使阴生则易于退热。牡丹皮功善凉血祛瘀,具有凉血而不留瘀、活血而不动血的特点,其善于透散,使热退则利于阴复。二药相须为用,凉血兼能散瘀,清热又可宁络,相互协同,疗效倍增。适用阴虚血热之吐血、衄血,热病后期、邪热未尽、阴液已伤之夜热早凉、热退无汗等症。

2. 生地黄配熟地黄　二者同为一物,因加工炮制方法不同,其性有寒热之别,功效也有所偏重。生地黄甘寒,性润多汁,重在清热凉血生津。熟地黄甘温,气味俱厚,重在养血填精,补益肝肾。二药相须为用,既能滋肾阴养精血,又能凉血止血,从而使治疗范围扩大。适用于妇人产后津伤血亏之口渴、失眠、大便秘结,肝肾不足、精亏血少而兼血热之月经过多、崩漏、心悸失眠、眩晕,热病伤阴及老年性便秘等。

3. 生地黄配玄参　二者均有清热凉血、养阴生津的作用,但生地黄偏于凉血止血,玄参长于凉血解毒。二药相须为用,使清热凉血、养阴生津之力倍增。既可用于血热实证,又可用于阴虚证。适用于热入血分之吐血、衄血、发热谵语,热病阴伤之心烦口渴、大便秘结,虚火上炎之咽喉肿痛,也可用于消渴症。

4. 生地黄配牛膝　生地黄有清热凉血、滋阴补肾、生津止渴的作用。牛膝专入肝肾二经,能补益肝肾,其性善下行而引血下行以降上炎之虚火。二药相须为用,牛膝引生地黄直达病所,从而发挥其滋阴补肾、清热凉血、生津的作用,起到标本兼顾、上下并治的作用。适用于肾虚阴亏、虚火上炎之口渴饮冷而渴不解,小便频数之消渴症,虚火上炎之吐血、衄血等上部出血者。

5. 生地黄配乌梅　生地黄甘寒,能清热养阴。乌梅酸涩性平,能敛虚火、生津液。二药配用,酸甘化阴,有较强的养阴生津之功;且一清一敛,清其内热,敛其虚火,使敛而不留邪,标本兼顾,养阴、清热并举。适用于阴虚内热之口渴多饮、烦热,温病后期之阴伤津耗或暑热伤阴之口渴、烦热等。

6. 生地黄配旱莲草　生地黄能清热凉血止血,滋阴补肾生津。旱莲草能滋阴泻热、凉血止血。二药相须为用,相辅相成,清热凉血止血作用增强,且有较好的滋阴补肾作用。适用于肺痨咯血及血热妄行之出血证。

7. 生地黄配石膏　见第 56 页。

8. 生地黄配犀角(代)　见第 81 页。

9. 生地黄配木通　见第 330 页。

10. 鲜生地黄配鲜石斛　见第 465 页。

11. 生地黄配大蓟　见第 383 页。

【现代药理研究】

1. 化学成分研究　生地黄根茎主要

含 β-谷甾醇与甘露醇,以及少量豆甾醇、微量的菜油甾醇,还含地黄素、生物碱、脂肪酸、梓醇、葡萄糖与 0.0053% 的维生素 A 类物质;根又含水苏糖、4.2% 精氨酸与 3.0% γ-丁氨酸。

2. 药理作用研究

(1)对免疫系统的影响 有研究认为各种剂量地黄多糖均可使小鼠的脾指数显著提高,单核巨噬细胞的吞噬功能增强,剂量为 200 毫克/(千克·天)的地黄多糖可使外周血 CD8$^+$ 细胞的比例提高,此外,剂量为 10～200 微克/毫升浓度范围内的地黄多糖还可明显促进 ConA 刺激 T 淋巴细胞增殖,使腹腔巨噬细胞的吞噬活性增强。

(2)对血液系统的影响 用干姜水煎剂灌胃结合 5% 乙醇代替自由饮水复制大鼠血热出血模型,分别用鲜地黄、鲜地黄汁、鲜地黄粉、颗粒、饮片给大鼠灌胃,均在一定程度上缓解大鼠的热盛症状,改善血热出血大鼠的全血黏度及血浆黏度的增加、凝血时间延长,使之与正常大鼠水平接近。由于鲜地黄及保鲜加工品中均不同程度地保留了鲜地黄的有效成分。因此,均具有凉血止血的功效。

(3)抗肿瘤 多项研究表明,地黄寡糖具有抗肿瘤作用,其中水苏糖在地黄寡糖中所占比例最高。

(4)抗衰老 采用体外诱导脂质过氧化损伤模型,在诱发氧化开始前分别给予不同浓度的地黄水煎液,不同浓度地黄水煎液均能较好地抑制过氧化丙二醛(MDA),以 3.25 毫克/毫升的浓度抑制率最高,且该浓度的溶血率较低。

(5)对中枢神经系统的影响 地黄是临床治疗老年健忘、记忆力减退的常用药。有研究认为熟地黄有改善学习记忆作用,

该作用与降低脑组织胆碱酯酶活性、抑制脑组织中过量铝离子含量有关,对脑组织起到保护作用。

(6)降血糖 地黄寡糖降血糖作用显著,能缓解糖尿病小鼠体重下降现象,使血糖、血脂水平均显著降低,有利于延缓糖尿病进展,以及防治并发症的发生。

(7)保护胃黏膜 用无水乙醇制备胃黏膜损伤模型,于 120 分钟、30 分钟、1 分钟胃饲干地黄煎剂,发现干地黄煎剂可有效抑制大鼠的胃黏膜损伤,提示干地黄煎剂具有快速保护胃黏膜作用。

【临床应用】

1. 生地黄临床应用中值得注意的问题 方药中教授喜用生地黄,一是作为滋补肝肾主药,用于肝肾精血虚损的多种病证;一是以之"除痹",治疗痹证,尤多用于热痹、虚痹等。在具体用法上应掌握以下几点:①用量宜大:地黄只有大量使用,才能取得预期的效果,一般而言,补肝肾时用 15～30 克,除痹时可用至 30～60 克。②配伍宜佐:若长期大量使用生地黄,为防其碍胃,可在处方中佐以一二味如木香、砂仁、青皮、陈皮等理气药;也可酌伍焦山楂、焦神曲、鸡内金等消导药。③煎法宜活:地黄中含有一种致泻物质,可引起便溏,久煎后,该致泻物质可被破坏,又不影响滋阴效果。因此,临床上可根据患者大便情况,来决定煎药时间,大便偏干者,只煎 30 分钟左右,令其润便;大便偏溏者,煎药时间要长,第一煎在 50 分钟以上,第二煎可在 30 分钟左右。这样,既达到滋阴的目的,又不致发生腹泻。

2. 生地黄治疗席汉综合征 以干生地黄 90 克,切成碎片,加水约 900 毫升,煮沸并不断搅拌,1 小时后滤得药液约 200 毫升,1 次服完,连服 3 天,以后于第 7 天、

第 16 天、第 33 天开始各连服 3 天,共 35 天 12 个服药日,此后每隔 1～3 个月视病情重复上述治疗 1 次。若身体衰弱或服药后轻度腹泻,用干地黄 45～50 克,炮姜 1.6 克,白术 8 克,水煎服,隔 5 天服药 5 天。除急救危象和必要的抗生素、补液外,不加用其他药物。共治疗 10 例,经 3～5 个月的治疗后,子宫恢复正常大小者 3 例,1 例恢复月经,2 例恢复生育能力,10 例的尿 17-羟皮质醇和 17-酮类固醇排出量均见增加。认为此法较激素补偿疗法合理,作用部位在下丘脑垂体系统。

3. 生地黄治疗原发性血小板减少性紫癜　大剂量生地黄治疗原发性血小板减少性紫癜 20 例,其中 7 例显效,5 例有效,6 例进步,2 例无效。

4. 生地黄治疗功能性子宫出血　生地黄 60 克,黄酒 500 毫升,为 1 天剂量。生地黄 60 克放入砂锅中,先加黄酒 375 毫升,再加冷水 125 毫升,用文火煮开,水开后掀开锅盖任其挥发,煎至药液剩 100 毫升左右,倒在杯里,然后将剩下的 125 毫升黄酒加冷水 250 毫升,倒入锅内,用上述同样方法,进行第 2 次煎煮,亦煎至药液 100 毫升;2 次药液混合,放红糖少许,分早晚 2 次口服。共治疗 48 例,全部有效,用药时间最短 1 天,最长 3 天,平均 2 天,有效率 100％。

【用法与用量】　内服,一般 10～30 克,大剂量可用至 100 克。

【使用注意】　脾虚有湿、腹满便溏者慎用或忌用。

玄　参

为玄参科多年生草本植物玄参的根,主产于我国长江流域及陕西、福建等省,以干燥根入药。

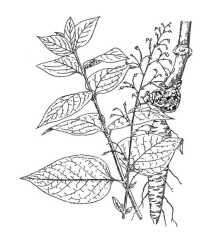

玄参

【性味与归经】　性寒,味苦、咸;归肺、胃、肾经。

【功效与主治】　具有清热养阴,降火解毒的作用。常用于治疗温热病热邪伤阴之身热、心烦不寐、口渴,热入营血之发斑,阴虚肺燥咳嗽,咽喉肿痛,瘰疬,痰核,脱疽等症。

【炮制应用】

1. 生用　生品泻火解毒力强,多用于治疗温热病热入营血之发斑发疹、神昏谵语等,咽喉肿痛,痈肿疮毒,痰火郁结之瘰疬痰核。

2. 蒸制　蒸后减缓其寒性,长于凉血滋阴,适用于津伤不足之便秘、阴虚瘰疬。

【鉴别应用】

1. 玄参与牡丹皮　二者同属清热凉血药,均能凉血、化斑,用于治疗阴虚发热、温毒发斑等症,常可配伍使用。但二者的药性大不相同,临床应用也有所区别。

玄参味甘苦咸,性寒质润,偏入阴分,以滋阴降火、解毒散结作用为主,对于热毒实火、阴虚内热等证均可应用,如温热病热入营分、温毒发斑、阴虚肺燥咳嗽、咽喉肿痛、瘰疬、痰核、脱疽等。牡丹皮性味苦寒,既入阴分,也入血分,具有清热凉血、活血化瘀的作用,既能凉血,又能活血,有清血热而不致血液瘀滞,散瘀血而不致血液妄行的作用,对于血分实热、阴分伏热及血瘀等证都可选用,如温热病热入营血之高热不退、发斑,血热妄行之吐血、衄血,阴虚内热之症,血滞闭经、痛经,热毒血瘀之痈肿疮毒等。

2. 玄参与生地黄　见第 83 页。

【配伍应用】

1. 玄参配生地黄　见第 83 页。

2. 玄参配苍术　玄参性柔润,具有养阴滋肾降火的作用。苍术性刚燥,能健脾胃,除湿滞。二药配用,刚柔相济,润燥相兼,使燥湿无伤脾阴,益脾无碍祛湿,具有较缓和的益脾气、敛脾精、止淋浊之功。适用于中气虚弱、下元不固、清浊不别之尿浊膏淋。

3. 玄参配牡丹皮　玄参长于清热养阴、降火解毒。牡丹皮善清血中伏热,活血散瘀。二药配用,共奏清热凉血、活血化斑的作用。适用于温热病血热妄行之吐衄、发斑等症。

4. 玄参配板蓝根　玄参味甘苦咸,性寒质润,偏入阴分,以滋阴降火、解毒散结作用为主,对于热毒实火、阴虚内热等证均可应用。板蓝根苦寒,有较强的清热解毒、利咽消肿作用。二药相须为用,解毒利咽散结作用明显加强,且有滋阴降火之功,临床上对于虚火或实火所致的咽喉肿痛皆可应用。

5. 玄参配牛蒡子　见第 40 页。

6. 玄参配牡蛎　见第 298 页。

7. 玄参配马勃　见第 127 页。

【现代药理研究】

1. 化学成分研究　玄参主要含环烯醚萜类、苯丙素苷类,尚含植物甾醇,有机酸类,黄酮类,三萜皂苷,挥发油,糖类,生物碱及微量的单萜和二萜成分等。

2. 药理作用研究

(1)降血压　实验证明玄参流浸膏、醇提液和煎剂都有降低血压的作用。

(2)扩张冠状动脉　研究表明玄参对垂体后叶素所致家兔实验性心肌缺血有保护作用,乙醇提取物能明显增加离体家兔心冠状动脉流量。还有促纤维溶解,抗血小板聚集,改善高尿酸血症等作用。

(3)抗脑缺血损伤　玄参提取物可以提高脑血流量,尾静脉注射玄参提取物可明显减少缺血 24 小时后大鼠的脑梗死体积,有保护大鼠脑缺血的作用,明显改善神经功能。

(4)抗疲劳　玄参多糖抗疲劳实验表明玄参多糖具有降低运动后小鼠血乳酸含量、增加小鼠肝糖原、降低小鼠血清尿氮素含量及延长小鼠游泳时间等作用。

(5)其他　玄参还有抗菌,抗炎镇痛,增强免疫活性,护肝,抗氧化,降低血糖等作用。

【临床应用】

1. 玄参治疗慢性咽炎　以玄参、麦冬、草决明各 5～10 克,加 200 毫升开水,浸泡 10 分钟后服,每日数次,1～2 个月为 1 个疗程。治疗 100 例,痊愈 78 例,好转 13 例,无效 9 例,总有效率为 91%。同时设西药对照组,有效率为 46%。

2. 玄参治疗风热头痛　以玄参 60 克,煎汁 500 毫升,温饮。治疗 50 例,均获良效。

【用法与用量】　内服,一般 9～15 克,大剂量可用至 50 克。外用,捣末调敷。

【使用注意】

1. 凡阴虚而无火炎及脾胃虚寒、食少便溏者慎用。

2. 玄参反藜芦,一般不宜配伍。

牡 丹 皮

为毛茛科多年生落叶小灌木牡丹的根皮,主产于安徽、山东等地,以干燥根皮入药。

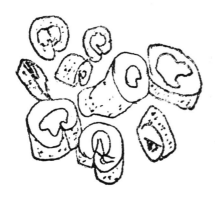

牡丹皮

【性味与归经】 性微寒,味苦、辛;归心、肝、肾经。

【功效与主治】 具有清热凉血,活血散瘀的作用;本品性味和缓,善清血中伏热、凉血而生新,又能行气滞、祛瘀血、消痈肿、排脓血,为血中之气药,一切血气为病,均可随证伍用。常用于治疗血热吐衄,虚热证,肠痈,癥瘕;也可用于斑疹、遗精等。

【炮制应用】

1. 生用 生品长于清热凉血、活血散瘀,多用于治疗温病热入血分之高热不退,吐衄发斑,阴虚发热,肺痨阴虚发热、骨蒸潮热,肝火上炎所致的头痛、目赤、失眠等。

2. 酒制 酒炒后长于活血散瘀,多用于治疗肠痈初起尚未成脓者、闭经、痛经、癥瘕、跌仆伤痛等。

3. 炒炭 炒炭后长于凉血止血,多用于血热迫血妄行所致的吐血、衄血等。

【鉴别应用】

1. 牡丹皮与地骨皮 二者均能清退

虚热、凉血的作用,皆可用于骨蒸潮热及血热妄行之出血证,但其功效及临床应用又有所区别。

(1)牡丹皮味辛苦,清散之力强,长于治疗无汗之骨蒸潮热。地骨皮清中有甘补,善治有汗之骨蒸潮热。

(2)牡丹皮具有活血化瘀之功,可用于治疗血滞闭经、痛经、癥瘕、跌打损伤等瘀血病证,也可用于肠痈初起而未成脓者。地骨皮能清泄肺热,常用于治疗肺热咳喘。

2. 牡丹皮与赤芍 见第89页。

3. 牡丹皮与玄参 见第85页。

【配伍应用】

1. 牡丹皮配大黄 牡丹皮辛苦微寒,入血分,有清热凉血、活血化瘀之功。大黄苦寒,长于通下,深入血分,善解血中之热,可通血中之积。二药相须为用,辛以行之,苦以降之,相辅相成,具有较强的通降下行、泄热散瘀、荡涤肠中热毒瘀滞的作用。适用于肠痈初期,瘀血有热之腹痛、胸胁疼痛、痛经、闭经等。

2. 牡丹皮配赤芍 牡丹皮能清热凉血、活血散瘀,具有凉血不留瘀、活血而不动血的特点。赤芍以凉血散瘀见长。二药配用,凉血活血之力倍增,使血热得清而不妄行,血流顺畅而不留瘀。适用于温热病热入营血之吐血、衄血、发斑,妇女血热、血瘀、血虚之闭经、月经不调等。

3. 牡丹皮配桃仁 二者皆有活血化瘀的作用,但牡丹皮兼能清热凉血解毒,桃仁活血祛瘀力强,尤善于治疗瘀血阻滞之妇科病症。二药相须为用,活血通瘀、消肿止痛作用增强。适用于妇女血瘀有热之闭经、经血紫黑、行经腹痛。

4. 牡丹皮配丹参 牡丹皮气清芳香疏散,既能入血清热化滞,又善清透阴分之伏火。丹参能活血祛瘀、凉血消肿、清热除烦,具有凉血而不留瘀、散瘀而不致血液妄行的特点。二药相须为用,凉血活血、祛瘀生新、清透邪热之力增强。适用于瘀血与虚热相兼之证,血热瘀滞之月经不调、闭经、痛经、产后少腹疼痛等症。

5.牡丹皮配栀子　见第62页。

6.牡丹皮配生地黄　见第83页。

7.牡丹皮配玄参　见第86页。

8.牡丹皮配地骨皮　见第93页。

【现代药理研究】

1.化学成分研究　主要含有丹皮酚,又名牡丹酚,是从毛茛科芍药属植物芍药、牡丹的根皮及萝藦科植物徐长卿的干燥根或全草中提取出的活性成分。

2.药理作用研究

(1)抗肿瘤　研究显示牡丹皮酚通过抑制肿瘤细胞增殖、诱导其凋亡、防止抗肿瘤药物的耐药而具有一定的抗肿瘤作用。丹皮酚能够抑制结肠癌细胞的增殖并促进其凋亡。

(2)对神经系统的作用　丹皮酚可通过抑制氧化应激反应,降低神经系统兴奋性发挥神经保护作用。

(3)抗炎　丹皮酚还具有一定的抗炎作用。丹皮酚能够逆转成纤维细胞样滑膜细胞(FLS)中粒细胞-巨噬细胞集落刺激因子(GM-CSF)的增加,并且抑制PI3K/Akt/NF-κB信号通路的激活,从而对抗TNF-α诱导的类风湿关节炎。

(4)降糖　丹皮酚能够显著提升糖尿病大鼠的体重及下调其血糖水平;下调糖化血清蛋白及血清晚期糖基化终末产物水平,下调海马大脑皮质神经元中晚期糖基化终末产物受体(RAGE)和NF-κB的表达,表明丹皮酚可以通过调节AGEs/RAGE/NF-κB通路来治疗糖尿病性脑病。

【临床应用】　牡丹皮治疗过敏性鼻炎,牡丹皮1500克,清水浸泡约1天,蒸馏成2000毫升,使成乳白色液。配制时药物不能超过容器的1/3,水不能超过容器的2/3。滴鼻,每日3次。结果:显效36例,好转86例,总有效率为87%。其中坚持用药3周者97例,有效率92%,用药2周者18例,有效率为89%。

【用法与用量】　内服,一般6～12克,大剂量可用至30克。也可入丸散剂。

【使用注意】　辛香苦泄之品,既耗气伤阳,又活血行气,故月经过多者及孕妇当忌用。

赤　芍

为毛茛科多年生草本植物芍药(野生)草芍药、川芍药的根,主产于内蒙古、四川及东北等地,以干燥根入药。

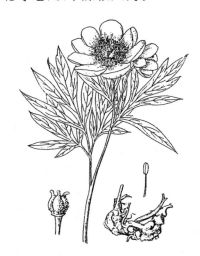

赤芍

【性味与归经】　性微寒,味苦;归肝经。

【功效与主治】　具有清热凉血,祛瘀止痛的作用,为凉血散瘀之要药。常用于治疗血热之吐血、衄血及癥瘕积聚、偏瘫、疮痈,也可用于痢疾、血崩、尿血、痛经、闭经等。

【炮制应用】

1. 生用　生品长于清热凉血,多用于温病热入血分发斑、出血。

2. 炒用　炒制品活血散瘀、止痛力强,多用于闭经、痛经、跌打损伤、胸胁疼痛、瘀血头痛、痢疾腹痛。

3. 酒制　酒炒后能缓和其寒性,并能引药上行,多用于肝火目赤肿痛者。

【鉴别应用】

1. 赤芍与白芍　二者均为芍药的根,但赤芍乃为芍药的瘦小而色赤的根,故二者的功效及临床应用又有明显的区别。

赤芍功偏泻、散,以凉血活血、散瘀止痛为主,兼能清泄肝火,适用于血热妄行之出血证,血瘀所致的月经不调、痛经、闭经、胸胁腹痛、跌打损伤,肝火上炎之目赤肿痛。白芍功偏补、收,以养血敛阴、缓急止痛为主,兼能平肝抑阳,适用于血虚肝旺所致的眩晕、耳鸣,阴血亏虚所致的月经不调、闭经、崩漏下血,肝脾不和之胸胁腹痛,肝血不足、筋脉失养所致的四肢挛急、麻木不仁及营卫不和之症。

2. 赤芍与牡丹皮　二者作用相似,均能清热凉血、活血行瘀,但二者的功效及临床应用尚有一定的区别。

赤芍活血散瘀之力较牡丹皮强,但其凉血清热之功不及牡丹皮,故其治疗重在血、在肝,适用于热入血分之实火,血热妄行或血瘀所致的出血实证,血瘀所致的月经不调、胸胁腹痛等。牡丹皮善清血热,既清血分之热邪,又能除血分之阴火、燥火,其活血散瘀之功不及赤芍,故其治疗重在血,在心、肝、肾,除具有赤芍的适应证外,也适用于阴虚血热或热入阴分之阴虚发热、骨蒸劳热,阴虚血热或热入阴分所致的

出血证,阴虚挟瘀血之月经不调及阴虚所致的腰脊疼痛。

3. 赤芍与紫草　赤芍与紫草均性寒、入肝经,皆有凉血活血的作用,均可用于温热病热入血分之身热、发斑出疹等症,但其功效及临床应用又有所区别。

赤芍长于活血散瘀,多用于瘀血所致的月经不调、闭经、痛经、胸胁腹痛、癥瘕、跌打损伤,以及血热或血瘀所致的各种出血证。紫草寒于赤芍,清热解毒之力胜于赤芍,而活血散瘀之力明显逊于赤芍,多用于血热毒盛、斑疹紫黑、外科疮疡、水火烫伤、湿疹等,而较少用于血瘀之证。

【配伍应用】

1. 赤芍配白芍　赤芍以泻为用,具有清热凉血、祛瘀止痛的作用。白芍以补为功,具有养血敛阴、柔肝止痛之功。二药配用,一敛一散,一补一泻,共奏清热凉血、养血活血、柔肝止痛的作用。适用于血虚而兼有瘀滞之月经不调、闭经、痛经,肝郁血滞之胸胁疼痛、腹痛等。

2. 赤芍配川芎　赤芍活血化瘀止痛。川芎行气活血,为血中气药。二药配用,既增活血化瘀之功,又借气行血行之力,使行血破滞之功倍增。适用于各种瘀血病证,如瘀血闭经、痛经、月经不调,跌打损伤;也可用于血痹、痈肿疮毒。

3. 赤芍配大黄　二者配伍与牡丹皮配大黄功用基本相同,详见第87页。

4. 赤芍配牡丹皮　见第87页。

【现代药理研究】

1. 化学成分研究　包括萜类及其苷、黄酮类及其苷、挥发油类等多种化学成分,其中赤芍总苷(TPG)被公认是赤芍的活性部位。

2. 药理作用研究

(1)活血化瘀　儿茶素、赤芍总苷中的芍药苷、丹皮酚具有抗血栓、抗凝血作用,

是其"活血化瘀"功效物质基础。

（2）清热凉血　通过内毒素 LPS 所致家兔发热的影响及对内毒素致小鼠死亡的保护作用等实验,证实了赤芍总苷为赤芍主要的抗内毒素有效部位,而赤芍的挥发性部分及糖部分未见有明显作用。经研究表明,赤芍总苷为其发挥抗内毒素作用的物质基础之一。

（3）消炎止痛　有学者研究,芍药苷对帕金森病、脑缺血损伤和疼痛等都具有较好的作用。芍药苷可以减轻福尔马林所致的疼痛,可以选择性增强选择性腺苷 A1受体激动药 CPA 的镇痛作用,芍药苷可以减轻蜂毒引起的持续性自发性疼痛及热超敏反应,芍药苷能够发挥选择性的止痛作用,体现其"止痛"之功效物。

（4）保肝　芍药苷可保护急性肝损伤和急性脂肪肝作用,为其"保肝"之功效。

【临床应用】

1. 赤芍治疗急性乳腺炎　以生赤芍100～150 克,生甘草 50～100 克,煎汤内服。治疗本病 55 例,一般用 2～6 剂即可痊愈。

2. 赤芍治疗冠心病　以赤芍煎汤内服,每次用量相当于生药 40 克,每日 3 次,共治疗冠心病患者 125 例,可使心绞痛、心悸、胸闷等症状明显改善,心绞痛缓解率为96%,心电图也有改善。

【用法与用量】　内服,一般 6～12 克,大剂量可用至 30 克。也可入丸散剂。

【使用注意】　凡血虚无瘀、疮痈已溃者慎用。

紫　草

为紫草科多年生草本植物紫草,或新疆紫草的根,主产于辽宁、湖南、湖北、新疆等地,以干燥根入药。

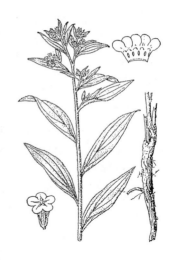

紫草

【性味与归经】　性寒,味苦;归心、肝经。

【功效与主治】　具有凉血活血,透疹,解毒疗疮的作用。常用于治疗痘疹,吐血,衄血,烫火伤;也可用于治疗痈疽,丹毒,血淋等。

【炮制应用】　临床多生用。

【鉴别应用】　紫草与赤芍,见第89 页。

【配伍应用】　紫草配土茯苓,紫草具有凉血活血、解毒疗疮之功,土茯苓善清热解毒、利湿通络。二者配用,一以凉血活血解毒为主;一以祛湿解毒为要,相辅相成,使湿热瘀毒同解。适用于湿热瘀毒蕴结之疮疡肿毒、恶疮,以及肝经湿热瘀毒之证。

【现代药理研究】

1. 化学成分研究　紫草的主要活性成分包括萘醌类、苯醌类、黄酮类、生物碱类、多糖类及有机酸等,具有广泛的药理活性。紫草具有抗炎、抗病毒、抗肿瘤、抗生育、抗氧化、抑菌、止血等药理作用。

2. 药理作用研究

（1）抗炎　紫草水提液及醇提液均具有一定的抗炎镇痛作用。用紫草的水提液及醇提液以 10 克/千克的剂量给小鼠灌胃,连续给药 5 天,证实紫草水提液及醇提液可明显抑制醋酸所引起的小鼠腹腔渗出性炎症。

(2)抗病毒　紫草在试管内对京科 68-1 病毒有抑制作用,也可抑制金黄色葡萄球菌、化脓菌、灵杆菌、大肠埃希菌等。

(3)抗肿瘤　紫草中提取的天然萘醌类化学成分具有一定的抗肿瘤作用。新疆紫草素能够抑制 CCL229 细胞增殖,并可诱导大肠癌 CCL229 细胞凋亡。

(4)抗生育　经过动物交配实验观察,发现服用紫草组的动物妊娠率为 0,而对照组妊娠率为 50%,停药后可恢复生育;进一步研究发现,紫草有抑制大鼠卵泡发育与成熟的作用,并且服药后血清促卵泡素和促黄体素水平下降。

(5)抗氧化　经研究证实,紫草的主要成分紫草素具有较好的抗氧化活性,其抗氧化作用主要是因为紫草素萘醌类结构的 5-、8-位上有酚羟基,其抗氧化活性相当于维生素 C 的 35.5%。

(6)其他　紫草在体外对金黄色葡萄球菌、白色葡萄球菌、铜绿假单胞菌、大肠埃希菌、伤寒杆菌、甲型链球菌、乙型链球菌有明显的抑制作用。将紫草的水、醇提取液以 10 克/千克的剂量灌胃给药,对小鼠断尾出血有不同程度的止血作用。由此证实,紫草具有一定的止血作用,可减少出血量并缩短出血时间。

【临床应用】

1. 紫草治疗淋病　以紫草 20～30 克,水煎,每日 3 次空腹服用,共治疗 62 例男性淋病尿道狭窄患者,疗程最短 7 天,最长 25 天,结果:痊愈(症状、体征消失,尿道分泌物涂片、培养淋球菌 3 次阴性)50 例,有效(症状、体征改善,尿道分泌物涂片或培养仍有淋球菌)12 例。在好转的患者中,有 9 例因出差中途停止治疗,3 例间断治疗。

2. 紫草治疗尿布性皮炎　取紫草与食用植物油(菜籽油最好),以 1:2 的比例浸泡一周备用。用时取其油薄涂患处,每日 2～3 次,轻者 1 日即可,重者不过 3 日可愈。共治疗 34 例,2 日治愈者 23 例,3 日治愈者 9 例,5 日治愈者 2 例。同时应注意,尿湿后即清洗患处重涂紫草油,保持局部干燥,尿湿后及时换洗。

3. 紫草治疗肌注后局部硬结　将 10 克紫草浸泡在 100 毫升麻油内,放置 6 小时后即可应用(将紫草用麻油煮沸,待冷后即可)。取紫草油涂敷在硬结皮肤,包扎与否均可,每日涂 2～6 次。治疗 100 例,均获良效。

【用法与用量】　内服,一般 6～15 克,大剂量可用至 20 克。外用,熬膏涂。

【使用注意】　斑疹已出,红活而通利者,不可妄投,否则引邪内陷,缠绵难愈。

(冷情英　王展航)

参 考 文 献

[1] 张学安.犀角粉抢救洋金花中毒一例[J].吉林中医药,1986(3):27.

[2] 上海第二医学院附属第九人民医院.水牛角片治疗原发性血小板减少性紫癜 30 例简介[J].新医药学杂志,1974(10):461.

[3] 范准成,李密英,赵东升.地黄运用浅析[J].陕西中医,1993,14(5):230.

[4] 卢存寿.生地治疗席汉氏综合征临床疗效报告[J].中西医结合杂志,1985,5(8):476.

[5] 余益礼.大剂量生地治疗原发性血小板减少紫

癥 20 例[J].浙江中医杂志,1986,21(3):114.

[6] 黄乐芬.单味生地治疗功能性子宫出血 48 例
[J].中西医结合杂志,1991,11(3):176.

[7] 阎敏.清咽茶治疗慢性咽炎 100 例疗效观察
[J].中西医结合杂志,1991,11(3):171.

[8] 卢长.单味玄参治风热头痛有效[J].新中医,
1992,24(2):6.

[9] 张玉梅.牡丹皮治疗过敏性鼻炎 140 例疗效观
察[J].湖南医药杂志,1983(4):24.

[10] 辽宁中医学院伤寒论研究组.芍药甘草汤的研

究进展[J].辽宁中医杂志,1980(9):30.

[11] 郭金广.赤芍汤治疗冠心病 125 例疗效分析
[J].中级医刊,1984,19(9):561.

[12] 张润明.紫草治疗淋病尿道狭窄[J].中医杂
志,1996,37(5):263.

[13] 杨环,刘莉.紫草治尿布性皮炎效佳[J].中医
杂志,1996,37(6):327.

[14] 傅文录.紫草油治疗肌注后硬结的临床观察
[J].中医杂志,1990,31(10):590.

第三节　清虚热药

地骨皮

为茄科落叶灌木枸杞的根皮,分布于我国南北各地,以干燥根皮入药。

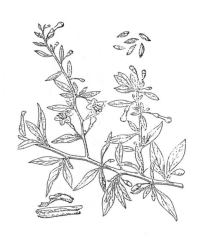

地骨皮

【性味与归经】　性寒,味甘、淡;归肝、肾经。

【功效与主治】　具有退虚热,除骨蒸,泻肺热及凉血止血的作用。常用于治疗阴虚发热,骨蒸潮热,肺热咳喘,消渴症。也可用于血热妄行之吐血、衄血、尿血等。

【炮制应用】　临床多生用。

【鉴别应用】

1. 地骨皮与桑白皮　二者均有清泄肺热的作用,皆可用于治疗肺热喘咳,常可相须为用。但其功效及临床应用又有所区别。

(1)地骨皮泻肺火、清血热,主入血分,肺中实火、虚火皆可使用。桑白皮清肺热,泻肺火,偏入气分,适用于肺热实证。

(2)地骨皮长于退虚热、除骨蒸,常用于治疗阴虚发热,骨蒸潮热。桑白皮长于泻肺平喘,常用于治疗喘咳实证。

(3)地骨皮能凉血止血,适用于血热妄行之吐血、衄血、尿血等。桑白皮能利水消肿,适用于水肿、小便不利之实证。

2. 地骨皮与青蒿　二者均有退虚热、除骨蒸、凉血的作用,皆可用于阴虚发热、骨蒸潮热。但其功效及临床应用又有所区别。

(1)地骨皮善清骨中之阴火,而不外泄,适用于有汗之骨蒸。青蒿清香散透,骨中、肌肤之火均能透泄,尤善退阴火,故不仅可用于有汗骨蒸,无汗骨蒸尤宜。

(2)地骨皮长于清泻肺热,适用于肺热咳喘。青蒿善于除疟、解暑退热,适用于疟

疾寒热、暑热外感、中暑。

3. 地骨皮与牡丹皮 见第87页。

【配伍应用】

1. 地骨皮配桑白皮 地骨皮清肺热，降肝肾虚火，除阴分伏热，偏于入血分清肺中伏火；桑白皮泻肺热，开宣肺气，偏入气分而泻肺中邪热。二药皆为甘寒之品，相须为用，一气一血，具有清肺热而不伤阴，护阴液而不致恋邪的特点。适用于肺热阴伤、肺失清肃宣降之喘咳、咯血，痰热壅肺之喘咳痰稠不利、身热、心烦口渴等症，风水证。

2. 地骨皮配白薇 地骨皮性寒善于清热凉血，味甘淡而不伤阴，长于治有汗之骨蒸；白薇泄热益阴，凉血除烦，善于清解营分之热。二者皆入血分为退热除蒸之佳品，地骨皮善走肺、肾二经，偏清肺热，能除热于内；白薇善走阳明经，兼入冲任，偏清肌胃之热，透邪外出。二药相须为用，清里透表并施，具有滋阴凉血除蒸的功效。适用于血虚发热，阴虚之骨蒸潮热，温热病热入营分之午后发热及原因不明的低热。

3. 地骨皮配胡黄连 二者均有清热凉血、退虚热的作用，地骨皮能除肝肾虚火，清阴分伏热；胡黄连能退蒸消疳。二药配用，退虚热作用明显加强。适用于阴虚发热、骨蒸劳热、小儿疳热等。

4. 地骨皮配牡丹皮 二者均有退虚热、凉血的作用。地骨皮长于凉血止血，牡丹皮善于凉血活血。二者相伍使用，退热除蒸作用明显增强。适用于骨蒸潮热，血热妄行之吐血、衄血等。

【现代药理研究】

1. 化学成分研究 地骨皮含有黄酮、蒽醌、香豆素、木质素、有机酸及生物碱等多类活性物质。

2. 药理作用研究

（1）降血糖 实验证明地骨皮水煎剂的降糖作用，与抑制体内氧自由基的产生、并增强抗氧化能力、加速自由基的清除有关，且对四氧嘧啶（ALX）导致的胰岛损伤有保护或修复作用，恢复胰岛 B 细胞的功能，增加胰岛素的分泌，从而达到降低血糖的作用。

（2）降血压 地骨皮中分离出的地骨皮甲素，为降血压的主要成分。

（3）抑菌抗病毒 研究表明地骨皮的水煎液及醇提取物都有较好的抗菌活性。

（4）其他 现代临床研究证明地骨皮可用于治疗功能性低热、糖尿病、牙痛、高血压、疮疡、慢性荨麻疹原疹、过敏性紫癜、骨科手术后非感染性发热等病症。

【临床应用】

1. 地骨皮治疗糖尿病 以地骨皮50克，加水至 1000 毫升，文火煎至 500 毫升，留置瓶中，少量频饮代茶。另辅以维生素C、维生素 B_1 肌内注射。治疗16例，多饮、多食、疲乏等临床症状均在 1 周左右基本控制，血糖恢复正常，尿糖转阴。有 8 例随访 1 年未复发。并认为，地骨皮含有不饱和的必需脂肪酸如亚油酸、亚麻酸等，具有抗脂肪作用，抑制了中性脂肪在肝脏的合成，促进中性脂肪移向血流，因而保证了肝脏这一维持血中葡萄糖恒定的重要器官的生理功能，以期达到了降低血糖的目的。

2. 地骨皮治疗原发性高血压 以地骨皮 60 克，加水 3 碗煎至 1 碗，取汁加少量白糖，或加猪肉煎服，隔日一剂，5 剂为 1个疗程，必要时加服第2、第 3 个疗程。治疗本病 50 例，显效 20 例，有效 27 例，无效 3 例，总有效率为 94％。服药 1 个疗程后，血压下降多数能维持 2～3 周，少数患者加服第 2～3 个疗程能维持数月至数年。

【用法与用量】 内服，一般 6～12 克，大剂量可用至 60 克。

【使用注意】 真寒假热、脾胃虚寒者慎用。

银 柴 胡

为石竹科多年生草本植物石头花状繁缕银柴胡的根，主产于我国西北部及内蒙古等地，以干燥根入药。

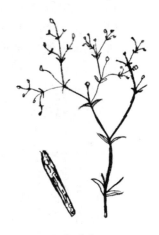

银柴胡

【性味与归经】 性微寒，味甘；归肝、胃经。

【功效与主治】 具有退虚热，清疳热，凉血止血的作用。常用于治疗阴虚内热，骨蒸劳热及小儿疳积。也可用于各种血热所致的出血证，如咯血、衄血、尿血、崩漏等。

【炮制应用】

1. 生用 生品以清疳热之力见长，常用于治疗小儿疳积热、小儿夏季热。

2. 炒用 炒后以凉血止血力强，多用于阴虚内热、络脉受伤所致的咯血、衄血、尿血、崩漏等。

3. 鳖血拌药 鳖血拌后以退虚热力强，多用于治疗热病后期发热、骨蒸潮热。

【鉴别应用】 银柴胡与柴胡，二者均有解热的作用，但其功效及临床应用不同。

（1）银柴胡以退虚热见长，而无升散之性，专治骨蒸劳热、阴虚内热。柴胡善于透表泄热、和解少阳，且有升散之性，善治往来寒热，其退虚热作用相对较弱。

（2）银柴胡能清疳热，适用于治疗小儿疳热之证。柴胡有疏肝解郁的作用，适用于肝气郁结之证。

（3）银柴胡尚有凉血止血之功，可用于治疗阴虚内热所致的出血证。柴胡能升阳举陷，适用于气虚下陷之证。

【配伍应用】

1. 银柴胡配鳖甲 银柴胡味甘性寒，清热凉血，善于退虚热、除骨蒸；鳖甲味咸气寒，入肝脾血分，既可退热除蒸，又能滋补肝肾之阴。二药配用，清补结合，清中寓补，补中寓清，清退虚热、疗骨蒸之功显著。适用于阴虚血热，劳热骨蒸；热病后期，余热未清；慢性消耗性疾病如肺结核、肾结核、慢性肝炎等低热日久不退等。

2. 银柴胡配胡黄连 银柴胡偏于凉血，善于退虚热除骨蒸；胡黄连偏于泄热，长于清热凉血、退蒸消疳。二药配用，清虚热、除骨蒸作用更强；且胡黄连得银柴胡之甘，退热而甚苦泄，银柴胡得胡黄连之苦，理阴而兼升腾。适用于血虚热伏之骨蒸潮热，小儿疳积发热，血热妄行之吐血、衄血、崩漏等。

【现代药理研究】

1. 化学成分研究 在银柴胡中发现的化学成分主要包含五大类：7种甾醇类、10种环肽类、17种挥发性物质、7种生物碱类和3种酚酸类，其中甾醇类化合物为银柴胡主要活性成分，其次为生物碱类物质、环肽类化合物。

2. 药理作用研究

（1）抗炎、解热 银柴胡具有明显的抗

炎和解热作用。据报道，α-菠甾醇具有抗炎和解热作用，而其在银柴胡中含量较高，故有学者认为 α-菠甾醇为银柴胡主要成分之一。

（2）抗过敏 用银柴胡根部的乙醇萃取物的水提物对小鼠进行抗过敏反应实验，发现银柴胡中 β-咔啉类生物碱具有抗过敏特性。

（3）抗肿瘤 从银柴胡中分离得到的环肽 H、I、J、K 均对 P-388 细胞显示了中度抑制作用，表现出体外抗癌活性。

【用法与用量】 内服，一般 6～9 克，大剂量可用至 20 克。也可入丸、散。

【使用注意】 凡外感风寒、湿热发热者皆慎用或忌用。

胡 黄 连

为玄参科多年生草本植物胡黄连的根茎，主产于云南、西藏，以干燥根茎入药。

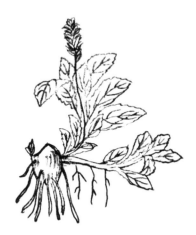

胡黄连

【性味与归经】 性寒，味苦；归心、肝、胃、大小肠经。

【功效与主治】 具有消疳凉血，清热燥湿的作用；尤以消疳燥湿为其擅长。常用于治疗阴虚内热，骨蒸劳热，小儿疳积，湿热痢疾。

【炮制应用】 临床多生用。

【鉴别应用】 胡黄连与黄连，二者均有清热除湿的作用，可用于治疗胃肠湿热之证，治疗湿热泻痢，胡黄连可代替黄连使用。但其功效及临床应用又有所区别。

（1）胡黄连沉寒苦降之性尤速，善除下焦湿热，适用于治疗痔疮肿痛，梅毒疳疮。黄连善除中焦湿热，适用于治疗湿热中阻，痞满呕吐。

（2）胡黄连善清虚热、除疳热，常用于治疗阴虚内热、骨蒸劳热、小儿疳热。黄连能清心火、解热毒，适用于治疗心火炽盛之高热神昏、烦躁不寐、出血证、口舌生疮及痈肿疮毒。

【配伍应用】

1. 胡黄连配银柴胡 见第 94 页。

2. 胡黄连配地骨皮 见第 93 页。

【现代药理研究】

1. 化学成分研究 胡黄连含有环烯醚萜类，葫芦素糖苷类，酚苷类除了含有以上丰富的活性成分之外，还含有数量较少的胡黄连醇、胡黄连甾醇、甘露醇、芳香酸及香荚兰乙酮等多种化合物。

2. 药理作用研究

（1）保肝利胆 据研究胡黄连中的有效成分可对抗硫代乙酰胺、贝氏疟原虫、黄曲霉毒素、半乳糖和四氯化碳所致大鼠的肝损害，两者混合物对肝均有一定程度的保护功效。

（2）抗肿瘤 研究胡黄连作用小鼠移植性肿瘤及观察其对致癌效果，结果发现胡黄连提取物可以抑制肿瘤在小鼠体内生长的作用。

（3）抗糖尿病、调节血糖及血脂 当代药理发现胡黄连对糖尿病的治疗具有显著效果。

(4)对神经细胞损伤的保护作用 胡黄连可提升神经细胞的抗氧化酶的活性从而起到抵制氧自由基的产生,展现抗脂质过氧化的损伤作用。

(5)对心肌细胞凋亡的保护作用 胡黄连苷Ⅱ能缓解心肌缺血及再灌注的损伤,对心肌具有保护作用,其机制可能与胡黄连苷Ⅱ可提高机体对抗氧化应激的损伤能力有关。

(6)其他 黄连咖啡酸苷A能增强机体的免疫力。胡黄连还具有抗哮喘,对胃溃疡的保护作用,抗真菌抗炎的作用,能降低金属镉中毒对肾脏的损害作用。另外,胡黄连还可提高及延长卵巢的功能,能治疗和减缓更年期的症状。

【用法与用量】 内服,小儿为1~5克,成人为6~9克,大剂量可用至15克。

【使用注意】 脾胃虚弱者慎用。

白 薇

为萝藦科多年生草本植物直立白薇或蔓生白薇的根,我国南北各省均有分布,以干燥根入药。

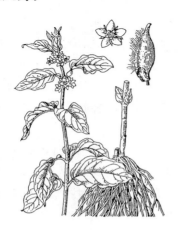

白薇

【性味与归经】 性寒,味苦、咸;归胃、肝、肾经。

【功效与主治】 具有凉血退热,利尿通淋的作用。常用于治疗温热病后期低热,产后虚热,骨蒸潮热,热淋,血淋等。

【炮制应用】

1. 生用 生品以凉血通淋之力见长,常用于治疗血淋、热淋。

2. 炒用 炒后以清热益血力强,常用于治疗产后血虚发热。

3. 蜜炙 蜜炙以滋阴清热力强,多用于治疗阴虚发热。

【鉴别应用】 白薇与青蒿,二者均有退虚热的作用,皆可用于治疗虚热之证。但其功效及临床应用又有所区别。

(1)白薇善清血分虚热,适用于阴虚内热、血虚发热。青蒿善清肝胆虚热,退无汗骨蒸,能透泄骨中、肌肤之热,有汗、无汗之骨蒸劳热皆可应用,尤以无汗之骨蒸为宜。

(2)白薇有利尿通淋之功,适用于热淋、血淋。青蒿善于除疟、解暑退热,适用于疟疾寒热、暑热外感、中暑。

【配伍应用】 白薇配地骨皮,见第93页。

【现代药理研究】

1. 化学成分研究 白薇中含有C21甾体皂苷、白薇素、挥发油、强心苷及微量元素等成分,直立白薇和蔓生白薇在外形和药理作用方面都很相似,而两者作为同一种药使用也有着悠久的历史,但两者所含皂苷成分却相差较大,迄今为止,从两者中分得相同的成分只有1个,即白前苷H。

2. 药理作用研究

(1)退热 使用直立白薇水煎液,醇提取物和醚提取物对大鼠酵母致热后的退热作用的比较,实验结果表明直立白薇水提取物对发热均有明显的退热作用,但其醇提取物和醚提取物对大鼠酵母致热后的效果不明显。

（2）消炎　动物实验表明,直立白薇水提物腹腔注射对巴豆油致炎剂所致小鼠耳郭性渗出性炎症具有非常显著的抗炎作用。

（3）镇咳祛痰平喘　实验发现,蔓生白薇的水提物有一定的平喘作用,但没有镇咳和祛痰作用;直立白薇的水提物有一定的祛痰作用,但没有镇咳和平喘作用。

（4）抗肿瘤　用从蔓生白薇中分离出来的蔓生白薇苷 A 进行体内抗肿瘤实验,实验表明蔓生白薇苷 A 具有良好的肿瘤抑制活性,可以研究潜在的抗肿瘤活性。

（5）其他　药理研究发现白薇皂苷能够使心肌收缩作用增强,心率变慢,可用于治疗充血性心力衰竭。研究者还发现,白薇中的皂苷对肺炎球菌有抑制作用。从目前对白薇的药理研究情况中,不难发现研究都主要集中在白薇具有清热凉血、利尿通淋、解毒疗疮等药理活性方面。

【临床应用】　白薇治疗血管抑制性晕厥,以白薇 30 克,党参 15 克(或人参 9 克),当归 15 克,炙甘草 6 克,随证加减,水煎服,每日 1 剂,14 剂为 1 个疗程。治疗本病 11 例,治愈 9 例,一年未复发,有效 2 例,偶有一过性头晕。

【用法与用量】　内服,一般 3～10 克,大剂量可用至 20 克。

【使用注意】　脾胃虚寒者慎用。

青　蒿

为菊科一年生草本植物青蒿或黄花蒿的全草,广泛分布于全国各地,以鲜品或干燥全草入药。

【性味与归经】　性寒,味苦、辛;归肝、

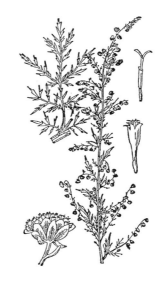

青蒿

胆、肾经。

【功效与主治】　具有退虚热,解暑,截疟的作用。常用于治疗阴虚发热,骨蒸劳热,伤暑发热,疟疾寒热;也可用于湿热黄疸,痢疾,疥疮,瘙痒等。

【炮制应用】　临床多生用。

【鉴别应用】

1. 青蒿与地骨皮　见第 92 页。

2. 青蒿与白薇　见第 96 页。

【配伍应用】

1. 青蒿配鳖甲　青蒿气味芳香,入肝胆经,能引透骨中邪热达肌表。鳖甲咸寒属阴,入肝脾经,善清伏热,且能滋补肝肾之阴。二药相须为用,青蒿得鳖甲可潜入阴分,以清伏热。鳖甲得青蒿,可引阴分之邪达于肌表,共奏清虚热、除伏邪之功。适用于温热病后期阴液已伤,邪伏阴分之夜热早凉、热退无汗,阴虚发热,骨蒸潮热,盗汗等。

2. 青蒿配黄芩　青蒿苦寒,有清热凉血退蒸的作用,善清泄肝胆和血分之热。黄芩苦寒,清热燥湿,善清上中二焦湿热邪火。青蒿清透少阳邪热,黄芩清泄胆腑邪热,二药相须为用,其清泄湿热作用增强。适用于胆热犯胃,湿浊中阻之口苦胸闷、吐酸苦水或干呕呃逆;湿热黄疸;暑湿成疟。

【现代药理研究】

1. 化学成分研究 青蒿素是一种无色的针状结晶,其分子式为 $C_{15}H_{22}O_5$,分子量为 282.34。青蒿素作为继乙胺嘧啶、伯氨喹、氯喹之后特效的抗疟疾药,尤其对抗氯喹疟疾和脑型疟疾有特殊的疗效。

2. 药理作用研究

(1)抗疟疾 青蒿素对疟原虫的破坏作用分为 2 种,一种是直接破坏疟原虫;另一种是损坏疟原虫的红细胞,进而导致疟原虫死亡。

(2)抗肿瘤 青蒿素对肝癌细胞、乳腺癌细胞、宫颈癌细胞等多种肿瘤细胞的生长具有明显的抑制作用。多项研究表明,青蒿素的抗疟性和抗癌性的作用机制相同,即通过青蒿素分子结构中的过氧桥断裂产生的自由基来实现抗疟和抗癌。

(3)免疫调节 青蒿素对免疫系统有调节作用。研究发现,双氢青蒿素可以直接抑制 B 淋巴细胞的增殖,减少 B 淋巴细胞对自身抗体的分泌,从而抑制了体液的免疫反应。

(4)抗真菌 青蒿素的抗真菌作用体现在其对真菌的抑制作用。实验结果显示,青蒿素的渣粉剂和水煎剂对表皮葡萄球菌、炭疽杆菌、白喉杆菌和卡他球菌均有较强的抑制作用,对铜绿假单胞菌、痢疾杆菌、结核杆菌和金黄色葡萄球菌等也有一定抑制作用。

(5)其他 青蒿素除了治疗疟疾有非常好的效果外,在治疗其他疾病中也有诱人的前景。随着药理学的不断发展深入,发现青蒿素及其衍生物在利胆、抗纤维化、治疗系统性红斑狼疮、黑热病等方面也有广阔的前景。

【临床应用】

1. 青蒿治疗尿潴留 以鲜青蒿 200～300 克,搅细碎,即刻敷于脐部,上面覆盖 25 厘米×30 厘米塑料薄膜及棉垫各一块,胶布固定即可。待排尿后,即可去药。治疗 45 例,一般多在 30～60 分钟内排尿。但对老年前列腺肥大所致的尿潴留无效。

2. 青蒿治疗登革热 以青蒿干品 25～30 克,水煎服,观察 21 例,7 天内治愈率为 100%。青蒿煎剂主要成分为青蒿素,具有抗疟、抗病毒及体液免疫抑制作用和细胞免疫促进作用。

【用法与用量】 内服,一般 5～10 克,大剂量可用至 30 克。鲜用加倍。

【使用注意】 不宜久煎。

(冷情英 钟水生)

参 考 文 献

[1] 王德修.以地骨皮为主治疗糖尿病16例[J].上海中医药杂志,1984(9):11.

[2] 罗耀明.地骨皮治疗原发性高血压50例临床观察[J].广东医学,1983,4(3):46.

[3] 张家驹.白薇汤治疗血管抑制性晕厥11例[J].中西医结合杂志,1989,9(5):304.

[4] 聂昭义.鲜青蒿敷脐治疗尿潴留[J].中医杂志,1982,22(4):304.

[5] 李开国,钱瑞生,李柱良,等.青蒿煎剂治疗登革热疗效观察[J].中草药,1985,16(6):256.

第四节 清热解毒药

金银花

为忍冬科多年生常绿缠绕灌木忍冬的花蕾,分布于我国南北各地,以干燥花蕾入药。

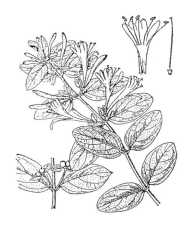

金银花

【性味与归经】 性寒,味甘;归肺、心、胃经。

【功效与主治】 具有清热解毒、抗炎、凉血止痢的作用。常用于治疗温病发热,热毒痈疡,丹毒和肿瘤等症。

【炮制应用】

1. 生用 生品清热解毒之力较强,善走上焦和肌表,常用于治疗温病初期,风热感冒,痈疽疔毒。

2. 炒用 炒后善走中焦和气分,多用于治疗温病中期,邪热壅阻,胃气不和所致的发热烦躁、胸膈痞闷、口渴干呕等。

3. 炒炭 炒炭后长于清下焦及血分之热毒,并有收涩作用,常用于治疗赤痢、疫毒痢。

【鉴别应用】

1. 金银花与连翘 二者均为常用的清热解毒药,性属寒凉,轻清宣散,既能宣散表热,又能清里热而解毒,临床上治疗外感风热、温病、痈肿疮疡等热证时常相须为用。但其功效及临床应用又有所区别。

金银花气味芳香,甘寒轻扬,入心、肺、胃三经,善散在表之邪热,清心胃之热而不伤胃,并入血分而有凉血止痢的作用,对于温热病卫气营血各阶段皆可与其他药物配伍应用,也常用于治疗热毒血痢。连翘苦寒,入心胆二经,清心火之力较强,多用于治疗温热病邪入心包之烦躁神昏,或血热发斑发疹;也可散血中气聚,利尿通淋,适用于治疗瘰疬痰核、热淋尿闭。

2. 金银花与银花藤 二者同出一物,性味与功效相似,均可用于治疗痈肿疮毒,由于二者的药用部位不同,其功效及临床应用又有一定的差别。

金银花为忍冬科植物忍冬的花蕾,其清热解毒作用较强,且有疏散风热、凉血止痢之功,适用于各种热毒病证。而银花藤为忍冬科植物忍冬的茎叶,其清热解毒作用相对较弱,多用于痈肿疮毒,但长于清经络中之风湿热邪而止疼痛,常用于治疗风湿热痹。

【配伍应用】

1. 金银花配连翘 二者均有清热解毒的作用,金银花气味芳香,既可清风温之热,又可解血中之毒,性平而功著,偏于透上身之热;连翘轻清而浮,善清心而去上焦诸热,散结消肿而治疮,偏于透达全身躯壳之热。二药相须为用,清热解毒之力倍增,既能透热解表,又能清解里热,还能疏通气血,宣导十二经脉气滞血凝,以达消肿散结止痛之功效。适用于外感风热或温病初起表里俱热者;四时感冒证属风热者;疮疡、痈疖,有红肿热痛属于阳证者;风热为患,上炎所致头痛、咽喉肿痛、目赤流泪及风热痒疹等症。

2. 金银花配黄芪　银花长于清热解毒,黄芪善于补气、托疮生肌;二者相须为用,共奏解毒消肿、托疮生肌的作用。适用于气虚之人患有痈肿之证。

3. 金银花配大青叶　二者均有清热解毒之功,金银花既可清风温之热,又可解血中之毒;大青叶能泻火凉血,善清营血中之热毒。二者配用,相辅相成,清热解毒作用明显加强。适用于疮疡肿毒之发热及败血症等。

【现代药理研究】

1. 化学成分研究　其化学成分复杂,主要包括有机酸类、黄酮类、环烯醚萜苷类、三萜皂苷类、挥发油类等。近代研究一般认为金银花的抗菌有效成分为绿原酸类化合物,并且常以绿原酸含量的高低来评价金银花质量的优劣。

2. 药理作用研究

(1)抗菌、抗病毒　金银花具有广谱抗菌作用。金银花的叶和藤对金黄色葡萄球菌、痢疾杆菌、霍乱弧菌、溶血性链球菌、伤寒杆菌、大肠埃希菌等多种致病菌均有一定的抑制作用。此外,还有抑制肺炎球菌、结核杆菌、志贺痢疾杆菌、脑膜炎双球菌、铜绿假单胞菌和变形链球菌的作用。金银花还具有一定的抗病毒作用。

(2)抗炎解热　金银花提取液具有抗炎及解热作用。

(3)保肝利胆　金银花中的绿原酸类化合物可促进胆汁的分泌,表现出显著的利胆作用。

(4)降血脂　金银花有降血脂的作用,能显著降低体内动脉粥样硬化指数,有效降低血脂和血清总胆固醇。

(5)增强免疫力　金银花具有促进白细胞和炎症细胞吞噬的功能。

(6)抗氧化　金银花具有显著的抗氧化作用。

(7)抗生育、止血　金银花提取物能抑制蜕膜瘤的产生,对黄体激素产生抑制。金银花还可用于紫癜、血淋、妇科等出血性疾病,如崩漏重症的治疗。

(8)其他　金银花中的三萜皂苷具有显著的抗肿瘤作用。此外,金银花具有一定的不良作用,可致变态反应和溶血作用。

【临床应用】

1. 金银花用于治疗感染性疾病　金银花具有广谱抗菌作用。体外实验证明,本品对金黄色葡萄球菌、溶血性链球菌、百日咳杆菌、肺炎双球菌等革兰阳性菌及痢疾杆菌、大肠埃希菌、霍乱弧菌、伤寒杆菌、副伤寒杆菌、铜绿假单胞菌、脑膜炎双球菌等革兰阴性菌均有抑制作用;对流感病毒、孤儿病毒、疱疹病毒等均有抑制作用,且能抑制和延缓其致细胞病变的作用;对铁锈色小芽孢癣菌、星形奴卡菌、堇色毛癣菌、革兰黄癣菌、红色表皮癣菌等皮肤真菌亦有不同程度的抑制作用。体内实验亦证明本品有抗感染作用。临床上常用于各种感染性疾病,如上呼吸道感染、大叶性肺炎、肺脓肿、细菌性痢疾、急性肠炎、急性乳腺炎、急性扁桃体炎、急性结膜炎、急性阑尾炎、阑尾脓肿、急性淋巴结炎、疮痈疖肿,以及传染性肝炎、钩端螺旋体病、荨麻疹等。

2. 金银花防治小儿上呼吸道感染（上感） 金银花、贯众各 60 克，甘草 20 克，水煎后浓缩至 120 毫升，每日上午用喷雾器喷入或滴入咽喉部约 1.2 毫升，疗程 3 个月，星期日停药，共观察了托儿所 393 名儿童（2－5 岁），同时与同龄组的 391 名儿童对照，结果：用药组的上感发生率为 12.3％，而对照组为 44.5％，差异显著。

3. 金银花治疗湿疹、接触性皮炎等 金银花、没药各 50 克，水煎取汁，冷却备用。用软布或 6～8 层纱布浸取药液，以不滴为度，平敷于患部，每次 30 分钟，每日 3 次。治疗急性湿疹 67 例，慢性湿疹急性发作 42 例，接触性皮炎 52 例，脚癣合并感染 26 例，其他 5 例共 192 例，全部治愈。

4. 金银花用于治疗急性扁桃体炎 有学者指出，应用金银花注射液对急性扁桃体炎患儿进行肌内注射治疗可快速缓解其扁桃体红肿、发热等临床症状。

5. 金银花治疗暑热泻痢 金银花 20 克，入铁锅焙干研末，用糖水或蜂蜜调服即可。

【用法与用量】 内服，一般 10～20 克，大剂量可用至 100 克。

【使用注意】 脾胃虚寒者或气虚疮疡脓稀者慎用。

连 翘

为木犀科落叶灌木连翘的果实，主产于我国东北、华北、长江流域至云南省，以干燥果实入药。

【性味与归经】 性微寒，味苦；归肺、心、小肠经。

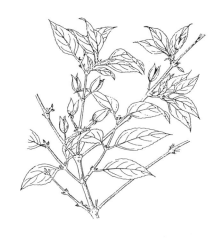

连翘

【功效与主治】 具有清热解毒、消肿散结、疏散风热的作用。常用于治疗外感风热，温热病初起，疮疡肿毒等。也可用于乳痈，乳核，瘰疬等。

【炮制应用】

1. 生用 本品多生用，既可清热解毒，又可消肿散结，常用于治疗外感风热感冒、温病初起、疮疡肿毒、乳痈、乳核、瘰疬等。

2. 朱砂拌连翘 以清热解毒、镇心安神力强，多用于治疗温热病，邪入心包者，症见壮热烦渴、神昏谵语、斑疹紫黯者。

【鉴别应用】

1. 连翘与连翘心 连翘为木犀科植物连翘的果实，而连翘心则为其种子。二者作用相似，但连翘心长于清心泻火，多用于治疗热入心包之高热、烦躁、神昏之症。

2. 连翘与金银花 见第 99 页。

【配伍应用】

1. 连翘配贝母 连翘善清热泻火，散结消肿。贝母能清热化痰，软坚散结，开郁下气。二药相须为用，共奏清热泻火化痰、消肿软坚散结之功。适用于痰火郁结之瘰疬、痰核、瘿瘤，痰热郁之喘咳。

2. 连翘配金银花　见第 99 页。

3. 连翘配栀子　见第 62 页。

4. 连翘配牛蒡子　见第 40 页。

5. 连翘配蔓荆子　见第 51 页。

【现代药理研究】

1. 化学成分研究　最近几年,从连翘中提取出来的化学成分主要有苯乙醇苷类、木脂素类、挥发油类和黄酮类物质。

2. 药理作用研究

(1)抗菌　连翘的抗菌谱广,对多种 G^+、G^-、结核杆菌都有抑制作用,尤其是对常见的金黄色葡萄球菌、大肠埃希菌和沙门菌等致病菌具有较明显的体内外抑菌作用。连翘用于治疗感染性疾病研究表明,连翘煎剂有较好的抗菌、消炎和解热作用,对志贺痢疾杆菌、史氏痢疾杆菌、鼠疫杆菌、人型杆菌、金黄色葡萄球菌、伤寒杆菌、霍乱弧菌、肺炎球菌、福氏痢疾杆菌、大肠埃希菌、变形杆菌、白喉杆菌及溶血性链球菌均有不同程度的抑制作用;对流感病毒、鼻病毒均有抑制作用;对钩端螺旋体有杀灭作用。实验表明,其对伤寒杆菌及金黄色葡萄球菌的作用比氯霉素还强。临床广泛用于治疗急性呼吸道感染性疾病、皮肤化脓性感染、急性肾炎、颈淋巴结核、乳腺炎、泌尿系感染等。

(2)抗病毒　连翘在抗呼吸道合胞病毒、抗腺病毒、抗流感病毒、抗单纯疱疹病毒等治疗方面具有良好的效果。

(3)抗炎　研究发现连翘提取物抗炎作用的主要活性成分可能为连翘酯苷 A。

(4)保肝　实验研究发现连翘苷元具有保肝作用。

(5)抗肿瘤　连翘对于肿瘤细胞具有明显的抑制作用。

(6)抗氧化　连翘中连翘苷和连翘酯苷为抗氧化衰老的主要活性成分。

【临床应用】

1. 连翘在妇科疾病中应用　①清郁热、凉血和营治经病:用于因邪热壅盛之月经量多、崩漏、痛经等病症疗效显著,常用连翘配四物汤或两地汤治之。②利湿浊、清热解毒疗带下:本品性寒胜热解毒,味苦降则化湿去浊,其气清馥芳香更能除秽和中,治疗湿热带下有清泄芳化解毒利湿之功。临床常于辨证方药中加入本品,收效颇著。③清心火、通畅三焦愈子淋:本品性平和,清热利水,行三焦而调水道,寒而不凝,利而不伐,与其他利湿清热药相比,连翘用于孕妇或体弱淋证,有利湿不伤胎、祛邪不伤正之妙。如阴虚心火亢者,常用本品与猪苓汤配伍;如属肝经湿热者,则重用本品 20 克与柴胡、白芍、鲜棕叶根、通草、车前草等配伍,收效颇著。

2. 连翘治疗呃逆　连翘 60 克,炒焦煎水服,或服药末,每次 10 克,日 3 次,治疗不同原因所致的呃逆,均收到良好效果。

【用法与用量】　内服,一般 6～15 克,大剂量可用至 30 克。

【使用注意】　脾胃虚寒者或气虚疮疡脓稀者慎用。

大青叶

为马鞭草科一年生草本植物路边青、蓼科植物蓼蓝、十字花科植物菘蓝、爵床科植物马蓝等的叶或枝叶;路边青主产于湖南、湖北、江西等地,蓼蓝主产于河北、山西等地,菘蓝主产于江苏、安徽、河北、河南、浙江等地,马蓝主产于福建、广西、广东、江西及西南等地;均以干燥枝叶入药。

【性味与归经】　性大寒,味苦;归心、肺、胃经。

【功效与主治】　具有清热解毒,凉血

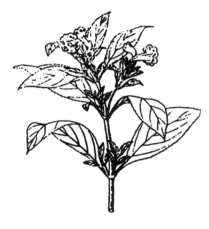

大青叶

化斑的作用;既可清气分实热,又可解血分热毒;主要用于温病高热、神昏、发斑、发疹、痄腮、喉痹、丹毒、口疮、痈肿等的治疗。

【炮制应用】　临床多生用。

【鉴别应用】

1. 大青叶与板蓝根　二者均为大苦大寒之品,作用基本相似,具有清热解毒、凉血之功,可用于温热毒邪所致的多种病症,常可相须为用。由于其药用部位不同,其功效及临床应用又有所区别。

大青叶既能走气分,又行血分,具有清热解毒、凉血化斑的作用,善清解心胃实热火毒,多用于温病、瘟疫、瘟毒所致的急性热病,毒热内陷血分之发斑、发疹、神志不清等气血两燔证;也常用于治疗心胃火毒上攻之咽喉肿痛、口舌生疮。板蓝根清血热、解热毒之力较大青叶强,善治火热毒邪上攻头面、咽喉等处的热毒症,常用于大头瘟、烂喉丹痧、咽喉肿痛等。

2. 大青叶与青黛　二者清热、解毒、凉血的作用基本相似,皆可用于治疗温热毒邪所致的多种病症,但其功效及临床应用又有所区别。

大青叶苦咸大寒,既走气分,又行血分,善清心胃实火、凉血消斑,其治偏在心、胃,多用于温病、瘟疫、瘟毒所致的急性热病、毒热内陷血分,发斑、发疹、神志不清等气血两燔证;也常用于治疗心胃火毒上攻之咽喉肿痛、口舌生疮。青黛咸寒,善泻肝火、凉肝定惊,且能清湿热,其治偏在肝、肺经,多用于肝热惊痫,肝火犯肺之咳嗽,肝火犯胃或木火刑金之吐血、咯血、衄血,以及湿疹等。

【配伍应用】

1. 大青叶配板蓝根　二者均为大苦大寒之品,作用基本相似,皆有清热解毒、凉血之功。大青叶既能走气分,又行血分,既可清热解毒,又能凉血化斑,善清解心胃实热火毒;板蓝根清血热、解热毒之力较大青叶强,二药相须为用,清热解毒之力明显加强。适用于温热毒邪所致的多种病症,如咽喉肿痛、大头瘟、痄腮,热毒发斑、发疹等。

2. 大青叶配金银花　见第 100 页。

3. 大青叶配山豆根　二者相配与大青叶配板蓝根相似,以清热解毒、消肿利咽作用见长,多用于风热或热毒所致的咽喉肿痛。

【现代药理研究】

1. 化学成分研究　大青叶的化学成分复杂,含有挥发油类、生物碱类、苷类。挥发油化学成分主要为正二十九烷、棕榈酸及植酮等。有机酸类成分为大青叶抗内毒素的活性成分,主要包括水杨酸、丁香酸、苯甲酸等。

2. 药理作用研究

(1)抗病毒　研究表明,大青叶对甲型流感病毒、单纯性疱疹病毒、柯萨奇病毒、巨细胞病毒、呼吸道合胞病毒、登革病毒、乙型脑炎病毒、腮腺炎病毒等均有抑制感染及增殖的作用。

（2）抑菌　大青叶类药材具有广谱的抑菌作用。大青叶水煎剂在体外对金黄色葡萄球菌、白色葡萄球菌、甲型链球菌、乙型链球菌均有明显抑菌作用。大青叶治疗感染性疾病：现代药理研究表明，大青叶具有较好的抗菌、消炎、解热作用。其煎剂对金黄色葡萄球菌、甲型与乙型溶血性链球菌、脑膜炎双球菌、痢疾杆菌、肠炎杆菌、白喉杆菌、流感杆菌等均有不同程度的抑制作用；对乙型脑炎病毒、腮腺炎病毒、流感病毒、埃柯病毒、柯萨奇病毒、虫媒病毒等均有抑制作用。临床广泛用于治疗上呼吸道感染、腮腺炎、流行性感冒、流行性乙型脑炎、病毒性皮肤病（如水痘、带状疱疹、单纯疱疹、玫瑰糠疹、扁平疣等）、急慢性肝炎、急性扁桃体炎、肺部急性感染、急性胃肠道感染、流行性脑膜炎、白喉等疾病。

（3）抗内毒素活性　大青叶性寒味苦，具清热解毒、凉血消斑的功效。现代医学认为关于清热解毒功效的阐释目前主要集中于以下两点：一是抗细菌内毒素作用；二是抗病原微生物作用；而大青叶的重要特征包含了抗内毒素活性。

（4）抗肿瘤　大青叶中含有 6 种抗肿瘤成分，分别为木犀草苷、尿苷、腺苷、金丝桃苷、7-甲氧基香豆素和芹菜素，其中木犀草苷的成分较其他 5 种高，可获得性强。

（5）免疫调节　研究发现，大青叶水煎剂对小鼠脾淋巴细胞的增殖反应具有上调作用，同时大青叶与 ConA. LPS 协同对小鼠脾淋巴细胞增殖活性有促进作用，并且能促进小鼠腹腔巨噬细胞的吞噬功能。

【临床应用】

1. 大青叶防治上呼吸道感染　以大青叶 15 克，水煎 2 次混合，上、下午分服，连服 6 天，观察 100 例，有一定的预防作用。用于治疗上呼吸道感染时，3 岁以下每次 9 克，每日 3～6 次，水煎服，168 例患儿用药后半数在 4～12 小时退热。

2. 大青叶治疗流行性乙型脑炎　单用大青叶煎服治疗乙脑 51 例，全部治愈，平均 1.9 天体温降至正常。以本品配板蓝根 30g，再加入清热解毒、凉血之品，为大青叶与板蓝根合剂，治愈率达 96.1％。

【用法与用量】　内服，一般 15～30克，大剂量可用至 60 克。外用，捣敷，或煮水洗。

【使用注意】　脾胃虚寒者慎用。

板蓝根

为十字花科植物菘蓝及爵床科植物马蓝的根；菘蓝主产于江苏、安徽、河北、河南、浙江等地，马蓝主产于福建、广西、广东、江西及西南等地；均以干燥根茎入药。

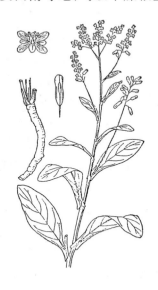

板蓝根

【性味与归经】　性寒，味苦；归心、肺、胃经。

【功效与主治】　其功效与主治与大青叶相似，具有清热解毒，凉血利咽之功效。

主治温毒发斑、发热咽痛、大头瘟疫、痈肿等。

【炮制应用】　临床多生用。

【鉴别应用】

1. 板蓝根与山豆根　二者均有清热解毒、利咽的作用，皆为治疗咽喉肿痛之要药，但其功效及临床应用又有所区别：板蓝根长于解毒、凉血，善治大头瘟、痄腮、热盛动血之发斑、瘟疫热病等。山豆根能降胃肠之火、清热燥湿，尚可用于牙龈肿痛、湿热下痢、痔疮等。

2. 板蓝根与大青叶　见第 103 页。

【配伍应用】

1. 板蓝根配山豆根　二者均有清热解毒、利咽的作用。板蓝根长于解毒凉血，山豆根能消肿止痛。二药配用，相互促进，清热解毒，消肿利咽作用明显加强。适用于热毒内蕴之咽喉肿痛。

2. 板蓝根配大青叶　见第 103 页。

3. 板蓝根配玄参　见第 86 页。

【现代药理研究】

1. 化学成分研究　在板蓝根乙酸乙酯提取物、正丁醇提取物和 95% 乙醇提取物中共鉴别出吲哚类、喹唑酮类、有机酸类、核苷类、嘌呤类、氨基酸类、黄酮类及糖类等 28 个化合物。研究发现，板蓝根抗氧化活性部位主要集中在极性较低的化学组分中，吲哚类、喹唑酮类和有机酸类化合物是其主要的有效成分。

2. 药理作用研究

(1)抗菌活性　研究表明，板蓝根水提液对多种细菌均有抑制作用，如枯草杆菌、金色葡萄糖菌、大肠埃希菌、八联球菌、表皮葡萄球菌、伤寒杆菌、甲型链球菌、肺炎双球菌、脑膜炎双球菌、流感杆菌等。

(2)抗病毒　板蓝根注射液对甲型流感病毒、腮腺炎病毒、乙型脑炎病毒均有抑制感染及增殖的作用。

(3)对免疫系统的作用　板蓝根多糖腹腔注射后可以显著促进小鼠的免疫功能，明显增加正常小鼠的脾重量、淋巴细胞数及白细胞总数，显著增强环磷酰胺所致的免疫抑制小鼠的迟发性过敏反应，增强抗体形成细胞功能等。

【临床应用】

1. 板蓝根用于病毒感染性疾病　现代药理研究表明，板蓝根具有较好的抗病毒作用，临床上广泛用于病毒感染性疾病，如感冒、上呼吸道感染、急慢性肝炎、流行性乙型脑炎、水痘、带状疱疹、单纯性疱疹性口炎、腮腺炎等。如报道，以板蓝根 60～120 克水煎服，或 50% 的板蓝根注射液与 5%～10% 葡萄糖液做等量稀释后静脉滴注。用量(折原生药量)吸取与静脉滴注相同。5 岁以下每天 60 克，5—14 岁每天 90 克，成人每天 120 克，分 2 次口服，轻者 7～10 天，重者连用 14 天。用上法共治疗乙型脑炎 106 例，治愈率为 95.3%，有治愈率高、疗程短、后遗症少、费用少的优点。并认为，用板蓝根治疗流行性乙型脑炎，用药越早效果越好，且停药不能过早，一般应在体温恢复正常，脑膜刺激征消失稳定 1～2 天后始能停药。又报道，以板蓝根(干品)30 克，制成 30 毫升糖浆，每次 10 毫升，每日 3 次，饭后服，3 个月为 1 个疗程。共治疗乙肝表面抗原阳性者 52 例，用药 3 个月后转阴者 32 例(62%)，其中以健康带病毒者疗效最好。又以板蓝根 60～120 克(小儿减半)，每日 1 剂水煎服；同时以 30% 的板蓝根溶液涂患处。用上法治疗流行性腮腺炎 187 例，其中 177 例获痊愈，好转 5 例，无效 5 例。用上方预防服药 11 295 人次，有控制流行的作用。

2. 板蓝根治疗急慢性泪囊炎　以板

蓝根 20 克,洗净除去杂质,加冷水 500 毫升,用文火煎 40 分钟,放至 30℃,沉淀。用纱布过滤(以防阻塞泪道)即成 4% 溶液,盛入无菌瓶内,使用期为 3 天,过期需重新配制,以防变质。使用时将配好的液体抽入注射器内 5 毫升,换上 6 号无尖针头,即可冲洗泪道。按一般常规泪道冲洗法进行,一般冲洗至泪道内无脓血性分泌物时为止。冲洗完后结膜内滴板蓝根液 2～3 滴。如鼻泪管不通时,先行常规探通,置探针 20～30 分钟后拔针,开始冲洗。每天治疗 1 次,1 周为 1 个疗程。每次治疗后静坐 5 分钟方可离去。共治疗急慢性泪囊炎患者 100 例,显效 82 例,有效 15 例,无效 3 例,总有效率为 97%。并认为,板蓝根具有抗病毒及抗菌作用,加之是局部用药,可使炎症减轻、血管收缩,减轻局部水肿,消除肿胀引起的泪道阻塞,恢复其自净功能。

3. 板蓝根治猩红热　板蓝根 9 克,马勃 6 克,金银花 9 克共为细末,每日 3 次,白开水送服,须连服四五日。1－2 岁,每次 0.3～0.9 克;3－4 岁,每次 0.9～1.5 克;年长儿童酌加量。

【用法与用量】　内服,一般 15～30 克,大剂量可用至 60 克。

【使用注意】　脾胃虚寒者慎用。

青　黛

为马鞭草科植物路边青、蓼科植物蓼蓝、十字花科植物菘蓝、爵床科植物马蓝等的加工品,以干燥纯品入药。

【性味与归经】　性寒,味咸;归肝、脾、胃经。

【功效与主治】　具有清热解毒、凉血消斑的作用;为泻肝清肺、解毒化斑之良品;常用于治疗肝火犯肺之咳嗽,产后血虚

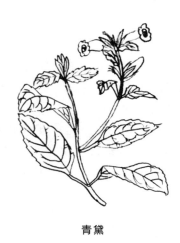

青黛

发狂,温毒发斑,血热吐衄;也可用于小儿惊痫,黄水疮,天疱疮,脓窝疮,小儿湿癣,口舌生疮等。

【炮制应用】　临床多水飞后入药。

【鉴别应用】　青黛与大青叶,见第 103 页。

【配伍应用】

1. 青黛配海蛤壳　青黛具有清热解毒、凉血消斑的作用,善于泻肝火、清肺热;海蛤壳能清肺化痰、软坚散结。二药相须为用,使肝火得泄,肺热得清。适用于肝火犯肺之咳嗽不已、痰中带血、咽喉不利、胸胁作痛等症。

2. 青黛配蒲黄　见第 393 页。

3. 青黛配马勃　见第 127 页。

【现代药理研究】

1. 化学成分研究　青黛中的无机成分主要有 $CaCO_3$、SiO_2、H_2O 等,占青黛总量的 90%,现代化饮片生产方法生产的青黛中不含石灰。主要有机成分有靛玉红、靛蓝。而现代研究表明青黛中的有效成分为靛蓝、靛玉红。

2. 药理作用研究

(1)抗癌　吲哚醌又名靛红,是抗癌药的先导化合物。其抗肿瘤作用机制为抑制

癌细胞增殖,诱导其凋亡。

(2)抗病原微生物、抗菌　色胺酮为青黛的抗真菌的活性成分,对羊毛状小孢子菌、断发癣菌、石膏样小孢子菌、紫色癣菌、絮状表皮癣菌、红色癣菌等均有较强的抑制作用。

(3)对免疫功能的影响　通过观察外用青黛对桥本甲状腺炎(HT)血清中甲状腺球蛋白抗体、甲状腺过氧化物酶抗体的影响,发现外用青黛治疗 HT 可提高疗效,并能有效降低甲状腺自身免疫性抗体指标。

(4)抗炎镇痛　采用小鼠醋酸扭体法、大鼠棉球肉芽肿法和角叉菜胶所致大鼠足肿胀方法研究青黛颗粒抗炎、镇痛作用,发现青黛颗粒分别对大鼠具有抗炎、对小鼠具有镇痛作用,且镇痛作用呈量效关系。

(5)对白血病细胞的作用　药理研究表明,靛玉红有破坏白血病细胞的作用,靛玉红最早被我国用于临床治疗白血病。

(6)护肝　从青黛治疗白血病中得到启示,从免疫功能、核酸代谢、染色体及超微结构改变方面对青黛疗效原理探索中,发现青黛有护肝作用,病理切片证实有使坏死的肝细胞修复,且可使谷丙转氨酶降低的趋向。

【临床应用】

1. 青黛治疗慢性粒细胞性白血病　以青黛为主治疗慢性粒细胞性白血病,有较好的疗效,用法:青黛:雄黄＝9∶1,二药研末装入胶囊或制成片剂,先从小剂量每次 3 克,每日 3 次开始,饭后服;如无明显不适反应,可增至每次 5～6 克,每日 3 次。一般用药 1 周左右始见效,40 天左右白细胞降至正常,幼稚细胞随之消减。脾脏缩至正常需时稍长些,待白细胞降至 10×10^9/L 左右时须减量。药后部分患者有恶心、腹痛、便溏、便血等反应,严重者应及时停药。

2. 青黛治疗上消化道出血　取青黛 5～10 克,每 30 分钟给 1 次,共 3 次。同时应用紧急输血。结果:治疗 3 例,均获痊愈。一般用药 2～4 小时呕血完全停止。随访未见复发病例。

3. 青黛外用治疗皮肤病

带状疱疹:青黛 10 克,冰片 2 克,共研细末,香油调匀涂于患处,溃破处直接撒入药粉。每天涂药 1 次。

腮腺炎:芒硝 30 克,青黛 10 克,加醋适量调成糊状。外敷患处,轻者 1 次获愈,重者 3～4 次即消。

口腔溃疡:青黛、五倍子、冰片按 5∶3∶1 的比例研极细末。应用时可外吹于口腔溃疡处,或香油调敷涂之,每天 3～5 次,用药 3～10 天。

急性乳腺炎:青黛适量,加食醋少许混匀成膏状,敷于患处,外用纱布固定。每天换药 2 次,一般用药 1 天痛减,3～5 天可愈。

牛皮癣:青黛 30 克,轻粉、冰片、硫黄各 10 克,先将药物共研粉末,加 100 克凡士林调匀。使用时把药外擦患处,每天 1～2 次,7 天 1 个疗程。

黄水疮:青黛 100 克,煅炉甘石 30 克,冰片 3 克,用麻油把药粉调成糊状,涂于皮损处,以不流动为度。每天 3～4 次,一般 2 天后渗液干涸,3～5 天可愈。

小儿水痘:青黛粉、生牡蛎粉、滑石粉各等份,加适量麻油搅拌成糊。使用时,以药膏轻轻地擦于患处薄薄一层。每天 1～2 次。

肛周湿疹:青黛 50 克,紫草 30 克,将生药置入生菜油中,置阴凉干燥处 2 周,装瓶备用。用棉签蘸油外擦,每天 3 次,连用 7 天。

丹毒:青黛 100 克,芒硝 50 克,白酒调成稠糊状,用消毒纱布摊药包扎创面。每天 1 次,连用 3 次可愈。

足癣:青黛 100 克,滑石粉 30 克,冰片 3 克,研成细末。先用消毒液清洗创面,剪去腐皮,将药粉撒于患趾间,每天 1 次,次日换药时应先清洗除去残留药粉。

新生儿脐炎:青黛适量,外敷于脐部,用纱布固定,每天 2 次。

尿布性皮炎:将患处洗净,外撒青黛适量,每天 3～5 次。

【用法与用量】 内服,一般 5～9 克,大剂量可用至 15 克。外用,干撒或调敷。

【使用注意】 本品难溶于水,一般做散剂,或另包调入汤剂冲服,也可布包熬煎。

蚤 休

为百合科多年生草本植物七叶一枝花的根茎,南北各地均有分布,主产于长江流域及南方各省,以干燥根茎入药。《本草纲目》有记载,蚤休,释名七叶一枝花、重楼;重楼之名始见于唐代《新修本草》:"蚤休,味苦,微寒……今谓之重楼者是也"。

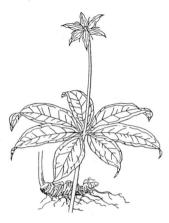

蚤休

【性味与归经】 性微寒,味苦;有小毒;归心、肝经。

【功效与主治】 具有清热解毒,消肿止痛,息风定惊的作用,为疮家之要药。常用于治疗疔痈,乳核,虫蛇咬伤,惊风,癫痫等;也可用于胎风,喉痹,耳内生疮,无名肿毒等。

【炮制应用】 临床多生用。

【鉴别应用】 蚤休与紫花地丁,二者均有清热解毒、消肿的作用,为治疗疮疡疔疖肿毒的常用药物,临床治疗上常可相须为用,但其功效及临床应用又有所区别。

蚤休清热解毒之力强,兼能凉肝定惊,善治咽喉肿痛、小儿惊风抽搐。紫花地丁既可清热解毒,又长于凉血消肿,为治疗疔毒要药,临床多用于血热壅滞所致的痈疽发背、火毒疔疮、红肿热痛、无名肿痛、恶疮等。

【配伍应用】

1. 蚤休配夏枯草 蚤休善于清热解毒消肿,为疮家要药。夏枯草长于清肝火、散郁结。二者配用,清热解毒、散结消肿之力加强,适用于痰火郁结之瘰瘤瘰疬。

2. 蚤休配鱼腥草 见第 116 页。

【现代药理研究】

1. 化学成分研究 药理学研究发现,重楼属植物根茎中有 50 余种化合物,如甾体皂苷、氨基酸、甾醇、β 蜕皮激素、多糖及黄酮等。其中,甾体皂苷是重楼属植物的主要活性成分,目前已分离出 70 余种,主要包括异螺甾烷醇类的薯蓣皂苷和偏诺皂苷。

2. 药理作用研究

(1)抗肿瘤 重楼具有明显的抗肿瘤作用,在肝癌、肺癌、胃癌、宫颈癌、白血病等治疗中均能起到抗肿瘤作用,其作用机制包括诱导肿瘤细胞凋亡、增强免疫力、抑制肿瘤组织生长、逆转肿瘤耐药性、细胞周期阻滞等。

（2）抗感染　重楼苦寒降泻，有广谱抗菌作用，在临床上广泛用于支气管肺炎、尿路感染、口腔感染、痤疮等各种感染性疾病的治疗。此外，重楼外敷还可用于治疗流行性腮腺炎、静脉炎、急性扁桃体炎、带状疱疹、神经性皮炎、毛囊炎，以及蚊虫叮咬所引起的皮炎、外阴瘙痒、阴道衣原体感染、痈肿和毒蛇咬伤。

（3）免疫调节　重楼皂苷Ⅰ、Ⅱ、Ⅲ均具有较强的免疫增强作用。重楼克感滴丸可增加形成 E-花环的淋巴细胞数，从而增强小鼠的吞噬细胞功能及细胞免疫功能。

【临床应用】

1. 蚤休用于治疗癌症　蚤休以解毒消肿著称，现代临床上广泛用于多种癌症的治疗，具有一定的疗效。如用于治疗：①食道癌：以蚤休、夏枯草各等量，共研末，炼蜜为丸，每次服 2 克，每日服 3 次，能使吞咽顺利，肿痛消失，有效率为 50%。②喉癌：以蚤休、野荞麦各 30 克，蛇莓 25 克，龙葵、白英各 50 克，水煎服，能使声音嘶哑及颈部肿块消失或减轻。③直肠癌：以蚤休、土贝母、半边莲、半枝莲、野葡萄根、水杨梅根、凤尾草各 15 克，黄药子、白茅根各 30 克，藤梨根 60 克，浓煎分服。能缓解症状，肿块缩小。④肺癌：以蚤休、紫草各 60 克，前胡 30 克，制成流浸膏，干燥，加入人工牛黄 9 克，研匀，每服 1.5 克，每日 3 次。能止咳、平喘，使肿块缩小。⑤肝癌：以蚤休、白花蛇舌草、半枝莲、瓦楞子各 30 克，丹参、当归、川芎、刺蒺藜、紫金牛、红花、郁金各 9 克，水煎服。能使发热、疼痛明显减轻，肿块缩小。⑥宫颈癌：以蚤休、白鲜皮、败酱草各 120 克，黄药子、夏枯草各 60 克，研末、压片，每片 0.5 克，每次 3～4 片，每日服 3 次，能减轻阴道出血，白带减少，肿块缩小。⑦白血病：以蚤休、凤尾草各 12 克，党参、黄芪、紫草各 30 克，山豆根、茜草各 9 克，当归、射干各 6 克，生甘草 3 克，生马钱子 1 克，水煎，兑牛黄 0.5 克服，每日 1 剂。能降温、肿块缩小。尤宜于急性白血病。

又报道，以蚤休 50～100 克，水煎服，1 个疗程不少于 10 天，服 7～8 个疗程。治疗 15 例晚期胃癌（均已广泛转移，5 例胃大部分切除，4 例胃次全切除），结果：11 例术后存活一年以上，4 例存活 2 年以上，较不服药者存活时间明显延长。

2. 蚤休治疗静脉炎　将蚤休磨成汁状 5 克，置于 20 毫升白醋中，外涂患处，每日 3～4 次，治疗因各种抗癌药物静脉注射引起的静脉炎 30 例，2 天治愈者 20 例，3 天治愈者 9 例，7 天治愈者 1 例。

3. 蚤休治疗腮腺炎　以蚤休 10 克，磨食醋呈浓汁状涂于患处，每日 3 次。治疗 35 例，痊愈 34 例，好转 1 例。

4. 蚤休治疗毒蛇咬伤　据报道，用单味蚤休磨汁口服或外敷局部，治疗 15 例毒蛇咬伤，均治愈。

5. 蚤休治疗带状疱疹　蚤休 30～60 克，视面积大小而定药量，米酒适量，用细锉把蚤休锉成粉末，加米酒调成稀糊状，调涂于患处，外用纱布包扎固定，每日 3～5 次，连用 3～5 天，治疗 50 例，结果用药 3 天治愈者 28 例，5 天好转者 17 例，超过 6 天为无效 5 例，总有效率 90%。

【用法与用量】　内服，一般 5～9 克，大剂量可用至 15 克。也可入丸剂。外用，研末调敷，或磨汁涂。

【使用注意】　气虚、血虚、阴证疮疡、妊娠等慎用。

紫花地丁

为堇菜科多年生草本植物紫花地丁的带根全草,主产于我国长江流域下游至南部各省,以干燥全草入药。

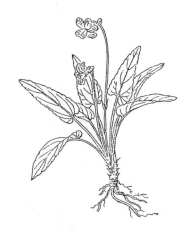

紫花地丁

【性味与归经】 性寒,味苦、辛;归心、肝经。

【功效与主治】 具有清热解毒,散结杀虫的作用。常用于治疗疔疮痈肿,无名肿毒,肠痈;也可用于脱疽,乳痈,疥癣等。

【炮制应用】 临床多生用。

【鉴别应用】

1. 紫花地丁与蒲公英 二者均有清热解毒、消肿散结的作用,为治疗疮疡肿毒的常用药,常可相须为用。但其功效及临床应用又有所区别。

紫花地丁偏入血分,清热解毒之力大于蒲公英,且长于凉血,临床多用于血热壅滞所致的痈疽发背、火毒疔疮、红肿热痛、无名肿毒、恶疮等。蒲公英偏入气分,疏郁散结之功较强,可用于各种疮疡肿毒,但治疗乳痈效果最佳。

2. 紫花地丁与蚤休 见第108页。

【配伍应用】 紫花地丁配蒲公英,二者均有清热解毒的作用,为治疗热毒疮疡肿痛之常用药。紫花地丁偏于解毒,能凉血、散血热壅滞;蒲公英偏于降泄,能疏肝郁而散气滞。二药相须为用,清热解毒、消肿行滞之力增强。适用于痈肿疔毒、丹毒、乳痈等红肿热痛之症,以及肠痈等。

【现代药理研究】

1. 化学成分研究 紫花地丁主要化学成分包括黄酮类、香豆素类、挥发油类、生物碱类等。黄酮作为紫花地丁的主要化学成分之一,包括黄酮单糖苷、二糖苷及黄酮苷元等。

2. 药理作用研究

(1)抑菌 对紫花地丁抑菌活性进行研究,发现紫花地丁石油醚和乙酸乙酯提取物对枯草杆菌和烟草野火杆菌有很强的抑制作用。

(2)抗病毒 研究发现紫花地丁体内、外均有抗乙型肝炎病毒(HBV)活性,体内试验发现 6 毫克/(千克·天)紫花地丁水浸出物具有抑制 HBV-DNA 的复制作用,抑制率达到86.1%。

(3)抗炎 体外实验表明,紫花地丁水煎剂在0.8~1.6毫克/毫升剂量下可通过下调刀豆蛋白 A 诱导的小鼠脾淋巴细胞IL-2、TNF-α的分泌调控免疫细胞功能,减少巨噬细胞炎症递质的释放。

(4)降脂 从紫花地丁中分离出的一种高效的脂肪酶激活剂,可明显增强胰脂肪酶的活力,促进三酰甘油在肠胃中的分解和吸收。

【临床应用】

1. 紫花地丁治疗疗疮 以紫花地丁、蒲公英、野菊花、银花等为基础主药,辨证加味,治疗疗疮、疖肿 103 例,痊愈 97 例,好转 4 例,无效 2 例。

2.紫花地丁治疗细菌性痢疾 鲜紫花地丁 120 克,蒲公英 90 克,洗净切段,水煎服。轻者每天 1 剂,分 2 次服;重者每天 2 剂,分 4 次服。此法治疗细菌性痢疾效果满意。

3.紫花地丁治疗真菌性阴道炎 紫花地丁、马鞭草各 30 克,煎液灌洗外阴及阴道,每日 1 剂,治疗 48 例,痊愈 44 例,好转 4 例。

4.紫花地丁治疗腮腺炎 将紫花地丁及蒲公英鲜品捣烂为糊,用两层纱布包裹好,展平敷于患处,若无鲜品可用干品各 10～15 克,鸡蛋清调为糊状,同法敷于患处,每日早晚各 1 次,每次 30 分钟,7 天为 1 个疗程,一般 2～3 天肿胀减轻,5～7 天可痊愈。

【用法与用量】 内服,一般 15～30 克,大剂量可用至 100 克。外用,捣敷或熬膏摊贴。

【使用注意】 阴疽发背寒凝之证忌用。

蒲 公 英

为菊科多年生草本植物蒲公英的带根全草,全国各地均有分布,以干燥全草入药。

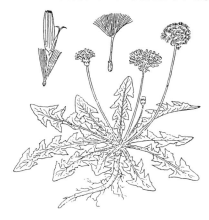

蒲公英

【性味与归经】 性寒,味苦、甘;归肝、胃经。

【功效与主治】 具有清热解毒、消肿散结、利尿通淋、清肝明目的作用,为治疗乳痈之良药。常用于治疗乳痈,疔疖疮痈,瘰疬痰核。也可用于目赤肿痛等。

【炮制应用】 临床多生用。

【鉴别应用】

1.蒲公英与败酱草 二者均能清热解毒、消痈肿,常用于治疗热毒壅滞之痈疮肿毒,但其功效及临床应用又有所区别。

蒲公英偏入气分,长于疏郁散结,而消瘀排脓则不及败酱草,适用于痈疮肿毒而脓未成者,治疗乳痈有良效。败酱草既入气分,又入血分,善于消瘀、排脓,长于消胃肠壅毒,对于痈疮肿毒无论成脓或未成脓者均可应用,长于治疗肠痈、肺痈、肝痈等内痈。

2.蒲公英与紫花地丁 见第 110 页。

【配伍应用】

1.蒲公英配夏枯草 二者皆为清热之品,均入厥阴肝经,蒲公英清热解毒、疏郁散结、行滞通络。夏枯草善于清肝火、散郁结。二药配用,在清热解毒之中寓于化滞散结,清解而不郁遏,使清热解毒、行滞散结之力加强。适用于肝胆热毒、湿热郁结之黄疸、胁肋疼痛;肝经实火、热毒内蕴之咽喉肿痛、目赤肿痛;火热邪毒郁结所致的疔疮痈肿、瘰疬痰核、乳痈初起等症。

2.蒲公英配紫花地丁 见第 110 页。
3.蒲公英配野菊花 见第 113 页。

【现代药理研究】

1.化学成分研究 目前从蒲公英中已鉴定的化学成分有黄酮类、萜类、倍半萜内酯、酚酸类等。蒲公英中的倍半萜类化合物被认为是其主要的药理活性成分,具有抑制 NO 生成的作用。

2. 药理作用研究

（1）抑菌 蒲公英具有广谱抑菌作用，对革兰阳性菌、革兰阴性菌、真菌、螺旋体等多种病原微生物均有不同程度的抑制作用。研究表明，蒲公英具有较好的抗菌作用，其抗菌谱较广，对金黄色葡萄球菌、伤寒杆菌、铜绿假单胞菌、溶血性链球菌、脑膜炎双球菌、白喉杆菌、变形杆菌、痢疾杆菌等均有不同程度的抑制作用。临床应用于治疗上呼吸道感染、肺炎、腮腺炎、乳腺炎、急性阑尾炎、痢疾、疮疡等病症。

（2）抗炎 现代研究证明蒲公英对治疗哺乳期急性乳腺炎、溃疡性结肠炎和急性化脓性扁桃体炎有良好的效果和安全性。

（3）利胆保肝 现代研究证实蒲公英可有效降低丙氨酸氨基转移酶和总胆红素的水平，促进清蛋白和凝血酶原时间的好转，进而对肝功能的恢复大有益处。蒲公英还可拮抗内毒素所致的肝细胞溶酶体和线粒体的损伤，解除抗生素作用后所释放的内毒素导致的毒性作用，故可保肝。

（4）利尿 现代研究证实蒲公英具有较好的利尿作用，蒲公英对治疗顽固性泌尿系统感染和水肿具有较好的疗效。其利尿作用与蒲公英含有大量的钾有关。

（5）抗肿瘤 现代研究表明蒲公英单味水煎乙醇提取物在体外对肝癌细胞、大肠癌 LoVo 细胞的增殖有明显的抑制作用。

【临床应用】

1. 蒲公英治疗前列腺炎 以单味蒲公英 50 克，煎汤代茶饮，连服月余使诸症消失，前列腺液化验检查正常。也可以蒲公英为君药，急性期配导赤散，或八正散、龙胆泻肝汤、萆薢分清饮；慢性期配少腹逐瘀汤，或知柏地黄汤，往往能收到良好效果。

2. 蒲公英治疗胃溃疡、浅表性胃炎 取蒲公英 40 克，白及末 30 克。将蒲公英加水 300 毫升，煎成 150 毫升，冲白及粉成糊状，分早晚空腹各服 1 次。治疗 45 例，症状缓解 38 例，内镜复查治愈 35 例。

3. 蒲公英治疗肺癌性胸痛 取新鲜蒲公英适量捣烂榨汁，直接敷于痛处皮肤，外盖二层纱布，中夹一层凡士林纱布，以减缓药汁蒸发。治疗 20 例，一般用药 30 分钟左右疼痛减轻，止痛时间可达 8 小时。

4. 蒲公英用于回乳 以蒲公英、神曲各 60 克，水煎服，每日 1 剂，早晚各服 1 次。同时，趁热将药渣用干净纱布包好，置于乳房熨贴，用于回乳 20 余例，疗效很好。一般 1～2 剂即可肿消痊愈。

5. 蒲公英治疗乳痈 鲜蒲公英捣烂，挤汁炖温加糖口服，药渣加白矾少许捣匀，外敷患处。

【用法与用量】 内服，一般 15～30 克，大剂量可用至 100 克。外用，捣绒外敷，宜鲜品。

【使用注意】 苦寒清泄之品，如果用量过大，有导致腹泻之弊，宜慎之。

野菊花

为菊科多年生草本植物野菊的头状花序，主产于江苏、四川、广东、山东等地，以干燥花序入药。

【性味与归经】 性寒，味苦、辛；归肺、肝经。

【功效与主治】 具有清热泻火，解毒散结的作用。常用于治疗疔疮痈疽，喉痹；也可用于时行火眼，目赤肿痛，湿疹等。

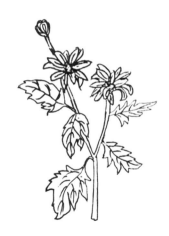

野菊花

【炮制应用】 临床多生用。

【鉴别应用】 野菊花与菊花,见第38页。

【配伍应用】 野菊花配蒲公英,二者均有清热解毒的作用,为治疗热毒疮疡肿痛之要药。野菊花偏于泻火解毒;蒲公英偏于疏肝郁而散气滞。二药相须为用,泻火解毒、消肿行滞之力增强。适用于痈肿疔毒、丹毒、乳痈等红肿热痛之症。

【现代药理研究】

1. 化学成分研究 野菊花含有黄酮类、挥发油和萜类、多糖、有机酸类及微量元素等多种化学成分,它们是野菊花药理作用的物质基础,而总黄酮和挥发油是野菊花的主要成分。

2. 药理作用研究

(1)抗氧化性和清除氧自由基 对野菊花不同提取物做相关研究,结果表明,黄酮类化合物具有抗氧化性、清除氧自由基的作用。

(2)抗肿瘤 研究发现,野菊花注射液可抑制人肿瘤细胞株 PC3、HL60 增殖,说明野菊花注射液具有一定的抑瘤作用。

(3)提高免疫功能 野菊花正丁醇提取物能显著提高小鼠脾细胞生成抗体的水平,增强单核巨噬细胞的吞噬功能,提高小鼠的免疫功能。

(4)抗病毒、抗菌 研究结果表明,野菊花提取物在体外实验中对呼吸道合胞病毒有一定抑制作用,进一步研究发现其对金黄色葡萄球菌、白色葡萄球菌、变形杆菌、乙型溶血性链球菌、肺炎双球菌等也有不同程度的抑制作用和抗病毒活性。

(5)保护神经 研究发现,野菊花水提液能明显增强损伤神经细胞的活力。

(6)对心血管系统、降低血压的作用 黄酮类化合物能够使异常的毛细血管通透性增加,使阻力下降,也能使冠状动脉扩展,增加冠脉流量,降低血压,改善体内酶的活性,保护缺血性脑损伤等。

(7)驱铅 研究发现,假若给所受铅污染的小白鼠灌喝一些野菊花茶,会有明显的改善作用。

【临床应用】

1. 野菊花治疗慢性骨髓炎 鲜野菊花(去根茎)全草 500 克(干品 100 克),鲜芙蓉叶 400 克(干品 100 克),藤黄 1 克。加水 5000 毫升,煎至 2000 毫升,待温浸洗患处,至脓尽为止,每日 1～2 次。有窦道者用 30～50 毫升注射器吸取药液套上输液管插至窦道深部冲洗。共治疗慢性骨髓炎患者 24 例,除 1 例中断治疗外,全部治愈。因藤黄有毒,切忌入口,配方时必须严格掌握其比例及用量。

2. 野菊花治疗高血压病 以野菊花制成流浸膏,每毫升(含生药 2 克)加单糖浆到 5 毫升,每次服 10 毫升,每日 3 次。共治疗高血压 35 例,总有效率达 68.6%,其中显效为 17.2%,轻度疗效占 51.4%;对症状改善有一定的效果,半数以上病例的失眠、头胀、头痛、眩晕有所改善。

3. 野菊花用于预防感冒 将野菊花用沸水浸泡 1 小时,煎 30 分钟,取药液内服,成人每次 6 克,儿童酌减。一般每月普遍投药 1 次;对以往每年感冒 3～5 次者,2 周投药 1 次,对经常感冒者每周投药 1 次。用上法观察 1000 人服药后的发病情况,发病率下降 13.2%,与未服药的 261 人相比,发病率显著为低,并可减少慢性支气管炎患者的复发。

4. 野菊花治疗慢性前列腺炎 用野菊花栓肛门给药,每次 1 支,每日 2 次,治疗慢性前列腺炎 30 例,结果临床治愈 5 例,显效 13 例,有效 10 例,无效 2 例,总有效率 93.33%。

【用法与用量】 内服,一般 10～20 克,大剂量可用至 60 克。外用,捣敷或浓煎洗涤。

【使用注意】 攻伐力较强,对于胃气虚弱者慎用。

土茯苓

为百合科多年生攀缘灌木土茯苓的根茎,长江流域南部各省均有分布,以干燥根茎入药。

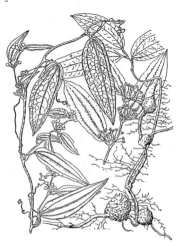

土茯苓

【性味与归经】 性平,味甘、淡;归肝、胃经。

【功效与主治】 具有清热解毒除湿的作用,为治疗梅毒、解汞毒之要药。常用于治疗杨梅疮,痈肿疮疖,疥癣。

【炮制应用】 临床多生用。

【鉴别应用】 土茯苓与萆薢,见第 340 页。

【配伍应用】

1. 土茯苓配川芎 土茯苓善清热解毒、利湿通络;川芎能活血祛瘀、祛风止痛,善于走散,并兼行气,为血中之气药;又善行头目,为治疗头痛之要药。二药配用,共奏升清降浊、活血行气、清热除湿之功。适用于肝郁湿热头痛。

2. 土茯苓配赤茯苓 土茯苓甘淡性平,具有清热解毒、利湿通络之功,为利湿解毒之要药。赤茯苓善清利湿热。二药配用,具有清热利尿、解毒之功。适用于湿热蕴结之小便淋浊,尤其对于尿常规检查见大量白细胞或脓球者用之效佳。

3. 土茯苓配萆薢 二者皆有祛风利湿、解毒利关节之功,作用相近。但土茯苓解毒力大,作用偏入脾胃经。萆薢利关节力强,且长于分清别浊。二药配用,祛风解毒、分清别浊、除湿通淋、解毒力强。适用于风湿热痹证,痹证日久而见筋骨疼痛、屈伸不利者,以及淋证、白浊。用于风湿热痹,则土茯苓用量宜大,可用至 60～90 克,辅用萆薢。用于痹证日久之筋骨疼痛、屈伸不利者,则萆薢用量宜大,一般 30～60 克,合用土茯苓。

4. 土茯苓配紫草 见第 90 页。

【现代药理研究】

1. 化学成分研究 土茯苓含多种化学成分,有糖类、有机酸类、苯丙素类、黄酮和黄酮苷类、甾醇类、皂苷类及挥发油等。

2. 药理作用研究

(1)体外抑菌　土茯苓所含的黄酮有较强的抑菌防病作用。研究发现土茯苓水煎液体外抑菌作用较强，能用于治疗湿疹伴发金黄色球菌感染。

(2)免疫抑制　土茯苓中落新妇苷对免疫反应有一定抑制作用，对活化的 T 细胞具有抑制作用。

(3)抗炎镇痛　研究结果表明土茯苓注射液有良好的镇痛及抗炎作用。

(4)治疗肾病　研究发现土茯苓提取液能改善糖尿病型肾病大鼠肾脏组织形态，同时提高大鼠体内 NO 水平，使血管舒张，预防糖尿病肾病恶化。

(5)对心脑血管作用　研究发现土茯苓苷能保护脑缺血，具有保护心脑血管疾病、预防动脉粥样硬化作用。

【临床应用】

1. 土茯苓治疗牛皮癣　以土茯苓 60 克，研粗末包煎，每日 1 剂，分 2 次服，15 剂为 1 个疗程。一般服药 2 个疗程，皮鳞屑变薄，皮疹减少；3～4 个疗程皮疹开始消退。共治疗 50 例，痊愈 25 例，显效 14 例，有效 7 例，无效 4 例，总有效率为 92%。

2. 土茯苓防治钩端螺旋体病　取土茯苓 30 克煎服，每日 1 次或 2 次，每周连服 3 日，5 周为 1 个疗程。用上方预防钩端螺旋体病，共观察 2000 余人，结果服药组与未服药组发病率之比为 1∶5.58。以土茯苓 60～180 克，甘草 9 克，水煎，每日 2 次，口服。共治疗钩端螺旋体病 18 例，全部治愈，平均住院时间为 3.6 天。

3. 土茯苓治疗梅毒　以土茯苓 60～240 克(必要时可加至 250 克以上)，苍耳子、白鲜皮各 15 克，甘草 10 克，每日 1 剂，水煎分 3 次服，20 天为 1 个疗程。治疗梅毒 400 例，现证 99 例，隐性 301 例。通过 3

次血清检查，转阴者 357 例，进步者 26 例，无效 17 例，总有效率 95.75%。

4. 土茯苓治疗急性睾丸炎　将土茯苓研碎，与仙人掌按 2∶1 比例捣烂加少许鸡蛋清混匀成膏状，敷于睾丸红肿部位，用纱布固定，每日换药 1 次。治疗结果：疗程 3～7 天，临床症状消失，附睾睾丸大小正常，压痛消失。

【用法与用量】　内服，一般 15～30 克，大剂量可用至 60 克。外用，研末调敷。

【使用注意】　肝肾阴亏而无湿者慎用。

鱼腥草

为三白草科多年生草本植物蕺菜的带根全草，又名折耳根、猪鼻拱、紫蕺、臭菜，主产于长江流域以南各省，以干燥全草入药。

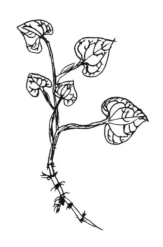

鱼腥草

【性味与归经】　性微寒，味辛；归肺、胃、肾、膀胱经。

【功效与主治】　具有清热解毒，利水通淋的作用，以治内外疮痈为其见长。常用于治疗肺痈，痈疮水肿，热淋；也可用于痔疮，热毒咳嗽，阴痒等。

【炮制应用】 临床多生用或鲜用。

【鉴别应用】 鱼腥草与败酱草,二者均有清热解毒、消痈排脓的作用,皆可用于治疗痈肿疮毒,但其功效及临床应用又有所区别。

(1)鱼腥草偏入肺经,长于清肺热、解肺毒、消肺痈、排肺脓,长于治疗肺痈及肺热咳嗽。败酱草既入气分,又入血分,长于清肠胃肝热,消肠痈、肺痈、肝痈,但以治肠痈效佳。

(2)鱼腥草能利尿通淋、清热除湿,适用于热淋、水肿、湿热带下、赤白痢疾。败酱草能祛瘀止痛,适用于血热瘀滞之心腹疼痛、产后瘀滞腹痛及恶露不止。

【配伍应用】

1.鱼腥草配桑白皮 二者均入肺经,鱼腥草长于清肺热、解肺毒、消肺痈、排肺脓;桑白皮善泻肺中邪热,且有降气平喘之功。二者配用,既能清解肺中邪热郁毒、排脓消痈,又可降气平喘。适用邪热壅肺之喘咳、肺痈等症。

2.鱼腥草配蚤休 二者均有清热解毒消肿作用,均为疮家要药,且鱼腥草善消痈排脓。二者相配使用,清热解毒、消肿排脓作用明显加强。适用于痈肿疮毒之症。

【现代药理研究】

1.化学成分研究 鱼腥草中的有效成分含大量活性物质,主要活性成分是挥发油。其主要成分有癸酰乙醛、月桂醛、甲基正壬酮、癸酸、癸醛、芳樟醇、乙酸龙脑酯和丁香烯等,其中甲基正壬酮、癸酰乙醛、月桂醛等为抗菌、抗病毒的主要药效成分。

2.药理作用研究

(1)抗菌 研究表明鱼腥草水煎液对大多葡萄球菌、大肠埃希菌、铜绿假单胞菌、肺炎克雷伯菌等菌株有抑制作用,但抑菌作用随时间延长而降低。

(2)抗病毒 鱼腥草挥发油对流感等病毒有抑制作用,能有效地抑制病毒增殖。有研究表明,在鱼腥草直接作用下,流感病毒感染力可下降 50 倍。

(3)抗炎 鱼腥草注射液对急性咽炎有治疗作用,可抑制小鼠耳肿胀,降低大鼠血浆中白细胞含量,改善大鼠急性咽炎,具有抗急性炎症、缓解急性咽炎作用。

(4)增强免疫力 有研究发现,鱼腥草水提物可通过调节促炎因子如 IL-1、IL-6、TNF-α 等的表达而提高免疫功能。

(5)抗放射 有研究表明,从鱼腥草中提取出的一种结晶物质,对癌症患者在放疗过程中引起的不良反应有明显的缓解作用。

【临床应用】

1.鱼腥草治疗感染性疾病 现代药理研究表明,鱼腥草具有较好的抗细菌、抗病毒、抗真菌的作用,其抗菌谱广,临床应用十分广泛:①呼吸道感染性疾病,如上呼吸道感染、急慢性支气管炎、肺脓疡、肺炎等,均有较好的疗效。②皮肤科疾病,如用于单纯性疱疹、红皮病、银屑病、疖痈及创口感染等,其疗效颇著,尤以对单纯性疱疹效果最佳。③妇科感染,如对慢性宫颈炎疗效显著,对盆腔炎、宫颈炎、附件炎等也有较好的疗效。④耳鼻喉科感染,如慢性化脓性中耳炎、萎缩性鼻炎、急性外耳道炎及慢性上颌窦炎等。⑤外科感染、钩端螺旋体病等。

2.鱼腥草治疗带下病 鲜鱼腥草根 30~50 克,车前草 30 克,白糖适量。将上药洗净捣烂取汁,加白糖适量内服,每日 2 剂。

【用法与用量】 内服,一般 15~30 克,大剂量可用至 100 克。外用,捣绒敷,或煎水熏洗,以鲜品为佳。

【使用注意】　内服不宜久煎。

红藤

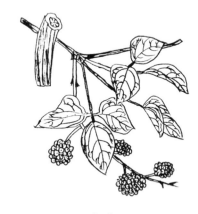

红藤

为木通科植物大血藤的干燥藤茎，又名大血藤、血木通等，主产于湖北、四川、江西、河南等地，以干燥藤茎入药。

【性味与归经】　性平，味苦；归胃、大肠经。

【功效与主治】　具有清热解毒，祛风活血的作用，以治肠痈为擅长。常用于治疗肠痈、乳痈；也可用于闭经，风湿痹痛，跌打损伤。

【炮制应用】　临床多生用。

【鉴别应用】　红藤与败酱草，二者均入胃、大肠经，皆有清热解毒、活血散瘀消痈、行胃肠瘀滞的作用，为治疗肠痈的要药，常相须为用，但二者又有各自的特点。

（1）红藤可治疗胃热壅滞所致的乳痈。败酱草尚可用于肺痈、肝痈。

（2）红藤有活血散瘀、祛风通络的作用，适用于外伤瘀血疼痛、妇女闭经腹痛、风湿痹痛。败酱草能祛瘀止痛，适用于血热瘀滞之心腹疼痛、产后瘀滞腹痛及恶露不止。

【配伍应用】　红藤配白头翁，红藤长于清热解毒，散结消痈，活血止痛；白头翁清肝与大肠热毒，凉血止痢。二药皆善清热解毒，一兼活血，一兼凉血。合而用之，相得益彰，解毒消痈之功益增。适用于血热壅结、化腐成脓之肠痈、肝痈、盆腔炎、急慢性痢疾、溃疡性结肠炎属血热瘀滞者。

【现代药理研究】

1. 化学成分研究　红藤中化合物种类多样且复杂，主要有苯丙素类化合物、酚酸类化合物、黄酮类化合物、三萜类化合物、挥发性成分、蒽醌类化合物等。

2. 药理作用研究

（1）抗炎　研究表明大血藤低中高剂量组均能降低慢性盆腔炎大鼠血清中白介素-6、肿瘤坏死因子-α含量，抑制炎症递质和炎症因子的表达，显著改善子宫内膜病理组织形态学，使子宫肿胀程度得到一定减轻。

（2）抑菌　研究发现大血藤中绿原酸能抑制大肠埃希菌、肺炎克雷伯菌、铜绿假单胞菌和粪肠球菌的生长。

（3）保胎　观察了红藤处理液对细菌脂多糖（LPS）导致小鼠流产的作用，结果发现红藤处理组和红藤及 LPS 双处理组子宫组织中均有较多 CD204$^+$ 巨噬细胞的分布，对小鼠流产有保护作用。

（4）降低组织粘连程度　相关实验说明了大血藤总皂苷、绿原酸能降低腹腔粘连程度。

（5）其他　大血藤植物中含有大量酚类化合物，具有较强的抗氧化性。研究发现红藤中四萜大环内酯酸钠能显著抑制体内外肝癌细胞的增殖并诱导癌细胞凋亡。

【临床应用】

1. 红藤治疗胆道蛔虫症　以红藤 50克，加黄酒 200 克，煎至 60 毫升为 1 剂。

成人日服 2 次,每次 1 剂。小儿用量酌减。治疗 5 例,分别于服药 1～4 日腹痛消失。治疗期间有 4 例排出蛔虫。

2. 红藤治疗血崩　红藤、仙鹤草、茅根各 15 克,水煎服。

【用法与用量】　内服,一般 10～15 克,大剂量可用至 30 克。

【使用注意】　脾胃虚寒者慎用。

败 酱 草

为败酱科多年生草本植物白花败酱或黄花败酱的带根全草,产于长江流域中下游各省,以干燥全草入药。

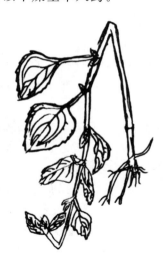

败酱草

【性味与归经】　性微寒,味辛、苦;归胃、大肠、肝经。

【功效与主治】　具有清热解毒,祛瘀止痛的作用,以排脓祛瘀见长。常用于治疗肠痈,痢疾,痈疽肿毒,腹痛;也可用于腰痛,毒蛇咬伤。

【炮制应用】　临床多生用。

【鉴别应用】

1. 败酱草与红藤　见第 117 页。

2. 败酱草与鱼腥草　见第 116 页。

3. 败酱草与蒲公英　见第 111 页。

【配伍应用】

1. 败酱草配薏苡仁　败酱草能清热解毒、排脓祛瘀。薏苡仁善于利湿排脓。二药配用,共奏清热解毒排脓之功。适用于肠痈脓已成者及疮疡肿毒。

2. 败酱草配秦皮　败酱草能清热解毒利湿、活血祛瘀、消痈排脓,尤善于清肠胃热毒瘀滞。秦皮擅于清肠中湿热、解毒、止脓血便。二药配用,相辅相成,其清解肠间湿热瘀毒之功增强。适用于湿热瘀滞大肠之痢疾、泄泻及带下病等。

3. 败酱草配附子　败酱草清热解毒、消痈排脓。佐以附子,假其辛热以行郁滞之气。两味药配伍使用时败酱草可缓和附子辛烈之性,防止热毒的加剧;而附子可加强败酱草化瘀、散结之力。

【现代药理研究】

1. 化学成分研究　随着对败酱草化学成分研究的深入,目前已经确定其有效成分主要为黄酮类、三萜皂苷类、环烯醚萜类、挥发油类、甾醇类和苯丙素类(香豆素类和木脂素类)等。黄花败酱中以三萜皂苷类为主,而白花败酱主要以黄酮类为主。

2. 药理作用研究

(1)抑菌、抗炎　败酱草能增强网状细胞和白细胞的吞噬能力,促进抗体形成,提高血清溶菌酶的水平,从而达到抗菌消炎的目的。

(2)镇静　黄花败酱挥发油组分中的有效物质主要为败酱烯和异败酱烯,给予小白鼠灌胃一段时间后能起到明显的镇静作用,并能加强戊巴比妥钠的催眠作用。

(3)保肝利胆　败酱草有促进肝细胞再生、防止肝细胞变性、抗肝炎病毒等利肝作用,能疏通毛细胆管,消退肝细胞炎症。

（4）对胃肠道的作用　败酱草对胃肠道疾病有良好的治疗作用,最常用的为黄花败酱,能治疗肠炎,对黏膜及胃肠道有双向调节作用。

（5）抗氧化　白花败酱乙醇提取物可清除体内的脂质过氧化物,减轻机体的过氧化损伤,具有明显的抗氧化作用。

【临床应用】

1. 败酱草治疗肛门疾病　取败酱草全草 40～80 克(干品减半),水煎服,每日 1 剂;并配合水煎熏洗,用量不限,每日 2～3 次,每次 15～30 分钟。治疗肛门疾病 200 余例,包括内痔出血、内痔嵌顿、血栓外痔、炎性外痔、痔瘘术后炎肿、肛窦炎、肛乳头炎、肛周脓肿等,效果良好。一般用药 1～4 天即见效,病情缓解后则改用开水浸泡,代茶频饮。治疗期间禁辛辣煎炒、醇酒肥腻等刺激性食品,并应注意适当休息。

2. 败酱草治疗淋病　以败酱草 50 克,加水 2000 毫升,煎 30 分钟,去渣,分 4 次内服,每 6 小时 1 次。另取败酱草 100 克,加水 2000 毫升,煎 30 分钟,去渣,待温,分 2 次冲洗前阴,每日 1 剂。

【用法与用量】　内服,一般 10～15 克,大剂量可用至 30 克。外用,捣烂或调蜂蜜敷。

【使用注意】　为攻伐苦泄之品,对于气虚、血虚而无实热瘀滞者,切忌滥用。

白　鲜　皮

为芸香科多年生草本植物白鲜的根皮,产于辽宁、河北、四川、江苏等地,以干燥根皮入药。

【性味与归经】　性寒,味苦;归脾、胃经。

【功效与主治】　具有清热燥湿,祛风

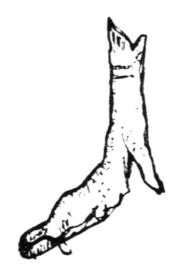

白鲜皮

止痒的作用。常用于治疗瘙痒,风疹,湿疹及疥癣等。

【炮制应用】　临床多生用。

【鉴别应用】　白鲜皮与苦参,见第 76 页。

【配伍应用】　白鲜皮配地肤子,白鲜皮具有清热燥湿,祛风止痒的作用。地肤子也有清热利湿,祛风止痒之功效。两者配伍使用,相辅相成,可加强清热燥湿止痒之功,适用于湿疹、风疹瘙痒等。

【现代药理研究】

1. 化学成分研究　包括生物碱、柠檬苦素、黄酮、倍半萜及其苷类、甾醇等,其中主要以生物碱和柠檬苦素为主。

2. 药理作用研究

（1）免疫抑制　白鲜皮对细胞免疫和体液免疫均有抑制作用,白鲜皮抑制体液免疫,对抗体生成细胞的增殖和循环抗体的生成均有抑制作用。

（2）抗炎　实验证明白鲜皮提取物具有较强的抗炎作用。

（3）抗菌、止痒　白鲜皮对广谱的真菌

有抑制作用。

(4)抗肿瘤 白鲜皮能够抑制肿瘤细胞的核酸代谢,产生抗肿瘤作用。

【临床应用】

1. 白鲜皮治疗慢性荨麻疹 用白鲜皮、滑石按 3∶2 比例压片,每片 0.5 克,每日服 2 次,每次 3～4 片,治疗 7 例均愈。

2. 白鲜皮治疗皮肤湿疹、皮肤瘙痒症 白鲜皮、苦参各 90 克,为水丸。每服 6 克,每日 2 次,温开水送服。并可单用白鲜皮适量,煎汤,外洗,每日 1～2 次。

【用法与用量】 内服,一般 9～15 克,大剂量可用至 30 克。

【使用注意】 脾胃虚寒者禁用。

马 齿 苋

为马齿苋科一年生肉质草本植物马齿苋的全草,别名长命草、长寿菜、五行草、酸味草、地马菜,我国南北各地均产,是药食两用植物,以干品或鲜品入药。

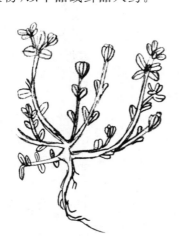

马齿苋

【性味与归经】 性寒,味酸;归心、大肠经。

【功效与主治】 具有清热利湿、解毒

疗疮、凉血止血、止痢的作用。常用于治疗痢疾,热淋,痈疽恶疮等。

【炮制应用】 临床多生用或鲜用。

【鉴别应用】 马齿苋与白头翁、鸦胆子,三者均有清热解毒、凉血止痢的作用,皆可用于治疗湿热泻痢。但其功效及临床应用又有所区别。

马齿苋酸寒滑利,善于清利大肠毒热,又能散血消肿,适用于热毒郁滞大肠所致的热毒血痢、腹泻,也可用于疮疡肿毒、温热带下、热淋。白头翁苦寒泻降,长于通降肠胃郁火而止痢,且有杀虫抗疟的作用,其不仅适用于热毒血痢,而且可用于阿米巴血痢,尚可用于温疟。鸦胆子善去肠中垢秽,既能解毒止痢,又可杀虫截疟,外用尚有腐蚀赘疣之效,适用于乍轻乍重或时发时止的休息痢,各型痢疾,也常用于皮肤赘疣、疣痣、鸡眼等。

【配伍应用】

1. 马齿苋配羌活 马齿苋善清利,能清热解毒、散结消肿。羌活长于宣散,可宣散郁结。药理研究证实,二药均有抑制结核杆菌的作用。二药清热解毒与宣散郁结并用,正符合"火郁达之"之意,起宣散郁火、清热解毒之功。适用于痰火郁结之瘰疬。

2. 马齿苋配地锦草 马齿苋性寒、味酸,长于凉血止痢。地锦草性平、味辛,长于清热解毒。两药配伍,增强清热解毒,凉血止痢之效,临床适用于热毒泻痢,大便脓血等症。

【现代药理研究】

1. 化学成分研究 马齿苋含有多种化学成分,主要有生物碱类、萜类、香豆素类、黄酮类、有机酸类等,此外,还含有挥发油和多糖等。

2. 药理作用研究

(1)抗炎、镇痛、抑菌 马齿苋提取物

给小鼠灌胃,可起到消炎消肿及镇痛作用。马齿苋提取液体外对志贺痢疾杆菌、大肠埃希菌抑菌效果较强,对肠球菌抑菌作用较弱。

(2)降血脂、降血糖　马齿苋多糖能提高四氧嘧啶糖尿病小鼠血清胰岛素水平和降低小鼠空腹血糖,并且具有较强的调脂作用。

(3)抗肿瘤　马齿苋生物碱能有效抑制乳腺癌细胞的生长,调控肿瘤细胞代谢,对肿瘤的血管内皮生长因子有显著的抑制作用。

(4)抗氧化　马齿苋酚类提取物具有较强的抗氧化活性,清除 DPPH 自由基和对 Fe^{3+} 还原能力明显高于人工合成抗氧化剂二丁基羟基甲苯。

(5)增强免疫　马齿苋多糖可显著提高小鼠腹腔巨噬细胞的吞噬率和吞噬指数,促进溶血素及溶血空斑的形成,促进淋巴细胞的转化,具有提高免疫功能的作用。

【临床应用】

1.马齿苋治疗百日咳　马齿苋 200～300 克,水煎 2 次,浓缩为 100～150 毫升,1 日分 2 次口服,5 天为 1 个疗程。治疗 50 例,服 1 个疗程治愈 34 例,占 68%;服药 2 个疗程治愈 14 例,占 28%;另 2 例合并有肺炎、脑炎,加用其他疗法而愈。

2.马齿苋治疗淋病　以马齿苋 150 克(鲜品加倍),每日 1 剂,水煎服,连服 10 日为 1 个疗程,服 1～3 个疗程。治疗 12 例,均愈。其中 1 个疗程治愈 8 例,2 个疗程治愈 3 例,3 个疗程治愈 1 例。

3.马齿苋治疗小儿腮腺炎　取新鲜马齿苋全草捣烂制成糊状,均匀涂布于无菌纱布覆盖于肿大的腮腺上,治疗小儿腮腺炎,一般情况 3～5 天均能痊愈。

【用法与用量】　内服,一般 15～30 克,大剂量可用至 100 克。外用,捣敷或研末调蜜敷。

【使用注意】　本品苦寒滑利,阳虚下痢者忌用。

白头翁

为毛茛科多年生草本植物白头翁的根,主产于我国东北、内蒙古及华北等地,以干燥根入药。

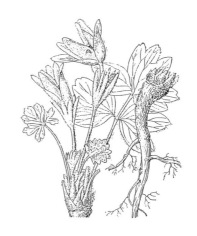

白头翁

【性味与归经】　性寒,味苦;归胃、大肠经。

【功效与主治】　具有清热解毒,凉血止痢的作用,以治下痢为其见长。常用于治疗痢疾;也可用于瘰疬,外痔等。

【炮制应用】　临床多生用。

【鉴别应用】　白头翁与马齿苋、鸦胆子,见第 120 页。

【配伍应用】

1.白头翁配秦皮　白头翁质轻气清,其性下行,善解毒清热,专于凉血止痢,主血分之病;秦皮苦寒,其性峻烈,善入大肠血分,清解大肠之热,燥湿止痢。二药配用,气血同治,相辅相成,对湿热壅滞于肠内,气分血分皆伤之赤白下痢、疫痢腹痛、里急后重等效果较好。

2. 白头翁配黄柏　见第 74 页。

3. 白头翁配红藤　见第 117 页。

【现代药理研究】

1. 化学成分研究　主要包括三萜皂苷类、黄酮类、三萜酸、香豆素类、木质素类及小分子物质白头翁素等。

2. 药理作用研究

(1)抗病毒、杀菌　现代药理研究表明,白头翁具有抗病毒、杀菌作用。

(2)抗炎　白头翁醇提物通过对肠道上皮细胞的作用,产生对肠黏膜的保护作用,从而预防结肠炎。

(3)增强免疫功能　现代研究认为,中药白头翁所含小分子物质白头翁素可显著提高机体免疫力,提高机体自身对细菌和炎症的抵抗力。

(4)抗肿瘤　白头翁单体化学成分具有抑制细胞生长及抗黑色素瘤等作用。

(5)抗血吸虫　有文献报道,白头翁皂苷提取物对日本血吸虫有很强的杀灭作用。

【临床应用】

1. 白头翁治疗细菌性痢疾和阿米巴痢疾　现代药理研究表明,白头翁具有明显的抑制痢疾杆菌和抗阿米巴原虫的作用,临床上常用于治疗急性细菌性疾病和阿米巴痢疾,疗效确切,其单味应用即有效,一般多在复方中使用,用量为 15～30 克为宜。

2. 白头翁治疗神经性皮炎　先将白头翁叶轻轻揉擦,使之渗出液汁,然后平贴于皮损处,上盖两层纱布,以手轻轻加压,5 分钟后觉灼痛,20 分钟后痛减消失,而后去之。治疗 107 例,痊愈 66 例,显效 23 例,有效 12 例,无效 6 例。

3. 白头翁治疗慢性溃疡性结肠炎　张氏将白头翁 100 克加水 1000 毫升,煎至约 150 毫升,保留灌肠,每晚 1 次,共 15 天,治疗慢性溃疡性结肠炎 37 例。31 例对照组患者用柳氮磺胺吡啶 2 克,地塞米松 10 毫克,加入生理盐水 50 毫升,保留灌肠,每晚 1 次,共 15 天,结果白头翁保留灌肠组总有效率显著高于对照组($P <$ 0.05),重用白头翁灌肠治疗溃疡性结肠炎疗效较好。

【用法与用量】　内服,一般 10～15 克,大剂量可用至 30 克。

【使用注意】　苦寒之性,有损脾败胃之弊,对于脾虚胃弱和下痢日久,正气已虚者慎用。

鸦胆子

为苦木科植物鸦胆子的果实,主产于广西、广东,以成熟的干燥果实入药。

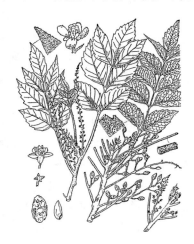

鸦胆子

【性味与归经】　性寒,味苦;有毒;归大肠经。

【功效与主治】　具有解毒杀虫,凉血止痢,腐蚀赘疣的作用。常用于治疗休息痢,噤口痢;也可用于疟疾,鸡眼,疣等。

【炮制应用】 临床多生用。

【鉴别应用】 鸦胆子与马齿苋、白头翁,见第 120 页。

【现代药理研究】

1. 化学成分研究 主要包括苦木内酯类、黄酮类、蒽醌类、三萜类、甾体类、脂肪酸类、倍半萜类等化合物。

2. 药理作用研究

(1)抗肿瘤 鸦胆子最显著的药理活性是抗肿瘤作用,对多种恶性肿瘤均有一定的抑制作用。现代药理研究表明,鸦胆子油可明显抑制肉瘤细胞、肝癌细胞、肺癌细胞及宫颈癌细胞等肿瘤细胞的生长。

(2)抑菌和抗炎 鸦胆子提取物和鸦胆子植株所含的内生菌具有抑菌作用。药效剂量的鸦胆子水提、醇提组分对急慢性炎症均有良好的抗炎作用。

(3)抗氧化和降血糖 有文献报道,鸦胆子有一定的降血糖和抗氧化作用。

【临床应用】

1. 鸦胆子治疗阴道炎 以鸦胆子仁40 粒打碎,加水 400 毫升,煎成 40 毫升(1次量),灌注阴道,每日 1 次,5～7 日为 1 个疗程。治疗滴虫性、真菌性、细菌性阴道炎270 例,除 15 例中断治疗外,剩余 255 例中痊愈 240 例,无效 15 例。

2. 鸦胆子治疗溃疡性结肠炎 以鸦胆子乳剂 50 毫升加 0.9% 生理盐水 50 毫升保留灌肠,每晚睡前 1 次,15 日为 1 个疗程。观察 23 例,痊愈 15 例,有效 7 例,无效 1 例。

3. 鸦胆子治疗鸡眼、胼胝 取鸦胆子仁 11～13 粒,捣碎,用水杨酸粉 1.5 克搅匀,置胶布上,另取胶布剪一孔洞,贴于患处,再将有药胶布贴上,10 天换药 1 次。治疗 2040 例,效果满意。

4. 鸦胆子治疗尖锐湿疣 将鸦胆子油用于 168 例尖锐湿疣患者,用棉签蘸鸦胆子油均匀涂抹于疣体上,每日 2 次,治疗3～5 天后全部痊愈。

【用法与用量】 内服,10～30 粒,大剂量可用至 40 粒。外用,研末和烧酒调敷。

【使用注意】

1. 内服宜去壳捣碎去油用,或用龙眼肉或胶囊包裹饭后服。

2. 性猛峻烈,一般中病即止,不宜续服,有损脾败胃之弊。

3. 用量不当,有呕吐、腹痛、腹泻、头昏、心悸等反应,可服牛奶或蛋清即解。

秦 皮

为木犀科植物苦枥白蜡树、白蜡树、尖叶白蜡树、宿柱白蜡树的干燥枝皮或干皮,主产于吉林、辽宁、河南等地,以干燥根皮入药。

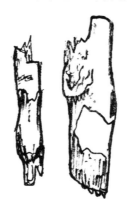

秦皮

【性味与归经】 性寒,味苦、涩;归肝、胆、大肠经。

【功效与主治】 具有燥湿止痢,清肝明目的作用。常用于治疗热毒痢,赤痢,湿热痢;也可用于带下,目赤肿痛,或目赤翳膜。

【炮制应用】 临床多生用。

【鉴别应用】 秦皮与苦参,见第76页。

【配伍应用】

1. 秦皮配黄连 秦皮能燥湿止痢、清肝明目;黄连大苦大寒,上可泄心胃肝胆实火,下可燥胃肠积滞之湿热。二药配用,清热燥湿止痢、清肝泄热明目作用增强。适用于湿热滞于肠胃之痢疾,肝火上炎之目赤肿痛。

2. 秦皮配白头翁 见第121页。

3. 秦皮配败酱草 见第118页。

【现代药理研究】

1. 化学成分研究 秦皮中主要有香豆素类、裂环烯醚萜类、苯乙醇苷类、木脂素类、黄酮类、酚酸类、三萜类及甾体类等化学成分。其中香豆素类、裂环烯醚萜类及苯乙醇苷类是秦皮的特征性化学成分。

2. 药理作用研究

(1)抗菌 香豆素类成分为秦皮抑制病原微生物的主要活性成分。体外抑菌实验发现4种不同基原的秦皮提取物对大肠埃希菌、金黄色葡萄球菌、铜绿假单胞等9种细菌均具有显著的抑制、杀灭作用。

(2)抗炎 通过实验观察了4种基原秦皮提取物对脂多糖刺激小鼠单核-巨噬细胞株 RAW 264.7 后细胞分泌炎症因子的影响,结果表明它们均具有显著的抗炎作用。

(3)抗肿瘤 通过分析细胞凋亡小体、DNA 碎片及 G_1 期的细胞积累等得出 JNK 和 ERK(丝裂原活化蛋白激酶 MAPK 的 2 种亚型)是调节秦皮乙素诱导细胞凋亡的主要通路。

(4)利尿与抗高尿酸血症 有资料显示,秦皮总香豆素具有显著的利尿与促尿酸排泄作用,利尿的作用机制在于秦皮甲素可兴奋交感神经系统,而且对肾也有直接作用,并且抑制了对尿酸的重吸收。

【临床应用】

1. 秦皮治疗流行性出血性结膜炎 在本病流行时,以秦皮制成眼药水并以秦皮药液熏洗患眼,收到良好的疗效。治疗:秦皮 250 克,加清水 500 毫升,煎 2 次,将 2 次药液混合再熬成 250 毫升,过滤排出残渣,灌注眼药瓶内,每支 10 毫升,滴眼。

2. 秦皮治疗牛皮癣 秦皮 30～60 克,煎水洗患处,每日或隔 2～3 日洗 1 次,每次煎水可洗 3 次(温水)。

【用法与用量】 内服,一般 5～12 克,大剂量可用至 20 克。外用,研末,或泡浸。

【使用注意】 脾胃虚弱者慎用。

山豆根

为豆科柔枝槐(广豆根)的根,或防己科植物蝙蝠葛(北豆根)的根茎,主产于广西、广东、江西、贵州等省,以干燥根入药。

【性味与归经】 性寒,味苦;归心、肺、胃经。

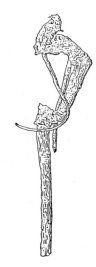

山豆根

【功效与主治】　具有清热解毒,利咽的作用,为喉科之要药。常用于治疗咽喉肿痛,喉痈,喉风,喉痹;也可用于喉癌,疮痈溃烂等症。

【炮制应用】　临床多生用。

【鉴别应用】

1. 山豆根与马勃、射干　三者均有清热利咽、解毒散结的作用,皆为治疗咽喉肿痛不利之要药,但三者又有各自的特点。

(1)山豆根大苦大寒,善治热毒、火毒炽盛之咽喉肿痛及齿龈肿痛。马勃质轻而宣散,善治风热所致的咽喉肿痛不利之症。射干除清热解毒利咽外,尚能祛痰散结,以治痰热壅盛所致的咽喉肿痛最为适宜。

(2)山豆根能降胃肠之火,兼能燥湿、杀虫,可用于治疗湿热下痢、黄疸、疥癣及虫蛇咬伤等。马勃尚有止血、敛疮的作用,可用于吐血、衄血、便血、外伤出血及热毒痈疮。射干长于化痰,适用于肺热咳嗽痰多之症。

2. 山豆根与板蓝根　见第 105 页。

【配伍应用】

1. 山豆根配射干　二者均为苦寒之品,皆为治疗咽喉痹痛之要药。山豆根泻火解毒力胜,能清泄心肺胃热;射干偏于降火祛痰散结。二药配用,其清热解毒利咽、祛痰散血消肿之效大增。适用于痰热郁结、壅滞于咽喉而致的咽喉肿痛、喉中痰鸣、痰黏不易咳出等症。

2. 山豆根配板蓝根　见第 105 页。

3. 山豆根配大青叶　见第 103 页。

【现代药理研究】

1. 化学成分研究　山豆根中含有生物碱类、黄酮类、皂苷类、多糖、酚类、有机酸、微量元素等多种化学成分,其中主要化学成分为喹诺里西啶类生物碱及异戊烯基黄酮类;生物碱类主要活性成分为苦参碱和氧化苦参碱,黄酮类主要活性成分包括三叶豆紫檀苷、槲皮素、高丽槐素、山豆根素、环广豆根素。

2. 药理作用研究

(1)抗肿瘤　体外实验表明,山豆根水提取物对人非小细胞肺癌细胞(A549)具有抑制增殖和促进凋亡作用,能够使细胞周期停滞于 G_0/G_1 期。山豆根用于治疗肿瘤动物实验研究表明,山豆根水浸剂、温水浸剂及水提取物灌服或腹腔注射对多种实验性肿瘤有抑制作用。临床报道,山豆根及其制剂用于多种肿瘤如恶性葡萄胎、绒毛膜上皮癌、肝癌、膀胱癌等的治疗,有一定的疗效,但疗效尚未肯定。

(2)抗病毒、抑菌　山豆根根状茎中提取得到的苦参碱类有抗柯萨奇 B3 病毒和抗 H3N2 流感病毒的作用。山豆根还具有一定的抑菌作用。

(3)镇痛抗炎　山豆根水提物通过下调咽喉实热证小鼠血中 PGE_2(前列腺素 E_2)含量、SOD 水平及上调 MDA 水平来发挥抗炎作用。

(4)抗肝损伤　山豆根非生物碱部位对刀豆蛋白诱导的小鼠免疫性肝损伤具有明显保护作用。

(5)增强免疫　研究表明,山豆根非生物碱部位具有增强免疫的作用。

【临床应用】

1. 山豆根治疗病毒性肝炎　以山豆根注射液,每次 2 毫升肌注,每日 1～2 次,2 个月为 1 个疗程。治疗慢性活动性肝炎 402 例,有效 369 例,其中显效 218 例,总有效率为 92%。一般 2～4 周谷丙转氨酶(GPT)即可恢复正常,并能提高血清白蛋白,降低球蛋白,对 HBsAg 和 HBeAg 有一定的转阴作用。山豆根注射液能使损伤肝组织的变化与坏死减轻,并有明显的再生、修复倾向。

2. 山豆根治疗宫颈糜烂　将山豆根研成细粉,高压消毒。先以1:1000新洁尔灭消毒宫颈,后用棉球蘸山豆根粉涂宫颈糜烂处,1～3天1次,10次为1个疗程,观察300例。1个疗程后痊愈156例,好转94例,无效70例,有效率为78.1%。

【用法与用量】　内服,一般3～10克,大剂量可用至15克。外用,研末,或含漱。

【使用注意】

1. 凡虚火喉证,脾虚便溏者忌服。

2. 极苦之品,用量宜轻,反之有呕吐、胸闷、心悸反应,可服淘米水或甘草水解,亦可另包先煎去泡沫后,再与他药同煎。

射　干

为鸢尾科多年生草本植物射干的根茎,主产于湖北、河南、江苏、安徽等地,以干燥根茎入药。

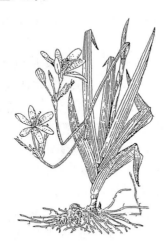

射干

【性味与归经】　性寒,味苦;归肺、肝经。

【功效与主治】　具有解毒利咽,消痰止咳的作用,为喉痹咽痛要药。常用于治

疗喉痹,咳喘;也可用于乳痈。

【炮制应用】　临床多生用。

【鉴别应用】　射干与山豆根、马勃,见第125页。

【配伍应用】

1. 射干配麻黄　见第3页。

2. 射干配山豆根　见第125页。

【现代药理研究】

1. 化学成分研究　主要成分为黄酮类及三萜类化合物等,包括德鸢尾素、野鸢尾黄素、鸢尾黄素、次野鸢尾苷元、射干苷、野鸢尾苷、白射干素等约20个。异黄酮类成分,为射干的主要药理活性成分。

2. 药理作用研究

(1)抗炎　文献报道,射干的抗炎机制主要是抑制前列腺素生物合成及抑制一氧化氮生物合成。

(2)抗菌　研究表明射干对金黄色葡萄球菌,甲型、乙型链球菌,肺炎球菌,脑膜炎球菌,大肠埃希菌,伤寒、副伤寒杆菌,流感嗜血杆菌均有不同程度的抑制作用。

(3)抗病毒　射干水煎剂对流感病毒、腺病毒、埃可病毒、柯萨奇病毒、疱疹病毒有抑制作用,并认为野鸢尾苷元是抗病毒活性成分。

(4)清除自由基　射干中的异黄酮成分具有自由基清除作用,其中异黄酮苷元的清除作用明显强于异黄酮苷。

(5)抗肿瘤　射干中鸢尾苷元等异黄酮成分的抗肿瘤机制非常复杂,除了抑制前列腺素、一氧化氮生物合成和清除自由基外,还有抑制血管生成、抑制细胞内信号转导通路、对致癌物抗诱变作用、对肿瘤细胞的毒性作用等。

【临床应用】

1. 射干治疗慢性咽炎　以射干150克加入猪油300毫升中,文火煎至射干焦

黄,去渣冷却成膏。每日 4～5 次,每次 1 匙含服,连用 1 个月。治疗慢性单纯性咽喉炎 17 例,症状均消失,有效率 100%。

2. 射干治疗乳糜尿　以射干治疗乳糜尿 87 例,病程长及体质壮实者,用射干 20～25 克,酌加川芎 9 克,赤芍 12 克;乳糜血尿者,酌加生地黄 15 克,仙鹤草 15 克;病程短及体弱者,用 12～15 克,水煎适量,每日分 3 次口服。结果:痊愈 74 例,占 85%。

3. 射干治疗水田皮炎　以射干 450 克,加水 7800 毫升,煎煮 1 小时,过滤加食盐 120 克,保持药液温度在 30～40℃,洗擦患部。治疗 253 例,均有显著疗效。轻者擦洗 1 次,重者擦洗 2 次即愈。

4. 射干治疗腮腺炎　射干鲜根 10～15 克,水煎,饭后服,每日服 2 次。

【用法与用量】　内服,一般 3～10 克,大剂量可用至 20 克。外用,研末吹喉,或调敷。

【使用注意】　脾胃便溏者忌用。

马　勃

为马勃科植物脱皮马勃、大颓马勃、紫马勃的子实体,主产于内蒙古、甘肃、吉林、辽宁等省,以干燥子实体入药。

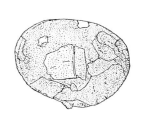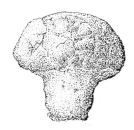

马勃

【性味与归经】　性平,味辛;归肺经。

【功效与主治】　具有清肺利咽,收敛止血的作用。常用于治疗咽喉肿痛,吐血,

衄血;也可用于外伤出血,痈疽,耳内流脓等。

【炮制应用】　临床多生用。

【鉴别应用】　马勃与山豆根、射干,见第 125 页。

【配伍应用】

1. 马勃配青黛　马勃辛平体轻,既能清宣肺热、清利咽喉,又能散血中之毒,为治疗咽喉肿痛之药;青黛咸苦寒,既能清热解毒、凉血止血,又能消肿。二药配用,清热解毒、消肿止痛作用加强。适用于热毒壅盛之咽喉肿痛。

2. 马勃配玄参　马勃质轻,能清肺利咽、散上焦风热;玄参性寒质润,偏入阴分,以滋阴降火、解毒散结作用为主,对于热毒实火、阴虚内热等证均可应用。二药配用,既能加强清热利咽止痛之功,又可防热盛伤阴之弊。适用于风热或热毒内盛所致的咽喉肿痛。

【现代药理研究】

1. 化学成分研究　马勃所含的化学成分比较复杂,目前对其化学成分研究表明,马勃含有甾体化合物、萜类化合物、氨基酸、脂肪酸及多糖、蛋白质和多肽等,此外,还含有一些微量元素。

2. 药理作用研究

(1)抗炎与止咳　利用机械性刺激气管引起动物咳嗽的方法及炎症模型进行研究,结果表明马勃可不同程度延长咳嗽潜伏期及抑制二甲苯所致的小鼠耳肿胀。

(2)止血　有文献报道,马勃对肝、膀胱、皮肤黏膜及肌肉等处的创伤出血均有立即止血的功效,其主要机制为孢子粉或孢丝的机械止血作用。

(3)抑菌　马勃水煎剂对奥杜盎氏小芽孢癣菌、铁锈色小芽孢癣菌等浅表性皮肤寄生真菌有抑制作用。

（4）抗肿瘤　采用噻唑蓝染色法（MTT）测定了从脱皮马勃中分离到的小分子化合物有抑制肿瘤细胞增殖的作用。

【临床应用】

1. 马勃治疗压疮　以马勃30克，去其外皮，煎成大小不等的薄片，经高压灭菌后取适量置于创面上，再用敷料覆盖，胶布固定，每天换药1次。

2. 马勃治疗冻疮　取经高压消毒过的马勃孢子适量，以新鲜姜汁和2%～3%苯酚混合，调成混悬液，然后将消毒纱布浸入，待浸透后稍挤压一下再经消毒灭菌备用。对未破冻疮覆盖固定即可，每2天换药1次，一般换2～3次即收效。共治疗冻疮108例，10天内红肿消退者60例，占64%；15天以上未愈者仅4例。又报道，取脱皮马勃，拣去杂质，再经高压消毒（10磅压力、30分钟）备用。在清洗冻疮溃破面后取消毒的马勃粉均匀撒在创面上，盖上消毒纱布，包扎固定，每2天换药1次，至创面愈合为止。共治疗溃破冻疮132例，结果换药4～5次创面愈合、红肿消退者126例，占95%，15天以上未愈者仅4例。

3. 马勃治疗鼻出血　取马勃絮垫放于鼻出血点上，轻轻加压约30秒，即可达到止血效果。治疗鼻出血113例，除4例高血压病、再生障碍性贫血及白血病患者疗效不佳外，余109例皆获良效。

【用法与用量】　内服，一般3～9克，大剂量可用至15克。或入丸散剂。外用，研末调敷，或做吹药。

【使用注意】　内服宜包煎。

（许立国　钟水生）

参 考 文 献

[1] 张丰强,李岩,李晓锐,等.现代中药临床手册[M].上海:上海科学普及出版社,1996:67.

[2] 周黎旺.中草药煎剂预防儿童上呼吸道感染393例[J].上海中医药杂志,1983(9):27.

[3] 杨桂仙.没银煎液治疗皮肤病192例[J].中西医结合杂志,1990,10(8):492.

[4] 赵爱英.浅析金银花的药理作用与临床应用[J].当代医药论丛,2018,16(4):53-54.

[5] 邱赛红,殷德良.金银花单品使用的临床应用概况[J].湖南中医杂志,2011,27(1):119-120.

[6] 李莉.连翘在妇科临床中的应用[J].中医杂志,1993,34(2):120.

[7] 王之炳.连翘心治疗呃逆[J].四川中医,1986,4(8):23.

[8] 雷载权,张廷模.中华临床中药学(上册)[M].北京:人民卫生出版社,1998:499.

[9] 福建中医研究所.大青叶煎剂治疗乙型脑炎51例观察[J].福建中医药,1965(4):11.

[10] 王辉武,贾河先,王沁奕.中药新用(第二集)[M].重庆:科学技术文献出版社重庆分社,1990:151-153.

[11] 翟淑宜.板蓝根液冲洗泪道治疗急慢性泪囊炎100例[J].中医杂志,1987(3):56.

[12] 南京中医药大学.中药大辞典(上册)[M].2版.上海:上海科学技术出版社,2006:1806.

[13] 陈泽霖.名医特色经验精华[M].上海:上海中医学院出版社,1987:203.

[14] 陈景虞.青黛治疗上消化道大出血3例[J].中国中西医结合杂志,1993,13(1):29.

[15] 蒲昭和.青黛外用治疗皮肤病[N].上海中医药报,2018-11-02(004).

[16] 辽宁盘锦地区肿瘤防治小组.重楼治疗胃癌初步报告[J].新医学,1973(8):377.

[17] 李军.七叶一枝花醋汁外治静脉炎[J].新中医,1987,19(2):17.

[18] 卢效兴.七叶一枝花治疗流行性腮腺炎 35 例 [J].广西中医药,1985,8(1):51.

[19] 邹春亭.七叶一枝花的临床应用[J].湖南医药杂志,1975(4):61.

[20] 王海涛.单味蚤休的临床应用[J].中国社区医师,2002(6):39.

[21] 陶子迷.五味消毒饮治疗痈、疔疮、疖肿 103 例 [J].广西中医药,1985,8(4):197.

[22] 李富华.地丁公英汤治疗菌痢[J].四川中医, 1983(3):封底.

[23] 戚忠华.紫花地丁、马鞭草治疗霉菌性外阴阴道炎[J].四川中医,1988,6(7):39.

[24] 庄淑萍.紫花地丁方治疗腮腺炎[J].中国民族民间医药杂志,2002(4):244.

[25] 乔振纲.蒲公英治疗前列腺炎[J].河南中医, 1995,15(5):315.

[26] 崔闽鲁,黄鼎明.蒲公英合剂治疗胃溃疡、浅表性胃炎 45 例疗效观察[J].福建中医药,1992, 23(3):17.

[27] 裘钦豪.肿瘤疼痛的外治法[J].浙江中医杂志,1986(11):516.

[28] 张日.曲蒲煎回乳疗效好[J].新中医,1976, (4):9.

[29] 蒲公英效验方编[J].光明中医,2013,28 (3):519.

[30] 毛世友.复方野菊花液外洗治疗慢性骨髓炎 24 例[J].湖南中医杂志,1990(5):39.

[31] 王辉武,贾河先.中药新用[M].重庆:科学技术文献出版社重庆分社,1986:289.

[32] 南京中医药大学.中药大辞典(下册)[M].2 版.上海:上海科学技术出版社,2006:2968.

[33] 王凤岭.土茯苓治疗牛皮癣 50 例临床观察 [J].黑龙江中医药,1988(3):24.

[34] 王辉武,贾河先,王沁奕.中药新用(第二集) [M].重庆:科学技术文献出版社,1990: 19-21.

[35] 徐树楠.中药临床应用大全[M].石家庄:河北科学技术出版社,1999:122.

[36] 张翊舟,岳峰梅,王辉.单味土茯苓的临床应用 [J].黑龙江中医药,2003(5):43.

[37] 张丰强,李岩,李晓锐,等.现代中药临床手册 [M].上海:上海科学普及出版社,1996:76.

[38] 南京中医药大学.中药大辞典(上册)[M].2 版.上海:上海科学技术出版社,2006:2007.

[39] 南京中医药大学.中药大辞典(上册)[M].2 版.上海:上海科学技术出版社,2006:160.

[40] 邹桃生.败酱草治疗肛门病[J].浙江中医杂志,1992,27(10):454.

[41] 李延培.败酱草治疗淋病有效[J].中医杂志, 1991,32(8):505.

[42] 王济仁.白鲜皮治疗顽固性荨麻疹[J].辽宁医药,1977(2):13.

[43] 南京中医药大学.中药大辞典(上册)[M].2 版.上海:上海科学技术出版社,2006:1019.

[44] 樊英诚,马桂云.马齿苋治疗百日咳 50 例疗效观察[J].黑龙江中医药,1988(5):39.

[45] 邹世光.马齿苋治疗淋病 12 例报道[J].浙江中医杂志,1992,27(6):27.

[46] 李云.马齿苋和白矾外敷治疗小儿腮腺炎[J]. 基层医学论坛,2008(26):823.

[47] 河南洛阳矿山机械厂职工医院.白头翁治疗神经性皮炎 107 例的疗效观察[J].新医学,1975 (12):578.

[48] 张尊环.白头翁灌肠治疗慢性溃疡性结肠炎 37 例[J].江苏中医杂志,1998,19(6):25.

[49] 王淑贤,曾明清.鸦胆子洗剂治疗阴道炎[J]. 四川中医,1984(4):封 3.

[50] 袁佩英.鸦胆子乳剂治疗溃疡性结肠炎的尝试 [J].山西中医,1990(4):24.

[51] 陆金图.鸦胆子为主治疗鸡眼胼底 204 例[J]. 浙江中医杂志,1984,19(4):166.

[52] 王奇,芦柏震.鸦胆子及其制剂的药理作用与临床应用[J].海峡药学,2012,24(1):48-50.

[53] 高国成.秦皮治疗天行目赤[J].湖北中医杂志,1985(3):4.

[54] 南京中医药大学.中药大辞典(下册)[M].2 版.上海:上海科学技术出版社,2006:2472.

[55] 沙静姝,毛洪奎.山豆根注射液治疗病毒性肝炎[J].药学通报,1983,18(10):37.

[56] 葛红强.山豆根临床应用与研究[J].时珍国国药,2000(11):1036.

[57] 蒋治平.射干猪脂膏治疗慢性咽喉炎[J].四川中医,1986,4(12):23.

[58] 宋建华,邓秀平.射干治疗乳糜尿临床验证

[J].中医杂志,1986(11):866.

[59] 徐树楠.中药临床应用大全[M].石家庄:河北科学技术出版社,1999:14.

[60] 南京中医药大学.中药大辞典(下册)[M].2版.上海:上海科学技术出版社,2006:2659.

[61] 吴自强.治褥疮方[J].四川中医,1986(6):45.

[62] 南京中医药大学.中药大辞典(上册)[M].2版.上海:上海科学技术出版社,2006:389.

第五节 清肝明目药

决 明 子

为豆科一年生草本植物钝叶决明或决明的种子,秋季成熟果实晒干后,打下种子,干燥入药,主产于安徽、广西、四川、浙江、广东等地。又名夜关门、羊触足、假羊角菜、假花生、夜合草、野花生。

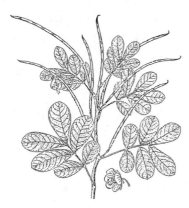

决明子

【性味与归经】 性微寒,味甘、苦、咸;归肝、大肠经。

【功效与主治】 具有除风散热,清肝明目,润肠通便的作用。常用于治疗目赤,眩晕,青盲内障;也可用于肠燥、血枯便秘。

【炮制应用】

1. 生用 生品长于清肝热、润肠燥,常用于治疗肝火上炎或风热上扰之目赤肿痛、大便秘结。

2. 炒用 炒后寒泻之性缓和,有平肝养阴之功,适用于青盲内障、肝阳上亢之头晕头痛。

【鉴别应用】

1. 决明子与石决明 二者均入肝经,皆有清肝、明目、退翳的作用,临床上治疗肝火上炎或肝经风热所致的目赤肿痛、多泪畏光、目生翳障等,常相须为用。但其功效及临床应用又有所区别。

(1)决明子兼有补益肾阴之功,能泻能补,其治疗目赤肿痛、翳障、眩晕头痛之症,虚实皆宜。石决明质重沉降,适用于治疗肝火上炎、肝阳上亢之目赤肿痛、翳障、眩晕头痛实证,若用于虚实夹杂之证,则需与滋补肝肾之药同用。

(2)决明子长于润肠通便,适用于血枯、肠燥之便秘。石决明尚有通淋、软坚之功,可用于石淋。

2. 决明子与青葙子、密蒙花、谷精草、木贼 五者均为治疗目疾之常用药,皆有清肝明目作用,常用于治疗风热上扰或肝火上炎之目赤肿痛等症,但它们又有各自的特点。

决明子可升可降,既散又补、又润,除肝热作用强于青葙子,且有益肾阴之功,不仅用于肝经实火所致的目赤肿痛,也适用于肝肾不足、虚实夹杂之目昏、目暗、头昏头痛,风热上扰之目赤肿痛及肠燥便秘等,但其退翳膜效力不明显。

青葙子功专泻肝经实火,其作用也较

强,用于火热症较甚或热毒之目疾,具明目消肿、退翳膜功效,但对肝肾不足之目疾则不宜使用。

密蒙花能补肝血、润肝燥,长于清补,其治疗目疾无论虚实皆可使用,尤宜于肝肾不足而有热者。

谷精草长于疏散,善除星翳,除用于风热肝热之目疾外,尚可用于风热头痛、牙痛。

木贼主散在表之风热,发散之力较明显,以治风热感冒为主,而兼治目赤、翳障,且具有止血作用,可用于肠风下血、血痢等症。

3. 决明子与夏枯草 二者均有清肝明目的作用,皆可用于治疗肝热目疾,但其功效及临床应用又有所区别。

(1)决明子能益肾阴,夏枯草兼能养肝血,用于治疗肝肾不足之目昏、目暗、眩晕、头痛,两药常同用。

(2)决明子长于润肠通便,适用于血枯、肠燥之便秘。夏枯草善于降肝火、散郁结,适用于痰火郁结之瘰疬、痰核、瘿瘤。

【配伍应用】

1. 决明子配石决明 决明子既能清肝火、散风热,又能益肝肾,且能润肠通便;石决明质重,长于平肝潜阳,清肝泄热。二药配用,既可平肝清火,又能养肝潜阳。适用于肝火上炎之目赤肿痛、畏光多泪、头胀头痛等,肝阴亏虚、肝阳上亢之头晕目眩、视物昏暗、目睛干涩。

2. 决明子配青葙子 见第133页。

【现代药理研究】

1. 化学成分研究 决明子的主要化学成分为蒽醌类、萘骈-吡咯酮类等。目前已有学者从决明子中分离鉴定了21种蒽醌类化合物,其中大黄酚为决明子蒽醌苷元中主要成分,含量为0.27%。

2. 药理作用研究

(1)降压 已有研究表明决明子蒽醌苷提取物有良好降血压作用,强度及持续时间优于复方利血平。

(2)降血脂 研究报道决明子蒽醌苷成分可抑制胆固醇吸收、增强其代谢,抑制血清胆固醇升高和主动脉粥样硬化斑点形成。

(3)抗菌 有研究表明决明子的乙醇提取物及氯仿提取物对多种细菌均有一定的抑制作用;决明子水溶性多糖成分通过促进肠道有益菌的增殖,从而竞争性地抑制病原菌或肠道有害菌的增殖。

(4)泻下 相关研究报道决明子的石油醚提取物、正丁醇提取物和炒决明子提取物均能明显缩短燥结便秘小鼠的首便时间,增加排便粒数及粪便重量,故推测影响决明子泻下作用的有效成分可能为油脂类及苷类成分。

【临床应用】

1. 决明子治疗高脂血症 决明子20克,煎服2次,每日1剂,1个月为1个疗程,共观察2个疗程。共治疗53例高脂血症患者,结果:50例三酰甘油降至1.3毫摩/升以下,总胆固醇降至5.4毫摩/升以下,总有效率达94%。同时,伴有大便秘结者,服药后大便均保持通畅。

2. 决明子治疗便秘 以决明子适量,炒黄研细末,每服6克,每日3次,开水送服,可连用2日,用于治疗各种便秘有效,尤以产后便秘、老年人习惯性便秘为宜。

3. 决明子治疗麦粒肿 以决明子30克,加水1000毫升,煎至400毫升,1次服,每日1剂,小儿酌减。治疗13例,全部治愈。

4. 决明子治疗急性乳腺炎 以决明子25~100克,每日1剂,水煎服。共治疗8例,均于3日内痊愈。

【用法与用量】　内服，一般 10～15 克，大剂量可用至 30 克。外用，研末调敷。

【使用注意】　脾虚便溏、中气下陷、脾肾阳虚者忌用。

夏 枯 草

为唇形科多年生草本植物夏枯草的花穗或全草，夏季棕红色果穗或全草晒干入药，我国各地均产，主产于江苏、浙江、安徽、河南等地。

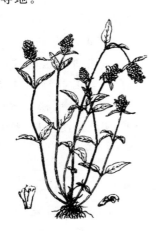

夏枯草

【性味与归经】　性寒，味苦、辛；归肝、胆经。

【功效与主治】　具有清肝火，散郁结的作用。常用于治疗目赤肿痛，痰火结聚之瘰疬、瘿瘤、痰核、疰腮、乳痈等。

【炮制应用】　临床多生用。

【鉴别应用】

1. 夏枯草与决明子　见第 131 页。

2. 夏枯草与龙胆草　见第 78 页。

【配伍应用】

1. 夏枯草配石决明　夏枯草苦寒泄热，能祛肝风、清肝火、行肝气；石决明则咸寒重镇，平肝阳、补肝阴；二药配用，共奏平肝潜阳、清肝泄热之功。适用于肝阳上亢或肝火上炎之证。

2. 夏枯草配浙贝母　夏枯草具有清热解毒、解郁散结之功。浙贝母善于清热化痰、开郁散结。二药配用，清热解毒、化痰散结作用加强。适用于痰热郁结之瘰疬、瘿瘤、痰核。

3. 夏枯草配薄荷　见第 34 页。

4. 夏枯草配菊花　见第 38 页。

5. 夏枯草配蒲公英　见第 111 页。

6. 夏枯草配蚤休　见第 108 页。

【现代药理研究】

1. 化学成分研究　目前已分离出萜类、酚酸类、黄酮类、甾醇类、香豆素类、有机酸类、挥发油及糖类等多种化学成分，其中萜类、黄酮类为其主要活性物质。

2. 药理作用研究

（1）降压　目前多项实验研究结果表明，夏枯草有效降低自发性高血压大鼠的收缩压、舒张压，且作用持久。

（2）降糖　可通过改善糖耐量、抗肾上腺素、增加肝糖原合成等起降糖作用。

（3）降脂　其水提物可有效降低肥胖小鼠的总胆固醇和低密度脂蛋白胆固醇，从而调整脂代谢。

（4）抗菌、抗病毒　主要通过影响受试菌细胞壁和细胞膜的渗透性、阻碍病毒的复制、抑制正常细胞发生病变等途径起到抑菌和抗病毒的作用。

【临床应用】

1. 夏枯草治疗慢性咽炎　取夏枯草 10 克（以色紫褐果穗大而整为佳），放入大茶杯中，沸水 200 毫升浸泡，每天 3～5 杯，10 日为 1 个疗程。共治疗 32 例，1～6 个疗程均治愈。

2. 夏枯草治疗痢疾　加用夏枯草可明显提高疗效，尤其是辨证属湿热痢且热重于湿者，用之更佳。临证时，如属轻证，夏枯草可单独应用,但剂量宜重,一般为30～60克;如属病情较重者,宜在辨证基础上加用夏枯草,用量一般为30克左右。

3. 夏枯草治疗扁桃体炎

(1)急性扁桃体炎 取夏枯草30～60克,水煎2次,混合后1日内频频服完,服药时徐徐咽下,以延长药液在咽部的滞留时间,使药较持久地直接作用于病灶处,增强其抗菌消炎的作用。

(2)慢性扁桃体炎 在辨证的基础上加夏枯草15～30克,对肿大的扁桃体有很好的消散作用。

4. 夏枯草治疗急性黄疸型肝炎 夏枯草62克,大枣31克,加水1500毫升,文火煨煎,捣枣成泥,煎取300毫升,去渣分3次温服。治疗75例,药后一般症状消失时间为2～14天,平均4.1天。在肝脏肿大的72例中,62例恢复正常;黄疸消退时间为3～31天。退黄疸率为100%。

5. 治疗渗出性胸膜炎 用夏枯草500克,加水2000毫升,煎至1000～1200毫升,每次口服30～50毫升,日服3次,必要时配合其他对症治疗,但不加抗结核药物。治疗9例渗出性胸膜炎患者,除2例好转自动出院外,其余均痊愈。平均住院35.6天,退热7.7天,积液吸收24.7天。

【用法与用量】 内服,一般10～15克,大剂量可用至100克。外用,煎水洗或捣敷。

【使用注意】 脾胃虚弱者慎用。

青葙子

为苋科一年生草本植物青葙和鸡冠花的种子,秋季成熟种子晒干入药,产于我国中部及南部各省。又名野鸡冠花、狗尾花、狗尾苋。

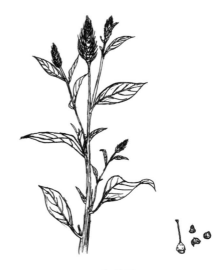

青葙子

【性味与归经】 性微寒,味苦;归肝经。

【功效与主治】 具有清肝明目、镇肝泻火的作用,能清、能泄、能降。常用于治疗目赤,热毒翳障;也可用于肝火上炎之眩晕、头痛。

【炮制应用】

1. 生用 生品清肝作用强,常用于治疗肝热目赤、肝火上炎之眩晕头痛。

2. 炒用 炒后寒性缓和,并易煎出有效成分,适用于目生翳膜或视物昏花。

【鉴别应用】 青葙子与决明子、密蒙花、谷精草、木贼,见第130页。

【配伍应用】 青葙子配决明子,二者均有清肝明目的作用,青葙子清肝泻火作用较强;决明子既能清肝火,又能散风热、益肝肾。二药相配应用,清肝泻火明目作用明显加强,且清中有散,泻中有补之功。适用于肝火上炎之目赤肿痛、眼生翳膜、视物昏花等症。

【现代药理研究】

1. 化学成分研究 青葙子的化学成分主要包括多种氨基酸,必需氨基酸含量占总氨基酸含量的 42.85%，非必需氨基酸中谷氨酸含量最高；含有丰富的矿质元素，高钾，低钠，铁、锰、铜、锌等生物必需的微量元素含量丰富；三萜皂苷类、β-谷甾醇、棕榈酸和豆甾醇、胡萝卜苷、齐墩果酸等。

2. 药理作用研究

（1）抗菌　研究报道，青葙子的乙醇抽提物具有抗菌活性，对白色念珠菌、铜绿假单胞菌、金黄色葡萄球菌和蜡样芽孢杆菌显示出很强的抑制作用。

（2）降糖　青葙子乙醇提取物可以降低四氧嘧啶诱导糖尿病大鼠的血糖，并且呈剂量依赖关系。

（3）抗肿瘤　青葙子的提取物明显抑制了肿瘤的肝转移，并且呈剂量依赖性。

【临床应用】　青葙子治疗高血压，每日取青葙子 30 克，水煎 2 次，取汁混匀，分 3 次服，疗程为 1 周，治疗 5 例，近期疗效良好。

【用法与用量】　内服，一般 6～9 克，大剂量可用至 20 克。

【使用注意】　本品有散瞳仁之弊，虚性目疾、青光眼患者忌用。

密 蒙 花

为马钱科多年生落叶灌木密蒙花的花蕾及花序，春季未开放时花蕾干燥入药，主产于湖北、四川、甘肃、陕西、河南、广东、广西、云南、贵州等地。又名蒙花、蒙花珠、老蒙花、水锦花、黄花醉鱼草、虫见死草、羊春条等。

【性味与归经】　性微寒，味甘；归肝经。

【功效与主治】　具有清肝养肝，明目退翳的作用，专用于治疗眼科疾病。常用

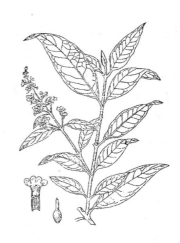

密蒙花

于肝热目赤，多泪畏光，火毒翳障，肝虚目暗。

【炮制应用】　临床多生用。

【鉴别应用】　密蒙花与决明子、青葙子、谷精草、木贼，见第 130 页。

【配伍应用】　密蒙花配谷精草，见第 135 页。

【现代药理研究】

1. 化学成分研究　密蒙花含有刺槐素等多种黄酮类物质，主要含密蒙花苷、醉鱼草苷、洋丁香酚苷、密蒙花苷 A、密蒙花苷 B 等成分。

2. 药理作用研究

（1）保肝　水提物对体外培养的肝细胞补体介导的细胞毒性损伤有明显的抑制作用，蒙花苷和苯丙素酚苷类为其有效成分，其保肝作用的机制可能与抗氧化活性有关。密蒙花对四氯化碳（CCl_4）所致的肝损伤无作用。

（2）抗炎　密蒙花 50～100 毫克/千克灌服，对炎症刺激的小鼠皮肤和腹腔毛细血管通透性亢进有明显的抑制作用，对甲醛所致的足跖水肿亦有显著的抑制功效。密蒙花黄酮类刺槐素、木樨草素及环烯醚

萜苷类成分均有显著的抗炎作用。

（3）解痉　刺槐素具有解痉功效,对氯化钡、组胺、乙酰胆碱所致的大鼠离体小肠张力增强有抑制作用。刺槐素静脉注射有轻度促进胆汁分泌的作用。

（4）其他　刺槐素和环烯醚萜苷类成分梓苷、梓醇、桃叶珊瑚苷等均有利尿作用。苯丙素酚苷类有显著的抗氧化作用,所含木犀草素有显著的抗菌作用。

【临床应用】

1. 密蒙花治疗创伤　取鲜密蒙花叶适量,以嫩为佳(鲜用或阴干备用),用量视病情而定,加香油适量浸润捣绒,立即使用,外敷患处,每日或隔日 1 剂。

2. 密蒙花治百日咳　密蒙花兑米汤油、蜂蜜或糖蒸吃。也可将密蒙花塞入去盖去心之宝珠梨中加蜂蜜蒸吃。

【用法与用量】　内服,一般 6～10 克,大剂量可用至 20 克。

【使用注意】　本品甘微寒,专入肝经,善清肝养肝,无论虚实皆可应用。

谷 精 草

为谷精草科一年生草本植物谷精草和赛谷精草的全草或花序,秋季全草或花序晒干入药,主产于浙江、江苏、安徽、江西、湖南、广东及广西壮族自治区。又名耳朵刷子、挖耳朵草、珍珠草、鼓槌草、衣钮草、谷精珠。

【性味与归经】　性凉,味辛、甘;归肝、胃经。

【功效与主治】　具有疏散风热,明目退翳的作用。常用于治疗肝经风热之目赤肿痛、畏光多泪及目生翳膜;也可用于风热头痛、齿痛。

【炮制应用】　临床多生用。

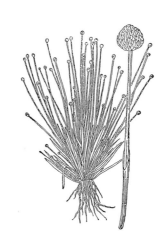

谷精草

【鉴别应用】　谷精草与决明子、青葙子、密蒙花、木贼,见第 130 页。

【配伍应用】

1. 谷精草配密蒙花　谷精草甘平走行上焦,直达巅顶,善于疏散头部风热,而无寒凉遏抑之弊,其明目退翳作用优于菊花。密蒙花长于养血明目,专在治本。二药配用,标本兼顾,明目退翳作用增强。适用于肝血不足、风热上壅之目生翳障、视物不清、迎风流泪等症。

2. 谷精草配防风　二药都可祛风,谷精草善疏风热而明目退翳止痒,防风散表而化湿,二药配用,可奏疏风明目止痒之效,可治目生翳膜、视物不清,并能止风邪客于肌表的瘙痒。

3. 谷精草配龙胆草　谷精草散风热退翳,龙胆草清泄肝火,二药配用,有疏风泄热退翳的功效,可用于肝火目赤、目生翳膜及头痛、齿痛。

【现代药理研究】

1. 化学成分研究　精草属植物的化学成分以黄酮类化合物为主。

2. 药理作用研究　谷精草水浸剂(1∶6)在试管内对奥杜盎氏小芽孢癣菌,铁锈色小芽孢癣菌等均有不同程度的抑制作用。谷精草提取物对金色葡萄球菌、链球菌、巴氏杆菌、大肠埃希菌等有较强抗菌作用,可用于治疗结膜炎、夜盲症、角膜云翳等疾病。

【用法与用量】 内服,一般 6～10 克,大剂量可用至 15 克。

木 贼

为木贼科多年生常绿草本植物木贼的全草,产于东北、华北及内蒙古和长江流域各省,以地上部分干燥入药。

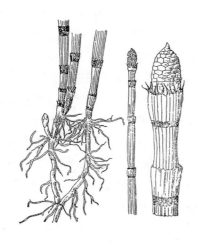

木贼

【性味与归经】 性平,味甘、微苦;归肺、肝、胆经。

【功效与主治】 具有疏风散热,退翳膜,凉血止血的作用。常用于治疗风热目赤,多眵多泪,目赤翳障。也可用于夜盲、血痢、肠风下血等。

【炮制应用】 临床多生用。洗净,稍润,剪去根部,切段,晾干。

【鉴别应用】 木贼与决明子、青葙子、密蒙花、谷精草,见第 130 页。

【配伍应用】 木贼配蝉蜕,二者均有

疏散风热、明目退翳之功,木贼且能疏散肝胆之郁火,功专明目退翳。二药配用,疏散风热、退翳明目之力增强,适用于风热壅盛或肝经风热之目赤肿痛、翳膜遮睛者。

【现代药理研究】

1. 化学成分研究 木贼的化学成分包括挥发油类;咖啡酸、阿魏酸、延胡索酸等酚酸类;山柰素、芹菜素、槲皮素等黄酮类;以脂肪酸酯类为主的酯类等。

2. 药理作用研究 研究表明木贼可通过影响中枢神经系统起到降压、镇静止痛的作用;可使血管扩张而改善心血管疾病;其阿魏酸成分可抗血小板凝集、抗血栓形成;通过降低血清胆固醇和低密度脂蛋白,升高高密度脂蛋白起到降血脂、延缓动脉粥样硬化的作用。

【临床应用】

1. 木贼治疗急性黄疸型传染性肝炎 以木贼草 30 克,板蓝根 15 克,茵陈 15 克(鲜品加倍),水煎浓缩至 100 毫升,每次 50 毫升,每日 2 次。小儿 5 岁以下每次 20 毫升,6—10 岁每次 30 毫升,11—16 岁每次 40 毫升,均日服 2 次。治疗期不用其他药。治疗 73 例,临床治愈 68 例,占 93.2%,基本治愈 4 例,占 5.5%,好转 1 例,占 1.3%。黄疸消失时间平均 9.8 天,食欲恢复正常平均 5.6 天,肝缩至肋下 0.5 厘米平均 19.6 天,肝功能恢复正常为 27.4 天。

2. 木贼治疗扁平疣 以木贼、香附、板蓝根各 30 克,加水 1000 毫升煮沸,取汁 600 毫升,再加水 800 毫升煮沸,取汁 400 毫升,两煎汁混合,趁热先熏后洗患处,每日 2～3 次,每次 30 分钟(第 2 次以后浸洗液加热至 60℃ 左右),每日 1 剂,10 剂为 1 个疗程。60 例患者,35 例 1 个疗程后皮疹全部消失,遗留色素沉着;25 例 1 个疗程后皮疹变薄,2 个疗程后痊愈,随访无 1 例复发。

【用法与用量】 内服，一般 6～10 克，大剂量可用至 15 克。也可入丸散剂。

【使用注意】 为发散、克伐之品，有耗气伤阴之弊，凡气虚、血虚、阳虚、阴虚者慎用。

（杨蝉铭　钟水生）

参 考 文 献

［1］ 邵禄生.决明子降脂通便效佳［J］.中医杂志，1998(12):710.

［2］ 王果明.决明子治便秘［J］.山西中医，1997(3):31.

［3］ 王德本.草决明治麦粒肿［J］.四川中医，1992,10(7):49.

［4］ 刘昌海.决明子治初期乳痈［J］.山东中医杂志，1983(6):38.

［5］ 沙建萍,黄黎明,王晓雯.夏枯草冲泡代茶饮治疗慢性咽炎［J］.中医杂志，1999(7):390.

［6］ 曹众毅.夏枯草治疗痢疾［J］.中医杂志，1999(7):390-391.

［7］ 叶丽霞.夏枯草治疗扁桃体炎［J］.中医杂志，1999(8):455.

［8］ 赵先礼,孙成堂.夏枯草治疗急性黄疸型传染性肝炎 75 例的临床观察［J］.山东医刊，1964(11):39-42.

［9］ 江苏新医学院.中药大辞典［M］.上海:上海科学技术出版社，1977:263.

［10］ 林介鸿.青葙子治疗高血压有效［J］.中医杂志，1962(8):19.

［11］ 昌武.密蒙花叶治疗创伤［J］.四川中医，1986(6):48.

［12］ 昆明市卫生局.昆明民间常用草药［M］.昆明:昆明市卫生局，1970.

［13］ 湖南省常宁县水口山矿职工医院传染病室.木贼草合剂治疗急性黄疸型传染性肝炎 73 例小结［J］.新医药学杂志，1974(3):35.

［14］ 王焕爱,刘本福.木贼汤治疗扁平疣 60 例［J］.中医外治杂志，2001(6):34-35.

第 *3* 章 化痰止咳平喘药

第一节 温化寒痰药

半 夏

为天南星科多年生草本植物半夏的块茎,我国南北各地均有生长,以长江流域生产最多,以干燥块茎入药。

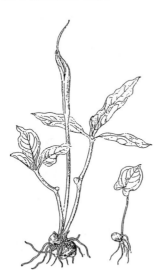

半夏

【性味与归经】 性温,味辛;有毒;归脾、胃、肺经。

【功效与主治】 具有燥湿祛痰,降逆止呕,消痞散结的作用。可用于治疗各种痰湿之证,常用于咳喘、痰饮、呕吐和痞证;也可用于癫狂、中风、痰厥、瘰疬、瘿瘤、郁证、眩晕、不寐等病证。

【炮制应用】

1. 生用 生用擅于化痰散结、消肿解毒,多用于痈肿痰核,可单用。临床多外用。

2. 制用 半夏经炮制后,能降低毒性、缓和药性,减少不良作用,但其炮制方法不同,又有各自的作用特点。

(1)清半夏 长于燥湿化痰,多用于治疗痰湿咳嗽、痰热内结、风痰阻络、痰气郁结之证,如梅核气、瘰疬、瘿瘤等。

(2)姜半夏 可增强降逆止呕作用,多用于治疗各种原因引起的呕吐,如痰饮呕吐、胃寒呕吐、胃虚呕吐、妊娠呕吐等,以及胸脘痞闷之症。

(3)法半夏 长于祛寒痰、燥湿和胃,多用于寒痰、湿痰、脾胃失调之证。

(4)半夏曲 长于健脾温胃、化痰消食,多用于脾胃虚弱、消化不良、平素痰多等症。

【鉴别应用】

1. 半夏与天南星 二者均有燥湿化

痰的作用,用于治疗湿痰、寒痰、风痰所致的病证。常可相须为用,但二者功效和临床应用又有各自的特点。

(1)半夏辛散温燥,长于燥湿化痰;而天南星辛散温通,开泄走窜力强,善祛经络之风痰和顽痰,故用于治疗湿痰病证时以半夏为主,天南星佐之;治疗风痰病证时则以天南星为主,半夏辅之。

(2)半夏长于降逆止呕、消痞散结,适用于各种原因引起的呕吐及胸脘痞闷等。天南星有祛风止痉之功,可用于治疗破伤风。

2. 半夏与生姜　见第 28 页。

3. 半夏与竹茹　见第 157 页。

【配伍应用】

1. 半夏配陈皮　半夏辛温燥烈,长于燥湿化痰、降逆止呕;陈皮辛苦而温,长于理气健脾,燥湿化痰。二药相须为用,半夏得陈皮之助,则气顺而痰自消,化痰湿之力增强;陈皮得半夏之辅,则痰除而气自下,理气和胃之功更著。二者相互促进,共奏燥湿化痰、理气健脾、和胃止呕之功。适用于痰湿壅肺之咳嗽痰多、胸膈胀满;湿浊中阻、胃失和降之恶心呕吐、脘腹胀满。

2. 半夏配竹茹　半夏性温偏热,善祛痰湿而和胃止呕,且能消痞除满;竹茹微寒,长于清化热痰,清胆和胃而止呕。二药相配,一寒一热,相制为用,燥湿健脾、和胃止呕之力增强。适用于脾胃不和或胆胃不和所致胃气上逆之恶心呕吐、嗳气、呃逆之症,妊娠恶阻,痰涎壅肺之咳嗽痰多之症。

3. 半夏配天南星　半夏辛散温燥,长于燥湿健脾化痰,且能降逆止呕;天南星辛散温通,开泄走窜力强,善祛经络之风痰和顽痰。二药相配,以半夏燥湿健脾,杜绝生痰之源;以天南星搜除经络之风痰。合而用之,能散周身痰结,尤以祛风痰为优。适用于风痰上扰之头目眩晕、中风仆倒、口眼

歪邪等症,风痰阻滞经络之关节痹痛、肢体麻木、顽痰喘咳。

4. 半夏配旋覆花　半夏燥湿化痰,健脾和胃,止呕;旋覆花消痰行水,降逆止呕,宣肺平喘。半夏偏于燥湿化痰,旋覆花偏于宣肺,下气行水。二药相须为用,一燥一宣,互为其用,祛痰止咳,和胃止呕之力增强。适用于痰饮壅肺之咳嗽气喘;寒湿客胃之呕吐、嗳气;支饮,症见胸闷短气,咳逆倚息不得卧,心下痞坚者。

5. 半夏配厚朴　二者均有燥湿化痰,降逆消痞之功。半夏长于化痰降逆消痞,厚朴长于下气除胀散满。二药相须为用,一偏于治痰湿,一偏于治气滞,具有燥湿化痰,行气降逆开结之功。适用于痰气凝结之胸闷咳喘、脘腹胀闷、呃逆呕吐、梅核气等。

6. 半夏配茯苓　半夏能燥湿化痰,和胃降逆,消痞散结;茯苓善于健脾利湿,且补而不腻,利而不猛,既能扶正,又可祛邪。二药配用,一为温燥化湿,一为淡渗利湿;一为降逆止呕治其标,一为健脾和中治其本。共奏健脾利水,燥湿化痰,和胃降逆之功。适用于脾虚湿停、胃气不降之脘痞腹胀、呃逆呕吐、大便溏泻或咳嗽痰多等症。

7. 半夏配天麻　半夏长于燥湿化痰,天麻善于平肝熄风,为治风痰要药。古人有“无痰不作眩”之说。二药相须为用,以半夏燥湿化痰治其本,以天麻平肝熄风治其标,从而达到“标本兼顾”之效,功专化痰息风。适用于风痰上扰之眩晕头痛,胸闷呕恶等症。

8. 半夏配生姜　见第 29 页。

9. 半夏配石膏　见第 57 页。

10. 半夏配瓜蒌　见第 154 页。

11. 半夏配枇杷叶　见第 158 页。

12. 半夏配藿香　见第 181 页。

13. 半夏配黄连　见第 71 页。

【现代药理研究】

1. 化学成分研究　半夏主要成分为氨基酸、有机酸、油脂类、大黄酚、丁二酸、对二羟基苯酚、羟甲基糠醛、邻二羟基苯酚、β-谷甾醇、胡萝卜苷及半夏蛋白、挥发油等。其中功效明确的化学成分有生物碱类、有机酸类、挥发油类、β-谷甾醇、蛋白质等，明确的毒性成分是半夏蛋白，可能毒性成分为总生物碱和总有机酸。

2. 药理作用研究

（1）镇咳祛痰　半夏中总生物碱与镇咳祛痰作用的相关性最大，其作用机制为抑制咳嗽中枢。制半夏有明显的祛痰功效，而生半夏未见祛痰功效。

（2）镇吐　半夏中所含的甲硫氨酸、生物碱、葡萄糖醛酸苷等可起到镇吐作用，其作用机制是对呕吐中枢的抑制和激活迷走神经传出活动。

（3）催吐　生半夏有催吐作用，该作用与其所含 3,4-二羟基苯甲醛葡萄糖苷有关，其苷元有强烈的刺激性。

（4）抗肿瘤　半夏蛋白有明显的生物活性，是半夏抗肿瘤作用的主要有效成分。半夏所含的胡芦巴碱和 β-谷甾醇及其类似物也有明显的抑制肿瘤作用。

（5）抗生育　半夏蛋白具有明显的抗早孕活性，研究表明，经皮下或子宫内注射半夏蛋白，可使小鼠终止妊娠，并阻碍兔胚泡着床。

（6）抗微生物　从半夏中提取得到一种具有抗菌作用的脑苷类化合物半夏苷，其对枯草杆菌、金黄色葡萄球菌、黑曲霉菌、白色假丝酵母菌等有抑菌作用。

（7）其他　半夏总生物碱是其抗炎的有效部分。半夏有较明显的抗心律失常作用。

【临床应用】

1. 半夏治疗室上性心动过速　以生半夏和生石菖蒲等量，研成极细末，过筛后密封贮瓶备用，使用时用芦苇筒取药末少许，吹入患者鼻腔，取嚏 3～8 次。共治疗室上性心动过速 14 例，13 例取嚏后 5～10 分钟恢复正常心律，仅 1 例无效。

2. 半夏治疗急性乳腺炎　取鲜半夏洗净，去外皮，削成适当大小，塞入患侧或对侧鼻孔（疗效相似），1～2 小时后取出。每天或间隔 7～8 小时再塞 1 次，连续 3 次无效者，则改用他法治疗。共治疗急性乳腺炎 40 例，36 例痊愈，4 例无效。其作用可能是半夏含刺激性物质和辛辣醇类通过经络起效而致。

3. 半夏治疗牙痛　取生半夏 30 克，捣碎，置于 90％乙醇 90 毫升中，浸泡 1 日即可使用。用时以棉球蘸药液塞入龋齿洞中，或涂擦病牙周围。治疗 100 余例，对 95％以上患者有效。

4. 半夏治疗疟疾　取生半夏 6 克，捣烂置于胶布上。于疟疾发作前 3～4 小时贴于脐部，可控制发作。

5. 半夏治疗鸡眼　取清半夏粉适量，醋调敷于患处，每日换药 1 次。糖尿病患者可用丁香、生半夏（或法半夏）、肉桂各 5 克，研末，温水调成稠膏，敷贴于患处，外盖纱布，胶布固定。同时嘱患者换用宽大鞋子及柔软鞋垫。

6. 半夏治疗急慢性中耳炎　取生半夏 50 克研粉，加入 150 毫升白酒，泡 24 小时，取清液滴耳，每次 1～2 滴，1 天 2 次。用药前先清洗外耳道及中耳腔内脓液，可用 3％过氧化氢或硼酸水清洗，后用棉花签拭净或以吸引器吸尽脓液，方可滴药。

【用法与用量】　内服，一般 3～6 克，大剂量可用至 15 克。

【使用注意】

1. 半夏反乌头，一般不宜配伍。

2. 本品有毒,孕妇慎用。

3. 生半夏内服易中毒,轻者口舌烧灼发麻流涎,重者则胸闷、昏迷,也可致死。解救方法:可用蛋清、面糊、果汁、醋、姜汁和服或冷漱;也可用生姜 30 克、防风 60 克、甘草 15 克煎汤内服或含漱。

天 南 星

为天南星多年生草本植物天南星、东北天南星或异叶天南星的块茎,主产于河南、河北、福建、四川等地,以干燥块茎入药。

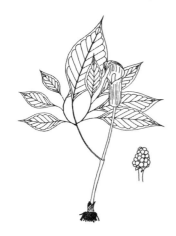

天南星

【性味与归经】　性温,味苦、平;有毒;归肺、脾、肝经。

【功效与主治】　具有涤痰燥湿,祛风解痉,消肿散结的作用。常用于治疗风痰壅盛,寒湿凝聚之咳嗽、破伤风、中风瘫痪;也可用于瘰疬,瘿瘤,疮毒,蛇伤,眩晕等病证。

【炮制应用】

1. 生用　生用擅于祛风止痉,常用于治疗破伤风、中风痰厥,外用治痈肿痰核疮疖、蛇虫咬伤。

2. 姜矾制　制后毒性降低,以燥湿化痰之力见长,多用于治疗顽痰咳嗽。

3. 胆制　胆制后药性由温转凉,燥性减低,以清化热痰、息风定惊之力见长,多用于治疗热痰咳喘、急惊风、癫痫。

【鉴别应用】

1. 天南星与白芥子　二者均能走经络而治无形之痰,但二者的功效及临床应用不同。

(1)天南星开泄走窜力强,善祛风涤痰,适用于风痰引起的口眼歪斜、半身不遂、抽搐等。白芥子温燥性烈,长于利气消痰,适用于痰湿阻滞经络之肢体疼痛、麻木,阴疽流注等证。

(2)天南星经牛胆汁制后有清化热痰、息风定惊的作用,适用于治疗痰热咳嗽、急惊风、癫痫。白芥子能温肺豁痰利气,适用于寒痰咳喘。

(3)天南星有祛风止痉之功,适用于破伤风。白芥子外用贴敷发泡可治哮喘等病,研末醋调敷可治疗肿毒初起。

2. 天南星与白附子　二者均有祛风痰、通经透络的作用,皆可用于治疗风痰阻滞经络之中风、口眼㖞斜、半身不遂、偏正头痛、风湿痹痛等,常可相须为用。但二者的功效及临床应用又有各自的特点。

天南星善于祛全身经络之风痰,其祛痰之力胜于白附子,且兼有定惊作用,临床偏用于治疗中风痰壅、惊痫等证。白附子祛寒湿之力胜,且其性升而上行,善祛头面部之风痰,临床上多用于风痰阻滞头面等病证,如口眼㖞斜,偏正头痛,面部痉挛等。

3. 天南星与半夏　见第 138 页。

4. 胆南星与礞石　见第 165 页。

【配伍应用】

1. 天南星配白附子　二者均有祛风痰、通经透络的作用,天南星善于祛全身经络之风痰,白附子善于祛头面经络之风痰。二药相须为用,祛风痰作用明显加强。适用于风痰阻滞经络之中风、口眼㖞斜、半身不遂、偏正头痛、风湿痹痛等。

2. 胆南星配海浮石　胆南星长于豁痰定惊,善治痰热蒙闭清窍之证;海浮石质轻上浮,既能清肺化痰,又可软坚散结,多用于痰热咳嗽,顽痰凝结之证。二药相须为用,既清且散,使清热豁痰之力增强。适用于痰热壅肺之咳嗽喘满、烦渴、顽痰。

3. 天南星配半夏　见第 139 页。

4. 天南星配冰片　见第 258 页。

【现代药理研究】

1. 化学成分研究　天南星化学成分较复杂,现已分离出多种化学成分,如三萜皂苷、苯甲酸(安息香酸)、淀粉、D-谷甾醇等,另外,还含有氨基酸、β-谷甾醇和钙、磷、铝、锌等。其中掌叶半夏凝集素、多糖、β-谷甾醇为天南星发挥药理作用的主要成分。

2. 药理作用研究

(1)抗惊厥　研究表明,天南星 CO_2 乙醇萃取物对青霉素点燃癫痫有明显的对抗作用。

(2)镇痛镇静　天南星煎剂对家兔、大鼠腹腔注射均有明显的镇静作用,也可以延长戊巴比妥对小白鼠的睡眠时间。

(3)抗心律失常　天南星对乌头碱诱发的大鼠心律失常有明显的拮抗作用。天南星中的生物碱 L-缬氨酰、L-缬氨酸酐对离体犬的心房和乳头肌收缩力及窦房结频率均有抑制作用。

(4)抗肿瘤　天南星块茎中所含凝集素体外具抗肿瘤活性。

(5)抗菌　天南星醇提物对革兰阳性菌和革兰阴性菌都有明显的抑制作用,抑菌谱广,其机制可能是抑制细胞的分裂,其抑菌活性成分为皂苷。

(6)祛痰　天南星煎剂能显著增加家兔呼吸道黏液分泌,原因为天南星中的皂苷对胃黏膜具有刺激性,因而口服时能反射性地增加气管或支气管的分泌液,起到祛痰的作用。而制天南星祛痰效果略优于生天南星。

(7)不良作用　草酸钙针晶是天南星科部分具有刺激性毒性作用中药的主要刺激性成分,针晶与其所附的蛋白酶类物质共同产生刺激作用。

【临床应用】

1. 天南星治疗腮腺炎　生天南星研粉浸于食醋中 5 天,备用。用时以药棉蘸药液外涂患处,每天 3~4 次。治疗 6 例,当天即退热,症状减轻。平均 3~4 天肿胀消失。

2. 天南星治疗面神经炎　制天南星、防风各 40 克,净水浸泡,武火煎煮数分钟,取汁,睡前 1 次饮服。服后卧床盖被,以汗出为佳。共治疗 35 例,结果服药 1 次愈 30 例,2 次愈 4 例,好转者 1 例,均无复发。治愈率达 97.1%。

3. 天南星治疗口腔溃疡　天南星、吴茱萸各等量,共为细末。用陈醋调成糊状,贴敷两足底涌泉穴。共治疗 58 例,痊愈 40 例,好转 14 例,无效 2 例,恶化 2 例,总有效率 93.1%。

【用法与用量】　内服,一般 3~6 克,大剂量可用至 15 克。

【使用注意】

1. 生南星内服易中毒,其中毒症状和解救方法同生半夏。

2. 为有毒之品,孕妇慎用。

白 附 子

为天南星科多年生草本植物独角莲的块茎,亦称禹白附,主产河南、陕西、四川、甘肃等地,以干燥块茎入药。

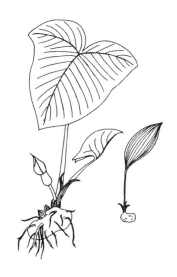

白附子

【性味与归经】　性温，味辛、甘；有毒；归胃、肝经。

【功效与主治】　具有祛风豁痰，散结消肿的作用。常用于治疗中风，破伤风，偏正头痛，眩晕；外用可治瘰疬，喉痹，毒蛇咬伤等。

【炮制应用】

1. 生用　生品擅于祛风痰、定惊搐、解毒止痛，多用于治疗风痰阻络之口眼㖞斜、语言謇涩，破伤风，风痰壅阻之四肢抽搐、呕吐痰涎；外治瘰疬痰核、毒蛇咬伤。

2. 制用　经炮制后，能增强祛风痰作用，并能消除麻辣味，多用于治疗偏头痛、寒湿头痛、痰湿头痛。临床一般多制用。

【鉴别应用】

1. 禹白附与关白附　二者均有祛风痰、逐寒湿的作用，皆可用于治疗中风痰壅、口眼㖞斜、风痰眩晕、寒湿头痛、偏正头痛等症。由于二者的来源不同，其药性及功效也有很大的差别。

禹白附（即处方常用的白附子）为天南星科植物独角莲的块茎，辛甘温，燥烈升散，能引药上行，长于祛风痰、止痉挛，多用于治疗风痰阻滞头面经络之口眼㖞斜、面部肌肉抽动、头面诸痛及破伤风，外用也可以治疗瘰疬痰核、毒蛇咬伤。关白附为毛茛科植物黄花乌头的块根，辛甘大热，有大毒，其燥烈之性强，具有搜风、祛痰、燥湿的作用，适用于治疗风寒湿痹、骨节疼痛、筋脉拘急、半身不遂等症。目前临床所使用的白附子均以禹白附为主。

2. 白附子与附子　二者虽药名相似，但其功效及临床应用完全不同。

白附子辛温燥烈而性升，专走上焦，以祛风痰、逐寒湿为主，多用于风邪及风痰阻络之口眼㖞斜、语言謇涩、偏正头痛等。附子辛热，虽走而不守，但偏走下焦，以温肾阳、散阴寒、回阳救逆为主，善于治疗命门火衰、阳气欲脱、阴寒痼冷等证。

3. 白附子与天南星　见第 141 页。

【配伍应用】　白附子配天南星，见141 页。

【现代药理研究】

1. 化学成分研究　白附子的主要化学成分为脑苷类化合物、有机酸类、脂肪酸类、挥发油成分、微量元素和其他成分。且炮制方法的不同会导致其化学成分含量的差异性。

2. 药理作用研究

（1）抗肿瘤　研究表明，白附子具有显著抗肿瘤活性，能够降低肿瘤细胞增殖率，减低肿瘤细胞的侵袭性，恢复机体免疫功能，对肿瘤细胞有细胞毒作用。

（2）抗炎抑菌　白附子的衍生品混悬液及煎剂具有抗炎作用。研究发现，白附子水提物对奶牛乳房炎中的嗜热链球菌、乳房链球菌、产气荚膜梭菌表现中度敏感，白附子醇提物对金黄色葡萄球菌、大肠埃希菌、铜绿假单胞菌有明显的抑菌作用。

（3）镇静抗惊厥　比较白附子不同制品的镇静、抗惊厥作用，白附子水浸液口服给药未显示镇静作用，腹腔注射则表现出明显的镇静作用，且有明显的协同戊巴妥钠催眠的作用。

（4）免疫调节　白附子水提取物中的糖蛋白可显著刺激小鼠脾和人淋巴细胞增殖，增强其功能。

（5）美容　白附子乙醇提取物对酪氨酸酶活性和黑色素生成量呈剂量依赖性抑制，且对前者的抑制率与熊果苷无统计学差异。

（6）祛痰　祛痰的作用机制可能是由于其所含皂苷能刺激胃黏膜或咽喉黏膜，反射性地引起轻度恶心，促进呼吸道腺体分泌增加，从而稀释痰液，便于咯出，发挥祛痰作用。

（7）毒性　白附子的毒性作用主要表现为对眼结膜、胃黏膜及皮肤的局部刺激作用。但炮制后毒性较生品明显降低。

【临床应用】

1. 白附子治疗颈淋巴结核　以鲜白附子 20～60 克，洗净置瓷器内，捣成泥状。根据疮口大小均匀敷于患处，包扎。早晚各换药 1 次，5 天为 1 个疗程，用于淋巴结核瘘患者。孕妇及心、肝、肾功能不全者不宜应用，体虚者减量，外敷出现灼痛甚者停用。治疗淋巴结核瘘患者 10 例，痊愈 8 例，无效 2 例。治疗 35 例淋巴结核，治愈 31 例，好转 4 例。药理实验证明，白附子对结核杆菌有显著抑制作用。

2. 白附子治疗黄褐斑　白附子、白及、浙贝母各等分。研末调凡士林制成药膏，早晚各涂 1 次。治疗 137 例，痊愈 109 例，好转 24 例，无效 4 例，总有效率 97.1%。

3. 白附子治疗外感风寒头痛　白附子、川芎、肉桂、细辛各等分，共研细末，取 3 克置于普通膏药或胶布上贴敷于痛处。

【用法与用量】　内服，一般 2～9 克，大剂量可用至 15 克。外用适量，捣烂敷。

【使用注意】

1. 外用宜鲜品，内服宜制用。

2. 温燥有毒，能耗血伤气，孕妇及气虚、血虚、阴虚者忌用。

3. 白附子与附子是两种不同的药物，勿混用。

白芥子

为十字花科一年生或越年生草本植物白芥子的种子，主产于安徽、河南等地，全国各地均有栽培，以成熟的干燥种子入药。

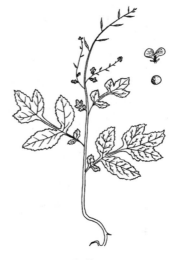

白芥子

【性味与归经】　性温，味辛；归脾、肺经。

【功效与主治】　具有利气豁痰，散结止痛的作用。常用于治疗寒痰壅滞凝结之痰饮咳喘、瘰疬痰核、肩背胁痛；也可用于流痰走注，阴疽痈肿。

【炮制应用】

1. 生用　生品力猛，擅于散结通络止痛，多用于治疗痰饮停滞胸膈所致的胸满胁痛,痰滞经络所致的肢体关节疼痛、麻木,痰湿流注,阴疽肿毒;外用贴敷发泡可治哮喘等病;研末醋调敷可治疗肿毒初起。

2. 炒用　炒后可缓和辛散走窜之性,以免耗伤气阴,擅于温肺豁痰利气,多用于寒痰壅滞之咳嗽气喘、痰多清稀等症。

【鉴别应用】

1. 白芥子与紫苏子　二者均能治疗痰喘咳嗽,常可相须为用,但二者的功效及临床应用又有一定的区别。

(1)白芥子温燥性烈,以利气豁痰见长,且善走经络,除皮里膜外之痰,常用于治疗寒痰壅肺,咳嗽气喘,以及痰湿阻滞经络之肢体疼痛、麻木,阴疽流注等证。紫苏子降气定喘消痰力胜,善治寒痰喘急咳嗽之证。

(2)白芥子外用贴敷发泡可治疗哮喘等病;研末醋调敷可治疗肿毒初起。紫苏子尚有润肠通便之功,可用于治疗肠燥便秘,对咳喘兼有便秘者尤为适宜。

2. 白芥子与葶苈子　二者均有较强的祛痰作用,对于痰多咳嗽、气喘等实证均可选用。由于二者的药性不同,其功效及临床应用又有一定的区别。

白芥子辛温,归肺经,具有利气豁痰、散结止痛的作用,善祛胸膈寒痰及皮里膜外之痰结,常用于治疗寒痰壅肺之咳嗽气喘,以及痰湿阻滞经络之肢体疼痛、麻木、阴疽流注等证。葶苈子辛苦大寒,入肺、膀胱、大肠经,功专泻肺气之实,降气消痰,行水消肿,多用于痰涎壅盛之咳嗽喘满及水肿胀满等症。

3. 白芥子与天南星　见第141页。

【配伍应用】

1. 白芥子配杏仁　白芥子性味辛温,能利气豁痰,散寒通络;杏仁甘苦而温,能止咳平喘,化痰润肠。二药配用,化痰止咳作用显著,新旧咳嗽皆可使用。临床多用于风寒犯肺、肺失肃降之咳嗽痰多色白、喘促不宁之症。

2. 白芥子配莱菔子　白芥子辛温散寒,利气豁痰,温经通络,散结消肿;莱菔子辛甘性平,祛痰降气,消食导滞。二药相须为用,降气消痰、止咳平喘作用增强。适用于痰涎壅盛之咳嗽喘逆,痰多胸痞,食少难消等症。

3. 白芥子配肉桂　白芥子能祛除经络无形之痰,肉桂则通阳散寒止痛。二药相须为用,共奏通阳散寒、祛痰止痛之功。适用于湿痰阻滞经络之关节疼痛、阴疽肿痛等证。

4. 白芥子配没药　白芥子祛痰通络,消肿止痛;没药活血化瘀,消肿定痛。二药为伍,痰瘀同治,祛痰化瘀,通经活络,疗痹止痛。用于治疗痰湿阻滞经络所致的肢体关节疼痛、麻木。

5. 白芥子配川芎　白芥子化痰通络止痛,川芎活血化瘀,走而不守,能上行巅顶,下达血海,旁通四肢,外至皮毛,为血中气药,善治头痛。二味参合,同走经络,化痰祛瘀,抵首定痛。《辨证录》中散偏汤即用白芥子伍川芎等组方而成,专治头痛。

6. 白芥子配伸筋草　白芥子祛痰通络,消肿止痛;伸筋草舒经活络,强筋骨,疗风寒湿痹。二药配伍,祛痰通络开痹,活络消肿止痛,白芥子因伸筋草舒经活络而祛痰之力强,伸筋草因白芥子祛痰而活血止痛增,用于各种寒湿痹痛。

【现代药理研究】

1. 化学成分研究　白芥子主要含有多糖、挥发油、脂肪酸、生物碱、黄酮5大类成分,其中以脂肪酸为主。

2. 药理作用研究

(1)镇咳祛痰　炒白芥子醇提取物有

明显的镇咳作用,白芥子水提取物有良好的祛痰作用。

(2)抗炎镇痛　白芥子醇提取物对化学物质和热损伤引起的疼痛均有较强的对抗作用。

(3)抑制前列腺增生　白芥子乙醇提取物中的白芥子苷和β-谷甾醇均能明显降低前列腺增生小鼠的血清酸性磷酸酶活力,白芥子苷能明显降低滤纸片埋藏引起的大鼠肉芽肿增殖,β-谷甾醇能明显降低组胺诱发的小鼠毛细血管通透性增加,表现出抗雄激素和抗炎活性。

(4)透皮吸收促进　白芥子可刺激皮肤,提高表皮温度,使表面的细胞之间空隙增大,从而促进药物的吸收。以裸鼠皮肤为实验屏障,发现白芥子细粉、白芥子挥发油、白芥子脂肪油均能对透皮吸收起促进作用。

【临床应用】

1. 白芥子治疗痛经　以白芥子研细末备用,取 0.5～1 克加入等量面粉,用沸水调匀,制成饼状,趁热敷脐上,用胃安膏固定。于月经不潮前 5 天贴第一次,月经始潮或感腹痛时贴第二次,一般贴 3 个小时即可揭去。两个月经周期为 1 个疗程。另加内服,其方为桂枝 6 克,当归 12 克,川芎 9 克,沉香 6 克,元胡 12 克,三七 3 克,水煎,于月经来潮前 5 天始服至经止,每日 1 剂,早晚空腹温服。观察 1 个疗程,结果治愈率为 80.3%,总有效率为 98.1%,明显优于单纯服用汤剂者。

2. 白芥子治疗面神经炎　将白芥子粉适量,以温水调成糊状,均匀地涂在透明玻璃纸上,贴敷于患侧面部。外层再用无菌敷料包扎,胶布固定,24 小时去除局部用药。有学者用上述方法经过 10 年临床观察效果显著,并报道了资料完整的 86

例,全部治愈。并认为白芥子含芥子碱、脂肪油,能改善血液循环,促其炎性产物吸收,消除痹痛。

3. 白芥子治疗儿童哮喘　取白芥子为主药,配以甘遂、细辛等作为天灸药物组成方,贴敷于肺俞、膏肓等穴位,每年贴敷 3 天,每天贴敷 1～2 小时,连续贴 3 年,可有效缓解患儿临床症状。

4. 白芥子治疗白癜风　取捣烂的白芥子,对照组以补骨脂酊外涂病灶,每日 3 次,至病灶皮肤充血潮红并出现水疱后改为每日 2 次,连续 3 天,然后停药,让其自然愈合。一般 1 个疗程 10 天左右(因患者年龄、身体素质、病灶部位及范围等情况而异),待病灶平复后再重复施治 1 次。整个治疗期间每天上午 10 点及下午 4 点左右各 1 次使病灶接受日光照射,每次 30～60分钟。2 个疗程治疗结束后停药,3 个月后判定疗效。治疗 50 例,根据不同分型总有效率达 80.0%～94.74%。

【用法与用量】　内服,一般 6～10 克,大剂量可用至 20 克。外用,捣末涂敷。

【使用注意】

1. 辛温走散力强,易耗气助火,故气虚、阴虚者忌用。

2. 温燥性烈,易灼伤皮肤起疱,外用宜慎。

白　前

为萝藦科多年生草本植物柳叶白前或芫花叶白前的根皮及根茎,主产于浙江、安徽、河南、山东、福建及广东等地,以干燥根茎及根入药。

【性味与归经】　性微温,味甘、辛;归肺经。

【功效与主治】　具有祛痰止咳的作

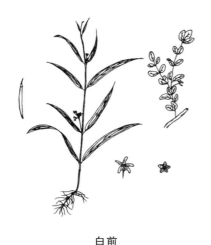

白前

用,为肺家咳喘要药。常用于治疗寒咳,也可用于热咳、痰咳和久咳咯血证。

【炮制应用】

1. 生用 生品以解表理肺、化痰止咳力专,多用于咳嗽兼见表证者。但生品对胃有一定刺激性,脾胃虚弱者服后可致恶心、呕吐。

2. 蜜炙 经蜜炙后可缓和对胃的刺激,增强温润之性,以润肺降气、化痰止咳作用为强,多用于治疗肺虚咳嗽、肺燥咳嗽。

【鉴别应用】

1. 白前与前胡 二者均有降气、消痰、止咳的作用,皆可用于治疗咳嗽、痰多、气急等症,但二者的性味不同,其功效及临床应用又有一定的区别。

白前辛苦微温而不燥烈,长于降气消痰、止咳平喘,适用于肺气壅实之咳嗽气喘,不论属寒属热皆可应用。前胡苦辛寒,既可降气消痰,又能宣散风热,多用于痰热壅滞之咳嗽痰多及风热咳嗽。

2. 白前与枇杷叶 见第 158 页。

【配伍应用】

1. 白前配百部 白前性微温而不燥热,长于肃肺降气祛痰;百部甘苦而平,偏

于润肺止咳化痰。二药配用,寒温相宜,化痰中有润肺之力,润肺中又不致留痰,具有较强的化痰止咳作用。适用于感冒日久不愈,肺失肃降之久咳不已、胸闷气喘等症,也可用于肺痨咳嗽。

2. 白前配前胡 白前清肃肺气,降气化痰;前胡宣散风热,下气化痰。白前重在降气,前胡偏于宣肺。二药配用,一宣一降,使肺之肃降功能得以恢复,气降痰化,咳嗽自止。适用于咳嗽初起、肺失宣降、肺气郁闭之嗽喘不宁、咯痰不爽、胸闷、咽痒者。

3. 白前配紫菀 二者均具有质地柔润,温而不燥的特点,皆具有降气化痰、止咳平喘的作用,相须为用,其作用加强,对于新久喘咳皆可使用,但以湿痰壅肺之喘咳痰多之症最为适用。

【现代药理研究】

1. 化学成分研究 柳叶白前根茎的脂溶性成分中含有 β-谷甾醇、高级脂肪酸及华北白前醇。芫花叶白前主要含有白前皂苷 A～J,白前皂苷元 A、B,白前新皂苷元 A、B 及白前二糖等。

2. 药理作用研究

(1)呼吸系统 柳叶白前醇提物和醚提物有较明显的镇咳作用和祛痰作用,水提物有一定的祛痰作用和抗炎作用,但镇咳作用不明显。3 种提取物中醇提物镇咳祛痰作用最强,且柳叶白前醇提物镇咳作用强于祛痰作用,而传统水煎剂的作用并不显著。

(2)消化系统 白前对消化系统作用广泛,不仅能抗胃溃疡,也能抗腹泻,对大鼠的胆汁分泌略有增加作用。

(3)抗炎镇痛 白前 75% 乙醇提物能显著抑制小鼠被二甲苯导致的耳肿及角叉菜胶导致的足跖肿胀,并且可以减少乙酸

引起的小鼠扭体反应的次数、延长小鼠对热痛刺激甩尾反应的潜伏期。

（4）抗血栓形成 研究表明，白前75％乙醇提物能延长大鼠体内血栓形成时间及凝血时间。

【临床应用】

1. 白前治胃痛 白前根、威灵仙根各15克，肖梵天花根24克。水煎服。

2. 白前治小儿疳积 白前根、重阳木根、兖州卷柏各9克。水煎服。

3. 白前治跌打损伤 白前根15克，鸡蛋1枚或蚌干30克，胁痛加香附子9克，青皮3克。水煎服。

【用法与用量】 内服，一般6～10克，大剂量可用至30克。

【使用注意】 阴虚火旺、气虚咳嗽者慎用。

旋 覆 花

为菊科多年生草本植物旋覆花、线叶旋覆花等的头状花序，产于广东、华北、内蒙古等地及长江流域下游各省，以干燥花序入药。

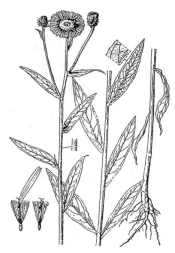

旋覆花

【性味与归经】 性微温，味苦、辛、咸；归肺、脾、胃、大肠经。

【功效与主治】 具有消痰行水，降气止呕的作用。常用于治疗痰饮，咳喘，呕吐，噫气；也可用于眩晕，鼓胀，乳岩，乳痈等病证。

【炮制应用】

1. 生用 生品以降气化痰止呕作用较强，止咳作用较弱，多用于治疗胃气上逆之噫气、恶心、呕吐等，痰饮阻隔而见呕吐不止、肠鸣多唾、口中清水自出、胁肋急胀等。

2. 蜜炙 蜜炙后药性平和，苦辛降逆止呕作用弱于生品，长于润肺止咳、降气平喘，其偏重于肺，多用于治疗痰喘咳嗽、热痰咳喘。

【鉴别应用】 旋覆花与紫苏子，二者均能下气消痰，皆可用于痰壅气逆之喘咳，但二者的功效及临床应用又有各自的特点。

旋覆花能行水止呕，可用于治疗噫气、呕吐等胃气上逆之证。紫苏子能开郁温中，可用于胸膈满闷。

【配伍应用】

1. 旋覆花配代赭石 旋覆花下气，能消蓄结之痰；代赭石沉降，能降逆止呃。二药相须为用，具有化痰降逆之功。适用于痰浊内阻，气机失降之心下痞满、噫气呃逆、恶心呕吐、胃脘疼痛等症，也可用于肺失肃降之咳逆咯血。

2. 旋覆花配海浮石 旋覆花能降气消痰、宣肺利水、止呕；海浮石清肺化痰、软坚散结。二药配用，既能宣肺，又能清肺，共奏祛痰止咳之功。适用于痰热壅肺之咳嗽、咯痰不爽、胸闷不舒等症。

3. 旋覆花配天麻 天麻平肝息风、柔肝止痛，是临床治疗头痛的常用药物。二者相合,平肝通络、息风止痛、降气化痰,可以用于治疗肝风、痰浊、瘀血、气逆所致的各种头痛。

4. 旋覆花配当归　当归养血活血、化瘀通络、润肠通便,是治疗血虚头痛、风邪头痛的常用药。头痛多由风邪引起,而当归养血活血,所谓"治风先治血,血行风自灭",同时可润肠通便;旋覆花又入大肠经,利大肠。二者配伍,对血虚、血滞、大便不通之头痛有很好的疗效。旋覆花、当归可散瘀止痛,适用于治疗缠绵不愈的慢性头痛。

5. 旋覆花配半夏　见第 139 页。

【现代药理研究】

1. 化学成分研究　大花旋覆花开花时期的地上部分含倍半萜内酯化合物大花旋覆花素和旋覆花素。花含槲皮素、异槲皮素、咖啡酸、绿原酸、菊糖及蒲公英甾醇等多种甾醇。地上部分分离得旋覆花内酯,另分得脱乙酰旋覆花内酯。此外,旋覆花的主要化学成分还有黄酮类、挥发油类、多糖类、三萜和甾体化合物等。

2. 药理作用研究

(1) 抗氧化　旋覆花总黄酮对大鼠缺血-再灌注损伤大脑具有显著的保护作用,其作用机制与抑制并减少体内脂质过氢化物的产生、增强机体抗氧化活性有关。

(2) 抗肿瘤　旋覆花素对肿瘤细胞的生长有抑制作用,其作用机制为诱导肿瘤细胞的凋亡和引起坏死。

(3) 抗增生　旋覆花有抗血管炎症反应和抑制内膜增生的作用。

(4) 降脂　旋覆花总黄酮可改善高脂血症大鼠血清指标。

【临床应用】　旋覆花治疗内科杂症,以旋覆花为主的旋覆花汤治疗噫气、心悸、胸痹、眩晕、肺痨咯血、胃脘痞胀(胃窦炎)等内科杂病效果良好。

【用法与用量】　内服,一般 6～10 克,大剂量可用至 20 克。

【使用注意】

1. "诸花皆升,唯旋覆花独降",且温散耗气,故气虚下陷、阴虚劳咳、风热燥咳者,均忌用。

2. 宜包煎。

(郑雪娜　钟水生)

参 考 文 献

[1] 张作记,王开明.半夏菖蒲屑治疗室上性心动过速[J].中医药研究,1990(2):31.

[2] 吴成善.鲜半夏塞鼻治疗急性乳腺炎 40 例[J].浙江中医杂志,1982,17(1):35.

[3] 王辉武,贾河先.中药新用[M].重庆:科学技术文献出版社重庆分社,1986:99.

[4] 罗丽华,刘丽华,蒋冬英,等.鸡眼的中医外治方法[J].中国民间疗法,2014(4):30.

[5] 刘晓瑞,黄彬洋,方俪鹃,等.治疗糖尿病足部鸡眼验方[J].中国民间疗法,2017(5):16.

[6] 刘维忠.生半夏酒剂或白矾韭菜汁疗急慢性中耳炎验案[N].中国中医药报,2017,10(23):5.

[7] 广州军区生产建设兵团二十九连卫生所.天南星治疗腮腺炎的体会[J].新医学,1972(10):49.

[8] 韩进庭.天南星药理作用与临床应用研究进展[J].现代医药卫生,2010,26(16):2487-2488.

[9] 王立国,王卫东.中药外敷治疗慢性复发性口腔溃疡 58 例[J].河北中医,2005(12):906.

[10] 王彩霞,巨祥.鲜白附子治疗颈淋巴结核 45 例[J].河北中医,1990(2):5.

[11] 陈向东,何延春,吉兆春,等.三白退斑膏治疗黄褐斑 138 例[J].陕西中医,1987(2):59.

[12] 许明华,时艳萍.治疗外感风寒头痛验方[J].中国民间疗法,2018,26(5):9.

[13] 聂永新.白芥子贴敷神阙穴治疗痛经[J].中医杂志,1998(4):26.

[14] 张锁泽.白芥子糊剂外敷治疗周围性面瘫[J].实用医学杂志,1985(5):28.

[15] 周钊,秦艳虹,张丽琛.白芥子天灸疗法治疗小儿支气管哮喘的临床观察与护理[J].实用临床护理学电子杂志,2018,3(25):134-135.

[16] 李卫红,徐绍东.白芥子"发泡疗法"治疗白癜风疗效观察[J].中国美容医学,2001(2):108-110.

[17] 赵国平,戴慎,陈仁寿.中药大辞典(上册)[M].上海:上海科学技术出版社,2006:961.

[18] 王正公.旋覆代赭汤治内科杂病[J].上海中医药杂志,1984(9):12-14.

第二节　清化热痰药

桔　梗

为桔梗科多年生草本植物桔梗的根,主产于安徽、江苏及山东等地,以干燥根入药。

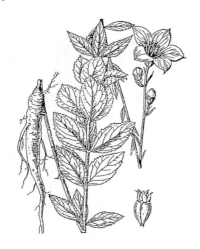

桔梗

【性味与归经】　性平,味苦、辛;归肺经。

【功效与主治】　具有宣肺祛痰,利气排脓的作用。常用于治疗咳嗽,喘急,喉痹,失音,肺痈;也可用于胸痹,结胸,痢疾等证。

【炮制应用】

1. 生用　生品具有宣肺利咽、祛痰排脓作用,多用于治疗风寒咳嗽、风热咳嗽、肺痈、喉痹等。

2. 蜜炙　蜜炙后能增强润肺止咳作用,多用于肺阴不足之咳嗽。

【鉴别应用】

1. 桔梗与杏仁　二者虽皆可用于治疗咳嗽气喘,因其性味不同,其功效及临床应用有很大的差别。

(1)桔梗苦辛平,开提肺气、祛痰排脓,适用于寒邪或火热之邪郁阻胸膈,肺气被郁不得畅达所致的咳嗽、喘急、喉痹、肺痈等证。杏仁苦微温,降气平喘,适用于邪气犯肺、肺失宣降之喘咳;由于其尚有润肠通便之功,对咳喘而伴有便秘者尤为适宜。

(2)桔梗能调畅气机,宣通气滞,升清降浊,常用于治疗下痢腹痛、里急后重。杏仁能润肠通便,多用于肠燥便秘。

2. 桔梗与胖大海　见第162页。

【配伍应用】

1. 桔梗配甘草　桔梗辛苦而平,辛则散,苦则降,有宣通肺气、祛痰排脓、升清降浊之功;甘草甘平,生用长于泻火解毒、润肺祛痰。二药相须为用,宣肺祛痰、解毒利咽、消肿排脓之功增强。适用肺热壅盛、肺失宣降之喘咳,肺痈,咽喉肿痛,也可用于痄腮。

2. 桔梗配鱼腥草　桔梗既升且降,善

开肺气、祛痰排脓；鱼腥草善清热解毒、消痈肿、利尿通淋。二药相须为用,桔梗得鱼腥草之助,则清热解毒、排脓消痈力增；鱼腥草得桔梗之引,其解毒消痈之力更专,共奏清热解毒、祛痰排脓之功。适用于肺痈咳吐腥臭脓痰、胸膈满痛、肺热咳嗽,痰稠难咯。

3. 桔梗配杏仁　桔梗既升且降,以升为主,功擅宣通肺气、祛痰排脓、升清降浊；杏仁辛散苦降,以降为主,长于止咳平喘、润燥下气。二药配用,一升一降,升降调和,祛痰止咳力胜。适用于咳嗽痰多,气喘等症。

4. 桔梗配贝母　桔梗能宣通肺气、祛痰排脓；贝母具有润肺化痰、清热散结的作用。二药配用,使肺气得以宣通,痰结得以润化,肺热得以清解。适用于痰气郁结之喘咳及瘰疬痰核等证,如用于咳喘时,宜用川贝母；用于瘰疬痰核时,宜用浙贝母。

5. 桔梗配枳壳　桔梗性升,宣肺祛痰利气；枳壳苦降,下气消痰。二药配用,一升一降,宣散结合,既有降肺气之逆,又能宽胸利膈。适用于各种原因所致的肺气壅塞不利、咳痰胸闷等症,以及肺郁失宣、大肠气滞之便秘腹胀、腹痛等。

6. 桔梗配大腹槟榔　大腹槟榔入胃、大肠经,《雷公炮制药性解》中谓其"主消谷逐水,宣脏利腑,攻坚行滞",与桔梗两药相伍,大腹槟榔降气导滞,桔梗宣发肺气,肺与大肠相表里,表里上下气机通畅,则五脏虚热有排出之路径。

7. 桔梗配紫苏梗　见第 12 页。

8. 桔梗配桑叶　见第 36 页。

9. 桔梗配牛蒡子　见第 40 页。

10. 桔梗配升麻　见第 45 页。

【现代药理研究】

1. 化学成分研究　桔梗的化学成分包括皂苷、多糖、黄酮、甾醇、脂肪酸,以及微量元素等。其中桔梗皂苷在临床上发挥主要药理作用,糖基的位置和种类不同直接导致了桔梗皂苷类成分的多样性和复杂性。根据其苷元可分为桔梗酸类、桔梗二酸类和远志酸类三种,前二者为桔梗所特有。目前已分离得到 16 种皂苷类单体,其中桔梗皂苷 D 被认为是主要的有效成分。

2. 现代药理研究

(1) 止咳平喘　现代研究表明,桔梗水提液可抑制由浓氨水引起的咳嗽次数,以及增加小鼠气管的酚红排泄量。桔梗根、茎、花、果、叶的 95% 乙醇提取液具有非常显著的祛痰药理活性。桔梗经 70% 乙醇提取物的总皂苷及经黑曲霉转化的总次皂苷,在高、中剂量组均具有显著的祛痰活性。

(2) 抗炎抑菌　桔梗皂苷 D 有抑菌作用,随着桔梗皂苷 D 浓度的增加,能使白色念珠菌由孢子相向菌丝相改变逐渐减少,白色念珠菌的黏附数、菌活力逐渐降低,说明桔梗皂苷 D 降低白色念珠菌对口腔黏膜的感染,可能与其参与口腔黏膜上皮细胞的免疫抑制作用有关。

(3) 抗肿瘤　桔梗皂苷对人肝癌、胃癌、乳腺癌等具有抑制作用,其抗肿瘤机制主要有抑制细胞增殖、诱导细胞凋亡和自噬等。

(4) 抗氧化　桔梗总皂苷和桔梗皂苷 D 都具有较好的体外清除自由基的能力,具有比同等浓度的维生素 C 还强的活性。

(5) 降血糖　桔梗多糖可降低糖尿病大鼠空腹血糖,提高其空腹胰岛素水平、胰岛素敏感指数及葡萄糖耐受能力；桔梗多糖还能提高肝组织超氧化物歧化酶活性,降低丙二醛含量,说明桔梗具有明显的降血糖作用,机制可能是改善空腹胰岛素水平、提高抗氧化能力。

【临床应用】 桔梗治疗急性腰扭伤，以桔梗30克研细末，分为2份，每日黄酒冲服，重症每日服2次。服后卧床休息，使局部微出汗。共治疗本病8例，轻者服药1次，重者服药3次，均获痊愈。

【用法与用量】 内服，一般6～12克，大剂量可用至30克。

【使用注意】 阳虚久嗽，阴虚肺燥、咯血、吐血者忌用。

前 胡

为伞形科多年生草本植物白花前胡和紫花前胡的根，白花前胡主产于浙江、湖南及安徽等地，紫花前胡主产于江西、浙江等地，以干燥根入药。

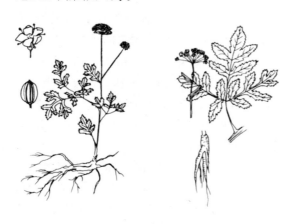

前胡

【性味与归经】 性微寒，味苦、辛；归肺经。

【功效与主治】 具有降气祛痰，宣散风邪的作用。用于治疗咳嗽，哮喘；也可用于伤风，麻疹，风疹等。

【炮制应用】

1. 生用 生品以宣散风热、降气化痰为主，多用于治疗外感风寒或风热咳嗽、肺热咳嗽。

2. 蜜炙 蜜炙后以润肺祛痰力强，多用于燥邪伤肺之咳嗽。

【鉴别应用】

1. 前胡与柴胡 二者素有"二胡"之称，若外感寒热之证而兼有咳逆上气、胸膈满闷者，二者可以相须为用，如荆防败毒散。但二者的功效及临床应用则完全不同。

前胡归肺经，以降气祛痰、宣散风邪为主要作用，多用于治疗风热或风寒之咳嗽、痰热咳嗽、肺燥咳嗽。柴胡归胆经，以和解少阳、疏肝解郁、升阳举陷、透虚热为主要作用，长于疏散半表半里之邪，善行滞气、疏利肝胆；常用于治疗少阳证、外感风热表证、肝郁证、气虚下陷之阴挺和脱肛、虚热证。

2. 前胡与白前 见第147页。

【配伍应用】

1. 前胡配桑白皮 前胡宣降肺气、化痰止咳；桑白皮泻肺利水、止咳平喘。二药配用，共奏泻肺化痰、止咳平喘之功。适用于肺热喘咳及肺失宣降之气逆痰盛等。

2. 前胡配白前 见第147页。

3. 前胡配柴胡 见第42页。

【现代药理研究】

1. 化学成分研究 前胡化学成分包含香豆素类、挥发油、黄酮、色原酮、聚炔、木质素、简单的苯丙衍生物等，其中以香豆素类为主要的药效活性成分。

2. 药理作用研究

(1)抗心肌缺血及保护心肌 白花前胡提取液能够调节因腹主动脉狭窄所致的心肌细胞凋亡相关基因的表达，从而抑制心肌重塑，对心衰发挥生物学的治疗作用。

(2)镇咳祛痰 白花前胡甲素有显著的钙离子拮抗活性，可松弛支气管平滑肌，抑制过敏递质的释放,用于上呼吸道感染的治疗。

【临床应用】

1. 前胡治疗细菌性痢疾 以前胡适量研成粉,每次服 6 克,每日 3 次,共治疗细菌性痢疾 20 余例,效果显著,且对慢性肠炎也有较好的疗效。

2. 前胡治疗手指疔疮 将前胡饮片捣烂,浸泡在 75％乙醇中,冬季浸泡 5 天,夏季 3 天。加盖贮存,以免乙醇蒸发,使前胡能充分吸收乙醇。用时先将手指疔疮局部皮肤常规消毒,取前胡制剂外敷,敷药面积视红肿面积而定,厚约 0.5cm,外用塑料薄膜包扎,胶布固定。每日换药 1 次,脓出较多者,可每日换 2 次。治疗 38 例,全部治愈,患指肿痛消失,活动自如。治疗时间:病程短、无化脓者 1～3 天愈;病程短,但已开始化脓者 3～7 天愈;病程长,脓已成者 7～20 天愈。

【用法与用量】 内服,一般 6～12 克,大剂量可用至 20 克。

【使用注意】 阴虚咳喘忌用。

瓜 蒌

为葫芦科多年生草质藤本植物栝蒌的果实,我国南北各地均产,以成熟果实入药。

【性味与归经】 性寒,味甘、苦;归肺、胃、大肠经。

【功效与主治】 具有清热化痰,开胸散结的作用。常用于治疗痰热所致之咳嗽、胸痹、结胸、乳痈;也可用于消渴、黄疸、吐血、便血等。

【炮制应用】

1. 生用 生品具有清热涤痰、宽胸散结的作用,多用于治疗肺热咳嗽、胸痹心

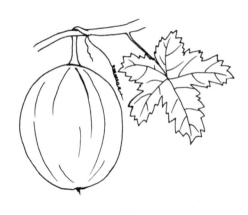

瓜蒌

痛、结胸痞满及乳痈、肺痈、肠痈。

2. 蜜炙 蜜炙后能增强润肺止咳作用,多用于肺燥咳嗽。

【鉴别应用】

1. 瓜蒌仁、瓜蒌皮、全瓜蒌、瓜蒌根(天花粉) 四者同出一物,因其药用部位不同,其功效与临床应用有各自的特点。

瓜蒌仁为栝蒌的种子,味甘寒而润,具有润肺化痰、滑肠通便的作用,多用于燥热咳嗽、肠燥便秘;瓜蒌皮为栝蒌果实的皮,味苦而寒,具有清肺化痰、利气宽胸的作用,多用于治疗痰热咳嗽、胸闷胁痛;全瓜蒌为栝蒌的果实,包括瓜蒌皮和仁,具有瓜蒌仁与皮的功效,由于二者的协同,除上述功用外,尤擅长治疗胸痹心痛、结胸痞满、乳痈内痈;瓜蒌根为栝蒌的干燥块根,性味甘、微苦,微寒,具有清肺润燥、养胃生津的作用,多用于治疗肺热燥咳、肺虚咯血及热病津伤、消渴等证。

2. 瓜蒌仁与杏仁 二者均有化痰、利气、止咳、平喘、润肠通便的作用,皆可用于治疗咳嗽、气喘、肠燥便秘,但二者的功效与临床应用又有各自的特点。

(1)瓜蒌仁甘寒,长于清肺化痰、润燥利气,适用于痰热或燥热所致的咳嗽气逆。

杏仁苦温,长于宣肺祛痰、下气平喘,只要配伍得当,可用于多种原因之咳喘,尤以风寒束肺或肺气不宣之咳喘更为适用。

(2)瓜蒌仁清热化痰,适用于痰热壅遏之痈肿,能生津止渴,可用于消渴。杏仁能利咽散邪,可用于痰邪阻滞所致的喉痹。

【配伍应用】

1. 瓜蒌配半夏　瓜蒌能清热化痰,宽胸散结;半夏化痰降逆作用较强。二药配用,不仅化痰散结、宽胸消痞作用增强,且瓜蒌可减弱半夏之燥性。适用于痰热互结之胸脘痞闷、咳嗽咯痰不爽;痰浊痹阻心脉之胸痹心痛。

2. 瓜蒌配薤白　瓜蒌甘寒滑润,具有清热化痰、宽胸散结、润燥通便的作用;薤白辛散苦降,具有温中化浊、通阳散结、活血止痛之功。二药相须为用,一散一收,一通一降,共奏理气宽胸、散结止痛之功,且有通便的作用。适用于阴邪痰浊壅滞胸中、阳气闭塞不通而致的胸闷、胸痛等症,也可用于痰浊壅滞、肺失宣降之咳嗽痰多、气喘等证及便秘属气滞者。

3. 瓜蒌配枳实　瓜蒌能清上焦积热,具有清热化痰、宽胸散结、润燥通便之功;枳实善于破泄胃肠气结而消痞满,能行气消痰。二药相须为用,以枳实破其气结,气行则痰消;以全瓜蒌清化胶结之痰浊,痰去则气行。二者相辅相助,共奏破气泻痰、消痞开结之效。适用于气结不化、痰浊内阻之心下痞坚、胸腹满闷作痛而偏热者;腑气不通,腹胀便秘者。

4. 瓜蒌配海蛤壳　二者同为清热化痰之品,擅入肺经。瓜蒌甘寒清润,善于宽胸理气散结;海蛤壳苦咸,长于软坚散结、化稠痰。二药相须为用,既可增强清肺化痰之力,又具宽胸散结之功,使气行痰降,郁解热消,化痰散结、清肺止嗽作用增强。

适用于痰热郁结、肺失宣肃、气滞胸胁之咳嗽、咯痰黄稠、胸胁满闷或隐隐胀痛等。

5. 瓜蒌配丹参　活血排脓作用增强,适用于乳痈、疮肿等证。

6. 瓜蒌配川贝母　瓜蒌能清热化痰、宽胸散结;川贝母重在润肺化痰、开郁泄热。二药配用,一润一清,且皆具开散之性,故清热化痰散结之力增强。适用于咳嗽、咯痰不利、咽喉干燥、痈疽硬结。

7. 瓜蒌配玄明粉　见第229页。

8. 瓜蒌皮配天花粉　见第64页。

【现代药理研究】

1. 化学成分研究　瓜蒌含有栝楼酸等有机酸类,7-豆甾烯-3β-醇等甾醇类,萜类尤以羊毛甾烷型为主的四环三萜类、齐墩果烷型为主的五环三萜类,以及苷类、氨基酸类等。

2. 药理作用研究

(1)心血管系统　瓜蒌具有扩张微血管,增加冠脉血流量,增加耐缺氧能力,保护缺血心肌,抗凝血及降低血清胆固醇等多种活性。

(2)祛痰止咳　瓜蒌中分离得到的氨基酸有较好的祛痰作用。半胱氨酸能裂解痰液黏蛋白,使痰液黏度下降而易于咳出;天门冬氨酸可促进骨髓T淋巴细胞前体转化为成熟的T淋巴细胞,有利于减少炎性分泌物;蛋氨酸可变为半胱氨酸及胱氨酸起到协同的作用。

(3)抗菌　瓜蒌煎剂体外对大肠埃希菌、霍乱杆菌、痢疾杆菌、伤寒杆菌、副伤寒杆菌、铜绿假单胞菌及溶血性链球菌、肺炎球菌、白喉杆菌、金黄色葡萄球菌、流感杆菌等均有抑制作用。

(4)抗溃疡　瓜蒌醇提物可降低大鼠胃酸分泌和胃酸浓度。

(5)抗肿瘤　瓜蒌煎剂体外可直接抑

制子宫颈癌 HeLa 细胞。

【临床应用】

1. **瓜蒌治疗产后尿闭**　取全瓜蒌 30～60 克,加水 5000 毫升,煎至 4000 毫升,待温度适宜后坐浴,时间 30 分钟,以汗出为佳,冬季注意保暖。共治疗产后尿闭 35 例,其中坐浴 1 次自行排尿者 30 例,2 次自行排尿者 2 例。

2. **瓜蒌治疗胃溃疡**　将成熟鲜瓜蒌去籽洗净,每日 2 个水煎服,治疗胃溃疡,一般 20～30 天即可治愈。

【用法与用量】　内服,一般 6～15 克,大剂量可用至 30 克。

【使用注意】

1. 宣肺止咳宜用壳,润肺通便宜用子,散结消痈宜用全瓜蒌。

2. 凉胃而滑肠,寒饮、脾虚便溏者忌用。

贝　母

川贝母为百合科多年生草本植物乌花贝母、卷叶贝母、罗氏贝母、甘肃贝母、棱砂贝母的地下鳞茎,浙贝母为百合科多年生草本植物浙贝母地下鳞茎,主产于四川、云南、甘肃及西藏等地,以干燥鳞茎入药。

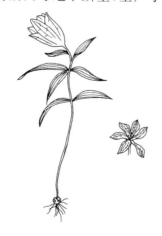

贝母

【性味与归经】　性微寒,味苦、甘;归心、肺经。

【功效与主治】　具有润肺化痰,清热散结的作用。常用于治疗咳嗽,喘息,肺痈,瘰疬;也可用于乳痈,结胸,吐血,咯血,衄血,郁证。

【炮制应用】　临床多生用,古代有蒸制用。

【鉴别应用】　川贝母与浙贝母,二者均属百合科植物,皆有清肺化痰止咳的作用,皆可用于治疗痰热咳嗽,由于二者的来源不同,其药性及功用有较大的差别。

(1)川贝母苦甘微寒,长于润肺化痰,开泄胸中郁结之气,其滋润之性胜于开泄,多用于肺虚久咳及肺燥咳嗽。浙贝母苦寒,长于清热化痰、散结,其清热力强,开泄力胜,多用于外感风热或痰热郁肺之咳嗽。

(2)二者均有清热散结之功,皆可用于瘰疬、痰核、瘿瘤、痈疽等证的治疗。由于浙贝母比川贝母清泄散结之力大,所以在治疗上述病证时,浙贝母更为常用。

【配伍应用】

1. **贝母配杏仁**　贝母苦甘而寒,既清泄肺热,又能滋润肺燥,且善化热痰;杏仁辛苦微温,善于宣肺止咳、降气平喘。二药配用一温一凉,一润一降,一以治气,一以治痰,润降结合,其化痰止咳效果增强,使气利痰消,喘咳自宁。适用于肺虚久咳、痰少咽燥者,痰热壅肺之咳嗽不已、咯吐黄痰者。

2. **贝母配沙参**　贝母以清肺化痰、滋阴润燥为主;沙参能养阴清肺。二药配用,润燥化痰之力增强。适用于肺燥咳嗽、痰稠不爽等症。

3. **川贝母配蛤蚧**　川贝母润肺化痰,兼能清肺之虚热;蛤蚧补肺肾之气,肾气充,肺有所依。二药配用,清、补、润并举,适用于虚热、久咳痰喘者。

4. 贝母配桔梗　见第151页。

5. 贝母配连翘　见第101页。

6. 川贝母配知母　见第60页。

7. 川贝母配瓜蒌　见第154页。

8. 浙贝母配夏枯草　见第132页。

9. 川贝母配枇杷叶　见第158页。

【现代药理研究】

1. 化学成分研究　生物碱是贝母止咳平喘主要药用活性成分,贝母属生物碱主要有异甾类生物碱及甾体生物碱两大类,而作为药用的鳞茎则主要含异甾生物碱。此外,还含有萜类、甾体、脂肪酸、嘌呤、嘧啶等化合物及微量元素。

2. 药理作用研究

(1)镇咳　贝母总生物碱有显著的镇咳作用,而且其镇咳作用为抑制咳嗽中枢,对呼吸中枢无抑制,这对于治疗慢性支气管炎并发肺炎疾病时极为有利。

(2)平喘　贝母总生物碱能竞争性拮抗气管平滑肌上的M受体,有阻断乙酰胆碱的作用,使痉挛的平滑肌松弛,患者过高的迷走神经张力降低,产生平喘作用。

(3)祛痰　贝母的酚红排出试验表明,贝母总皂苷可使小鼠的酚红排泌量显著增加,证明其具有明显的祛痰作用。

(4)其他　贝母还具有镇静镇痛、抗溃疡、抗血小板聚集、减慢心率等作用。

【临床应用】

1. 川贝母治疗婴幼儿消化不良　以川贝母适量,粉碎,过80~100目筛后,分装备用,每天按每千克体重0.1克,分3次服用。共治疗婴幼儿消化不良10例,均获痊愈。其中2天痊愈4人,3天痊愈3例,4天痊愈3例。

2. 浙贝母治疗百日咳　以浙贝母2.5

克放入鸡蛋内搅匀后蒸熟,1日1个,早晚2次分服。治疗百日咳58例,咳嗽严重者加百部汤(百部9克、玄参5克、麦冬4克)煎服,总有效率86%。

3. 川贝母治疗咳嗽　鲜梨500克,贝母末6克,冰糖30克。将梨去皮剖开,去核,把贝母末及冰糖填入,合在一起放在碗内蒸熟。早晚分食。功效清热化痰,散结解表。用于治疗咳嗽,症见胸痛、寒战、咳嗽、发热、口干、咽燥、痰黄腥臭等,连服数日效果甚佳。

4. 川贝母治疗乳痈　香白芷6克,川贝母9克,共同研为细末,以烧沸黄酒调服,出汗较频,以手擦患处,即有效。对于乳痈已或成未成,用这个方法治疗均有效。

【用法与用量】　内服,一般6~10克,大剂量可用至15克。

【使用注意】

1. 性质寒润,善化热痰、燥痰,若属寒湿痰咳忌用。

2. 久咳、燥咳、痨咳宜用川贝母;新咳、痰咳、火咳及瘰疬、痈肿等,宜用浙贝母。

竹　茹

为禾本科多年生常绿植物淡竹除去绿色外皮后刮下的中间层,产于长江流域和南部各省,以鲜品或干品入药。

【性味与归经】　性微寒,味甘;归肺、胃、胆经。

【功效与主治】　具有清热化痰,除烦止呕的作用。常用于治疗痰热所致的咳嗽,呕吐,恶阻;也可用于中风虚烦不眠,热渴,齿衄等证。

【炮制应用】

1. 生用　生品长于清热化痰、除烦,常用于治疗痰热壅肺之咳嗽、咳痰黄稠,痰

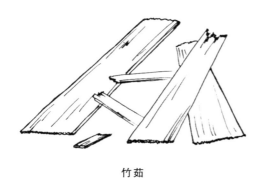

竹茹

火内扰之心烦失眠或惊悸不宁。

2. 姜制　姜制后能增强降逆止呕的功效，多用于治疗胃热呕吐、妊娠恶阻。

【鉴别应用】　竹茹与半夏，二者均有化痰、止呕的作用，皆可用于治疗痰证、呕吐。但由于二者的药性不同，其功效与临床应用又有各自的特点。

竹茹味甘而微寒，其性润，偏于清热化痰、除烦止呕，适用于痰热或胃热之呕吐及痰热壅肺之咳嗽、痰火内扰之心烦失眠。半夏辛温，性燥，长于燥湿祛痰、降逆止呕、消痞散结，善治寒痰、湿痰或痰饮所致的呕哕、咳嗽，也常用于各种痰湿病证及胸脘痞闷、瘰疬痰核等。

【配伍应用】

1. 竹茹配枳实　竹茹清热化痰、和胃降逆、宁神开郁；枳实降气除痰，消积滞。二药配用，竹茹化痰热和胃而清，得枳实破气行痰则化痰之力足而猛；枳实消积导滞而通，得竹茹苦降清热则和胃降逆之效强而速。共达清通开郁，畅中焦枢机而运清降浊之功。适用于胃热痰盛，气机阻滞之胸脘满闷、恶心呕吐或胃热噎膈等；胆郁痰热上扰而致惊悸怔忡、心烦、夜寐不安等症。

2. 竹茹配半夏　见第 139 页。

3. 竹茹配生姜　见第 29 页。

4. 竹茹配桑叶　见第 36 页。

5. 竹茹配石斛　见第 466 页。

【现代药理研究】

1. 化学成分研究　竹茹中黄酮类化合物、多糖和内酯含量均较高，并富含氨基酸和有机酸。多糖为竹茹中重要的生理成分。

2. 药理作用研究

(1) 抗氧化、延缓皮肤衰老　竹茹黄酮和内酯均可明显地降低丙二醛的生成、增高超氧化物歧化酶的活性，说明两种提取物具有良好的抗氧化损伤的作用。且竹茹黄酮还能促进皮肤角质形成、细胞增殖及成纤维细胞的增殖活力。

(2) 调节免疫　竹茹多糖能促进刀豆蛋白或脂多糖诱导的小鼠脾淋巴细胞增殖，可显著提高巨噬细胞吞噬及生成一氧化氮的能力。具有作为天然免疫调节剂的潜力。

(3) 抑菌　研究表明，竹茹提取物抑菌效果与浓度之间正相关，对细菌的抑制作用明显大于酵母和真菌，其中对枯草芽孢杆菌的抑菌效果最明显。不同的热处理条件对抑菌效果影响不大。

【临床应用】　竹茹治疗皮肤、口腔黏膜溃疡，以刀轻轻刮去竹的外层皮，然后将其中间层刮丝状，晾干，俗称竹肉。干后研成细粉，即竹茹粉，装瓶备用。将溃疡面局部常规消毒，将竹茹粉直接撒在溃疡面上，厚 2～3 毫米，略大于疮面，如为皮肤溃疡，药后可上盖消毒纱布，并用胶布固定。每日或隔日换药 1 次，一般 2～5 天即愈。共治疗皮肤溃疡 8 例，口腔溃疡 8 例，结果均痊愈，且无不良反应。

【用法与用量】　内服，一般 6～12 克，大剂量可用至 60 克。

【使用注意】　脾胃虚寒便溏、寒湿痰咳者慎用。

枇杷叶

为蔷薇科常绿小乔木枇杷的叶片,产于长江流域及南部各省,以干叶或鲜品入药。

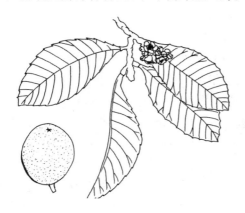

枇杷叶

【性味与归经】 性凉、味苦;归肺、胃经。

【功效与主治】 具有清肺止咳,和胃降逆的作用;常用于治疗肺热咳嗽,呕吐;也可用于呃逆,吐血,衄血,白喉等。

【炮制应用】

1. 生用 生品擅于清肺止咳、降逆止呕,多用于治疗肺热咳嗽、气逆喘急,胃热呕逆。

2. 蜜炙 蜜炙后能增强润肺止咳作用,多用于肺燥或肺阴不足之咳嗽。

【鉴别应用】

1. 枇杷叶与桑白皮 二者均有清肺止咳,皆可用于治疗肺热咳嗽,但二者的功效及临床应用又有一定的区别。

枇杷叶尚能降逆止呕,可用于治疗胃热呕吐、呃逆。桑白皮兼能泻肺行水、利水消肿,适用于治疗肺失清肃之水肿喘满。

2. 枇杷叶与白前 二者均以降肺气见长,但二者的功效及临床应用有明显的区别。

枇杷叶性凉而润,长于清降肺热、止咳化痰,多用于肺热及肺燥之咳嗽;尚能降逆止呕,可用于治疗胃热呕吐、呃逆。白前辛苦微温而不燥烈,长于降气消痰、止咳平喘,适用于肺气壅实之咳嗽气喘,不论属寒属热皆可应用,但以外邪束肺者最为适宜。

3. 枇杷叶与马兜铃 见第177页。

【配伍应用】

1. 枇杷叶配半夏 枇杷叶性凉而润,善降肺气而消痰止咳,降胃气而止呕止呃逆,且能清肺热;半夏燥湿化痰、降逆止呕。二药配用,同入肺胃经,皆能肃降肺气而和胃降逆,寒温并施,润燥相兼,枇杷叶得半夏燥湿而无留痰之弊,半夏得枇杷叶润肺而无劫阴之虞。适用于咳嗽气喘日久不愈而咯痰清稀者,痰湿中阻、胃失和降之呃逆、呕秽者。

2. 枇杷叶配川贝母 川贝母润肺止咳、清热消炎、化痰平喘,枇杷叶具有清肺止咳、抗炎祛痰和抗病毒等作用,适用于痰热咳嗽者。

【现代药理研究】

1. 化学成分研究 枇杷叶中分离的化学成分主要为挥发油、三萜类、倍半萜类、多酚、黄酮类等。

2. 药理作用研究

(1)止咳 枇杷苷、乌索酸和总三萜酸是枇杷叶抗炎、止咳作用的主要成分。枇杷叶三萜酸能降低大鼠肺泡巨噬细胞一氧化氮合酶的 mRNA 及蛋白的表达,并且抑制一氧化氮的释放,促进对慢性支气管炎的治疗与防治。

(2)抗肿瘤 枇杷叶三萜酸能抑制肺癌等癌细胞转移和扩散。枇杷叶中科罗索酸、齐墩果酸、熊果酸和山楂酸等三萜酸成分都具有抗增殖活性和诱导细胞凋亡作用,其中科罗索酸通过线粒体功能障碍和半胱天冬酶激活来诱导细胞凋亡,活性最强。

(3)抗氧化　枇杷叶黄酮具有较强的体外抗氧化能力,可抑制 H_2O_2 诱导的小鼠红细胞溶血。腹腔注射枇杷叶黄酮对小鼠体内肝组织 MAD 生成的抑制作用显著,证实枇杷叶黄酮具有较强的体内外抗氧化作用。

(4)抗炎、抗过敏　枇杷叶三萜酸通过抑制一氧化氮浓度增加,iNOS 表达和 p38MAPK 磷酸化,以达到治疗慢性支气管炎的作用。枇杷叶提取物可以依赖性地降低 IgE 介导的被动皮肤过敏反应和肥大细胞释放组胺,还可以减少肥大细胞肿瘤坏死因子的产生,表明枇杷叶提取物具有较好的抗过敏作用。

【临床应用】

1. 枇杷叶治疗梅核气　以枇杷叶 30 克,刷去绒毛,用水洗净,切丝晒干,第一煎加水 200 毫升,煎至 100 毫升,滤汁,再加水 160 毫升,煎至 100 毫升,滤汁,与第一次混合,分 2 次早晚温服。

2. 枇杷叶用于回乳　取老枇杷叶鲜品 11～17 张(或干品 60 克)。将枇杷叶去毛洗净切碎,加水 700 毫升,用文火煎熬至 350～400 毫升,1 天内分 3 次服完,每天 1 剂,服至停乳。共治疗 15 例,均有效。

3. 枇杷叶治疗慢性气管炎　取枇杷叶 10 克,桔梗 15 克,加水 3000 毫升煎成 2000 毫升,再加单糖浆 240 毫升。日服 3 次,每次 10 毫升,20 天为 1 个疗程。治疗 167 例,结果近期控制 42 例,显效 60 例,好转 35 例,无效 30 例。

4. 枇杷叶治疗痛风　将 40 枚枇杷叶(最好是选用深绿色)放入广口瓶中,灌入清酒 2 升(酒精度在 30％左右)。密封放置在阴凉处 1 个月左右,用干净的纱布过滤后,放入玻璃瓶内,放入冰箱内保存待用。治疗时用冷开水稀释 2～3 倍的枇杷叶酒直接涂抹于患部,每天 3～4 次,严重者用浸有稀释液的纱布敷于患部,再用薄膜将其包扎起来,然后入睡即可。1 个月为 1 个疗程。

【用法与用量】　内服,一般 6～12 克,大剂量可用至 60 克。

【使用注意】

1. 寒嗽及胃寒呕逆者慎用。

2. 新咳宜生用,久咳宜炙用。用鲜品时当刷去毛。

海　藻

为马尾藻科多年生褐羊栖菜或海蒿子的全草,产于浙江、福建、广东、山东及辽宁等地,以干燥全草入药。

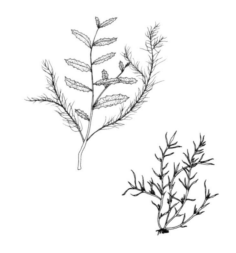

海藻

【性味与归经】　性寒,味苦、咸;归肝、胃、肾经。

【功效与主治】　具有软坚散结,消痰

利水的作用。常用于治疗瘰疬，瘿瘤；也可用于脚气，水肿，疝气，癥瘕，积聚等病。

【炮制应用】 临床多生用。

【鉴别应用】 海藻与昆布，二者性味相似，归经相同，均有软坚散结、消痰利水的作用，皆可以用于治疗瘿瘤瘰疬、脚气水肿等证，临床上常配伍使用，以增强疗效。但二者的功效及临床应用又有一定的区别。

（1）海藻苦咸寒，味浊气清，作用较昆布弱；而昆布性味咸寒，气味俱厚，作用较海藻强。

（2）海藻性偏苦降，软坚散结，也可用于治疗疝气、睾丸肿痛、癥瘕、积聚；昆布消痰之力较强，也可用于治疗噎膈。

【配伍应用】 海藻配昆布，海藻能软坚散结，消痰利水，偏于有形实证；昆布消痰结，散瘿瘤，消散力强，下气最速。二药配用，消痰散结之力增强。适用于瘰疬痰核，瘿瘤肿块等证。

【现代药理研究】

1. 化学成分研究 海藻中生物活性物质主要有多糖类、蛋白类、萜类、甾醇类、多酚类、环状多硫化合物、大环内酯类等。

2. 现代药理研究

（1）抗肿瘤 海藻成分具有较好的抗肿瘤活性，海藻硫酸多糖的抑瘤机制主要是免疫调节和抗氧化作用。

（2）抗氧化 有研究比较 3 种大型海藻的不同提取物，发现均具有较高的抗氧化活性，且在一定浓度范围内，其清除自由基的能力与浓度成正相关，并与总酚、总黄酮及总糖含量具有相关性。

（3）降脂 海藻多糖的降血脂功效与其独特的结构密切相关。海藻多糖进入体内可在肠道吸水形成胶体结构，这种特异性的胶体结构能与粪便结合，并且结合后

体积增大，被微生物发酵所利用，从而阻止脂类物质向小肠壁扩散，抑制机体对脂类的消化吸收，起到降血脂作用。

（4）抗菌 在质量浓度为 0.1 克/毫升时，大叶海藻乙醇、乙醚萃取部位抑制细菌（枯草杆菌、大肠埃希菌、金黄色葡萄球菌）效果较好，而乙酸乙酯部位则具有较好的抑制真菌（青霉）作用。

【临床应用】 海藻治疗噎膈，取海藻 30 克，水蛭 6 克，共研细末，黄酒冲服，每次 6 克，1 日 2 次。海藻能消瘿瘤且有化痰作用，水蛭能逐瘀血破癥瘕，二药配伍可软坚化痰消瘀散结，治疗噎膈患者 3 例，效果满意。

【用法与用量】 内服，一般 6～12 克，大剂量可用至 30 克。

【使用注意】 海藻反甘草，一般不宜配伍使用。

昆　布

为海带科多年生大型褐藻海带或翅藻科多年生大型褐昆布、裙带菜的叶状体，产于辽宁、山东及福建等地，以干燥叶状体或鲜品入药。

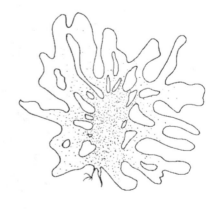

昆布

【性味与归经】　性寒,味咸;归肝、胃、肾经。

【功效与主治】　具有消痰散结,行水的作用。主要用于瘿瘤,瘰疬;也可用于噎膈,水肿,脚气等病证。

【炮制应用】　临床多生用。

【鉴别应用】　昆布与海藻,见第160页。

【配伍应用】　昆布配海藻,见第160页。

【现代药理研究】

1. 化学成分研究　昆布化学成分主要为多糖、氨基酸及多种微量元素等。它的大部分活性成分与其多糖关系密切,广义的昆布多糖包括海带中 3 种主要的多糖,即褐藻胶、褐藻糖胶和海带淀粉。

2. 药理作用研究

(1)心血管系统　海带提取物具有明显的降血脂和血液黏度作用,这主要是因为该提取物中含有丰富的褐藻酸和多碳烯酸。另外研究显示,每日口服 12 克海带粉能有效降低收缩压和舒张压,其作用温和、缓慢。

(2)降血糖　海带多糖不仅能够降低糖尿病小鼠的血糖,而且能调节糖尿病小鼠的蛋白质代谢。

(3)抗凝血　海带根具有抗凝血和抗血栓形成的作用。

(4)免疫调节　海带淀粉和海带淀粉硫酸酯可促进淋巴细胞的转化,具有增强细胞免疫的功能。

(5)抗肿瘤　海带多糖能激活巨噬细胞使之具有细胞毒作用,可抑制肿瘤细胞增殖而杀死肿瘤,因而激活巨噬细胞在抗感染免疫和抗肿瘤免疫等方面都有重要作用。

【临床应用】

1. 昆布治疗滴虫性阴道炎　以昆布150 克,青头萝卜 1000 克,猪肚皮肉 250克,花椒 20 粒,食盐少量。加水炖汤,分 2次服,每天 1 剂,连服 3 剂为 1 个疗程。服药期间忌食辛辣,每晚更换内裤,用开水烫洗,服药期间不宜同房。此法治疗滴虫性阴道炎,收效甚佳。

2. 昆布治疗鼻出血　取昆布 30～50克,冷水浸泡洗净切细水煎服(可酌加冰糖或白糖调味),每小时服 3～4 次,连服 3～7小时,服药期间忌吃煎炒辛燥之品。治疗 5 例,均获痊愈。其中 2 小时完全止血者 2例,3～4 小时止血者 2 例,7 小时止血者 1例。经随访均无复发。并认为,海带中海带酸钠有止血作用。

3. 昆布治疗高血压　海带经自来水充分洗涤,除去盐分后 60℃烘干,磨粉制成海带粉胶囊。每日 12 克,共 16 粒,分 4次服用,连续 4 周以上。此法可用治 1、2期高血压病。

【用法与用量】　内服,一般 6～12 克,大剂量可用至 30 克。

【使用注意】　脾胃虚寒、寒痰凝滞者忌用。

胖大海

为梧桐科落叶乔木胖大海树的种子,主产于越南、印度等地,我国广东、海南岛也有出产,以成熟的干燥种子入药。

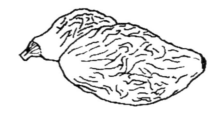

胖大海

【性味与归经】　性凉,味甘、淡;归肺、大肠经。

【功效与主治】　具有宣肺利咽,清热润肺,润肠通便的作用。常用于治疗肺热伤阴之失音、咽痛;也可用于咳嗽,便秘,便血等。

【炮制应用】　临床多生用。

【鉴别应用】

1. 胖大海与桔梗　二者均能开宣肺气,清热、解毒、利咽,皆可用于治疗肺热咳嗽、咽痛不适。但二者的功效及临床应用又有一定的区别。

(1)胖大海甘淡微寒,质轻宣散,偏于润肺清热、利咽,为喉科要药,适用于肺热燥咳及咽痛之轻症、声音嘶哑。桔梗苦辛平,长于升提肺气,祛痰排脓,解表利咽,其清热解毒利咽之力较胖大海力雄,适用于寒邪或火热之邪郁阻胸膈,肺气被郁不得畅达所致的咳嗽、喘急、喉痹、肺痈等证。

(2)胖大海能清肠通便,可用于肠燥便秘、便血轻症。桔梗能调畅气机,宣通气滞,升清降浊,可用于治疗下痢腹痛、里急后重。

2. 胖大海与蝉蜕　二者均为治疗咽痛、声音嘶哑之要药。但二者的功效及临床应用又有所不同。

胖大海善清热宣肺而利咽,且有润肠通便之功,适用于肺热郁闭所致的咽喉疼痛、声音嘶哑。蝉蜕长于疏风散热而利咽,适宜于风热犯肺之发热、咽痛嘶哑而无便秘者;且其具有祛风止痉、退翳明目的作用,为祛风止痉、外障眼病之要药,常用于治疗外感风热、温病初起、破伤风、翳膜遮睛、胬肉攀睛、风痒、麻疹透发不畅、急惊风和小儿夜啼等。

【配伍应用】　胖大海配蝉蜕,见第50页。

【现代药理研究】

1. 化学成分研究　胖大海种皮含有半乳糖、戊糖,还有活性成分胖大海素及钙、镁等微量元素,胚乳含西黄芪胶黏素,种仁含脂肪类物质。胖大海中的多糖类为其功能性成分。

2. 药理作用研究

(1)抑菌消炎　胖大海对痢疾杆菌、大肠埃希菌有抑杀作用。

(2)缓泻　胖大海种子浸出液,对兔有缓泻作用,因可增加肠内容积(增加容积为琼脂的8倍),有机械刺激而致缓泻。

【临床应用】

1. 胖大海治疗急性扁桃体炎　取胖大海4～8枚,放入碗内,冲入沸水,闷盖半小时左右(天冷需保暖),徐徐服完。间隔4小时,如法再泡服1次。共治疗100例,治愈68例,显著好转21例,效果不佳11例。有的2～3天即愈。

2. 胖大海治疗痢疾　胖大海成人量15～20克,小儿适当减量。用药前要对腹泻患者的大便进行观察。急性菌痢看大便是以血为主,还是以脓为主。如大便以血为主加等量冰糖或白糖,如大便以脓为主加等量红糖。用开水泡60分钟后即可饮服,隔3小时再加开水泡1小时后去掉皮和核,均可吞服。小儿可随时服,连服3天,一般均可治愈。服此药期间不需加对症处理的药物。共治疗560例,有效率100%。

【用法与用量】　内服,一般1～3枚,大剂量可用至10枚。

【使用注意】　脾胃虚寒、寒积便秘、肺寒咳嗽者忌用。

海浮石

为胞孔科动物脊突苔虫及瘤苔虫的骨骼,或火成岩类岩石浮石的块状物;主产于广东沿海;以除净杂质的干燥品入药。

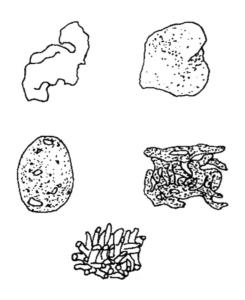

海浮石

【性味与归经】 性寒,味咸;归肺、肾经。

【功效与主治】 具有清热化痰,软坚散结的作用。常用于治疗痰热壅肺之咳嗽、咯血,痰瘀互结之瘰疬、瘿瘤;也可用于消渴,淋证,疝气,疮痈,疔毒等。

【炮制应用】

1. 生用 生品擅于清肺化痰,多用于治疗痰热壅肺之咳嗽、胸闷气促等症,肺火咯血。

2. 煅制 煅后可使其酥脆,利于粉碎,以软坚散结力强,多用于治疗瘰疬结核、癥瘕痞块。

【鉴别应用】 海浮石与海蛤壳,二者性味与功能相近,均能清肺化痰、软坚散结,皆可用于治疗痰热郁结所致的咳嗽气喘、咯痰不爽、瘰疬结核等病症。但二者的功效及临床应用又有各自的特点。

海浮石质轻升浮,偏入上焦肺经,长于清肺消老痰,适用于痰热郁结之咳嗽,痰黏成块而不易咯出或痰中带血者。海蛤壳质

重沉降,可达上中下三焦而入肺胃肝肾经,其清降痰热寓于化痰滞、泻肝热之中,适用于痰火郁结之咳嗽而伴有胸胁疼痛者;此外尚有制酸止痛、利水消肿之功,可用于治疗胃痛吐酸、水肿等。

【配伍应用】

1. 海浮石配瓦楞子 海浮石体质轻浮,具有软坚散结、消食通淋之功,善治石淋、小便涩痛;瓦楞子咸能软坚、消瘀散结,兼化痰积。二药配用,软坚化石、散瘀止痛之力增强。适用各种结石病,如尿路结石、胆石症;也可用于肝脾大。

2. 海浮石配胆南星 见第 141 页。

3. 海浮石配旋覆花 见第 148 页。

4. 海浮石配滑石 见第 332 页。

5. 海浮石配海金沙 见第 336 页。

【现代药理研究】

1. 化学成分研究 海浮石主要成分为碳酸钙,含量为 $81\% \sim 82\%$,含有镁,并含有一定量的钠、硅、铁等。

2. 药理作用研究 镇咳,海浮石中的小海石能明显延长小鼠咳嗽的潜伏期,具有镇咳作用。

【临床应用】

1. 海浮石治疗慢性支气管炎 海浮石、蜂蜜各等量,将海浮石研末过筛,以蜂蜜调和成丸,每日 3 次,每次 9 克,1 个月为 1 个疗程。

2. 海浮石治疗闪腰岔气 海浮石 60 克研细微炒,用黄酒或白酒冲服,每次 10 克,每日 3 次,连服 6 次。治疗 36 例,临床痊愈 32 例,好转 4 例,总有效率 100%。

【用法与用量】 内服,一般 6～10 克,大剂量可用至 30 克。

【使用注意】 脾胃虚寒、寒饮咳嗽者忌用。

海蛤壳

为软体动物帘蛤科文蛤和青蛤等多种海蛤的贝壳,产于沿海地区,以干燥品入药。

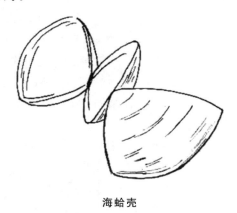

海蛤壳

【性味与归经】 性寒,味苦、咸;归肺、胃经。

【功效与主治】 具有清肺化痰,软坚散结,制酸止痛,利水消肿的作用;常用于治疗痰火喘咳,瘰疬瘿瘤,胃痛吞酸;也可用于水肿及湿疹,烫伤。

【炮制应用】

1. 生用 生品长于清肺化痰、软坚散结、利水消肿,多用于治疗痰火喘咳、瘰疬、瘿瘤、湿热内阻之水肿。

2. 煅制 煅制后长于制酸止痛,适用于胃痛反酸。

【鉴别应用】 海蛤壳与海浮石,见第163页。

1. 海蛤壳配瓜蒌 见第154页。

2. 海蛤壳配青黛 见第106页。

【现代药理研究】 海蛤壳内含碳酸钙、壳角质等成分。

【临床应用】

1. 海蛤壳治疗鼻衄不止 海蛤粉30

克,槐花(炒焦、研末)15克,共研极细末。每服3克,用开水调下。如小儿只用1.5克。此方兼治便血不止。

2. 海蛤壳治疗前列腺增生 王素芹[24]采用自拟蛤壳散治疗前列腺增生患者62例。方药组成:海蛤壳、鳖甲、泽兰、鸡子壳各等分,共研细末,每日3次,每次6克,开水冲服。1个月为1个疗程,每个患者2个疗程。结果显效29例,有效25例,无效8例,总有效率87.07%。

【用法与用量】 内服,一般10～15克,大剂量可用至30克;入丸散剂,1～3克;外用适量。

【使用注意】 蛤粉宜包煎。

礞 石

为变质岩类岩石绿泥石片岩(青礞石)或云母片岩(金礞石)的石块或碎粒,我国凡有云母矿山处均产,但以四川产者为佳,以纯净品入药。

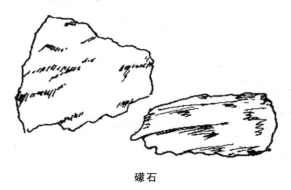

礞石

【性味与归经】 性平,味甘、咸;归肺、肝、胃经。

【功效与主治】 具有下气坠痰,平肝镇惊的作用,为攻逐陈匿老痰、顽痰要药。常用于治疗癫痫,狂证,惊风,咳喘气逆实证;也可用于咳喘,中风,癥瘕,积聚等病证。

【炮制应用】 临床一般不生用,多煅制后应用。

【鉴别应用】 礞石与胆南星,二者均有涤痰定惊的作用,但二者在临床应用时又有一定的区别。

礞石功擅平肝坠痰镇惊,多用于肝气过亢、痰热壅塞之癫、狂、痫及惊风抽搐、顽痰喘急等证。胆南星强于清热化痰开窍,息风定惊,多用于痰热惊痫昏迷及热痰壅肺之喘咳。

【现代药理研究】 青礞石主要成分为镁、铝、铁、硅酸及结晶水,为一种形似云母的含水硅酸盐矿物。因含显著量的低铁,故常呈绿色。金礞石主要成分为云母(黑云母、白云母)与石英,亦即主含钾、镁、铝、硅酸等与结晶水,亦可含钒(白云母的成分)。

【临床应用】 礞石治疗食管、贲门癌梗阻,取青礞石、鼠妇各等量,研细末,每次1～2克,每日4～6次,放舌根部含服。共治48例,其中食管癌29例,贲门癌19例。结果食管癌明显缓解37例,部分缓解6例,无效5例。

【用法与用量】 内服,一般6～12克,大剂量可用至30克。

【使用注意】

1. 脾胃气弱,阴虚火炎,孕妇忌用。
2. 重坠下泄,其力峻猛,非痰热实证者不可轻投。

(郑雪娜 胡琼力)

参考文献

[1] 徐树楠.中药临床应用大全[M].石家庄:河北科学技术出版社,1999:475.

[2] 何友中.前胡粉治疗菌痢[J].浙江中医杂志,1981(8):358.

[3] 陈再兴.前胡外用治疗手指疔疮38例[J].中国民间疗法,1995(4):47.

[4] 张荣英,徐桂芝.栝蒌煎水坐浴治产后尿闭35例[J].国医论坛,1992(4):30.

[5] 杨林.鲜瓜蒌皮治胃溃疡[J].浙江中医杂志,1995(6):258.

[6] 杨凤琴.川贝散治疗婴幼儿消化不良10例报告[J].黑龙江中医药,1991(3):38.

[7] 吴适.浙贝蛋治痉咳期百日咳58例[J].浙江中医杂志,1985,20(1):18.

[8] 孙玉凡,王英霞.鲜梨贝母治疗咳嗽验方[J].中国民间疗法,2018,26(7):26.

[9] 王艳红.治疗乳痈验方[J].中国民间疗法,2017(1):40.

[10] 雷载权,张廷模.中华临床中药学(下册)[M].北京:人民卫生出版社,1999:1336.

[11] 吴权国.枇杷叶治疗梅核气[J].河南中医,1989(3):20.

[12] 雷啸华.回乳[J].广西中医药,1987(3):40.

[13] 赵国平,戴慎,陈仁寿.中药大辞典(下册)[M].上海:上海科学技术出版社,2006:1714.

[14] 邓敏.枇杷叶治疗痛风28例[J].云南中医中药杂志,2006,27(3):78.

[15] 宋华柱.用海藻、水蛭验方治疗噎膈[J].中医杂志,1966(1):15-16.

[16] 舒奇古.昆椒汤治疗滴虫性阴道炎[J].新中医,1981(11):37.

[17] 蓝宝明.海带新用[J].新中医,1990,22(9):22.

[18] 胡颖红,李向荣,冯磊.海带对高血压的降压作用观察[J].浙江中西医结合杂志,1997(5):266-267.

[19] 赵国平,戴慎,陈仁寿.中药大辞典(下册)[M].上海:上海科学技术出版社,2006:2382.

[20] 安忠兰,王尚德,任保成.胖大海治疗腹泻560例临床观察[J].中医药研究,1994(5):12.

[21] 马晓俐.海浮石蜂蜜治疗慢性气管炎[J].内蒙古中医药,1991(1):38.

[22] 侯方祥,丁仁英,周兆奎.海浮石治疗闪腰岔气[J].山东中医杂志,1997(5):8.

[23] 叶水泉.清热化痰圣药——海蛤壳[J].医学文选,1997(Z1):25.

[24] 王素芹,赵国光.自拟蛤壳散治疗前列腺增生62例[J].四川中医,2001(9):25.

[25] 赵国平,戴慎,陈仁寿.中药大辞典(下册)[M].上海:上海科学技术出版社,2006:1743.

第三节　止咳平喘药

杏　仁

为蔷薇科落叶乔木杏、山杏等的种子,主产于东北、内蒙古、华北、西北、新疆及长江流域各省,以成熟味苦的干燥核仁入药。

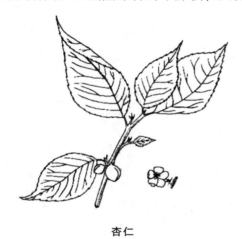

杏仁

【性味与归经】　性微温,味苦、辛;有小毒;归肺、大肠经。

【功效与主治】　具有止咳平喘,润肠通便的作用,为止咳平喘之要药。常用于治疗咳嗽,喘证;也可用于胸痹,便秘等病证。

【炮制应用】

1. 焯制　焯去皮,除去非药用部分,便于有效物质煎出,提高药效,焯制品擅于降气止咳、润肠通便,多用于治疗外感风寒或风热咳嗽、肺热咳喘、风燥咳嗽、肠燥便秘。

2. 炒用　炒制后可去小毒,并具有温肺散寒作用,多用于治疗肺寒咳嗽。

3. 霜药　霜药以肃肺止咳力强,而润肠作用明显减弱,多用于治疗肺虚咳喘而兼脾虚大便不实者。

【鉴别应用】

1. 杏仁与桃仁　二者均有润肠通便的作用,皆可用于治疗便秘,但二者的功效及临床应用又有各自的特点。

(1)杏仁偏治大肠气秘,桃仁偏治大肠血秘。

(2)杏仁以止咳平喘见长,广泛用于各种咳喘证,无论外感内伤均可选用,对邪实者尤为适宜。桃仁长于活血祛瘀,广泛用于各种瘀血病证。

2. 杏仁与瓜蒌仁　见第153页。

3. 杏仁与桔梗　见第150页。

【配伍应用】

1. 杏仁配紫苏子　杏仁辛散苦降,长于降肺气以平喘止咳,且能润肠通便;紫苏子辛温,质重沉降,能利膈消痰降气定喘,性润而不燥,故有滑肠之功。二药皆入肺经,相须为用,能增强降气消痰、止咳平喘之功;又因肺与大肠相表里,肺气失降易致大肠腑气不通,而见大便秘结或干燥。该药对既能理肺降气,又能润肠通便。故临床上以痰涎壅盛,肺气上逆之咳嗽气喘、胸膈满闷而伴有大便秘结者最为适宜。

2. 杏仁配白豆蔻　杏仁宣肺祛痰,通宣上焦;取白豆蔻温中化湿,和畅中焦。相配能宣畅上中二焦,治上中二焦气滞湿郁。

3. 杏仁配麻黄　见第 2 页。

4. 杏仁配桑叶　见第 36 页。

5. 杏仁配桔梗　第 151 页。

6. 杏仁配贝母　第 155 页。

7. 杏仁配白芥子　见第 145 页。

【现代药理研究】

1. 化学成分研究　苦杏仁的主要化学成分有苦杏仁苷、脂肪油、苦杏仁酶、苦杏仁苷酶、樱叶酶、多种维生素及矿物质元素等。国外一些研究表明,苦杏仁中含有黄酮等多酚类成分。

2. 药理作用研究

(1)镇咳平喘　苦杏仁苷在人体内分解,产生微量的氢氰酸,氢氰酸可对呼吸中枢产生抑制作用,使呼吸运动趋于平缓,从而起到镇咳平喘的作用。

(2)抗炎镇痛　苦杏仁苷能够抑制脂多糖刺激环氧化酶和诱导型一氧化氮合酶在小鼠细胞的基因表达,从而抑制前列腺素合成和一氧化氮的产生,进而发挥抗炎和镇痛作用。

(3)抗肿瘤　苦杏仁苷进入血液能够对癌细胞进行靶向清除,而对健康细胞不产生副作用,且苦杏仁中的矿物质元素可能与抗癌作用有关。

(4)抗氧化　不同品种的杏仁都能有效地清除自由基,有还原能力。从杏仁中提取得到总酚类成分发现,这些酚酸类成分清除自由基的能力比化学合成的抗氧化剂还要显著。

(5)其他　苦杏仁苷具有显著的抗肾纤维化作用,并能促使人肾纤维细胞凋亡。苦杏仁苷可提升巨噬细胞活性,调节免疫系统;也可通过直接抑制免疫细胞增殖,发挥免疫抑制作用。苦杏仁油中的杏仁蛋白及其水解产物有明显的降血脂作用。

【临床应用】

1. 杏仁治疗蛲虫病　连皮杏仁 30 粒,脱脂药棉球 6～10 个,将连皮杏仁研泥,加入沸水没过药面 1 指,文火煎成浓液即成。患者夜间自觉肛门瘙痒时,将浸湿药棉球塞入肛门内,早晨取出,一般 3～6 次治愈。共治疗蛲虫病患者 50 余例,80% 取得满意效果,20% 因肛门脓肿、脱肛、痔漏而无效。

2. 杏仁治疗足癣　苦杏仁 100 克,陈醋 300 毫升。上药置搪瓷容器内煎沸,然后用文火续煎 15～20 分钟(使药液浓缩至 150 毫升为宜)。冷却后装瓶密封备用。用时先将患处用温开水洗净晾干,再涂药液即可,每天 3 次。共治疗足癣 31 例,有效 30 例,1 例中断治疗。

【用法与用量】　内服,一般 6～12 克,大剂量可用至 20 克。

【使用注意】　用量过大,可致中毒。轻者头痛、眩晕、心烦、汗出、恶心呕吐,重者抽搐、昏迷,甚至死亡。用杏树皮或杏树根 30～60 克煎服,可解。

款冬花

为菊科多年生草本植物款冬的花蕾,产于河南、甘肃、山西及四川等地,以干燥花蕾入药。

【性味与归经】　性温,味辛;归肺经。

【功效与主治】　具有化痰止咳的作用,温而不燥,为止嗽要药。常用于治疗肺寒咳嗽、痰饮咳喘;也可用于肺热咳嗽,咯血及肺痈等病证。

【炮制应用】

1. 生用　生品长于散寒止咳,多用于治疗寒饮、风寒咳喘。

2. 蜜炙　蜜炙后药性温润,增强润肺

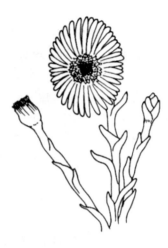

款冬花

止咳之功,多用于治疗肺虚久咳。

【鉴别应用】

1. 款冬花与紫菀 二者均有润肺止咳化痰的作用,由于二者药性平和,无论寒热虚实之咳嗽气喘皆可使用。但二者功效及临床应用又有各自的特点。

款冬花辛温,偏入气分,功效偏宣肺止咳,而祛痰下气及补益之力不及紫菀,其治重在肺经,临床用于治疗肺寒及肺虚咳喘最为适宜。紫菀辛苦温,质润而不燥,既入气分,又入血分,长于开泄肺郁、化痰止咳,其祛痰、下气及补益之功均较款冬花强,其治偏在肺胃经,外感内伤、寒热虚实之咳喘皆宜,且善治咯血、吐血之证。

2. 款冬花与百部 二者均温润不燥,皆有润肺止咳的作用,可用于治疗各种咳嗽。但二者功效及临床应用又有各自的特点。

款冬花辛温,其宣泄之力较百部强,临床上以肺寒痰多之咳喘最为适宜。百部甘润之力较强,无偏寒偏热之性,又能杀虫,对于久咳及肺痨咳嗽最为适宜,可用于治疗蛲虫病或人虱、体虱等。

【配伍应用】

1. 款冬花配紫菀 二者功效相似,均有润肺止咳化痰的作用。但款冬花止咳作用较强,擅于宣肺气而止咳;紫菀祛痰作用明显,长于化痰止咳。二药配用,宣肺润肺、祛痰止咳作用加强。临床上无论寒热虚实之咳嗽气喘皆可使用。

2. 款冬花配百合 款冬花辛温性降,润而不燥,下气止咳;百合甘寒,滋阴而多液,善除虚热而生津,入肺胃二经,润肺而止咳。二药配用,寒热相宜,清肺热,润肺燥,降肺气,其润肺止咳作用加强。适用肺燥或阴虚咳嗽,痰中带血者。

3. 款冬花配蛤蚧 款冬花能润肺化痰止咳,且祛痰作用较强;蛤蚧大补肺肾,纳气平喘,为肺气虚弱、肾不纳气之虚喘最为适宜。二药配用,肺肾同补,润而不燥,且有较好的祛痰止咳作用。适用于肺肾气虚之咳嗽痰多、喘息不宁等。

【现代药理研究】

1. 化学成分研究 款冬花的化学成分主要包括黄酮、萜类、酚类、生物碱类和挥发油类。

2. 药理作用研究

(1)止咳、祛痰和平喘 通过款冬花蕾和花梗的代谢组学分析和药效比较发现,款冬花中含有大量的绿原酸、3,5-二咖啡酰奎宁酸、芦丁,可能为款冬花止咳药效成分。

(2)抗炎 倍半萜类化合物款冬酮能抑制脂多糖(LPS)刺激 BV-2 小神经胶质细胞引起的一氧化氮合酶(iNOS)及环氧化酶-2(COX-2)表达,从而抑制炎症因子的释放。款冬酮是通过诱导血红素氧合酶-1 的释放而产生抗炎效果。

(3)抗肿瘤 款冬粗多糖能诱导人白血病 K562 细胞的凋亡,研究发现款冬酮可以抑制结肠癌细胞的增殖。

(4)抗结核 款冬的正己烷部位和

乙酸乙酯部位显示有抗结核的作用。其中,对香豆酸单独给药或对香豆酸与对羟基苯甲酸混合给药表现出最强的抗结核作用。

（5）其他　款冬提取物具有神经保护作用,有可能用于神经退行性疾病的治疗。款冬酮能有效抑制二酰甘油酰基转移酶（DGAT1）的产生,同时能显著抑制三酰甘油的合成,预示款冬酮可能成为治疗肥胖或 2 型糖尿病的先导化合物。款冬花提取物具有强烈的抗菌活性。从款冬花提取物中鉴别出槲皮素、山奈酚及几种酚酸类化合物,其中槲皮素和咖啡酸含量最高,可能为抗菌有效成分。

【临床应用】

1. 款冬花治疗慢性骨髓炎　取款冬花外敷治疗慢性骨髓炎患者 51 例,痊愈 35 例,有效 12 例,无效 4 例,总有效率为 92%。用法:取款冬花适量,让患者将冬花嚼成糊状,涂于消毒布块上,将窦道用淡盐水清洗干净,将药敷于创面。每日换药 1 次,10 日为 1 个疗程,休息 2 天后继续外敷。

2. 款冬花治疗咳嗽　取款冬花 9 克,冰糖 9 克,冲泡开水,时时服之。治成人咳嗽及小儿吼咳,确有良效。

【用法与用量】　内服,一般 6～12 克,大剂量可用至 20 克。

【使用注意】　能散气助热,故阴虚阳亢、实热咳嗽、阴伤咯血者忌用。

紫　菀

为菊科多年生草本植物紫菀的根及根茎,主产于河北、安徽,以及东北、西北等地,各地多有栽培,以干燥根及根茎入药。

【性味与归经】　性温,味辛、苦;归

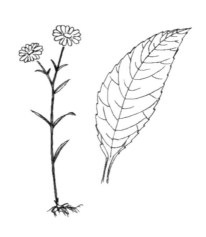

紫菀

肺经。

【功效与主治】　具有止咳化痰的作用,其质地柔润,走气入血,温散而不伤阴,柔润而不滋腻,为化痰止咳之良品。常用于治疗咳嗽,喘证;也可用于干咳,肺痿,肺痨,吐血,咯血等病证。

【炮制应用】

1. 生用　生品擅于散寒降气祛痰,多用于治疗风寒咳嗽、寒饮喘咳。

2. 蜜炙　经蜜炙后,润肺祛痰作用增强,多用于治疗肺气虚咳、阴虚咯血、肺燥干咳。

【鉴别应用】　紫菀与款冬花,见第 168 页。

【配伍应用】

1. 紫菀配紫苏子　紫菀性温不热,质润不燥,润肺下气、化痰止咳;紫苏子清利上下、降气平喘、化痰止咳。紫菀以润肺为主,紫苏子以降气为主。二药配用,一润一降,其化痰止咳、下气平喘、利气宽膈作用增强。适用于咳嗽气喘、咯痰不爽、胸膈满闷等症。

2. 紫菀配橘红　紫菀能润肺下气、化痰止咳;橘红能散寒理气、燥湿化痰。紫菀偏于润肺祛痰,橘红偏于燥湿化痰。二药配用,一燥一润,一化一祛,使痰去而咳嗽自止。适用于气机不利,痰阻胸膈之咳嗽咯痰、胸闷不舒等症,不论寒热均可使用。

3. 紫菀配百部　二者均有润肺止咳的作用,皆为肺经要药。但紫菀辛散苦降,祛痰作用明显;百部甘润而平,长于润肺。二药配用,相得益彰,有降气祛痰、润肺止咳之功,且化痰之中寓于润肺,润肺又不碍祛痰。临床上无论新久虚实之咳嗽皆可应用。

4. 紫菀配五味子　紫菀能润肺化痰止咳,五味子能敛肺止咳。二药配用,既可化痰,又能敛肺。适用于肺气耗散之久咳痰多、气喘自汗等证。

5. 紫菀配白前　见第147页。

6. 紫菀配款冬花　见第168页。

【现代药理研究】

1. 化学成分研究　紫菀的化学成分十分丰富,现已从中分离出化学成分约60余种,主要有萜类、肽类、黄酮类、有机酸类、挥发油类、甾醇类、酚类、生物碱等。

2. 药理作用研究

(1)镇咳祛痰　紫菀水煎剂的正丁醇提取物及其分离得到的丁基-D-核酮糖苷有祛痰效果,紫菀水煎剂中的有效成分主要包含在石油醚及乙酸乙酯提取液中,从中分离出来的紫菀酮和表木栓醇单体物质均具有明显的祛痰、抑制咳嗽的作用。

(2)抗肿瘤　紫菀中的表木栓醇对小鼠的艾氏腹水癌及P388淋巴细胞、白血病细胞均有较明显的抑制作用。

(3)抗菌　紫菀乙醇提取物对金黄色葡萄球菌、猪巴氏杆菌、链球菌、沙门杆菌均有较强的抑制作用。

(4)抗氧化　紫菀中的槲皮素和山柰酚对细胞溶血、脂质过氧化物和超氧化自由基的产生均有很高的抑制作用,对超氧化自由

基产生的抑制率分别约为98.6%和97.3%。此外紫菀中的东莨菪素和大黄素对超氧化自由基的产生有抑制作用,二肽具有阻断超氧化自由基和羟基增加的作用。

(5)利尿通便　研究表明,紫菀可以提高小鼠肠组织乙酰胆碱酯酶活力,减少NE的含量,增加脑组织中5-HT的含量。紫菀利尿通便作用是通过调节上述脑肠肽的分泌来发挥的。香豆素、蒽醌及黄酮类化合物,也可能是紫菀通利作用的有效成分。

【临床应用】　紫菀治疗干咳,取紫菀50克(成人量,小儿15~30克),冰糖30~60克,水煎代茶频服。

【用法与用量】　内服,一般6~12克,大剂量可用至30克。

【使用注意】　阴虚火旺之燥咳、咯血,实热咳嗽者慎用。

桑白皮

为桑科落叶乔木桑的根皮,分布于我国南北各省,以干燥根皮或鲜品入药。

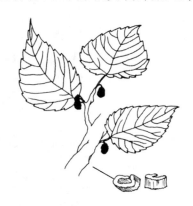

桑白皮

【性味与归经】　性寒,味甘;归肺、脾经。

【功效与主治】　具有泻肺平喘,行水消肿的作用。常用于治疗咳喘,痰饮,水

肿；也可用于小儿流涎，痈肿，扑伤，消渴等病证。

【炮制应用】

1. 生用　生品性寒，泻肺行水力强，多用于治疗肺热咳喘、水饮喘咳、水肿。

2. 蜜炙　蜜炙后性寒偏润，能缓和寒泻之性，并可润肺止咳，多用于肺虚咳喘。

【鉴别应用】

1. 桑白皮与地骨皮　见第 93 页。

2. 桑白皮与桑叶、桑枝、桑寄生、桑椹　见第 35 页。

3. 桑白皮与马兜铃　见第 177 页。

【配伍应用】

1. 桑白皮配百部　桑白皮入肺中气分，泻肺中邪热，以降气平喘利水为主；百部温而不燥，长于润肺止咳。二药配用，降润结合，止咳祛痰效果更好。适用于外感风热、肺气壅塞之咳嗽痰多，及肺失肃降之气逆咳喘、胸胁胀痛、水肿等症。

2. 桑白皮配地骨皮　桑白皮善泻肺中邪热，降气平喘；地骨皮善清肺热而除虚火。二药配用，泻肺中伏火之力加强。适用于肺热或痰热壅肺之咳喘气逆。

3. 桑白皮配大腹皮　桑白皮泻肺而利水，大腹皮下气而行水。二药配用，利水消肿之功增强。适用于肺气壅塞不通、水湿泛溢之水肿、小便不利等症。

4. 桑白皮配马兜铃　桑白皮祛痰降逆，泻肺平喘；马兜铃清肺降气。二药配用，清肺化痰、止咳平喘之力增强。适用于痰热壅肺之咳嗽、喘促等症。

5. 桑白皮配桑叶　见第 36 页。

6. 桑白皮配黄芩　见第 69 页。

7. 桑白皮配前胡　见第 152 页。

8. 桑白皮配鱼腥草　见第 116 页。

【现代药理研究】

1. 化学成分研究　目前从桑白皮中分离得到的化合物已达 100 余个，以酚类化合物为主，主要包括 Diels-Alder 型化合物、芪类化合物和黄酮类化合物。此外，尚含少量三萜、香豆素及多羟基生物碱类化合物。

2. 药理作用研究

(1) 镇咳、平喘、祛痰　生品和蜜炙桑白皮都有较显著的止咳化痰作用，且蜜炙桑白皮效果更好。桑白皮平喘作用的药理机制可能是清除细胞毒性过氧化物、调节免疫、增强抗病毒能力。

(2) 利尿　桑白皮水煎液具有显著的利尿作用，且在利尿的同时，肌酐水平没有显著变化，提示桑白皮水煎液在实验中对肾功能没有明显损伤。生桑白皮的利尿作用强于蜜炙桑白皮，醋酸乙酯萃取物是桑白皮利尿的有效成分。

(3) 降血压、降血脂、降血糖　桑白皮的水、乙醇、正丁醇或乙醚提取物对正常及高血压动物均有不同程度的降压作用。桑白皮中的桑酮 G、H，桑根酮 C、D，桑呋喃 C、F、G 等成分具有较为明显的降压作用。其扩张血管作用可能是通过促进血组织型一氧化氮合成酶的合成，从而增加血管 NO 含量，引起血管舒张。研究发现，桑白皮水煎液化学拆分组分中桑白皮 30% 乙醇组分和脂肪油组分能够显著改善糖尿病小鼠"三多一少"症状，降低纤维蛋白原 (FBG) 水平，调节糖脂代谢紊乱，并对肝损伤状况也有一定的修复保护作用。

(4) 镇痛、抗炎　桑白皮总黄酮具有抗炎作用和一定的外周性镇痛作用。桑白皮中黄酮类化合物 cudraflavone B 能够抑制 COS-2 酶的活性，具有显著的抗炎作用。研究发现，桑根酮 C 和桑根酮 O 可显著降低 NO 生成量、NF-κB 活性，同时抑制 NO 合成酶的表达，提示桑根酮 C、桑根酮 O 具有潜在的抗炎作用。

（5）其他　桑白皮除了上述药理作用外,还有抗菌、抗病毒、美白、延缓衰老、抗抑郁等功效。

【临床应用】

1. 桑白皮治疗鼻衄　以桑白皮30～100克,加水煎煮2次,每次20分钟左右。取2次煎汁500～800毫升混匀,装入保温瓶内,每次服100～200毫升,1天服完。共治疗鼻衄数十例,一般1剂后鼻衄即止,连服3～5剂可根除。

2. 桑白皮治疗咳嗽甚者或有吐血般鲜　桑根白皮500克（米泔浸3宿,净刮上黄皮,锉细）,入糯米（焙干）200克,一起捣为末。每次30克,用米饮调下。

【用法与用量】　内服,一般6～15克,大剂量可用至30克。外用,鲜品捣敷或干品煎洗。

【使用注意】

1. 虚无火,风寒咳嗽,小便频数及无实热邪壅遏者忌用。

2. 捣烂外敷或煎水外洗,可解蜈蚣毒。

紫苏子

为唇形科一年生草本植物紫苏的种子,我国南北均产,以成熟的干燥种子入药。

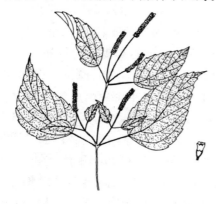

紫苏子

【性味与归经】　性温,味辛;归肺、大肠经。

【功效与主治】　具有止咳平喘,利膈宽肠,解鱼蟹毒的作用,为下气消痰之要药。常用于治疗咳嗽,喘证;也可用于痰阻气滞之胁痛,肠燥气滞之便秘及食蟹中毒等。

【炮制应用】

1. 生用　生品擅于祛痰降气、润肠通便,多用于治疗痰多咳嗽、肠燥便秘。

2. 炒用　因其下气较速,炒用则性缓和,故常炒用,多用于治疗痰浊壅盛之咳嗽气喘、上盛下虚之喘咳、风寒喘咳。

3. 蜜炙　蜜炙后可加强润肺止咳的作用,多用于肺虚咳喘。

4. 苏子霜　目的为减轻润肠通便作用,多用于喘咳而脾虚大便不实者。

【鉴别应用】

1. 紫苏子与葶苈子　二者均能祛痰、降气、止咳、平喘,皆可用于治疗痰壅喘咳之证,常可相须为用,但二者的功效及临床应用又有各自的特点。

紫苏子辛温,质重且润滑,长于温降,走气道,功于偏降气消痰定喘,且能利膈宽肠,其治重在肺与大肠,适用于肺气上逆之咳嗽气喘、胸膈满闷等症及大便秘结。葶苈子辛苦寒,辛散苦降,不仅走气道,破滞开结,而且走水道,长于泻肺利水、定喘,其治重在肺与膀胱,适用于痰涎壅盛之咳嗽喘急及胸水、腹水等,且可用于治疗肺痈。

2. 紫苏子与莱菔子　二者均有降气平喘的作用,皆可用于痰涎壅盛之喘咳,但二者的功效及临床应用又有各自的特点。

紫苏子下气开郁之力优于莱菔子,偏于利胸膈,虚实之喘咳皆可配伍应用;且能润肠通便,可用于肠燥便秘。莱菔子消痰破积之力优于紫苏子,偏于消腹胀,适用于喘咳实证及食积停滞中焦之证。

3. 紫苏子与白芥子　见第 145 页。

4. 紫苏子与紫苏叶、紫苏梗　见第 12 页。

【配伍应用】

1. 紫苏子配杏仁　见第 166 页。

2. 紫苏子配紫菀　见第 169 页。

3. 紫苏子配桑叶　见第 36 页。

【现代药理研究】

1. 化学成分研究　紫苏子因产地不同含油率 30%～50%，主要含不饱和脂肪酸，其中以多烯不饱和脂肪酸-α-亚麻酸为主，其次是油酸和亚油酸。从紫苏子中还检测到芹菜素、木犀草素等黄酮类成分。紫苏子约含有 18 种氨基酸，其总氨基酸含量可达到 18.67%，必需氨基酸的含量占8.04%。紫苏子含动物必需氨基酸较高，尤其是赖氨酸和含硫氨基酸均高于玉米、小麦等常见能量食物。

2. 药理作用研究

(1)降血脂　紫苏子油对大鼠脂代谢紊乱有预防作用，对高脂血症大鼠、兔均有调整血脂作用。

(2)提高学习记忆　紫苏子中的脂肪油提取物能促进小鼠脑内核酸及蛋白质的合成，调节小鼠脑内单胺类神经递质水平。

(3)止咳、平喘　小鼠腹腔注射紫苏子油后，对喷雾组胺和乙酰胆碱所致的支气管哮喘，能明显延长出现喘息性抽搐的潜伏期，其作用与氨茶碱相似。

(4)抗衰老　紫苏油可明显降低脑及肝中过氧化物含量，对脑的作用优于肝，还可显著提高红细胞中过氧化物歧化酶活力。因此认为，紫苏油具有很好的抗衰老作用。

(5)其他　紫苏子油中脂肪酸类具有抗过敏、抗炎作用，且其机制与抑制血小板活化因子(PAF)和白细胞三烯产生有关。紫苏油对结肠癌具有拮抗作用，其机制是由于紫苏油可以改变结肠膜表皮细胞中磷脂膜的脂肪酸成分，降低结肠膜对于肿瘤诱发物的敏感度。此外，紫苏油中高含量的亚麻酸和亚油酸可降低结肠膜鸟氨酸脱羧酶的活性，拮抗结肠癌。

【临床应用】

1. 紫苏子治疗蛔虫病　生紫苏子捣烂或嚼吃，成人每次 50～70 克，4－10 岁20～50 克，日 2～3 次，空腹时服，连服 3日。因蛔虫引起胃痛、胆绞痛及呕吐者，用花椒 3 克，米醋 250 毫升，煎水 1 次顿服，蛔安痛止后再服紫苏子。结果服药后排出蛔虫 92 例，排虫数 2～47 条。无一例出现不良反应[8]。

2. 紫苏子治疗便秘　取炒紫苏子 30克和火麻仁 15 克，放入水中浸泡研成汁，和大米在一起煮粥一同吃下。本法适用于寒性便秘者。

3. 紫苏子治疗扁平疣　内服，取白芥子、莱菔子、紫苏子各 30 克，将上药分别炒黄，共研为细末，服时加用适量白糖，每天3 次，每次 10 克，每剂服 3 天。外洗：金银花 50 克，蛇床子 30 克，煎水 1500 毫升，趁热敷患处数分钟，待冷到 40～50℃，再擦洗患处，每天 2～3 次，每次 20 分钟，每剂药可连用 3 天。

【用法与用量】　内服，一般 6～10 克，大剂量可用至 30 克。

【使用注意】　脾虚便溏者忌用。

葶苈子

为十字花科一年生或二年生草本植物独行菜、北美独行菜和播娘蒿的种子；独行菜主产于河北、辽宁、内蒙古等地，播娘蒿主产于江苏、山东、安徽等地；以成熟的干燥种子入药。

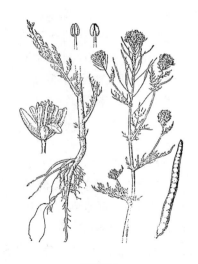

葶苈子

【性味与归经】 性大寒,味苦、辛;归肺、膀胱经。

【功效与主治】 具有泻肺平喘,行水消肿的作用。常用于治疗痰饮咳喘,肺痈;也可用于结胸,鼓胀,水肿等病证。

【炮制应用】

1. 生用 生品作用峻烈,降泻肺气的作用较强,长于利水消肿,常用于治疗胸水、腹水及水肿实证。

2. 炒用 炒后药性缓和,免伤肺气,以理肺定喘力胜,故多炒制后应用。常用于治疗痰饮喘咳,肺痈。

【鉴别应用】

1. 葶苈子与紫苏子 见第172页。

2. 葶苈子与白芥子 见第145页。

【配伍应用】

1. 葶苈子配大枣 葶苈子入肺经,辛散苦降,功专降泻肺气,以宣上窍而通下窍,有泻肺行水、定喘消肿之功;大枣甘缓补中,能培补脾胃、顾护中气,与葶苈子配用,既能以甘味缓和葶苈子峻猛之性,使泻肺而不伤正;又可培土利水、澄源截流,佐葶苈子利水消肿。二药配用,一峻一缓,一

补一泻,以缓制峻,以补助泻,共奏泻痰行水、下气平喘之功。适用于痰涎壅盛之咳喘胸满、喉中痰声辘辘,甚则咳逆上气不得卧、面目水肿、小便不利等症。

2. 葶苈子配人参 葶苈子泻肺行水,除壅盛之痰涎;人参补本培元,益肺气。二药配用,使补中有泻,泻中有补,补泻结合。适用于虚性喘满不得卧、小便不利者。

【现代药理研究】

1. 化学成分研究 现已从葶苈子中分离到硫苷类、异硫氰酸和芥子苷类、黄酮类、强心苷类、苯丙素类、有机酸类,以及脂肪油类等85种化学成分。

2. 药理作用研究

(1)改善心血管功能 南葶苈子水提液具有抑制小鼠和大鼠心肌肥大、心室重构的作用,其机制可能与抑制交感神经系统兴奋性及抑制 Ang I,ALD 等神经内分泌因子激活有关。北葶苈子的水提物具有明显强心和增加冠状动脉流量的作用,且不增加心肌耗氧量。

(2)细胞毒作用 南葶苈子中的毒毛花子苷元和异鼠李素-3-O-β-D-吡喃葡萄糖苷均有极强的细胞毒活性,对人低分化胃癌、人乳腺癌细胞株具有显著细胞毒活性;独行菜种子中的伊夫单苷对胃癌、结肠癌、肝癌 3 种癌细胞株具有细胞毒活性。

(3)止咳 独行菜种子总黄酮提取物具有拮抗血小板活化因子(PAF)的作用,为其止咳作用提供了一定的科学依据。

(4)利尿 南葶苈子水提液高、中剂量组能显著增加充血性心力衰竭大鼠排尿量,表明南葶苈子具有显著的利尿作用,其作用机制可能与抑制肾小管对 Na^+,Cl^- 和水的重吸收,从而促进 Na^+,Cl^- 和水的排出相关。

(5)调血脂 有学者观察南葶苈子醇

提取物（SDAE）和南葶苈子油（SDO）对饮食性高脂血症大鼠的调血脂作用，结果发现二者的调血脂作用和阳性对照药烟酸相近，能显著降低高脂血症大鼠的总胆固醇（TC）、三酰甘油（TG）、低密度脂蛋白（LDL）及 LDL/HDL 比值，显著升高高密度脂蛋白（HDL）水平。

【临床应用】

1. 葶苈子治疗肾结石　据报道，在化石排石方中加入小量（1～3 克）葶苈子，用于治疗肾结石患者，屡试屡效。如治疗 1 例 50 岁男性患者，右肾结石、肾积水 10 余年，经常右腰部疼痛难忍，小便赤涩，久治不效。初诊时，因虑其体虚，未在排石方中加用葶苈子，服药 1 个月无效，后加用葶苈子并辅以益气养阴扶正之药，服药 1 周结石排出。值得注意的是，葶苈子为攻利峻品，体弱脾虚者宜慎用，肺虚有出血倾向者要忌用，一般剂量要小，也不可久服，久用致人虚。体虚之人可以微量制成丸剂胶囊缓图，同时还必须辅以益气健脾、养阴扶正之药，以免伤正或造成不良反应。

2. 葶苈子降眼压　体质壮实者，以葶苈子每日 10 克，加水煎成 30 毫升煎液，分 2～3 次温服；体虚者在辨证施治方剂中加葶苈子 10 克，水煎服，并适量加用健脾药。治疗青光眼、高眼压症患者 5 例，收到满意疗效。

3. 葶苈子治疗小儿咳喘　以葶苈子为主药组方，再根据中医辨证分型配伍其他药物，治疗小儿痰多咳喘 30 例，其中支气管炎 22 例，支气管肺炎 8 例。结果治愈 29 例，好转 1 例。李时珍云："肺中水气贲郁满急，非此不能除"，只要肺中有痰饮水湿即可用而泻之。以本品为主，再根据辨证，配伍不同方药，不论风寒、风热、痰湿，皆可用之。在使用本品时，用量多偏大，小儿剂量一次可用 10 克左右，最大可达到 15 克以上，只要配伍得当，可连续使用，均无不良反应。

4. 葶苈子治疗压疮　取葶苈子放锅内炒至微鼓起，稍带金黄色，并有香气时取出，放冷，研为细末。治疗时先将创面常规消毒、清洗后，将葶苈子粉按每平方厘米 0.5～1.0 克剂量，均匀撒在创面上，每日换药 1 次，创面较大，渗出液较多时可酌情增加 1 次换药。表皮层擦伤患者用药第 1 天后局部开始结痂，一般 3～4 天愈合。真皮层擦伤和 2 期压疮 2～3 天结痂，一般 5～7 天愈合。3 期压疮 3～4 天开始结痂，10 天内可脱痂愈合。

【用法与用量】　内服，一般 3～10 克，大剂量可用至 15 克。

【使用注意】　脾虚肿满、肺虚喘咳者慎用。

百　部

为百部科多年生草本植物蔓生百部、对叶百部和直立百部的块根；蔓生百部产于我国北部、中部、东南部各省，对叶百部产于长江流域至海南岛，直立百部产于山东、河南至长江流域中下游各省及福建；以

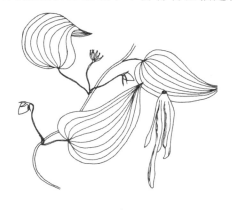

百部

干燥块根或鲜品入药。

【性味与归经】 性微温,味甘、苦;归肺经。

【功效与主治】 具有润肺止咳,灭虱杀虫的作用。常用于治疗咳嗽,顿咳,痨咳;也可用于阴痒,疥癣,虫证等。

【炮制应用】

1. 生用 生品擅于温肺止咳、灭虱杀虫,多用于治疗伤风咳嗽、寒痰久咳,以及蛲虫、头虱、体虱、皮炎、体癣等。

2. 蜜炙 蜜炙后润肺止咳力强,多用于治疗百日咳、肺痨咳嗽。

【鉴别应用】 百部与款冬花,见第168页。

【配伍应用】

1. 百部配白及 百部能润肺止咳、杀虫;白及长于收敛止血、消肿生肌,尤善治肺胃出血。二药配用,具有润肺止咳、收敛止血之功。适用于肺痨咳嗽、痰中带血或咯血者,也可用于阴虚燥咳而见痰中带血者。

2. 百部配白前 见第147页。

3. 百部配紫菀 见第170页。

4. 百部配桑白皮 见第171页。

【现代药理研究】

1. 化学成分研究 百部的主要活性成分为百部生物碱,此外,还含有芪类、去氢苯并呋喃醇类、绿原酸类、类鱼藤酮类、醌类和香豆素类等非生物碱类成分。

2. 药理作用研究

(1)镇咳祛痰 体内实验证明百部通过降低呼吸中枢兴奋性,抑制咳嗽反射而具有良好的镇咳及延长咳嗽潜伏期的作用。

(2)杀虫 对叶百部碱是第一个被测试有生物活性的生物碱,该化合物在直立百部和对叶百部中均有发现。该生物碱对

体内广州管圆线虫、犬复孔绦虫及肝片吸虫等消化道蠕虫表现出较好的驱虫活性。

(3)抗菌抗病毒 百部水煎剂及醇浸剂、醇提物对大肠埃希菌、金黄色葡萄球菌和铜绿假单胞菌有明显抑制作用。现代研究表明,百部中非生物碱类化合物也有抗微生物的作用,如芪类化合物有抗柑橘黑腐病、燕麦镰孢、稻瘟病菌、灰霉病、蜡叶芽枝霉菌等活性。

(4)毒副作用 服用过量百部可降低呼吸中枢的兴奋性,进而致使呼吸中枢麻痹。

【临床应用】

1. 百部治疗百日咳 以百部50克,杏仁、桔梗各20克,加水700毫升,煎取药汁350毫升,加白糖60克,溶化后,日服3次。用量:1岁以下每次2~4毫升,7—9岁每次10~13毫升,10岁以上每次15毫升。治疗百日咳患者140例,治愈132例,好转6例,无效2例,疗程平均6天。

2. 百部治疗蛲虫病 以生百部30克加入55%的乙醇150毫升中浸泡3天后,收集药液备用。用棉球蘸药液擦肛门附近皱裂,每晚一次,7天为一疗程。治疗患儿百余例,一般3个疗程即愈。

3. 百部治疗皮肤瘙痒症 60%乙醇500毫升加甘油50毫升,混合均匀,然后将生百部50克加入,浸泡48小时。使用时每日外擦3~4次,直至痊愈。治疗200例皮肤瘙痒症,痊愈113例,好转69例,无效18例,总有效率91%。治疗时间最短1周,最长40天,平均23天。治疗效果与病程有关,病程短者治疗效果较好。无效者均为年老者,病程较长,又多缺乏耐性,不能坚持治疗。

【用法与用量】 内服,一般6~12克,大剂量可用至30克。

【使用注意】　易伤胃滑肠,脾虚食少便溏者忌用。

马兜铃

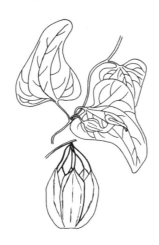

马兜铃

为马兜铃科多年生缠绕或匍匐状细弱草本植物北马兜铃和马兜铃的果实;北马兜铃主产于黑龙江、吉林及河北等地,马兜铃主产于江苏、安徽、浙江等地;以成熟的干燥果实入药。

【性味与归经】　性寒,味苦、微辛;归肺、大肠经。

【功效与主治】　具有止咳平喘的作用,为清热化痰、止咳平喘之要药。常用于治疗肺热或痰火咳喘;也可用于久咳、寒咳。煎汤熏洗尚可治疗痔疮下血、肛周肿胀疼痛等。

【炮制应用】

1. 生用　生品擅于清肺降气、止咳平喘、清肠消痔,多用于治疗肺热喘咳、湿热蕴结大肠之痔疮肿痛出血。

2. 蜜炙　蜜炙后能缓和苦寒之性,增强润肺止咳之功,多用于治疗肺阴不足、痰热内阻之咳嗽。

本品生用味劣,易致恶心呕吐,蜜炙后可正苦劣之味,减少恶心或呕吐的不良作用,故蜜炙品临床常用。

【鉴别应用】

1. 马兜铃与桑白皮　二者均有清肺化痰、止咳平喘的作用,皆可用于治疗肺热喘咳,但二者的功效及临床应用又有一定的区别。

马兜铃苦寒沉降,入肺与大肠经,偏利气道,清肺、降气、平喘之力优于桑白皮,且能清泻肠热,为凉肺之猛将,善治肺热气壅所致的咳喘及痔疮肿痛下血。桑白皮甘寒清淡,入肺脾经,长于泻肺利水,善泻肺中之火而行肺中痰水及皮水,其泻肺行水之力较马兜铃强,故为泻肺之次将,适用于水饮停肺及肺中伏火所致的咳喘及皮水。

2. 马兜铃与枇杷叶　二者均具清降之性,皆有清肺化痰的作用,对于肺热咳嗽常可相须为用。但二者的功效及临床应用又有一定的区别。

马兜铃性寒,善清肃肺热,对于肺热及阴虚燥热火盛之咳嗽咯血更为适宜。枇杷叶清热之力不及马兜铃,而下气化痰止咳之功较马兜铃为强,其重在下气化痰止咳,且有降逆止呕之功,对于咳嗽上气咯痰不爽之证及胃热呕秽口渴之证较为适用。

【配伍应用】　马兜铃配桑白皮,见第171 页。

【现代药理研究】

1. 化学成分研究　果实及种子含马兜铃酸、马兜铃次酸、木兰碱、青木香酸等。

2. 药理作用研究

(1)抗肿瘤　马兜铃酸Ⅰ,马兜铃内酰胺Ⅰa 对 P-388 淋巴细胞白血病和肺癌细胞有细胞毒作用,并有一定的抗菌作用。马兜铃内酰Ⅱ对三种人体癌细胞均表现出显著的细胞毒活性。

（2）抗菌　体外试验表明，马兜铃水浸剂（1：4）对许兰黄癣菌、奥枚盎小芽孢真菌、羊毛状小芽孢真菌等常见皮肤真菌有一定抑制作用。马兜铃酸在体外对多种细菌、真菌和酵母菌均有抑制作用。从北马兜铃根中提取得到的马兜铃内酰胺，采用圆盘扩散和稀释法研究表明，具有明显的抗革兰阳性细菌的功效。

（3）抗炎　一定浓度的青木香、北马兜铃煎剂小鼠腹腔注射，能显著抑制二甲苯所致的小鼠耳壳肿胀，抗炎作用随剂量增加而增强。绵毛马兜铃挥发性成分小鼠灌胃给药，对蛋白性、甲醛性关节肿及二甲苯引起的小鼠耳壳炎症均有明显的抑制作用。绵毛马兜铃挥发油不仅对炎症早期毛细血管通透性增加、渗出和水肿具有明显抑制作用，对炎症增殖期肉芽组织增生亦有抑制作用，其作用机制有待进一步研究。

（4）镇痛　小鼠冰醋酸扭体法实验表明，青木香、北马兜铃根煎剂及圆叶马兜铃块根中提取得到的总生物碱，均具有明显的镇痛作用。同时，经热板法实验证实，后者腹腔注射或脑室给药，能明显提高小鼠痛阈，其作用随剂量增大而增强。

（5）抗生育　动物实验表明，马兜铃酸Ⅰ、马兜铃次酸Ⅰ、马兜铃次酸Ⅳ甲酯及棕榈酮，均有明显的抗早孕和终止中期妊娠的作用。

（6）毒性作用　药代动力学研究提示，马兜铃酸在人体内有蓄积，个别患者食用马兜铃（果）后，有恶心、胃不适或轻度腹泻；高剂量试验10例癌症患者，出现肾毒性。但静脉注射马兜铃酸治疗癌症时，患者无肝毒性反应。

从以上结果可以看出，马兜铃酸虽然具有抗肿瘤，增强吞噬细胞活性和提高细胞免疫等作用，但研究表明，马兜铃酸是迄今为止对啮齿类动物最强的致癌物之一。在研究开发和使用马兜铃酸类药物时，应该引起注意。

【临床应用】

1. 马兜铃治疗梅核气　以马兜铃12克水煎服，治疗梅核气患者17例，服1剂治愈者7例，2剂治愈者4例，3剂治愈者5例，无效1例。

2. 马兜铃治疗高血压病　用马兜铃醇浸煎剂治疗121例高血压病患者，经较长时期临床观察，并与50例蛇根制剂治疗组对照比较，证实马兜铃为治疗高血压病有效药物，具有温和而持久的降压疗效。治疗后平均血压下降幅度为 $3.724/1.995kPa(28/15mmHg)$，有效降压率超过蛇根制剂对照组，达73.6%。治疗后3/4患者症状获得显著改善或消失，马兜铃对大脑有特殊的镇静作用。

【用法与用量】　内服，一般6～10克，大剂量可用至15克。

【使用注意】　大剂量应用易致呕吐，宜慎用。

（郑雪娜　胡琼力）

参 考 文 献

［1］ 李银寿. 杏仁杀蛲虫［J］. 四川中医，1984
（4）：53.

［2］ 李春杰. 足癣［J］. 广西中医药，1986（5）：45.

［3］ 蔡万清，张恒利. 款冬花外敷治疗慢性骨髓炎

51例［J］. 新中医，1989（11）：40.

［4］ 任心荣，任涛. 款冬花治咳45例［J］. 吉林中医药，1998（1）：39.

［5］ 涂建中. 紫菀露治干咳［J］. 四川中医，1986

（7）：15.

[6]　王忠明.桑白皮治鼻衄[J].四川中医,1991
　　　（10）：50.

[7]　赵国平,戴慎,陈仁寿.中药大辞典（下册）
　　　[M].上海:上海科学技术出版社,2006:2787.

[8]　刘天峰.紫苏子治疗蛔虫病 100 例[J].四川中
　　　医,1986(8):47.

[9]　张恒君.便秘的验方治疗[J].中国民间疗法,
　　　2016,24(4):95-95.

[10]　治扁平疣验方[J].湖南中医杂志,2014,30
　　　（11）：87.

[11]　万传贵.葶苈子化结石排结石有特效[J].中医
　　　杂志,1999(2):71.

[12]　隋谊深.葶苈子能降眼压[J].中医杂志,1999
　　　（2）：71.

[13]　李大卓.葶苈子为主药治疗小儿痰多咳喘 30
　　　例[J].中医杂志,1984(10):43-44.

[14]　陶玉兰,韩红菊.葶苈子粉在浅表创面及褥疮
　　　病人护理中的应用[J].中华护理杂志,1998
　　　（12）：31.

[15]　杨副胜.中草药合剂治疗百日咳[J].河南中
　　　医,1982(5):15.

[16]　史晓军.百部酒精浸液治蛲虫[J].中医杂志,
　　　1986,27(11):24.

[17]　陈文杰,姜静.百部擦剂治疗皮肤瘙痒症 200
　　　例[J].中国民间疗法,2001(3):23-24.

[18]　徐树楠.中药临床应用大全[M].石家庄:河北
　　　科学技术出版社,1999:509.

[19]　赵国平,戴慎,陈仁寿.中药大辞典（上册）
　　　[M].上海:上海科学技术出版社,2006:410.

第 4 章　芳香化湿药

藿　香

为唇形科一年生或多年生草本植物藿香的全草,有广藿香和土藿香之分。广藿香主产于广东,土藿香全国大部分地区均有产。均以干燥茎叶入药。

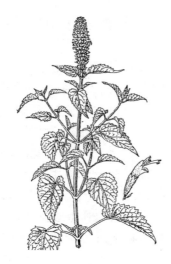

藿香

【性味与归经】　性微温,味辛;归脾、胃经。

【功效与主治】　具有行气化湿,和中止呕,解暑辟秽的作用;常用于治疗寒湿,湿温,泄泻,呕吐,暑湿病证;也可用于痢疾,肝郁胁痛,疟疾等。

【炮制应用】　临床多生用或鲜用。

【鉴别应用】

1. 藿香与佩兰　二者均以茎叶入药,气味辛散芳香,入脾胃二经,皆有芳香醒脾、化湿辟秽、解暑和中的作用,皆可用于治疗湿浊中阻、湿温、暑湿等病症,二者常可相须为用。但二者的功效与临床应用又有各自的特点。

藿香长于发表解暑、和中止呕,适用于夏伤暑湿及湿阻中焦之呕吐、泄泻。佩兰发表解暑力弱,但除中焦秽浊陈腐之气优于藿香,长于清化湿热,善治湿温及湿热蕴结之脾瘅口甜口臭。

2. 藿香与紫苏　二者均有发散表邪、行气和中的作用,皆可用于外感表证及中焦气滞之证,但二者的功效及临床应用又有一定的区别。

藿香的香燥性较强,长于化湿止呕,多用于湿阻中焦之恶心呕吐、腹泻、脘闷纳差及暑温、湿温证初起。紫苏则偏于辛散,发表散寒、行气和中之力较强,常用于治疗外感风寒表证,脾胃不和之呕吐、腹胀,也可用于梅核气及鱼蟹中毒。

【配伍应用】

1. 藿香配佩兰　藿香与佩兰是临床上极为常用的暑湿时令要药。藿香辛散发表而峻烈,微温化湿而不燥热,既能散表邪,又能化里湿而醒脾开胃;佩兰气香辛平,其醒脾化湿之力较强,并有一定的利水作用,为治脾瘅口甘要药。二药相须为用,芳香化浊、清热祛暑、和胃止呕、醒脾增食之功显著。适用于暑湿,湿温初起而见身重倦怠、恶寒发热、脘痞不舒等症。

2. 藿香配黄连　藿香为芳香之品,能祛除中焦湿邪而助脾胃之健运,和中止呕力佳;黄连性苦寒,最善清中焦胃肠湿热,能止呕止痢。二药配用,性味虽不同,但均入中焦脾胃,一除热中之湿,一除湿中之热,湿化则阳气通,热清则中焦畅。适用于暑温病或湿热中阻之身热不扬、恶心呕吐、胸脘痞闷、湿热痢疾。其用量视病情而定,湿重者重用藿香,热重者重用黄连。

3. 藿香配香附　藿香微温芳香,能外散表邪,内化湿浊以和中止呕;香附性平,为疏肝理脾之良药。二药配用,理气与化湿兼备,气行则湿散,湿去则气疏。二者相辅相成,共奏芳香化浊、理气和胃之功。适用于湿困中焦兼有气郁之胁痛脘胀、呕吐呃逆、嗳腐吞酸,以及妊娠妇女呕吐等证。

4. 藿香配陈皮　藿香气味芳香而不燥烈,辛温而不燥热,既能温中行气醒脾胃,又能发表解暑、辟秽化浊,长于治脾胃湿浊呕逆;陈皮辛散苦降,其性温和,燥而不烈,具有理气健脾、燥湿调中之功。二药配用,理气健脾、辟秽化浊、止呕止泻之力增强。适用于外感暑湿或湿浊内蕴所致的脘闷痞满、食少纳呆、呕吐泄泻等症,也可用于霍乱吐泻。

5. 藿香配扁豆　藿香能除湿醒脾、解暑辟秽、和中止呕;扁豆能健脾化湿、消暑热。二药配用,解暑和中化湿之力增强,且可健运脾胃。适用于伤暑吐泻。

6. 藿香配半夏　藿香气味芳香,长于化湿醒脾、宽中快气、和胃止呕;半夏性燥烈,偏于燥湿和胃、降逆止呕。二药配用,

脾胃得调,湿浊得去,气机得畅,有较强的止呕作用。适用于寒湿中阻,脾胃不和之胸脘痞闷、头目昏沉、呕恶腹泻等症。

7. 藿香配紫苏　见第 12 页。

8. 藿香配香薷　见第 22 页。

9. 藿香配白豆蔻　见第 188 页。

【现代药理作用】

1. 化学成分研究　藿香的成分中挥发油占有重要地位,其主要成分有萜类、酮类、醇类、醛类、稠环芳香烃类化合物,同时还含有挥发性生物碱等物质。

2. 药理作用研究

(1)抗真菌　实验证明,藿香煎剂在试管内对许兰毛真菌等多种致病性真菌有抑制作用。乙醚浸出液、醇浸出液、水浸出液亦能抑制多种致病性真菌,浸出液的抗菌能力比煎剂强。

(2)抗钩端螺旋体　藿香水煎剂对钩端螺旋体有抑制和杀灭作用。

(3)抗病毒　藿香中的黄酮类物质有抗病毒作用,可以抑制消化道及上呼吸道病原体鼻病毒的生长繁殖。

【临床应用】

1. 藿香治疗念珠菌性阴道炎　以藿香60%,葫芦茶 20%,矮地茶 20%,按比例称好、切碎,混合水煎 3 次,合并 3 次药液,浓缩成浸膏状,置 60～70℃烤箱内烤干,研细,过 100～200 目细筛,得深褐色细粉,装胶囊,每粒装药 0.5 克,每次 1 粒,1 日 2 次,于中午或睡前置入阴道,保持卧位 2 小时;或用有尾棉球蘸糊状药物,药量每次 0.5 克调成糊状,睡前用药,次日清晨起床前取出。未婚患者可用注射器将药物通过胶管注入阴道,每日 1 次,药量为 0.5 克,用 2 毫升蒸馏水稀释,15 日为 1 个疗程,治疗 30 例患者,治愈 23 例,好转 3 例,无效 4 例。

2. 藿香治疗急性结膜炎　用山藿香

15～30克,每日1剂,水煎,分早晚2次服。如炎症较重,可加入白茅根30克,与上药同煎服。治疗病毒性传染性结膜炎34例,痊愈31例,无效3例。

3. 藿香治疗小儿秋季腹泻 马齿苋颗粒10克/包,藿香香颗粒10克/包,6个月—1岁,每次半包;1—3岁,每次1包;3—4岁,每次1.5包,均每日3次。治疗30例,结果治愈23例(76.7%),显效5例(16.7%),有效1例(3.3%),无效1例(3.35%),总有效率为96.7%。

【用法与用量】 内服,一般6～9克,大剂量可用至30克。

【使用注意】 阴虚血燥者忌用。解暑宜用鲜品。

佩 兰

为菊科多年生植物兰草的地上部分,主产于江苏、浙江、河北、山东等地,以干燥叶入药。

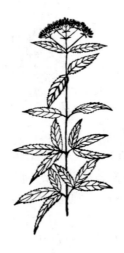

佩兰

【性味与归经】 性平,味辛;归脾、胃经。

【功效与主治】 具有芳香化湿,解暑辟浊的作用。常用于治疗湿困脾阳之痞满、暑温、湿温、脾瘅,也可用于胁肋痛。

【炮制应用】 临床多生用或鲜用。

【鉴别应用】 佩兰与藿香,见第180页。

【配伍应用】

1. 佩兰配石菖蒲 佩兰辛平发散,药力平和,既能祛除中州秽浊陈腐之气而开胃,又能外散暑湿之邪;石菖蒲虽属辛温之品,但温而平和,能化湿醒脾开胃,并可祛痰开窍。二药配用,相互促进,芳香化浊,醒脾开胃功效倍增。适用于湿阻中焦,脾胃运化失职之食欲缺乏、脘闷腹胀、恶心呕吐等症。临床上以生品效最佳。

2. 佩兰配滑石 二药都有解暑作用,且佩兰醒脾开胃,滑石利尿清热。相配可解暑醒脾,清热利尿。若配荷叶,升发脾胃清阳而解暑邪,用于夏令暑症效果较好。

3. 佩兰配黄连 二药均可祛湿,佩兰功在醒脾开胃化湿,黄连功在清热燥湿。相配有清热化浊的效能。可治脾胃湿滞的胸闷、消化不良、口苦苔腻等症。

4. 佩兰配厚朴 取佩兰祛暑和中、开胃化湿,厚朴行气滞、燥湿除胀。相配有和中化湿除胀的功效,可用治疗夏令湿浊困脾而致的脘腹胀满、胃纳不佳等症。

5. 佩兰配藿香 见第180页。

6. 佩兰配香薷 见第22页。

【现代药理作用】

1. 化学成分研究 目前已知佩兰中含有的化学成分主要为挥发油类化合物。全草含挥发油1.5%～2.0%,油中含有对-聚伞花烃、橙花醇乙酯、5-甲基麝香草醚、延胡索酸、琥珀酸、甘露醇等;佩兰叶含有邻香豆酸、香豆精及麝香草氢醌;佩兰花含有蒲公英甾醇、蒲公英甾醇棕榈酸酯、蒲公英甾醇醋酸酯等;佩兰地上部分和根含有双稠吡咯啶生物碱,包括仰卧天芥菜碱、宁德洛非碱和兰草素等。

2. 药理作用研究

（1）抗菌、抗病毒　佩兰水煎剂，用试管稀释法，对白喉杆菌、金黄色葡萄球菌、八叠球菌、变形杆菌、伤寒杆菌等有抑制作用。其挥发油对流行性感冒病毒有抑制作用。

（2）抗炎　佩兰挥发油对巴豆油引起的小鼠耳郭炎症有明显的抑制作用，其作用强度随剂量增加而增强。

（3）其他　佩兰有抗肿瘤作用；可增强免疫力，治疗慢性支气管炎；有钙拮抗作用，可用于治疗冠心病。

【临床应用】

1. 佩兰治疗毒蛇咬伤　取新鲜佩兰叶 100 克，先用 1‰ 高锰酸钾溶液或 1% 煤酚皂冲洗浸泡伤口，再顺牙痕方向切开 1 厘米，用拔火罐方法吸出毒汁，反复冲洗干净后，擦净创面，将洗净捣烂的佩兰叶摊平，敷在创面上，盖敷料后固定，每天换药 2～3 次，每次换药前均需冲洗伤口，至肿消神清即停。如伤口未完全愈合者，可按外科常规换药，中毒重者辅以输液及对症治疗。治疗毒蛇咬伤 30 例，痊愈 20 例，好转 10 例。

2. 佩兰治疗百日咳　以佩兰水煎服，1—3 岁 30 克，3—5 岁 45 克，5 岁以上递增。共治疗百日咳患者 330 例，均愈。

【用法与用量】　内服，一般 6～10 克，大剂量可用至 30 克。

【使用注意】

1. 阴虚燥热者慎用。

2. 久病伤阴，中病即止。

3. 解暑宜鲜品。

苍 术

为菊科多年生草本植物茅苍术（茅术、南苍术）或北苍术的根茎；前者主产于江苏、湖北、河南等地，以产于江苏茅山一带者质量最好，故名茅苍术；后者主产于内蒙古、河北、山西、辽宁、黑龙江等地，以干燥根茎入药。

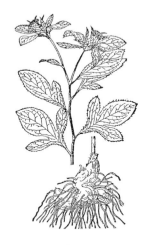

苍术

【性味与归经】　性温，味辛、苦；归脾、胃经。

【功效与主治】　具有燥湿健脾，祛风胜湿的作用。常用于治疗湿阻中焦之脘腹胀满、呕恶泄泻，风寒湿痹，足膝肿痛；也可用于湿温、青盲雀盲等病症。

【炮制应用】

1. 生用　生品擅于祛风散寒，多用于治疗风湿痹痛、风寒感冒、湿温发热。

2. 炒用　炒后辛燥之性大减，气变芳香，燥湿健脾力强。多用于治疗湿阻中焦之脘腹胀满、呕恶泄泻，湿热下注之足膝肿痛及青盲、雀盲。

【鉴别应用】　苍术与白术，二者均能燥湿健脾，皆可用于脾虚湿阻之证，但二者的功效及临床应用又有一定的区别。

（1）苍术性温而燥，走而不守，功偏燥湿而健脾，适用于湿邪困脾之实证，能治上中下三焦之湿邪。白术性缓不燥，守而不走,偏于益气健脾而除湿,适用于脾胃虚弱之证而夹湿者。

(2)苍术能发汗解表,常用于治疗风寒感冒;白术能止汗,常用于治疗表虚自汗。

(3)苍术能祛风除湿、明目,常用于治疗风湿痹痛及青盲、雀盲等目疾;白术能健脾利水、安胎,常用于治疗脾虚水肿及胎动不安之证。

【配伍应用】

1. 苍术配厚朴　二者同属芳香化湿类药物,苍术苦温,性燥主升,善除湿运脾;厚朴苦温性燥主降,功偏温中化湿、下气除满。二药配用,以苍术燥湿为主,厚朴行气为辅,协同作用,其化湿浊、健脾胃之力倍增。同时,升脾气,降胃气,相得益彰,共达化湿运脾、行气和胃之功。适用于湿困脾阳之胸膈痞闷、脘腹胀满、不思饮食、恶心呕吐等症。

2. 苍术配白术　苍术能燥湿运脾、祛风胜湿、明目;白术能健脾化湿、益气固表。白术偏于补,守而不走,最善补脾;苍术偏于燥,走而不守,最善运脾。补脾则有益气之力,运脾则有燥湿之功。二药配用,一散一补,一胃一脾,白术得苍术,补脾之不足而泻湿浊之有余;苍术得白术,运脾湿,泻湿之有余而益脾之不足,故使燥湿与健脾互为促进。适用于湿阻中焦,脾胃不健之纳差、食后腹胀、脘闷呕恶等症;也可用于寒湿痹痛及妇女寒湿带下等证。

3. 苍术配羌活　见第 10 页。

4. 苍术配白芷　见第 20 页。

5. 苍术配黄柏　见第 74 页。

6. 苍术配玄参　见第 86 页。

7. 苍术配花椒　见第 270 页。

8. 苍术配神曲　见第 196 页。

【现代药理作用】

1. 化学成分研究　苍术中化学成分类型主要为倍半萜类、烯炔类、三萜及甾体类、芳香苷类等。药理活性研究表明,这些成分具有保肝、抗菌、抗病毒、抗肿瘤、中枢抑制及促进胃肠道蠕动、抗溃疡、抑制胃酸分泌等作用。

2. 药理作用研究

(1)抗缺氧　氰化钾所致小鼠缺氧模型证明,苍术丙酮提取物 50 毫克/千克能明显提高小鼠存活时间,降低相对死亡率。抗缺氧主要活性成分为 β-桉叶醇。

(2)消化系统　苍术有健胃、抗溃疡、促进胃肠运动作用。

(3)中枢抑制　苍术挥发油少量对蛙有镇静作用,同时使脊髓反射亢进;较大量则呈抑制作用,终至呼吸麻痹而死。其抑制成分主要是 β-桉叶醇和茅苍术醇。

(4)保肝　苍术能明显促进奥古蛋白的合成。生药及其所含苍术醇、苍术酮、β-桉叶醇对四氯化碳诱发的一级培养鼠肝细胞损害均有显著的预防作用。

【临床应用】

1. 苍术治疗内耳性眩晕　内耳性眩晕症多为恣食肥甘,伤于脾胃,中湿不化,湿聚生痰,痰浊壅盛,脾壅肝郁,肝风夹痰上扰清窍而致病。刘树华取半夏白术天麻汤之意,而在组方用药时,选用具有芳香燥湿、开郁降浊的苍术,共观察 23 例患者,每每可获良效。其主药为清半夏、苍术、天麻、茯苓、泽泻、陈皮,余药可随症加减。凡证见舌体中部及根部有黄腻苔者,选用苍术尤为适宜,若为薄白苔可选白术。而苍术用量较重,宜掌握在 15～20 克。

2. 苍术治疗痛风病　苍术气味浓香雄厚,外能解肌表风湿,内能燥脾胃之湿,为治痹证常用药物。康良石教授用生茅术为主,治疗由嘌呤代谢紊乱,使血中尿酸过高,沉积于组织器官中所引起的痛风,依其临床表现,与其他药物相配合,用之甚为得心应手。

对痛风急性发作,症见关节红肿灼痛,痛不可近,得冷则舒,伴有畏寒,发热,头痛,口渴,口苦,烦闷不安,舌质红、苔黄腻,脉滑数等风湿热(热重于湿)的临床表现者,以苍术为主,合知母、石膏、防己相使应用。脾胃较弱者加用粳米、甘草。疼痛较甚者加延胡索。水煎服。

对痛风急性发作,蹈趾或跖趾关节等红肿灼痛,肌肤麻木,身硬如裹,手足笨重,倦怠喜卧,纳呆腹胀,舌苔白腻,脉濡缓等风湿热(湿热并重)的临床表现者,取苍术为主配黄柏、牛膝、苡米相使应用。脾胃湿浊者加厚朴花、蚕沙;疼痛较甚者加两面针。水煎服。

对痛风慢性反复发作,关节肿痛,日轻夜重,痛伴酸楚或时如针刺,关节畸形或僵硬,或耳轮、跖趾、指间、指掌处有黄白色痛风石,舌下血脉青紫,舌质暗红、紫暗或有瘀斑,脉涩等风湿瘀阻经络的临床表现者,以苍术为主合红花、田七、穿山龙相使应用。气血不足者加当归、黄芪。疼痛较剧加蕲蛇。水煎服。

对痛风慢性反复发作,关节酸痛,时剧痛不能忍,遇寒痛增,得热痛减,关节肿大畸形或僵硬,或耳轮、趾、指、掌间有痛风石,形寒背冷、口淡喜热饮,常伴砂淋,舌质暗、苔白润滑、脉细弦或迟等风寒湿痹阻经络的临床表现者,以苍术配独活、威灵仙、木瓜相使应用。肝肾虚者加骨碎补、续断。剧痛者加制川乌、制草乌。砂淋者加金钱草、猫须草。水煎服。

3. **苍术治疗胃下垂** 用单味苍术 10～15 克,加水武火煮沸 3 分钟,再文火缓煎 20 分钟,煎成药汁约 300 毫升;也可用沸水浸泡,服时如喝香茗,少量频饮,不宜一饮而尽,每日 1 剂,连服 3 个月为 1 个疗程。同时,配合少食多餐,少进汤水,加强腹部肌肉锻炼,以增强腹肌张力。共治疗胃下垂 32 例,颇获良效。并认为,李杲在《用药法象》中谓苍术为"治痿要药",痿者,筋脉弛缓,软弱无力也,与现代医学认为胃下垂是胃支持韧带的松弛或胃壁的弛缓所致是一致的。

4. **苍术治疗窦性心动过速** 取苍术 20 克,水煎 2 次,每次煎 30 分钟,取煎液 150 毫升,2 次煎液混合,早晚各服 1 次,以 3 天为 1 个疗程,一般 2～3 个疗程。病程较长,心悸明显,心率达 150 次/分以上者,苍术加至 30 克。共观察 265 例,痊愈(症状消失,心率 100 次分以下)215 例;好转(症状减轻,心率 100～110 次分)41 例;无效 9 例;总有效率为 96.6%。并认为,脾性恶湿喜燥,苍术善于燥湿健脾,湿邪得驱,脾气得健,脾气旺盛,心气充盈,心悸自除;现代药理研究表明,苍术含有大量维生素 B 族,对心脏颇有益处。

5. **苍术治疗结膜干燥症** 用苍术粉 30 克,分 3 次开水冲服,儿童酌减。治疗夜盲期结膜干燥症患者 42 例,经治 2～3 天症状消失。治疗结膜干燥症前期患者 35 例,服药 3～4 天;角膜干燥期 8 例,服药 4～5 天,自觉症状及结膜损害均消失。

【用法与用量】 内服,一般 6～10 克,大剂量可用至 30 克。

【使用注意】 阴虚火旺、吐血、衄血、气虚多汗者忌用。

砂 仁

为姜科植物阳春砂、海南砂或缩砂的成熟果实或种子,阳春砂主产于广东阳春、信宜、高州等地,海南砂主产于海南岛及广东湛江地区,缩砂产于越南、泰国、缅甸、印度尼西亚等地,以阳春砂质量最优,均以干燥成熟果实或种子入药。

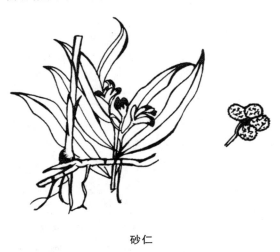

砂仁

【性味与归经】 性温、味辛;归脾、胃、肾经。

【功效与主治】 具有行气化湿,温脾止呕的作用。常用于治疗胃痛,呕吐,腹泻,恶阻;也可用于食积,暑湿和胎动不安。

【炮制应用】

1. 生用 生品长于化湿行气、醒脾和胃,常用于治疗脾胃湿阻气滞之脘腹胀痛、纳呆食少、呕吐泄泻。

2. 盐制 盐制后辛温之性略减,温而不燥,降气安胎作用增强,并能引药下行,常用于治疗妊娠恶阻和胎动不安。

【鉴别应用】 砂仁与白豆蔻,二者性味相同,功效相近,皆有芳香化湿、行气宽中的作用,均可用于湿阻中焦、脾胃气滞之证,但二者在临床应用时又有各自的特点。

砂仁香气浓郁,温燥之性较强,偏行中下二焦之滞气,适用于脾胃气滞、寒湿郁结之脘腹胀痛、呕吐泄泻及妊娠恶阻、胎动不安。白豆蔻则芬芳清香,温燥之性较小,兼

宣通肺气,偏行中上二焦之滞气,善治噎膈,也常用于寒湿中阻之脘腹胀满、呕吐泄泻及湿温初起之胸闷不畅、身热不扬等。

【配伍应用】

1. 砂仁配白蔻仁 二者均为辛温芳香之品,擅入中焦脾胃,皆有化湿醒脾、行气宽中之功。砂仁芳香之气较浓,温燥之性略强于燥湿散寒,以醒脾宽中为要;白蔻仁芳香气清,温燥之性较弱,偏于调畅胃气,以止呕止痛为长。二药配用,各取所长,具有较强的化湿醒脾、暖胃散寒、行气止痛、调中止呕的作用。适用于脾胃虚寒,气滞湿阻之胸腹满闷、呕吐泻痢、脘腹冷痛等症。

2. 砂仁配陈皮 二者皆具辛香温燥之性,均入脾胃而具有行气调中之功。砂仁偏于化湿而醒脾,陈皮长于燥湿健脾。二药配用,相互协同,理气除湿、和胃畅中作用增强,且有理气之时兼有较强的除湿作用。适用于湿滞中阻,脾不健运之纳差、腹胀腹泻或便溏;胃气失和之呕逆嗳气、胸腹满闷等症。

3. 砂仁配桑寄生 二者均有安胎作用。砂仁之安胎在于理气醒脾、疏理气机;桑寄生之安胎在于补肝肾而养血。二药配用,则脾气实而胎血充,肾气固而气机畅。临床上可广泛应用于治疗孕妇胎动不安诸证。

4. 砂仁配黄芩 见第69页。

5. 砂仁配草果 见第190页。

【现代药理作用】

1. 化学成分研究 砂仁中的主要成分为乙酸龙脑酯、樟脑、龙脑等挥发性成分,另外非挥发性成分主要有多糖、黄酮苷类、有机酸类,以及无机盐等。

2. 药理作用研究

(1)消化系统 砂仁可增进肠道运动,

可使豚鼠、大鼠小肠肠管收缩加强,加大剂量时对肠管有抑制作用。

(2)抗血栓　砂仁可抑制血小板聚集,有抗血栓作用。

(3)抗溃疡　砂仁对束缚水浸法小鼠应激性溃疡有明显抑制作用,可显著减少大鼠的胃液分泌;试管实验表明,砂仁可明显抑制胃酶消化蛋白。

(4)其他　砂仁有抗炎、镇痛作用,免疫调节作用,利胆作用,祛痰作用,抑菌作用。

【临床应用】

1. 砂仁治疗乳腺炎　以砂仁 10～20克,研成细末,贮瓶中密封备用。用时取糯米饭少许和砂仁末拌匀,搓成花生米大小,外裹以消毒青布(必须是棉织品)塞鼻。左乳腺炎塞右边,右乳腺炎塞左边,可左右交替塞用,每隔 12 小时如法更换 1 次。共治疗乳腺炎 50 例,除 10 例配用清热解毒中药内服外,余均以此法治愈。

2. 砂仁治疗呃逆　取砂仁 2 克放入口中,慢慢细嚼,将嚼碎的药末随唾液咽下,每天嚼 3 次。病程短者一般 2 次即可见效。此法治疗呃逆 11 例,全部有效。

【用法与用量】　内服,一般 3～9 克,大剂量可用至 30 克。

【使用注意】　阴虚血燥、火热内炽者慎用。

白 豆 蔻

为姜科多年生常绿草本植物白豆蔻的成熟果实,主产于越南、泰国等地,我国广东、广西、云南等也有栽培,以干燥果实入药。

【性味与归经】　性温,味辛;归肺、脾、胃经。

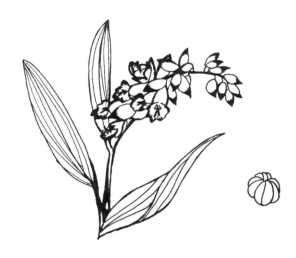

白豆蔻

【功效与主治】　具有行气化湿,和中止呕的作用。其性平和,温而不燥,为清降肺胃、醒脾化湿、清爽开胃、调中行滞之妙品。常用于治疗湿温、寒凝气滞之胃痛,脾胃虚寒之泻痢腹痛,寒湿困脾之呕吐,也可用于呃逆,霍乱等病证。

【炮制应用】　临床多去果皮或连皮打碎生用。

【鉴别应用】

1. 白豆蔻与草豆蔻　二者均属辛温,入脾胃二经,均有化湿散寒止呕的作用,皆可用于治疗寒湿中阻之证,但其性能有强弱程度不同,临床应用又有各自的特点。

白豆蔻芳香气清,长于行气温中化湿,尤善行中上二焦之滞气,常用于寒湿中阻之脘腹胀满、呕吐泄泻、噎膈及湿温初起之胸闷不畅、身热不扬等。草豆蔻辛温燥烈,善于燥湿化浊、温中除寒、开郁化食,适用于寒湿郁结中焦之脘腹胀闷、胃脘冷痛、气逆呕吐等。

2. 白豆蔻与砂仁　见第 186 页。

3. 白豆蔻与肉豆蔻　见第 502 页。

【配伍应用】

1. 白豆蔻配砂仁　见第 186 页。

2. 白豆蔻配陈皮　二药都能理气化湿、和胃止呕。但白蔻仁偏于温脾行气，陈皮偏于理气健脾。二者相配加强理气健脾之功，常用于脾胃气滞之胸腹满闷、泛恶纳呆等症。

3. 白豆蔻配杏仁　见第 166 页。

4. 白豆蔻配厚朴　二药都有和胃理气化湿作用。但白蔻仁偏于温中，厚朴偏于散满。相配有理气除胀，开胃化湿的功效，可治脾胃气滞、寒湿胀满者。

5. 白豆蔻配藿香　二药都能温中化湿，行气止呕。但白蔻仁偏于行气，藿香偏于化浊。相配温中行气化湿效力更显著，可用于气滞湿停或寒湿内停的呕吐、胃脘满闷、饮食不佳等症。

【现代药理研究】

1. 化学成分研究　白豆蔻种子含挥发油，其成分含量最高的为 1,8-桉叶素，达 66.87%，相对较高的有 β-蒎烯（10.93%），α-蒎烯（3.71%），丁香烯（3.01%），此外还含有 4-松油烯醇等。

2. 药理作用研究

（1）抗结核　爪哇白豆蔻挥发油，对豚鼠实验性结核，能增强小剂量链霉素的治疗作用。

（2）对乙醇脱氢酶活性的影响　应用瓦勒-霍赫（Valle-Hoch）法体外测定，白豆蔻使乙醇脱氢酶活性增高，激活率为 2.82%，通过激活乙醇脱氢酶活性来降低乙醇的浓度可能是解酒作用机制之一。

（3）对胃的作用　以白豆蔻煎剂 10 克/千克给大鼠灌胃 5 天，可使动物胃黏膜血流量和血清胃泌素有不同程度的提高，还能使胃黏膜组织超氧化物歧化酶（SOD）活性升高，丙二醛（MDA）含量降低。

【临床应用】　白豆蔻用于妊娠呕吐，取其化湿行滞、温胃止呕之功，尚可用于因痰湿内阻、胃气上逆之妊娠恶阻者，可单用捣碎开水泡茶含服，治疗百余例妊娠呕吐患者，屡屡收效。

【用法与用量】　内服，一般 6～10 克，大剂量可用至 20 克。

【使用注意】　阴虚血燥而无寒湿者忌用。

草豆蔻

为姜科多年生草本植物草豆蔻的种子，主产于广西、广东等地，以干燥成熟种子入药。

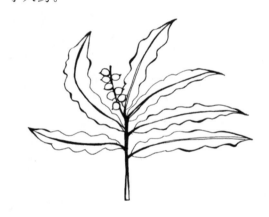

草豆蔻

【性味与归经】　性温，味辛；归脾、胃经。

【功效与主治】　具有燥湿健脾，温胃和中的作用。常用于寒湿困脾之胃脘痛，呕吐，泻痢；也可用于霍乱，痰饮，瘴疟。

【炮制应用】

1. 生用　生品散寒祛湿、理气开郁较强，常用于治疗寒湿阻滞脾胃所致的胸腹胀闷、食欲不振、呕吐或腹痛泄泻等。

2. 炒用　炒制后辛香走散作用减弱，

偏于温脾暖胃,常用于治疗虚寒腹泻。

3. 姜制　姜制后偏于温中止呕,适用于胃寒呕吐。

【鉴别应用】

1. 草豆蔻与白豆蔻　见第 187 页。

2. 草豆蔻与草果　见第 189 页。

【配伍应用】　草豆蔻配干姜,草豆蔻辛温芳香,擅长于燥湿健脾、温中止呕;干姜辛热,善补脾胃之阳,为温中散寒之佳品。二者相须为用,共奏温中健脾、散寒除湿、止呕之功。适用于寒湿郁滞中焦所致的腹满、呕吐、泄泻等症。

【现代药理研究】

1. 化学成分研究　草豆蔻种子含黄酮类、二苯基庚烷类、萜类化合物。种子的挥发油中含反式桂皮醛、反金合欢醇等。

2. 药理作用研究　10％草豆蔻浸出液对三通巴甫洛夫小犬胃的总酸排出量无明显影响,但是可使胃蛋白酶的活力显著升高。雏鸡腹腔内给予草豆蔻后,经口给予催吐药硫酸铜,草豆蔻的三氯甲烷及甲醇提取物可使干呕次数减少,煎剂 10 克/千克给大鼠灌胃 5 天,可使动物胃黏膜血流量和血清胃泌素有不同程度的提高。能增加胃液分泌量,还能使胃黏膜组织 SOD 活性升高,MDA 含量降低。

【临床应用】　草豆蔻治疗久泻不止,取草豆蔻 1 枚,剥开皮,入乳香 1 块在内,用白面裹,慢火烧令熟,去面及豆蔻皮,研末,以粟米饮丸如麻子大。每服 5～7 丸,米汤送下,不拘时候。

【用法与用量】　内服,一般 6～9 克,大剂量可用至 15 克。

【使用注意】

1. 阴血虚少,津液不足,无寒湿者慎用。

2. 有化燥生热,伤肺损目之弊,不宜久服。

草　果

为姜科植物草果的成熟果实,主产于云南、广西、贵州等地,以干燥成熟果实入药。

草果

【性味与归经】　性温,味辛;归脾、胃经。

【功效与主治】　具有燥湿去寒辟秽的作用,常用于治疗疟疾,也可用于瘟疫、泻痢及食积。

【炮制应用】

1. 炒用　炒制品擅于除痰截疟,散邪外出,多用于治疗疟疾、瘟疫初起。

2. 姜制　姜制品燥烈之性缓和,温中祛寒止痛、止呕力强,多用于寒湿阻滞脾胃之脘腹胀痛、呕吐食少等症。

【鉴别应用】　草果与草豆蔻,二者性味相同,均入脾胃二经,都有健脾、燥湿、温中之功,皆可用于寒湿内阻之脘腹胀痛、恶心呕吐。但二者的功效及临床应用又有一定的区别。

草果偏于除湿去寒、除瘴截疟,多用于疟疾、瘟疫初起。草豆蔻偏于温中调胃、止呕消胀,多用于寒湿困脾之脘腹胀痛、呕吐等。

【配伍应用】

1. 草果配砂仁　二者性味皆辛温,同属芳香化湿之品。草果温燥辛烈,功擅温中散寒,燥湿除痰,消积除胀;砂仁芳香气浓,功偏行气化湿,醒脾和胃。二药配用,相互协同,具有较强的化湿浊、温脾阳、和胃气之功。适用于寒湿痰浊困阻中焦,脾胃气机升降不利之胸脘痞闷、恶心呕吐、腹痛等。

2. 草果配常山　二药都有燥湿除痰、截疟的效能。但草果辛温祛寒,常山苦寒清热。苦温并用,既除寒热,又化湿浊,多用于疟疾反复发作,寒湿内阻,邪伏阴伤而表现胸胁痞满、食欲缺乏、神疲肢倦、苔浊腻等症。

3. 草果配木香　取草果醒脾化浊、祛寒燥湿;木香行气止痛、健脾消积。相配则行气化湿的功效较好,常用于胃脘痞满、消化不良、嗳气、苔浊腻等。

4. 草果配厚朴　草果燥湿化浊醒脾,厚朴除胀散满而降逆。相配燥湿除胀的功效尤好,可用于气滞湿停的脘腹胀满。

【现代药理作用】

1. 化学成分研究　从水蒸气蒸馏法提取的草果挥发油中鉴定出 73 种成分,主要分为五大类,即单萜烯类、含氧单萜类、倍半萜烯烃类、含氧倍半萜类和其他,其主要成分为 1,8-桉油素(45.24%)、ρ-对丙基苯甲醛等。

2. 药理作用研究

(1)镇咳祛痰　草果中所含的 α-萜烯和 β-萜烯有镇咳祛痰作用。1,8-桉油素有镇痛、解热、平喘等作用。

(2)抗炎、抗菌　β-萜烯有较强的抗炎作用,并有抗真菌作用;香叶醇有抗细菌和真菌作用,对发须真菌和奥杜安小孢子菌的最低抑菌浓度为 0.39 毫克/毫升。

(3)调节胃肠功能　草果水煎液可拮抗由乙酰胆碱引起的小鼠腹痛,在离体肠管活动中,可拮抗肾上腺素引起的回肠运动抑制和乙酰胆碱引起的回肠痉挛。

(4)其他　小剂量香叶醇能抑制大鼠的自发活动。大鼠口服香叶醇能抑制胃肠运动,小量口服有轻度利尿作用。草果有降脂、降糖、抗氧化、抗肿瘤作用。

【临床应用】

1. 草果治疗斑秃　以草果 15 克,诃子 5 克,山柰 5 克,官桂 5 克,焙干研细过 60 目筛,再以樟脑 5 克,一起入香油 125 毫升中,装入盐水瓶,密封浸泡 3 天后应用。以温水、肥皂把头洗净,用毛巾拭干,后用手蘸浸泡液 1～2 滴,用力擦患处,每日早晚各 1 次,再内服补肾养血汤。共治疗 30 例斑秃患者,均愈。

2. 草果治疗妇科腹部手术后腹胀　草果 3 枚,加水 250 毫升,浸泡 10 分钟后,煎至 100～150 毫升,去渣,取汁顿服。治 35 例妇科腹部手术后腹胀,总有效率达 100%。

【用法与用量】　内服,一般 3～6 克,大剂量可用至 10 克。

【使用注意】

1. 气虚血亏,无寒湿者忌用。

2. 有伤元气之弊,不宜多服。

（黄根胜　胡琼力）

参 考 文 献

［1］ 雷载权,张廷模.中华临床中药学(上册)［M］.
北京:人民卫生出版社,1998;803.

［2］ 徐树楠.中药临床应用大全［M］.石家庄:河北
科学技术出版社,1999;257.

［3］ 刘昌玉,鄢素琪,李玉兰,等.马齿苋及藿香颗
粒治疗小儿秋季腹泻 30 例［J］.中国中西医结
合消化杂志,2002(5);312.

［4］ 朱胜典.鲜佩兰叶治疗蛇咬伤 30 例［J］.广西
中医药,1985(4);43.

［5］ 刘树华.苍术善疗内耳眩晕症［J］.中医杂志,
1997(2);69.

［6］ 康素琼,康俊杰.苍术治疗痛风病［J］.中医杂
志,1997(2);69-70.

［7］ 汪益清.单味苍术能治胃下垂［J］.中医杂志,
1997(2);71-72.

［8］ 满维新,李胜春,冯永刚,等.苍术治疗窦性心
动过速［J］.实用中医药杂志,1995(2);34.

［9］ 映吉,郭汝桂.苍术治疗眼结膜干燥症［J］.中
国农村医学,1981(1);18.

［10］ 徐林春.砂仁塞鼻法治疗乳腺炎 50 例［J］.江
苏中医杂志,1987(11);10.

［11］ 卓爱云.砂仁治疗呃逆［J］.浙江中医杂志,
1988,23(3);110.

［12］ 徐正廷,赵华.中药白蔻治疗妊娠呕吐［J］.黑
龙江中医药,1994(2);30.

［13］ 曲星武.斑秃治验［J］.中医药学报,1987
(3);53.

［14］ 薛萍.草果汤剂治疗妇科腹部手术后腹胀［J］.
医学理论与实践,2004(2);189.

第5章 消导药

鸡内金

为雉科动物鸡的干燥砂囊角质内壁，以干燥的内壁入药。

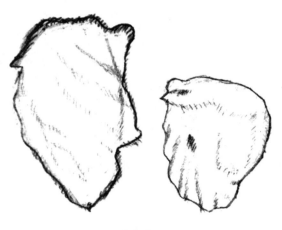

鸡内金

【性味与归经】 性平,味甘、涩;归脾、胃、膀胱经。

【功效与主治】 具有消食积,止遗溺,化砂石的作用,是一味较强的消食化积药。常用于治疗食积,结石,小儿疳积;也可用于遗尿。

【炮制应用】

1. 生用 生品以攻积祛瘀、化石通淋力强,多用于治疗砂石淋证、食滞腹胀。

2. 制用 制鸡内金偏于消食化积、固肾缩尿,多用于治疗饮食停积、小儿疳积、遗尿及脾虚食少泄泻等症。

3. 醋制 醋制作用与制鸡内金相同,但除腥及疏肝助脾作用较前者为强,多用于治疗气郁鼓胀。

【鉴别应用】 鸡内金与山楂,二者均有消食导滞的作用,皆可用于食积停滞胃脘之脘闷腹胀、嗳气吞酸、食少便溏等症,常可相须为用。但由于二者的药性不同,其功效及临床应用又有一定的区别。

鸡内金健脾消食,善消一切宿食积滞,并能化石、通淋、缩尿止遗,适用于砂石淋证、遗尿。山楂善于消肉积,兼能活血化瘀,可用于产后瘀血腹痛、恶露不尽及疝气坠胀疼痛、儿枕痛。

【配伍应用】

1. 鸡内金配麦芽 鸡内金甘平,能生发胃气、养胃阴,具有健脾消食之功;麦芽能疏解郁,启脾开胃消食和中。二药配用,相得益彰,使胃气生、脾气健、肝气舒,消食导滞功能明显增强。适用于脾胃虚弱者、食欲缺乏者,饮食停滞者,久病后纳差者。

2. 鸡内金配槟榔 鸡内金生发胃气、健运脾胃、消食导滞;槟榔破气导滞消食,其性沉降。二药配用,生胃气而不壅滞,共奏健脾胃、消积滞之功。适用于食积内停之腹痛拒按、食少纳呆、腹泻等症。

3. 鸡内金配白术 鸡内金消食导滞,

健运脾胃;白术既能燥湿健脾,又能益胃消谷。二药配用,消补兼施,共奏健脾宽中、消积化滞之功。适用于脾胃虚弱,食滞不化所致的脘腹胀满痞闷、纳谷不香、食谷难消之症。且多用于年老、小儿或病后调养。

4. 鸡内金配海金沙　鸡内金生用长于通淋消石化积,炒用消食开胃。海金沙利水通淋,善泻小肠、膀胱血分之湿热。二药配用,通淋化石、清热消积作用加强。适用于石淋。

【现代药理作用】

1. 化学成分研究　鸡内金含胃蛋白酶、角蛋白、微量胃蛋白酶、淀粉酶及多种维生素。

2. 药理作用研究

(1)消化系统　鸡内金可使胃液的分泌量、酸度增加及胃运动增强。

(2)抗癌　鸡内金具有抗癌作用。

【临床应用】

1. 鸡内金治疗多发性肾结石　将鸡内金烤干,研成粉末,用玻璃瓶装好备用。使用时将鸡内金粉 15 克倒入杯中,冲 300 毫升开水,15 分钟后即可服用。早晨空腹时服,1 次服完,然后慢跑步,以助结石排出。

2. 鸡内金治疗扁平疣　鸡内金 100克,白米醋 300 毫升,均装入封口瓶内,浸泡 30 小时后,用镊子夹住消毒棉球蘸上药液,涂擦患处,1 日 3 次,10 天为 1 个疗程,不愈者继续用药 1 个疗程。共治疗 126例,结果治愈 80 例,好转 20 例,有效率为 79.49%。

3. 鸡内金治疗胃、十二指肠溃疡　以鸡内金 70 克(微炒研细末),蜂蜜 500 克,取蜂蜜约 25 克,冲开水适量吞服鸡内金 5克,每日 2 次,早晚饭前 1 小时服。治疗本病 15 例,效果满意。

4. 鸡内金治疗婴幼儿腹泻　车前子(包煎)150 克,车前草 350 克,鸡内金 20克,上药加水 1000 毫升,煎取 500 毫升,和米汤 250 毫升,加少量食盐,即成车前饮。每次服 30～50 毫升。治疗轻中型腹泻 315例,治愈 289 例,占 91.7%,平均治愈时间2 天,不拘时服;重型腹泻 23 例,治愈 18例,占 78.3%,平均治愈时间 5.5 天。

【用法与用量】　内服,一般 3～10 克,大剂量可用至 20 克;也可研末吞服。

山　楂

为蔷薇科落叶乔木或大灌木山楂及野山楂的果实,产于河南、江苏、浙江、湖北、安徽、贵州、广东等地,以干燥果实入药。

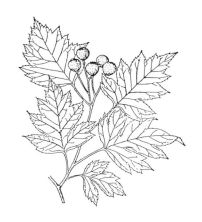

山楂

【性味与归经】　性微温,味酸、甘;归脾、胃、肝经。

【功效与主治】　具有消食导滞,化瘀行滞的作用,善消肉食之积。常用于治疗食积,肉积,气血瘀滞之儿枕痛;也可用于疝气,痢疾。

【炮制应用】

1. 生用　生品擅于活血化瘀,多用于治疗瘀血停滞之证,如产后瘀阻腹痛、血瘀闭经、疝气疼痛、心脉瘀滞之心痛等。

2. 炒用　炒后酸味减弱，缓和药性。炒焦不仅减弱酸味，而且产生苦味，可增强其消胀止泻痢的功能，多用于治疗食积停滞之脘腹胀满、嗳腐吞酸、呕恶纳呆等。

3. 炒炭　炒炭则收涩，多用于治疗脾虚泄泻、痢疾。

【鉴别应用】

1. 山楂与乌梅　二者皆有酸味，但二者的功效与临床应用完全不同。

山楂酸而破泄，消积散瘀，多用于肉食积滞、心腹刺痛、产后瘀阻腹痛。乌梅酸而收涩，敛肺涩肠，多用于肺虚久咳、久泻、久痢。

2. 山楂与鸡内金　见第 192 页。

3. 山楂与神曲、麦芽　见第 195 页。

【配伍应用】

1. 山楂配神曲　山楂善消食化积、破气化瘀，破泄之力较强；神曲味甘辛而性温，其辛不甚散，甘而不甚壅，温而不甚燥，醒脾助运、导滞之力较胜。二药相须为用，可增强消食除积、破滞除满之力。适用于饮食停滞之脘腹胀痛、嗳气腐臭、矢气频频或腹泻、大便臭如败卵等。

2. 山楂配麦芽　山楂味酸甘，性微温，功善消食化积、散瘀行滞，尤擅消肉食之积；麦芽味甘而性微温，善于消食和中，长于消面食之积。二药配用，肉食油腻之积及面食之积皆消。适用于饮食不节、胃纳过度所致的食积不化、腹痛腹胀、矢气频频或泄泻、大便臭如败卵等症。

【现代药理作用】

1. 化学成分研究　到目前为止，从山楂中发现且分离得到的物质主要有黄酮类、黄烷及其聚合物类、有机酸类，另外还有三萜类和甾体类等。

2. 药理作用研究

（1）消化系统　山楂含有脂肪酶，能促进脂肪消化，并能增加胃消化酶的分泌，促进消化，对胃肠功能具有一定调节作用。

（2）心血管系统　山楂有强心作用，可扩张冠状动脉，增加冠状动脉流量，降低心肌耗氧量，对心肌缺血、缺氧有保护作用，并有降压作用。

（3）降脂　山楂提取物能使动脉粥样硬化兔血中卵磷脂比例提高，胆固醇和脂质在器官上的沉积降低。山楂水浸膏能显著降低血清总胆固醇含量。

（4）其他　山楂还有抗氧化、增强免疫、抗菌、抗癌作用。

【临床应用】

1. 山楂治疗乳糜尿　以山楂适量，也可在辨证方中加用，研末炼蜜为丸，每天 90 克，分 3 次服，治疗乳糜尿多例，每获显效。并认为，山楂能消导油脂积滞，入脾则使脾气健运，中焦通畅，脾散精微入肺，肺输布精微于百脉，又通调水道；脾既健运，食无积滞，则水道通行而脂膏下流断其源。

2. 山楂治疗痛经　以山楂 50 克制成散剂，每日 1 剂，分 2 次服，经前 1 日开始，连服 2 剂为 1 个疗程，服时加红糖或白糖少许，温开水送下。治疗功能性痛经 79 例，痊愈 42 例，以早期重型气滞血瘀者效果最好。山楂有扩张小动脉的作用，对子宫肌也有扩张血管、改善局部循环的作用。

3. 山楂治疗瘢痕　以山楂粉适量外敷，共治疗手术瘢痕、疮疖瘢痕 12 例，除 2 例因年龄过高、瘢痕形成时间过长，效果欠佳外，其余都获满意疗效。

4. 山楂治疗急慢性病毒性肝炎　以山楂研粉，每次 3 克，每天 3 次，10 天为 1 个疗程。治疗急性病毒性肝炎 36 例，迁延性慢性肝炎 34 例,共服 2~4 个疗程。结果:病毒性肝炎痊愈 30 例,好转 3 例;迁延性慢性肝炎痊愈 26 例,好转 4 例。服药后,有较好的降低谷丙转氨酶作用,并明显改善肝大、疼痛、纳差、便溏等临床症状。

5. 山楂治疗高脂血症　以冠心宁片(每片含山楂原生药 3.1 克),每次 5 片,每日 3 次。共治疗高胆固醇血症 104 例,45 天后,降至正常者 77 例,下降 20 毫克/分升者 15 例,仅有 1 例上升,疗效非常显著;治疗高三酰甘油血症 21 例,服 45 天后,降至正常者 17 例。

6. 山楂治疗高血压病　山楂制成糖浆(每 1 毫升含山楂干品 0.65 克),每次饭后服 20 毫升,每日 3 次,1 个月为 1 个疗程。共治疗各型高血压病患者 50 例。经 1~2 个疗程,显效 35 例(1 期 12 例,2 期 22 例,3 期 1 例),有效 12 例(1 期 2 例,2 期 9 例,3 则 1 例),总有效率为 94%。

7. 山楂治疗克山病　北五味子、山楂按 1:4 比例,粉碎后加糖及适量赋形剂制成片剂(每片 0.5g),每次 5 片,每日 3 次,2 个用为 1 个疗程。共治疗潜、慢性克山病 23 例,结果临床治愈 11 例,显效 3 例,好转 4 例,无效 5 例,总有效率为 78.3%。

【用法与用量】　内服,一般 6~10 克,大剂量可用至 30 克。

【使用注意】　生用多食,令人嘈烦易饥,损齿、龋齿者慎用。

神　曲

为辣蓼、青蒿、杏仁、赤小豆等,加入面粉或麸皮混合后,经发酵而成的加工品,原主产于福建,现全国各地均能生产,以干燥的加工品入药。

【性味与归经】　性温,味甘、辛;归脾、

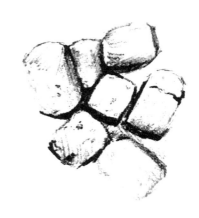

神曲

胃经。

【功效与主治】　具有消食和胃,化瘀止痛的作用,善消面食之积。常用于治疗食积,泻痢;也可用于外伤疼痛和断乳。

【炮制应用】

1. 生用　生品偏于消食解表,多用于饮食积滞而挟外感之证,症见脘腹胀满、不思饮食、恶寒发热等。

2. 炒焦用　炒焦后能增强醒脾和胃、化积止泻的功能,多用于治疗食积泄泻、脾虚食少。

【鉴别应用】　神曲与山楂、麦芽,三者均有健胃消食的作用,常用于治疗食积不消、胃脘胀满、不思饮食等。三者炒焦合用,通常称之为"焦三仙",能互相增加其消食导滞的能力。但三者功效及临床应用又一定的区别。

神曲善消谷食积滞,且有一定的解表作用,对于感冒而兼有谷食积滞不化者尤为适宜;山楂善消肉积,且有行气散瘀的作用,多用于肉食积滞及瘀血阻滞之心腹疼痛、产后腹痛等证;麦芽善消面积,且生者通乳,炒者回乳,多用于面食积滞、乳汁郁积不通(生用)、回乳断奶(炒用)。

【配伍应用】

1. 神曲配陈皮　神曲甘温调中、辛散行气,具有消酒食而除陈腐之积、导滞气而和胃调中之功;陈皮辛开苦降,理气燥湿而和中安胃。二药配用,神曲得陈皮之助,能增强消食和胃之力,有利于神曲消积导滞;且二药合用,尚有燥湿化痰之功。适用于饮食积滞,胃失和降之腹痛腹胀、嗳腐吞酸或痰湿停滞之恶心呕吐、脘腹胀闷及咳嗽气逆、胸闷等症。

2. 神曲配苍术　神曲消食和胃;苍术燥湿力强,湿去则脾胃得以健运。二药配用,共奏消食健脾之功。适用于食积内停、湿阻脾胃之脘闷腹胀、食欲缺乏、恶心呕吐、腹泻等症。

3. 神曲配山楂　见第 194 页。

【现代药理研究】

1. 化学成分研究　神曲为酵母制剂,含酵母菌、淀粉酶、B 族维生素、麦角甾醇、蛋白质及脂肪、挥发油等。

2. 药理作用研究　对消化功能的作用,神曲含多量酵母菌和 B 族维生素,故本品具 B 族维生素样作用,如增进食欲,维持正常消化功能等。

【临床应用】

1. 神曲治疗癫痫　以建神曲、代赭石各等分,研极细末。1—5 岁每次服 6～10 克,6—10 岁每次服 10～15 克,11—15 岁每次服 15～20 克,16 岁以上按成人量每次服 20～25 克。每天 3 次,饭后开水调服,1 个月为 1 个疗程。服药过程中忌食荤腥油腻之品,避免精神刺激及过重劳动,已婚成人忌房事半年。如伴抽搐严重者,可加蜈蚣、全蝎各少量。共治愈癫痫患者数百例,确有卓效。

2. 神曲治疗小儿单纯性消化不良　将炒神曲制成 50% 煎液,每 6 毫升含神曲 3 克,每日用量 1 岁以内 5～10 毫升,2—3 岁 10～20 毫升,3 岁以上酌加,分 2 次服。治疗 129 例,服药后腹泻停止,大便正常 103 例,占 79.8%,平均治愈日数为 2.6 天,大便次数减小 15 例,占 11.6%,平均好转日数为 2.7 天,无效 11 例,占 8.5%,疗效优于西药对照组。

【用法与用量】　内服,一般 6～15 克,大剂量可用至 30 克。也可入丸散剂。

【使用注意】　哺乳期妇女忌用。

麦　芽

为禾本科植物大麦的颖果发芽而成,我国各地均产,并可随时准备,以干燥的发芽品入药。

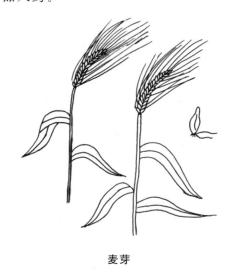

麦芽

【性味与归经】　性温,味甘;归脾、胃经。

【功效与主治】　具有消食和中,退乳消胀的作用,为消面食积滞之佳品。常用于治疗食积,回乳;也可用于泻痢。

【炮制应用】

1. 生用　生品消食和胃、通乳,多用于治疗消化不良、乳癖、产后少乳。

2. 炒用　炒麦芽长于行气消胀回乳,

常用于治疗食积停滞、妇女断乳。

3. 炒焦　焦麦芽长于消食化滞、止泻，常用于治疗食积泄泻、脾虚泄泻。

【鉴别应用】

1. 麦芽与山楂、神曲　见第 195 页。

2. 麦芽与谷芽　二者均能消食开胃，皆可用于治疗食积不消、脾虚食少之证，但二者的功效及临床应用又有一定的区别。

麦芽善消面食，消导之力较谷芽强，且能退乳消胀，多用于面食积滞、乳汁郁积不通（生用）、回乳断奶（炒用）。谷芽消食之力较缓和，善消谷食，能和中补虚，多用于谷食积滞及脾虚食少之证。

【配伍应用】

1. 麦芽配鸡内金　见第 192 页。

2. 麦芽配山楂　见第 194 页。

【现代药理作用】

1. 化学成分研究　麦芽主要含生物碱类，如大麦芽碱，大麦碱 A、B，麦芽毒素（白栝楼碱，腺嘌呤，胆碱），蛋白质，氨基酸，维生素 B，维生素 D，维生素 E，细胞色素 C。

2. 药理作用研究

（1）助消化　麦芽含 α、β 淀粉酶，有助于消化。

（2）降血糖　麦芽浸剂口服或注射可使家兔与正常人血糖降低。

（3）抗真菌　麦芽所含的大麦碱 A 和 B 有抗真菌活性。

（4）抑制催乳素释放　麦芽煎剂口服，可使健康人睡眠或甲氧氯普胺（灭吐灵）试验时催乳素释放高峰受到抑制，对单纯乳溢症患者，可使乳溢消失或缓解。

【临床应用】

1. 麦芽在肝病中的应用　麦芽为消食回乳要药，又是治疗肝病的良药。麦芽得春令之气而生长，具有疏泄肝胆之功。曾治疗急性病毒性肝炎患者 140 例，其中

40 例作为对照组，方用：茵陈 20 克，虎杖、蒲公英、土茯苓、车前子各 15 克，赤芍、丹参各 10 克，薏苡仁 30 克，甘草 3 克，每日一剂，分 2 次服。治疗组在上方中加麦芽 30 克，服法同前。结果黄疸消退时间、肝功能改善及疲乏、肝区疼痛、纳差、腹胀等症状恢复情况，治疗组优于对照组，差异非常显著。治疗肝气郁滞之胁痛、男性乳房发育，重用麦芽配郁金，取其疏肝之功，均有良效。对急慢性肝炎表现为湿困脾胃者，均投用麦芽，每至 4～5 剂则见效，患者食欲增进、腹胀消除、精神好转。乙型肝炎常见的结肠炎，用炒麦芽合参苓白术散，坚持治疗，屡见良效。病毒性肝炎引起的脂肪肝、酒精性肝硬化之肝大，重用麦芽配山楂，对肝大恢复有良好效果。在治疗中选用麦芽以嫩芽短者为佳，其含酶量高，药用效果好。微炒对酶有影响，炒焦则含量大降。退黄疏肝选用生麦芽、鲜麦芽更佳，燥脾止泻宜微炒。麦芽用量，疏肝退黄宜 30 克，健脾消胀止泻 20～30 克，补益 60～120 克。

2. 麦芽治疗乳溢症　用生麦芽 100～200 克煎汤，分 3～4 次服，或口服脉安颗粒剂（每包含生麦芽和山楂各 16 克），每次 2 包，每日 3 次。观察 8 例健康人，结果睡眠及甲氧氯普胺（灭吐灵）试验时催乳素（PRL）释放高峰均受抑制。观察 15 例单纯乳溢症者，其中 13 例乳溢消失或缓解，2 例无效。观察 18 例闭经乳溢综合征患者，其中 2 例乳溢缓解，2 例恢复月经，但无排卵征象。认为生麦芽汤对三类高 PRL 血症的影响不同，乳溢症患者血 PRL 水平越高，疗效越差。部分患者有头痛便秘等反应。

3. 麦芽治疗浅部真菌感染　用生麦芽 40 克加入 75% 乙醇 100 毫升，在室温下浸泡 1 星期，或密封后于 70～80℃ 温水浴中浸泡 3～4 天，制得麦芽乙醇，于

患部外用。每日早、晚各 1 次，一般用药 4 周左右。共治疗 80 例，结果痊愈 45 例，好转 24 例，无效 11 例，总有效率为 86.2%。有效病例一般用药 3 天自觉症状好转。

4. 麦芽治疗乳腺小叶增生　每日用生麦芽 30～50 克泡水代茶饮，连续 30～90 天，总剂量 1000～3000 克。共治疗 33 例，结果全部治愈，其中服药 8 天以内者 8 例，60 天以内者 20 例，90 天以内者 5 例。

【用法与用量】　内服，一般 6～15 克，回乳可用至 120 克。

【使用注意】

1. 用于妇女断乳时，可用本品大剂量 60～120 克煎服。

2. 凡痰火哮喘，中无食滞，哺乳期妇女，皆忌用。

莱菔子

为十字花科植物莱菔的种子，我国各地均产，以成熟干燥种子入药。

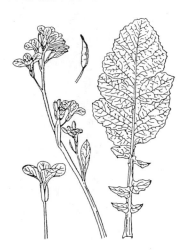

莱菔子

【性味与归经】　性平，味辛、甘；归脾、胃、肺经。

【功效与主治】　具有消食导滞，降气祛痰的作用。常用于治疗饮食积滞和咳喘，也可用于肠燥便秘、痢疾、积滞、腹胀。

【炮制应用】

1. 生用　生品能升能散，偏于涌吐痰涎的作用，可用于痰涎壅盛者。

2. 炒用　炒熟则能降，且药性缓和，擅于消食除胀、下气化痰，多用于治疗食积腹胀、喘咳痰多。

【鉴别应用】　莱菔子与紫苏子，见第 172 页。

【配伍应用】

1. 莱菔子配木香　莱菔子辛甘性平，能理气除胀、消食化积；木香辛苦性温，香气浓郁，可升可降，通行胃肠三焦气滞，为行气止痛要药，且能健脾消食。二药配用，专入脾胃大肠经，有较强的消食导滞、消胀除满作用。适用于食积气滞之胃脘痞满胀痛，嗳气酸腐，腹胀肠鸣，矢气频频等症。

2. 莱菔子配白芥子　见第 145 页。

【现代药理作用】

1. 化学成分研究　含芥子碱和脂肪油。油中含芥酸及亚油酸、亚麻酸等有机酸；甾体类为菜子甾醇和 22-去氢菜油甾醇；另含莱菔素。

2. 药理作用研究

(1)抗病原微生物　莱菔子抗菌有效成分为莱菔素，在 1 毫克/毫升浓度对葡萄球菌、大肠埃希菌等即有显著抑制作用，且可影响各种植物种子发芽。

(2)对胃和小肠运动的影响　莱菔子不同炮制品均有增强离体兔回肠节律性收缩的作用和抑制小鼠胃排空的作用，有提高离体豚鼠胃幽门部环行肌紧张性和降低胃底部纵行肌紧张性的作用，明显对抗肾上腺素对离体兔回肠节律性收缩的抑制作用。对胃和小肠运动的影响,生品的作用均弱于炒品和老品。

(3)降压 莱菔子的醇提物降压效果最好,从乙醇提取物中分得的芥子碱硫酸氢盐具有显著的降压作用。

(4)其他 莱菔子提取物β-谷甾醇有一定的镇咳、祛痰作用,此成分还能治疗人体血清胆固醇升高,防止冠状动脉粥样硬化,提示在治疗冠心病方面也可能有一定作用。

【临床应用】

1. 莱菔子治疗术后腹胀 以炒莱菔子200克,研成细末,用纱布包成药垫状,置于脐部,再用TDP照烤加温,至腹胀缓解,共治疗65例腹部术后腹胀患者皆愈。其中急性肠梗阻术后21例,外伤性肠破裂、肠修补术后18例,化脓性阑尾炎阑尾切除术13例,外伤性脾破裂、脾切除术后7例,十二指肠溃疡穿孔修补术后6例;年龄19-62岁。并认为,术后腹胀是因手术损伤导致脏腑功能失调、气机阻滞所致,治宜理气通腑,莱菔子降气平喘、化痰消积、理气除胀,生用则性善上升,炒用则性善降,能促进术后肠功能早期恢复,对预防腹腔内粘连的发生有显著的作用。

2. 莱菔子治疗高血压病 以莱菔子片(每片含生药5克)5片口服,每日2~3次,共治疗原发性高压病2期患者70例,并与利血平组20例对照。结果:降压疗效莱菔子组显效31例,有效29例,无效10例,总有效率为85.7%,与利血平组比较无显著性差异;降压幅度莱菔子组明显优于利血平组;在症状改善方面莱菔子组也优于利血平组。

3. 莱菔子治疗崩漏证 以生莱菔1500~2000克,洗净切细丝,用纱布包紧取汁250~300毫升,加入白糖30克为1次量,搅匀后炖热温服,每日早晚各1次。治疗各种原因所致的血崩证,一般服药后30分钟即见出血减少,1小时后出血即可停止。

4. 莱菔子治疗便秘 以炒莱菔子120克,研细末,每日早晚用盐开水送服10克。治疗气滞便秘数十例,辄取捷效。

5. 莱菔子用于退乳 取炒莱菔子30克打碎,水煎,分2次温服,此为1天量。效果不明显者,可重复使用。此法退乳,屡用屡效。

6. 莱菔子治疗百日咳 以鲜萝卜汁50毫升,加入薄荷霜0.04克,早晚各1次服,治疗百日咳数十例,均在3~4天内获效。

7. 莱菔子治疗小儿疳积 单味莱菔子20~30克炒制研末,醋调成稀糊状,外敷贴神阙穴,每日2次,以双层消毒纱布及胶布十字固定,共治疗32例,有效率为98.6%。

【用法与用量】 内服,一般6~12克,大剂量可用至20克。

【使用注意】 属耗气之品,气虚而无食积、痰滞者慎用。

(黄根胜　胡琼力)

参 考 文 献

[1] 蒋改苏.鸡内金粉治疗多发性肾结石[J].湖南中医杂志,1986(3):20.

[2] 刘耀驰,邢志平.鸡内金在皮肤科的新用[J].中国中药杂志,1991,16(10):627.

[3] 杨忠英.祖传验方治胃痛[J].四川中医,1992(7):35-36.

[4] 何建新,杜忠健.车前饮治疗婴幼儿腹泻328例[J].陕西中医,2001(5):275-276.

[5] 陈述万.山楂治乳糜尿[J].上海中医药杂志,
1987(8):26.

[6] 葵楂散治疗功能性痛经79例疗效观察[J].辽
宁中医,1979(3):25-26.

[7] 王金学.山楂治瘢痕[J].四川中医,1987
(5):47.

[8] 杨健萍.山楂粉治疗70例病毒性肝炎[J].人
民军医,1977(8):81.

[9] 王辉武,贾河先.中药新用[M].重庆:科学技
术文献出版社重庆分社,1986:26.

[10] 宁选,耿新生,高雅仙,等.山楂降脂乐对中老
年人高脂血症的临床观察[J].河南中医,
1990,10(04):23-24.

[11] 辽宁省西丰县地方病研究所.中药山楂五味子
片治疗潜、慢型克山病二十三例的效果观察
[J].中国地方病防治杂志,1975(2):17-18.

[12] 李修五.自拟神赭散治癫痫有卓效[J].吉林中
医药,1992(1):31-32.

[13] 乐绣盛,沈祖文.神曲对小儿单纯性消化不良
129例的临床观察[J].中华儿科杂志,1960,11
(3):231.

[14] 陈国源.麦芽在肝病中的应用[J].中医杂志,

1993(1):57-58.

[15] 邝安堃,丁霆,陈家伦,等.麦芽对催乳素的影
响及在乳溢症治疗上的尝试[J].中西医结合
杂志,1984(3):134-136+130.

[16] 东山区人民医院.新医药通讯(广州),1972,
(1):21.

[17] 牟庆爱.生麦芽治疗乳腺小叶增生病33例
[J].山东中医杂志,1996(6):266.

[18] 吴超杰,汤坤标.莱菔子外用治疗术后腹胀
[J].中医杂志,1998(8):456-457.

[19] 陈秋澄,莱萌,宋竹青,等.莱菔子治疗高血压
病70例疗效观察[J].中医杂志,1980(4):12.

[20] 陈祖泽.介绍生莱菔子治疗崩漏症[J].中级医
刊,1982(1):51.

[21] 吴炳章.莱菔子治便秘[J].四川中医,1986
(4):24-25.

[22] 孙庆君.莱菔子退乳效果好[J].湖北中医杂
志,1990(4):16.

[23] 蔡蔚.百日咳验方[J].新中医,1983(6):6.

[24] 郑丽丽.莱菔子敷贴神阙穴治疗小儿疳积[J].
山东中医杂志,1997(3):43.

第6章　理气药

枳　实

为芸香科小乔木酸橙、香橼或枳实的果实,主产于四川、江西、福建、浙江、江苏、湖南等地,以未成熟的干燥果实入药。

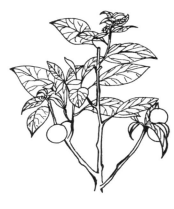

枳实

【性味与归经】　性微寒,味苦、辛;归脾、胃经。

【功效与主治】　具有行气消积,消痰除痞的作用。常用于治疗阳明腑实证,胸痹,腹部胀满,结胸;也可用于便秘,泻痢,产后腹痛。

【炮制应用】

1. 生用　生品较峻烈,擅于破气化痰,多用于治疗痰浊内阻、胸阳不振之胸痹,痰饮壅盛之喘咳、眩晕,胃下垂。近年来又常单用本品水煎浓缩成66％或132％的浓度,饭前半小时服用;或与补气类药同用,治疗胃下垂。

2. 炒用　麸炒后缓和峻烈之性,专于消积散痞,多用于治疗胃脘痞满、大便秘结、湿热泻痢。

【鉴别应用】

1. 枳实与枳壳　二者均为芸香科小乔木酸橙、香橼或枳实的果实,其中未成熟的果实为枳实,接近成熟的果实为枳壳。二者的性味、归经、功用基本相同,但其作用强度与临床应用又有一定的区别。

枳实苦泄沉降,气锐而猛,性烈而速,其破积导滞之力胜过枳壳,多用于积滞内停、大便不通、痰饮内停、胸痹等。枳壳力薄而缓,长于理气宽中、消胀除痞,多用于胸腹气滞、痞满胀痛、食积不化等。

2. 枳实与青皮　二者均能破气消滞,性较峻猛,但二者的功效及临床应用有一定的区别。

枳实苦泄沉降,善破胃肠积滞之气,多用于积滞内停之脘腹痞满胀痛,也可用于痰饮内停、胸痹等证。青皮辛温而散、苦温而降,善破肝经郁结之气,多用于肝气郁结之胁肋胀痛、乳痛乳痈、疝气疼痛。

3. 枳实与厚朴　见第206页。

【配伍应用】

1. 枳实配枳壳　二者同出一物,功效

基本相似,皆能破气散结、行气消痞。但枳实力峻,枳壳力缓;枳实性沉而主下,枳壳性浮而主上;枳实破气之力较强,能消积除痞,导滞通便;枳壳以行气宽中除胀为主。二药相须为用,行气破结之力明显增强,并直通上下,气机得畅,气下则痰喘止,气行则痞胀除,气利则后重除。适用于三焦气机壅实之证,症见纳食不消、胸腹胀满疼痛、大便不畅等。

2. 枳实配厚朴　二者均有破气除满之功,但枳实性苦而微寒,以破气为主,善破胸腹积滞之气;厚朴苦温,以下气为专,善行胃肠气滞而消胀导滞,兼能消痰。二药相须为用,其破气除满、行痰消痞之功增强。枳实与厚朴配伍使用还能够有效减少厚朴对肝肾所产生的毒性。临床上无论寒热、痰湿所致的胸腹胀满、脘腹痞闷、喘满呕逆、大便不通,皆可随证应用。因二者破气峻烈,应中病即止,气虚或阴虚者慎用。

3. 枳实配大黄　枳实下气消痞,善消胃肠结气之无形之痞;大黄荡涤泻火,擅下胃肠热结之有形积滞。二药相须为用,具有泻热除积、行气消痞、消积导滞之功。适用于胃肠积滞、腹满便秘之里实证。临床应用时,可酌情改变二者的主次关系,若见热势较甚,大便秘结之证,则以大黄为主,少佐枳实;若见胃肠食积化热、腹满疼痛之证,则以枳实为主,少用大黄。

4. 枳实配瓜蒌　见第 154 页。

5. 枳实配柴胡　见第 42 页。

6. 枳实配竹茹　见第 157 页。

7. 枳实配白术　枳实辛苦微寒,具辛行苦降、破气除痞、消积导滞之效;白术甘温,具健脾助运、补而不滞之效。两药配伍可达健脾强胃、消痞除满之功,且作用优于单药,二者配伍可治疗慢传输型便秘。

【现代药理研究】

1. 化学成分研究　枳实主要含有挥发油、生物碱类和黄酮类等化合物。

2. 药理作用研究

(1)调节胃肠动力　黄酮类成分是枳实理气行滞、祛痰消积的重要药效物质基础,含量较高,占 5%～28%。枳实中的几种黄酮类成分橙皮苷、新橙皮苷、柚皮苷均可改善功能性消化不良大鼠的胃排空和小肠推进功能,其中橙皮苷可通过增加内源性胃动素(MTL)的释放,促进大鼠胃排空,增强小肠推进功能。

(2)抗肿瘤　研究表明,枳实中黄酮类化合物可通过上调 Bax 促凋亡蛋白和下调 Bcl-xL 抑凋亡蛋白诱导细胞凋亡,进而发挥抑制肿瘤细胞增殖作用。

(3)抗菌　枳实挥发油中含丰富的单萜类化合物,如 α-松油醇、芳樟醇、柠檬烯,对枯草芽孢杆菌 ATCC6633、肺炎克雷伯菌、鼠伤寒沙门菌、铜绿假单胞菌、荧光假单胞菌、金黄色葡萄球菌和大肠埃希菌等均具有很好的抑制作用,其中对革兰阳性菌的抑制活性较革兰阴性菌强。

(4)其他　生物碱类为枳实强心、升压、抗休克和利尿的重要成分,主要包括辛弗林、N-甲基酪胺、乙酰去甲辛弗林、去甲肾上腺素、喹诺啉和那可汀等。

【临床应用】

1. 枳实治疗胃下垂　将川枳实洗净,加 2 倍量的水,浸泡 24 小时,待发胀变软取出,煎为细块,再放原液中煮沸 1.5 小时,过滤,加水再煮,共煎 3 次,3 次滤液微火浓缩成含生药 66% 或 132% 浓度的煎剂。每日 3 次,每次 10～20 毫升,饭前 30 分钟服。共治疗胃下垂 21 例,服药 10～45 天,痊愈 8 例,显效 6 例,有效 6 例,无效 1 例。

2. 枳实治疗偏头痛 枳实 50 克,加水 200 毫升,煎至 50 毫升,过滤。连煎 3 次,将 3 次药汁混匀后代茶频饮,为 1 天量。连服 10 天为 1 个疗程。治疗 60 例女性顽固性偏头痛患者。结果显效 38 例(服药 10 天后,头痛症状消失,随访 3 个月不复发),有效 20 例(服药 10 天后,头痛症状减轻,已可不服药者),无效 2 例。

【用法与用量】 内服,一般 3～9 克,大剂量可用至 15 克。

【使用注意】 破气力强,能伤人正气,耗散真气,无气聚邪实者忌用;体虚和孕妇慎用。

枳 壳

为芸香科小乔木酸橙、香橼或枳实的成熟果实,主产于四川、江西、福建、浙江、江苏、湖南等地,以干燥成熟果实入药。

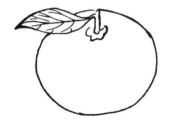

枳壳

【性味与归经】 性微寒,味苦、辛;归脾、胃经。

【功效与主治】 与枳实相同,但作用较缓。

【炮制应用】

1. 生用 生品擅长理气宽中,多用于治疗脘腹胀满、瘀血疼痛、子宫脱垂或脱肛。可单用本品或与升麻同用治子宫脱垂,也可与补气药同用治脱肛。

2. 炒用 麸炒后缓和其峻烈之性,专于理气消食,多用于治疗食积痞满,肝胃不和之呕恶、呃逆,下利便血。

【鉴别应用】 枳壳与枳实,见第 201 页。

【配伍应用】

1. 枳壳配郁金 枳壳行气消胀、宽胸快膈;郁金行气解郁、活血止痛、凉血清心、利胆退黄。枳壳行于气分,功擅理气消胀;郁金既入气分,又入血分,功偏行气解郁、凉血散瘀。二药配用,气血并治,行气解郁、活血止痛作用加强。适用于肝郁气滞之胸胁胀闷作痛、脘腹痞塞,气滞血瘀之胁肋胀痛或刺痛,胁下痞块等。

2. 枳壳配桔梗 见第 151 页。

3. 枳壳配枳实 见第 201 页。

【现代药理研究】

1. 化学成分研究 枳壳主要含有黄酮、生物碱、挥发油等化学成分。

2. 药理作用研究

(1)调节胃肠运动 枳壳对胃肠平滑肌呈双相调节作用,既兴奋胃肠,使其蠕动增强,又有降低胃肠平滑肌张力和解痉作用。实验发现,枳壳水煎液能显著增强正常小鼠及阿托品抑制模型小鼠的胃肠蠕动,使胃肠运动收缩节律加快,收缩力增强。

(2)利胆排石 将中药煎液(2 克/毫升、40 克/千克)的枳壳提取液、青皮提取液、茵陈蒿汤分别灌胃给予大鼠后,记录胆汁流量。结果表明,枳壳水煎液能显著促进大鼠胆汁流量,有一定利胆作用。给家犬灌服单味中药,采用超声检查胆囊大小,通过放免法测定灌服中药前后血浆中胆囊收缩素含量,结果发现,0.5 克/毫升枳壳水煎液按 0.71 毫克/千克剂量给予家犬,对家犬胆囊大小及血浆胆囊收缩素含量无明显影响,表明枳壳通过增强肠蠕动、松弛奥狄括约肌产生利胆排石作用。

（3）升压、抗休克 采用测定体外大鼠胸主动脉环静息张力和激光共聚焦细胞内钙检测等方法，观察枳壳醇提物对血管的直接作用。实验表明，枳壳升高大鼠血压的作用是通过去除内皮的大鼠胸主动脉环产生的收缩作用；同时，增加细胞内钙可引起血管收缩，增加内皮细胞一氧化氮释放，可引起血管舒张。其增加血管平滑肌细胞内钙的作用强于其促进内皮细胞释放一氧化氮的作用。

（4）抗血栓 在兔体外抗血栓实验中，枳壳水提液经乙醚萃取后的水相具有一定的抑制血栓形成作用。大鼠灌胃枳壳成分川陈皮素有抑制血小板聚集作用，3.2毫克/千克川陈皮素可产生明显的抗血栓作用，优于肝素（132单位/千克）的作用。

【临床应用】

1. 枳壳治疗子宫脱垂 以枳壳、茺蔚子各15克浓煎成100毫升，加糖适量，为1日量，1个月为1个疗程。治疗Ⅰ度子宫脱垂924例，结果显效602例，有效173例，无效149例，有效率为83.9%。

又报道，取枳壳500克，加水1500毫升，煎至500毫升，加入砂糖适量（年老体弱者加升麻、白术各75克同煎），再加水2000毫升，煎至1000毫升，每日2次，每次饭后服25毫升，10天为1个疗程。或每日用枳壳36克，加水浓煎成100毫升，分3次饭后服，根据临床观察，服药后大部分病例均有一定的近期疗效。

2. 枳壳治疗输尿管结石 用单味枳壳20克，加水1000毫升，煎煮20分钟后快服，7天为1个疗程。治疗输尿管结石14例，除1例服药200毫升仍难忍的绞痛要求转手术治疗外，其余13例均在1～5天内排石。

3. 枳壳治疗胆石症 取枳壳10克，加水200毫升，煎10分钟，分两次服，5天为1个疗程。治疗胆石症16例，均在几分钟至数小时内见效，结石直径<0.15厘米均能排出，取得很好疗效。

4. 枳壳治直肠脱垂 10岁以下小儿，每日用枳壳30克，甘草3～9克，水煎，分3～5次服；成人每日用枳壳30～60克，升麻9克，炙甘草6～12克，台参、生黄芪根据身体强弱，适当增减，水煎分2次服。

【用法与用量】 内服，一般煎汤，3～9克；或入丸散。外用，煎水洗或炒热熨。

【使用注意】 孕妇慎用。

青 皮

为芸香科常绿小乔木橘树的青色果皮或未成熟的幼小果实，主产于广东、福建、四川、江苏、浙江、江西、湖南、云南等地，以干品或鲜品入药。

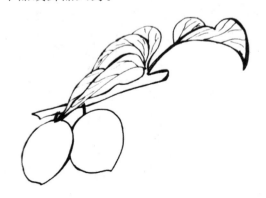

青皮

【性味与归经】 性温，味辛、苦；归肝、胆、胃经。

【功效与主治】 具有疏肝破气，散积化滞的作用。常用于治疗胸胁胀痛，乳痛乳痈，疝气疼痛；也可用于食积，疳积，经行不畅，痞块积聚，癥瘕等证。

【炮制应用】

1. 生用 生品性烈辛散,擅于破气、消积、化滞,多用于治疗饮食积滞、癥积肿块。

2. 醋制 醋制后可缓和辛烈之性,又可增强疏肝止痛、消积化滞作用,多用于治疗胁肋胀痛、乳房胀痛、寒疝腹痛。

【鉴别应用】

1. 青皮与陈皮 二者同出一物,均能理气开胃,但二者的功效及临床应用又有各自的特点。

青皮质重,入肝胆经,其性较猛,偏于疏肝破气、散结消积,多用于肝气郁结之胁肋胀痛、乳痛乳痈、癥瘕痞块、疝气疼痛。陈皮质轻,入肺脾经,其性较缓,偏于理气健脾、燥湿化痰,多用于脾胃气滞之脘腹胀痛及咳嗽痰多之证。

2. 青皮与枳实 见第 201 页。

3. 青皮与香附 见第 213 页。

【配伍应用】 青皮配陈皮,二者均为橘的果皮,因其老嫩不同,功效也不尽相同,各有侧重。青皮苦辛酸烈,沉降下行,偏于疏肝胆气分,又能消积化滞;陈皮辛散升浮,偏理脾肺气分,长于行气健脾,燥湿化痰。二药配用,既能疏肝又能理脾,既可调脾又可和胃,使疏者能疏,升者能升,降者能降,共奏疏肝健脾、理气止痛、调中快膈之功。适用于肝郁气滞、胃气不和之两胁胀痛、胸胁满闷、胃脘胀痛等症。

【现代药理研究】

1. 化学成分研究 青皮主要含有挥发油、黄酮和多种氨基酸。

2. 药理作用研究

(1)心血管系统 青皮注射液能显著缩短蟾蜍心动周期时间,还可以使心室肌的动作电位时程和有效不应期缩短,具有一定程度上的心脏兴奋作用。青皮注射液对麻醉大鼠具有升压作用,用狗和家兔做此项实验时也得出相似结论。研究还发现,不同的给药途径对血压的影响也不同。静脉注射、皮下注射和肌内注射途径都可使血压增高,但胃内给药却没有发现有升压作用。青皮抗休克主要成分为去氧肾上腺素,但有学者认为,青皮中可能存在除去氧肾上腺素外对心脏有兴奋作用的物质。青皮的抗休克作用在临床试验中也被证实。阵发性室上性心动过速(PSVT)是一种常见的心律失常。将青皮注射液 0.5～1 毫升(含生药量 1 克)溶解在 20 毫升 25% 葡萄糖溶液中静脉注射,短时间内可以使 PSVT 转为窦性心律。认为本品对预激综合征、高血压器质性心脏病所致 PSVT 均有效。

(2)对平滑肌的影响 青皮水煎剂可以使大鼠子宫平滑肌条的收缩波平均振幅明显减小,使收缩频率减慢,而且有明显的剂量-效应关系,但是对子宫平滑肌条的张力没有明显影响。青皮水煎剂和青皮注射液都能抑制胃肠平滑肌的收缩,并可抑制水杨酸毒扁豆碱和组胺引起的鼠肠管的紧张性收缩。0.005 克的青皮注射液能兴奋膀胱平滑肌,使膀胱平滑肌的张力曲线抬高。

(3)利胆 大鼠舌静脉给青皮注射液 1 克/千克,10 分钟内可出现明显的利胆作用,10～20 分钟内胆汁流量基本恢复正常。青皮不仅能使正常大鼠胆汁流量及胆汁内固体含量增加,也可使肝损伤大鼠的胆汁流量增加,青皮的这种作用对防止胆系结石的形成非常有利。

【用法与用量】 内服,一般 3～9 克,大剂量可用至 20 克。

【使用注意】 性烈耗气,气虚忌用;久用、过用伤伐正气,宜慎用。

厚　朴

为木兰科落叶乔木厚朴的树皮，主产于四川、湖北、浙江、贵州、湖南等地，以干燥树皮入药。

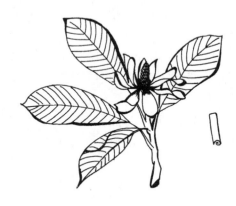

厚朴

【性味与归经】　性温，味苦、辛；归脾、胃、肺、大肠经。

【功效与主治】　具有行气化湿，导滞除痞，温中止痛，降逆平喘的作用。常用于治疗脾胃不和、湿阻中焦之证；也可用于痞证，梅核气，便秘，痰饮喘咳等证。

【炮制应用】

1. 生用　生品药力较为峻烈，其味辛辣，对咽喉有刺激性，故一般不生用。

2. 姜制　姜制后可消除对咽喉的刺激性，并能增强宽中和胃的功效，临床多制用。常用于治疗脘腹胀痛、痰湿壅肺之咳嗽气喘、梅核气。

【鉴别应用】

1. 厚朴与枳实　二者均能行滞散结，既去有形之实满，又散无形之湿满，均可用于脘腹胀满、痰壅喘咳，但二者的功效及临床应用又有一定的区别。

厚朴偏燥湿除满、消痰定喘，适用于湿阻中焦之脘腹胀满、痰湿壅肺、肺气不降之咳喘。枳实偏于破气消痰除痞，适用于积滞内停之脘腹痞满疼痛、大便不通及痰饮内停之喘咳、痰浊内阻之胸痹等。

2. 厚朴与大腹皮　见第221页。

【配伍应用】

1. 厚朴配干姜　厚朴芳香苦温，以下气化湿除满为主；干姜辛热，温中散寒，运脾化湿。二药配用，温中化湿以祛中焦寒湿，行气消胀以疗胃肠气滞，具有相互协助作用。适用于寒湿中阻、中阳不足之脘腹胀满冷痛，泛吐清水，便溏者。

2. 厚朴配白术　厚朴善行气滞，散实满，化湿浊；白术能益气健脾燥湿。二药配用，一补一泄，脾健则化湿之力强，湿去则脾运之功著，相互为用，使健脾燥湿之力大增。适用于脾虚湿聚或寒湿困脾之证。

3. 厚朴配大黄　二者配用与枳实配大黄功用类似，唯厚朴下气消痞除满之力略逊，但能行气燥湿。对于阳明热盛之痞满燥实之证，临床上常厚朴、枳实、大黄同用，其泻热通便、破滞除满之力更甚。

4. 厚朴配枳实　见第202页。

5. 厚朴配苍术　见第184页。

6. 厚朴配黄芩　见第69页。

7. 厚朴配半夏　见第139页。

8. 厚朴配佩兰　见第182页。

9. 厚朴配白豆蔻　见第188页。

10. 厚朴配草果　见第190页。

【现代药理研究】

1. 化学成分研究　厚朴的化学成分主要有木脂素类、挥发油类、生物碱类，以厚朴酚为主的酚类活性成分占主要化学成分的5%。

2. 药理作用研究

(1)对糖尿病的作用　厚朴及其单体化合物能增加胰岛素的分泌，促进血糖的吸收与转化,并减轻高血糖带来的心、肝、肾等脏器的损害。

(2)心脑血管系统 厚朴酚能直接影响 GABA 等相关受体或调节受体基因的表达,增加 5-HT 等神经因子的含量来保护神经系统,并直接降低血压,减少心脏、肾的损害,改善心肾功能。

(3)抗肿瘤 厚朴酚能从体内体外多种信号通路抑制肺癌、鼻咽癌、膀胱癌等各类恶性肿瘤的增殖,并诱导其凋亡。

【临床应用】 厚朴治疗阿米巴痢疾,以厚朴煎剂内服,每次 20 毫升(相当于生药 6 克),每日 2 次,观察阿米巴痢疾 46 例。用药 3～9 天后治愈 43 例,进步 2 例,无效 1 例。治愈者绝大多数在 3 天左右临床症状即基本消失,大便镜检恢复正常时间为 4.5 天。对脱水及中毒症状严重者,酌情补液及维持电解质平衡。

【用法与用量】 内服,一般 3～9 克,大剂量可用至 30 克。

【使用注意】

1. 气喘胸满因虚者忌用。

2. 内热伤津、脾胃虚弱及孕妇慎用。

陈 皮

为芸香科常绿小乔木橘树成熟果实的果皮,主产于广东、福建、四川、江苏、浙江、江西、湖南、云南等地,以成熟果皮入药。

【性味与归经】 性温,味辛、苦;归脾、肺经。

【功效与主治】 具有行气健脾,燥湿化痰的作用,能调理脾胃气机。常用于治疗脾胃不和、呕吐、咳嗽;也可用于胀满不食、眩晕等。

【炮制应用】

1. 生用 生品擅于燥湿化痰,多用于

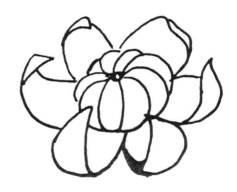

陈皮

治疗痰湿咳嗽,湿阻中焦之脘腹胀满、不思饮食、大便溏薄等。

2. 炒用 炒后可除去燥烈之性,以理气健脾力强,多用于治疗脾胃气滞之胸脘胀满、恶心呕吐。

【鉴别应用】

1. 陈皮与橘红、橘络、橘核 四者均出自同一物,由于用药部位不同,其功效与临床应用又有各自的特点。

(1)陈皮长于行气理脾、燥湿化痰,其理气开胃消胀的作用大于橘红,多用于脾胃气滞之脘腹胀满、恶心呕吐及痰多咳嗽。

(2)橘红长于化痰止咳,其化痰作用大于陈皮,多用于痰多、痰稠、痰白黏不易咯出者。橘络长于理气、通络、化痰,适用于痰滞经络之咳嗽、胸胁闷痛,以及手足麻木。橘核长于理气散结止痛,多用于疝气疼痛、睾丸肿痛。

2. 陈皮与青皮 见第 205 页。

3. 陈皮与佛手 见第 215 页。

【配伍应用】

1. 陈皮配木香 陈皮苦辛芳香,具有理气健脾、燥湿化痰的作用;木香辛苦温,香气浓郁,具有良好的行气止痛作用。二药皆能芳香理气,相须为用,共奏行气宽中、开胃止痛之功。适用于脾胃气滞之脘腹胀满、纳呆、吐泻等。

2. 陈皮配白术　陈皮理气健脾,燥湿化痰;白术健脾燥湿,益气固表。二药配用,使湿去而脾健,补脾又不滞气,共奏健脾化湿、行气化痰之功。适用于脾胃气滞,脾虚湿盛或聚而成痰,阻遏气机之脘腹胀满、恶心呕吐、纳差或胸闷痰多等症;也可用于妊娠气机不利之恶阻、胎动不安。

3. 橘红配橘络　橘红性温燥,以疏通为用,轻清入肺,善走肌表,散寒化湿,利气化痰;橘络行气化痰,善走经络,顺气活血,通络止痛。二药配用,理气宽胸、下气化痰、通络止痛作用增强。适用于咳嗽痰多,胸闷,胸胁作痛等症。

4. 陈皮配青皮　见第 205 页。

5. 陈皮配半夏　见第 139 页。

6. 陈皮配藿香　见第 181 页。

7. 陈皮配神曲　见第 196 页。

8. 陈皮配生姜　见第 29 页。

9. 陈皮配番泻叶　见第 232 页。

10. 橘红配紫菀　见第 169 页。

11. 陈皮配砂仁　见第 186 页。

12. 陈皮配白豆蔻　见第 188 页。

【现代药理研究】

1. 化学成分研究　陈皮中含有维生素 B、维生素 C、川皮酮、黄酮类化合物、挥发油等成分。

2. 药理作用研究

(1)抗癌　其中所含有的黄酮类物质可发挥一定的抗癌功效,能够有效地预防乳腺癌,且可起到抑制肺癌、肾癌等效果,并可起到多种化疗药物的特殊功效。

(2)对平滑肌的影响　陈皮挥发油能松弛气管平滑肌,水提物或挥发油均能阻滞或解除氯化乙酰胆碱所致的气管平滑肌收缩,且挥发油对豚鼠药物性哮喘有保护作用。陈皮醇提物可完全对抗组胺所致的支气管平滑肌痉挛性收缩,是平喘效价高者之一,镇咳作用显著。

(3)抗菌　在对陈皮提取液进行抗菌实验制霉菌素的抗菌效果进行比较,结果证明陈皮提取液有较好的抗菌能力,在室温条件下储存 1 年后仍有一定的抗菌活力。另外,试管内抑菌实验发现,25%陈皮对常见浅部真菌有抑菌作用。

(4)其他　挥发油、甲基橙皮苷还具有扩张血管的功效,有利于促使冠状动脉流量增加,从而可起到降血压、减缓心率的效果;且橙皮苷还具有降低胆固醇的效果,另可有效调节患者的胃肠功能。

【临床应用】　陈皮治疗烧烫伤,取新鲜陈皮适量,装入广口瓶内,用纸封口,置阴处,1 周后陈皮表面生有白或黄毛,用筷子捣拌为糊状,备用。用时将上药涂于伤口,每天涂 2 次,一般 5～7 天即可痊愈。共治疗烧烫伤患者 30 余例,皆愈,一般轻者 5 天、重者最长 10 天可痊愈。用药后患者有止痛清凉之感。但要注意的是,陈皮的发酵时间应根据季节温度而定。在夏季一般发酵时间较短,冬季可将瓶子放在炉旁或较温暖的地方,以促其发酵。另外,封瓶口时,不要用塑料布等较致密的材料,以免影响发酵。

【用法与用量】　内服,一般 6～10 克,大剂量可用至 30 克。

【使用注意】　辛散苦燥,温能助热,故舌赤少津及内有实热者慎用。

木　香

为菊科多年生草本植物云木香、川木香、越西木香的根,产于我国云南丽江者称云木香,产于四川安县、阿坝藏族自治州、

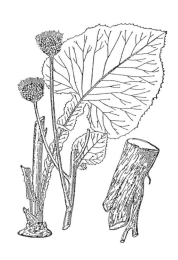

木香

凉山彝族自治州的称川木香,产于国外印度、缅甸等地者称广木香,均以干燥根入药。

【性味与归经】 性温,味辛、苦;归脾、胃、大肠经。

【功效与主治】 具有行气止痛的作用,长于行胃肠之滞,导三焦气壅,为行气止痛之要药。常用于治疗脘腹诸痛;也可用于疝气,痛经,痢疾等。

【炮制应用】

1. 生用 生品擅于行气止痛,多用于治疗脾胃气滞之脘腹胀满疼痛、肝郁气滞之胁肋疼痛。

2. 煨用 煨木香实肠止泻,多用于泄泻腹痛。

【鉴别应用】 木香与香附,二者味皆苦辛,均有行气止痛的功效,但二者的临床应用不同。

木香专行胃肠结气,兼能消食,适用于脾胃气滞之脘腹胀痛及泄泻、痢疾。香附则疏散肝胃气滞,尤长于疏肝解郁、调经止痛,适用于肝气郁结之胁肋胀痛、脘闷腹胀、月经不调等证。

【配伍应用】

1. 木香配香附 二者均有行气止痛的作用,为临床上理气止痛之常用药对。木香专行胃肠结气,偏入气分;香附善疏肝理气,调经止痛,为气中血药及妇科良药。二药配用,行气止痛作用明显加强。适用于气滞引起的各种疼痛,尤以胃肠气滞或肝胃气滞引起的疼痛最为适宜。

2. 木香配槟榔 二者均为理气药,木香偏于温中助运,行气止痛;槟榔偏于消积导滞,且可杀虫。二药配用,不仅可增强行气止痛之功,且善导滞消胀、燥湿杀虫。适用于胃肠积滞之脘腹胀满疼痛、食欲缺乏、大便不爽等症,虫积腹痛、时聚时散,痢疾初起等。

3. 木香配乌药 木香能理三焦之气,尤善行胃肠结气;乌药理气散寒止痛,长于温散下焦寒湿。二药配用,理气化湿、行气散寒止痛之功大增。适用于腹部气逆胀痛,胃寒疼痛,寒凝气滞之少腹冷痛等。

4. 木香配木瓜 木香辛苦温,芳香化湿,行气止痛,和胃健脾;木瓜酸温,化湿和胃,舒筋活络。二药配用,取木香芳香畅中,调理气机;取木瓜除湿舒筋,止呕止利。适用于暑湿所致的吐泻并作、腹痛转筋等症。

5. 木香配陈皮 见第 207 页。

6. 木香配莱菔子 见第 198 页。

7. 木香配黄芩 见第 69 页。

8. 木香配黄连 见第 71 页。

9. 木香配佛手 见第 215 页。

10. 木香配草果 见第 190 页。

【现代药理研究】

1. 化学成分研究 木香的有效成分主要为萜类,还有生物碱、蒽醌、黄酮等其他类。

2. 药理作用研究

（1）抗炎　木香或木香配伍的中药临床上多用于治疗食管炎、胃炎、消化性溃疡、风湿性及类风湿关节炎等炎症疾病，木香中抗炎的主要成分是倍半萜类，其抗炎作用的药理学基础主要表现为其有效成分对致炎性因子的抑制作用。

（2）抗肿瘤　临床上常用含木香的复方治疗肿瘤，近年来，大量药理学研究也证实，木香中有效成分对多种癌细胞具有杀伤作用。作为木香中倍半萜内酯的主要成分去氢木香内酯显著的抗肿瘤活性已得到大量研究的证实。

（3）消化系统　木香或木香配伍的中药临床上可用于治疗消化道方面的疾病，如食管炎、胃炎胃痛、溃疡病、胆结石、消化不良、食欲缺乏、腹胀腹痛、胸腹作痛、恶心呕吐等。近年来，许多药理学研究对木香这方面的临床应用提供了佐证。

（4）解痉镇痛及对心血管系统的作用木香或木香配伍的中药临床上也用于治疗心绞痛、胆绞痛、胃痛腹痛、高血压、糖尿病、支气管哮喘等疾病，药理学基础在于其解痉镇痛和对心血管系统的作用。木香提取物中的生物碱对组胺引起的豚鼠肠平滑肌和气管平滑肌具有显著解痉作用；木香对心血管系统的作用首先表现在降血压和抗血液凝集方面。经动物实验筛选，木香提取物中含有降低血液中胆固醇和三酰甘油水平的成分，以及扩张血管和降压的成分。

（5）抗病原微生物　木香或木香配伍中药临床上用于治疗胃炎、胃溃疡、肝炎、反流性食管炎、痢疾、皮肤病，以及某些口腔疾病等，这可能与木香抗病原微生物的药理作用有关，主要包括抗幽门螺杆菌、抗变异链球菌。

【临床应用】

1. 木香治疗肝炎　以红木香治疗传染性肝炎 100 例，其中无黄疸型 50 例中，42 例治愈；黄疸型 5 例，药后肝功能均迅速恢复正常；迁延型 30 例，24 例治愈；慢性 15 例，10 例获愈。血清转氨酶多数在 3 周内恢复正常。6 例在 2 年内复发再次用药。

2. 木香治疗急性腰扭伤　木香、川芎各等量，共研细末，均匀为散剂，每日早晚各用黄酒冲服 6 克。共治疗 122 例，结果全部治愈，其中服药 2 次者 9 例，3～4 次者 21 例，5～6 次者 80 例，6～10 次者 12 例。

【用法与用量】　内服，一般 3～9 克，大剂量可用至 15 克。

【使用注意】

1. 气味芳香，不宜久煎。

2. 温燥辛散，气虚、阴虚者慎用。

乌　药

为樟科常绿灌木或小乔木植物乌药（天台乌药）的根，产于浙江、安徽、江西等地，以干燥根入药。

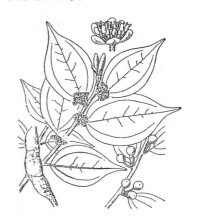

乌药

【性味与归经】　性温，味辛；归肺、脾、肾、膀胱经。

【功效与主治】　具有行气，散寒，止痛的作用；长于疏理胸腹邪逆之气，散寒暖肾,通行膀胱冷气。常用于治疗脘腹诸痛、妇女腹痛和疝气;也可用于上气喘急,遗尿,尿频,妊娠水肿和中风。

【炮制应用】 临床多生用。

【鉴别应用】 乌药与沉香,二者均能温脾暖肾、行气散寒,皆可用于治疗胸腹胀满、上气喘逆。但二者的功效及临床应用又有各自的特点。

乌药气雄走窜,无处不达,凡三焦寒凝、气滞、血凝所致病证皆可应用,上可治上气喘息,中可治脘腹胀痛,下可治尿频遗尿、寒疝疼痛、痛经。沉香苦泄下行,长于降逆气、纳肾气,且其温肾之功胜于乌药,善治肾不纳气之喘促气逆等证。

【配伍应用】

1. 乌药配香附 乌药性温,能温肾散寒、行气止痛,长于温散下焦寒湿;香附能疏肝理气、行气止痛,为气中血药。二药配用,气血兼治,直奔下焦,理气散寒、和血止痛作用显著。适用于寒凝气滞之证,尤以胃脘疼痛、妇女经期、产后腹痛等为佳。

2. 乌药配沉香 乌药辛温开通,上走脾肺而顺气降逆、散寒止痛,下达肾与膀胱而温下元,调下焦冷气,既能通理上下诸气、理气散寒、行气止痛,又温下元逐寒缩便;沉香辛苦芳香,功专行散,能醒脾开胃、祛湿化浊、行气止痛,且本品质沉体重,性专下降,可直达下焦,入于肾经,以引上逆之气归于下。二药配用,同走气分,下达下焦,共奏降逆行滞、醒脾散寒之功。适用于气滞寒凝之脘腹诸痛、妇女腹痛和疝气;也可用于下元虚寒,气逆于上引起的痰喘、遗尿、尿频等。

3. 乌药配吴茱萸 乌药理气止痛、温肾散寒;吴茱萸开郁降气、温脾暖胃。二药配用,疏肝散寒止痛作用增强。适用于脾肾虚寒诸证及气滞寒凝之疝气疼痛、睾丸疼痛、痛经、少腹冷痛等。

4. 乌药配川芎 乌药辛开温通,上走脾肺,下通肝肾,既能疏理上下诸气,又能温暖下元,有顺气散寒止痛之功;川芎辛温香窜,能升能散,能降能泄,可上行巅顶,下达血海,外彻皮毛,旁通四肢,为血中之气药。二药配用,乌药偏于行气,川芎偏于活血,共奏活血化瘀、行气止痛之功。适用于气滞血瘀之月经不调、痛经、闭经等。

5. 乌药配当归 乌药辛温,具有行气解郁、散寒止痛之功,偏入下焦而温散少腹冷气;当归辛甘温,为血分之品,有养血活血、调经止痛的作用。乌药辛开温通,偏走气分;当归辛散温运,偏走血分。二药配用,气血同治,具有较好的调气理血、散寒止痛之功。适用于感寒受冷,气血不和之痛经、产后腹痛;寒疝、睾丸冷痛。

6. 乌药配木香 见第 209 页。

【现代药理研究】

1. 化学成分研究 乌药中的化学成分主要含有挥发油、异喹啉类生物碱及呋喃倍半萜三大类,药典中规定以乌药醚内酯作为乌药含量测定的指标性成分,具有较强的专属性。

2. 药理作用研究

(1)抗炎镇痛 研究表明,乌药中起抗炎镇痛的主要成分为生物碱。通过比较乌药的不同提取物的镇痛作用,发现乌药、醋制乌药的水提液和醇提液具有镇痛作用,醋制乌药的镇痛作用优于乌药。

(2)抗肿瘤 研究发现,乌药根挥发油能够有效抑制肝癌 HepG2 细胞的增殖,且具有一定的癌细胞选择性;同时能诱导 HepG2 细胞发生凋亡。

(3)消化系统 乌药根挥发油能明显抑制胃排空率,明显升高胃实寒大鼠血浆中的 cAMP/cGMP。

（4）心血管系统 乌药具有抗高血压作用,改善了自发性高血压大鼠的心脏功能。可能与乌药降低血浆中去甲肾上腺素水平有关。乌药水提取物具有明显的抗试验性心律失常作用,能对抗由三氯甲烷、氯化钙、肾上腺素等诱发的心律失常。

（5）中枢神经系统 许多中枢神经系统疾病如帕金森病,阿尔茨海默病,癫痫和缺血,氧化性损伤有助于神经元变性。乌药热水提取物对活性氧和活性氮物质具有有效的清除活性,有效抑制脂质过氧化,发挥抗氧化作用。

（6）防治糖尿病肾病 经方天台乌药散对Ⅲ型前列腺炎患者有良好的治疗作用。乌药的水提取物可使糖尿病小鼠肾小球面积扩大、细胞数量增多,肾小球纤维化指数下降。将肌酐清除率和血清肌酐水平作为肾功能评价指标,乌药可延缓糖尿病肾病的进展而不影响糖代谢和血压。

【临床应用】

1. 乌药治疗冠心病心绞痛 以乌药粉每次5～8克口服,每日2～3次;复方丹参片4片,每日3次口服;有阴虚表现者,再配生地黄15～20克,水煎送服,4周为1个疗程,共治疗65例。结果显效52例（80%）,心电图显效37例（56.9%）,与对照组（单纯服用复方丹参片）比较差异显著。并认为,乌药属辛温之品,若病者素体阴虚,或在治疗期间出现阴虚之象者,则又当以生地黄水煎送服为宜。

2. 乌药治疗泌尿系结石 乌药能顺膀胱逆气,长于治小腹逆气。临床上泌尿系结石患者,久服清热利湿、通淋排石药物无效,而又无明显的湿热症状者,在原有辨证治疗的基础上,加用大剂量乌药（60克）,往往能收到明显的效果。

3. 治跌打损伤（背部伤尤宜） 乌药

30克,威灵仙15克。水煎服。

【用法与用量】 内服:6～12克,大剂量可用至30克。

【使用注意】

1. 阴虚内热、气虚无滞者忌用。

2. 有耗气之弊,不宜久服。

香 附

为莎草科多年生草本植物莎草的根茎,主产于广东、河南、四川、浙江、山东等地,以干燥根茎入药。

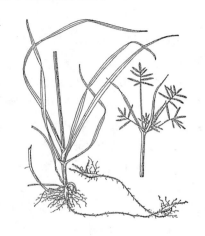

香附

【性味与归经】 性平,味辛、微苦;归肝、脾、三焦经。

【功效与主治】 具有理气解郁,调经止痛的作用;为气病之总司,女科之主帅。常用于治疗郁证,月经不调,痛经,闭经;也可用于脘腹诸痛,吐血,尿血,崩漏下血等。

【炮制应用】

1. 生用 生品擅于行气解郁,多用于治疗肝郁气滞之脘腹胀痛、胸膈痞闷。

2. 醋制 醋制专入肝经,能增强疏肝止痛的作用,并能消积化滞,多用于治疗肝气郁结之证。

3. 酒制　酒制能通经脉散结滞,多用于寒疝腹痛。

4. 炒炭　香附炭性味苦涩,能止血,多用于治疗崩漏不止及月经过多。

【鉴别应用】

1. 香附与青皮　二者均有疏肝理气止痛的作用,皆可用于治疗肝气郁结之胸胁疼痛、乳房胀痛、寒疝腹痛等症。但二者功效及临床应用又有各自的特点。

香附性平,入三焦经能通行十二经气分,行气疏肝开郁,善于调经理血,临床可用于多种气病,尤为妇科调经止痛的要药。青皮性烈,主入足厥阴肝经以行气分,擅长破气开郁、散结消块,除用于肝气郁结之胁肋胀痛、乳房胀痛、疝气疼痛外,也常用于乳痈结块、癥瘕痞块、气滞痰郁之证。

2. 香附与木香　见第 209 页。

【配伍应用】

1. 香附配延胡索　香附善疏肝解郁、理气和血、调经止痛,为气中血药;延胡索长于活血祛瘀,兼能行气,具有良好的止痛效果。二药配用,气血同治,使气行则血行,血畅而气顺,既可疏肝理气解郁,又可活血祛瘀止痛,且相互促进,增强疗效。适用于肝郁气滞,血行不畅之胸腹疼痛、胃脘疼痛、疝痛;对妇女气滞血瘀之痛经、经前综合征最为适宜。

2. 香附配白芍　香附辛苦甘平,具有疏肝解郁、调经止痛之功;白芍酸寒,为补血养阴之品,功擅柔肝养血、敛阴止痛。二药配用,气血兼施,使肝血得养,肝气得舒,共奏疏肝理气、养血调经止痛之功。适用于肝气不舒,气血不和之月经不调、痛经、胁痛腹胀等症。

3. 香附配川楝子　二者均入肝经,皆有理气止痛之功。香附性平,功专疏肝理气;川楝子性寒,既可疏肝理气,又可泄热。

二药配用,疏肝理气止痛作用明显加强。适用于肝郁气滞所致的各种疼痛及肝胃不和之脘腹胀痛等症。

4. 香附配艾叶　香附辛香而性平,为气中血药,最善疏肝解郁、调经止痛;艾叶辛温,功擅温经理血、暖胞散寒,行血中之气滞。二药配用,以艾叶温散血中之寒凝,香附理气中之郁滞;二者一气一血,气血双调,其温经散寒、调经止痛作用显著。适用于寒滞肝脉,气郁不畅之月经不调、行经腹痛或少腹冷痛、宫冷不孕、胎动不安等。

5. 香附配檀香　二者均为芳香之品,善理气。但香附疏肝而理气,使肝平而勿克脾土;檀香醒脾和胃,而畅中焦之气。二药配用,既可加强理气作用,又能调和肝脾。适用于肝脾不和之脘腹胀满、嗳气、善太息、纳谷不香等症。

6. 香附配高良姜　香附辛散苦降性平,善理气开郁,能通行三焦,行血中之气而理气活血、调经止痛;高良姜味辛性热,善内攻走里,专散脾胃之寒邪,以温胃散寒止痛降逆为其所长。二药配用,高良姜得香附,则可除寒祛郁;香附得高良姜则气行寒散;共奏温中散寒止痛之功。适用于肝郁气滞、胃中寒凝之胃脘疼痛、口吐清涎、喜温喜按、胸闷胁痛之症。

7. 香附配川芎　香附辛散苦降甘缓,性平无寒热之偏,为气中血药,主行血中之气,能入血而以治气为要,具有疏肝理气、调经止痛之功;川芎辛散温窜,走而不守,为血中气药,主行气中之血,能入气而偏治于血,具有活血行气止痛作用。二药配用,气血并调,使气行血畅,共奏理气解郁、活血止痛之功。适用于气郁血滞之胁痛、脘腹胀痛、痛经、月经不调、疝痛等症。

8. 香附配木香　见第 209 页。

9. 香附配乌药　见第 211 页。

10. 香附配藿香　见第 181 页。

11. 香附配益母草　见第 406 页。

【现代药理研究】

1. 化学成分研究　香附主要成分为挥发油类，是香附的主要药理活性成分，药用价值极高。香附除了挥发油类，还有黄酮类、糖类等。

2. 药理作用研究

(1)中枢神经系统　香附挥发油有麻醉作用和镇痛作用，其作用机制是阻止痛信号的传导，减少传导物质的表达，从而使痛觉信号无法在痛觉神经内传导。

(2)抗抑郁　临床治疗妇女抑郁，大部分患者服药后病情好转，极少数患者服药后无明显变化，治愈率达 99.5%。

(3)雌激素样作用　外国学者报道，香附挥发油、香附烯及香附酮均能致使雌性小鼠上皮细胞角质化，表明香附有雌激素样活性，全身或局部给药方式对作用效果的影响不大。

(4)对子宫的作用　α-香附酮抑制大鼠子宫自发性收缩的作用明显，香附有显著的抑制子宫平滑肌收缩作用。

(5)促透皮　动物实验表明，当香附挥发油浓度大于 1% 时，具有良好的皮肤渗透性，呈浓度依赖性。香附可改变大鼠肝细胞膜的通透性，且醋香附的作用效果显著高于新鲜香附。

(6)其他　香附提取物可降低胃癌细胞的增殖，效果明显，表明香附具有抗肿瘤作用。此外，还有研究表明，香附理气颗粒可增强正常动物的免疫作用；香附黄酮具有较强的抗氧化活性。

【临床应用】

1. 香附治疗链霉素中毒性眩晕　以香附 30 克，柴胡 30 克，川芎 15 克，将三味药焙干，共研细粉，装入胶囊备用。成人每次 2 剂，日 3 次，饭后温开水送服，老人及儿童酌减，一般 2 剂即有效。用上方治疗因链霉素中毒所致的眩晕、耳鸣患者 11 例，全部有效。其中，眩晕在 1 周内消失者 1 例，2 周内消失者 3 例，耳鸣在 1 周内消失者 3 例，2 周内消失者 3 例，3 周内消失者 1 例。

2. 香附治疗跌打损伤　炒香附 12 克，姜黄 18 克，共研细末。每日服 3 次，每次服 3 克，孕妇忌服。

3. 香附治疗急性膀胱炎　香附 30 克，加水 300 毫升，煎至 200 毫升，1 剂煎 2 次，两煎兑匀，1 次顿服，当日再如法服 2 剂，一般不超过 3 天。依此共治疗 98 例，服药后 92 例在 3 天内尿痛、尿频、尿急等症状消失，尿常规正常，随访 1 个月未复发。

4. 香附治疗原发性痛经　香附、当归各 10 克，共研细末，制成止痛散，加红糖 5～10 克开水冲服，用于治疗原发性痛经 56 例，治愈率 97.14%，无不良反应。

【用法与用量】　内服，一般 6～12 克，大剂量可用至 30 克。

【使用注意】　凡气虚无滞，阴虚气弱者不宜单用。

佛　手

为芸香科常绿小乔木或灌木佛手柑的果实，产于广东、福建、云南、四川等地，以成熟的干燥果实入药。

【性味与归经】　性温，味辛、苦；归肝、脾、肺经。

【功效与主治】　具有行气止痛，化痰止咳的作用，药性平和，行而不破，为行气止痛、醒脾开胃之良品。常用于治疗肝郁或肝气犯胃之胁脘作痛、呕吐反酸等证，也可用于痰气咳喘证。

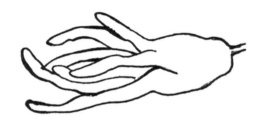

佛手

【炮制应用】　临床多生用。

【鉴别应用】　佛手与陈皮,二者均有理气、和中、化痰的作用,皆可用于脾胃气滞之脘腹痞满、食少呕吐及痰多咳嗽。但佛手有疏肝解郁之功,尚可用于肝郁气滞之胁痛、胸闷,且其燥湿化痰之力不及陈皮,因其有疏肝行气之功,临床一般不用于外感咳嗽,而多用于咳嗽日久而痰多者,尤以咳嗽不止、胸膺作痛之证最为适宜。

【配伍应用】　佛手配木香,佛手辛散温通,入肝而善能疏肝解郁、行气止痛,走脾而能行脾和胃、健脾消痰;木香专行胃肠结气,兼能消食。二者相须为用,既能疏肝,又能理脾,行气止痛作用明显加强。适用于肝脾(胃)气滞之脘腹胀满、疼痛、呕吐、泄泻等症。

【现代药理研究】

1.化学成分研究　佛手主要含有挥发油、黄酮类、多糖、氨基酸、矿物质、香豆素类、多酚、蛋白质及维生素等。

2.药理作用研究

(1)祛痰、止咳、平喘、抗炎　佛手挥发油可抑制哮喘小鼠外周血、肺支气管肺泡灌洗液中嗜酸性粒细胞(EOS)水平,减少肺组织 EOS 浸润,拮抗气道炎症而发挥止咳平喘作用。

(2)抗氧化、抗菌　佛手中的黄酮、多糖及挥发油等都具有一定的抗氧化作用。川佛手精油具有较强的抗氧化活性,对 DPPH 和 ABTS 自由基有较强的清除作用。此外,佛手还具有一定的抗菌作用。佛手果挥发油对酵母菌、大肠埃希菌、枯草杆菌和金黄色葡萄球菌等均有较明显的抑制作用,对枯草杆菌的抑制效果最强;佛手叶挥发油只对酵母菌有一定的抑制作用,佛手枝挥发油无抑菌作用。佛手提取物对革兰阳性菌的抑制作用强于革兰阴性菌,干佛手提取液的抗氧化作用强于鲜佛手。

(3)抗肿瘤　有研究显示,佛手水煎剂对 RAW264.7 癌细胞具有抑制作用,佛手挥发油具有抑制 B16 黑色素瘤细胞增殖的作用,此外,佛手多糖对小鼠移植性肝肿瘤具有抑制作用,且毒性很小。

(4)调节免疫系统　佛手醇提液具有提高小鼠免疫器官指数和应激能力的作用。佛手多糖可明显提高环磷酰胺所致免疫功能低下的小鼠腹腔巨噬细胞吞噬百分率和吞噬指数,促进溶血素和溶血空斑的形成及淋巴细胞转化,并明显提高血中 T 淋巴细胞比率,提高小鼠的免疫能力。

(5)抗抑郁　佛手挥发油具有一定的抗抑郁作用。除佛手油水溶物外,其他佛手油提取物均有一定的抗抑郁作用。佛手挥发油的抗抑郁机制可能与调节血清皮质酮水平和海马组织脑源性神经营养因子表达水平有关。

【临床应用】

1.佛手治疗小儿传染性肝炎　每日以陈佛手、败酱草水煎 10～15 分钟,分 3 次服,用量为 1－3 岁陈佛手 10～15 克,3－5 岁 15～20 克,5－7 岁 20～25 克,7－10 岁 30 克;败酱草每日每岁 1 克,10 岁以上每 2 岁增加 1 克。共治疗 64 例,平均4～5 天黄疸消失,精神及食欲转佳。

2.佛手治肝胃气痛　鲜佛手 12～15 克,开水冲泡,代茶饮。或佛手、延胡索各

6 克,水煎服。

【用法与用量】 内服,一般 3～9 克,大剂量可用至 30 克。

【使用注意】 阴虚火旺,无气滞者慎用。

薤 白

为百合科多年生草本植物小根蒜和薤白的鳞茎,我国各地均有分布,以江苏、浙江产者为佳,以干品或鲜品入药。

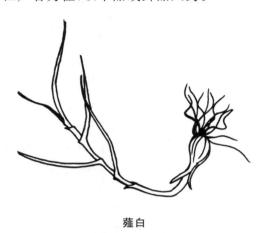

薤白

【性味与归经】 性温,味辛、苦;归肺、心、胃、大肠经。

【功效与主治】 具有通阳散结,下气导滞的作用;为治疗胸痹之要药,也可用于气滞下痢、喘咳证。

【炮制应用】 临床多生用或鲜用。

【鉴别应用】 薤白与葱白,见第 30 页。

【配伍应用】

1. 薤白配丹参 薤白通阳行气止痛,善开胸痹;丹参活血化瘀止痛,善通心脉之痹阻。二药配用,活血通脉止痛,适用于胸痹心痛之证。

2. 薤白配瓜蒌 见第 154 页。

【现代药理研究】

1. 化学成分研究 薤白中含有丰富的药效成分,常见的有皂苷、挥发油、酸性物质、含氮化合物等。

2. 药理作用研究

(1)解痉平喘 通过观察薤白不同浓度提取物对豚鼠血清中的 IL-6、TXB2 和 6-Keto-PGF1α 的影响发现,给药后,哮喘豚鼠血清中的 IL-6、TXB2 的水平降低,6-Keto-PGF1α 水平上调,且 TXB2/6-Keto-PGF1α 比值下降,故推测薤白可能是通过抑制炎性反应,缓解支气管平滑肌的痉挛,从而进一步来平喘。

(2)抑制内皮细胞凋亡 复方薤白胶囊是可改变内皮细胞线粒体的通透性,增强线粒体跨膜电位的表达,同时下调 NF-κB 及 Caspase 3 的信号转导通路,提高抗凋亡基因 Bcl 2 的水平表达,从而达到抗内皮细胞凋亡的作用。

(3)抗氧化 通过研究薤白多糖半纯品(PAM)及 3 种精制多糖的体外抗氧化活性,结果显示,PAM 具有抗羟自由基和超氧阴离子的双重功效,且呈剂量依赖关系;3 种精制多糖清除羟自由基和超氧阴离子的活性较弱,且程度均不相同。

(4)抑制血小板活化聚集及相关炎性反应 从薤白中分离得到的一种新的呋甾皂苷,有明显的抑制血小板活化聚集的作用。

(5)抗肿瘤 通过细胞毒性实验发现其分得的第一种甾体皂苷对 SF-268 细胞有毒性作用,第二种对 NCI-H460 和 SF-268 细胞有毒性作用。薤白挥发油可杀伤人的胃癌细胞,而且能明显抑制小鼠肿瘤的生长。

(6)抗菌 薤白的水浸提取物具有广泛的抑菌能力,通过研究其不同稀释度水浸提取物的抑菌率,结果显示,在较高浓度下,浸提物有比较理想的抑菌能力,稀释倍数增大,其抑菌能力依次减弱。另外,抑菌能力在菌间差异较大,其对金黄色葡萄球菌抑制作用最强,对沙门菌的抑制作用最弱。

【临床应用】

1. 薤白治疗支气管哮喘 单用薤白每日 20～30 克煎服,治疗支气管哮喘 30 例,服药后 1 小时,12 例喘促停止或缓解。

2. 治头痛、牙痛 鲜薤白、红糖各 15 克。捣烂敷足掌心。

3. 治鼻渊 薤白、木瓜花各 9 克,猪鼻管 120 克。水煎服。

【用法与用量】 内服,一般 9～12 克,大剂量可用至 30 克。

【使用注意】

1. 气虚者慎用。

2. 滑利之品,无滞者勿用。

川楝子

为楝科落叶乔木川楝的果实,南方各地均产,以四川产者为佳,以成熟的干燥果实入药。

【性味与归经】 性寒,味苦;有小毒;归肝、心包、小肠、膀胱经。

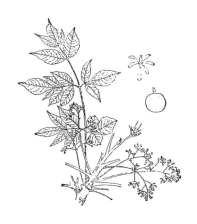

川楝子

【功效与主治】 具有行气,止痛,杀虫的作用;常用于治疗肝胃气滞的脘腹胁痛、小肠疝气、睾丸肿痛和虫积腹痛。

【炮制应用】

1. 生用 生品性味苦寒,有小毒,擅于杀虫疗癣,多用于治疗虫积腹痛、头癣。多外用。

2. 炒用 炒后可降低毒性,缓和苦寒之性,以疏行气力强,多用于治疗肝气郁结之胁肋疼痛、肝胃不和之脘腹胀痛。

3. 盐制 盐制后可引药下行,作用专于下焦,多用于治疗疝气疼痛。

【鉴别应用】

1. 川楝子与荔枝核 二者均有理气止痛的作用,皆可用于治疗疝气疼痛、睾丸肿痛,但二者的功效及临床应用有一定的区别。

(1)川楝子性寒凉,用于治疗疝气需配暖肝治疝之品。荔枝核性温,用于治疗湿热之睾丸肿痛需与清热药同用。

(2)川楝子善疏肝理气,常用于治疗肝气郁结之胁肋疼痛、肝胃不和之脘腹胀痛。荔枝核能温经散寒,常用于治疗寒凝气滞之少腹刺痛。

2. 川楝子与苦楝皮 见第 254 页。

【配伍应用】

1. 川楝子配延胡索 川楝子苦寒性降,入肝经气分,善疏肝经之郁,清肝经之湿热;延胡索苦辛而温,既入气分又入血分,能行血中之气滞而止痛,活血化瘀而疏肝气之郁结。二药配用,使气血并行,郁滞得解,共奏疏肝、行气、解热之功,尤以止痛作用为优。适用于肝郁化火、气血郁滞之胸腹胁肋疼痛、疝气痛或痛经等。

2. 川楝子配小茴香 川楝子苦寒性降,能疏肝泄热,理气止痛;小茴香辛温芳香,既善理气止痛,又可温肾散寒、温脾开胃。二药配用,一温一凉,以温为主,具有较强的止痛作用。适用于疝气肿痛初起而兼有寒热交作之症者,妇女行经腹胀、少腹冷痛者。

3. 川楝子配香附　见第213页。

【现代药理研究】

1. 化学成分研究　川楝子中主要成分是三萜类、挥发油、黄酮类、脂肪酸、酚酸类和多糖等化合物,而一直以来对三萜类化合物的研究较多,主要涉及对此类化合物的提取、鉴定及药理作用的研究,近年来对川楝子其他活性成分的研究也日益增多。

2. 药理作用研究

(1)驱蛔杀虫　川楝素是川楝子驱蛔的有效成分。它比川楝子乙醇提取物的作用强。有学者认为,川楝素是一种有效的神经肌肉接头阻断药,其作用部位在突触前神经末梢,作用方式是抑制神经诱发的乙酰胆碱释放,这可能是川楝素驱蛔的作用原理之一。研究表明,川楝素可以治疗鸡球虫病、驱棉铃虫,与大蒜合用治疗蛲虫病。

(2)对神经肌肉接头的作用　川楝素对小鼠神经-肌肉接头的亚显微结构有明显的作用,表现在突触间隙宽度增加和突触小泡数目减少,但两类变化似乎不同时出现在一个接头。另外还有研究表明,川楝素不仅影响神经-肌肉接头的乙酰胆碱的释放,而且也可作用于多种突触的递质的共同结构,通过干扰那些参与囊泡融合的蛋白,从而阻遏正常的胞吐。

(3)呼吸抑制　对大白鼠进行实验发现,川楝素对膈神经和膈肌有放电作用,对呼吸中枢有抑制作用,而较大剂量会引起大白鼠的呼吸衰竭,主要是由于它对中枢的抑制作用。通过进一步实验验证,发现

在其呼吸受到抑制的同时,呼吸中枢发出的节律性放电和与其同步的肌电活动一起消失,而刺激膈神经活动正常,提示此时神经-肌肉接头仍能传递兴奋。由此说明,川楝素引起的呼吸抑制作用主要在呼吸中枢,而不是在神经-肌肉接头,即其对神经-肌肉接头的作用无关。

(4)抗肉毒　在特定的试验条件下,川楝素显著延长肉毒中毒小鼠对间接刺激收缩反应的麻痹时间,与川楝素本身的麻痹时间相近,未见相互协同增强阻遏的现象。还有报道,甘草酸铵与川楝素配制成合剂时对于治疗肉毒中毒兔显示有协同作用。

(5)抗菌、消炎、镇痛及抗病毒　川楝子的水提物对堇色毛菌、奥杜盎小孢子菌、白色念珠菌、金黄色葡萄球菌有抑制作用。此外,从油中分离出的成分有明显的抗关节炎药理活性,具有明显抗组胺作用。川楝子不同炮制品都有显著镇痛作用。近年来有学者报道,川楝素有抑制丙型肝炎病毒(HCV)活性。川楝子具有抗H1N1病毒的作用,具体机制为抑制神经氨酸酶活性,从而抑制病毒繁殖。

(6)抗肿瘤　近年来,我国学者对川楝素的抗肿瘤作用进行了广泛的研究,发现川楝素具有诱导细胞分化、抑制多种肿瘤细胞增生和凋亡作用,具有广谱抗肿瘤效果,是一个有希望的抗癌候选药物。

【临床应用】

1. 川楝子治疗急性乳腺炎　将苦楝子连皮和仁捣碎晒干,炒微黄,研细末。每次以苦楝子9克,红糖60克,用黄酒或开水100～200毫升冲服,每日1～2次,连服2～5次,共治疗43例,其中初诊时未化脓者34例,服药2～4次,均在3天内治愈。

2. 川楝子治疗手足癣　以川楝子10

枚去皮,加水浸泡至软,用手捏成糊状,浸泡局部 1 小时以上,每日 1 次,亦可用川楝子加水捣膏,加适量凡士林调匀,厚涂患指(趾),隔日 1 次,直至治愈。

3. 川楝子治疗头癣　用川楝子(去核,焙干)20 克,研细末,用熟猪油 50 克,调成膏状。先清洗头发,用 10％明矾水洗去痂皮,拭干,涂上药膏后用力摩擦,每日洗擦 1 次,不要戴帽或包扎头部。对患者的生活用具进行消毒处理,防止感染。一般治疗 7～10 天即可见效。轻者 3～5 天即治愈,重者约半月治愈。

【用法与用量】　内服,一般 6～10 克,大剂量可用至 15 克。

【使用注意】

1. 脾胃虚寒者忌服。

2. 本品有毒,不宜过量,否则可致头昏、呕吐、腹泻、气紧等症状。

橘　核

为芸香科常绿小乔木橘的种子,以果实内的干燥种子入药。

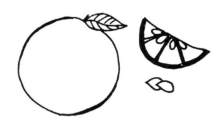

橘核

【性味与归经】　性温,味苦;归肝、肾经。

【功效与主治】　具有理气散结止痛的作用,为治疝要药。常用于治疗疝气疼痛,睾丸肿痛;也可用于乳痈初起。

【炮制应用】

1. 生用　生品擅于理气散结,多用于治疗乳痈肿痛。乳痈初起未溃者可用橘核加黄酒煎服有效。

2. 盐制　盐制后能引药下行,治疗疝气疼痛和睾丸肿痛。

【鉴别应用】

1. 橘核与荔枝核　二者均有理气止痛的作用,皆为治疗疝气疼痛、睾丸肿痛之要药,常可相须为用。但二者的功效及临床应用又有各自的特点。

橘核尚有理气散结之功,可用于乳痈肿痛而未溃者。荔枝核能温经散寒,可用于治疗寒凝气滞之少腹刺痛及心腹脘痛。

2. 橘核与陈皮、橘红、橘络　见第 207 页。

【配伍应用】

1. 橘核配荔枝核　二者皆性温入肝经,均能理气止痛消疝。但橘核偏入气分,尚有散结之功;荔枝核偏入血分,温经散寒作用较强,兼能益肝血。二药配用,行气散寒止痛作用增强。适用于寒疝疼痛,睾丸肿痛,腹部癥瘕包块,乳癖等。

2. 橘核配小茴香　橘核能疏肝理气,散结止痛;小茴香长于温暖肝肾,除下焦寒湿,行气止痛。二药相配,相互协同,共奏祛寒散结、行气止痛之功。适用于寒疝疼痛,睾丸肿痛。

【现代药理研究】

1. 化学成分研究　橘核中含有多种油脂脂肪酸、柠檬苦素及其类似物、蛋白质及其他矿物元素。

2. 药理作用研究

(1)镇痛　通过观察橘核不同炮制品对热传导引起拟痛反应的影响,结果表明,橘核不同炮制品均能明显提高小鼠的痛阈值,有明显的镇痛作用。

（2）抗癌　从橘核中提取分离的柠檬苦素类物质具有抗癌活性。

（3）其他　橘核提取物还可应用于人体和动物，抵抗由寄生虫、病毒及微生物引起的感染。

【临床应用】

1. 橘核治疗急性乳腺炎　将橘子仁碾成细末，以25％乙醇或一般甜酒、白酒（适当稀释）调湿，均匀铺于纱布上，敷于炎症处，干燥后即须更换。严重病例可另用橘子仁1两，加白酒或甜酒1两，水200毫升，文火煎至100毫升，每天3次，每次口服20毫升。对已有明显脓肿形成的病例，除使用上述方法外必须切开引流。共治疗49例，均获满意疗效。在15例住院患者中，除5例已有脓肿形成外，其余10例早期患者用药后1~3天炎症即消失。

2. 橘核治妇女乳房起核，乳癌初起　青橘叶、青橘皮、橘核各15g，以黄酒与水合煎，每日2次温服。

【用法与用量】　内服，一般6~9克，大剂量可用至30克。

【使用注意】　气虚、无滞者忌用。

荔 枝 核

为无患子科常绿乔木荔枝的种子，产于福建、广东、广西、四川等地，以成熟的干燥种子入药。

【性味与归经】　性温，味甘；归肝、胃经。

【功效与主治】　具有温中行气，散寒止痛的作用；为治疗寒疝之要药。常用于治疗疝气，阴核肿痛；也可用于胃痛，痛经和奔豚气。

【炮制应用】

1. 生用　生品偏于治疗肝气郁滞之

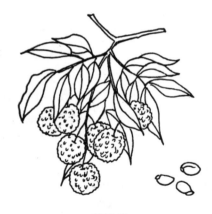

荔枝核

胃脘疼痛、妇女寒凝气滞之少腹刺痛。

2. 盐制　盐制后偏入肝经血分，行血中之气，常用于治疗寒疝疼痛、睾丸肿痛。

【鉴别应用】

1. 荔枝核与川楝子　见第217页。

2. 荔枝核与橘核　第219页。

【配伍应用】

1. 荔枝核配小茴香　二药相配与橘核配小茴香功效相似，但祛寒作用略强，为治疗寒疝疼痛、睾丸肿痛之常用药对。临床上常以荔枝核、橘核、小茴香三者配用治疗寒疝疼痛、睾丸肿痛，疗效更佳。

2. 荔枝核配橘核　见第219页。

【现代药理研究】

1. 现代研究表明，荔枝核中主要含有黄酮类、甾体类、鞣质、萜类、多糖、氨基酸和色素等多种化学成分，其中黄酮类和皂苷类为主要的活性成分。

2. 药理作用研究

（1）抗肝损伤及纤维化　荔枝核总黄酮在缓解肝纤维化和肝硬化、减轻肝细胞凋亡和损伤方面的作用显著。

（2）抗炎　荔枝核提取物对体外培养的金黄色葡萄球菌、化脓性链球菌、枯草芽孢杆菌、大肠埃希菌和铜绿假单胞菌均有不同程度的抑制作用,且对化脓性链球菌作用最强(最低抑菌浓度为 20 毫克/毫升),对革兰阴性菌、大肠埃希菌和铜绿假单胞菌的活性较小。

(3)抗氧化　三种不同品种荔枝妃子笑、灵山香和三月红种子提取物质量浓度在 0.8 毫克/毫升以上时超氧阴离子清除率能达到 70% 以上,羟自由基清除提取物质量浓度在 0.5 毫克/毫升时就能达到 70% 以上,且三月红品种的抑制率最低,总黄酮和总皂苷可能为荔枝核抗氧化的活性成分。

(4)抗肿瘤　荔枝核提取物对肾上腺嗜铬细胞瘤、前列腺癌、肺癌、乳腺癌和大肠癌等均有一定的抑制作用,且它们的抗肿瘤作用机制不尽相同。

(5)抗糖尿病及其并发症　荔枝核能显著降低 2 型糖尿病血糖,且对糖尿病引起的肾小球纤维化、硬化等并发症有一定的预防和治疗作用。

【临床应用】　荔枝核治疗乳腺增生病,取荔枝核、橘核各 20 克,研为细末,放入容积为 2.5 升暖瓶中,充满开水,放置 1 小时后饮用,每日 1 瓶,10 天为 1 个疗程。共观察患者 31 例,轻症服 1 个疗程,重症可连服 2、3 个疗程。痊愈 11 例,显效 14 例,无效 6 例,总有效率为 80.6%。

【用法与用量】　内服,一般 6～12 克,大剂量可用至 30 克。

【使用注意】　无寒湿气滞者宜忌用。

大腹皮

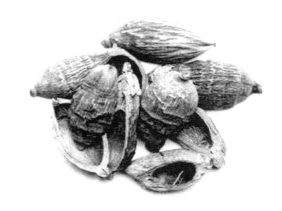

大腹皮

为棕榈科常绿乔木槟榔的果皮,主产于海南岛、福建、云南等地,以成熟的干燥果皮入药。

【性味与归经】　性微温,味辛;归脾、胃、大肠、小肠经。

【功效与主治】　具有下气宽中,利水消肿的作用。常用于治疗气滞湿阻的脘腹满胀,水肿;也可用于湿温,脚气。

【炮制应用】

1. 生用　生品长于下气除满、利水消肿,常用于治疗湿阻气滞之脘腹胀痛、水肿实证、脚气肿满。

2. 制用　制后行气作用缓和,利水而不伤正,常用于治疗脾虚腹胀、水肿。

【鉴别应用】

1. 大腹皮与槟榔　二者虽同出一物,但功效与临床应用不同。

大腹皮为槟榔之皮,性轻浮,能散无形之积滞,行水消肿,适用于湿阻气滞之脘腹胀满、肿、脚气病。槟榔乃为去皮后的成熟种子,性沉重,能泻有形之积滞,善杀虫,适用于虫积腹痛、积滞泻痢及各种虫证。

2. 大腹皮与厚朴　二者均有下气消胀的作用,皆可用于脘腹痞满胀痛,但二者的功效及临床应用又有各自的特点。

大腹皮下气之力不及厚朴,但利水作用较强,偏用于腹胀水肿。厚朴下气之力优于大腹皮,并能燥湿除满、化痰,偏用于腹胀便结,也可用于痰湿咳嗽。

【配伍应用】

1. **大腹皮配白术**　大腹皮辛温,性善下行,长于行气消胀、利水消肿;白术甘温补中,长于益气健脾、燥湿利水。二药配用,消补兼施,使脾气得健,水湿得运,气机得畅,水肿自消。适用于脾虚湿困气滞之脘腹胀满、肢体水肿、食少倦怠等症。

2. **大腹皮配槟榔**　大腹皮质轻上浮,辛温行散,专行无形之滞而行气宽中,利水消肿;槟榔质重下沉,善行有形之积滞而消积行水。二药配用,相互促进,行气消胀,利水消肿作用加强。适用于腹水,症见腹大如鼓、面目水肿、肢体水肿、小便不利者;气滞食积之脘腹胀满、食欲缺乏、嗳腐食臭等。

3. **大腹皮配桑白皮**　见第 171 页。

【现代药理研究】

1. **化学成分研究**　主要含有儿茶素。

2. **药理作用研究**　大腹皮主要表现在对消化系统有生理活性,具有促进胃肠动力作用。大腹皮可使大鼠胃电节律失常。大腹皮对豚鼠胃体环行肌条收缩活动有影响,可增大胃体环行肌条的收缩波平均振幅,其作用是通过胆碱能 M3 受体,而不是由 M2 受体介导;其还可抑制肠道内毒素移位中 iNOS、SP 的作用。

【用法与用量】　内服,一般 6～10 克,大剂量可用至 30 克。

【使用注意】

1. 气虚体弱,脾胃虚寒者慎用。

2. 有耗真气之弊,不宜久服。

檀　香

为檀香科常绿小乔木檀香的干燥木质心材,产于我国广东、云南、台湾,以及东南亚、印度、澳洲、非洲等地,以干燥品入药。

【性味与归经】　性温,味辛;归脾、胃、

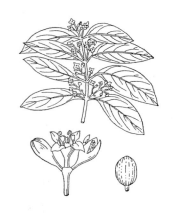

檀香

肺经。

【功效与主治】　具有理气调中,散寒止痛的作用;常用于治疗寒凝气滞所致的胸腹疼痛、胃脘作痛、呕吐清水、噎膈等证。近年来常用于治疗冠心病属气滞血瘀者。

【炮制应用】　临床多生用。

【鉴别应用】　檀香与沉香,二者均有理气止痛的作用,但二者的功效及临床应用有各自的特点。

檀香理气偏于宣散气郁,善上行,多用于寒凝气滞之胸腹胃脘疼痛、呕吐清水。沉香理气则偏于降气,善下行,且有温肾纳气的作用,多用于寒凝气滞胸腹胀闷作痛及下元虚冷、肾不纳气之虚喘。

【配伍应用】

1. **檀香配丹参**　檀香辛温,主入气分,功偏行气宽中,散寒止痛;丹参苦而微温,主入血分,功善活血化瘀、养血安神,有化瘀而不伤气血之特点。二药配用,气血双调,活血行气、通络止痛力增强。适用于气滞血瘀之胸痹心痛、腹痛等。

2. **檀香配香附**　见第 213 页。

【现代药理研究】

1. **化学成分研究**　目前檀香化学成分的研究仅局限于挥发油,且油中许多成分仍未鉴定出结构。檀香油主要成分为倍半萜类化合物 α-檀香醇和 β-檀香醇,占90％以上。

2. **药理作用研究** 檀香木中 α-檀香醇和 β-檀香醇具有与氯丙嗪类似的神经药理活性,对小鼠中枢具镇静作用。

【用法与用量】 内服,一般 1～3 克,大剂量可用至 6 克,或入丸散剂。

【使用注意】 阴虚火旺、有动脉出血倾向者忌用。

沉 香

为瑞香科常绿乔木植物沉香及白木香含有黑色树脂的木材,产于我国广东、广西、台湾,以锉末或磨粉后入药。

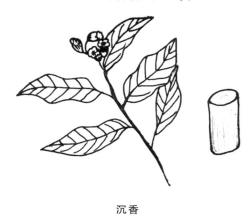

沉香

【性味与归经】 性温,味苦、辛;归脾、胃、肾经。

【功效与主治】 具有行气止痛,降逆调中,温肾纳气的作用;常用于治疗胃寒呕吐、久呃,下元虚冷、肾不纳气之虚喘,寒凝气滞之脘腹胀痛等症。

【炮制应用】 临床多生用。

【鉴别应用】 沉香与檀香,见第222页。

【配伍应用】

1. **沉香配石斛** 沉香辛温,能行气止痛、降逆调中;石斛甘寒,长于滋养肺胃之阴。二药配用,沉香得石斛则降逆气而不燥津;石斛得沉香则滋养胃阴而不碍胃。二药配用,寒热相济,顺气养阴。适用于阴虚气逆之干呕不止、口渴、舌红少津等症。

2. **沉香配丁香** 沉香辛苦而温,有降气调中、温肾助阳、行气止痛之功;丁香辛温,善暖脾胃、温肾阳、降逆止呃。二药配用,温中散寒、降逆止呃、行气止痛作用明显增强。适用于虚寒性呃逆诸症;胃寒呕吐、腹痛诸症。

3. **沉香配肉桂** 沉香辛苦芳香,善行于气分,性专下降,直达于肾,具有行气止痛、温肾助阳之功;肉桂辛甘大热,走肝肾血分,能温补脾肾阳气,长于温经散寒止痛。二药配用,一走于气,一行于血,同温于下,具有较强的温肾壮元、散寒止痛作用。适用于肾阳不足,寒滞肝脉之小腹冷痛、疝气疼痛等。

4. **沉香配乌药** 见第 211 页。

【现代药理研究】

1. **化学成分研究** 沉香主要有倍半萜化合物(挥发性成分)、2-(2-苯乙基)色酮、三萜类、芳香族类、脂肪酸类及其他成分。

2. **药理作用研究**

(1)消化系统 研究表明,沉香能降低新斯的明引起的肠痉挛,此作用可能为沉香对胃肠平滑肌的直接作用。此外,沉香具有抑制组胺和乙酰胆碱对肠管的收缩作用。

(2)中枢神经系统 沉香苯提取物可降低环戊巴比妥睡眠小鼠直肠温度,能使小鼠睡眠时间延长;沉香螺旋醇也一样具有氯丙嗪样的安定作用,这些作用可能与中枢抑制有关。

【临床应用】 沉香治疗老年性肠梗

阻,将沉香 6 克砸碎,加水 300 毫升,煎煮浓缩至 200 毫升,另将蜂蜜 120 克、猪油 150 克加水至沸腾,搅拌均匀备用。用胃肠减压抽尽胃内容物,先服沉香药液,接服蜂蜜、猪油,然后让患者安睡(最好取半卧位,尽量减少不必要的活动)。共治 20 例,均获满意效果。

【用法与用量】 1～1.5 克,研末冲服。也可原药磨汁服。

【使用注意】 辛温之品,阴虚火旺者慎用。

(左小庭 胡琼力)

参 考 文 献

[1] 王辉武,贾河先.中药新用[M].重庆:科学技术文献出版社重庆分社,1986:231.

[2] 申永艳.单味枳实治疗顽固性偏头痛[J].中国临床医生,2002(12):20.

[3] 叶克义,唐思义.升提汤治疗Ⅰ度子宫脱垂924 例[J].中西医结合杂志,1984,4(4):238.

[4] 徐树楠.中药临床应用大全[M].石家庄:河北科学技术出版社,1999:323-324.

[5] 张东海.枳壳临床新用[J].浙江中西医结合杂志,2005,15(1):55.

[6] 黄乃健.枳壳复肛汤治疗直肠脱垂[J].山东医刊,1962(11):9.

[7] 徐树楠.中药临床应用大全[M].石家庄:河北科学技术出版社,1999:255.

[8] 许占平.鲜橘皮治疗烧烫伤[J].山东中医杂志,1984(4):43.

[9] 徐昭仁.红木香治疗病毒性肝炎 100 例简介[J].浙江中医杂志,1980,15(9):405.

[10] 胡荣.芎香散治疗"闪腰岔气"122 例报告[J].新疆中医药,1989(3):35.

[11] 尹本玉,陈衍翠.乌药治疗冠心病心绞痛[J].中医杂志,1997,38(3):133.

[12] 熊显明.乌药治疗泌尿系结石[J].中医杂志,1997,38(3):135.

[13] 王树凡.通气散治疗链霉素副反应观察[J].四川中医,1987,5(12):10.

[14] 南京中医药大学.中药大辞典(下册)[M].2版.上海:上海科学技术出版社,2006:2342.

[15] 林治萍.香附方治疗痛经[J].中国民间疗法,2002(10):34-35.

[16] 江苏新医学院.中药大辞典[M].上海:上海科学技术出版社,1977:142.

[17] 梁颂名.中药方剂学[M].广州:广东科技出版社,1991:488.

[18] 江苏新医学院.中药大辞典[M].上海:上海科学技术出版社,1977:234.

[19] 廖玉春.川楝子膏治甲癣[J].浙江中医杂志,1987,22(8):371.

[20] 曲国俊,曲幸幸.川楝子治疗头癣[J].中国民间疗法,2018,26(2):43.

[21] 江苏新医学院.中药大辞典[M].上海:上海科学技术出版社,1977:2641.

[22] 王金永,陈鸣明.中医验方治疗乳腺增生病 31例[J].中国社区医师,2002(23):37.

[23] 刘华.沉蜜饮治疗老年肠梗阻[J].山东中医学院学报,1979(2):147.

第7章 泻下药

第一节 攻下药

大黄

为蓼科多年生草本植物掌叶大黄、唐古特大黄及药用大黄的根茎。掌叶大黄和唐古特大黄药材称北大黄，主产于青海、甘肃等；药用大黄药材称南大黄，主产于四川。均以干燥根茎入药。

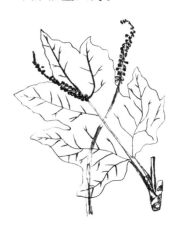

大黄

【性味与归经】 性寒，味苦；归脾、胃、大肠、心包、肝经。

【功效与主治】 具有攻积导滞，泻火解毒，活血消瘀的作用；常用于治疗阳明腑实证，便秘，癥瘕积聚，蓄血，黄疸，疔痈疮疡；也可用于吐血，衄血，呕吐，痞证，神昏癫狂，鼓胀，淋证，跌打损伤等。

【炮制应用】

1. 生用 生品气味重浊，走而不守，直达下焦，泻下作用峻烈，攻积导滞、泻火解毒力强，多用于治疗实热便秘、肠痈、湿热黄疸、湿热痢疾及疮疡肿毒、烧烫伤等。

2. 酒炒制 酒炒后其力稍缓，并借酒升提之性，引药上行，善清上焦血分热毒，多用于治疗热伤血络之吐血、衄血及火邪上炎所致的目赤肿痛、咽痛、齿龈肿痛。

3. 酒熟制 酒熟大黄泻下作用缓和，能减轻"伤胃气""伤阴血"、腹痛等不良作用，其活血祛瘀作用增强，常用于治疗瘀血诸证，如妇女瘀血闭经、癥瘕积聚、跌打损伤、蓄血发狂等。

4. 炒炭用 大黄炭泻下作用极微，有止血作用，多用于大肠有积滞之便血及热伤血络、血不循经之呕血、咯血等出血证。

5. 醋制 醋大黄泻下作用稍缓，以消积化瘀为主，多用于治疗食积痞满、产后恶露不下。

【鉴别应用】

1. 大黄与芒硝 二者皆有泻下导滞的作用,其作用相似,故治疗实热壅滞、宿食停滞、大便燥坚,常相须为用。但二者的功效及临床应用又有所不同。

(1)大黄苦寒,长于清泻肠胃实热积滞,善于治疗肠胃实热,有形或无形者均可。芒硝咸寒,长于润燥软坚,善治大便燥坚。

(2)大黄能泻热凉血、行瘀破积,常用于治疗血热所致的吐血、衄血及血瘀闭经、癥瘕、跌打损伤等。芒硝善化诸石,可用于治疗石淋;外用可治疗口疮、重舌、目赤翳障。

2. 大黄与巴豆 二者均系攻下药,泻下作用峻烈,具有荡涤胃肠宿食积滞、燥屎坚积的作用,主治宿食停滞胃肠、大便秘结不通、脘腹痞满胀痛等症。但由于二者药性有寒热不同,其效用亦不相同。

(1)大黄为苦寒沉降之品,气味重浊,力猛善走,能直达下焦,峻下实热,荡涤胃肠,为临床荡涤实热,清除燥结、积滞的苦寒攻下药,主要用于热结便秘。巴豆为辛热有毒之品,主入胃、大肠二经,泻下峻烈,能荡涤胃肠沉寒痼冷、宿食积滞,主要用于寒积便秘。

(2)大黄能泻热凉血、行瘀破积,常用于治疗血热所致的吐血、衄血及血瘀闭经、癥瘕、跌打损伤等。巴豆尚可祛痰逐饮、利水消肿,可用于治疗鼓胀及水肿实证,外用可治疮疡脓成未溃者。

【配伍应用】

1. 大黄配芒硝 大黄苦寒,长于泻热毒、破积滞而荡涤胃肠,为峻下热结之要药;芒硝咸寒,长于润肠燥而通便秘。二药相须为用,泻热导滞、攻下破积、通便除满作用增强,为临床泻热通便之峻剂。适用于胃肠实热积滞,热结便秘或大便秘结,积食不下,腹痛痞满等症。

2. 大黄配巴豆 大黄苦寒沉降,力猛善行,长于破积滞而荡涤胃肠;巴豆辛温峻下,性甚刚猛,善荡涤胃肠沉寒痼冷、宿食积滞,为热性泻下药。二药配用,寒热互制,以热为主,共奏下寒积、逐痰癖、涤胃肠之功。适用于寒邪积滞肠胃之猝然心腹胀痛、二便不通、面青气急、甚或口噤、暴厥等症。

3. 大黄配附子 大黄苦寒,善荡涤有形之积滞;附子大热,助阳温经而祛阴寒。二药配用,荡涤泻下,但无伤阳之弊,攻下寓于温阳之中。适用于阳气衰弱、阴寒内盛、冷积停滞之腹痛便秘、手足厥冷等症。

4. 大黄配肉桂 大黄苦寒,善下行以泻热导滞通便;肉桂辛热,长于补肾助阳、温经散寒。二药配用,寒热互制,肉桂振脾阳以制大黄苦寒之性,又以大黄之寒凉制肉桂辛热燥烈之弊,从而使寒热相济,阴阳调和,共收振脾阳、通大便之功。适用于素体阳虚之人而时常便秘者。

5. 大黄配茵陈 大黄苦寒,善泻火通下;茵陈味苦而性凉,功专清热利湿、利胆退黄,为临床退黄之要药。二药配用,使湿热之邪同时从大小便而出,且清热之力加强。适用于黄疸初起,热重于湿者。

6. 大黄配桃仁 大黄既能泻火通下,又能活血祛瘀;桃仁长于破血行瘀,且能润肠通便。二药配用,大黄得桃仁,专入血分,破血积、下瘀血、凉血热作用加强;桃仁得大黄,破积滑肠通便作用大增。共奏活血凉血祛瘀、破积泻热通便。适用于瘀热互结之蓄血证,瘀热所致的痛经、闭经、产后恶露不下之少腹疼痛、肌肤甲错,肠痈初起,跌打损伤之瘀阻肿痛而有热象者。

7. 大黄配枳实　见第 202 页。

8. 大黄配厚朴　见第 206 页。

9. 大黄配牡丹皮　见第 87 页。

10. 大黄配赤芍　见第 89 页。

11. 大黄配黄连　见第 71 页。

12. 大黄配牵牛子　见第 243 页。

【现代药理研究】

1. 化学成分研究　大黄的化学成分结构超过 160 个,主要集中在蒽醌衍生物类、蒽醌类、蒽酮类等,同时还包括有机酸、糖类等。

2. **药理作用研究**

(1)泻下　大黄素摄入后,增加胃动素含量,抑制钠离子与钙离子活性,从而有效增加细胞中钙离子的储存量,并显著增强钙离子通道自身的敏感度。

(2)对离体小肠的影响　采用低剂量大黄浸泡液,可对十二指肠平滑肌功能进行改善,强化其收缩功能,而高剂量大黄浸泡液的实际作用反而降低。

(3)抑菌　蒽醌类衍生物是大黄发挥抑菌效果的主要成分,其中大黄酸、大黄素抗菌效果最佳。

(4)抗病毒　其蒽醌类化合物能有效抑制病毒的合成,减少其复制数量,甚至可直接对其进行灭活。

(5)抗炎　大黄能清除组织和血浆内的炎性递质,显著降低危重症患者血清中肿瘤坏死因子、白细胞介素和内毒素水平。

(6)其他　蒽醌类化合物具有抗转移、抗血管生成、细胞周期破坏、细胞凋亡诱导和加强免疫等功能。大黄蒽醌和大黄酸蒽醌葡萄糖苷通过抑制肾小球细胞系膜细胞 DNA 和蛋白质的合成,引起系膜细胞生长抑制作用。大黄能够促进胆汁分泌,同时也能够促进胰消化液分泌,具有促进消化、利尿、降低血清主胆固醇、排石的作用。

【临床应用】

1. 生大黄治疗重症急性胰腺炎　据报道,以生大黄液自鼻胃管内注入与保留灌肠为主要方法治疗重症急性胰腺炎 23 例,取得了较好的疗效。治疗方法:①用单味生大黄 50 克,加水 600 毫升,煮沸 2 分钟,冷后取汁 100 毫升自鼻胃管注入,200 毫升保留灌肠,每日 2 次,1 周为 1 个疗程。必要时结合整体病情,以生大黄为君药配伍组方,进行辨证施治。②禁饮食,解痉止痛,持续胃肠减压,应用肠外营养支持和合理应用抗生素及适时地施以抗休克治疗。③抑制胰腺分泌,氟尿嘧啶 5 克静脉滴注,每日 1 次,5 天后减用半量,继用 2 天。结果:所治 23 例患者中,19 例在 1 周内临床症状逐渐消退,均于半月内好转出院;其余 4 例均在 24 小时内死于多脏器衰竭。有效率为 82.6%。再辨证组方配伍他药,与清热解毒剂同用,能迅速清除胰腺炎症及减少胰腺酶分泌,减轻全身中毒症状;与枳实等健脾和胃药同用,能调节水与电解质的吸收,增加血容量,能有效地防止休克的发生和发展。

2. **生大黄防治肝昏迷**　以生大黄粉口服或清洁灌肠,可迅速排出肠腔中可引起昏迷的毒物(如血氨等),从而患者可较快清醒,有"釜底抽薪"之意。在以抗肝昏迷药物如精氨酸、左旋多巴等治疗肝昏迷患者时,如能加用生大黄粉清洁灌肠或口服,也可在灌肠的同时给予口服,患者的昏迷时间可大为缩短。在使用生大黄粉防治肝昏迷的过程中,须注意以下几点:①对因饮食因素引起的昏迷较浅患者,可单用生大黄粉清洁灌肠治疗,也可在灌肠的同时口服生大黄粉。②用生大黄粉口服防治肝昏迷时,每日排便不少于 3 次,如排便次数少,应增加大黄的剂量。③对昏迷较深的患者,应同时使用生大黄及抗肝昏迷药物。④因低血钾、感染等因素诱发的肝昏迷,应分别予以积极的治疗。

3. 大黄治疗黄疸 以大黄治黄,为古今医家所重视,凡阳黄属实证者,皆当在方中加大黄以治疗。大黄之取舍决定着治黄方的疗效,它在治黄中占有重要地位。黄疸病早用大黄其意义有三:①在急性传染病中,保持大小便通畅,使邪有出路,是中医治疗的重点;大黄通腑气,泻热毒,有利于祛除病邪。②黄疸病因为湿热的患者居多,通利小便是治法之常,大黄有活血化瘀之作用,有益于通利小便。③现代医学认为,肝病引起的黄疸在临床上较为常见,活血化瘀有助于气血通畅,改善肝内血循环,促进肝细胞的再生,加快肝功能恢复,对肝病的治疗大有裨益。

4. 大黄治疗急性上消化道出血 以大黄粉(片),每次 3 克,每日 2~4 次,温开水吞服,不用其他止血药。共治疗 100 例急性上消化道出血患者,止血率达 97%,平均止血时间为 2.1 天,平均用大黄 19.1 克,其疗效可靠。并认为,凡可用内科止血者,均可用单味大黄止血(肝硬化食管静脉曲张所致的出血患者除外)。对脑血栓形成或脑溢血合并上消化道出血的患者最为适宜。临床应用时必须注意大黄的品种、质量和剂型。经过五种大黄制剂治疗上消化道出血 462 例的比较证明,掌叶大黄的作用优于药用大黄,生大黄粉优于制大黄粉,粉剂优于片剂。

5. 大黄治疗急性肠梗阻 将生大黄研为细末,每包 9 克,成人每次 1 包,用开水冲服或胃管注入,每日 2 次,老年及小孩减半。共治疗肠梗阻 44 例,一般服药 1~3 次,在 4~24 小时内可排石排便,随之腹胀腹痛缓解,胃肠功能恢复,总有效率

为 97.7%。

6. 大黄治疗高脂血症 以大黄研细末,装入胶囊,每粒含生药重 0.25 克,第一周每次服 0.25 克,每日 4 次,后改为每次 0.5 克,1 日 1 次,1 个月为 1 个疗程。共治疗高脂血症 30 例,其中胆固醇高者治疗 1 个月后,有 21 例平均下降 30 毫克/分升,22 例三酰甘油平均下降 44 毫克/分升,一般服用第 2 个疗程时疗效最好。

【用法与用量】 内服,一般 3~10 克,大剂量可用至 30 克。外用研末调敷。

【使用注意】 凡年老体虚,无实热积滞瘀结,以及胎前产后均宜慎用。

芒 硝

为单斜晶系矿物芒硝经炼制而成的结晶,产于河北、河南、山东、江苏、安徽等省的有碱地区,以纯洁干燥品入药。

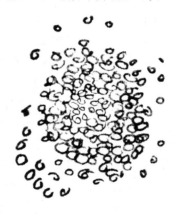

芒硝

【性味与归经】 性大寒,味辛、咸、苦;归胃、大肠、三焦经。

【功效与主治】 具有软坚下结,泻火消痰的作用;为清六腑邪热,涤肠中宿垢之要药。常用于治疗阳明腑实证,时行热病;也可用于便秘,咳喘,口疮,喉痹等病证。

【炮制应用】　由于其炮制方法不同而有不同的名称。

1. 朴硝　取原药材,除去杂质而成,具有泻热通便、润燥软坚、清火消肿的作用,其泻下作用峻于芒硝、玄明粉,但质地不纯,不宜内服,多外用。

2. 芒硝　以朴硝与萝卜共煮重结晶,可提高其纯净度,可以内服,并增强其润燥软坚、消导、下气通便的功效,多用于实热便秘、大便燥结、积滞腹痛、肠痈肿痛。

3. 玄明粉(风化消)　为芒硝经风化干燥所得,质地纯净,其泻下作用缓和,但解毒力量较强,多外用于口腔科、眼科疾患。

【鉴别应用】　芒硝与大黄,见第226页。

【配伍应用】

1. 玄明粉配瓜蒌　玄明粉咸寒,清热通便、润燥软坚;瓜蒌质润黏腻,能润燥通便、利气宽胸。二药配用,相互制约,以瓜蒌之缓润,制玄明粉之荡涤通下之势,共奏清热润燥、泻下通便之功,且无腹痛之弊。适用于大便硬结不通等症。施今墨老前辈常以二者伍用,治疗习惯性便秘,以及各种原因引起的大便硬结、脐气不畅等症均有良效,且无肠蠕动亢进引起的腹痛等不良反应。根据其多年的使用经验,均服1~2剂而愈。

2. 玄明粉配硼砂、冰片等　具有较好的泻热解毒作用,常用于治疗咽喉肿痛、口腔糜烂、口舌生疮等证,如冰硼散。

3. 芒硝配大黄　见第226页。

【现代药理研究】

1. 化学成分研究　2015版《中国药典》收载为硫酸盐类矿物芒硝族芒硝,经加工精制而成的结晶体,主含含水硫酸钠。

2. 药理作用研究

(1)吸湿蓄冷　芒硝外敷时能吸收大量热能,吸收空气中的水分,降低局部皮温。

(2)抑菌抗炎　芒硝苦寒,外用可改善局部循环,促进渗出吸收,减轻炎症反应。

(3)泻下消肿　芒硝可显著增加小肠水分含量、稀释粪便,促进泻下。

(4)化石溶石　芒硝能碱化尿液,具有化石溶石作用。

(5)其他　芒硝有升高红细胞作用;外用治咽喉肿痛、目赤等;芒硝之咸可软化乳房,促进乳汁排出。

【临床应用】

1. 芒硝治疗慢性肾衰　取芒硝50克,加开水100毫升,温度降至37℃后以肛门插管插入肛门20厘米,将药液注入,保留30~60分钟排便,每12小时1次,与20%葡萄糖液交替应用,10~14天为1个疗程。治疗11例慢性肾衰,除1例多囊肾死亡外,其余均明显改善,精神好转,恶心呕吐、四肢麻木、肌肉颤动消失,血尿素由治疗前88.7±34.4毫克/分升降至54.2±16.6毫克/分升,肌酐由9.2±4.14毫克/分升降至5.01±2.14毫克/分升。

2. 治疗糖尿病足　可用芒硝外敷的方法,即缝制清洁棉布药袋,大小13厘米×9厘米×2厘米,放入干燥芒硝200克后封口,根据红肿皮肤面积大小以1个或数个药袋外敷于皮肤红肿处,用纱布固定,如有局部皮肤破溃,外敷时注意露出溃疡创面,每天换药袋2次,如药袋潮湿明显,可适当增加更换次数(3~4次/日),至局部皮肤红肿消退,恢复正常皮肤颜色。

3. 治疗皮肤病　治疗生殖器疱疹,取100克芒硝放入盆中冲入沸水3000毫升,待凉后外洗患处,2次/日,每次洗15分钟,可见良好效果。治疗痤疮,芒硝加热水

200～300毫升洗敷脸部,减少油脂附着面部堵塞毛孔,配合清热祛湿的中药内服,可治愈。治疗急性湿疮,每次取20克硝矾散药粉(芒硝、明矾、硼砂)用1000毫升热水冲开,待常温后外洗和冷敷患处15～20分钟,2次/日。治疗寻常疣、跖疣取芒硝一味适量,加热水至饱和,然后将患部浸泡其中,1次/日,30分钟/次,1个月为1个疗程。

4. 治疗乳痈和肠痈 以芒硝外敷并配合内服便可治愈。

5. 治疗回乳 用芒硝150克纱布包,分敷于两乳房上固定,24小时后取下。如双乳胀感同前,应重新更换1次,一般用药2天内回乳。

6. 芒硝治疗牙痛及咽喉肿痛 用芒硝溶化含漱,可治疗牙痛及咽喉肿痛。取朴硝30克加入300毫升热水,煮沸,放凉,1日内分多次少量含漱,效果甚佳。每日用20克芒硝冲服,治疗胃热熏灼,牙龈肿痛。

【用法与用量】 内服,一般6～10克,大剂量可用至30克。以药汁或开水溶化后服。

【使用注意】

1. 胃肠无实热燥屎,以及孕妇,皆忌用。

2. 泻下作用强烈,易伤正气,败脾胃,正气不足,脾胃虚弱者慎用。

芦 荟

为百合科常绿植物芦荟的叶片茎部,切断所流液汁的浓缩干燥品,主产于非洲,我国广东、广西、福建等地亦有栽培,以纯洁干燥品入药。

【性味与归经】 性寒,味苦;归肝、胃、

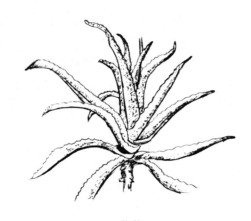

芦荟

大肠经。

【功效与主治】 具有泻热导滞,消疳杀虫,清热凉肝的作用;为泻肝火、消疳积之常用品。常用于治疗癫狂,疳积;也可用于便秘,癣证等。

【炮制应用】 临床多生用。

【鉴别应用】 芦荟与番泻叶,见第231页。

【配伍应用】 芦荟配使君子,见第248页。

【现代药理研究】

1. 化学成分研究 芦荟是一种肉质多汁植物,含水量极高,占99％～99.5％,其余主要含蒽醌类、多糖类、酚类、酶类、维生素、有机酸等不同种类的潜在活性化合物,其中常用的药用成分包括芦荟苷、芦荟苦素、芦荟大黄素、大黄酚、芦荟多糖等。

2. 药理作用研究

(1)调节机体免疫力 芦荟大黄素的免疫抑制作用可能与其抑制炎症递质高迁移率族蛋白B1的转位释放有关。芦荟凝胶中的乙酰化甘露聚糖是芦荟多糖的一种,它只有到达靶细胞才能被代谢。乙酰化甘露聚糖能够增强艾滋病患者的机体免疫力,阻断人类免疫缺陷病毒的发展。

（2）抗炎　芦荟能够直接抑制环氧酶通路，减少前列腺素 E2 的产生，在炎症反应中起着重要作用。

（3）改善肠道吸收　芦荟大黄素通过下调 MMP-2/9 的表达抑制结肠癌细胞的迁移，也可以减少核因子 κB 体系的 DNA 键合来调控巨噬细胞小 G 蛋白 RhoB 和血管内皮生长因子的表达。芦荟凝胶和全叶提取物能够显著减少人结肠癌细胞 CaCo-2 单分子层的跨膜电阻值，从而增加相邻细胞之间的紧密连接能力。

（4）抗溃疡　芦荟提取物可以提高超氧化物歧化酶活性、清除自由基及减轻脂质过氧化反应，保护胃黏膜，修复溃疡面。

（5）抗菌、抗病毒　芦荟中的蒽醌类是一种抗菌活性化合物，特异性地与核糖体亚基的 A 位点结合，阻止氨基酰-tRNA 在该位点上的连接，从而抑制肽链的增长和影响细菌蛋白质合成。芦荟具有抗病毒作用，可以阻止病毒的吸附、传播或进入宿主细胞。

（6）降血糖、降血脂　芦荟可通过抑制炎症反应及诱导白色脂肪组织和肝中抗炎细胞因子的表达来发挥降血糖作用。芦荟凝胶可以明显降低肝和血浆中三酰甘油水平，减小脂肪细胞尺寸，芦荟凝胶的治疗也能逆转葡萄糖耐受不良及脂质代谢酶的活性，使其恢复正常。

（7）其他　芦荟中提取的植物甾醇有保肝作用。芦荟凝胶能促进伤口愈合，芦荟苷可以抑制癌细胞。

【临床应用】

1. 芦荟用于治疗各种出血　取芦荟适量，研成细粉。用量视出血部位及出血程度而定。部位暴露者，将药粉撒于出血处，一般以覆盖住出血部位为度，出血部位隐蔽者，应找到出血点，用消毒药棉蘸粉堵塞出血处。用上方治疗各种原因出血 148 例，其中拔牙出血 30 例，鼻衄 33 例，口腔溃疡出血 5 例，血小板减少牙龈出血 17 例，肛裂出血 6 例，痔疮出血 13 例，一般软组织外伤出血 36 例等。经用药一次均止血，连续观察 1～7 天未见再出血。

2. 芦荟治疗鸡眼　取适量芦荟叶置于鲜童便或自己的尿中，浸 1～2 小时，取出清水漂洗备用。首次贴药前将患部用温水浸洗，使皮肤软化，用刀刮去角质层，然后将芦荟切去表皮，贴患处，用胶布固定，睡前换药 1 次，轻者 3～4 次，重者 6～7 次。用上方治疗鸡眼 18 例，均获痊愈。

【用法与用量】　内服，一般 2～6 克，大剂量可用至 10 克。一般入丸、散剂。外用适量。

【使用注意】

1. 脾胃虚寒，肠胃无积滞、实火，孕妇均忌用。

2. 气味秽恶，易致呕吐，脾胃虚弱者慎用。

番 泻 叶

为豆科草本状小灌木狭叶番泻或尖叶番泻的小叶，前者主产于印度、埃及和苏丹，后者主产于埃及的尼罗河上游地区，我国海南岛及云南有栽培，以干燥叶入药。

【性味与归经】　性寒，味甘、苦；归大肠经。

【功效与主治】　具有泻热导滞的作用，其小剂量缓下，大剂量则峻下。常用于治疗热积便秘，也可用于食积。

【炮制应用】　临床多生用。

【鉴别应用】　番泻叶与芦荟，二者均系攻下药，其药性寒凉，具有泻热通便的功

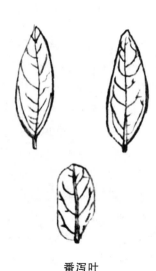

番泻叶

能,临床常用于治疗实热积滞所引起的大便燥结、脘腹胀痛等症。一般单用或相须为用,效果均佳。但由于药物的来源不同,其效用也不一样。

(1)番泻叶为豆科草本状小灌木植物狭叶番泻或尖叶番泻的叶,性味苦寒,入大肠经,善于泻热导滞通便,临床上多用于治疗热结胃肠或食积停滞而致的便秘、腹痛、脘腹胀满等症。芦荟为百合科常绿植物库拉索芦荟的液汁经浓缩的干燥物,为大苦大寒之品,入阳明胃经,能泻热通便,用于治疗热结便秘及习惯性便秘。

(2)番泻叶尚有消食健胃的作用,可用于治疗食积。芦荟尚入肝胃经,偏于凉肝泻热,并能杀虫疗疳,可用于治疗肝经实热证、小儿疳积。

【配伍应用】 番泻叶配陈皮,番泻叶性寒凉,能直入大肠泻积热、利肠腑、通大便,为治疗热滞便秘之常用品,然其易引起恶心、腹痛等症;陈皮具有理气健脾之功。二药相使为用,可加强其导滞通便之功;且泻中寓补,可顾护中气,防止番泻叶大寒而克伐胃气,并可减轻其恶心、腹痛等不良反应。适用于热结胃肠、腑气不通之便秘、腹

胀食少等症。

【现代药理研究】

1. 化学成分研究　含有蒽醌及其衍生物,如番泻苷 A、B、C,大黄酸-1-葡萄糖苷,大黄酸-8-葡萄糖苷,芦荟大黄素,芦荟大黄素-8-葡萄糖苷,大黄酸,以及黄酮类化合物,如异鼠李素、山奈素,狭叶番泻叶中含山奈素、番泻叶山奈苷。

2. 药理作用研究

(1)泻下　研究表明,番泻叶口服,一般有效成分在胃及小肠部位吸收,且分解过程一般于肝中进行,分解后的有效成分可以通过血液循环影响骨盆神经节,从而影响大肠运动而导致腹泻。

(2)抗菌　研究显示,番泻叶对很多细菌具有抑制作用,且抑菌效果明显。对大肠埃希菌、痢疾杆菌、变形杆菌等临床上常见的菌株抑制作用显著。

(3)止血　番泻叶也常用于止血,且疗效显著,常用于胃十二指肠出血的治疗。

(4)消化系统　番泻叶提取物可直接收缩肠道平滑肌。

(5)肌肉松弛与解痉作用　番泻叶毒性能在运动神经末梢和骨骼肌等处阻断乙酰胆碱的传递,从而使肌肉松弛。番泻叶中某些羟基蒽醌类成分具有一定解痉作用。

(6)毒性　番泻叶能引起过敏反应,表现各种毒性反应,如血压、上消化道的异常症状,神经系统的毒性症状也较明显,以及其他不良反应,如盆腔器官出血、月经过多、宫腔出血等症状。

【临床应用】

1. 番泻叶治疗流行性出血热　以番泻叶每日 30～60 克,煎至 200～300 毫升代茶饮,1 日内饮完,连服 3～5 日,服药后以排出稀便为度。治疗 50 例,2 日内退热

者 42 例,3～4 日退热者 8 例。有明显腹痛者 29 例,3 日内缓解者 17 例。用药前有明显低血压休克者 9 例,用药后 2 日内血压复升者 7 例。番泻叶泻下作用明显而稳定,又不峻猛,对正气无损伤。

2. 番泻叶治疗急性胰腺炎　取番泻叶 10～15 克,白开水 200 毫升冲服,每日 2～3 次,病重者,除口服外,再以上药保留灌肠,每日 1～2 次。共治疗急性胰腺炎 130 例,全部治愈。平均住院 4.8 天,腹痛缓解时间平均为 2.1 天,体温恢复正常时间平均 1.8 天,尿淀粉酶测定恢复正常时间平均 3～1 天。

3. 治疗便秘　预防便秘所使用的番泻叶剂量宜小,40 毫克/千克,番泻叶预防化疗后便秘相对安全。

4. 治疗肠胃胀气和剖宫产术后排气　采用番泻叶泡茶内服治疗胃肠胀气,治疗时常见服药后有腹部不适或轻微疼痛、恶心等,均不需处理,待排便或排出气体后诸症自行缓解。

【用法与用量】　内服,一般 3～6 克,大剂量可用至 10 克。可生用泡服,入煎剂宜后下。

【使用注意】

1. 番泻叶属苦寒泻下之品,用量不宜过大。泡服力强,入丸则缓。

2. 小剂量可导滞开胃,大剂量反伤脾胃。

3. 体虚中寒泄泻,以及孕妇皆忌用。

（钟　慧　胡琼力）

参 考 文 献

[1]　曾令浩,徐新保,居丹桂.生大黄治疗重症急性胰腺炎的疗效观察[J].河北中医,1998,20(1):35.

[2]　胡林华.生大黄防治肝昏迷经验[J].江苏中医,1994,15(8):35.

[3]　张承越.试论大黄在治黄方中的重要地位[J].天津中医,1997,14(4):187.

[4]　焦东海,徐长民,马玉华.单味大黄治疗上消化道出血监护指标的探讨[J].陕西中医,1983(6):9.

[5]　陈加龙.生大黄粉治疗肠梗阻 44 例[J].陕西中医,1984(8):33.

[6]　王辉武,贾河先.中药新用[M].重庆:科学技术文献出版社重庆分社,1986:20-21.

[7]　林文广.芒硝、葡萄糖灌肠治疗慢性肾功能衰竭 11 例[J].中西医结合杂志,1989,9(9):566.

[8]　刘彦,孙晓芳,陈晖,等.芒硝外敷对糖尿病足治疗作用的研究[J].实用临床医药杂志,2011,15(15):33.

[9]　李庆云,张素峰,高华.芒硝临床应用近况[J].天津药学,2012,24(2):71-73.

[10]　邹志洁,黎惠新.芒硝外敷对产后回乳的应用效果评价[J].医学信息,2008,5(21):6926.

[11]　王本祥.现代中药药理与临床[M].天津:天津科技翻译出版社,2004:564.

[12]　孙浩,尹翔,周昌明.中药芦荟粉外用止血 148 例疗效观察[J].新医药学杂志,1979(1):9.

[13]　王良如.芦荟治疗脚底硬蹬[J].福建中医药,1982,13(4):27.

[14]　乔富渠,孙云亭,山桂英.流行性出血热发热期番泻叶茶的应用[J].陕西中医,1984(6):48.

[15]　蔡学熙.番泻叶治疗急性胰腺炎 30 例[J].吉林中医药,1983(4):29.

[16]　张娜,杨培树.番泻叶的临床应用现状[J].天津药学,2012,24(5):77-78.

第二节　润下药

火麻仁

为桑科一年生植物大麻的成熟果实，我国各地均有栽培，以干燥种仁入药。

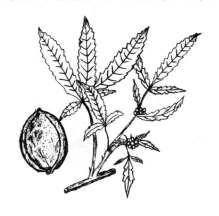

火麻仁

【性味与归经】　性平，味甘；归脾、胃、大肠经。

【功效与主治】　具有润肠通便，滋养补虚的作用；为滋养润肠通便之良品。常用于治疗老人及体虚者便秘，也可用于虚劳、热病伤阴等。

【炮制应用】　生品与炒制品功效一致，但炒后可提高煎出效果，并且气香，能增强其润肠燥、滋阴血的作用，临床多炒用。

【鉴别应用】

1. 火麻仁与郁李仁　二者均有润肠通便的作用，均可用于治疗肠燥便秘，其功效相似，常相伍使用。但二者的功效及临床应用又有所不同。

（1）火麻仁甘平质润，益血补阴，主治津枯血虚肠燥之便秘，凡年老津血枯燥、产后血虚之便秘及习惯性便秘者，宜用本品。郁李仁辛、苦、甘、平，不仅质润，且味辛能散，味苦能泻，适用于风热、燥热之便秘。

（2）麻仁有活血之功，可用于治疗女子月经不利等血瘀证。郁李仁能下气利水，可治疗脚气。

（3）火麻仁尚可治疗痒疹丹疮。郁李仁利水消饮、下气，可用治水肿、喘满。

2. 火麻仁与胡麻仁　二者均有润肠通便的作用，均可用治便秘。但二者的功效及临床应用又有所不同。

火麻仁甘平质润，益血补阴，主治津枯血虚肠燥之便秘，凡年老津血枯燥、产后血虚之便秘，以及习惯性便秘者，宜用本品。胡麻仁气味甘平，不寒不热，入肝、脾、肾三经，能益脾补肝肾、润燥滑肠，适宜于产后血虚便秘及久病体弱、肾亏血枯的便秘。

3. 火麻仁与肉苁蓉　见第497页。

【配伍应用】

1. 火麻仁配郁李仁　火麻仁寒温适中，滑利下行，甘平益血而滋润肠燥，且有益脾胃、滋肝肾之功；郁李仁体润滑降，滑肠通便作用较强，善导大肠气滞燥结、大便不通。二药相须为用，既能缓泻，又可滋养，具有较好的补虚润肠通便的作用。适用于热病后津枯肠燥之便秘，产后血虚肠燥之便秘，老年人或体虚者之便秘，及其他原因所致的津枯血燥之便秘等。

2. 火麻仁配瓜蒌仁　二者同入胃与大肠经，皆有润肠通便的作用。麻仁入脾经，有益脾胃、滋肝肾之功，对脾虚而不能为胃行其津液者用之最宜；瓜蒌仁兼入肺经,能利气宽胸,以肺燥而兼便秘者用之为宜。二药配用,脾、肺、大肠同治,脾气升则津液行,肺气宣则腑气通;肺与大肠既得脾津之润,又得二药油脂之润,故润肠通便之力大增。适用于肠胃燥热、津液不足之大便干结、小便频数之证。

【现代药理研究】

1. 化学成分研究　火麻仁含有丰富的不饱和脂肪酸、油酸、亚麻酸、蛋白质、氨基酸、卵磷脂、矿物质及生物活性成分,如谷甾醇、萜类、维生素类(维生素 A、维生素 E、维生素 B_1、维生素 B_2)、植物甾醇等。

2. 药理作用研究

(1)抗氧化和抗衰老　火麻仁油及提取物均具有抗氧化和抗衰老的作用。火麻仁精油胶囊可通过消除机体受到脂质过氧化物的伤害及增强机体的有氧代谢改善体力,从而达到抗衰老的目的。

(2)镇痛、抗炎、抗血栓　火麻仁含有丰富的多不饱和脂肪酸,其中 α-亚麻酸具有全项降脂、抗血栓形成、预防心脑血管疾病等众多功效。

(3)改善记忆　火麻仁提取物及火麻仁均可提高了脑组织抗氧化和清除自由基的能力,减轻神经细胞膜脂质过氧化,保护脑组织形态结构,恢复乙酰胆碱酯酶和胆碱乙酰化转移酶两者之间的动态平衡,进而提高乙酰胆碱含量,增强中枢胆碱能神经系统的功能。

(4)抗疲劳和免疫调节　火麻仁具有抗疲劳作用和增强免疫调节功能。火麻仁酶解发酵液具有良好的抗疲劳作用。火麻仁蛋白能提高荷瘤小鼠的免疫调节功能。

(5)消化系统　火麻仁有抑制胃肠推进运动,减少番泻叶引起的大肠性腹泻次数的作用,对便秘和腹泻的双向治疗作用,且有良好的抗溃疡作用和利胆作用。

【临床应用】　火麻仁防止术后大便干燥,用火麻仁为主的麻子仁丸(火麻仁 18 克,杏仁、枳实各 19 克,厚朴 18 克,酒制大黄 9 克等,炼蜜为丸)内服,防止术后大便干燥,有效率达 95.8％。

【用法与用量】　内服,一般 9～15 克,大剂量可用至 30 克。通便宜生用捣烂,补虚宜炒用。

【使用注意】

1. 脾虚便溏,阳虚滑泻者忌用。

2. 用量过大,可发生中毒,当注意。

郁 李 仁

为蔷薇科落叶灌木郁李及欧李果实的种仁,南北各地均有分布,主产于河北、辽宁、内蒙古等地,以干燥种仁入药。

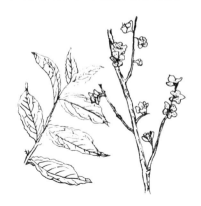

郁李仁

【性味与归经】　性平,味辛、苦、甘;归脾、大肠、小肠经。

【功效与主治】　具有润肠通便,利水消肿的作用。常用于治疗血虚便秘和气秘;也可用于阳水、胸满和脚气肿满。

【炮制应用】

1. 生用　生品通便、行气、利水作用较强,常用于肠燥便秘、水肿胀满、小便不利,也可用于食积气滞、脚气,临床上多生用。

2. 炒用　炒后与生品作用基本相同,但药性缓和,适宜于老人、体虚及产后便秘者。

【鉴别应用】

1. 郁李仁与火麻仁　见第234页。

2. 郁李仁与蜂蜜　二者均有润肠通便的作用,皆可用于治疗肠燥便秘,但二者的功效与临床应用又有各自的特点。

郁李仁辛开苦降,能下气,多用于气滞肠燥便秘,且有利水消肿之功,可用于水肿胀满、小便不利。蜂蜜性润而滋补,多用于年老体弱、久病多虚、津亏血少之肠燥便秘;且能润肺止咳,适用于肺燥咳嗽。

【配伍应用】　郁李仁配火麻仁,见第234页。

【现代药理研究】

1. 化学成分研究　黄酮类化合物是郁李仁主要化学成分,郁李仁中还含苦杏仁苷、郁李仁苷(A、B)、脂肪油、挥发性有机酸、粗蛋白质、纤维素、淀粉、油酸等。除以上成分外,还含有大量钙、铁、锌、硒、钾、镁、磷等元素。

2. 药理作用研究

(1)泻下　郁李仁含有大量的油脂类成分,是其具有泻下作用的原因之一,但郁李仁泻下作用的主要原因是其具有致泻有效成分郁李仁苷 A。

(2)镇静、利尿　郁李仁苷 A 具有镇静、利尿作用。

(3)镇痛抗炎　郁李仁还具有抗炎镇痛、扩张血管、增强细胞代谢等作用。

(4)祛痰止咳平喘　郁李仁的止咳平喘作用主要依赖于苦杏仁苷对呼吸系统的抑制。

(5)其他　油酸为不饱和脂肪酸,易被人体吸收,能够阻止氧化自由基对人体血管及组分的危害,减少血管疾病的发生。同时,还具有增进消化系统功能,促进骨骼和神经系统发育等作用。亚油酸为细胞膜合成的必要成分,也是合成前列腺素的基础物质,是心血管患者的良好辅助治疗剂。苦杏仁苷是一种常见氰苷类物质,为羟基氰的衍生物,可调节免疫和抗炎作用。

【用法与用量】　内服,一般 3～9 克,大剂量可用至 30 克。

【使用注意】

1. 中气不足、脾肾阳虚者忌用。

2. 有利水伤阴之弊,体虚便秘,只宜暂用,不可久服。

蜂　蜜

为昆虫中华蜜蜂等所酿的蜜糖,全国各地均产,主产于湖北、四川、云南、河南、江西、广东、江苏、浙江等地,以纯净蜂蜜入药。

蜜蜂(所酿的蜜)

【性味与归经】　性平,味甘;归心、肺、大肠经。

【功效与主治】　具有润燥通便,止咳润肺,解毒止痛的作用;为滋补性止咳、润肠通便药,因其药性平和,难奏速效,一般不作主药。常用于治疗大便虚秘,肺燥咳嗽,脘腹虚痛;外洗可治疮疡不收,水火烫伤。也可用于诸虚百损,以及乌头中毒。

【炮制应用】

1. 生用　生品味甘,性微凉,以滑肠通便、解乌头毒之力为胜,多用于肠燥便秘、乌头中毒,或防止乌头中毒。

2. 炼制　炼制品味甘,性微温,以润肺止咳、补中缓急止痛力强,多用于肺燥干咳、中虚胃痛等。

【鉴别应用】

1. 蜂蜜与饴糖　二者均味甘补中,且作用平和,可用于脾胃虚损之证,但二者的功效及临床应用有一定的区别。

蜂蜜性平,能润燥通便、润肺止咳,多用于肠燥便秘、肺燥咳嗽。饴糖性微温,能缓急止痛,其滋润滑肠之力不及蜂蜜,多用于虚寒腹痛。

2. 蜂蜜与郁李仁　见第 236 页。

【现代药理研究】

1. 化学成分研究　蜂蜜所含化学成分复杂,蜂蜜中糖类成分占了 3/4,以蔗糖、果糖和葡萄糖为主。其他成分包括酸性成分(酚酸、氨基酸、有机酸、无机酸)、黄酮类、蛋白质、维生素、激素、微量元素和人体所需的酶类。

2. 药理作用研究

(1)抗肿瘤　蜂蜜含有抗肿瘤成分咖啡酸,而咖啡酸能有效地抑制动物的结肠癌和皮肤癌。

(2)抗菌、抗氧化　蜂蜜含有许多抗细菌生长的酶及抗菌物质;其高渗作用,使细菌大量脱水死亡而延长保质期。蜂蜜抗氧化性主要与酚酸类多酚化合物有关,黄酮类化合物也是一种重要的抗氧化成分。

(3)促进组织再生　蜂蜜可通过提供创面营养、控制创面感染、抗炎、清除坏死组织、调节创面愈合相关细胞因子等多条途径促进创面愈合。

(4)促进消化、润肠通便　蜂蜜能改善便秘的机制主要与富含果糖有关,特别是果糖的不完全吸收对改善便秘具有良好的效果。

(5)保护心血管系统　蜂蜜富含维生素,具有抗氧化性和抗菌性,对血压和血糖有双向调节作用;蜂蜜还富含葡萄糖,它能为心脏的工作提供足够的能量,有利于心脏的保护。

(6)润肺止咳　蜂蜜能增加唾液分泌,帮助化痰和润滑呼吸道,有润肺止咳的作用。但对细菌引起的咳嗽(一般为黄脓痰)则效果不大,此时用蜂蜜止咳反而会加重病情。

【临床应用】　蜂蜜治疗萎缩性鼻炎(臭鼻症),先用温开水将鼻腔的结痂和分泌物洗去,充分暴露鼻黏膜后,再用棉签蘸无腐败变质的生蜂蜜涂鼻腔患处即可。每日早晚各涂鼻 1 次,至鼻腔无痛痒、无分泌物及结痂,嗅觉恢复为止。共治疗 7 例,治疗时间最短者 7 日,最长者 28 日,均感鼻部痛痒及前额疼痛消失,鼻腔无分泌物及结痂。嗅觉完全恢复者 6 例,鼻黏膜恢复正常者 4 例。

【用法与用量】　内服,一般 15～30克,大剂量可用至 100 克。外用,涂敷。

【使用注意】

1. 脾虚便溏、中满腹胀、痰饮水肿慎用或忌用。

2. 通便、润燥、解毒宜生用,滋补宜熟用。

（钟　慧　伍志勇）

参 考 文 献

[1] 雷载权,张廷模.中华临床中药学(上册)[M]. 北京:人民卫生出版社,1998;650.

[2] 冯松齐,郭敏君.蜂蜜治疗臭鼻症[J].河南中 医,1997,17(2):121.

第三节　峻下逐水药

甘 遂

为大戟科多年生肉质草本植物甘遂的 根,主产于陕西、山西、河南等地,以干燥根 入药。

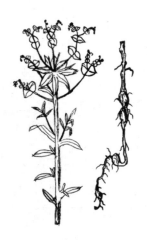

甘遂

【性味与归经】　性寒,味苦;有毒;归 肺、肾、大肠经。

【功效与主治】　具有泻下逐水,散结 消肿的作用,为峻下逐水之要药。常用于 治疗水臌,悬饮;也可用于留饮,结胸,便 秘,肿满等病证。

【炮制应用】

1. 生用　生品有毒,药力峻烈,临床 仅作外用,可用于痈疽疮毒、二便不通。

2. 醋制　醋制后毒性减低,以泻水逐 饮力强,多用于胸腹积水、痰饮积聚、气逆 喘咳、风痰癫痫、二便不利。

【鉴别应用】　甘遂与大戟、芫花,三者 均为有毒之品,都能泄水、逐痰、消肿散结, 但三者的功效及临床应用又有所不同。

(1)甘遂泄水之力较大戟猛烈,且偏走 谷道,能行经隧脉络之水湿,多用于水湿壅 盛所致的水肿、结胸、留饮、肠结等。大戟 泄水之力不及甘遂,且谷道水道分消,偏于 泻脏腑之水湿,适用于水湿泛滥机体的水 肿喘满、胸腹积水、痰饮结聚及悬饮等证。 芫花毒性最大,善逐胸胁之水湿,多用于饮 停胸胁、咳唾引痛、心下痞满等症。

(2)甘遂能破癥瘕积聚,外用可治痈肿 疮毒。大戟能泻热散结,攻毒消肿,又去经 络之痰凝,可用于治疗颈项腋间痈疽、瘰 疬。芫花尚有解毒杀虫的作用,外用可治 疗疮疡、秃疮、疥癣、冻疮。

【配伍应用】

1. 甘遂配大戟、芫花　三者均有较强 的泄水逐痰作用,但甘遂长于泻胸腹之积 水,大戟偏于泻脏腑之水湿,芫花善逐胸胁 之水。三药配用,为泄水逐痰之峻剂,可用 于水饮泛溢、水肿喘满或痰饮积于胸胁及 腹水等证。因三药作用猛烈,且有一定的 毒性,临床上除非体壮邪重者,一般不宜使 用,或经权衡轻重,为解燃眉之急而用之,但标去即应停服。

2. 甘遂配商陆 二者皆属苦寒之品，同为泄水逐饮之药。甘遂攻逐水饮之力甚猛，偏走大肠而泻便逐水，长于泻胸腹积水；商陆偏走前阴利小便，长于逐水消肿，兼能降气泄热。二药相配，协同为用，决壅导塞，开通水道，可驱上、中、下三焦之水饮从二便排出。适用于各种重症水肿鼓胀而伴有二便不通、腹大胀满等。

【药理作用研究】

1. 化学成分研究 甘遂化学成分主要为二萜和三萜类化合物，存在于其根、茎、叶及其乳汁中。甘遂中还含有一些其他类成分，如异东莨菪亭素、棕榈酸、草酸、鞣质、树脂、葡萄糖、蔗糖、淀粉和维生素 B_1 等。

2. 药理作用研究

(1)抗肿瘤 甘遂中的二萜类化合物和三萜类化合物都具有抗肿瘤作用，甘遂根提取物在民间被广泛地用于治疗肿瘤。

(2)抗病毒 近年的研究表明，甘遂提取物对肺炎、肝炎，以及流感病毒等具有显著的抑制作用。

(3)抑制细胞分裂 甘遂根的提取物中分离出了 12 种多环二萜类化合物，具有非常显著的抑制胚胎细胞分裂的活性。

(4)杀虫 甘遂的乙醚和乙醇提取物主要成分为脂溶性成分，对致倦库蚊和白纹伊蚊幼虫有显著的杀伤作用。还有研究发现，甘遂具有抗线虫、抗日本白蚁活性。

(5)抗氧化 甘遂提取物中半乳糖苷和葡萄糖苷衍生物，可以增强超氧化物歧化酶(SOD)和谷胱甘肽过氧化酶的活性，减少过氧化物和羟基乙基的产生，抑制脂质过氧化增加。

(6)泻下 甘遂能刺激肠管，促进肠蠕动，产生泻下作用。

(7)毒性 甘遂对皮肤、黏膜有较强的刺激作用，对炎症细胞具有强烈的刺激作用，引起炎症反应。甘遂生品能够显著抑制人正常肝细胞的增殖，但醋制后可以降低对肝细胞的毒性。

【临床应用】

1. 甘遂治疗结核性渗出性胸膜炎 以甘遂 30 克，甘草 15 克，加水 500 毫升，文火煎至 350 毫升，每次空腹服 50～75 毫升，每日 3 次，3 天为 1 个疗程，可连服 2 个疗程。同时，配合西药抗结核治疗。结果，显效 9 例，有效 1 例。显效中胸水消失时间最短 5 天，最长 9 天，平均为 6.1 天；结核中毒症状 2～4 天明显减轻，5～7 天全部消失。需连续抗结核治疗 6 月。并认为，甘遂、甘草药性相反，但在治疗胸水时，并用二者相反之性，加强其逐水作用，使留饮得以尽去，且无不良反应，但用药量不宜超过 100 毫升，否则会明显腹泻。此煎剂对脓胸无效。

2. 甘遂治疗胸腔积液 以生甘遂末，每日每次 1.5～2 克，冲服(用散，不能入煎)，连续服用 7～20 天。共治疗 18 例，获效满意。

3. 甘遂治疗尿潴留 将煨甘遂 15 克，研细末瓶装备用，用时以 3～6 克酒调成糊，敷入神阙穴，盖上软薄膜并用胶布固定，保持 4～6 小时，不效再换 1 料，可连用 3 次。同时，用甘草 10 克煎汤顿服。甘遂用量视情况由少到多。共治疗术后尿潴留 27 例，结果痊愈 24 例，占 88.9％，好转 3 例 11.1％。王慧敏用生甘遂治疗 20 例产后尿潴留患者，方法：用生甘遂研末酒调成糊，清洗脐部后，用甘遂糊填平脐部。结果 30 分钟后能自行排出小便 17 例，占 85％；24 小时后能自行排小便的 3 例，占 15％。且顺产患者较剖宫产患者效果好。

【用法与用量】 多入丸、散剂。内服，一般2～6克，大剂量可用至10克。外用，生用为末，调敷。

【使用注意】

1. 甘遂反甘草，一般不宜配伍。

2. 气虚体弱，阴津亏损，脾胃虚寒，肾阳不足，孕妇禁用。

3. 用量宜轻，逐渐增加，中病即止，不可久服。

大 戟

为大戟科多年生草本植物大戟或茜草科植物红芽大戟的根。前者称京大戟，主产于江苏、四川、江西、广西等地；后者称红大戟，主产于广西、广东、云南、贵州等地。均以干燥根入药。

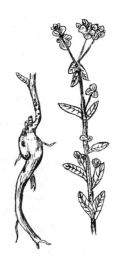

大戟

【性味与归经】 性寒，味辛、苦；有毒；归肺、脾、肾经。

【功效与主治】 具有泄水逐饮，消肿散结的作用；常用于治疗鼓胀，水饮和实肿；也可用于疮疡肿毒，饮食中毒和瘰疬结核。

【炮制应用】

1. 生用 生品有毒，药力峻烈，临床仅作外用，可用于牙痛、热毒痈肿疮毒、瘰疬。

2. 醋制 醋制后毒性减低，以泄水逐饮为主，多用于水肿胀满、胸腹积水、痰饮积聚、气逆喘咳、二便不利。

【鉴别应用】

1. 大戟与商陆 二者均为苦寒有毒之品，具有峻下逐水、消肿散结之功，皆可用于水饮重证、痈肿疮毒，但二者的作用又有各自的特点。

大戟逐水，多自大便泻利，以治疗身面水肿、腹水及胸水。商陆遂水，却能通利大小便，使水湿从二便泄下，以消除水肿胁腹胀痛。

2. 大戟与甘遂、芫花 见第238页。

【配伍应用】

1. 大戟配木香 大戟苦寒泄水逐饮，使水饮从谷道水道分消；木香辛温行气宽中。二药配用，以大戟为主，木香为辅。大戟得木香使气行而水行，木香又可防大戟苦寒伤胃。二者相辅相成，为泄水逐饮之常用。适用于水饮内停之胸腹积水、腹大胀满、小便不利等症。

2. 大戟配甘遂、芫花 见第238页。

【现代药理研究】

1. 化学成分研究 大戟植物化学成分较多，其主要含有二萜类、三萜类、甾醇、黄酮、鞣质和酸类化合物等成分。

2. 药理作用研究

(1)抗肿瘤 大戟具有抗肿瘤活性，二萜类化合物是京大戟的主要活性成分，具有显著的抗肿瘤活性。

(2)抗白血病 大戟注射液明显阻断了S期细胞，证明其具有抑制癌细胞DNA合成作用。

（3）抗菌 大戟属药用植物对大肠埃希菌、铜绿假单胞菌、伤寒杆菌、霍乱杆菌等肠道致病菌和结核杆菌，以及对黄色毛癣菌、同心性毛癣菌等皮肤真菌均有不同程度的抑制作用。

（4）抗炎镇痛 大戟石油醚提取液对角叉菜胶、甲醛、佐剂、乙醛等不同因素诱导的炎性渗出均有较强的抑制作用。

（5）其他 大戟药用植物大部分均有较强的泻下、促进生长因子、保肝作用。

（6）毒性 京大戟为有毒中药，其毒性主要表现为肝毒性、肾毒性及肠细胞毒性。应当注意剂量和炮制方法。

【临床应用】

1. 大戟治疗狂躁型精神分裂症 用新鲜大戟全草 500 克，洗净后铁锅煎煮，取汁 300 毫升，顿服。得吐下后，狂势衰减不显者，次日继用上药 250 克煎服。治疗 12 例均获痊愈。对全部病例进行远期疗效随访，其中 1～6 年者 6 例，6～10 年者 5 例，10 年以上者 1 例，均未见复发。此法适应证为邪正俱实之候。

2. 大戟治疗肾炎水肿 以新鲜大戟根 60～90 克（洗净去粗皮），切片，红枣 20～30 枚，加水 500 毫升，煎至 200 毫升，加黄酒 200 毫升，文火煎至 200 毫升，上午 1 次顿服（儿童酌减），第 1 周服 2 剂，第 2～4 周每周服 1 剂，配合青霉素肌内注射或静脉滴注，纠正电解质平衡，明显少尿者加速排尿。治疗 40 例急性肾炎，痊愈 32 例，进步 8 例，总有效率 100%。

3. 大戟治疗鹤膝风 以大戟、甘遂各 100 克，共为细末，蜂蜜调敷双膝，并盖上鲜菜叶以保持敷药湿润，1 日 2 次。效果甚佳。

4. 大戟治疗慢性咽炎 大戟 3 克，口中含服，每日 2 次。

5. 大戟治疗神经性皮炎 大戟 30 克。洗净，剥去老皮，切碎加水煎煮，直至用手一捻即成粉末为止。后用纱布过滤，药液继续煎煮浓缩至一定黏度，冷却后涂纱布上贴患处，每日或隔日 1 次。

【用法与用量】 内服，一般 2～6 克，大剂量可用至 10 克。外用，煎汤熏洗或熬膏涂贴。

【使用注意】 同甘遂，见第 240 页。

芫 花

为瑞香科落叶灌木芫花的花蕾，主产于安徽、江苏、浙江、四川、山东等地，以干燥花蕾入药。

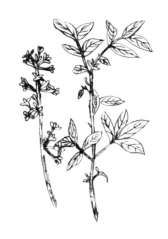

芫花

【性味与归经】 性温，味辛；有毒；归肺、脾、肾经。

【功效与主治】 具有逐饮消肿，解毒杀虫的作用，为峻下逐水之品。常用于治疗悬饮和鼓胀，也可用于水肿癖积，饮食中毒。外用可治疗疮疡，秃疮，疥癣，冻疮。

【炮制应用】

1. 生用 生品有毒，擅于解毒杀虫，多外敷用于秃疮、头癣。

2. 醋制 醋制后毒性减低,增强泄水逐饮作用,多用于治疗胸腹积水、水肿胀满、痰饮积聚、气逆喘咳、二便不利。

【鉴别应用】

1. 芫花与牵牛子 二者均为苦寒有毒之品,皆有逐水涤痰的作用,但二者的功效及临床应用又有所不同。

(1)芫花轻扬,泄水之力猛,长于逐胸胁之水,适用于悬饮咳嗽。牵牛子质重,逐水之力不及芫花,但长于下气、泻三焦壅滞之水,适用于三焦壅滞之肿满及三焦气滞、实热壅滞之便秘。

(2)芫花可用于治疗湿热黄疸、便秘尿赤之实证。牵牛子有杀虫的作用,可用于多种虫积,但以驱蛔虫、绦虫效果较好。

2. 芫花与甘遂、大戟 见第238页。

【配伍应用】 芫花配甘遂、大戟,见第240页。

【现代药理研究】

1. 化学成分研究 芫花中化学成分丰富,包括二萜原酸酯类、黄酮类、香豆素类、木脂素类、绿原酸类及酚苷类,其中二萜类、黄酮类化合物为主要的生物活性成分。

2. 药理作用研究

(1)利尿 芫花不同炮制品利尿作用有显著差异,醋炙芫花＞生芫花＞高压蒸芫花＞清蒸芫花＞醋煮芫花。芫花的利尿作用与剂量有很大关系,其制剂对其利尿作用也有很大影响。

(2)镇咳祛痰 芫花中总黄酮成分为镇咳祛痰的有效成分。另外,芫花中的芫花素也具有一定的镇咳祛痰作用。

(3)杀虫、抗寄生虫 芫花萜、β-谷甾醇、芫花素有驱肠虫作用。

(4)引产 芫花中的二萜原酸酯类成分可使膜细胞变性坏死,溶酶体受破坏而释放出大量的内源性前列腺素引起宫缩而引产。或能够直接兴奋子宫平滑肌,显著地增强离体子宫的节律性收缩。

(5)抗炎、抗肿瘤 芫花萜可影响DNA和蛋白质的合成。通过抑制DNA聚合酶和嘌呤的合成来影响DNA的合成。

(6)其他 芫花乙醇提取物对热、电及化学刺激致痛都有镇痛作用,且吗啡受体特异性阻断药纳洛酮能阻断其镇痛作用。此外,还有镇静、抗惊厥及增强异戊巴比妥钠的麻醉作用。芫花根总黄酮对小鼠的细胞免疫功能有调节作用,含药血清能增强正常小鼠细胞免疫功能。

【临床应用】

1. 芫花治疗牙痛 取芫花根二层皮(鲜)250克,用开水或75％乙醇250毫升浸泡3～5天,用棉球蘸药液放患牙上3～5分钟,治疗牙痛130例,其中龋齿91例,牙髓炎18例,牙槽脓肿15例,牙本质过敏6例,绝大多数患者用药3～5分钟止痛,极个别患者20分钟止痛,2例无效。

2. 芫花治疗头癣 以鲜芫花制成液体治疗头癣15例,全部治愈。方法:先洗去头痂,干用纱布蘸药液抹擦患处,也可在药液内加入猪油或凡士林软膏,每天1次,一般不超过10次即可见效。治疗后20～30天后头发即可再生。

3. 芫花治疗风湿性关节炎 以芫花根皮制成药酒,外用治疗风湿性关节炎。药酒涂擦患处,每天早晚各1次,10天为1个疗程,隔3～5天再进行第2个疗程。观察85例,治愈24例,显效38例,有效18例,无效5例。总有效率为94％。

【用法与用量】 内服,一般2～6克,大剂量可用至10克。外用,煎洗或为末敷贴。

【使用注意】 同第238页甘遂。

牵牛子

为旋花科一年生攀缘草本植物牵牛或毛牵牛的种子,全国大部分地区均产,以干燥种仁入药。

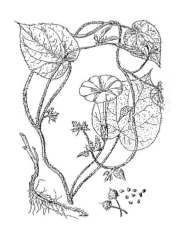

牵牛子

【性味与归经】　性寒,味辛、苦;有毒;归肺、肾、大、小肠经。

【功效与主治】　具有泻下逐水,杀虫去积的作用;善破气分壅滞,除湿热肿满,为通泄导滞之品。常用于治疗鼓胀,水肿;也可用于便秘,水饮,水疝,肺胀和诸虫积。

【炮制应用】

1. 生用　生品长于逐水消肿、杀虫,多用于水肿胀满、二便闭涩不通、虫积腹痛。

2. 炒用　炒后药性缓和,毒性降低,以消痰涤饮力强,多用于痰饮喘咳、饮食积滞。

【鉴别应用】

1. 牵牛子与商陆　二者均有通泻二便、逐水消肿的作用,皆可用于二便不通、水肿胀满。但二者的功效及临床应用又有各自的特点。

牵牛子毒性较商陆小得多,且有导滞消积杀虫的作用,可用于虫积腹痛、宿食不消等症。商陆内服毒性大,外用有解毒消肿的作用,可用于痈疽肿毒。

2. 牵牛子与芫花　见第 242 页。

【配伍应用】

1. 牵牛子配小茴香　牵牛子苦寒降泄,长于利水道而泄水湿,兼通大肠气秘;小茴香辛温,有温肾祛寒,理气止痛之功,并除小肠冷气,为治疝要药。二者配用,专入下焦以泄阴邪,一长于泄水湿,一长于泄寒气,相辅相成,共奏散寒消肿、止痛疗疝之功。适用于下焦虚寒、气滞水停所致的阴囊肿胀疼痛、二便不利之寒湿水疝。

2. 牵牛子配大黄　二者皆为苦寒之品,具有峻烈泻下作用。牵牛子善驱水湿之邪从二便而出,偏走气分而消水肿;大黄长于泻热毒,破积滞而荡涤胃肠。二药配用,泻下之力甚峻,具有导湿利水、泻火解毒、破积通滞之功。适用于湿热壅滞之实肿胀满、二便不利之症。

【现代药理研究】

1. 化学成分研究　现代探究阐明,牵牛子包含苷类、生物碱类、黄酮类及蒽醌、酚酸类,还包括糖类如鼠李糖、果糖、葡萄糖、蔗糖、植物糖,以及其他成分,在未成熟的种子中含赤霉素 A5、赤霉素 A3、赤霉素 A20 等。

2. 药理作用研究

(1)泻下利尿　牵牛子所含牵牛子苷,以及在肠腔中和肠液胆汁反应分解出牵牛子素,增进肠蠕动,刺激肠道,致使泻下。

(2)抑菌　乙醇提取物浓度在 0.03 克/毫升时对链格孢菌菌丝生长的抑制率达 60.0%,对灰霉菌抑菌率在 70.0%。

(3)刺激子宫　牵牛子有效成分(Ph)对子宫收缩的影响显著,产生功效与促进前列腺素的释放有关。

（4）驱虫　牵牛子的正丁醇萃取物的驱虫活性显著，对小菜蛾 3 龄幼虫具有一定的生长发育抑制作用，对黏虫、甜菜夜虫等也有一定的触杀作用。

（5）抗肿瘤　牵牛有效成分对多种人肿瘤细胞株产生抑制功效。能够稳定 G-四链体结构，从而抑制端粒酶的活性，打破肿瘤细胞，诱导自噬以及细胞凋亡。

【临床应用】

1. 牵牛子治疗偏头痛　普通型偏头痛患者 100 例，将炒牵牛子装胶囊，胶囊药含量为 0.4 克/粒。缓解期预防发作 0.8 克，口服，每日 3 次；发作期口服 1.2 克，口服，每日 4 次，有效率 92.7%。

2. 牵牛子治疗食滞便结　将牵牛子研细炒焦，视年龄和体质的差异每次用 1～3 克，每天 2 次。在临床使用当中可以复方冲服也可以单味药使用。

3. 牵牛子治疗慢性气管炎、支气管哮喘　牵牛子炒黄，研末备用。成人每次牵牛子末 30 克，清晨空腹顿服。以干姜、红糖水送下。体弱者或老年人及小儿酌减。

4. 牵牛子治疗小儿夜啼　牵牛子 7 粒，冰片少许。两药共捣碎，温开水调为糊状，临睡前敷小儿肚脐上，纱布包扎。

5. 牵牛子治疗急性腰扭伤　生牵牛子、炒牵牛子各 45 克，一起研碎，分成 2 份，睡前及早饭前温开水各冲服 1 份，一般服 2 份即愈。

【用法与用量】　内服，一般 3～9 克，大剂量可用至 15 克。

【使用注意】

1. 胃弱气虚、血分湿热、孕妇，以及无实邪者忌用。

2. 有耗元气、损胃气之弊，只可暂用，不可久服。

3. 牵牛畏巴豆，一般不宜配伍。

商　陆

为商陆科多年生草本植物商陆的根，我国大部分地区有产，主产于河南、安徽、湖北等地，以干燥根茎入药。

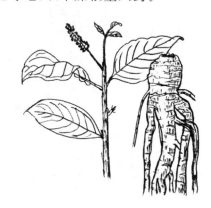

商陆

【性味与归经】　性寒，味苦、辛；有毒；归脾、肺、肾、膀胱经。

【功效与主治】　具有行水通便，解毒消肿的作用。常用于治疗水肿，鼓胀；外用可治疗疮痈肿毒，喉痹等病。

【炮制应用】

1. 生用　生品有毒，擅于消肿解毒，多用于外敷痈疽肿毒。

2. 醋制　醋制后毒性减低，以逐水消肿见长，多用于水肿胀满。

【鉴别应用】

1. 商陆与大戟　见第 240 页。

2. 商陆与牵牛子　见第 243 页。

【配伍应用】　商陆配甘遂，见第 239 页。

【现代药理研究】

1. 化学成分研究　商陆主要含有皂苷类、多糖、挥发油、氨基酸等化学成分。

2. 药理作用研究

(1) 免疫调节及抗肿瘤作用 商陆皂苷是一种激活核苷酸还原酶的生物活性物质。

(2) 调节内分泌 美洲商陆可以诱导小鼠脾细胞产生 γ 干扰素有调节作用，且不同剂量有不同的效价关系。

(3) 镇咳祛痰平喘 商陆总苷元具有极好的镇咳祛痰作用。

(4) 消炎抗菌 商陆总皂苷和皂苷甲能显著地促进小鼠白细胞的吞噬功能。对多种急、慢性炎症模型有明显抑制作用，同时有很强的抑制肉芽增生作用。

(5) 利尿 商陆根提取物使肾脏毛细血管扩张，血流量增加，增加尿流量。

(6) 抗病毒 美洲商陆抗病毒蛋白具有特异的细胞毒特性，对细胞蛋白质合成有抑制作用及广谱抗病毒生物活性。亦可抑制病毒的复制。

(7) 杀虫 商陆皂苷具有杀灭软体动物，杀真菌和杀幼虫的活性，并能杀灭血吸虫尾蚴及寄生血吸虫的钉螺。

【临床应用】

1. 商陆治疗心源性水肿及肝硬化腹水 生商陆常捣成泥外用贴敷治疗，亦可以捣烂加入麝香 0.1 克或生姜泥、葱白泥贴敷脐心神阙穴处，灸熨可增效。

2. 商陆治疗疮痈肿毒 商陆配紫花地丁及忍冬藤捣烂，或商陆盐泥以酒调敷贴患处。

3. 商陆治疗带下病 商陆 60 克（鲜品 120 克）与鸡或猪肉用文火炖烂，放盐少许，弃渣分 2～3 次吃汤及肉。治疗宫颈糜烂、白带、功能性子宫出血，效果满意。

【用法与用量】 内服，一般 3～9 克，大剂量可用至 15 克。外用，捣敷或碾末外敷。

【使用注意】

1. 阳虚水肿、孕妇，以及无实邪者禁用。

2. 有散真气，损脾胃之弊，不可久服。

3. 过量可致中毒。中毒后轻者恶心呕吐、腹痛腹泻，重者昏迷抽搐，二便失禁，甚则死亡，可用绿豆甘草汤解救。

巴 豆

为大戟科常绿乔木巴豆树的种子，产于四川、广西、云南、贵州等地，以干燥成熟的种仁入药。

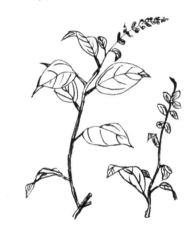

巴豆

【性味与归经】 性热，味辛；有毒；归胃、大肠经。

【功效与主治】 具有泻下寒积，逐水祛痰，解毒蚀疮的作用；为去脏腑沉寒痼冷，破癥瘕积聚坚积之要药。常用于治疗冷积便秘，寒实结胸，水盅，积聚；也可用于食积，阴疽等病。

【炮制应用】

1. 生用 生品毒性强，仅供外用蚀疮，多用于白喉、疥癣、疣痣。

2. 炒用　炒后毒性降低,可用于疮痈肿毒、腹水鼓胀、泻痢。

3. 霜剂　去油制霜后,能降低毒性,缓和泻下作用,多用于寒积便秘、乳食停滞、腹水、二便不通、喉风、喉痹。

【鉴别应用】　巴豆与大黄,见第226页。

【配伍应用】　巴豆配大黄,见第226页。

【现代药理研究】

1. 化学成分研究　巴豆的化学成分研究主要集中在种仁上,种仁含脂肪油34%～57%,蛋白质约18%,以及二萜及其酯类、生物碱类。巴豆脂肪油为棕榈酸、硬脂酸、油酸、巴豆油酸、巴豆酸等组成的甘油酯。

2. 药理作用研究

(1)致泻　巴豆脂肪油是巴豆泻下的有效成分,也是主要的毒性成分,明显增强胃肠推进运动,促进肠套叠的还纳作用。

(2)抗癌　巴豆生物碱具明显的抗癌活性,能抑制多种肿瘤细胞的增殖、诱导细胞分化和促使细胞凋亡。

(3)止泻　小剂量巴豆霜止泻作用与促进回肠水分吸收、降低病理性肠蠕动加快,但随剂量的递减表现出相反的作用。

(4)其他　巴豆果壳和种子部分的提取物均具有一定的抑菌活性。

【临床应用】

1. 巴豆治疗面神经麻痹　用巴豆、蓖麻子捣烂敷患侧太阳穴,同时用红糖、生姜煎服发汗[15]。或取去壳巴豆4～8粒,投入50度白酒250毫升中煮沸后,将白酒盛于小口瓶内,趁热熏健侧劳宫穴,约20分钟,每日1次,10次为1个疗程。

2. 巴豆治疗寒痹　将30毫升白酒置于碗中,选择1～2粒大而饱满的巴豆,去壳,手捏巴豆在酒中研磨直至完全溶化在酒液中即可。擦药时,夏日令患者坐在骄阳下,秋冬坐卧在火炉旁,将药液微温,再在患处反复搓擦,以皮肤感觉微热为宜,药后30分钟,擦药处出现红色丘疹或水疱,并感瘙痒、疼痛,可用生姜薄片轻轻擦拭,以缓解痒痛。一般轻者治疗1次,重者2次(2次擦药相隔5～7日)即可痊愈。治疗急慢性寒痹72例,效果满意。

【用法与用量】　内服,一般0.5～1克,大剂量可用至1.5克,多入丸散剂。外用,捣膏涂或以绢包擦。

【使用注意】

1. 若非沉寒痼冷、癥瘕积聚,不得使用。阴虚火旺、体虚和孕妇禁用。

2. 辛热燥烈而有毒,邪实体强者方可使用,且当严格掌握剂量。

3. 巴豆畏牵牛,一般不宜配伍。

4. 急下,宜用霜剂;缓下,宜巴豆炒去烟,令紫黑。

(钟　慧　伍志勇)

参考文献

[1]　孙卫东.二甘煎剂加抗结核药物治疗结核性胸膜炎10例[J].中西医结合杂志,1989,9(2):117.

[2]　郑平.甘遂治胸腔积液效果好[J].中药通报,1987,12(5):57.

[3]　苏石山.甘遂外敷甘草内服治疗术后尿潴留27例[J].湖南中医杂志,1989,5(5):37.

[4]　余惠民.重用红芽大戟治疗狂症12例[J].广西中医药,1987,10(4):153.

[5]　汤礼文,李永平,高宪红.大戟红枣汤治疗急性

肾炎 40 例[J].实用中西医结合杂志,1993,6(1):45.

[6] 袁国民.外治鹤膝风一则[J].四川中医,1984,2(5):60.

[7] 周重建,裴华.本草纲目彩色图鉴(上)[M].海口:海南出版社,2016:230.

[8] 河南省桐柏县城郊公社卫生院.芫花根皮治疗牙痛[J].新医药学杂志,1973(9):340.

[9] 倪菌泉.芫花的临床应用[J].赤脚医生杂志,1978(3):144.

[10] 徐树楠.中药临床应用大全[M].石家庄:河北科学技术出版社,1999:181.

[11] 张晶.牵牛子药理、毒副作用及临床应用研究探讨[J].中外医疗,2009,27(12):176.

[12] 吴明志.牵牛散治急性腰扭伤[J].新中医,1990,21(1):53.

[13] 王鹏程,王秋红,赵珊,等.商陆化学成分及药理作用和临床应用研究进展[J].中草药,2014,45(18):2722-2731.

[14] 刘百录.商陆炖肉治疗久带[J].四川中医,1985(5):19.

[15] 阎紫菲,朱彦霏.巴豆的药理作用研究进展[J].农技服务,2017(13):18.

[16] 曾广盛,张恒武,宋安莲.巴豆熏治颜面神经麻痹 42 例[J].浙江中医杂志,1980,15(2):86.

[17] 赵德荣.巴豆擦剂治寒痹[J].江苏中医,1989,10(8):347.

第8章　驱虫药

使君子

为使君科藤木状灌木使君子的果实，主产于四川、广东、广西、云南等地，以干燥成熟果实入药。

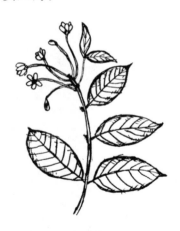

使君子

【性味与归经】　性温，味甘；归脾、胃经。

【功效与主治】　具有杀虫，消疳的作用。常用于治疗蛔虫、蛲虫病，虫积腹痛和小儿疳积；也可用于食积。

【炮制应用】

1. 生用　生品擅于杀虫、消积，多用于蛔虫、蛲虫病，虫积腹痛。

2. 炒用　炒制以健脾消积疗疳力强，多用于小儿疳积、乳食停滞。

【鉴别应用】

1. 使君子与雷丸　二者均有杀虫消积的作用，皆可用于虫积腹痛、小儿疳积，但二者的临床应用又有各自的特点。

使君子杀虫，功专驱杀蛔虫与蛲虫。雷丸杀虫，擅长驱杀绦虫与钩虫。

2. 使君子与榧子　见第253页。

3. 使君子与苦楝皮　见第254页。

【配伍应用】　使君子配芦荟，使君子甘温，功专杀虫消积、健脾疗疳；芦荟苦寒，既可泻热通便，又能消疳杀虫。二药配用，使君子得芦荟之助，杀虫之力增强，具有较好的泄热消积、驱杀肠虫的作用。适用于虫积于肠，热壅便秘者。

【现代药理研究】

1. 化学成分研究　使君子的果实含有鞣质；种子含使君子氨酸、使君子氨酸钾、D-甘露醇、脂肪酸、甾醇；果肉含胡芦巴碱、枸橼酸、琥珀酸、苹果酸。

2. 药理作用研究

(1)驱虫　现代药理研究表明使君子对蛔虫、蛲虫等有明显驱除作用。驱蛲率为87.5%，驱蛔率为75%。使君子的驱虫有效成分为使君子酸钾，其对肠道线虫成虫和幼虫均有麻痹作用。

(2)抑菌　使君子水提物对常见肠道杆菌，包括大肠埃希菌、伤寒杆菌、甲型副伤寒杆菌、乙型副伤寒杆菌、志贺痢疾杆菌、宋内痢疾杆菌、福内痢疾杆菌、变形杆菌等有明显抑制作用。

【临床应用】

1. 使君子治疗肠道蛔虫 使君子治疗组每人服相应药物 30 克,于晨空腹(饭前 2 小时)嚼碎服,服药过程中可饮少量开水,用使君子驱治蛔虫感染的虫卵转阴率为 68.9%～86%,加服泻剂硫酸镁 20 克可提高驱虫效果。

2. 使君子治疗肠道滴虫病 使君子仁炒黄,成人嚼服,儿童研末服。1 岁以内每天 3 克,1～3 岁每天 5 克,可分次服;成人每天 15 克,顿服。连服 3～5 天为 1 个疗程,必要时隔 3～5 天再服 1～2 个疗程。观察 7 例,其中成人 3 例,1 个疗程治愈;儿童 4 例,经 2～3 个疗程治愈。

【用法与用量】 内服,一般 9～12 克,大剂量可用至 30 克。

【使用注意】

1. 大量服用可致呃逆、眩晕、呕吐,应慎之。

2. 单用常致呃逆,但可不药自止。

南瓜子

为葫芦科一年生蔓生藤本植物南瓜的种子,主产于浙江、江苏、河北、山东、山西、四川等地,以成熟的干燥种子入药。

【性味与归经】 性平,味甘;归胃、大肠经。

【功效与主治】 具有补气,润肠,驱虫等功效,用于治疗百日咳,绦虫,蛔虫,产后水肿,痔疮等疾病。

【炮制应用】 临床多生用或鲜用。

【鉴别应用】 南瓜子与槟榔,二者均有良好的驱虫作用,尤其善驱绦虫,临床上

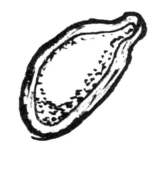
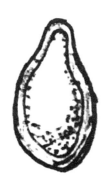

南瓜子

以南瓜子与槟榔配用,对驱除牛肉绦虫有良好的协同作用,可大大提高治疗效果。但二者的功效及临床应用又有各自的特点。

南瓜子功专杀虫,为驱绦虫及蛔虫的专药,且有健脾之功,可用于脾虚虫积。槟榔除驱杀绦虫、蛔虫、姜片虫外,尚有消积导滞、下气除满之功,多用于食积气滞、泻痢后重、水肿脚气等。

【配伍应用】 南瓜子配槟榔,二者均为杀绦虫要药。但南瓜子驱虫的同时尚有健脾之功,能麻痹绦虫的中段和后段节片;槟榔尚有行气、消积、导滞之功。二药配用,杀虫力增强,且借槟榔行气导滞之力而促使虫体排出。适用于绦虫、蛔虫等肠道寄生虫病,尤以绦虫病效果最佳,可达 95% 以上。

【现代药理研究】

1. 化学成分研究 南瓜子种子含油 16.4%,其中主要脂肪酸为亚油酸、油酸、棕榈酸等。还含类脂如三酰甘油、二酰甘油、单酰甘油等。含氮 8.5%,其中 50.1% 为粗蛋白,还含赖氨酸,南瓜子氨酸等。此外,还含磷、钙、铜、镁、锰、铁、锌等元素。

2. 药理作用研究

（1）驱虫　南瓜子仁中的瓜子素可暂时性麻痹虫体的前段、中段和后段而致整个虫体排出，对虫体及神经系统无损伤，疗效肯定，可达 92.10%～100%。

（2）抗癌　有学者对一种来源于南瓜子的经典类丝氨酸蛋白酶抑制药——南瓜胰蛋白酶抑制药Ⅰ（rTMCⅠ）的抗癌活性进行了研究，发现 rTMCⅠ对肺癌 PG 细胞、乳腺癌 MDA 细胞、卵巢癌 SKOV3 细胞和 SE-2 肿瘤细胞的增殖有非常明显的抑制作用。

【临床应用】

1. 南瓜子治疗绦虫病　取带壳南瓜子 200 克，炒熟后去壳研成细末，晨起空腹先服南瓜子，2 小时后取槟榔 100～300 克煎至 100 毫升，顿服，30 分钟后再服 50% 硫酸镁 50 毫升，儿童减半。一般在服药 4～6 小时绦虫即从大便排出，随后腹痛等症状消失，大便检查绦虫卵转阴。

2. 南瓜子治疗前列腺疾病　李连春等用南瓜子对良性前列腺增生患者按照统一的用药质量、剂量、服法进行治疗，发现患者排尿困难症状皆在短期内迅速改善，效果显著。

【用法与用量】　内服，一般 60～120 克，大剂量可用至 250 克。

【使用注意】

1. 用量宜大，鲜者效佳。

2. 用以杀虫，与泻下药同服效力尤捷。

雷　丸

为多孔菌科植物雷丸菌的菌核，我国大部分地区有产，主产于四川、湖北、云南、贵州等地，以干燥菌核入药。

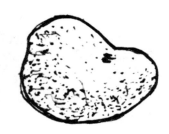
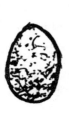
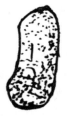

雷丸

【性味与归经】　性寒，味苦；有小毒；归胃、大肠经。

【功效与主治】　具有杀虫消积，退热疗疳的作用。常用于治疗蛔虫、绦虫、蛲虫病，虫积腹痛，亦可用于对癫痫狂走等，同时对小儿疳积，惊啼，风痫，风疹隐疹，痔疮，心痛，瘿瘤，瘫痪顽风和骨节疼痛等也有效果。

【炮制应用】　临床多生用。

【鉴别应用】　雷丸与使君子，见第 248 页。

【现代药理研究】

1. 化学成分研究　雷丸含蛋白酶及雷丸多糖。雷丸多糖是以 β(1-3)葡萄糖为主链，带有(1-6)支链的葡聚糖，相对分子质量为 1 183 000。

2. 药理作用研究

（1）抗肿瘤和增强免疫　雷丸多糖成分经 Smith 降解和甲基化分析后，证明其结构多为高度分支的多糖，有抗肿瘤作用。其抗肿瘤效果可能是增强了机体的免疫功能及防御功能。

（2）降血糖　雷丸中获得的富含多糖的提取物，向药物诱导的糖尿病小鼠腹膜内注射可引起血糖下降。

（3）抗炎和抗氧化　雷丸多糖具有较强的清除自由基能力，是天然抗氧化剂的良好来源。研究发现，雷丸多糖水解物的抗炎强度与糖链长度和蛋白质含量有关。

【临床应用】

1. 雷丸治疗绦虫病　以单味雷丸研粉吞服，每次 20 克，日服 3 次，连用 3 天。多数病例虫体在第 2～3 日全部或分段排下。也可配南瓜子、槟榔、蜀椒等共用。

2. 雷丸治疗斑秃　雷丸研极细末，先把生姜用小刀切一平片，涂擦患处后，再切除表层，用姜的剩余部分蘸雷丸粉涂擦患处片刻，每日 2～3 次，连用 7～12 天停药，局部即慢慢长出新发。

【用法与用量】　内服，一般 6～12 克，大剂量可用至 30 克。

【使用注意】

1. 因本品含蛋白酶，加热至 60℃左右即易被破坏而失效，不宜入煎剂。

2. 脾胃虚寒者慎用。

鹤　虱

为菊科多年生草本植物天名精或伞形科二年生草本植物野胡萝卜的果实。天名精主产于华北各地，称北鹤虱，为正品；野胡萝卜产于浙江、安徽、湖南、四川、江苏等地，称南鹤虱。均以干燥成熟果实入药。

【性味与归经】　性平，味苦、辛；有小毒；归脾、肾经。

【功效与主治】　具有杀虫消疳的作用，对蛔虫、蛲虫、绦虫效佳。常用于治疗虫积，也可用于疳积。

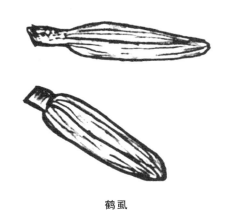

鹤虱

【炮制应用】　临床多生用或炒用。

【现代药理研究】

1. 化学成分研究　鹤虱含内酯化合物（鹤虱内酯、天名精内酯酮）、脂肪酸（正己酸、棕榈酸、硬脂酸、油酸、亚油酸），还含三十一烷、豆甾醇等。

2. 药理作用研究

（1）驱虫　天名精煎剂在体外有杀死鼠蛲虫的作用。取有蛔虫的豚鼠，由口腔投入鹤虱的流浸膏，发现鹤虱有驱虫的效力，证明其中的正己酸及内酯的衍生物有驱蛔虫作用。

（2）抑菌　采用固体培养基平板法证明鹤虱的脱水和未脱水提取物（1∶2浓度）对伤寒杆菌，副伤寒甲、乙杆菌，大肠埃希菌，铜绿假单胞菌，金黄色葡萄球菌有明显的抑制作用。

（3）其他　鹤虱内酯对动物延髓等脑干部位有抑制作用。

【临床应用】　鹤虱治疗钩虫病，取鹤虱 90 克，水煎 2 次，混合浓缩至 60 毫升（每 10 毫升相当于原生药 15 克），过滤加糖。成人每晚睡前服 30 毫升，连服 2 晚；小儿及年老体弱者酌减。观察 57 例，治疗 15 天后复查大便，钩虫卵阴性者 45 例，阳性者 12 例，转阴率为 79%。又报道，用鲜鹤虱 100 克(干品 24 克),放入锅内加 2 倍量的水,煎 3～4 小时,去渣过滤。再将药液慢火浓缩,停火候冷,早晨空腹分 1～2 次服下,此为成人用量,儿童酌减。隔 5 天服 1 次,连服 3 次为 1 个疗程。共治疗钩虫病或感染者 57 例,疗效达 77.1%。

【用法与用量】 内服,一般 9～15 克,大剂量可用至 30 克。

【使用注意】 身体虚弱、腹泻者及孕妇慎用。

槟 榔

为棕榈科常绿乔木槟榔树的种子,主产于海南岛、福建、云南等地,以干燥成熟种子入药。

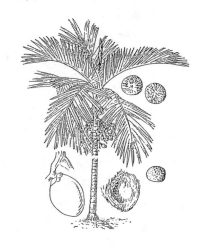

槟榔

【性味与归经】 性温,味辛,苦;归脾、胃、大肠经。

【功效与主治】 具有杀虫破积,行气利水的作用;驱虫以绦虫、蛔虫、蛲虫为主。常用于治疗虫积,疳积,水肿,脚气;也可用于痢疾,疟疾,疝气。

【炮制应用】

1. 生用 生品作用较猛,擅于杀虫破积、行水消肿;多用于绦虫、蛔虫、姜片虫,脚气水肿,疟疾。

2. 炒焦用 焦槟榔长于消食导滞、下气散满,多用于食积不消、湿热痢疾。

【鉴别应用】

1. 槟榔与大腹皮 见第 221 页。

2. 槟榔与南瓜子 见第 249 页。

【配伍应用】

1. 槟榔配南瓜子 见第 249 页。

2. 槟榔配大腹皮 见第 222 页。

3. 槟榔配鸡内金 见第 192 页。

4. 槟榔配木香 见第 209 页。

5. 槟榔配桔梗 见第 151 页。

【现代药理研究】

1. 化学成分研究 槟榔种子含总生物碱 0.3%～0.6%,主要为槟榔碱及少量的槟榔次碱,去甲基槟榔碱,均与鞣酸结合形式存在。还含鞣质约 15%,脂肪约 14%,且含氨基酸,主要有脯氨酸,以及色氨酸、酪氨酸、精氨酸等。

2. 药理作用研究

(1)驱虫 槟榔碱是槟榔的有效驱虫成分,对猪肉、牛肉绦虫有较强的致瘫痪作用,对棘球蚴虫有杀伤作用,其杀头蚴作用可能与破坏头蚴体内蛋白质结构有关。氢溴酸槟榔碱有排蠕虫效果。槟榔体外对肝吸虫具有麻痹作用,槟榔干扰肝吸虫的神经系统功能。槟榔使体外培养的猪囊尾蚴蠕动停止,虫体表面出现部分剥蚀区。

(2)抗病原微生物、灭螺 槟榔水煎剂体外可抑制金黄色葡萄球菌、大肠埃希菌、福氏痢疾杆菌等。槟榔水浸剂对许兰黄癣菌与堇色毛癣菌等皮肤真菌均有抑制作用。低浓度槟榔碱增加钉螺足平滑肌的收缩活动,并且其阻钙作用可能是灭螺增效作用的机制。

（3）对胃肠道功能的影响 槟榔水提液灌胃加快小鼠胃排空,促进小鼠小肠推进,拮抗阿托品或去甲肾上腺素抑制小鼠胃排空和小肠推进的作用。槟榔水提液对大鼠胃底肌条收缩有促进作用。

（4）对心血管系统的作用 从槟榔种子中分离得到的 Ar-eca Ⅱ-5-C 物质体外实验,具有抑制血管紧张素转移酶的活性。给自发性高血压 SHR 大鼠灌胃或静脉注射有持续抗高血压作用。槟榔种子提取物对离体大鼠主动脉有内皮依赖性血管舒张作用,有效成分为槟榔碱和鞣质。

（5）其他 槟榔碱可能为混合型的 M 胆碱受体激动药。从槟榔中分离出的聚酚化合物腹腔注射,对小鼠移植性艾氏腹水癌有抑制作用。槟榔乙酸乙酯提取液对大鼠妊娠子宫能引起痉挛。槟榔水煎剂可兴奋大鼠膀胱逼尿肌肌条。在 4～80 毫克/千克剂量范围内,腹腔注射对大鼠有抗抑郁作用。

【临床应用】

1. 槟榔用于驱虫 槟榔有较好的驱虫作用,特别是对绦虫效果最好,它可使虫体麻痹,虫体伸长而不易断,故可驱出全虫。据临床报道,以单味槟榔或与其他药物配用,可驱除绦虫、蛔虫、钩虫、姜片虫、鞭虫、蛲虫、血吸虫及丝虫等,如单味应用,其用量宜大,可达 50～100 克,方能取得较好效果。

2. 治疗幽门螺杆菌感染 取新鲜干槟榔果 8 克,用水 150 毫升浸泡 1 小时,再用文火煎至 50～70 毫升,上午空腹服 1 次,2 周为 1 个疗程,共观察 32 例。胃镜复查结果表明槟榔对幽门螺杆菌有良好的抑制或清除作用。

【用法与用量】 内服,一般 6～15 克,大剂量可用至 100 克。

【使用注意】

1. 下气破积之力较强,能伤正气,气虚下陷、体弱者慎用。

2. 能制约常山致吐的不良作用。

榧 子

为红豆杉科常绿乔木榧树的种子,主产于浙江、福建、安徽、湖北、江苏等地,以成熟的干燥种子入药。

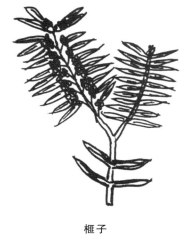

榧子

【性味与归经】 性平,味甘、涩;归肺、胃、大肠经。

【功效与主治】 具有杀虫消积,缓泻的作用;其驱虫消积而不伤正,并能缓泻,促进虫体的排出,尤以驱杀钩虫、寸白虫见长。常用于治疗虫积腹痛腹胀等证。尚有润肺止咳的作用,可用于肺燥咳嗽。

【炮制应用】

1. 生用 生品以杀虫去积、润肺滑肠力胜,多用于虫积腹痛、肺燥干咳、肠燥便秘。

2. 炒用 炒后长于消谷进食、益中疗疳,多用于小儿疳积。

【鉴别应用】 榧子与使君子,二者均

为毒性很小的驱虫药,驱虫而不伤脾胃,且有润肠通便的作用,驱虫时无须另加泻药,但二者的功效与临床应用又有各自的特点。

榧子以驱钩虫、绦虫效果好,且有润肺止咳的作用,可用于肺燥咳嗽。使君子以驱蛔虫效果最佳,且能益脾胃、除虚热,为治疗小儿疳积之要药。

【现代药理研究】

1. 化学成分研究　种子含 54.30％的脂肪油,其不饱和脂肪酸量高达 74.88％。

2. 药理作用研究　榧子油有驱钩虫作用,但对巴西日本圆线虫无效。

【临床应用】　榧子治疗丝虫病,以榧子肉 150 克,血余炭 30 克,用蜜制成 150丸,日服 3 次,每次 2 丸,4 天为 1 个疗程。一般 1～2 个疗程即可见效。

【用法与用量】　内服,一般 15～30克,大剂量可用至 60 克。

【使用注意】　孕妇慎用。

苦　楝　皮

为楝科乔木植物楝树和川楝树的根皮或树皮,我国大部分地区有产,以干燥品入药。

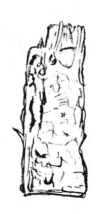
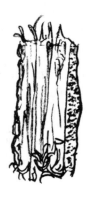

苦楝皮

【性味与归经】　性寒,味苦;有毒;归脾、胃、肝经。

【功效与主治】　具有驱虫疗癣的作用,尤以驱杀蛔虫效佳。常用于治疗蛔虫、蛲虫病,虫积腹痛;外治疥癣瘙痒。

【炮制应用】　临床多生用。

【鉴别应用】

1. 苦楝皮与使君子　二者均能驱虫,且皆善于驱杀蛔虫,但二者的功效及临床应用又有一定的区别。

苦楝皮苦寒有毒,伤脾胃,且有燥湿疗癣的作用,可外用于疥癣瘙痒。使君子甘温,益脾胃,有很好的健脾消积疗疳作用,多用于小儿疳积、乳食停滞。

2. 苦楝皮与川楝子　二者性味皆苦寒,均有驱虫疗癣的作用,可用于治疗虫积腹痛、头癣。但二者的功效及临床应用有一定的区别。

苦楝皮驱虫作用显著,尤为驱杀蛔虫良药,且可用于疗疮。川楝子疏行气止痛力强,偏用于治疗肝气郁结之胁肋疼痛、肝胃不和之脘腹胀痛及疝气疼痛。

【现代药理研究】

1. 化学成分研究　楝树皮中含有萜类川楝素、苦楝酮、苦楝萜酮内酯等,蒽醌类,β-谷甾醇,正十三烷及水溶性成分。

2. 药理作用研究

(1)驱虫　该药煎剂或醇提取物均对猪蛔虫有抑制以致麻痹作用。驱蛔作用的有效成分为川楝素,比乙醇提取物的作用强。苦楝皮的杀虫活性物质川楝素并非拟胆碱类药物,可以认为是川楝素对蛔虫肌肉的直接作用。苦楝皮的醇提取物有很强的驱虫作用,而且实验表明其对蛔虫的致死作用要强于传统药物山道年。

(2)对呼吸中枢的影响　大剂量的川楝素(每只大鼠,静脉或肌内注射 2 毫克)能引起大鼠呼吸衰竭,主要是由于该成分对中枢的抑制作用。中枢兴奋药尼可刹米对川楝素引起的呼吸抑制有轻微的对抗作用。

(3)对神经肌肉传递功能的影响 川楝素能不可逆地阻遏大鼠间接刺激引起的肌肉收缩,刺激神经诱发的乙酰胆碱释放。

(4)抗肉毒中毒 川楝素对肉毒中毒动物具有治疗保护作用,此外川楝素能明显增强抗毒血清对肉毒中毒小鼠和家兔的治疗作用。

【临床应用】

1. 治疗阴道滴虫 新鲜的楝树根皮200克,放入1000~1500毫升的普通水中煮沸20分钟过滤得棕色味苦的液体,经窥阴器每晚5毫升注入阴道,再放入浸有该液的纱布球,次日晨起取出,5~10次为1个疗程。或将楝根皮用其有效成分与甘油明胶做成3~5克如指头大的栓剂,每晚睡前塞1枚于阴道内,隔日1次,5次为1个疗程。共治疗滴虫性阴道炎患者33例,1个疗程或不到1个疗程后全部治愈。白带悬滴复查,滴虫均示阴性。

2. 治疗钩虫病 新鲜苦楝树二层皮60克(成人每日量)水煎2~3小时,煎成药液20~30毫升作1次服,连服3天。治疗钩虫阳性患者121例,服药7天后进行复检钩虫转阴例数为109例,阳性12例,疗效达90%。另以本药材90克,如前法煎服和复查,治疗钩虫阳性患者200例,结果转阴例数为196例,阳性4例,疗效达98%。在321例服药过程中,仅有1例出现腹泻,另1例有头晕、腹痛现象,余无任何不良反应。

3. 治疗疥疮 以新鲜苦楝皮150克,切碎,置容器内,加入乙醇密盖,浸渍3~5日,取渍液过滤,静置24小时,再取上清液加入薄荷脑20克,溶解后再加入50%的乙醇至1000毫升。每日外搽患处2~3次,效果满意。

【用法与用量】 内服,一般6~15克,大剂量可用至30克。外用适量。

【使用注意】

1. 本品有一定的毒性,不宜持续或过量服用。

2. 体虚者慎用,肝病患者忌用。

(王铮辉 伍志勇)

参 考 文 献

[1] 胡建中,蒋茂芳.使君子与榧子驱治肠蛔虫的疗效观察[J].中国病原生物学杂志,2006(4):268.

[2] 雷载权,张廷模.中华临床中药学(上册)[M].北京:人民卫生出版社,1998:1036.

[3] 郭宝庆,王万岭.南瓜子槟榔治疗绦虫病100例[J].浙江中医杂志,1988(2):55.

[4] 李连春,杨忠羽.南瓜子治疗良性前列腺增生疗效观察暨药理作用探讨[J].北方药学,2006,3(1):19-21.

[5] 雷载权,张廷模.中华临床中药学(上册)[M].北京:人民卫生出版社,1998:1031.

[6] 韩桂兰.雷丸和生姜治疗斑秃[J].中华综合医学,2001,2(3):262

[7] 徐树楠.中药临床应用大全[M].石家庄:河北科学技术出版社,1999:367.

[8] 邓世荣,凌利霞,黄伟平.槟榔治疗幽门螺旋杆菌感染的临床观察[J].中医杂志,1993(10):605-606.

[9] 雷载权,张廷模.中华临床中药学(上册)[M].北京:人民卫生出版社,1998:1034.

[10] 严家祥.楝树根皮治疗阴道滴虫的经验介绍[J].中医杂志,1959(8):69.

[11] 张重九.苦楝皮治疗疥疮[J].中国医院药学杂志,1988,8(4):37.

第 **9** 章　开窍药

麝　香

为麝科动物雄麝脐下腺囊中的分泌物,产于四川、西藏、云南、陕西、内蒙古等地,野生或饲养,以干燥的凝固品入药。

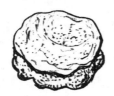

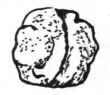

麝香

【性味与归经】　性温,味辛;归心、脾经。

【功效与主治】　具有开窍醒神,活血消肿,催生下胎的作用。常用于治疗温热病热陷心包而神昏痉厥者,中风,小儿惊痫,中暑,中恶,厥心病,跌打损伤;也可用于喉痛,胎死腹中。

【炮制应用】　临床多生用。

【鉴别应用】

1. 麝香与牛黄　二者均为开窍醒神之要药,对于热病神昏及中风痰迷等,常相须为用;二者又均可用于热毒疮肿。但二者的功效与临床应用又有各自的特点。

(1)麝香性温,芳香走窜力强,重在开窍,不但热闭常用,寒闭也常用。牛黄性凉而苦,偏于清心豁痰定惊,故只宜热闭,并更适用于痰壅热盛之昏迷及惊狂癫痫之证。

(2)麝香性善走窜,功在消散气血壅滞,故痈肿热毒之病以初起未溃者较好,尚可用于瘀肿疼痛、闭经癥块等。牛黄性善清热解毒,故一切痈肿疮毒皆可应用,但以热毒壅盛者最为适宜。

2. 麝香与冰片　二者均有开窍醒神、消肿止痛的作用,皆可用于治疗热病神昏、暑热卒厥、中风闭证及热毒壅盛之痈肿疮毒,常可相须为用,以增强疗效。但二者性味不同,其功效与临床应用又有各自的特点。

(1)麝香开窍醒神力强,而冰片开窍醒神力弱,故治疗神昏、闭证时,冰片仅起协同作用。

(2)麝香能活血通络、消散气血壅滞,故除用于热毒疮疡外,尚可用于瘀肿疼痛、血瘀闭经、癥瘕等。冰片偏于宣散郁火而消肿止痛,故除用于热毒疮肿外,也常用于目赤肿痛、口疮、牙龈肿痛、咽喉肿痛等。

3. 麝香与苏合香　见第 262 页。

【配伍应用】　麝香配冰片,二者均有开窍醒神、消肿止痛的作用,但麝香开窍醒神力强,且有较好的活血通络作用;冰片则偏于清热、宣散郁火。二药配用,相互促进,具有良好的开窍醒神、活血消肿、清热解毒的作用。适用于温热病热入心包之神昏惊厥、暑热卒厥、中风闭证、热毒壅盛之痈肿疮毒等。因麝香药源短缺,价格昂贵,多制成丸剂内服或加入膏药中使用,且其应用范围越来越窄。

【现代药理研究】

1. 化学成分研究　林麝麝香含有麝香酮、麝香吡啶、雄性激素、胆甾醇及胆甾醇等。马麝麝香含胆甾醇和胆甾醇酯。原麝麝香主要含有大分子环酮、雄甾烷类。

2. 药理作用研究

(1)抗痴呆　麝香的主要药效成分麝香酮,对由于细胞内可用性钙低于生理水平所致的老年性痴呆有显著的疗效。

(2)抗脑缺血　麝香酮对神经母细胞瘤细胞缺氧缺血和再给氧损伤具有显著的保护作用,提示麝香酮有可能用于中风病急性期的治疗。对局灶性脑缺血损伤模型大鼠给予麝香酮后,缺血、缺氧造成的血脑屏障通透性改变能得到减轻,蛋白质漏出也减少,这从根本上降低脑细胞的水肿程度,防止脑缺血病程发展,从而发挥对脑缺血保护作用。

(3)抗炎　大鼠体内实验表明,麝香酮10 毫克/千克下可显著降低 TNF-α、IL-1β、前列腺素 E2 和 6-酮前列素 F 水平;另外麝香酮还能明显抑制血管内皮细胞与中性粒细胞黏附及其表面细胞间黏附分子-1 和血管细胞间黏附分子-1 表达,从而抑制中性粒细胞与血管内皮细胞黏附,发挥抑制

炎症反应作用。

(4)抗溃疡　以浓冰醋酸直接涂抹于大鼠胃壁诱发慢性实验性溃疡,将麝香混悬液按 200 毫克/千克连续给大鼠灌胃 7 天后,以溃疡面积和溃疡容积为指标,观察麝香对溃疡愈合的影响。结果证明,麝香对大鼠胃溃疡的疗效显著,较之胃膜素为优。

(5)抗肿瘤　天然麝香或麝香酮对小鼠艾氏腹水瘤、小鼠肉瘤 S37 及 S180 的细胞有抑制作用。对人体食管鳞癌、胃腺癌、结肠癌、膀胱癌的组织匀浆培养液,也显示对肿瘤细胞有抑制作用。

【临床应用】

1. 麝香治疗支气管哮喘　以麝香 1～1.5 克,研成细末,紫皮蒜捣成泥。正午时刻将麝香均匀撒在第 7 颈椎棘突到第 12 胸椎棘突宽 2.5～3.0 厘米的脊背中线长型区域内,继将蒜泥覆上,60～70 分钟取下。治疗支气管哮喘 72 例,近期总有效率观察不满 2 年为 99.4%,显效率为 80.5%。72 例远期总有效率,随访 2 年以上达到 95.5%,显效率为 78.6%。本法除利用药物对经络穴位的刺激作用外,药物还通过皮肤吸收而发挥药理作用。

2. 麝香治疗冠心病心绞痛　取人工麝香含片(每片相当于麝香 4.5 毫克),发作时口含 1～2 片,共治疗心绞痛 119 例,结果大部分患者在 5～10 分钟见效,对憋气的症状改善较好。

3. 麝香治疗尿潴留　以麝香 0.5 克,田螺 1 个。共捣如泥外敷脐部,然后用纱布覆盖并固定。必要时 30 分钟后可重复 1次。共治疗尿潴留 7 例,全部有效。其中 1次见效者 5 例,2 次见效者 2 例。

【用法与用量】　内服,一般冲服,每次0.1～0.2 克,大剂量可用至 1 克。

【使用注意】　走窜通关之品，耗气伤阳，夺血伤阴，无论阳虚、气虚、血虚、阴虚均应慎用；虚脱、孕妇忌用。

冰　片

为龙脑香科常绿乔木龙脑香树脂的加工品，主产于东南亚地区，现在主要用松节油、樟脑等为原料，经化学方法合成，称"机制冰片"，以结晶品入药。

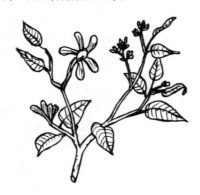

冰片

【性味与归经】　性微寒，味辛、苦；归心、脾、肺经。

【功效与主治】　具有开窍醒神，清热止痛，明目退翳的作用。常用于治疗高热神昏，中风，中恶，目疾，喉痹；也可用于疮疡肿毒和湿疹。

【炮制应用】　研成细粉用。

【鉴别应用】　冰片与麝香，见第256页。

【配伍应用】

1. 冰片配天南星　冰片辛香浓烈，性善走窜，能升能散，具有通窍开闭之功；天南星辛散，走而不守，善祛经络之风痰。二药相须为用，具有较强的醒脑通窍、祛风开闭之效。适用于热入心包、中风痰厥、惊痫等出现神志昏迷、牙关紧闭等症。

2. 冰片配麝香　见第257页。

【现代药理研究】

1. 化学成分研究　天然冰片的主要成分为右旋龙脑，同时含有葎草烯、石竹烯等在内的多种倍半萜。除倍半萜外，天然冰片中还含有齐墩果酸、麦珠子酸等三萜化合物。

2. 药理作用研究

（1）双相调节中枢神经系统　冰片既有镇静抗惊厥又有醒脑的作用。研究表明，其可以缩短戊巴比妥钠持续睡眠时间，且能延长苯巴比妥钠入睡时间，能对抗苦味毒兴奋中枢神经的作用，延长惊厥潜伏期，起镇静抗惊厥作用。

（2）抗炎、镇痛　采用热板刺激、冰醋酸刺激小鼠扭体致小鼠腹腔毛细血管通透性增加，角叉菜胶致大鼠足肿胀等方法制成炎症模型。结果显示，采用冰片治疗能明显抑制大鼠足跖肿胀度，减少小鼠扭体次数；同剂量条件下，冰片的镇痛效应比抗炎效应更为明显。

（3）抗病毒　研究发现将Ⅰ型单纯疱疹病毒暴露于一定浓度的异龙脑30分钟，病毒可被灭活；0.06％的异龙脑可以完全抑制病毒复制，但不影响病毒吸附。

【临床应用】

1. 冰片治疗带状疱疹　将15克冰片溶于75％的乙醇中配成15％的冰片酊，用棉签将冰片酊涂于带状疱疹皮损部，1日4～6次。治疗数百例，获效奇速。其中疱疹初起或病情轻浅者，1～2日即愈；对病程较急较长者，发病在7～10日，经西医使用大剂量抗生素和激素等治疗无效的重症带状疱疹30例，短则4日，长则12日，平均疗程8日治愈。涂药后疼痛1～5分钟明显减轻；皮损短则12小时，长则24小时则不再发展；发热者当天，最迟第2天热退;皮损部红肿1天明显减退,水疱、脓血疱2~4天消退或结痂脱落,溃疡面4~7天结痂脱落,溃疡深者最迟10天结痂。

2. 冰片治疗溃疡性口腔炎 取冰片0.3克,加入1个鸡蛋的蛋白混合(宜临用时配制,不宜久贮),用时先嘱患者用0.02%的呋喃西林溶液漱口,用棉卷擦干患部后涂以冰片蛋白,每日4~5次。初步观察,对某些溃疡性或糜烂性口腔炎有较好的疗效。止痛作用明显,能加速炎症消除,促进口腔黏膜剥脱及糜烂和溃疡的愈合。特别对物理因素所引起的黏膜损害效果良好,而对细菌或其他复杂因素所致的黏膜损害,亦能发挥辅助治疗作用。

【用法与用量】 内服,一般0.15~0.5克,大剂量可用至3克。

【使用注意】

1. 应用以实证为主,若血虚阳亢的昏厥、小儿慢惊、脾虚吐泻、肝肾亏虚目疾、阴寒痛疝均忌用。

2. 辛香走窜之品,只宜暂用;既耗气伤阳,又劫阴夺液,切勿常服。

蟾 酥

为蟾蜍科动物中华大蟾蜍和黑眶蟾蜍

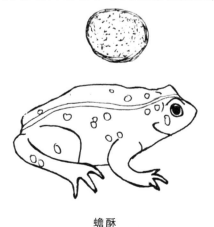

蟾酥

等耳后腺及皮肤腺分泌的白色浆液,我国大部分地区均有分布,以干燥加工品入药。

【性味与归经】 性温,味甘、辛;有毒。

【功效与主治】 具有开窍醒神,拔毒消肿的作用。常用于治疗中暑,中恶,喉痹,疮疡肿毒;也可用于瘰疬,积聚,牙痛等。

【炮制应用】

1. 生用 生品质硬难碎,并对操作者有刺激性,临床一般不用。

2. 酒制 经酒制后便于粉碎,降低毒性,并能减少对操作者的刺激性,临床上多酒制后用。

【现代药理研究】

1. 化学成分研究 蟾酥中的化学成分分为小分子和大分子化合物。目前关于小分子化合物研究较多,包括蟾蜍内酯类、吲哚类生物碱、甾醇类及其他类化合物,大分子化合物主要为蛋白质。

2. 药理作用研究

(1)强心 从蟾酥的三氯甲烷萃取物中分离得到华蟾毒精、脂蟾毒配基、蟾毒灵、蟾毒他灵等9个蟾毒配基类化合物,具有类似洋地黄样的强心作用,促进心肌收缩。低浓度的蟾毒灵可以增强豚鼠离体心房的收缩力,高浓度则易致期外收缩。

(2)升压 蟾酥的升压作用与肾上腺素相似,主要由于外周血管的收缩,部分由于其强心作用。实验表明,蟾毒配基类对失血性休克大鼠有明显的升压作用,升压强度随剂量增大而增强。

(3)抗肿瘤 蟾酥对肝癌HepG2细胞的杀伤作用具有明显的时间和浓度依赖性,诱发线粒体膜电位下降、活化caspase9/3分子而抑制HepG2细胞增殖。蟾毒灵在体外抑制急性红白血病细胞株K562的增殖、阻滞细胞周期于G_0/G_1期并下调其WT1蛋白表达,在体内能够明显抑制裸鼠 K562 皮下瘤体积与重量,导致皮下瘤组织坏死、凋亡。

【临床应用】 蟾酥治疗神经性皮炎,以梅花针在皮损处捶打后涂以蟾酥液,每天 2 次,共治疗 98 例,痊愈 78 例,好转 18 例,无效 2 例,有效率为 97.9%。

【用法与用量】 先溶于乙醇内,1～4 日后,研末用。内服,一般 0.015～0.03 克,大剂量可用至 0.05 克。

【使用注意】

1. 外用注意不要入目,孕妇禁用。

2. 性峻有毒,只宜暂用,不可常服。

石 菖 蒲

为天南星科多年生草本植物石菖蒲的根茎,我国长江流域以南各省均产,主产于四川、浙江、江苏等地,以干燥根茎入药。

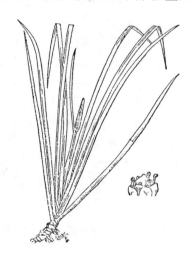

石菖蒲

【性味与归经】 性温,味辛;入心、肝、脾、胃经。

【功效与主治】 具有开窍辟秽,安神醒脑,化湿和胃的作用。常用于治疗湿温,中风,健忘,癫痫;也可用于耳聋,泻痢。

【炮制应用】 临床多生用或鲜用。

【鉴别应用】 石菖蒲与远志,二者均能入心开窍、益智,但二者的功效及临床应用又有一定的区别。

石菖蒲偏于开窍醒神,益心肝,化湿和胃,多用于痰气迷心之神昏、失语、耳鸣、耳聋、健忘及湿浊阻滞中焦之脘腹痞满疼痛、呕吐、泄泻等。远志长于交通心肾而补心益肾,益智安神,多用于惊悸、失眠、健忘、失神等。

【配伍应用】

1. 石菖蒲配郁金 石菖蒲善开心窍而宣气除痰导浊;郁金善清心热而开心窍,活瘀血而化痰浊,疏肝行气而解郁。二药配用,以菖蒲为主,郁金为辅,郁金助菖蒲开窍醒神,除湿化浊,作用更为显著。适用于湿浊或痰浊蒙蔽清窍之神识昏迷、懵懂不语、眩晕、耳鸣、健忘等症,气郁、痰郁、血郁而致的心悸、心烦不安等。

2. 石菖蒲配远志 石菖蒲辛温,芳香利窍,善宣气除痰、开窍醒神;远志辛苦微寒,长于祛痰开窍、安神益志。石菖蒲偏辛散以宣其痰湿,远志偏苦降以泄上逆之壅窒。二药配用,相辅相助,使气自顺而壅自开,气血不复上,痰浊消散不蒙清窍,神志自可清明。适用于痰浊蒙闭心窍之神志不清、昏蒙不语或癫狂惊痫;痰浊气郁影响神明所致的心悸、健忘、惊恐、失眠及耳鸣耳聋、目瞀等。

3. 石菖蒲配磁石 石菖蒲辛温芳香,善开窍醒神、宣气除痰;磁石辛咸寒,入心肾肝经,能养肾益阴而聪耳明目,平肝潜阳而镇静安神。二药配用,益肾平肝、聪耳明目之力加强。适用于肾水不足、虚火上炎之耳鸣耳聋,阴虚阳亢之头痛头晕、心悸失眠等症。

4. 石菖蒲配蝉蜕 见第 49 页。

5. 石菖蒲配佩兰　见第 182 页。

【现代药理研究】

1. 化学成分研究　主要包括挥发油（如细辛醚系列物）、非挥发性成分（如生物碱类、醛和酸类），以及多糖类、氨基酸等。

2. 药理作用研究

（1）镇静、抗惊厥　石菖蒲煎剂及挥发油具有一定的镇静催眠作用，去除挥发油仍能镇静，细辛醚是镇静的主要成分。

（2）抗癫痫　α-细辛醚能减少难治性癫痫细胞模型神经元的细胞损伤，明显抑制黏连蛋白 lamininβ1 基因和海马神经细胞 Bax 基因表达，这可能是 α-细辛醚抗癫痫的作用机制之一。研究发现 α-细辛醚能抑制 γ-氨基丁酸转氨酶活性，达到降低 GABA 分解代谢的作用，通过上调谷氨酸脱羧酶表达使 GABA 合成增加，增强 GABA 介导的抑制作用来发挥抗癫痫功能。

（3）引药入脑　石菖蒲水提液能显著提高羟基红花黄色素 A（HSYA）、葛根素和川芎嗪等药物的药时曲线（AUC）脑/AUC 血。说明石菖蒲能够显著提高血脑屏障（BBB）的通透性，促进药物透过 BBB 进入脑组织。

【临床应用】

1. 石菖蒲治疗风湿痹痛　以石菖蒲 200 克，用 1000 毫升 60 度左右的白酒浸泡，密封，15 天后启用。每天早晚各饮 2 到 3 小杯。1000 毫升药酒可服 1 个月。共治疗风湿痹痛患者 49 例，除 1 例无效外，其余皆获疼痛消除或减轻之效。

2. 石菖蒲治疗癫痫发作　取石菖蒲煎剂，每 30 毫升含石菖蒲干品 9 克，每次服 10 毫升，1 日 3 次，以 30 天为 1 个疗程，可连续服用，中间不停药，如连服 2 年，癫痫不再发作，可停药观察。共治疗各种原因引起的癫痫发作 60 例，显效（大发作停止）17 例，有效 28 例，无效 15 例，有效率为 75％；其中对原发性癫痫和颅脑外伤所致症状性癫痫疗效较好，有效率分别为 82％和 78％，年龄在 20 岁以内者，有效率为 91％。

3. 石菖蒲治疗眩晕　取鲜石菖蒲全株 1000 克，切成约 5cm 长的节段，煎水去渣取汁 500 毫升，每日 1 剂，以此药剂代茶，15 天为 1 个疗程。共治 39 例，结果痊愈 26 例，显效 10 例，有效 3 例，总有效率达 100％。其中疗程最长者 3 个疗程，最短仅服药 5 天，平均 20.5 天。病程较长者比病程短者疗效明显。

【用法与用量】　内服，一般 4～12 克，大剂量可用至 15 克。

【使用注意】　辛温之性能伤阴夺血，助阳动火，凡阴虚阳亢、吐血、精滑者皆当慎用。

苏合香

为金缕梅科落叶乔木苏合香树的树脂，系黄色胶质的浓润液体，主产于非洲、印度及土耳其等地，以提炼品入药。

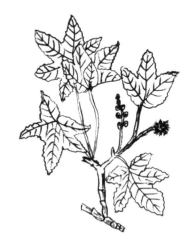

苏合香

【性味与归经】　性温，味辛；归心、脾经。

【功效与主治】　具有开窍辟秽的作

用,常用于治疗中风、中痰、中气之证。

【炮制应用】 临床多生用。

【鉴别应用】

1. 苏合香与麝香 二者均能辛温开窍醒神,皆可用于中风痰厥及山岚瘴气侵袭经络而昏厥属寒闭者,常可相须为用,但二者的功效及临床应用又有各自的特点。

苏合香开窍醒神之力不及麝香,但有较好的辟秽和祛痰作用,故对于秽浊之气侵袭人体而昏厥或中痰昏迷痰盛者,用之最好。麝香开窍醒神之力较苏合香强,不仅用于热闭,也可用于寒闭,且芳香走窜力强,能消散气血壅滞,故也常用于痈肿热毒之病初起未溃者、瘀肿疼痛、闭经癥块等。

2. 苏合香与牛黄 二者均有开窍豁痰、启闭醒神的作用,皆可用于中风痰闭、痉厥昏迷等危急闭证,由于二者的性味不同,其功效与临床应用有很大的差别。

苏合香性温,能通利诸窍,避一切不正之气,长于开窍醒神、豁痰避秽,适用于中风、中气、癫痫、痧气昏迷等属寒闭者,为治疗寒闭证的代表药。牛黄味苦性凉,长于清心开窍豁痰,适用于湿热邪气、痰热壅塞所致的窍闭神昏,以及中风癫痫而属热闭者,为治疗热闭的代表药。

3. 苏合香与安息香 见第 263 页。

【现代药理研究】

1. 化学成分研究 苏合香胶含树脂约36%,水分14%～21%,其余为油状液体。树脂由树脂酯类及树脂酸类组成,前者为树脂醇类与芳香酸结合而成的酯类;后者主要为齐墩果酮酸。油状液体大多由芳香族化合物和萜类化合物组成。此外,苏合香尚含有部分不饱和脂肪酸如亚油酸等。

2. 药理作用研究

(1)抗血栓 苏合香可使兔血栓形成长度缩短和重量(湿重和干重)减轻。体内外实验表明,苏合香能明显延长血浆复钙时间、凝血酶原时间、部分凝血活酶时间,降低纤维蛋白原含量和促进纤溶酶活性。

(2)抗血小板聚集 苏合香脂及其成分顺式桂皮酸,对家兔、大鼠血小板均有明显抗聚集作用。

(3)对心血管系统的作用 苏合香灌胃能提高小鼠常压下的心肌耐缺氧能力,显著降低三氯甲烷诱发的小鼠心室颤动发生率,提高冠状动脉流量,能降低血液黏度和血细胞比容,降低血小板聚集率。苏合香可以通过抑制 ICAM-1、TNF-α 等炎性因子的释放,改善缺氧复氧再灌注对小鼠脑微血管内皮细胞的损伤从而发挥脑保护作用。

【临床应用】 苏合香治疗冠心病心绞痛,以苏合香为主药的冠心苏合丸(苏合香脂、冰片、木香、朱砂、檀香)治疗冠心病及风湿性心瓣膜病引起的心绞痛 118 例,有效率达91.5%,一般于服药后 2～3 分钟奏效。又报道,以苏冰滴丸(苏合香、冰片)治疗冠心病 301 例,对心绞痛的缓解率为83.4%,显效为 35.2%,心电图改善31.5%,服药 2～3 分钟即见效。

【用法与用量】 内服,一般 0.3～1克,大剂量可用至 3 克。

【使用注意】 体虚无瘀者慎用,孕妇忌服。

安 息 香

为安息香科乔木安息香树或越南安息香的树脂,以干燥树脂入药。

【性味与归经】 性平,味辛、苦;归心、脾经。

【功效与主治】 具有开窍回苏,行气活血的作用。常用于治疗温热病热陷心包,中风,真心痛;也可用于霍乱腹痛。

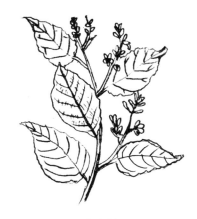

安息香

【炮制应用】 临床多生用。

【鉴别应用】 安息香与苏合香,二者均能开窍醒神,用于中风痰厥、昏迷不醒,但二者的功效与临床应用又有一定的区别。

安息香味辛性平,开窍醒神,寒闭与热闭均可应用,且有活血、行气、止痛之功效,也可用于心腹疼痛、产后血晕。苏合香味辛性温,只可用于中风痰厥之寒闭证,但其具有开郁避秽之功,对于感受秽浊不正之气之昏厥及痰闭昏厥者用之最好。

【现代药理研究】

1. 化学成分研究 安息香主含树脂约90%,其成分有3-桂皮酰苏门树脂酸酯、松柏醇桂皮酸酯、苏合香素、香草醛等。

2. 药理作用研究

(1)抗炎解热作用 由醋酸引起的毛细管通透性增加和由角叉菜胶引起的水肿是炎症过程中的早期病理变化,安息香醇提物(2.5、5、10克/千克)对醋酸所致小鼠腹腔毛细血管通透性亢进均有抑制作用,可降低2,4-二硝基酚内毒素所致大鼠体温的升高,即具有抗炎解热作用。

(2)对脑缺血缺氧有保护作用 采用小鼠常压耐缺氧实验,饱和氯化镁致小鼠急性脑缺血实验,观察安息香与冰片及其不同配比对小鼠存活时间的影响,发现与各单味药比较,安息香冰片4:1组能显著延长小鼠的存活时间。

【用法与用量】 内服,一般0.3～0.5克,大剂量可用至3克。

【使用注意】 属耗气伤阴之品,元气虚损,阴虚火旺者忌服。

(王铮辉 伍志勇)

参考文献

[1] 解放军514医院.麝香敷贴治疗支气管哮喘184例的疗效观察[J].陕西中医,1983,4(3):8.

[2] 王辉武,贾河先,王沁奕.中药新用(第二集)[M].重庆:科学技术文献出版社重庆分社,1990:250.

[3] 官和玉.中药外敷治愈尿潴留7例[J].湖南中医杂志1988,(2):50.

[4] 朱振海.冰片酊外治带状疱疹有奇效——附30例病例[J].实用中西医结合杂志,1994,7(9):562.

[5] 江苏新医学院.中药大辞典[M].上海:上海科学技术出版社,1977:952.

[6] 雷载权,张廷模.中华临床中药学(下册)[M].北京:人民卫生出版社,1998:1581.

[7] 胡明,祝月英.菖蒲酒治疗风湿痹痛[J].浙江中医杂志,1992,27(2):82.

[8] 陈建家.石菖蒲治疗癫痫大发作的疗效观察[J].中华医学杂志,1978(1):62.

[9] 徐昌贤.石菖蒲饮治疗眩晕39例[J].四川中医,1997(12):30.

[10] 雷载权,张廷模.中华临床中药学(上册).[M].北京:人民卫生出版社,1998:358.

第10章　温里药

附子

为毛茛科多年生草本植物乌头的块根上旁生的块状子根,主产于四川、湖北、湖南等地,以干燥旁生块状子根经加工后入药。

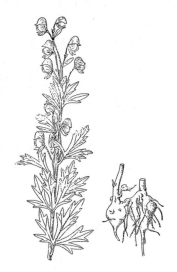

附子

【性味与归经】　性大热,味辛、甘;有毒;归心、脾、肾经。

【功效与主治】　具有回阳救逆,温补中阳,温经止痛的作用,善补命门之火,益五脏之阳,为温补命门之主帅,回阳救逆之要药。其性善走,无处不到,为温通十二经脉之要药。常用于治疗亡阳脱阳,命门火衰,腹寒痛及痹证,阳痿,水肿,休息痢,寒结便秘等病证。

【炮制应用】　目前临床以熟用为主,极少生用。

1. 生用　生品有毒,一般不作内服,仅作外用。

2. 淡附片　回阳救逆、散寒止痛力强,多用于亡阳虚脱、风寒湿痹、阳虚水肿、宫冷不孕等。

3. 炮附片　温肾暖脾力胜,多用于心腹冷痛、虚寒吐泻、休息痢疾等。

【鉴别应用】

1. 附子与干姜　二者均为辛热之品,具有温里、散寒、回阳的作用,皆可用于治疗阳虚欲脱证、中焦虚寒证,常可相须为用,但二者的功效及临床应用又有各自的特点。

附子长于回阳救逆,兼能温中,以治中下焦虚寒证为主,多用于肾阳不足、命门火衰之证;尚有温经止痛的作用,也常用于寒湿痹痛。干姜长于温中暖脾,且能温肺,以治中上焦寒证为主,多用于肺寒喘咳。

2. 附子与肉桂　二者均有补肾阳、益命火的作用,皆可用于治疗肾阳不足、命门火衰之证,但二者功效与临床应用有一定的区别。

附子辛热燥烈,走而不守,其回阳救逆力强,阳气欲脱之证非附子不能救;且温经散寒力胜,常用于寒厥、寒湿痹痛。肉桂甘热,能走能守,其回阳救逆、散寒之力不及附子,长于温肾补阳、散寒止痛、引火归元、兼通血脉、温经止痛,善治下焦虚寒之腰膝冷痛、阳痿、宫冷、血寒痛经等。

3.附子与乌头　二者为同一植物的不同药用部位,功用有相似之处,均为辛热燥烈、有毒之品,有温里散寒、通络止痛的作用,皆可用于治疗寒湿痹痛及寒邪凝滞脏腑之心腹冷痛、寒疝腹痛等症。因其药用部位不同,其功效与临床应用又有一定的区别。

附子长于回阳救逆、温肾助阳,善治阳气欲脱证及肾、脾、心诸脏阳气衰弱等证。乌头驱风、散寒、止痛作用强于附子,但回阳、助阳作用远不如附子,多用于风寒湿痹痛及寒凝肝脉之寒疝腹痛。

4.附子与鹿茸　见第 484 页。

【配伍应用】

1.附子配肉桂　二者皆为辛热之品,为重要的温里药。附子通行十二经,走而不守,在脏腑能补命门真火,暖脾胃,温心阳而通脉;在经络能温经散寒。是外可达皮毛而散表寒,内可达下元而温痼冷,彻内彻外,能升能降,回阳救逆,温肾助阳。肉桂则浑厚下行,偏暖下焦而温肾阳,更能引火归元以摄无根之火,守而不走,可救"阳中之阴"。二药相用,当属动静结合,行守相成,既具强大的温肾助阳作用,又有良好的温经散寒止痛之功。常用于治疗肾阳不足之腰膝酸软无力,形寒肢冷;男子阳痿早泄;女子宫寒不孕;痹症属寒湿较盛者。临床上用量常根据作用机制而定,用于温肾助阳、散寒止痛时,附子 10 克,肉桂 10 克,用于引火归元时,附子 1.5～3 克,肉桂 1～2 克。

2.附子配茯苓　附子辛热,能温肾助阳。茯苓甘淡而平,健脾利水渗湿,茯苓得

附子温肾暖土,阳气得助,其健脾利水渗湿作用明显增强。二药合用,温阳利水。适用于脾肾阳虚、水湿内停之四肢水肿、小便不利,以及腹痛下利等证。

3.附子配熟地黄　附子辛热,善扶五脏之阳。熟地黄甘微温,主补五脏之阴血。二药合用,补阳之中得以阴配,滋阴之中得以阳助,使补阳滋阴并举。适用于阴阳两虚腰膝酸软无力、头晕目眩、阳痿遗精、多尿等。

4.附子配人参　附子辛而大热,温补元阳而大扶先天。人参甘温,大补元气而固脾胃后天。附子善走行而引人参通行十二经,挽元阳于散失,救厥阴于瞬间。二药合用,辛甘助阳,上助心阳,下补肾阳,中益脾土,且附子得人参则回阳而防燥烈伤阴之弊,人参得附子则补气而兼温养之功。适用于正气大亏、阳气暴脱之四肢逆冷、呼吸微弱、汗出肢冷、脉微欲绝等症。

5.附子配白术　附子辛而大热,温散之力较强,既可温肾暖脾,又能散寒除湿;白术苦温燥湿,甘温益脾,故健脾之力尤佳。脾主运化,喜燥而恶湿,得阳则运。若肾阳不足,脾土也寒,寒从内生,必致里湿不化,水湿停留。二药合用,以附子补肾助阳,暖其水脏,补火生土;以白术温脾燥湿,运其土脏。故温阳散寒、祛湿之力增强,并有脾肾兼治之功。此外,附子温经散寒,白术健脾燥湿,二者合用,还有祛寒湿、通络脉之功。适用于脾肾阳虚或脾虚寒盛、水湿内停、痰饮水肿之证,以及风寒湿痹证之肢体关节疼痛、屈伸不利。

6.附子配白芍　附子辛热,性刚燥而善行,具有温阳散寒、回阳救逆之功;白芍苦酸微寒,性柔润而主静,养血敛阴而柔肝,和营缓急而止痛。二药配用,以附子温肾中真阳,助脏腑气血之生长;以白芍滋养

阴血,以助生阳之源,以附子温散寒凝,白芍养血和营,共散血中之寒凝而缓急止痛。同时,白芍酸收敛阴,能兼缓附子辛散燥烈,使温阳散寒而不伤阴耗血。具有很好的温阳散寒、养阴和血之功。适用于寒凝经络之痛经;血虚有寒,络脉凝滞之四肢麻木、关节疼痛等症。

7. 附子配干姜 附子通行十二经,走而不守,在脏腑能补命门真火,暖脾胃,温心阳而通脉;在经络能温经散寒,具有回阳救逆、散寒除湿之功;干姜守而不走,长于祛里寒以温中焦脾胃之阳、回阳通脉。二者相须为用,使回阳救逆、温中散寒之力大增。适用于阳气欲脱之四肢厥逆、脉微欲绝;脾胃虚寒之脘腹冷痛、呕吐、腹泻等症。

8. 附子配黄连 附子辛热温阳,黄连苦寒清热,二者相配,用于治疗寒热错杂,虚实并存之证。

9. 附子配黄芪 见第 438 页。

10. 附子配桂枝 见第 7 页。

11. 附子配麻黄 见第 3 页。

12. 附子配大黄 见第 226 页。

13. 附子配细辛 见第 24 页。

14. 附子配败酱草 见第 118 页。

【现代药理研究】

1. 化学成分研究 附子的化学成分,主要是生物碱类物质,此外还有脂类物质及多糖等。

2. 药理作用研究

(1)强心 附子强心作用的主要机制是兴奋和激动 β 受体,释放儿茶酚胺。可增强心率、对抗缓慢型心律失常,增加缺血心肌血流灌注,增加缺血心肌的供氧供能。

(2)抗炎、镇痛 附子煎剂可抑制炎症。乌头碱具有明显镇痛作用,镇痛属于中枢性。

(3)其他 附子还有抗衰老、抗肿瘤、降糖、提高免疫力等作用。

【临床应用】 附子治疗冻疮,用小杯倒入白酒 50 克,加入附子 10 克浸入酒中,30 分钟后文火慢煎,煎沸 3 分钟后趁热用棉球蘸酒液涂于患处。每晚睡前涂擦 5 次,且每晚用后再向杯中加入少许白酒备用来晚再用,治疗未溃破冻疮 32 例,疗程 1～2 周。痊愈 20 例,好转 10 例,无效 2 例。

【用法与用量】 内服,一般 3～10 克,大剂量可用至 30 克。

【使用注意】

1. 凡阳证、火证、热证及阴虚内热、血虚、孕妇,均禁用。

2. 附子有毒,生用尤烈,久煎可降低毒性而不影响疗效,一般宜先煎 2 小时以上。

干 姜

为姜科多年生草本植物姜的根茎,主产于四川、湖北、广东、广西、福建、贵州等地,以干燥根茎入药。

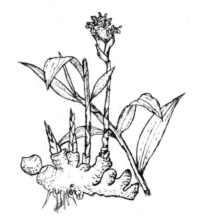

干姜

【性味与归经】 性热,味辛;归心、肺、脾、胃、肾经。

【功效与主治】　具有温中回阳，温肺化饮，温经止血的作用。擅长于温脾胃，与附子同用，则回阳救逆。常用于治疗阳虚欲脱证，脾胃虚寒之吐泻腹痛，肾著及痰饮，咳喘；也可用于恶阻、虚寒出血等。

【炮制应用】

1. 生用　生品具有温中散寒、回阳通脉、温肺化饮的作用，多用于脾胃虚实寒之吐泻腹痛、阳虚欲脱证及痰饮喘咳等。

2. 炮姜　炮姜辛味减而带苦味，其辛燥之性较生品弱，温里之力不及干姜迅猛，但作用缓和而持久，长于温中止痛、止泻、温经止血作用，多用于脾胃虚寒之腹痛吐泻及虚寒性出血。

3. 炒炭用　炒炭后其辛味消失，长于止血温经，其温经作用弱于炮姜，但固涩止血作用强于炮姜，用于各种虚寒性出血，而出血较急、出血量较多者。

【鉴别应用】

1. 干姜与肉桂　二者均属辛热之品，均能温中逐寒，皆可用于中焦虚寒之脘腹冷痛、呕吐泄泻等症，但二者的功效及临床应用又有各自的特点。

干姜偏入脾经气分，回阳救逆，兼通心阳，可用于阳虚欲脱证。肉桂偏入肾经血分，交通心肾，用于肾阳不足、命门火衰之证。

2. 干姜与附子　见第 264 页。

3. 干姜与吴茱萸　见第 276 页。

4. 干姜与生姜　见第 28 页。

5. 干姜与高良姜　见第 279 页。

【配伍应用】

1. 干姜配高良姜　二者皆为辛热之品，均善于温中散寒。但干姜祛寒力较强，偏重于温脾祛寒；高良姜止痛作用较强，偏重于温胃止痛。二药相须为用，既可发挥协同作用，又各取所长，收到脾胃兼治之效，使温脾散寒、暖胃止痛作用加强。适用于脾胃寒证（实寒、虚寒）之脘腹冷痛、恶心呕吐、大便稀溏等症。

2. 干姜配白术　干姜辛热，善补脾胃之阳，为温中散寒之佳品；白术甘温而苦，长于健脾燥湿。二者均为脾胃经主药。一主助阳散寒，一主健脾燥湿。相须为用，共奏温中健脾，散寒除湿之功。适用于脾阳不足、寒湿中阻之呕吐泄泻、脘腹痞闷、口淡而黏、舌苔白腻等症，也可用于风寒湿痹、关节肿胀疼痛者。

3. 干姜配附子　见第 266 页。

4. 干姜配黄连　见第 71 页。

5. 干姜配厚朴　见第 206 页。

6. 干姜配赤石脂　见第 509 页。

7. 干姜配草豆蔻　见第 189 页。

【现代药理研究】

1. 化学成分研究　干姜中主要由挥发油及姜辣素组成，其中姜辣素是干姜发挥药效的主要成分。

2. 药理作用研究

(1) 抗炎、解热、镇痛、抑菌　干姜中的姜辣素类化合物具有镇痛消炎作用。其姜酚成分可抑制 19 种幽门螺杆菌。

(2) 心血管系统　干姜分离得到的 6-姜酚能够有效降低高血糖，高胰岛素血症。另外，干姜的挥发油成分可抗血栓及遏抑血小板聚集。

(3) 消化系统　干姜的醇提取物有良好的抗溃疡活性，对胃排空也具有较好促进作用。

(4) 其他　干姜有预防眩晕、镇咳、增强自身免疫力、抗凝血等作用。

【临床应用】

1. 干姜治疗虚寒性胃痛、腹痛　取干姜、甘草各 15 克，水煎服，日 1 剂。治疗虚寒型胃、腹痛 34 例，均有良效。

2. 干姜治疗褥疮　取干姜粉（高压灭

菌)10克,生姜自然汁(高压灭菌)40毫升,新鲜蛋清60毫升,生理盐水40毫升,搅匀,放入纱布敷料浸泡,取出敷于疮面,每隔2~4小时换药1次,或连续湿敷,疮深脓多者,则扩创清疮后再敷药,可取满意效果。

3. 干姜在保肝中的应用　用三味干姜散(由干姜、肉豆蔻、豆蔻组成,比例为6:4:5),以乙型肝炎患者为观察对象,发现三味干姜散具有抗肝纤维化,延缓病程的作用。可作为治疗慢性乙型肝炎的有效方剂。

【用法与用量】　内服,一般3~9克,大剂量可用至20克。

【使用注意】

1. 阴虚内热、热证出血、温热火毒诸证,均忌用。

2. 孕妇慎用。

肉　桂

为樟科常绿乔木肉桂的树皮,主产于广东、广西、云南等地,以干燥树皮入药。

【性味与归经】　性大热,味辛、甘;归肾、脾、心、肝经。

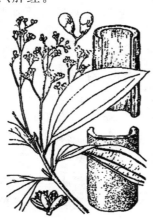

肉桂

【功效与主治】　具有温肾补阳,散寒止痛的作用。为补命火、壮元阳之要药。常用于治疗阳痿,滑精,宫寒不孕等证;及虚寒性脘腹痛,泄泻,腰背痛,痛经等病证。

【炮制应用】　临床多生用。

【鉴别应用】

1. 紫油桂与桂心、官桂

紫油桂:为肉桂中质量最好者,其药力足。

桂心:性温而不燥,行血分、助心阳、交通心肾,多用于心阳不振、心肾不交、血脉凝滞。

官桂:为幼桂树皮,其力弱性燥,温中燥湿,多用于中焦寒湿。

2. 肉桂与附子　见第264页。

3. 肉桂与干姜　见第267页。

4. 肉桂与桂枝　见第5页。

5. 肉桂与鹿茸　见第484页。

【配伍应用】

1. 肉桂配小茴香　肉桂能温补肾阳、散寒止痛,偏于暖下焦而温肾阳;小茴香辛温芳香,祛寒行散之力较强,长于温肾暖肝,散下焦之寒而止痛,且能理气开胃。二药配用,散寒行气止痛之力增强。适用于虚寒性腹痛,气滞寒凝之腰腹冷痛、寒疝等。

2. 肉桂配附子　见第265页。

3. 肉桂配沉香　见第223页。

4. 肉桂配黄柏　见第74页。

5. 肉桂配大黄　见第226页。

6. 肉桂配白芥子　见第145页。

【现代药理研究】

1. 化学成分研究　肉桂中主要含有挥发油、多糖类、多酚类、香豆素及无机元素等化学成分。其中桂皮醛是主要药理成分。

2. 药理作用研究

(1)消化系统　肉桂苷、桂皮苷等有强

抗溃疡活性。肉桂对胃肠有缓和的刺激作用,能增强消化功能,排出消化道积气,缓解胃肠痉挛性疼痛。

(2)心血管系统 桂皮醛有扩血管、降血压、促进机体的血液循环、对肢体的疼痛有一定的缓解及抗休克作用。其他肉桂提取物有抗栓作用。

(3)防治糖尿病 肉桂原花青素是主要抗糖尿病的化学成分。

(4)其他 肉桂还有抑菌、抗氧化、抗肿瘤、抗炎、镇静、解痉、解热、止咳祛痰、升高白细胞及壮阳等作用。

【临床应用】

1. 肉桂在治疗失眠中的应用 中医认为,失眠因阴阳(水火)失调,肾火上攻者不少,治法重在引火归元,使其阴阳协调,水火既济,自然神安寐宁。肉桂擅长补益肾阳,其性和缓,能守能走。其引火归元之功,远胜于同类药物如附子等。有人指出,单纯使用镇静安神药往往不易见效,加入少量兴奋剂(如肉桂)却常可取效。临床应用其治疗失眠时,应注重配伍。如为心火偏盛者,则以肉桂配黄连,使心火清降,肾火复位,则肾水上济于心,心火下通于肾,如此心肾交通,可望入睡。如为下元亏虚,则宜肉桂配熟地黄、山萸肉等,使肾水不妄动,心肾相交。同时,应注意掌握用量,一般每次 0.3~0.6 克即可,若下元亏虚,肾阳不足明显者,可酌用 1~3 克。

2. 肉桂用于治疗铜绿假单胞菌感染 将 0.5%的肉桂油置于消毒容器中,消毒纱布浸药液敷创面或塞入创口及瘘管内,日换一次,也可用喷雾洒创面,每日 3 次。治疗铜绿假单胞菌感染 11 例,其中烧伤 7 例,骨髓炎 3 例,腹壁造口 1 例。7 例烧伤患者,4 例于用药后 1 周左右创面愈合;3 例明显好转。3 例慢性骨髓炎患者,2 例疗效显著,其中 1 例用药一个月后细菌培养转为阴性。1 例腹壁造口患者用药后 5 天创口愈合。据报道,肉桂有促进机体免疫反应的作用,使抗体较早出现。

3. 肉桂治疗小儿流涎 取肉桂 10 克(2 次量)研成细末,醋调至糊饼状,每晚临睡前将药料摊于两块纱布上,分别贴敷于双侧涌泉穴,并用胶布固定,次日晨取下。治疗小儿口角流涎属脾阳虚者 6 例,均获效,一般连用 3~5 次可告痊愈。

4. 肉桂治疗腰痛 取肉桂粉 5 克 1 次服用,每日 2 次,3 周为 1 个疗程。治疗肾阳虚型腰痛 102 例,包括风湿性脊柱炎 35 例,类风湿脊柱炎 5 例,腰肌劳损 55 例,原因不明者 7 例。结果:治愈 47 例,显效 39 例,有效 14 例,无效 2 例。与西药组(解热止痛、吲哚美辛、激素等)102 例比较,无显著差异。肉桂下行而补肾,主治腰痛,可温中、通血脉、补命门不足。现代药理研究表明,肉桂含挥发油,有抑制中枢神经的作用,表现为镇静、镇痛、解热,能增强消化功能,缓解胃肠痉挛性疼痛,尚有扩张血管作用,增加血液循环,使腰肌松弛,从而改善症状。

【用法与用量】 内服,一般 2~6 克,大剂量可用至 15 克。

【使用注意】

1. 阴虚阳亢者忌用,血证及孕妇慎用。

2. 畏石脂,一般不宜配伍。

3. 有生热、伤阴、动血之弊,大量应用可致头晕、眼花、口干、鼻衄、尿少和尿血。

花 椒

为芸香科灌木或小乔木花椒的果皮,

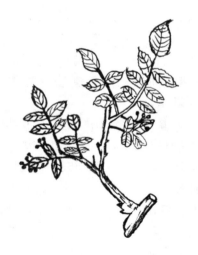

花椒

我国大部分地区有产,但以四川产者效佳,以成熟的干燥果皮入药。

【性味与归经】 性热,味辛;有小毒;归脾、胃、肺、肾经。

【功效与主治】 具有温中止痛,解毒杀虫的作用。常用于治疗脘腹寒痛,虫积腹痛;也可用于泄泻。外用可治疗阴痒、漆疮。

【炮制应用】

1. 生用 生品有小毒,辛热之性甚强,外用杀虫止痒效果甚佳,多用于疥疮、湿疹或皮肤瘙痒等皮肤病。

2. 炒用 炒后可减少毒性,其辛热作用稍缓,长于温中散寒、驱虫止痛,多用于脘腹寒痛、寒湿泄泻、虫积腹痛或吐蛔。

【鉴别应用】 花椒与胡椒,二者均为辛热纯阳之品,具有温中散寒止痛的作用,皆常用于中焦虚寒证,但二者的功效及临床应用又有一定的区别。

花椒有燥湿之功,临床以寒湿伤中之脘腹冷痛、呕吐泻痢最为适宜;且外用长于杀虫止痒,适用疥疮、湿疹或皮肤瘙痒等皮肤病。胡椒以温暖胃肠、消积化痰见长,多用于胃肠寒痰冷积之脘腹冷痛、呕吐清水

及泄泻痢疾等。

【配伍应用】

1. 花椒配肉豆蔻 花椒辛温,善散阴寒,能温胃止痛、健脾止泻;肉豆蔻辛温,有温中行气、涩肠止泻作用。二药配用,温中有行,行中寓涩,相辅相助,共奏温脾暖胃、行气止痛、涩肠止泻之功。适用于脾胃虚寒之脘腹冷痛、久泻不止者。

2. 花椒配饴糖 花椒辛温燥烈,长于温中散寒止痛,且有杀虫之功;饴糖甘温质润,长于补中缓急止痛。二药配用,润燥相济,花椒得饴糖则温中而不燥烈,饴糖得花椒则益气而不腻滞。共奏温中补虚、散寒止痛、杀虫之功。适用于脾胃虚寒之脘腹冷痛、呕吐、四肢不温;虚寒性虫积腹痛,时作时止者。

3. 花椒配苍术 花椒辛温,善散阴寒,能温胃止痛、健脾止泻;苍术苦温,性燥主升,善除湿运脾。二药配用,共奏温中燥湿、健脾止泻之功,使寒湿得去、脾胃健运,则泻可自止。适用于中阳不足、寒湿较盛之久泻、纳差,妇女下焦虚寒之寒湿带下。

【现代药理研究】

1. 化学成分研究 花椒的化学成分主要包括挥发油、生物碱、酰胺、香豆素、黄酮等,药理作用主要集中在挥发油、生物碱、酰胺这3类物质上。

2. 药理作用研究

(1)麻醉、镇痛 花椒挥发油和花椒水溶性物有近似于普鲁卡因的局部麻醉作用。花椒水提液有镇痛作用。花椒挥发油对腰部扭伤疼痛、风湿性关节炎等都很有作用。

(2)心血管系统 花椒挥发油具有抗动脉粥样硬化、抗栓、抗凝的作用,这种作用与其降低血清过氧化脂质水平、抗脂质过氧化损伤有关。

（3）消化系统　花椒具有抗消化道溃疡、抗腹泻、保肝利胆等作用。

（4）其他　花椒还有抗菌杀虫、抗氧化作用等。花椒挥发油对嗜铬细胞瘤细胞在体外有杀伤作用。花椒宁碱具有抗癌作用。

【临床应用】

1. 花椒治疗蛲虫病　以花椒 30 克，加水 1 升，煮沸 40～50 分钟，过滤。取微温滤液 25～30 毫升行保留灌肠，每日 1 次，连续 3～4 次。治疗 108 例小儿蛲虫病患者，临床症状均消失，粪检 3 次虫卵皆为阴性。

2. 花椒治疗断乳妇女乳房胀　以花椒 6～15 克，加水 400～500 毫升，浸泡后煎煮浓缩为 250 毫升，加入红糖 30～60 克，于断奶当天趁热 1 次服下，每日服 1 次，约服用 1～3 剂即可回乳。绝大多数于服药后 6 小时，乳汁分泌即显著减少，第 2 天乳胀消失或胀痛缓解。

3. 花椒治疗顽癣　川椒（去子）25g，紫皮大蒜 100g。川椒研粉，与大蒜混合，捣成药泥。用棉签在患处敷上药泥，每日 1～2 次，10 天 1 个疗程，治疗顽癣 45 例，全部病例经过 1～3 疗程治愈，随访 1 年无复发。

【用法与用量】　内服，一般 3～9 克，大剂量可用至 15 克；外用，煎洗或研末调敷。

【使用注意】　阴虚火旺者忌服。

胡　椒

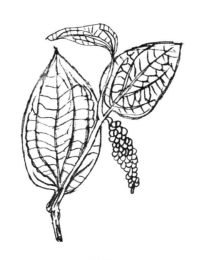

胡椒

为胡椒科常绿攀缘植物胡椒的果实，分布于热带、亚热带地区，我国华南地区及西南地区均有引种，以成熟的干燥果实入药。

【性味与归经】　性热，味辛；归胃、大肠经。

【功效与主治】　具有温中散寒的作用，常用于治疗胃寒疼痛、呕吐、泄泻；本品又是常用的调味品，少量使用，能增进食欲。

【炮制应用】　临床多生用。

【鉴别应用】　胡椒与花椒，见第 270 页。

【现代药理研究】

1. 化学成分研究　胡椒中的化学成分主要为生物碱（主要是吡咯烷类酰胺生物碱）和挥发油。这两种成分是胡椒发挥药效的主要成分。

2. 药理作用研究

（1）镇静抗惊厥　胡椒中的胡椒碱有对抗戊四氮惊厥作用，使惊厥率显著降低，并有明显镇静作用。

（2）消化系统　胡椒的胡椒碱能增加胃酸的分泌，对抗胃溃疡，并能对抗蓖麻油和硫酸镁等导泻剂导致的小鼠腹泻。

（3）其他　有研究表明胡椒碱有抗氧化、抗肿瘤、抗抑郁、免疫调节等作用，在临床中应用前景广泛。

【临床应用】

1. 胡椒治疗小儿迁延型腹泻　用白

胡椒1克,研末,加葡萄糖粉9克,制成散剂。1岁以下每次0.3～0.5克,3岁以上0.5～1.5克,一般不超过2克,每日3次,连服1～3天为1个疗程。如有脱水,可适当补液。治疗小儿单纯性消化不良腹泻20例,痊愈18例,好转2例,有效率为100%。

2. 胡椒治疗疟疾　以胡椒10～15粒,研极细末,置胶布中央,贴于大椎穴上,7天为1个疗程,若胶布密封者,可连续7天,脱离者,应即刻更换,共治疟疾6例,5例治愈,1例无效。

3. 胡椒治癫痫　取白胡椒6～9克,加适量的醋浸后,口服,每日3次。

【用法与用量】　内服,一般1～6克,大剂量可用至10克。外用为粉末敷。

【使用注意】

1. 阴虚有热、湿热实火均忌用。孕妇慎用。

2. 多食损肺、发痔、生脏毒,令人齿痛目昏。少用能温中健脾,开胃进食。

3. 采取未成熟的果实,干燥后为黑胡椒;成熟果实,经加工除去果皮后为白胡椒。药用以白胡椒为佳。

小茴香

为伞形科多年生草本植物茴香的果实,我国南北各地均有栽培,以成熟的干燥果实入药。

【性味与归经】　性微温,味辛;归肝、肾、脾、胃经。

【功效与主治】　具有祛寒止痛,温中和胃的作用。常用于治疗疝气疼痛,少腹冷痛;也可用于胃寒腹痛、呕吐、呃逆等。

【炮制应用】

1. 生用　生品辛散理气作用较强,擅

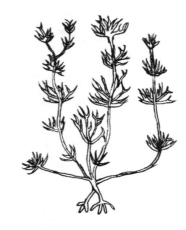

小茴香

于温胃止痛,多用于胃寒呕吐、小腹冷痛、脘腹胀痛。

2. 盐制用　盐制后辛散作用稍缓,专行下焦,长于温肾祛寒、疗疝止痛,常用于疝气疼痛、鞘膜积液、阴囊象皮肿及肾虚腰痛。

【鉴别应用】

1. 小茴香与大茴香　二者性味、功效及临床应用相近,临床上可相互代替使用。

2. 小茴香与吴茱萸　二者均能散寒止痛,皆可用于治疗寒疝腹痛、痛经,但二者功效及临床应用又有各自的特点。

小茴香辛温,盐炒后偏入肾经,其温中止痛之力不及吴茱萸,但长于温肾散寒,用于睾丸偏坠、睾丸鞘膜积液。吴茱萸辛苦,大热,偏入肝经,长于暖肝,也能温脾暖肾,用于厥阴头痛、呕吐吞酸、阳虚泄泻。

【配伍应用】

1. 小茴香配补骨脂　小茴香辛温,入下焦以温肾散寒,入中焦可调中醒脾;补骨脂辛苦大温,功专补肾助阳,既能温下元、固精缩尿,又可温运脾阳、涩肠止泻。二药同入脾肾经,相须为用,增强药力,入下焦则温肾散寒力强,入中焦则温脾暖肾、行气之力佳。适用于肾阳不足、下元不固之遗精、遗尿、尿频、早泄等；脾肾阳虚、胃寒气滞之食欲缺乏、食后脘腹饱胀、嗳气呕吐、腹痛、便溏等症；冲任虚寒之月经后期、痛经等。

2. 小茴香配肉桂　见第 268 页。
3. 小茴香配川楝子　见第 217 页。
4. 小茴香配橘核　见第 219 页。
5. 小茴香配荔枝核　见第 220 页。
6. 小茴香配牵牛子　见第 243 页。

【现代药理研究】

1. 化学成分研究　小茴香中主要含脂肪油、挥发油、甾醇及糖苷、氨基酸等。

2. 药理作用研究

(1)镇痛、抗炎、抑菌　小茴香挥发油能使炎症反应得到缓解，具有缓解疼痛和抗炎的作用。茴香脑是小茴香的主要抑菌成分。

(2)促进胃肠蠕动　小茴香能使胃肠蠕动得到增强，使气体排出减轻肠胃的膨胀。

(3)保肝、抗肝纤维化　研究表明，小茴香挥发油对于四氯化碳所引起的小鼠肝毒害具有保护作用。小茴香能抑制肝纤维的进展，从而对肝微粒体氧化酶有影响作用。

(4)其他　小茴香还具有促渗、抗癌、抗突变等作用。

【临床应用】

1. 小茴香治疗嵌闭性小肠疝　以小茴香 9～15 克(小儿酌减)，用开水冲汤，趁热顿服，如 15～30 分钟未见效，同量再服 1 次；或成人每次 3～6 克，小儿每次 1.5 克左右，用开水冲服，间隔 10 分钟后，同量再服 1 次。服后仰卧 40 分钟，下肢并拢，膝关节半屈曲。一般 30 分钟左右可见嵌顿自行复位，疼痛消失。若 1 小时左右仍不见嵌顿缓解，须立即考虑手术治疗。曾治疗嵌闭 2 小时至 3 日的患者 26 例，治愈 22 例，无效 4 例(其中 3 例是大网膜嵌顿，1 例是肠壁坏死)。据临床观察，本品治疗嵌顿疝，发病时间越短，效果越好；如嵌顿时间较久，有坏死、穿孔可能，则不宜轻易应用；如系大网膜嵌顿，则必须考虑手术治疗。

2. 小茴香治疗鞘膜积液和阴囊象皮肿　取茴香 15 克，食盐 4.5 克，同炒焦，研为细末，打入青壳鸭蛋 1～2 个同煎为饼，临睡时温米酒送服。连服 4 日为 1 个疗程，间隔 2～5 日，再服第 2 个疗程。如有必要可续服数个疗程。64 例鞘膜积液患者，经 1～6 个疗程治疗，痊愈 59 例，进步 1 例，无效 4 例。阴囊象皮肿患者，多数须经 4 个疗程始能见效，除阴囊坚硬如石无效外，一般疗效尚佳，且无不良反应。

【用法与用量】　内服，一般 6～10 克，大剂量可用至 30 克。外用，炒熨或研末敷。

【使用注意】　辛温能助阳动火，热证、阴虚火旺者忌用。

丁　香

为桃金娘科常绿乔木丁香的花蕾，主产于坦桑尼亚、马来西亚、印度尼西亚等地，我国广东也有栽培，以干燥花蕾入药。

【性味与归经】　性温，味辛；归脾、胃、肾经。

【功效与主治】　具有温中降逆，温肾助阳的作用。常用于治疗虚寒呕吐、呃逆证，为治虚寒呕逆之要药；也可用于脘腹冷痛，奔豚气及阴冷，阳痿等证。

【炮制应用】　临床多生用。

【鉴别应用】

1. 公丁香与母丁香　二者来源于同

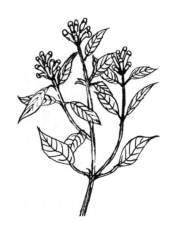

丁香

2. 药理作用研究

（1）抗菌、消炎　丁香酚是有很强的抗菌、抗真菌效果。对痢疾杆菌、金黄色葡萄球菌等有较强的抗菌作用。

（2）消化系统　研究表明，丁香中的挥发油能有效减缓胃排空，并刺激胃酸和胃蛋白酶分泌的作用，并有刺激肠壁、促进肠蠕动、排出肠内异常蓄留气体的作用。

（3）其他　丁香挥发油是天然透皮吸收促进剂，丁香酚是一种天然无不良反应的麻醉剂。丁香多酚、丁香枝醇提物具有抗氧化作用。

【临床应用】

1. 丁香治疗肠梗阻　以丁香 30～60 克，研成细末，加 75% 的乙醇调和，对乙醇过敏者，可用开水调和，敷于脐及脐周（直径 6～8 厘米），再用纱布和塑料薄膜覆盖，周围用胶布固定，对胶布过敏者可用绷带固定，共治疗麻痹性肠梗阻 20 例，其中腹部手术后肠麻痹 10 例，弥散性腹膜炎后肠麻痹 7 例，脊柱损伤所致肠麻痹 3 例，均有满意效果。一般用药 2 小时后即可听到肠鸣音，4～8 小时排便排气。

2. 丁香治疗腋臭　公丁香 18 克，红升丹 27 克，石膏 45 克。将丁香和石膏（石膏洗净，取出石块和砂粒）粉碎，研细，红升丹研成粉末，均过 7 号筛。然后将 3 种药混研，再过筛，装入茶色瓶内，密封保存。用棉花团蘸着药粉揉动涂擦腋窝部，每日一次，连续涂擦 5 天。共治疗腋臭 188 例，均获痊愈。

3. 丁香治疗恶阻　以丁香 15 克，半夏 20 克，共为细末，以生姜 30 克煎浓汁调成糊状，取适量涂敷脐部并用胶布固定。1 日后呕吐渐止，再敷 3 日纳食如常。

4. 丁香油治疗产后乳头皲裂　用丁香 30g 炒黄碾成细末，用白芝麻油 150ml

一物，性味功效及临床应用大致相同。但公丁香即通常所用的丁香，为丁香的干燥花蕾，其药效迅速，药力较强。母丁香为丁香的成熟果实，其药效持久而药力较弱。临床以公丁香入药为佳。

2. 丁香与柿蒂　二者均能降逆下气、止呃逆，皆可用于治疗呕吐、呃逆。但二者的功效及临床应用又有一定的区别。

丁香辛温，长于温中暖胃以降逆，适用中焦虚寒之呕吐、呃逆；且能温肾助阳，可用于肾虚阳痿、阴冷等症。柿蒂味苦性平，不寒不热，为降气止呃的专药，不论寒热皆可应用。

【配伍应用】

1. 丁香配柿蒂　丁香性温，长于温中暖胃降逆而止呃；柿蒂性平，不寒不热，为降气止呃之专药。二药配用，降逆止呃之力加强。适用于因寒或寒热错杂所致的胃气上逆之呃逆、嗳气、呕吐等。

2. 丁香配沉香　见第 223 页。

【现代药理研究】

1. 化学成分研究　丁香中化学成分以挥发油（丁香油）居多，是其主要药效成分，另外还包括了几种三萜酸。

调成黏液状,每日用棉棒蘸此液涂擦皲裂的乳头数次,1 周为 1 个疗程,治疗 56 例,用药 1 个疗程后治愈 50 例,好转 6 例,治愈率 89%。

【用法与用量】 内服,一般 2～6 克,大剂量可用至 15 克。外用,研末敷。

【使用注意】

1. 热证及阴虚内热者忌服。

2. 畏郁金,一般不宜配伍。

荜 茇

为胡椒科多年生草质藤本植物荜茇的果穗,产于广东、云南等地,以干燥的未成熟果穗入药。

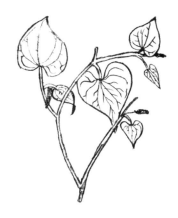

荜茇

【性味与归经】 性热,味辛;归脾、胃、大肠经。

【功效与主治】 具有温中下气,散寒止痛的作用。常用于治疗胃寒脘腹冷痛、泄泻、呕吐、呃逆症,也可用于痛经,偏头痛,牙痛等。

【炮制应用】 临床多生用。

【鉴别应用】 荜茇与荜澄茄,二者均能温中散寒,皆可用于治疗中焦虚寒证。但二者的功效及临床应用又有一定的区别。

荜茇辛热,温散之力较为突出,散中焦沉寒之力强,多用于脾胃虚寒之腹痛、呕吐、呃逆、泄泻等症。荜澄茄辛温,辛散之力较为突出,能温脾胃、暖肝肾、行气滞,其散寒止痛力强,除用于胃寒呃逆、腹痛等症外,还常用于寒滞肝脉之疝气疼痛,以及寒证小便不利、小便浑浊之症。

【配伍应用】 荜茇配高良姜,二者皆为大辛大热之品,具有温中散寒之功。荜茇善除冷积,能行气止痛;高良姜则善散脾胃寒邪,且能和胃降逆。二药配用,温中散寒降逆之力增强。适用于寒犯中焦引起的脘腹冷痛、呕吐、泄泻、呃逆等症,也可用于牙痛、偏头痛、痛经等。

【现代药理研究】

1. 化学成分研究 荜茇中分离得到的发挥药效的主要成分是生物碱及酰胺类,此外,还包括挥发油类、木脂素类、萜类、甾醇类等化合物。

2. 药理作用研究

(1)抗菌、抗炎、抗病毒 荜茇的提取物有明显的抗菌、抗炎活性。研究表明荜茇酰胺可以抑制真菌中毒素的产生并对血吸虫具有杀伤作用。

(2)降血脂和抗血小板聚集 研究表明,从荜茇分离得到的荜茇明宁碱、胡椒碱具有抗高血脂活性。荜茇酰胺具有抗血小板凝集的活性。

(3)其他 荜茇中的几内亚胡椒酰胺有调节胆固醇代谢作用。胡椒碱可调节免疫。荜茇乙醇提取物可以治疗慢性肝损伤。荜茇酰胺能够通过抑制肿瘤细胞的增殖,促进肿瘤细胞凋亡,对多种肿瘤有抑制作用。

【临床应用】 荜茇治疗牙痛,以荜茇 10 克,细辛 6 克,每日 1 剂,水煎漱口,1 日漱 3～5 次,每次漱口 10～20 秒,不宜内服。共治疗牙痛 23 例,皆收到止痛效果。

【用法与用量】 内服,一般 2～6 克,大剂量可用至 15 克。外用,研末搐鼻或纳蛀牙孔中。

【使用注意】 实热郁火、阴虚火旺者忌用。

吴 茱 萸

为芸香科常绿灌木或小乔木吴茱萸的果实,主产于贵州、广西、湖南、云南、陕西、浙江、四川等地,以干燥未成熟果实入药。

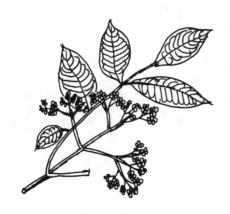

吴茱萸

【性味与归经】 性热,味辛、苦;有小毒;归肝、脾、胃、肾经。

【功效与主治】 具有温中降逆,温肝止痛的作用;其温散寒邪力强,降逆止呕亦佳,为治胃寒呕逆要药。常用于治疗脘腹寒痛,呕吐吞酸,疝气疼痛;也可用于泄泻,五更泻,痛经,霍乱转筋及脚气痛等。

【炮制应用】

1. 生用 生品多外用,擅于祛寒湿止痛,多用于口腔溃疡、牙痛、湿疹。

2. 制用 制后毒性降低,可供内服,多用于脘腹冷痛、呕吐吞酸、胃寒呕吐、头痛、疝气、脚气。

【鉴别应用】

1. 吴茱萸与干姜 二者均有温中散寒的作用,皆可用于治疗中焦虚寒之脘腹冷痛、呕逆,常用可相须为用,但二者的功效及临床应用又有一定的区别。

吴茱萸偏于温下焦,能暖肝、助肾阳,常用于治疗寒疝腹痛、脾肾阳虚之泄泻及痛经、闭经。干姜尚能温上焦,回阳救逆,常用于肺寒喘咳、阳虚欲脱之证。

2. 吴茱萸与小茴香 见第 272 页。

【配伍应用】

1. 吴茱萸配大枣 吴茱萸辛热燥烈,长于温肝暖胃、降逆止呃;大枣甘温质柔,长于补脾和胃、养血安神。二药配用,散中寓补,刚柔相济,吴茱萸得大枣之柔润则温散而不燥烈,大枣得吴茱萸之辛温,益气养血而不壅滞,共奏温中补虚、降逆止呕之功。适用于脾胃虚寒之胃脘痛,妊娠呕吐,厥阴头痛、干呕、吐涎沫。

2. 吴茱萸配黄连 见第 71 页。

3. 吴茱萸配乌药 见第 211 页。

【现代药理研究】

1. 化学成分研究 吴茱萸的化学成分中主要含有生物碱类、苦味素类、挥发油类。吴茱萸中分离出的吴茱萸碱、吴茱萸次碱发挥主要药效作用。

2. 药理作用研究

(1)心血管系统 吴茱萸的生物碱类有强心作用,具有双相调节血压的作用,同时可影响心、脑、皮肤等组织器官血流量。吴茱萸次碱有保护血管内皮,抗动脉粥样硬化的作用。吴茱萸碱有明显抗心肌肥厚的作用。

(2)消化系统 吴茱萸中挥发油的主要成分是吴茱萸烯,有芳香健胃,抑制肠道内异常发酵的作用。

(3)镇痛、抗炎 吴茱萸产生镇痛、抗

炎作用主要依靠吴茱萸次碱。

（4）其他　吴茱萸碱有抗肿瘤作用；去氢吴茱萸碱、吴茱萸次碱，芸香碱可兴奋子宫平滑肌；吴茱萸碱有治疗慢性前列腺炎作用。

【临床应用】

1. 吴茱萸治疗麻痹性肠梗阻　以吴茱萸 10 克研末，淡盐水调成糊状，摊于二层方纱布上，将四边折起，长宽约 5 厘米，敷于脐部，胶布固定，12 小时更换 1 次。一般敷药 1～2 小时生效，起效最快 40 分钟，最慢 2 小时。共治疗 18 例，均为住院手术患者，其中胃、十二指肠溃疡急性穿孔修补 4 例，胃大部分切除 8 例，脾切除 3 例，胆囊切除 2 例，卵巢肿瘤切除 1 例；肠麻痹时间最短者 18 小时，最长者 42 小时。

2. 吴茱萸治疗慢性前列腺炎　取吴茱萸 60 克，研末，用酒、醋各半，调制成糊状，外敷于中极、会阴二穴，局部用胶布固定，每日 1 次。年老体弱者、无明显热象者，用吴茱萸 15～20 克，加水 100 毫升，约煎 40 分钟左右成 60 毫升，分 2 次服；体质强壮者或有热象者用吴茱萸 10～12 克、竹叶 8 克，加水 100 毫升，煎成 90 毫升，分 3 次服，每日一剂。上法连用 10 天为 1 个疗程，一般 1 个疗程可见效。共观察 46 例热象不明显，经中西医结合治疗无效的患者，病程为 6 个月～20 年，年龄为 23－72 岁。结果：痊愈 29 例，显效 10 例，有效 5 例，无效 2 例，总有效率为 95.65%；治疗时间最短 10 天，最长 40 天。

3. 吴茱萸治疗小儿泄泻　以吴茱萸粉加醋调成糊敷脐周治疗婴幼儿泄泻 96 例，结果敷药 1 次 24 小时治愈 37 例，敷药 2 次治愈 51 例；敷药 3 次治愈 5 例，好转 3 例，全部有效。

4. 吴茱萸治疗妊娠中毒症　以吴茱萸研细末，与蒜泥搓丸（吴茱萸含 3 克），贴双侧涌泉穴，并于足底热敷，用药后患者自觉足心刺激强烈，4 小时测血压为 16.993 千帕，下肢水肿等症状缓解。

5. 吴茱萸治疗肾穿后腹胀　吴茱萸粉用醋调成糊状，贴敷穴位（神阙、双侧天枢、气海、上巨虚、中脘），治疗 40 例肾穿刺后患者，吴茱萸粉中药穴位贴敷治疗的舒适度高于对照组，具有促进胃肠运动的功能。

6. 吴茱萸治疗冠心病失眠　将 5 克吴茱萸研末，用米醋调成丸状，敷于两足心涌泉穴，以纱布覆盖并固定，每晚 1 次，次日清晨取下。治疗组共 40 例，其中治愈 11 例，显效 16 例，有效 11 例，治疗总有效率为 95%。

【用法与用量】　内服，一般 2～6 克，大剂量可用至 15 克。外用，研末敷。

【使用注意】　阴虚火旺者忌用；孕妇慎用。

荜澄茄

为胡椒科常绿攀缘性藤木植物荜澄茄及樟科落叶灌木或小乔木山鸡椒的果实，荜澄茄原产于南洋各地，我国广东亦产，山鸡椒生长于长江以南地区，主产于广西、浙江、江苏、安徽等地，以成熟的干燥果实入药。

【性味与归经】　性温，味辛；有毒；归脾、胃、肾、膀胱经。

【功效与主治】　具有温中下气，散寒止痛的作用。常用于治疗胃寒气滞邪逆的脘腹疼痛、呕吐、反胃；也可用于寒疝，小便频数等。

【炮制应用】　临床多生用。

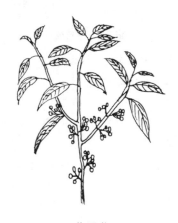

荜澄茄

【鉴别应用】

1. 荜澄茄与高良姜　二者均有温中止痛之功，皆可用于治疗脘腹冷痛、胃寒呕逆。但二者的功效及临床应用又有各自的特点。

荜澄茄入脾、胃、肾、膀胱经，能温脾胃、暖肝肾、行气滞，其散寒止痛力强，除用于胃寒呃逆、腹痛等症外，还常用于寒滞肝脉之疝气疼痛，以及寒证小便不利、小便浑浊之症。高良姜专入脾胃二经，善于温散脾胃寒邪、止痛、止呕，多用于脾胃虚寒之脘腹冷痛、呕逆。

2. 荜澄茄与荜茇　见第275页。

【配伍应用】　荜澄茄配高良姜，荜澄茄既善温中下气，暖脾胃而行滞气，又长于散寒止痛；高良姜善散脾胃寒邪，且有和胃降逆作用。二药相须为用，增强温脾、散寒邪、降逆气之功。适用于胃寒呃逆，寒伤脾胃之脘腹冷痛、呕吐呃逆、泄泻，胃中无火、朝食暮吐、暮食朝吐、完谷清澈之反胃症。

【现代药理研究】

1. 化学成分研究　荜澄茄的化学成分中主要含有挥发油、黄酮类、脂肪酸类，其挥发油发挥主要药理作用。

2. 药理作用研究

（1）解热、镇痛、镇静　现代研究表明，荜澄茄的水提物具有良好的解热作用，其水煎剂、醚提物和水提物都有镇痛作用，荜澄茄果实挥发油有抗焦虑和较强的镇痛作用。

（2）抗心血管疾病　荜澄茄挥发油有抗心律失常、抗心肌缺血、降压和抗缺氧作用。

（3）抗胃溃疡、利胆　荜澄茄水提物和醚提物可治疗酸性胃溃疡。另外，荜澄茄醚提取物和水提取物有利胆作用。

（4）其他　荜澄茄还有抗腹泻、抗癌、平喘镇咳、消毒、抗虫、抗真菌、抗细菌及广谱抗菌等作用。

【临床应用】　荜澄茄治疗阿米巴痢疾，将荜澄茄连皮研细，装入胶囊中，每次服1克，每2小时1次，每日服4次，连服3～5天。如服后有胃肠道刺激反应者，可加等量碳酸镁。治疗60例，其中42例治后复查大便，结果38例未再发现阿米巴原虫，症状消失，4例无效。未复查大便的18例中，治后16例症状消失，2例无效。

【用法与用量】　内服，一般2～6克，大剂量可用至10克。

【使用注意】

1. 辛温助火，凡阴虚有火及热证忌用。

2. 内服10克以上即可中毒，导致恶心、呕吐、腹泻、关节痛、甚至抽搐、昏迷，宜慎。

高良姜

为姜科多年生草本植物高良姜的根茎，产于广东、广西及台湾等地，以干燥根茎入药。

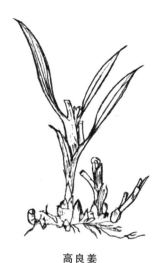

高良姜

【性味与归经】　性热，味辛；归脾、胃经。

【功效与主治】　具有温中散寒止痛的作用，功似干姜而温胃之功过之。常用于治疗胃脘寒痛；也可用于胃寒呕逆，泻痢和寒疝。

【炮制应用】　临床多生用。

【鉴别应用】

1. 高良姜与干姜　二者均为辛热之品，皆有温中散寒的作用，用于治疗脾胃虚寒证，但二者功效及临床应用又有一定的区别。

高良姜偏于温胃，适用于脘腹冷痛、呕逆噎膈；干姜偏于温脾，且能温阳通脉，适用于腹痛泄泻、阳虚欲脱。

2. 高良姜与荜澄茄　见第 278 页。

【配伍应用】

1. 高良姜配干姜　见第 267 页。

2. 高良姜配荜澄茄　见第 278 页。

3. 高良姜配香附　见第 213 页。

4. 高良姜配五灵脂　见第 408 页。

5. 高良姜配荜茇　见第 275 页。

【现代药理研究】

1. 化学成分研究　高良姜中的化学成分主要类别为挥发油、黄酮类及二苯基庚烷。挥发油是高良姜中的一类主要成分；另外黄酮类的高良姜素、二苯基庚烷类化合物是高良姜发挥药理作用的主要成分。

2. 药理作用研究

(1) 抗菌、抗病毒　高良姜中的高良姜素或二苯基庚烷类化合物与其他抗菌药物联合应用抗多重耐药菌株效果明显。二苯基庚烷类化合物有很好的抗菌和抗炎活性，具有广谱的抗病毒作用。

(2) 抗肿瘤　高良姜中的二苯基庚烷类化合物能对肿瘤细胞产生明显的细胞毒活性，而产生抗肿瘤作用。

(3) 抗氧化　高良姜的二苯基庚烷类化合物显示抗氧化作用，黄酮醇类化合物显示抗脂质过氧化活性。

(4) 消化系统　高良姜中的总黄酮成分有抗胃溃疡和增强胃黏膜保护作用。高良姜、艾叶、甘草、葡萄和刺荨麻混合以后应用，能治疗胃肠道出血性疾病。

【临床应用】　高良姜治疗胃痛，以高良姜为主治疗胃痛 175 例，其中虚寒型 75 例，肝气犯胃型 100 例。治愈 135 例（痛止，诸症消失，2 年内未复发），显效 27 例（痛止，诸症消失，2 年以内有复发），有效 13 例（疼痛及诸症有不同程度减轻）。

【用法与用量】　内服，一般 6～9 克，大剂量可用至 30 克。

【使用注意】　肝胃火郁之脘腹疼痛、呕逆者忌用。

（卢乐仪　刘初容）

参 考 文 献

[1] 胡荣昕,许满时.附子外用治疗冻疮 32 例[J].浙江中医杂志,1998(10):441.

[2] 徐树楠.中药临床应用大全[M].石家庄:河北科学技术出版社,1999:305.

[3] 何继红,王世彪.治褥疮验方[J].新中医,1990(8):18.

[4] 王碧君,桑传兰,李娜,等.三味干姜散保肝作用与调节肠道菌的初步研究[J].中药药理与临床,2018,35(1):117-120.

[5] 俞宜年,阮时宝.肉桂治失眠[J].中国中药杂志,1998,23(5):309-310.

[6] 李萍,姜玉成,张翊,等.肉桂油抗绿脓杆菌感染的初步观察[J].山东医药,1980,20(11):28.

[7] 兰茂扑.肉桂外治小儿口角流涎[J].中医杂志,1983,24(8):638.

[8] 周广明.肉桂粉治疗"肾阳虚型"腰痛 102 例疗效观察[J].中西医结合杂志,1984(2):115.

[9] 徐树楠.中药临床应用大全[M].石家庄:河北科学技术出版社,1999:310.

[10] 江苏新医学院.中药大辞典(上册)[M].上海:科学技术出版社,1977:1058.

[11] 阮育民,阮蓉.川椒大蒜泥治疗顽癣 45 例[J].中西医结合杂志,1990(4):211.

[12] 陈鸿立.胡椒外敷治疗小儿迁延型腹泻 37 例[J].浙江中医杂志,1987(12):539.

[13] 雷载权,张廷模.中华临床中药学(下册)[M].北京:人民卫生出版社,1998:943.

[14] 刘义华.胡椒临床应用举例[J].山西中医,2001(1):10.

[15] 邹世民.小茴香治疗嵌闭性小肠疝[J].中华外科杂志,1959(7):657.

[16] 傅子钧.小茴香治疗六十四例睾丸鞘膜积水和阴囊象皮肿[J].福建中医,1960(4):74.

[17] 李世祥,李鼎建.丁香散剂治疗麻痹性肠梗阻[J].中医杂志,1988,29(11):55.

[18] 孙迅,朱金麟.腋香粉治疗腋臭的疗效观察[J].中医杂志,1988,29(7):53.

[19] 聂天义.中药敷脐疗法在妇科的临床应用[J].中级医刊,1987,22(10):620.

[20] 孙爱针,金莲芳.丁香油治疗产后乳头皲裂 56 例[J].中国社区医师,2005,7(11):62.

[21] 丁克安.细莘漱口止痛剂治疗牙痛 23 例[J].湖北中医杂志,1988(6):16.

[22] 农远升.吴茱萸敷脐治麻痹性肠梗阻[J].中医杂志,1995,36(3):136.

[23] 范新发.吴茱萸治疗慢性前列腺炎[J].中医杂志,1995,36(4):200.

[24] 严凤山.吴茱萸敷脐治疗婴幼儿泄泻 96 例[J].陕西中医,1987(8):461.

[25] 徐国志,徐福田.吴茱萸贴穴治妊娠中毒症[J].江苏中医,1990,11(1):2.

[26] 赵蕾.吴茱萸粉中药穴位贴敷治疗肾穿后腹胀的疗效观察[J].世界最新医学信息文摘,2018,18(94):158-162.

[27] 何石燃.吴茱萸粉调醋穴位贴敷双涌泉穴治疗冠心病失眠[J].中医临床研究,2018,10(27):26-28.

[28] 徐树楠.中药临床应用大全[M].石家庄:河北科学技术出版社,1999:317.

[29] 程爵棠.加味良附散治疗胃痛 175 例[J].四川中医,1983,1(6):37.

第11章 平肝药

第一节 平肝息风药

羚羊角

为洞角科动物赛加羚羊的角,产于新疆、甘肃、青海等地,以角入药。

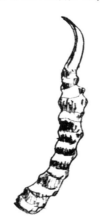

羚羊角

【性味与归经】 性寒,味咸;归肝、心经。

【功效与主治】 具有平肝息风,清肝明目,清热解毒的作用。常用于治疗眩晕,惊痫,目赤,温热病;也可用于中风,翳障。

【炮制应用】 临床多生用。

【鉴别应用】

1. 羚羊角与石决明 二者均有清肝泻火、平肝潜阳之功,皆可用于肝阳上亢之眩晕、肝火上炎之目赤肿痛。但二者的功效及临床应用又有一定的区别。

羚羊角清泻肝火之力较强,且善于息风止痉,为治疗热极风动、惊痫抽搐之要药;兼可散血解毒,又可用于热病神昏、瘟毒发斑、痈肿疮毒等症。石决明清泄肝火之力不及羚羊角,但有补肝阴之功,为平肝潜阳明目之要药,除用于肝热目赤外,还可用于肝血不足、视物不清。

2. 羚羊角与犀角 见第81页。

3. 羚羊角与牛黄 见第282页。

【配伍应用】 羚羊角配犀角,见第81页。

【现代药理研究】

1. 化学成分研究 通过对羚羊角进行大量分析研究显示,其主要成分为氨基酸类、磷脂、无机元素。

2. 药理作用研究

(1)镇静催眠 羚羊角散对戊巴比妥钠催眠有协同作用,具有中枢镇静与催眠作用。

（2）抗惊厥　给小白鼠腹腔注射 4 克/毫升羚羊角水煎液，注射戊四氮致惊，结果腹腔注射羚羊角水煎液组能延缓惊厥发生时间。

（3）镇痛　羚羊角胶囊有缓解偏头痛的作用。

（4）抗癫痫　近年来对羚羊角的药理活性研究表明，羚羊角具有解痉、修复受伤听神经细胞等作用。

（5）抗炎　小鼠灌胃给予以羚羊角为主要成分的解热抗炎颗粒剂，发现可显著抑制二甲苯所致小鼠耳郭肿胀，并且对蛋清所致大鼠足肿胀也有明显抑制作用。

【临床应用】

1. 羚羊角用于预防癌症化疗发热　以羚羊角粉 0.6 克，每日 2 次口服，持续用药 10 日，对于预防癌症化疗患者发热具有较好的疗效。同时观察到化疗前 72 小时开始用药者效果最好，化疗前 24 小时次之，化疗当日用药者效差。

2. 羚羊角粉治疗口疮　单用羚羊角粉每次 0.5 克口服，治口疮、鼻衄之症，一般用药不过 4 次即能治愈。

【用法与用量】　锉末、磨汁或镑为薄片。内服，一般 0.3～0.5 克，大剂量每次可用至 1 克，多作散剂冲服或磨汁兑服。

【使用注意】　脾虚慢惊者宜忌用。

牛　黄

为牛科动物黄牛或水牛的胆囊、胆管或肝管中之结石，我国西北、东北及河南、河北、江苏等地均产，以干燥粉末入药。

【性味与归经】　性凉、味苦；归心、肝经。

【功效与主治】　具有息风止痉，祛痰

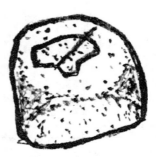
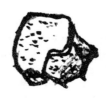
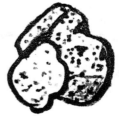

牛黄

开窍，清热解毒的作用。常用于治疗温热病，惊痫，中风，咽痛；也可用于疮疖，乳岩，瘰疬，痰核。

【炮制应用】　临床多生用。

【鉴别应用】

1. 牛黄与羚羊角　二者均有平肝息风止痉的作用，皆可用于外感热病、热极生风、惊厥抽搐等病证。但二者的功效及临床应用又有一定的区别。

（1）牛黄善于清心开窍以豁痰，凉肝息风以止痉，多用于治疗心肝有热，内风夹痰之热病神昏、中风痰迷、癫痫发狂、痰热急惊等症；羚羊角长于清肝热、息肝风，多用于热入厥阴，热极生风之肝风实证。

（2）牛黄清热解毒之力较强，可广泛用于痈肿疮毒、口疮、喉痹、乳岩、瘰疬等；羚羊角能清肝明目、散血解毒，可用于肝热目赤、温疫发斑等。

2. 牛黄与麝香　见第 256 页。

3. 牛黄与苏合香　见第 262 页。

【现代药理研究】

1. 化学成分研究　现代临床大量研究数据表明，牛黄中含有的胆酸、胆红素、脱氧胆酸、胆甾醇、蛋白质、氨基酸等是牛黄发挥病理、生理功效的主要有效物质。

2. 药理作用研究

（1）消化系统　牛黄中含有牛磺酸等成分,具有收缩胆囊平滑肌、减轻肝纤维化等作用。

（2）抗炎及对呼吸、免疫系统的作用　有研究证实牛黄具有呼吸系统兴奋作用,这可能与牛黄中含有的肽类（SMC）等调节平滑肌兴奋或抑制的有效药理成分有关,可广泛应用于镇咳药、感冒药中。

（3）心血管系统　胆红素、胆酸钙、脱氧胆酸是牛黄中的主要有效成分,临床药理研究结果表明这些物质具有降压作用。

（4）中枢神经系统　相关临床研究表明,牛黄有效成分具有一定的解热镇痛、抗惊厥、调节睡眠等作用。

（5）抗氧化　动物实验研究结果发现,牛黄对于抑制肝匀浆脂质过氧化具有显著的临床疗效。

【临床应用】

1. **牛黄治疗慢性咽喉溃疡**　牛黄 1.6 克,麝香 1.3 克,冰片 3 克,共研细末。取少许药粉吹喉,每日 2～3 次。治疗慢性咽喉溃疡 5 例,治愈 4 例,1 年后复检未复发;症状缓解 1 例。

2. **牛黄治疗小儿高热**　珍珠层粉、人工牛黄各等分,共研细粉。6 个月以下患儿每次 1/3 克,半岁至 1 岁每次 1/2g,1－2 岁每次 1 克,3－4 岁每次 1.5 克,4－6 岁每次 2 克,6 岁以上每次 3 克,每日 3 次,开水冲服。治疗小儿高热 155 例,其中感冒 99 例,治愈 65 例,好转 15 例,无效 19 例;喉炎 36 例,治愈 26 例,好转 6 例,无效 4 例;肺炎 20 例,治愈 12 例,好转 4 例,无效 4 例。总计治愈好转 128 例,总有效率为 82.6%。

3. **牛黄治疗新生儿丹毒**　西牛黄 0.3克,绿豆衣 0.5 克,生甘草 1.5 克,二花 3 克。共为细末,分为 7 包。每日 1 包,分 2 次服,7 天服完。亦可取糖水调和,置奶瓶内让患儿吮吸。上药为新生儿常用量。治疗 513 例,治愈 503 例。

【用法与用量】　内服,一般 0.15～0.3 克,大剂量可用至 1 克;亦可入丸散剂。外用,研末撒或调敷。

【使用注意】

1. 芳香开窍之品,孕妇慎用。

2. 宜避光密闭保存,以防挥发或变质。

钩 藤

为茜草科常绿木质藤本植物钩藤及其同属多种植物的带钩茎叶,产于长江以南至福建、广东、广西等省区,以干燥钩茎入药。

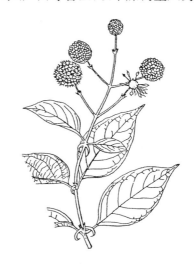

钩藤

【性味与归经】　性微寒,味甘;归肝、心包经。

【功效与主治】　具有息风止痉,平肝清热的作用。为儿科清热息风要药,常用于治疗惊痫,眩晕,风热头痛;也可用于破伤风,子痫。

【炮制应用】 临床多生用。

【鉴别应用】 钩藤与天麻,二者均有平肝潜阳、息风止痉的作用,皆可用于肝阳上亢之眩晕、头痛,肝热之惊风抽搐等症。但二者的功效及临床应用又有一定的区别。

(1)钩藤药性寒凉,善清心肝之火,以治热极生风之抽搐及肝经有热、肝阳上亢之眩晕、头痛、目赤等症最为适宜;天麻甘平而润,息风止痉之力较胜,无论虚实肝风均可应用。

(2)钩藤尚有轻清疏泄透热的作用,可用于治疗外感风热所致的头痛、目赤及麻疹透发不畅等症;天麻尚有祛风通络止痛的作用,可用于治疗风湿痹痛及中风后遗症之肢体麻木、手足不遂等症。

【配伍应用】

1. 钩藤配全蝎 钩藤甘寒,入肝、心包经,具有清热平肝、息风止痉的作用;全蝎味辛,入肝经,性善走窜,功专息风止痉,通络止痛。二药配用,钩藤长于平肝,全蝎偏于息风,二者相辅相成,具有较强的平肝息风、通络止痛作用。适用于肝风内动之惊痫、抽搐;中风后半身不遂、肢体麻木疼痛;肝阳或肝风引起的顽固性头痛、头面部痉挛抽搐疼痛等。

2. 钩藤配白芍 钩藤平肝之力较强,兼有一定的清热息风作用;白芍酸寒入肝经,具有养血柔肝,平抑肝阳之功。二药相须为用,以白芍养血柔肝以治其本,以钩藤平肝治其标,使标本兼顾,在养肝敛阴的基础上加强平肝息风之力,正符合肝体阴而用阳的特点。适用于肝阴肝血不足,肝阳偏亢之头痛、眩晕、失眠多梦等症。

3. 钩藤配牛膝 钩藤甘寒,功专息风止痉,清热平肝;牛膝苦降,性善下行,有活血化瘀,补肝肾,引血下行之功。二药配用,以钩藤清热平肝为主,牛膝活血、引血

下行为辅,清上而引下,肝肾同治,共奏平肝息风之功。适用于肝阳上亢之头晕目眩、头胀头痛、半身不遂等症。

4. 钩藤配天麻 见第285页。

【现代药理研究】

1. 化学成分研究 钩藤的茎枝中含有多种吲哚类物质,主要有效成分为钩藤碱和异钩藤碱,此外还含有金丝桃苷、儿茶素等酚性成分。

2. 药理作用研究

(1)钙拮抗作用 钩藤碱可抑制吗啡戒断症状,降低心肌兴奋性作用,有效地延长心肌功能性不应期,抗心律失常,抗肺动脉高压,并改善脑和心脏缺血缺氧的消耗作用,减少神经细胞凋亡等。

(2)抑制原癌基因表达 近年来对钩藤的药理活性研究表明,钩藤能对心肌组织中原癌基因表达具有明显抑制作用。

(3)一氧化氮抑制 钩藤碱可减少脑缺血-再灌注损伤中皮质和海马的生成,降低一氧化氮的损害作用,从而对脑缺血产生保护作用。

【临床应用】 钩藤治疗高血压病,以钩藤30克,加水100毫升,煎煮10分钟,早晚各服1次。治疗2、3期高血压病175例,用药30天,显效86例,有效49例,无效40例,总有效率为77%。降压疗效与复方降压片组(37例,每次2片,每日3次,疗程相同)比较无显著性差异。并观察到钩藤煎煮10分钟为宜,超过20分钟降压效果明显下降。

【用法与用量】 内服,一般10～15克,大剂量可用至30克;也可入丸散剂。

【使用注意】

1. 入汤剂宜后下,不宜久煎,否则降低药效。

2. 本品单钩、双钩、茎叶同样入药。

天　麻

为兰科多年生草本植物天麻的块茎；全国各地均有分布，主产于四川、云南、贵州，现多为人工栽培；以干燥块茎入药。

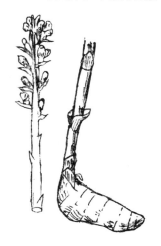

天麻

【性味与归经】　性平，味甘；归肝经。

【功效与主治】　具有平肝息风，通经活络的作用。为治肝风内动之要药，因其气味平和，故虚实寒热之风疾皆可用之。常用于治疗肝风内动，惊痫抽搐，肝阳上亢，破伤风抽搐，各种眩晕，偏正头痛；也可用于风湿痹痛，中风后遗症之肢体麻木，手足不遂等症。

【炮制应用】

1. 生用　本品多生用，适用于头痛眩晕、肢体麻木、惊痫抽搐、破伤风等。

2. 煨用　煨后性更缓和，自古即有煨用的习惯，多用于小儿惊风等。

【鉴别应用】　天麻与钩藤，见第284页。

【配伍应用】

1. 天麻配钩藤　二者均有平肝息风的作用。天麻性柔润，可滋肝阴，平肝息风止痉之力较强；钩藤长于清肝热、息肝风。

二药配用，平肝泄热、息风止痉作用增强。适用于肝风内动、风痰上扰之头痛、头晕目眩、手足麻木、中风半身不遂、言语不利等。

2. 天麻配川芎　天麻既善平肝息风，又长于通络止痛；川芎性善走窜，具有活血行气、祛风止痛作用。二药配用，活血祛风止痛作用大增。适用于风痰头痛、偏正头痛，也可用于风湿痹痛、肢体麻木不仁等。

3. 天麻配菊花　见第38页。

4. 天麻配防风　见第16页。

5. 天麻配半夏　见第139页。

6. 天麻配旋覆花　见第148页。

【现代药理研究】

1. 化学成分研究　天麻主要含有天麻素、对羟基苯甲醇、对羟基苯甲醛和香草醇等多种酚性成分。

2. 药理作用研究

(1)抗惊厥　天麻提取物可以显著抑制同侧脑皮质的脂质过氧化水平升高，增强同侧脑皮质线粒体的超氧化物歧化酶活性，体外实验中还表现出剂量依赖的自由基清除作用。

(2)神经保护　天麻素可以显著减小短暂大脑中动脉闭塞脑梗死体积和水肿体积，改善神经学功能。

(3)改善学习记忆　天麻可以改善对抗东莨菪碱引起的小鼠避暗潜伏期缩短，表明天麻可以改善东莨菪碱引起的学习记忆损伤。

(4)抗焦虑　天麻有明显的抗焦虑作用，其主要成分对羟基苯甲醇和对羟基苯甲醛有明显的抗焦虑作用，前者的抗焦虑作用与 5-羟色胺(5-HT)系统有关而后者则与 γ-氨基丁酸(GABA)系统有关。

【用法与用量】　内服，一般 6～15 克，大剂量可用至 30 克。研末冲服，一般 1～1.5 克。

地 龙

为钜蚓科环节动物参环毛蚓和缟蚯蚓的全体,又名蚯蚓;前者主产于广东、广西、福建等地,称广地龙;后者全国各地均有分布,称土地龙;以干品或鲜品入药。

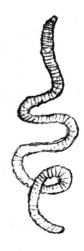

地 龙

【性味与归经】 性寒,味咸;归肝、肺、肾经。

【功效与主治】 具有清热止痉,通经活络,清肺平喘,利尿通淋的作用。常用于治疗温热病,惊痫,目赤肿痛,肺热喘咳,小便不通,痹证,偏瘫等。

【炮制应用】

1. 生用 生品以清热止痉、平喘、利尿通淋为主,常用于高热神昏、惊痫抽搐、肢体麻木、半身不遂、肺热喘咳、尿少水肿。临床多生用或鲜用。

2. 酒炒用 酒炒后质地酥脆,便于粉碎和煎出有效成分,还可矫正不良气味,便于服用,并增强其通经活络、祛瘀止痛的作用,常用于治疗寒湿痹痛、跌打损伤、头痛。

【鉴别应用】 地龙与僵蚕,二者均能清热凉肝、息风止痉,皆可用于肝风内动、惊痫抽搐;但二者的功效及临床应用又有各自的特点。

地龙又可通经活络、清肺平喘、利尿通淋,可用于治疗风湿痹痛、半身不遂、肺热喘咳、小便不通等症;僵蚕又善祛风止痛、化痰散结,常用于治疗风热头痛、风疹瘙痒、喉痹、瘰疬。

【配伍应用】

1. 地龙配僵蚕 地龙咸寒,下行降泄,偏清热息风、通络止痛;僵蚕辛咸,气味俱薄,升多降少,长于息风止痉、祛风止痛,既可祛外风,又可息内风。二药配用,一升一降,升降协调,息风止痉、通络止痛之力增强。适用于风痰阻络之头痛、偏正头痛、口眼歪邪;高热惊风、抽搐者。

2. 地龙配黄芪 地龙性善走窜,具有活血通经活络之功;黄芪能益气温阳和血。二药配用,益气活血、通经活络之力加强。适用于气虚血瘀,脉络不通所致的各种病症。

【现代药理研究】

1. 化学成分研究 地龙的成分比较复杂,主要包含蚯蚓解热碱、蚯蚓素、蚯蚓毒素、琥珀酸、谷氨酸等。

2. 药理作用研究

(1)解热 近几年相关研究表明地龙具有明显的解热作用。

(2)抗栓溶栓 临床研究表明,蚓激酶可使体外血栓形成的时间延长,既抗凝又不影响止血,有利于血栓的防治,治疗脑梗死有一定的疗效。

(3)增强免疫 地龙能显著提高巨噬细胞活化率,明显增强巨噬细胞的免疫活性。

(4)促进伤口愈合 相关试验表明,地龙可促进肉芽组织中肌纤维母细胞增生,使合成功能活跃,分泌较多伤口收缩的重要物质——肌动蛋白,有利伤口收缩,促进伤口愈合,电镜观察发现地龙治疗组肉芽组织中的细胞生长旺盛。

（5）平喘　地龙中含有的次黄嘌呤、琥珀酸能舒张支气管,并对抗组胺和毛果芸香碱引起的支气管收缩。

【临床应用】

1. 地龙治疗出血性脑卒中　重用地龙组方,配伍相应的祛除风、热、痰、瘀等药物,治疗出血性中风病急性期的中腑证,临床以半身不遂、口舌歪斜、舌强语謇、偏身麻木、神志恍惚或迷蒙为主症,且能口服汤药的阳亢风动、痰热腑实证患者,具有较好的疗效,通常地龙（干）用量为 30 克,每日 1 剂,水煎服 3 次。

其作用机制有以下几个方面。①能化瘀治卒中:出血性中风的阳亢风动痰热腑实证,乃血与气并走于上,血溢脉外而发病。急性期最忌破血之品,以免使出血加重,但脑部溢离经脉之血又为瘀血,若过用止血之品,则易使离经之血凝聚固结而遏滞脑内,继而加重病情,此非化瘀则出血之病理产物不能除。地龙活血而不破血,化瘀而不生瘀,古今医家多有用地龙治疗中风半身不遂,对出血性中风有化瘀活血通络的作用。②能通腑治卒中:重用地龙有腹泻的不良反应,此不良反应对出血性中风急性期又是一种治疗作用。因出血性中风中腑证,多有大便秘结、神志恍惚、舌苔黄厚、口气臭秽等症状,而重用地龙组方,大便得以很快泻下,腑气得以畅通,神志得以恢复,病情可很快转危为安,此为通腑之法的运用和体现,此种用药方法,尤妙在抽薪而不伤正。③能清热治卒中:地龙性寒,寒以清热,《本草经疏》言其“大寒能祛热邪、除大热,故疗伤寒伏热狂谬”,常用于肝阳上亢、肝火炽盛、热极生风等主症或兼

症,故对出血性中风具有的火热之症能清热以除之。④能化痰治卒中:地龙有平喘利水的作用,对哮喘咳嗽有较好的疗效。利用地龙化痰的功能,治疗出血性中风的喉中痰鸣、痰蒙脑窍非常有效,而且还能防治并发肺部感染。⑤能息风治卒中:“诸风掉眩,皆属于肝”。地龙主入肝经,《日华子本草》云其能“治中风并癫痫”,《滇南本草》谓其能“祛风”,因其功擅平肝息风,故对肝风内动痰热腑实之出血性中风能平息之。⑥能通络治卒中:出血性中风的病理实质是血离经脉,脑脉痹阻,经络不通,影响肢体、语言与神志等。地龙能搜剔透络、通经活络,治常药所不及之病,对出血性中风能促进侧支循环,增强脑血管的血流灌注量,重用地龙,行窜而不燥热,通络而不峻猛,不会引起脑血管渗血或再破裂,是一味温和性寒的通络之品。⑦能利尿治卒中:出血性脑卒中多有脑水肿颅内压增高的现象,地龙入脾与膀胱经,有利尿通淋之功,《本草纲目》谓其“性寒而下行,性寒故能解诸热疾,下行故能利小便”。对出血性中风有减轻脑水肿,降低颅内高压的作用,且还能防治并发的尿路感染。⑧能降压治卒中:凡出血性中风多有高血压的病症。现代药理研究表明地龙有明显的降压作用,且降压快、疗效好、持续时间较长,效果确切。

2. 地龙治疗乙脑后遗症　以鲜活地龙适量（淡红色者为佳,绿色而蜷曲者不宜用）,以冷水洗净,不必剖开,每 100 克加开水约 50 毫升,炖汤内服,重复炖 2 次,30 天为 1 个疗程。小儿用量为 100～200 克 1 次,此法治疗乙脑后遗症（肢体不能活动,痴呆,语言不利,声哑,吞咽困难等）10 例,均获满意疗效。

3. 地龙治疗化脓性中耳炎　将肥大

的活地龙30～40条,洗净后置消过毒的容器中,放入白糖50克,搅拌,取过滤液备用。先用3%过氧化氢清洗耳内脓性分泌物,反复清洗2～3次,用消毒棉球擦干,然后滴入浸液2～3滴,每日2～3次。共治疗本病50例,其中31例系急性化脓性中耳炎,19例为慢性化脓性中耳炎,均在1周内痊愈。

4. 地龙治哮喘 地龙10克,麻黄5克,全蝎(研末冲服)3克,杏仁、川芎各10克,煮沸水15分钟,每日一剂,分2次温服。

【用法与用量】 内服,一般3～12克,大剂量可用至30克;亦可入丸散剂。外用,化水或研末调敷。

【使用注意】 脾胃虚寒、大便溏泻者宜慎用。

僵　蚕

为蚕蛾科昆虫家蚕的幼虫,感染白僵菌而僵死的虫体,主产于浙江、江苏、四川等养蚕区,以干燥虫体入药。

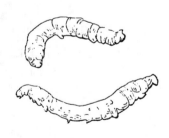

僵蚕

【性味与归经】 性平,味咸、辛;归肝、肺经。

【功效与主治】 具有息风止痉,解毒散结的作用。常用于治疗惊风,面瘫,风热感冒,隐疹及瘰疬,痰核,喉痹,咽痛。

【炮制应用】

1. 生用 生品辛散之力较强,药力较猛,擅于散风热、祛风解痉,多用于惊痫抽搐、风疹瘙痒、风热喉痛。

2. 炒用 炒后化痰散结力强,多用于瘰疬结核、中风失音、喉风等证。

【鉴别应用】 僵蚕与地龙,见第286页。

【配伍应用】

1. 僵蚕配地龙 见第286页。

2. 僵蚕配菊花 见第38页。

3. 僵蚕配荆芥 见第15页。

4. 僵蚕配白芷 见第19页。

5. 僵蚕配刺蒺藜 见第300页。

【现代药理研究】

1. 化学成分研究 目前,国内外研究发现了僵蚕的多种化学成分,包括蛋白质、氨基酸、草酸铵、酶类、核苷碱基、微量元素等,其中蛋白质含量最高。

2. 药理作用研究

(1)抗凝 体内外实验证实僵蚕水液具有较强的抗凝作用。

(2)镇静催眠 文献报道用僵蚕醇浸出液对小鼠和兔有催眠作用,小鼠口服0.5克/20克,皮下注射0.25克/20克,约等于50毫克/千克苯巴比妥皮下注射的催眠效力。

(3)抗癌 僵蚕的醇提取物对小鼠肉瘤细胞S180有抑制作用,醇提物在体外实验表明可抑制肝癌细胞的生长,可用于治疗直肠腺癌型息肉等。

(4)抗菌 白僵菌素是白僵蚕生长过程中产生的,其是僵蚕主要药理活性的物质之一,有实验表明白僵菌素具有抑菌作用。

(5)降糖降脂 临床实验证明,僵蚕对糖尿病及高脂血症有较好治疗效果,能抑制体内胆固醇合成、促进胆固醇的排泄、提高磷脂合成的功能。

【临床应用】

1. 白僵蚕治疗高脂血症　以白僵蚕末 3 克口服,每日 3 次,2 个月为 1 个疗程。共治疗 21 例高脂血症患者,其中服用一个疗程者 12 例,服用 2 个疗程者 6 例,服用 3 个疗程者 3 例。服药前后比较,血清胆固醇及三酰甘油均有不同程度的下降。

2. 白僵蚕治疗糖尿病　以白僵蚕细末 5 克,每日 3 次,饭前白开水送下,2 个月为 1 个疗程,疗程间隔 15 天,服药同时配合饮食疗法。此法治疗非胰岛素依赖型糖尿病 52 例,显效 21 例,有效 29 例,无效 2 例,总有效率为 96.2%。

【用法与用量】　内服,一般 3～9 克,大剂量可用至 20 克;亦可入丸散剂。外用,研末敷或调敷。

【使用注意】　血虚而无风热者忌用。

蜈　蚣

为蜈蚣科昆虫少棘巨蜈蚣的全体,全国各地均产,以干燥全体入药。

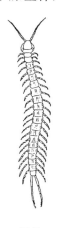

蜈蚣

【性味与归经】　性温,味辛;有毒;归肝经。

【功效与主治】　具有息风止痉,解毒散结的作用。其作用与全蝎相似,为息风攻毒要药。常用于治疗中风,惊风,破伤风,疔疮肿毒;以及瘰疬,痰核,无名肿毒,毒蛇咬伤。

【炮制应用】　蜈蚣生用与焙制用功效及临床应用相同,生蜈蚣有毒,临床上入煎剂或外用多生用。焙后其毒性降低,便于粉碎,多入丸散剂。

【鉴别应用】　蜈蚣与全蝎,二者功效相似,均能息风止痉、攻毒散结、祛风止痛,皆可用于治疗惊痫抽搐、口眼歪斜、破伤风、风湿痹痛、头痛、瘰疬痰核等。但二者又有各自的特点。

蜈蚣力猛性燥,毒性较全蝎大,其搜风定搐之力强烈,全蝎毒性相对较小,其息风止痉作用较强。

【配伍应用】

1. 蜈蚣配全蝎　二者功用相似,均有息风止痉、攻毒散结、祛风止痛作用。但蜈蚣药力较猛,长于搜风定搐;全蝎则偏于息风止痉。二药配用,息风止痉、解毒散结、祛风止痛作用明显增强。适用于急慢惊风,破伤风,高热惊抽,癫痫,中风后遗症,顽固性头痛,偏正头痛,风湿痹痛,疮疡肿毒,瘰疬痰核等。

2. 蜈蚣配白花蛇　见第 365 页。

【现代药理研究】

1. 化学成分研究　多棘蜈蚣含类蜂毒样及类组胺样物质、溶血蛋白,尚含脂肪、蚁酸;少棘蜈蚣含两种似蜂毒的有毒成分,即组胺样物质及溶血性蛋白质,尚含脂肪油、胆甾醇、蚁酸等。

2. 药理作用研究

(1) 抗惊厥　对士的宁、盐碱等引起的小鼠警觉有对抗作用。临床上可用于治疗癫痫、惊厥、抽搐等。

（2）抗肿瘤　蜈蚣、水蛭注射液使小白鼠的精原细胞发生坏死、消失，说明对肿瘤细胞有抑制作用。

（3）降压　10％蜈蚣酊对高血压患者有一定降压作用，临床上可用于治疗原发性高血压。

【临床应用】

1．蜈蚣治疗肺结核　取蜈蚣去头足，焙干研末，每服3条，每日3次，连服1个月，停药一周后继续服药。治疗12例空洞型肺结核（均系经抗结核药物治疗无效者），经X线拍片证明，空洞闭合者2例，缩小者6例，无变化者4例。全部病例均用药3个月以上。并认为，蜈蚣对结核菌有抑制作用。

2．蜈蚣治疗鸡眼　以蜈蚣粉100克，冰片5克，研匀备用，先用温水浸泡患处，待其角化皮块软化后，用小刀修去，将备用药粉置于鸡眼上，以胶布封固2～3天后则软化脱落（胶布必须贴牢贴紧，勿下水，否则无效），鸡眼根部软化、脱落后，再予以常规换药即可。共治疗13例，痊愈8例，有效3例，无效2例。

3．蜈蚣治疗带状疱疹　蜈蚣3条，焙干研细，加鸡蛋清适量调涂皮损处，每日5～6次，3个月结痂痊愈；另用地榆、紫草、蜈蚣研细粉，凡士林调匀，适量涂患处每日2次，34例均愈；另蜈蚣2条（瓦焙），朱砂3克，雄黄9克共研细末，与白酒调和成稀糊状，敷于患处，效果满意；另用蜈蚣20条、马齿苋60克，大青叶60克研成粉末，以麻油调成糊状外用，每日3次，一般4～15天结痂痊愈。

4．蜈蚣治疗慢性皮肤溃疡　蜈蚣1条，龙骨10～15克，把蜈蚣焙干研末，龙骨烤干研成细粉，再将二者混合均匀外敷，使用时可根据病情适当加入其他消炎类药

品；广西玉林医院以蜈蚣数条，用盐拌腌封存，待液体产生，取其液涂患处，治11例而愈。

5．蜈蚣治疗皮下脂肪瘤　蜈蚣100条，烘干研末每天早晨用蜈蚣粉2克放入鸭蛋孔内蒸熟，空腹食用，每日1个，1个月为1个疗程，服后包块逐日缩小，30天后包块完全消失。

6．蜈蚣治疗慢性阴囊湿疹　蜈蚣30条，地龙20克，蛇床子30克，焙干研成粉末，加香油调成油膏状备用，以此油膏涂抹患处，每日3次，治疗8例，治愈2例，2例有效，4例无效。

【用法与用量】　内服，一般2～6克，或2～6条，大剂量可用至10克，亦可入丸散剂。外用：研末调敷。

【使用注意】　血虚生风及孕妇忌用。

全 蝎

为钳蝎科东亚钳蝎的全体，产于我国各地，以长江流域为多，以干燥虫体入药。

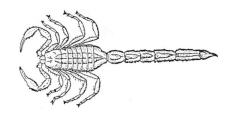

全蝎

【性味与归经】　性平，味辛；有毒；归肝经。

【功效与主治】　具有息风止痉，通络止痛，解毒散结的作用；其作用在于辛散、窜透、攻毒，为治外风之要药。常用于治疗中风，惊风，破伤风，痹证；以及疮痈，痰核，毒蛇咬伤。

【炮制应用】 临床多生用,入丸散剂则焙干研细粉,制后可缓其毒性,其功效及临床与生品相同。

【鉴别应用】 全蝎与蜈蚣,见第289页。

【配伍应用】

1. 全蝎配蝉蜕 全蝎最善平肝息风,有良好的息风止痉作用;蝉蜕既能疏散风热以祛外风,又可定搐止痉以息内风。二药配用,全蝎得蝉蜕之助则平肝息风之力更强;蝉蜕得全蝎之引,则善于走里,直达病所以息内风。合而用之,息风止痉之力增强。适用于小儿惊风、破伤风等惊痫、抽搐等症。

2. 全蝎配钩藤 见第284页。

3. 全蝎配蜈蚣 见第289页。

【现代药理研究】

1. 化学成分研究 鲜全蝎含有蝎毒、三甲胺、甜菜碱、牛磺酸、棕榈酸、软硬脂酸、胆甾醇及铵盐、卵磷脂及苦味酸(为与蝎毒同存于毒腺中的柱状苦味酸盐)。

2. 药理作用研究

(1)镇痛镇静 予大鼠中脑导水管周围灰质内微量注射蝎毒和吗啡,以热辐射为指标,观察比较二者中枢镇痛作用效果,结果表明蝎毒有很强的中枢镇痛作用,作用强于吗啡4倍以上。

(2)抗惊厥 从粗毒中纯化的抗癫痫肽原具有活性强、毒性低的特点,对咖啡因、贝美格、士的宁引起的惊厥有明显抑制作用。

(3)抗癫痫 在马桑内酯致痫的大鼠模型上通过侧脑室注射蝎毒素发现癫痫发生率大大降低且发作程度也有所减轻。

(4)抑菌 全蝎的水浸物(1:5)对奥杜益小芽孢癣菌有抑制作用。

(5)抗癌 蝎毒组分Ⅱ是蝎毒中具有抗癌活性的细胞毒素,对人喉癌细胞有较强的毒性杀伤作用和集落形成的抑制作用。

(6)抗凝、抗血栓、促纤溶 相关实验结果表明,复方全蝎口服液具有抗血栓形成、降低血小板黏附率、延缓血凝等药理作用。

【临床应用】

1. 全蝎外用治粉刺 以全蝎15克,纳瓶中,加白酒100毫升浸泡3天后备用。用时先用肥皂水洗患处,再用温水清洗、棉花擦干,然后搽全蝎酒,每天3次(第2次、3次不清洗);第2天再洗再搽,连搽7天为1个疗程,一般1～2个疗程可愈。对个别皮肤过敏者,可出现皮肤潮红、瘙痒或疱疹,停药后可自行消退。

2. 全蝎外用治瘰疬 全蝎适量,研为细末,放于药膏或橡皮膏的中心(药末的厚度约为2毫米,面积以能覆盖瘰疬的表面为度)贴患处。用时先用冷开水加3%的食盐,溶化后洗患处,棉花揩干,然后贴药,3天换药1次,7次为1个疗程,一般1～3个疗程可愈。对个别皮肤过敏者,可出现皮肤潮红、瘙痒或疱疹,停药后可自行消退。

3. 全蝎治疗乳腺纤维腺瘤 以全蝎160克,瓜蒌25个,将瓜蒌开孔,把蝎子分装于瓜蒌内,放在瓦片上焙干,研细末,日服3次,每次3克。治疗11例本病患者,痊愈10例。又用同法治疗乳腺小叶增生患者243例,均获痊愈。

4. 全蝎治疗急性乳腺炎 以全蝎粉3克,装入胶囊内一次吞服,每日1次,连服2次。治疗10例,均收良效。

5. 全蝎治疗百日咳 以全蝎1只,炒焦为末,鸡蛋1个煮熟,用鸡蛋蘸全蝎末食之,每日2次,3岁以下酌减,5岁以上酌增。治疗小儿百日咳 74 例,全部治愈。治疗时间最长 7 天,最短 4 天,平均 5 天。

6. 全蝎治疗脊椎结核并发截瘫　以全蝎 100 克,蜈蚣 10 条,核桃 120 克制成丸剂,每丸重 6 克,成人每次 1 丸,每日服 2 次,儿童酌减。治疗 6 例患者,其中老年 3 例,儿童 2 例,中年 1 例。4 例获愈,2 例显效,总有效率为 100%。

7. 全蝎治疗因注射引起的局部疼痛　由全蝎研末,凡士林调制,局部涂抹后用纱布固定,2 日换药 1 次。肌内注射引起注射部位局部反应,临床较多见,中医学认为这是由于瘀热内阻所致。全蝎具有活血通络、散结止痛之功,当局部应用全蝎后使瘀热除,经脉通而病愈。

8. 全蝎治疗带状疱疹　由全蝎、蜈蚣、冰片、凡士林组成,外敷并口服龙胆泻肝汤,用药后疼痛可以明显减轻,皮疹红肿开始减退,水疱开始吸收,有止痛止痒疗效。

【用法与用量】　内服,一般 2～6 克,大剂量可用至 10 克;亦可入丸散剂。外用,研末调敷。

【使用注意】　孕妇及血虚生风者忌用。

（张志平　刘初容）

参 考 文 献

[1] 李伟林,林希伦,戴仁舜,等.联用羚羊角和抗生素治疗癌症化疗患者高热的临床观察[J].中西医结合实用临床急救,1996(11):9-10.

[2] 陆胜祥.羚羊角粉治疗小儿疱疹性口腔炎的临床体会[J].现代中西医结合杂志,2003(10):1061.

[3] 郭秀云.愈咽散治疗慢性咽喉溃疡[J].河北中医,1984(2):34.

[4] 余道卿.珠黄散治疗小儿高热 155 例疗效观察[J].新中医,1982(5):25-51.

[5] 王均模.牛黄败毒散治疗新生儿丹毒[J].江苏医药,1981(1):55.

[6] 林连荣.钩藤煎剂治疗高血压病的疗效观察[J].辽宁中医杂志,1988(2):23.

[7] 王心东.重用地龙治疗出血性脑卒中[J].中医杂志,1997(5):312-313.

[8] 罗汉中.鲜地龙汤治疗"乙脑"后遗症有效[J].新中医,1983(4):9.

[9] 何国兴.蚯蚓白糖液治疗化脓性中耳炎 50 例[J].吉林中医药,1986(5):19.

[10] 马五华.地龙的临床应用[J].民族医药发展论坛论文集,2010:282-284.

[11] 罗嗣亮.白僵蚕末治疗高脂血症 21 例[J].湖北中医杂志,1987(3):43.

[12] 马凤友.僵蚕粉治疗糖尿病 52 例[J].湖南中医杂志,1990(5):37.

[13] 郭池.蜈蚣治疗空洞型肺结核 12 例[J].陕西中医,1983(6):6.

[14] 王根林.蜈蚣在皮肤科的临床应用举隅[J].实用中医药杂志,1998(3):35.

[15] 刘自力.蜈蚣的临床应用研究进展[J].中外医疗,2009,28(4):165-166.

[16] 徐爱龙,徐爱民.全蝎外用擅治粉刺、瘰疬[J].四川中医,1995(11):16.

[17] 唐文轩.全蝎瓜蒌散治验乳房纤维腺瘤 11 例[J].江苏中医杂志,1982(5):21.

[18] 程润泉.全蝎粉治疗急性乳腺炎[J].黑龙江中医药,1988(1):23.

[19] 王保贤,赵玉民.全蝎鸡蛋治疗百日咳(74 例)[J].中国社区医师,1989(10):16.

[20] 李文科.蝎子核桃丸治疗脊椎结核并发截瘫[J].河北中医,1988(2):40.

[21] 王宽宇,王爱平,何倜,等.外用全蝎膏内服龙胆泻肝汤治愈 27 例带状疱疹[J].中医药信息,1996(6):42.

第二节　平肝潜阳药

石　决　明

为鲍科动物九孔鲍和盘大鲍的贝壳，多分布于沿海地区，以贝壳打碎入药。

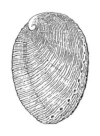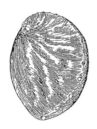

石决明

【性味与归经】　性寒、味咸；归肝经。

【功效与主治】　具有平肝潜阳、清肝明目的作用。常用于治疗眩晕，头痛，目赤羞明，翳障。

【炮制应用】

1. 生用　生品长于平肝潜阳，多用于眩晕、头痛、惊痫抽搐。

2. 煅用　煅后兼有收涩作用，以清肝明目力强，多用于目赤翳障、青盲雀目、痔漏成管。

【鉴别应用】

1. 石决明与羚羊角　见第 281 页。

2. 石决明与决明子　见第 130 页。

3. 石决明与珍珠母　见第 294 页。

【配伍应用】

1. 石决明配磁石　二者均咸寒质重，具有平肝潜阳之功。但石决明主入肝经，长于清肝热、潜肝阳；磁石偏走肾经，有养肾益阴之功。二药配用，能滋肾水，涵肝木，共奏滋肾平肝、潜阳安神之功。适用于肝肾阴虚、肝阳上亢之头晕、目眩、头痛、耳鸣、耳聋、失眠多梦等症。

2. 石决明配决明子　见第 131 页。

3. 石决明配龙胆草　见第 79 页。

4. 石决明配夏枯草　见第 132 页。

【现代药理研究】

1. 化学成分研究　石决明的主要化学成分是碳酸钙、微量元素、氨基酸等。

2. 药理作用研究

(1)降压　相关实验采取石决明给药对正常麻醉大鼠血压的影响及对清醒自发性高血压大鼠血压的影响分析其降压效果，结果表明两种实验给药后血压均迅速下降，具有明显的降压效果。

(2)抗菌　石决明提取物对金黄色葡萄球菌、枯草芽孢杆菌、大肠埃希菌、四联小球菌、卡氏酵母和酿酒酵母有显著抑菌作用。

(3)抗氧化　近几年相关研究表明决明、退障丸可以有效地预防和治疗白内障。

(4)中和胃酸　石决明所含的碳酸钙是中和胃酸的有效成分，可以减少胃酸的含量。

【临床应用】

1. 石决明治疗高血压　用生石决明、丹参、刺蒺藜、夏枯草各 30 克，车前子 45 克；每天 1 剂，煎成 300～400 毫升药液，分 3 次餐前服用。连服 45 天为 1 个疗程。共治疗高血压 86 例，显效 51 例，有效 20 例，无效 15 例，总有效率为 82.5%，与复方降压片对照组无明显差异。

2. 石决明治疗眩晕　石决明 24 克，

菊花 12 克,枸杞子 12 克,桑叶 12 克。水煎服。

【用法与用量】 内服,一般 6~15 克,大剂量可用至 30 克;亦可入丸散剂。外用,研末水飞点眼。

【使用注意】

1. 咸寒伤胃,脾胃虚寒者慎用。

2. 入煎剂宜先煎。

珍 珠 母

为蚌科动物三角帆蚌或珍珠贝科马氏珍珠贝等贝类动物贝壳的珍珠层,全国各地的江河湖泊均产,以其体打碎入药。

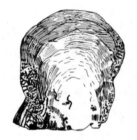
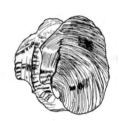

珍珠母

【性味与归经】 性寒、味咸;归肝、心经。

【功效与主治】 具有平肝潜阳,清肝明目的作用。常用于治疗眩晕,头痛,目赤肿痛,惊悸失眠;也可用于湿疹瘙痒,吐衄崩漏等。

【炮制应用】

1. 生用 生品偏于平肝潜阳、安神定惊,多用于肝阳上亢之眩晕头痛、惊悸失眠,肝热目赤,肝虚目昏等。

2. 煅制 偏于燥湿收涩,多用于湿疹瘙痒、吐衄崩漏等。

【鉴别应用】 珍珠母与石决明,二者均能平肝潜阳、清肝明目,皆可用于肝阳上亢之眩晕头痛、肝热目赤、肝虚目昏,但二者的功效及临床应用又有一定的区别。

珍珠母入心肝二经,又能安神定惊,可用于治疗肝阳上扰之惊悸失眠,且有燥湿收涩的作用,可用于湿疹瘙痒、吐衄崩漏等;石决明主入肝经,平肝潜阳作用较强,且能明目退翳,可用于青盲翳障。

【配伍应用】 珍珠母配龙齿,二者均有重镇安神的作用。但珍珠母咸寒,既能清心除烦,又能镇心安神;既能清肝火,又能潜肝阳;龙齿性凉,长于镇惊安神,并有收敛上浮之肝阳的作用。二药配用,使镇心安神、平肝潜阳作用增强。适用于邪气凌心、神不内守之心悸怔忡、惊狂烦躁、失眠健忘、神昏谵语等,以及肝阳上亢之头目眩晕、目赤耳鸣、心烦易怒等。

【现代药理研究】

1. 化学成分研究 珍珠母碳酸钙含量达 80%~90%,同时含碳酸镁、磷酸钙、角蛋白和多种元素等。

2. 药理作用研究

(1)抗氧化 冠心病患者,每日服珍珠母粉 9 克,共服 1 个月,可使血清过氧化脂质明显降低,但对血清总胆固醇、三酰甘油和高密度脂蛋白胆固醇则无明显影响。

(2)抗过敏 马氏珍珠贝层的盐酸或硫酸水解产物均可抑制组胺引起的豚鼠离体肠管的收缩作用。

(3)降低缺血脑组织的单个细胞趋化蛋白含量 相关研究表明珍珠母的保护作用可能与通过降低缺血部位脑组织中单核细胞趋化蛋白-1(MCP-1)的表达,进而减少小胶质细胞活化和单核巨噬细胞在损伤部位积聚等有关。

【临床应用】 珍珠母治疗角膜白斑,以珍珠层粉眼膏(珍珠层粉 20 克,医用眼基质 80 克,制成眼膏)涂结膜囊,每天 1~2

次,涂后热敷或蒸汽熏浴 30 分钟,4 周为 1 个疗程。同时服珍珠层粉片,每次 1.5 克,每日 3 次。共治疗角膜白斑 28 例 32 只眼,有效 21 只眼。

【用法与用量】　内服,一般 6～15 克,大剂量可用至 30 克;亦可入丸散剂。

【使用注意】

1. 脾胃虚寒者慎用。

2. 入煎剂宜先煎。

代　赭　石

为三方晶系铁矿的块状矿石,产于山西、河北、河南、山东等地的多种矿藏和岩石中,以石块捣细入药。

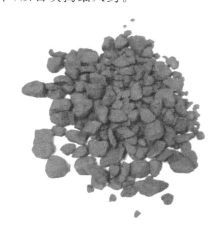

代赭石

【性味与归经】　性寒,味苦;归肝、心经。

【功效与主治】　具有平肝潜阳,清肝降火,降逆止呕,凉血止血的作用。常用于治疗眩晕,头痛,呕吐;也可用于哮喘,吐衄,崩漏。

【炮制应用】

1. 生用　生品性寒,擅于平肝潜阳、降逆止呕、凉血止血,多用于眩晕耳鸣、呕吐、噫气、呃逆、喘息,以及血热所致吐血、衄血。

2. 煅制用　煅后增强了收涩止血作用,多用于吐血、衄血及崩漏等。

【鉴别应用】　代赭石与磁石,二者均有重镇平肝潜阳之功,皆可用于肝阳上亢之眩晕头痛、耳鸣。但二者的功效及临床应用又有一定的区别。

(1)代赭石偏入肝与心经,善清泄肝火而潜阳,以肝火亢盛、肝阳上亢之眩晕头痛、耳鸣用之更为适宜;磁石偏入肝肾经,偏于补肾益精、平肝潜阳,以肝肾阴虚、虚阳上扰之眩晕头痛、耳鸣耳聋用之更为适宜。

(2)代赭石又长于降气镇逆,且能凉血止血,常用于胃气上逆之呕吐、噫气、呃逆,也可用于吐衄崩漏等;磁石尚能镇惊安神、补肾纳气平喘,可用于治疗心神不安、惊恐失眠、心虚胆怯及肾不纳气之喘咳。

【配伍应用】

1. 代赭石配旋覆花　见第 148 页。

2. 代赭石配石膏　见第 57 页。

【现代药理研究】

1. 化学成分研究　代赭石化学成分主要为三氧化二铁,并含有硅、铝、钛、镁、锰、钙、砷、铅等。

2. 药理作用研究

(1)生血,代赭石能促进骨髓红细胞和血红蛋白的新生。可能与所含之铁和砷有关。

(2)中枢镇静　本品对中枢神经有镇静作用。

(3)其他　代赭石曾代替硫酸钡作为 X 线胃肠造影剂,并被认为无毒。

【临床应用】

1. 代赭石治疗胆汁反流性胃炎　以代赭石为主药,生用入汤剂先煎,一般用量

20～30克；若肝胆郁热者，配黄连温胆汤以疏肝利胆、泄热和胃；肝胃不和者，加柴胡疏肝散以疏肝和胃、理气通降；胃气虚弱者，加旋覆花、半夏、人参、生姜以益气和胃、温中降逆。一般一日服1剂，连煎2次后将药汁混合，分早晚2次空腹服。共治疗78例胆汁反流性胃炎患者，疗效甚佳。并认为代赭石有平肝镇逆之功，其质重性降，主治病势上逆诸症，应用之其意义有三：一是使胆汁不得反流入胃；二是使胃中的酸碱平衡恢复正常；三是对胃黏膜屏障起到了保护作用。临床上只要配伍得当，实证、虚证皆可应用。

2. 代赭石治疗燥结证　以代赭石30～60克，与大黄、芒硝等通下药配伍应用，用于治疗燥结证，如现代医学之肠梗阻或急性胆囊炎、胰腺炎等病出现大便秘结者，其效果比单纯应用"大承气汤"为佳，特别是出现呕吐、欲呕等胃气上逆见症者，尤为适用。其机制可能是代赭石含有镁盐，镁离子在肠道内形成一定的渗透压，使肠内保持大量水分，可刺激肠蠕动而排便。代赭石性味苦寒，质重力坠，善降逆气，能使药力下行。临证常见因腑气不通而胃气上逆出现呕吐、泛恶等症，治疗当通秘开结为主，降逆止呕为辅，而代赭石一药即具双重作用。服用代赭石后，大便可能发黑，是因其主含三氧化二铁所致，不必惊慌。

3. 代赭石治疗便秘　代赭石、芦荟等量研细末，加适量面粉、白酒打糊为丸，每服6克，可酌情增减，日服2次，白开水送服。治疗顽固性便秘500余例，效果满意。

4. 代赭石治疗经行吐衄　生赭石细末18克，煎汤送下大黄末3克，肉桂末3克，每日1剂早晚分服。治疗37例，治愈率100%。

5. 代赭石治疗妊娠呕吐　生赭石60克（碎）先煎，入姜半夏10克，砂仁6克，重者以生姜汁送服。治疗妊娠恶阻，疗效满意。

6. 代赭石治疗青年早老性脱发　代赭石研细面，早晚各服3克，治疗5例，用药2～3个月，有中止脱发的效果。

【用法与用量】　内服，一般6～15克，大剂量可用至30克；亦可入丸散剂。

【使用注意】

1. 孕妇慎用。

2. 脾虚腹泻、纳呆便溏、中气下陷者慎用。

龙　骨

为古代多种大型哺乳动物如剑齿象、三趾马、高氏羚羊等的骨骼化石，产于山西、内蒙古、陕西、甘肃、河北、湖北等地，以化石捣碎入药。

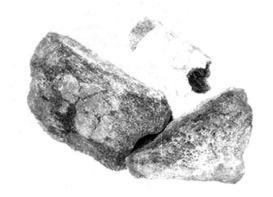

龙骨

【性味与归经】　性平，味甘、辛；归肝、心、肾经。

【功效与主治】　具有平肝潜阳，镇惊安神，收敛固涩的作用。常用于治疗眩晕，惊痫，风痫，心悸，健忘，遗精，带下；也可用于癫狂，遗尿，泄泻，疮疡，湿疹。

【炮制应用】

1. 生用　生品擅于平肝潜阳、镇惊安神,多用于失眠多梦、怔忡、惊痫、头目眩晕。

2. 煅制用　煅后能增强收敛固涩、生肌敛疮的功能,多用于盗汗、自汗、遗精、崩漏、白带、久泻久痢、疮口不敛等。

【鉴别应用】　龙骨与牡蛎,二者均能平肝潜阳、重镇安神,煅用又能收敛固涩,二者常合用,治疗肝阳上亢之眩晕、惊悸失眠、自汗盗汗、遗精崩带等。但二者的功效及临床应用又有一定的区别。

(1)龙骨又入心经,其重镇安神作用强于牡蛎,临床治疗心神不安、烦躁易怒、惊痫、癫狂等症较为常用;牡蛎兼入胆经,其安神作用不及龙骨,但益阴潜阳之功较龙骨为优,临床对于阴虚阳亢之眩晕、耳鸣、肢体麻木及心虚胆怯等症较为常用。

(2)龙骨收敛固脱作用也胜于牡蛎,煅后有收敛止血、生肌敛疮的作用,可用于外伤出血、疮疡溃破久不收口及湿疹瘙痒等;牡蛎长于滋阴清热、软坚散结,善治阴虚发热、虚风内动、瘰疬瘿瘤、痰核及癥瘕痞块等。

【配伍应用】

1. 龙骨配牡蛎　二者均为质重沉降之品,能平肝潜阳、重镇安神,煅用又能收敛固涩。但龙骨长于镇惊安神,牡蛎尚有益阴退虚热的作用。二药相须为用,具有镇潜固涩、养阴摄阳,使阴精得敛可固,阳得潜而不浮越;从而使痰火不上泛,虚火不上冲,虚阳不上扰,阴阳调和,阴平阳秘。适用于阴虚阳亢之心神不安、烦躁、心悸怔忡、失眠健忘、头晕目眩、耳鸣;久泻久痢、虚汗,遗精,崩漏带下等。

2. 煅龙骨配麻黄根　煅龙骨长于收敛固涩,麻黄根功专收敛止汗。二药相须

为用,敛津液、止汗之力大增。适用于自汗、盗汗证。

【现代药理研究】

1. 化学成分研究　龙骨主要含氧化钙、五氧化二磷、氧化镁、三氧化二铁及少量铝、镁、氯等,还含有甘氨酸、胱氨酸、蛋氨酸、异亮氨酸、苯丙氨酸等。

2. 药理作用研究

(1)中枢抑制和骨骼肌松弛　龙骨中的镁离子(Mg^{2+})可参与神经冲动的传递和神经肌肉应激性的维持等功能活动,使运动神经末梢乙酰胆碱释放减少,具有中枢抑制和骨骼肌松弛作用。

(2)调节机体免疫功能　研究发现,锌(Zn)参与核酸及蛋白质代谢,维持细胞膜的正常生理功能和调节机体免疫功能,积极参与损伤的修复过程,有利于消除溃疡和促进伤口的恢复。

(3)其他　龙骨还含有碳酸钙、磷酸钙及某些有机物,具有镇静催眠、抗痉厥、促进血液凝固、降低血管通透性、减轻骨骼肌兴奋性等作用。

【临床应用】

1. 龙骨治疗遗尿　以生龙骨 30 克,水煎取液煮荷包鸡蛋,3 岁以下每次服 1 个,3 岁以上服 2 个,每晚 1 次。第 2 次龙骨 30 克加入第 1 次煮后之龙骨中同煎。如此逐天加入,用于治疗遗尿,一般 3～6 次收效。

2. 龙骨治疗骨鲠　成人 1 次用生龙骨 30 克,温开水 50～60 毫升冲服;小儿 1 次 15 克,用温开水 30～40 毫升冲服。共治疗 83 例,其中鱼骨鲠 68 例,鸡骨鲠 12 例,猪骨鲠 3 例。鲠于咽部 72 例,鲠于食管 11 例。未愈者可立即重服 1 剂。结果:服药 1 次治愈 71 例,2 次治愈 12 例。总治愈率 100%。

【用法与用量】　内服，一般 15～30 克，大剂量可用至 60 克；亦可入丸散剂。外用，研末撒或调敷。

【使用注意】

1. 有湿热、实邪者忌用。

2. 入汤剂宜先煎。

牡　蛎

为软体动物牡蛎科长牡蛎、大连湾牡蛎和近江牡蛎的贝壳，分布于沿海地区，以贝壳捣碎入药。

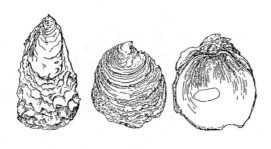

牡蛎

【性味与归经】　性寒，味咸；归肝、肾经。

【功效与主治】　具有平肝益阴，软坚散结，收敛固涩的作用。常用于治疗眩晕，消渴，瘿瘤，瘰疬，盗汗；也可用于积聚，痞块，崩漏，遗精。

【炮制应用】

1. 生用　生品长于重镇安神、平肝潜阳、软坚散结，多用于治疗惊悸失眠、眩晕耳鸣、瘰疬痰核、癥瘕痞块。

2. 煅制用　煅牡蛎长于收敛固涩，多用于自汗、盗汗、遗精、崩漏带下、胃痛吞酸。

【鉴别应用】　牡蛎与龙骨，见第 297 页。

【配伍应用】

1. 牡蛎配山茱萸　牡蛎咸寒质重，长于益阴潜阳、收敛固涩；山茱萸酸涩微温，长于补益肝肾、收敛固脱。二药配用，敛中寓补，标本兼顾，其收敛固脱之力大增。适用于气虚自汗、阴虚盗汗，男子遗精、滑精，女子崩漏带下等。

2. 牡蛎配黄芪　牡蛎咸寒，益阴潜阳、收敛固涩而止汗；黄芪甘温，补气升阳、益卫固表、实腠理而止汗。二药配用，气阴兼顾，补敛结合，标本同治，共奏益气敛阴、固表止汗之功。适用于气阴不足之自汗盗汗、阳虚自汗诸证。

3. 牡蛎配玄参　牡蛎长于滋阴潜阳、软坚散结；玄参具有滋阴降火、解毒散结之功。二药配用，软坚散结、滋阴潜阳之力加强。适用于阴亏火旺、痰火凝结之瘰疬痰核，以及肝火上炎、肾水不足之头晕耳鸣、遗精盗汗等症。

4. 牡蛎配龙骨　见第 297 页。

【现代药理研究】

1. 化学成分研究　近代研究表明，牡蛎含多种氨基酸、肝糖原、B 族维生素、牛磺酸和钙、磷、铁、锌等成分。

2. 药理作用研究

(1) 保肝　相关实验表明，服用牡蛎粉提取物的小鼠，肝内乙醇脱氢酶的含量较未服用药物的小鼠明显增加。

(2) 增强免疫力　采用血凝滴度测定牡蛎多糖抑制流感病毒在狗肾细胞（MD-CK）中增殖的作用，结果显示，牡蛎多糖能显著降低和抑制狗肾细胞培养流感病毒的血凝滴度。

(3) 抗肿瘤　相关实验用牡蛎提取成分，对人胃癌 BGC-823 细胞凋亡的生物学效应及其对胃癌细胞的作用机制做了研究。结果显示，牡蛎天然活性肽（BPO）能有效抑制胃癌 BGC-823 细胞增殖活动，出现亚 G1 期细胞，细胞进入凋亡现象。表明其具有显

（4）延缓衰老　牡蛎水提液能够延缓去卵巢大鼠脑衰老。

（5）降血糖　牡蛎提取物对四氧嘧啶所致小鼠血糖升高有显著的降低作用。

【临床应用】

1. 牡蛎治疗皮肤型过敏性紫癜　以生牡蛎 90 克,加水 2000 毫升,煎成 600 毫升,分 3 次温服;儿童酌减。共治疗 30 例,治愈 26 例,一般 3～12 天治愈。较西药赛庚啶治愈时间明显缩短。

2. 牡蛎治疗慢性中耳炎　以煅牡蛎粉制"吹药"外用治疗慢性中耳炎 48 例患者,结果显示,治愈 20 例,好转 21 例,未愈 7 例,总有效率为 85.4％。临床观察 7～21 天,患者临床症状基本消失,听力恢复正常,鼓膜均有不同程度的修复。

【用法与用量】　内服,一般 15～30 克,大剂量可用至 60 克;亦可入丸散剂。外用,研末掺扑、调敷。

【使用注意】

1. 入汤剂宜先煎。

2. 多服、久服易致纳呆、腹胀和便秘。

磁　石

为天然磁铁矿的矿石,产于河北、山东、辽宁、江苏等地,以磁石粉碎入药。

【性味与归经】　性寒,味咸;归肝、肾、

磁石

心经。

【功效与主治】　具有镇肝潜阳,纳气定喘,明目聪耳的作用;为镇潜浮阳、降纳逆气之要药。常用于治疗眩晕,心悸,失眠,虚喘,耳鸣;也可用于耳聋目暗。

【炮制应用】

1. 生用　生品擅于平肝潜阳、镇惊安神,多用于惊悸、失眠、头晕目眩。

2. 煅制用　煅后聪耳明目、补肾纳气力强,并易粉碎与制剂,多用于耳鸣耳聋、视物昏花、白内障、肾虚气喘、遗精等。

【鉴别应用】　磁石与代赭石,见第 295 页。

【配伍应用】

1. 磁石配朱砂　二者均性寒质重,有重镇安神之功。但朱砂善泻降心火而镇心安神;磁石偏益肾平肝潜阳而定志安神。二药相须为用,既加强了重镇安神之功,且能摄纳浮阳,使心火不致上扰,精气得以上承,而有一定的交通心肾作用。适用于心肾不交、心肝火旺之神志不安、惊悸失眠、耳鸣耳聋,及癫狂、惊痫等。

2. 磁石配石菖蒲　见第 260 页。

3. 磁石配石决明　见第 293 页。

【现代药理研究】

1. 化学成分研究　磁石主成分为四氧化三铁,并含有多种微量元素。

2. 药理作用研究

（1）中枢抑制　相关试验表明,磁石对中枢神经系统有较明显的抑制作用。

（2）抗炎　将一组小鼠以 0.2 毫升/10克剂量 20％磁石混悬液灌胃,另一组以同剂量的生理盐水灌胃,连续给药 4 天,末次给药 40 分钟后,将 10％的角叉菜胶以 0.01 毫升/只注入小鼠右后足跖皮下,测致炎前后,右后爪容积,以容积差为肿胀度。结果磁石组角叉菜胶致炎后,在不同时间内足肿胀度明显低于生理盐水组。

（3）对凝血系统的影响 磁石能缩短凝血时间和出血时间。

【临床应用】 磁石用于误吞金属异物,先将磁石6～15克,木炭3～6克,共研细末,再以蜜糖15～35克调服。一般每日1次,至异物排出。此法共治疗吞咽金属异物(别针、缝衣针、铁钉等)数十例患者,均收到良好效果。建议到正规医疗机构急诊处理。

【用法与用量】 内服,一般10～15克,大剂量可用至30克;亦可入丸散剂。外用,研末掺或调敷。

【使用注意】

1. 重镇伤气,宜暂用,不可久服。

2. 入汤剂宜先煎。

刺蒺藜

为蒺藜科一年生或多年生草本植物蒺藜的果实,产于东北、华北、新疆、青海、西藏和长江流域等地,以成熟的干燥果实入药。

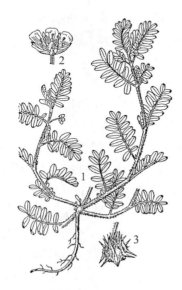

刺蒺藜

【性味与归经】 性平,味苦、辛;归肺、肝经。

【功效与主治】 具有平肝潜阳,疏肝理气,祛风明目的作用。常用于治疗眩晕,胸胁疼痛,乳胀,目赤肿痛;也可用于风疹瘙痒,乳岩,痛经,眼膜外障。

【炮制应用】

1. 生用 生品味辛,其性开散,能散肝经风邪,常用于风热之皮肤瘙痒、目赤肿痛、白癜风等。

2. 炒用 炒后辛散之性减弱,长于平肝潜阳、开郁散结,多用于肝阳上亢之眩晕头痛、肝郁之胸胁疼痛、乳胀等。

【鉴别应用】

1. 刺蒺藜与罗布麻 二者均能平肝潜阳,皆可用于肝阳上亢之眩晕头痛,但二者的功效及临床应用又有一定的区别。

刺蒺藜善祛风明目、疏肝解郁,可用于治疗赤翳障、风疹瘙痒、胸胁疼痛、乳房胀痛等。罗布麻能清热利尿,可用于湿热水肿、小便不利。

2. 刺蒺藜与潼蒺藜 二者药名相似,但来源不同,其功效及临床应用则有很大的差别。

刺蒺藜为蒺藜科植物蒺藜的果实,味辛苦,性平,入肝、肺经二经,本品辛散苦泄、轻扬疏散,既能平肝潜阳、又善散肝肺二经之风热,且能疏肝解郁,故肝阳上亢、风热外感及肝郁气滞所致的病症皆可应用。潼蒺藜为豆科植物扁茎黄芪的种子,味甘性温而柔润,具有补益肝肾、固精缩尿、养肝明目的作用,适用于肾虚下元不固之遗精、阳痿、早泄、尿频及肝肾不足之头晕眼花、视力减退、目暗不明等症。

【配伍应用】 刺蒺藜配僵蚕,刺蒺藜辛散苦降,能升能降,能疏能散,功专平肝潜阳、疏肝理气、祛风明目;僵蚕升多降少,长于息风止痉、祛风止痛。二药相须为用，疏肝、平肝、息风三者并举，既祛外风，又息内风，且平肝息风止痉之力倍增。适用于肝阳上亢之头晕头痛、目眩等症。

【现代药理研究】

1. 化学成分研究　甾体皂苷是刺蒺藜的主要有效成分，另外还从刺蒺藜提取出黄酮、生物碱、有机酸、多糖及甾体皂苷等化学成分。

2. 药理作用研究

(1)心血管系统　药理及临床研究证明：蒺藜皂苷能够改善心功能、缩小心肌梗死面积；蒺藜总皂苷能够缓解心绞痛的症状、延长心绞痛的发作间期、减少心绞痛的发作次数，具有扩冠、改善冠脉循环作用。蒺藜总皂苷能够降低血液黏稠度，改善红细胞变形能力，解聚红细胞聚集性，抑制血小板聚集功能以及降低纤维蛋白原的作用，从而改善脑动脉血液循环和促进供血。蒺藜总皂苷对动脉血栓、静脉血栓、脑血栓均呈现出不同程度抑制作用或趋势，具有抗血栓形成作用。

(2)降血脂　蒺藜皂苷具有调节血脂的作用，可降低血清三酰甘油、低密度脂蛋白(LDL)，提高高密度脂蛋白(HDL)/LDL 的比值，升高卵磷脂/胆固醇的比值，并能阻止脂质在动脉、心脏、肝的沉着。

(3)抗疲劳与强壮　蒺藜总皂苷能延长大鼠的游泳时间，呈现抗疲劳作用；给小鼠喂食蒺藜总皂苷，发现其能增强小鼠在高温、低温和缺氧环境下的耐受能力，延长小鼠游泳时间；能降低大鼠肾上腺内维生素 C 含量，而切除肾上腺后则此作用不再重现。

【临床应用】

1. 白蒺藜治疗手部脱屑发痒　以白蒺藜、生甘草各 100 克，放入 75％的乙醇300 毫升中浸泡 7 天，过滤去渣，擦患处，

每日 2～3 次。共治疗 40 例，治愈 39 例，6个月后随访 30 例，仅 1 例复发。一般治愈时间为 3～7 天。

2. 白蒺藜治疗白癜风　以白蒺藜5000 克，加水适量煎煮，煎取 2 次过滤，浓缩到 10：1 左右，取以上浓缩液加入 1：4量的糖粉，制成颗粒剂，每服 15 克，每日 2次，温开水冲服。治疗本病 27 例，痊愈 4例，显效 7 例，好转 11 例，无效 5 例。一般服 3～6 个月。

3. 蒺藜治疗疖痈　取鲜蒺藜果或干蒺藜去刺，粉碎为面，加红糖等量，醋调成糊状敷患处，盖以塑料布或油纸，包扎固定，药糊干后再敷，至炎症消失为止。治疗疖 21 例，乳腺炎 7 例，痈 3 例，除 1 例加服中药外，其余均单用该方外敷而获效。一般用药 3～7 天痊愈。

4. 蒺藜治疗小儿秋季腹泻　2 岁以内者用刺蒺藜 30～40 克，2 岁以上者 40～60克，加水煎至 500 毫升左右，温洗双下肢膝以下部位(水温以能耐受为度)，并不断搓揉足底、足背及腓肠肌，每次 15～20 分钟，早晚各 1 次。治疗 60 例，除有脱水现象补液外，未用其他药物。结果，止泻时间平均为 3.11 天，退烧和腹胀消失时间平均分别为 2.31 天和 3.51 天。

【用法与用量】　内服，一般 6～12 克，大剂量可用至 30 克；亦可入丸散剂。外用，研末掺、捣敷。

【使用注意】　系开宣破气之品，凡气虚、血虚、孕妇宜慎用。

罗布麻

为夹竹桃科多年生草本植物罗布麻的叶，产于东北、华北、西北及河南等地，以干燥叶入药。

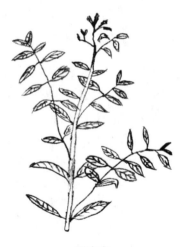

罗布麻

【性味与归经】 性微寒,味甘、苦;归肝、肾经。

【功效与主治】 具有平肝清热,利尿的作用。常用于治疗眩晕,小便不利和水肿。

【炮制应用】 临床多生用。

【鉴别应用】 罗布麻与刺蒺藜,见第300页。

【现代药理研究】

1. 化学成分研究 研究表明,罗布麻主要成分为黄酮、黄烷和苷类。

2. 药理作用研究

(1)肝保护 相关试验表明,黄酮醇苷是罗布麻叶起肝保护作用的主要有效成分,而且具有一定的构效关系。

(2)抗抑郁 采用强迫游泳实验发现,罗布麻叶所含的金丝桃苷和异槲皮苷有确切的抗抑郁作用。

(3)抗糖尿病血管病变 罗布麻可显著抑制晚期糖基化终末产物(AGEs)的形成,尤其黄烷类成分此作用显著,因此罗布麻叶有望在糖尿病的血管病变上起到治疗作用。

(4)调节血压 罗布麻叶有确切的降血压作用,但其降压机制一直不明确。

(5)降血脂 布麻叶中的金丝桃苷具有明显的降血脂作用,能显著降低高脂大鼠血浆中低密度脂蛋白和游离胆固醇的量,提高高密度脂蛋白的量,改善动脉硬化指数,但不能显著降低总胆固醇的量;而烘烤过的罗布麻叶其降脂和防止动脉硬化形成作用则明显增强,还可显著降低总胆固醇的量,表明其降脂作用与炮制有关。

(6)抗氧化 该作用与多种药理作用具有高度相关性,罗布麻叶中的主要黄酮成分金丝桃苷就具有抑制脂质过氧化作用。

【临床应用】 罗布麻治疗高血压病,每日用罗布麻叶 3～6 克,开水泡当茶喝;或早晚定时煎服。共治疗 596 例,其中单用罗布麻叶 169 例;用其他降压药效果不稳定而改用罗布麻,或降压药与罗布麻同用,血压下降到一定程度后再用罗布麻巩固者计 427 例。结果,症状消失或显著减轻者 254 例,减轻 212 例;其中血压下降至 140/90 毫米汞柱以下者 143 例,收缩压或舒张压下降 20 毫米汞柱以上者 268 例,有效率达 88.59%。服药时间越长则疗效越高,超过半年可达 93.3%;但罗布麻的疗效与病程长短无明显关系。对头痛、眩晕脑胀、失眠多梦和水肿有较好的缓解作用。

【用法与用量】 内服,一般 3～10 克,大剂量可用至 15 克。

【使用注意】 脾胃虚寒者,不宜长期服用。

(张志平 刘初容)

参 考 文 献

[1] 赵虹,崔极贵.降压汤治疗高血压病86例的疗效观察[J].中国社区医师,1986(5):45.

[2] 青岛市中草药手册编写组.青岛中草药手册[M].青岛:青岛市中草药手册编写组,1975.

[3] 王淑秀.珍珠层粉、珍珠消蒙灵眼膏治疗角膜白斑82例93只眼的疗效分析[J].山西医药杂志,1982(6):12-16.

[4] 邵东平.赭石治胆汁反流性胃炎[J].中医杂志,2000(2):73.

[5] 仇锦华.代赭石通燥结功效卓著[J].中医杂志,1990(4):58.

[6] 临床集锦[J].山东中医杂志,1983(3):28-29.

[7] 王永珍.秘红丹治疗经行吐衄37例[J].山东中医杂志,1987(6):20.

[8] 白全强.单方代赭石治青年早老性脱发病[J].新医学,1976(5):249.

[9] 钟尧舜.治遗尿验方[J].新中医,1981(7):28.

[10] 王文娟,姜仁太.生龙骨治疗骨梗[J].山东中医杂志,1995(11):521.

[11] 孟全林,邹明智,徐彦春.生牡蛎治疗皮肤型过敏性紫癜临床疗效观察[J].临床皮肤科杂志,1992(4):212.

[12] 王先进,田卓.煅牡蛎粉外用治疗慢性中耳炎48例[J].中医药学刊,2003(9):1583.

[13] 傅若谦.吞咽金属异物验治[J].新中医,1977(5):10.

[14] 王玉清.甘白合剂治疗手部脱屑发痒症[J].湖南医药杂志,1982(3):11.

[15] 白蒺藜冲剂治疗白癜风疗效观察[J].河北医药,1981(2):45.

[16] 冯广斌.复方蒺藜泥外敷治疗疔痈[J].中西医结合杂志,1983(1):51.

[17] 高树迎.刺蒺藜煎汤外洗治疗小儿秋季腹泻60例[J].辽宁中医杂志,1990(9):25-26.

[18] 西北植物研究所.罗布麻叶治疗高血压临床观察[J].中草药通讯,1972(4):12-14.

第*12*章　安神药

朱　砂

为天然辰砂矿石辰砂,产于湖南、四川、贵州、云南等地,以石研细入药。

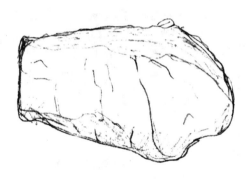

朱砂

【性味与归经】　性寒,味甘;归心、肾经。

【功效与主治】　具有镇心安神,解毒消肿的作用。常用于治疗失眠、癫痫,温热病之热入心包,咽喉肿痛;也可用于暑温、目疾、癫狂、疮疡肿毒。

【炮制应用】　临床多水飞后用。

【鉴别应用】　朱砂与琥珀,二者均入心经,都有镇心安神的作用,皆可用于惊悸、失眠、癫狂、痫证、小儿惊风等,常可配伍应用以加强疗效;且均可外用疗疮。但二者的功效及临床应用又有一定的

区别。

(1)朱砂偏重寒凉,善于清少阴心火,镇心安神,用于心火亢盛所致的惊悸、失眠、癫狂、胸中烦热等病症更为适宜;琥珀重镇安神作用不如朱砂,但长于镇惊开窍,故多用于治疗小儿惊风、痫证及神志不清之轻证。

(2)朱砂能解毒消肿,适用于疮疡肿毒。琥珀尚有活血化瘀、利尿通淋之功,可用于治疗血瘀所致的腹痛、闭经、癥瘕及热淋、血淋;琥珀外用可敛疮生肌并止血,可用于疮疡久不收口及外伤出血。

【配伍应用】

1. 朱砂配琥珀　二者均有镇静安神的作用。朱砂善于清心火而安神明;琥珀长于镇心平肝而安神,兼能祛心瘀。二药相须为用,心肝同治,安神镇静作用更强。适用于心肝火结之心神不安、失眠多梦或寐而不安、乱梦纷纭等。

2. 朱砂配磁石　见第 299 页。

【现代药理研究】

1. 化学成分研究　朱砂的主要成分为硫化汞,含量大于 96%,常夹杂砷硫化物(雄黄)、磷灰石、沥青质、硫化镁及铋铁、铅、锌、钡、钙、铜、锰、锑、硅、砷等 25 种微量元素。

2. 药理作用研究

(1)镇心安神,抗惊厥　动物实验证明

朱砂对中枢神经系统有一定的抑制作用，对正常小鼠自发活动基本无影响。

（2）抗心律失常　朱砂对缩短氯仿-肾上腺素和草乌注射液所致心律失常具有明显的对抗作用。朱砂安神丸中的朱砂占有举足轻重的作用。

（3）对脑损伤的保护　安宫牛黄丸改善神经症状、减轻脑水肿、对脑缺血的保护作用及抗细胞凋亡、抑制钙超载作用，与方中朱砂和雄黄有一定的关系。

【临床应用】　朱砂治疗小儿夜啼，取朱砂研成细末，装瓶备用。用时以湿毛笔或鸡羽毛蘸少许朱砂末，于晚上睡前涂于神阙、劳宫（双）、膻中、风池（双）等穴，不用包扎，每晚 1 次，一般 1 次即效，可连用 3 天。治疗 71 例均愈，其中一次治愈 54 例。

【用法与用量】　内服，一般 0.3～1.5 克，大剂量可用至 2 克；亦可入丸散剂。外用，研末吹或干掺。

【使用注意】

1. 朱砂忌火炼，炼之有大毒。
2. "独用多用，令人呆闷"，用之宜慎。

琥　珀

为古代松树、枫树的树脂埋藏地下经多年而成的化石，产于云南、广西、辽宁、河南等地，以石研末入药。

【性味与归经】　性平，味甘；归心、肺、膀胱经。

【功效与主治】　具有镇惊安神，利尿通淋，活血化瘀的作用。常用于治疗惊风，失眠，痫证，热淋，闭经，腹痛；也可用于石淋，血淋，癥瘕，跌打损伤。

【炮制应用】　临床多生用。

【鉴别应用】　琥珀与朱砂，见第 304 页。

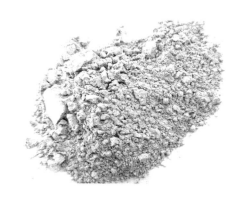
琥珀

【配伍应用】

1. 琥珀配海金沙　琥珀具有利水通淋、活血化瘀之功。海金沙性善下降，善清泻血分之湿热，利水通淋。二药配用，破血行滞，化石通淋。适用于湿热蕴结之石淋、小便癃闭等症。

2. 琥珀配朱砂　见第 304 页。

【现代药理研究】

1. 化学成分研究　其成分主要含树脂、挥发油，还含有琥珀氧松香酸、琥珀松香高酸及琥珀酸等。

2. 药理作用研究

（1）镇心安神、活血利水　琥珀安神胶囊对中枢系统有一定的抑制作用。人参三七琥珀末是治疗冠心病心绞痛的名验方。

（2）利水通淋　琥珀消食颗粒剂治疗肾结石有效，能减少尿钙排泄，改善近端肾小管功能，有助于肾结石的排出、溶解，减少复发。

（3）促进创面愈合　琥珀敛疮膏能减轻炎性细胞浸润，促进上皮细胞增生，从而使溃疡愈合时间缩短。

【临床应用】

1. 琥珀治疗过敏性紫癜性肾炎　以琥珀粉 50 克，云南白药粉 8 克，两药混匀装瓶备用。用时每次将粉剂 3～6 克合阿胶 6 克烊化,温开水送服,每日 2 次。治疗本病 10 例,均愈。

2. 琥珀治疗瘰疬　以琥珀粉 6 克,鸭蛋 1 个,将鸭蛋打一小孔,倒出少许蛋清,装入琥珀粉,封孔,微火煨熟,早晚 2 次分服。煨鸭蛋壳研末,植物油调敷患处。此法用于治疗瘰疬,一般连续服用 6～7 天即可见效。

3. 琥珀治疗癫痫　韦远兴等用琥珀散(琥珀 12 克,硼砂 30 克,朱砂 6 克分别研细混匀)治疗癫痫,1－5 岁每次 0.5 克,6－9 岁每次 1 克,10－15 岁每次 1.5 克,成人每次 2 克,日服 2 次,30 天为 1 个疗程。

4. 琥珀治疗新生儿头颅血肿　用珍珠末和琥珀粉以 1:2 的比例混合,每次 0.5～1.0 克,每日 1 次,白开水冲服,一般用至血肿完全吸收。

5. 琥珀治疗蚕食性角膜溃疡　用琥珀散(含琥珀、珊瑚、朱砂、白硇砂、马牙硝各 15 克,乌贼骨 3 克,珍珠 30 克,研极细末)。每日于目翳处点 3～5 次,并滴 1% 阿托品,获痊愈。

【用法与用量】　内服,一般研末冲服 1.5～3 克,或入丸散剂,大剂量可用至 10 克。外用,研末掺或外敷。

【使用注意】　阴虚内热或无瘀滞者慎用。

酸 枣 仁

为鼠李科落叶灌木或小乔木酸枣的成熟种子,产于河北、陕西、辽宁、内蒙古、山西、甘肃、河南等地,以干燥的成熟种子入药。

【性味与归经】　性平,味甘、酸;归心、肝、胆、脾经。

【功效与主治】　具有养心安神,敛阴

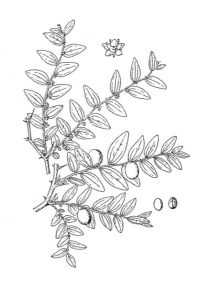

酸枣仁

止汗的作用。常用于治疗惊悸,不寐,虚烦,多梦,自汗盗汗。

【炮制应用】

1. 生用　生品性平,以养心安神力胜,多用于失眠、心悸。

2. 炒用　炒后性偏温,以敛阴止汗力强,多用于自汗盗汗、胆虚不眠。

【鉴别应用】　酸枣仁与柏子仁,二者均能养心安神,皆可用于治疗血虚所致心慌惊悸、失眠多梦等证,但二者的功效及临床应用又有各自的特点。

酸枣仁具有内补外敛的特点,既长于补肝血、滋养心脾而安神志,又善于外敛营阴而止虚汗,临床多用于心肝血虚、虚火扰心及心脾两虚、心神失养所致的惊悸失眠,也常用于自汗盗汗。柏子仁不寒不燥,性质平和,长于补心养神,且能交心肾、宁心安神,临床多用于心血虚少、心神不得濡养所致的惊悸失眠;柏子仁尚有润肠通便的作用,常用于血虚便秘或肠燥便秘。

【配伍应用】

1. 酸枣仁配柏子仁　酸枣仁甘酸而

平,主入肝经,善补肝血,敛肝阴,偏治心肝血虚所致的失眠、惊悸怔忡;柏子仁甘平质润,主入心经,善补心气、养心血,偏治思虑过度、心脾两亏之心悸失眠。二药相须为用,增强养心益肝、安神定志之效,且有敛阴润燥之功。适用于阴血亏虚、心肝失养之惊悸怔忡、虚烦不得眠,血虚津亏之肠燥便秘。

2. 酸枣仁配龙眼肉　酸枣仁甘酸而平,补阴血而宁心安神;龙眼肉甘温而润,既可补脾养心而益智,又能补血宁心而安神。二药相使为用,则补益心脾、养血和营、安神益智之力倍增。适用于思虑过度、劳伤心脾之面色萎黄、心悸怔忡、健忘失眠、多梦易惊等。

3. 酸枣仁配远志　二者均有养心安神的作用,酸枣仁善养心肝之血而安心神;远志长于开心郁而舒心气。二药配用,养心安神作用增强,且能开心郁通心窍。适用于因虚挟滞引起的惊悸怔忡、虚烦不眠、心神不安、易惊等。

4. 酸枣仁配知母　见第 60 页。

【现代药理研究】

1. 化学成分研究　酸枣仁中所含化学成分较为复杂,主要包括皂苷及三萜类、黄酮类、生物碱类化合物。

2. 药理作用研究

(1)镇静催眠　主要通过调节 γ-氨基丁酸(GABA)受体亚基 mRNA 表达,而且还通过下调肠黏膜系统上相关炎症细胞因子的分泌,以影响脑中神经细胞之间的细胞因子网络,从而发挥其镇静催眠功效。另一方面,酸枣仁中活性成分仍可通过调节下丘脑-垂体的神经分泌活动达到镇静催眠的作用。

(2)抗焦虑　通过受体与 GABA 亲和力的增强和经递质的调节外,还可通过免

疫系统的调节,达到改善抑郁症状。氯通道开放频率的增加,GABA 使神经元传递作用的加强,均可产生抗焦虑作用。

(3)维护心肌细胞　酸枣仁中的总皂苷主要通过增强心肌细胞膜 PKCε 的表达而发挥保护心肌细胞的作用。

(4)保肝　酸枣仁中的多糖成分可激活肝组织中的 Nrf2 通路,而 Nrf2 通路开放又可进一步刺激多糖成分的抗氧化性。两者相互影响,协同作用,共同发挥保肝作用。

(5)增强免疫功能　从中药提取得到的多糖,具有增强抗体生成,促进细胞因子分泌,提高机体细胞免疫和体液免疫的功能。

【临床应用】

1. 酸枣仁治疗不寐　以酸枣仁 30～60 克(打碎先煎),柏子仁 10 克,茯苓 10 克,茯神 10 克,合欢皮 15 克,夜交藤 15 克,菊花 12 克,甘草 6 克为主方。心脾两虚型加龙眼肉、党参、当归各 10 克,肝郁化火型加郁金、龙胆草、栀子各 10 克,阴虚火旺型加黄柏、知母、麦冬各 10 克,脾胃不和型加木香、砂仁各 6 克,火麻仁 15 克。每日 1 剂,有午休习惯者分两次煎服,头煎药汁在晚上睡前 30 分钟服,二煎药汁在中午睡前 30 分钟服;无午休习惯者浓煎取汁晚上睡前 30 分钟顿服。7 天为 1 个疗程,轻者于 1～2 个疗程观察疗效,重者于 3～4 个疗程观察疗效。共治疗 88 例患者,年龄为 19—70 岁,病程为 6 天～20 年,轻症患者 61 例,重症患者 27 例。结果,治愈 56 例,好转 27 例,未愈 5 例。有效率为 94.3%。

2. 酸枣仁治疗半夜子时发病的多种疾病　以酸枣仁 30 克,生甘草 10 克,水煎 1 杯,于夜间 10 点顿服。共治疗半夜子时发病的多种属虚证的疾病 105 例,用药 1～

3 天后病愈者 70 例,4～6 天病愈者 25 例,7～12 天病愈者 6 例,显效 4 例。

【用法与用量】 内服,一般 6～15 克,大剂量可用至 30 克,亦可入丸散剂。

【使用注意】 酸敛之性,有敛邪之弊,内有实邪热者忌用。

柏子仁

为柏科植物常绿乔木侧柏的种仁,全国大部分地区有产,主产于山东、河南、河北等地,以干燥成熟的种仁入药。

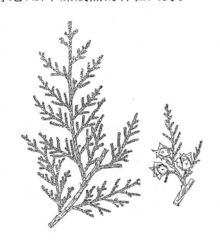

柏子仁

【性味与归经】 性平,味甘;归心、脾、肾、肠经。

【功效与主治】 具有养心安神,益阴止汗,润肠通便的作用。常用于治疗心悸,怔忡,虚烦不寐,健忘病证;以及自汗、盗汗,血虚便秘,闭经,肠风下血等。

【炮制应用】

1. 生用 生品擅于润肠通便,多用于肠燥便秘。但生品有异味,有致人呕吐的不良反应。

2. 炒用 炒香后可降低呕吐不良反应,故多炒制后应用,多用于虚烦失眠、心悸怔忡、阴虚盗汗。

3. 制霜用 柏子仁去油制霜后可避免滑肠致泻的不良反应,多用于心神不安、虚烦失眠而又大便溏泄者。

【鉴别应用】 柏子仁与酸枣仁,见第 306 页。

【配伍应用】

1. 柏子仁配当归 柏子仁甘平质润,有养血安神、润燥通便之功;当归辛甘而温,功专养血和血,尤以养血为佳。二药配用,以当归为主,柏子仁为辅,使补血养血之力加强,从而达到安神定志之效;且有养血润燥、行血祛风之功。适用于阴血虚弱之面色萎黄、心悸、失眠多梦,阴亏血少之肠燥便秘。

2. 柏子仁配酸枣仁 见第 306 页。

【现代药理研究】

1. 化学成分研究 主要成分有双萜类、黄酮类、苷类化合物,以及甾体类化合物 β-谷甾醇。

2. 药理作用研究

(1)镇静、改善睡眠 柏子仁脂肪油、挥发油以及柏子仁苷均有改善动物睡眠的作用。

(2)提高记忆功能 柏子仁水及其醇提物对东莨菪碱所致的学习记忆获得巩固障碍、电惊厥所致的记忆巩固障碍、乙醇导致的学习再现障碍等均有改善作用。

(3)神经保护 柏子仁醇提取物的石油醚萃取部分能促进背根神经节的生长。

【临床应用】 柏子仁治疗便秘,以柏子仁 10～15 克,去杂质,研碎煎之,待煮沸后加入适量蜂蜜,每日 1 剂,分次饮用,一般 1～2 日即可排便,可达到通便健体的目的。以柏子仁、火麻仁各等量,捣烂如泥,每次 9 克,开水送服,日 2～3 次,治疗老年及病后体虚便秘效果理想。

【用法与用量】　内服，一般 3～9 克，大剂量可用至 30 克，亦可入丸散剂。

【使用注意】　体润多油，便溏滑泄者制霜用；脾胃虚寒，素有痰湿者慎用。

夜 交 藤

为蓼科多年生草本植物何首乌的蔓茎，我国大部分地区均有出产，以干燥藤茎入药。

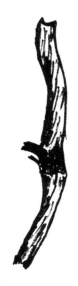

夜交藤

【性味与归经】　性平，味甘、微苦；归心、肝经。

【功效与主治】　具有养心安神，通络，祛风止痒的作用；其作用是通过引阳入阴，燥湿祛风而取效。常用于治疗心烦不寐，也可用于热痹，瘙痒证。

【炮制应用】　临床多生用。

【鉴别应用】

1. 夜交藤与远志　二者均有安神的作用，皆可用于治疗失眠，但二者的功效及临床应用又有一定的区别。

（1）夜交藤能养心肝之血，偏用于肝肾不足、阴阳失调之失眠；远志长于交通心肾而补心益肾，益智安神，偏用于心肾不交、痰阻心窍之失眠。

（2）夜交藤有祛风止痒、通络之功，可用于风疹瘙痒、热痹；远志尚有消痈散结的作用，可用于痈疽疮疡。

2. 夜交藤与合欢皮　见第 311 页。

【现代药理研究】

1. 化学成分研究　夜交藤中的成分主要有醌类、黄酮及其苷类，另外还包含甾体、二苯乙烯衍生物、苯的衍生物、花青素类及挥发性成分等。

2. 药理作用研究

（1）镇静催眠　夜交藤提取物可能通过改善线粒体的超微结构和增加 Na^+-K^+-ATP 酶和 Ca^{2+}-Mg^{2+}-ATP 酶的含量而改善失眠。夜交藤苷可缩短实验动物入睡时间和提高入睡率。葡萄糖苷具有较好的改善睡眠的活性。

（2）降糖降脂　夜交藤抗高脂血症的作用，主要是因为 2,3,5,4′-四羟基二苯乙烯-2-O-β-D-葡萄糖苷（TSG）和蒽醌等成分的抗氧化功能。夜交藤中分离得到的原花色素能有效地抑制 α-淀粉酶，同时对 α-葡萄糖苷酶也有一定的抑制活性，具有降低餐后血糖的应用潜力。

（3）抗炎　葡萄糖苷和大黄素被认为是夜交藤中具有抗炎作用的物质，其抗炎活性与其抗氧化作用和抑制促炎转录因子水平有关。

（4）抗氧化　夜交藤提取物对大鼠脑缺血再灌注损伤有一定的保护作用，其机制可能和夜交藤提取物抑制一氧化氮释放及增强氧自由基的清除有关。

【配伍应用】　夜交藤配合欢皮，二者均为甘平之品，皆有宁心安神之功。夜交藤偏于养心肝之血而宁心，能引阳入阴而收安神之效;合欢皮偏于开郁解忧而除烦安神。二药相须为用,具有较好的养血解郁、宁心安神之功。适用于阴虚血少、心神失养之忧郁不安、虚烦不眠、多梦易醒等。

【临床应用】

1. 夜交藤治疗小儿秃疮　用新鲜夜交藤及叶适量,捣烂为绒,每日 1 次涂敷患处。治疗小儿秃疮 20 例,一般红肿秃疮 2～3 天痊愈;已溃脓者,需涂敷 5～6 次可愈。

2. 夜交藤治疗皮肤瘙痒症　排除其他器质性病变,取夜交藤 300 克,水煎适量入浴盆中,待以能耐受温度周身洗浴,每次 30 分钟,每日 2 次,每日 1 剂。

3. 夜交藤治疗阴囊湿疹　夜交藤 60 克,水煎适量待温,先熏再坐浴,每次 20 分钟,每日 2～4 次,2 日 1 剂。

【用法与用量】　内服,一般 10～30 克,大剂量可用至 100 克,外用,煎水洗浴或捣敷。

远　志

为远志科多年生草本植物远志的根,

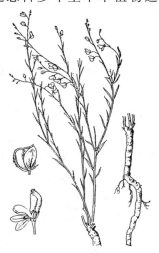

远志

主产于山西、陕西、吉林、河南等地,以干燥根入药。

【性味与归经】　性微温,味辛、苦;归心、肺、肾经。

【功效与主治】　具有宁心安神,祛痰开窍,消痈散结的作用。常用于治疗失眠,健忘,痫证;也可用于咳嗽,喉痛,痈疽肿毒。

【炮制应用】

1. 生用　生品戟人咽喉,多外用,以消肿为主,多用于痈疽疮毒、乳房肿痛。

2. 甘草制用　用甘草水制,能缓和药性,消除刺喉麻感,以宁心安神为主,多用于心肾不交、失眠多梦、健忘惊悸、神志恍惚。

3. 蜜炙用　蜜炙后能润肺化痰止咳,多用于咳嗽痰多。

【鉴别应用】

1. 远志与夜交藤　见第 309 页。

2. 远志与石菖蒲　见第 260 页。

【配伍应用】

1. 远志配莲子心　远志能通肾气,上达于心,故可安神益智;莲子心清泄心热而交心肾,善治心火妄动,不能下交于肾之肾精失守。二药配用,既清心热又益肾志。适用于心肾不交之失眠、头晕、心烦等症。

2. 远志配石菖蒲　见第 260 页。

3. 远志配酸枣仁　见第 307 页。

【现代药理研究】

1. 化学成分研究　从远志中分离得到的化学成分主要有三萜皂苷类、酮类、寡糖酯类、生物碱类、苯丙素类、内酯类,其中三萜皂苷类、酮类和寡糖酯类化合物是远志的主要活性成分。

2. 药理作用研究

(1)镇静催眠和抗惊厥　远志活性成分可通过显著抑制蓝斑核神经元合成和分泌去甲肾上腺素,进而对脑内注射促肾上腺皮质激素引起的应激大鼠模型具有镇静作用。

（2）抗痴呆、脑保护、益智 远志酸通过调节细胞外信号激酶的磷酸化作用，促进人体神经祖细胞的增殖。远志皂苷元可抗海马区神经细胞凋亡及抗氧化活性。

（3）降血压、血糖、血脂 远志甲醇提取物的正丁醇萃取部分可降糖和降血脂，动物实验表明远志可降低血压。

（4）抗炎和抑菌 从远志中分离出的2种皂苷对大肠埃希菌和金黄色葡萄球菌的生长有抑制作用。

（5）心血管系统 远志皂苷可保护心肌，减轻缺血再灌注导致的心肌细胞损伤。

（6）其他 远志醇提取物具抗抑郁作用。

【临床应用】

1. 远志治疗乳腺纤维瘤 以远志12克加60度白酒15毫升，浸泡片刻，再加清水一碗，煮沸15～20分钟，过滤后顿服。治疗乳腺纤维瘤（乳癖）20例，均治愈。

2. 远志治疗急性乳腺炎 用远志500克，洗净，加水1500毫升，文火煎5～6小时成糊状，纱布过滤，取滤液浓缩至发黏即成远志膏。取远志膏置于纱布上，贴敷患处并露出乳头，一般1次即可见效。适用于急性乳腺炎早期未化脓者。如病情较重可加用汤药内服，对已化脓溃破者无效。

【用法与用量】 内服，一般3～9克，最大剂量可用至15克，亦可入丸散剂。外用，研末吹或泡酒。

【使用注意】 辛温燥烈之品，有耗气伤阴之弊，阴虚阳亢者，慎用。

合 欢 皮

为豆科植物落叶乔木合欢或山合欢的树皮，产于长江流域各省，以干燥树皮入药。

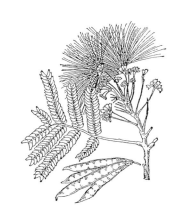

合欢皮

【性味与归经】 性平，味甘；归心、肝、肾经。

【功效与主治】 具有安神解郁，活血消痈的作用。常用于治疗心神不安，忧郁失眠，肺痈疮肿，跌仆损伤。

【炮制应用】 临床多生用。

【鉴别应用】 合欢皮与夜交藤，二者均有安神的作用，可用于失眠，但二者的功效及临床应用又有一定的区别。

（1）合欢皮能舒心脾之气，用治情志所伤所致的心神不安、失眠健忘等症更为适宜。夜交藤能养心肝之血，偏用于肝肾不足、阴阳失调之失眠。

（2）合欢皮有活血消痈的作用，可用于肺痈疮肿、跌仆损伤等。夜交藤有祛风止痒、通络之功，可用于风疹瘙痒、热痹。

【配伍应用】

1. 合欢皮配白芍 合欢皮甘平，有解郁和血、宁心安神之功；白芍味酸入肝，擅于养血柔肝，使肝体得濡，肝用复常，则肝气条达。二药配用，共奏益血和血、柔肝养心、安神定魄之功。适用于肝血不足、肝木失养之神情抑郁、失眠不安。

2. 合欢皮配夜交藤 见第309页。

【现代药理研究】

1. 化学成分研究　合欢皮中含有三萜、黄酮、木脂素、生物碱、鞣质及多糖等多种化学成分。

2. 药理作用研究

(1)抗抑郁　合欢皮水提液正丁醇萃取物及合欢皮醇提物正丁醇萃取物均有较好的抗焦虑作用。

(2)抗氧化　合欢皮多糖具有抗氧化活性,可清除超氧根离子和 ABTS 自由基。

(3)抗肿瘤　合欢皮总皂苷发挥抗肿瘤活性的机制可能与诱导肿瘤细胞凋亡、抑制肿瘤细胞运动及血管生成有关。

【临床应用】

1. 合欢皮治疗跌打损伤　用合欢皮120 克,炒干研末,加入麝香、乳香各 3 克混匀,每次 9 克温酒调服(不饥不饱时服),对跌仆伤损筋骨有效。

2. 合欢皮治疗屈指肌腱鞘炎　采用单味大剂量合欢皮煎液熏洗患处,42 例患者经 2 周熏洗治疗后,痊愈 18 例,有效 20 例,无效 4 例,总有效率为 90.48%;随访6～12 个月,复发患者 2 例。

【用法与用量】　内服,一般 10～15 克。

【使用注意】　孕妇慎用。

(钟　慧　刘初容)

参 考 文 献

[1] 韩历强.朱砂散穴位贴敷治疗小儿夜啼 71 例观察[J].中西医结合杂志,1989,9(7):422.

[2] 李占良.白药琥珀散治疗过敏性紫癜性肾炎[J].山西中医,1989,5(4):20.

[3] 张东麟.琥珀治瘰疬[J].浙江中医杂志,1983,18(8):356.

[4] 赖昌生.琥珀的鉴别与临床应用研究[J].中医学报,2010,25(2):267-269.

[5] 许金俊,朱红影.重用酸枣仁治疗不寐 88 例[J].吉林中医药,1998(5):49.

[6] 孙朝宗.枣仁甘草汤治疗夜半子时发病的研究[J].山东中医杂志,1988,7(1):17.

[7] 王宁.柏子仁研究进展[J].生物技术世界,2015(8):249-249.

[8] 贵州省中医研究所.贵州中草药验方选[M].贵阳:贵州人民出版社,1974:223.

[9] 丁树栋.夜交藤外治验方[C].中华中医药学会贵州省针灸学会,中华中医药学会第十次全国中医外治学术会议贵州省针灸学会 2014 年学会年会论文集,2014:1.

[10] 杨慎修,杨更新.远志膏外敷治疗早期乳腺炎[J].中医杂志,1981(4):318.

[11] 徐树楠.中药临床应用大全[M].石家庄:河北科学技术出版社,1999:53.

[12] 霍乐乐,李晓峰,张晓东,等.单味合欢皮煎液熏洗治疗屈指肌腱鞘炎 42 例临床研究[J].亚太传统医药,2017,13(11):142-143.

第13章　利水渗湿药

第一节　利水退肿药

茯　苓

为多孔菌科寄生植物茯苓菌的干燥菌核,主产于云南、安徽、湖北、河南、四川等地,以干燥菌核入药。

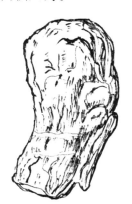

茯苓

【性味与归经】　性平,味甘、淡;归心、肺、脾、肾经。

【功效与主治】　具有利水渗湿,健脾补中,宁心安神的作用。常用于治疗水肿,小便不利,痰饮,咳嗽,脾虚胃痛、腹痛、腹泻等证;也可用于惊悸,健忘,癫痫。

【炮制应用】

1. 生用　生品以渗湿利水、健脾和胃力胜,多用于治疗水肿、小便不利、痰饮、泄泻、呕吐等证。

2. 朱茯苓　以宁心安神力强,多用于失眠、惊悸、健忘。

【鉴别应用】

1. 茯苓与猪苓　二者均为利水渗湿药,都具有利水渗湿的作用,均可用于治疗水肿、小便不利,常配伍使用。但二者的功效及临床应用又有所不同。

茯苓偏于走气分,长于渗脾湿、化痰饮,兼有健脾补中、宁心安神的作用,为治疗水肿要药,尚可用于痰饮咳嗽、惊悸健忘失眠等症。猪苓偏于走血分,性较茯苓为凉,无补益作用,利水作用较茯苓强,长于利下焦湿热,除可用于治疗水肿外,尚可治疗湿热所致的淋浊、癃闭、梦遗、白浊及脚气。

2. 茯苓与泽泻　二者均渗利水湿而利尿消肿,皆可用于治疗水湿内停之水肿、小便不利等症,常可相须为用,但二者的功效及临床应用又有所不同。

茯苓性平,有健脾补中、化痰饮、宁心

313

安神之功,其利水而不伤正,以脾虚不运、水湿内停之水肿、小便不利者最为适宜,尚可用于脾虚不运、痰饮内停之咳嗽、痰证、饮证,脾虚湿困、运化失职之脘腹满闷、食少、腹泻,以及心脾两虚、心神失养之惊悸、健忘、失眠等。泽泻性寒,长于利下焦之湿热、泻相火,除可用于治疗水肿外,尚可治疗湿热所致的淋浊、癃闭、梦遗、白浊及脚气。

3. 白茯苓与赤茯苓、茯神、茯神木、茯苓皮 为多孔菌科寄生植物茯苓菌的干燥菌核的不同药用部位,其功效及临床应用不尽相同。

茯苓:为其内部色白者,即通常所说的白茯苓。味甘而性平,入心、脾、胃经,具有利水渗湿、健脾补中、养心安神的作用,其补而不峻、利而不猛,既能扶正,又可祛邪,常用于治疗水湿停滞之水肿、小便不利,脾虚不运、痰饮内停之咳嗽、痰证、饮证,脾虚湿困、运化失职之脘腹满闷、食少、腹泻,以及心脾两虚、心神失养之惊悸、健忘、失眠等。

赤茯苓:为茯苓内部色淡红者。其性味与白茯苓相同,但偏入血分,无补益作用,长于渗湿热利小便,多用于膀胱湿热引起的小便不利、淋漓涩痛等症。

茯神:即茯苓中抱松树根而生的部分。性味与茯苓相同,偏入心经,以宁心安神为擅长,多用于心虚或心脾两虚引起的惊悸、怔忡、失眠、健忘等症。

茯神木:为茯神中间之松根,又称抱木茯神。其味苦性温,偏于舒筋利痹,多用于治疗风湿筋骨挛缩、中风口眼歪斜、心掣痛等症。近年来以其治疗冠心病心绞痛时,在复方中加入茯神木,可收到止痛的效果。

茯苓皮:为茯苓外面的皮质部分。性味也同于茯苓,偏于走肌表,功专利水消肿,多用于治疗脾虚不能行水,以致周身水肿之皮水,以及妊娠水肿等。

【配伍应用】

1. 茯苓配泽泻 茯苓既能利水渗湿,又能补脾益心,具有性质平和,补而不峻,利而不猛,既能扶正,又能祛邪的特点;泽泻性寒,具有利水渗湿泄热之功,善于泻肾经之相火,利膀胱之湿热。二药配用,泽泻得茯苓,利水而无伤脾气;茯苓得泽泻,利水除湿之力倍增。适用于一切水湿停留之证,如水肿、淋浊、小便不利、泄泻等。

2. 茯苓配猪苓 二者性味相同,皆有较好的淡渗利湿之功。茯苓既补又利,可补可泻;猪苓利水湿之力胜过茯苓,但无补益之效。二药相须为用,利水渗湿作用大增,且具有利而不伤正的特点。适用于水湿内停所致诸症,如尿少水肿、泄泻便溏、淋浊带下等。

3. 茯苓配党参 茯苓甘淡而平,以利水渗湿为主,且有健脾助运之功;党参甘温,最善健脾益气。二药相须为用,健脾益气作用大增;且茯苓的利湿作用既兼顾了脾喜燥恶湿、脾虚易生湿之特点,又可防党参壅滞之弊,具有补而不壅、补中寓利、相得益彰之妙。适用于脾胃虚弱之食少便溏、体倦;脾虚水湿内停之水肿、小便不利、泄泻等。

4. 茯苓配黄芪 茯苓甘淡,具有健脾利水渗湿之功;黄芪甘温,长于补气升阳,健脾利水消肿。二药相须为用,以黄芪补气升阳、健脾利水为主,重在温运阳气,使气行湿化,清升浊降;以茯苓通利水道,渗泄水湿;从而使健脾益气、利水消肿之力增强。适用于脾胃气虚之食少、体倦、便溏;脾虚所致的水肿、白浊、白带增多者。

5. 茯苓配山药 茯苓甘淡,利水渗湿,健脾助运,以利为主;山药甘平,健脾益气,固肾益精,以补为主。二药配用,茯苓得山药则利湿而不伤阴,山药得茯苓则补脾之力增强,且不留湿,补中有利,利中有补,合为平补缓利之剂,为脾虚挟湿又不耐峻补峻利者所宜。适用于脾胃气虚或脾虚挟湿之食少、便溏或腹泻、体倦乏力、带下等症。

6.茯苓配白术　茯苓长于渗湿而益脾,白术长于健脾而燥湿。脾喜燥而恶湿,二药配用,一燥湿一渗湿,运利结合,使水湿除而脾气健,健脾气而又运水湿,为平补平利之剂。适用于脾虚湿盛之四肢困倦、脘腹胀闷、食欲缺乏、泄泻、水肿、小便不利,脾虚带下等。

7.茯苓配桂枝　见第6页。

8.茯苓配半夏　见第139页。

9.茯苓配附子　见第265页。

10.赤茯苓配土茯苓　见第114页

11.赤茯苓配赤小豆　见第325页。

【现代药理研究】

1.化学成分研究　茯苓的化学成分主要为多糖、三萜、脂肪酸、甾醇、酶等,其中,已知多糖类化合物有11种,已知三萜类化合物有42种;茯苓有多种药理作用,其中起主要作用的是茯苓多糖和茯苓三萜类化合物。

2.药理作用研究

(1)抗肿瘤　茯苓多糖有间接杀伤癌细胞的作用,有抑制肿瘤细胞转移的作用。研究发现茯苓多糖可以增加大鼠外周血中性粒细胞活性,从而使大鼠外周血中性粒细胞对肿瘤的趋化黏附作用增强。

(2)利水消肿　茯苓中的茯苓素相当于一种新型的醛固酮受体拮抗药,在体外可以竞争醛固酮受体,在体内可以逆转醛固酮效应,并且对醛固酮的形成没有任何影响,从而起到利水消肿的作用。

(3)保肝　茯苓中起保肝作用的有茯苓多糖、茯苓醇和茯苓三萜。其中,茯苓多糖通过免疫调节的方式起保肝作用;茯苓醇可促进肝内胶原纤维降解与重吸收,缓解肝硬化结节程度,从而起到保肝作用;茯苓三萜可降低小鼠血清中 AST、ALT 的活性,起到保肝效果。

(4)增强免疫　三萜类、水溶性多糖及酸性多糖等物质是调节免疫功能的物质基础。有学者探究茯苓多糖对小鼠血清 IgA、IgG 和 IgM 生物合成水平的影响,发现茯苓多糖对小鼠血清 IgA、IgG 和 IgM 的生物合成有利,从而提高机体免疫水平。

(5)抗炎　茯苓中起抗炎作用的物质主要是茯苓多糖和茯苓三萜,两者均是通过抑制伤处肉芽肿的形成而起到抗炎作用的。

【临床应用】

1.茯苓治疗心悸　以茯苓为主,配合生脉散治疗心悸 14 例,治愈 8 例,好转 5 例,无效 1 例。

2.茯苓治疗乙脑后遗症失语　以茯苓 90 克(生姜 1 匙、竹沥 1 杯拌渍后晒干),全虫 15 克,僵蚕、广郁金各 60 克,共为细末,每次 6 克,每日 3 次,饭后开水调服。治疗本病 2 例均获良效。

3.茯苓治疗不寐　取茯苓 50 克,水煎 2 次,共取汁约 100 毫升,分 2 次服用,分别于午休及晚睡前 30 分钟各服 1 次。服药期间停用一切镇静药,禁食辛辣刺激性食物,用药 1 个月为 1 个疗程。治疗 24 例不寐患者,结果显示临床痊愈 7 例,显效 9 例,有效 5 例,无效 3 例,总有效率 87.5%。

4.茯苓治疗水肿　以茯苓制成含量为 30% 的饼干,成人每次服 8 片(每片含生药约 3.5 克),每日 3 次,儿童量减半,

1周为1个疗程,停用一切其他利尿药,治疗30例水肿患者(20例为非特异性水肿患者,10例为器质性疾病如心、肾疾病致水肿患者)。结果,显效23例,有效7例。对器质性疾症水肿患者一般在服饼干后第2日尿量增加,1周左右排尿量高于正常量的峰值,此后水肿明显消退,对非特异性水肿患者服饼干后1周,尿量明显增加,此后水肿渐趋消退。据观察,茯苓饼干的疗效比同等剂量茯苓水煎剂的疗效满意。

5. 茯苓治疗婴幼儿秋冬季腹泻 以单味茯苓研细过筛成粉末,炒后盛入瓶内备用。1岁以内每天0.5g,1-2岁每次1g,每日3次。观察93例,治愈79例,好转8例,无效6例,有效率达93.5%,与对照组(普通西药治疗)有效率无明显差异,但在控制症状、缩短病程方面,茯苓组优于对照组。

【用法与用量】 内服,一般10～15克,大剂量可用至30克。

【使用注意】 本品为甘淡渗湿之品,对于虚寒精滑、气虚下陷者慎用。

猪 苓

为多孔菌科寄生植物猪苓菌的干燥菌核,主产于陕西、河南、河北、四川、云南等地,以干燥菌核入药。

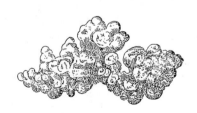

猪苓

【性味与归经】 性平,味甘、淡;归肾、膀胱经。

【功效与主治】 其利水渗湿作用较强,常用于治疗小便不利,水肿,泄泻,呕吐;也可用于带下、白浊。

【炮制应用】 临床多生用。

【鉴别应用】

1. 猪苓与泽泻 二者同入肾与膀胱经,均有清热利水的作用,均可用于治疗水湿内停、小便不利、腹肿胀满、淋浊等症。但二者的功效及临床应用又有所不同。

猪苓性平,泄热之力不及泽泻,但渗湿之功比泽泻强,凡水湿停滞而兼有热象之症者最为适宜,尚可用于下焦湿热所致的淋浊、癃闭、梦遗、白浊及脚气。泽泻性寒,泄热之力较猪苓强,而渗利之功不及猪苓,其在利水渗湿之中寓有泻相火的作用,常用于治疗湿热内蕴所致的水肿、小便不利、支饮及相火妄动所致的梦遗、白浊、眩晕、消渴等。

2. 猪苓与茯苓 见第313页。

【配伍应用】 猪苓配茯苓,见第314页。

【现代药理研究】

1. 化学成分研究 猪苓的主要化学成分为多糖类和甾体类,其中猪苓多糖具有抗肿瘤和提高机体免疫力的作用,其免疫刺激作用与TLR4信号通路的激活有关。

2. 药理作用研究

(1)抗肿瘤 猪苓多糖可增加膀胱癌大鼠外周血的$CD8^+$,$CD3^+$,$CD28^+$及$TCR\gamma\delta + T$淋巴细胞,增强对抗原的免疫应答水平,促进机体免疫功能,发挥抗肿瘤作用。

(2)利尿 猪苓煎剂相当于生药制成注射液(0.25～0.5克/千克),静脉注射或肌内注射,对不麻醉犬具有比较明显的利尿作用,并能促进钠、钾、氯等电解质的排出,可能是抑制了肾小管重吸收的结果。

(3)保肝　猪苓多糖能够抑制 CCl_4 造成的肝细胞损伤,降低肝细胞中谷丙转氨酶、谷草转氨酶和丙二醛活性,提高肝细胞成活率,同时显著诱导 CYP3A mRNA 表达,具有保护肝细胞的作用。

(4)免疫调节作用　猪苓多糖可增加小鼠脾脏淋巴细胞的杀伤能力,促进小鼠 B 和 T 细胞的增殖,同时抑制大肠埃希菌和金黄色葡萄球菌,具有免疫作用。

(5)抗炎　从猪苓菌核中分离出三种具有抗炎活性的新型蜕皮类固醇,命名为 polyporoid A、B 和 C,并对小鼠 TPA 诱导的炎症进行了试验,发现还能抑制小鼠病痛。

(6)护肾　麦角甾酮对马兜铃酸肾病导致的早期肾损害具有保护作用;早期应用麦角甾酮可以预防随后发生的肾纤维化,说明猪苓中的甾类化合物麦角甾酮是猪苓发挥肾保护作用的药效物质基础。

(7)抗氧化　从猪苓菌核中分离出的水溶性多糖 PUP60S2 具有抗氧化活性。

(8)抑菌　猪苓的醇提取液对金黄色葡萄球菌及大肠埃希菌有抑制作用。

(9)抗突变　采用中、高、低剂量猪苓多糖,对环磷酰胺诱导的小鼠进行抗突变作用研究。结果表明,猪苓多糖能降低由环磷酰胺诱发小鼠较高的骨髓细胞微核率和精子畸形率。

【临床应用】

1. 猪苓治疗流行性出血热　用猪苓汤为主治疗流行性出血热 13 例,结果 11 例在休克期前阶段给药,其中 9 例终止进入休克期后阶段,2 例进入休克期后阶段。另 2 例先给西药治疗,因手术棘手,在进入休克期后阶段改用猪苓汤治疗。13 例无 1 例死亡。方药方法:猪苓、泽泻、阿胶(烊化)各 30 克,茯苓 15 克;煎药时加水量每剂不超过 300 毫升,文火煎 2 次,每次浓缩至 70～80 毫升,先服烊化的阿胶,再服第 1 煎药,分次或 1 次服完,以不呕为原则,30 分钟后继服第 1 煎药,服法同前。服药的同时适量补给不同浓度的葡萄糖液。

2. 猪苓治疗银屑病　取猪苓经水煮乙醇沉法,制成每 1 毫升相当于原生药 0.5 克的针剂,每次 2 毫升,肌内注射,每日 2 次,5－12 岁为每日 1 次,均连续用药 2 周以上,共治 265 例,结果基本治愈 83 例,显著好转 67 例,好转 79 例,无效 36 例,总有效率为 86.4%。对基本治愈的 83 例随访,近期复发率为 15.7%,并观察到本药可提高机体的细胞免疫功能。少数病例用药后可出现口干,头晕,短暂皮肤瘙痒加重。注射时间较长的有局部吸收不良,但都在停药后消失。有 2 例出现月经不调,停药后消失,重复用药可再次出现。

【用法与用量】　内服,一般 10～15 克,大剂量可用至 30 克;也可入丸散剂。

【使用注意】

1. 内无水湿及小便过多者忌用。

2. 无湿热者慎用。

泽　泻

为泽泻科多年生沼泽草本植物泽泻的块茎,主产于福建、四川、江西等地,以干燥块茎入药。

【性味与归经】　性寒,味甘、淡;归肾、膀胱经。

【功效与主治】　具有利水,渗湿,泄热的作用;为利而兼清之品。常用于治疗小

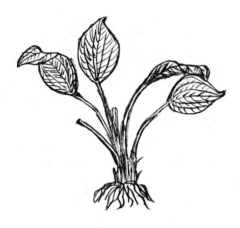

泽泻

便不利,水肿,支饮,黄疸;也可用于带下。

【炮制应用】

1. 生用　生品擅于清湿热、利水渗湿,多用于水肿胀满、小便不利、泄泻、热淋涩痛、白浊、黄疸。

2. 盐炙用　盐炙后能引药下行入肾,增强滋阴、泄热、利尿的作用,并利尿而不伤阴,多用于肾虚腰膝酸软疼痛、寒湿腰部重着。

3. 炒用　麸炒后寒性缓和,偏于渗湿和脾、降浊升清,多用于泄泻、痰湿眩晕。

【鉴别应用】

1. 泽泻与茯苓　见第313页。

2. 泽泻与猪苓　见第316页。

3. 泽泻与车前子　见第328页。

【配伍应用】

1. 泽泻配白术　泽泻性寒,具有利水渗湿泄热之功,善于泻肾经之相火,利膀胱之湿热;白术性温,善于健脾而燥湿。若胃中停饮,阻遏气机,则清阳不升,浊阴不降,以白术健脾升清阳,泽泻利水降浊阴。二药相须为用,攻中寓补,补中寓攻,升清降浊,利水除湿,共奏健脾利湿之功。适用于脾虚湿停所致的小便不利、水肿泄泻、淋浊带下等症。

2. 泽泻配木通　泽泻渗湿利水泄热,长于泻肾经相火、利膀胱湿热;木通则上清心之火,下去膀胱小肠之湿,使湿热火邪下行由小便而出。二药配用,其利水湿、泻心火之力增强。适用于热淋、血淋、石淋、小便短赤涩痛、水肿、黄疸等证。

3. 泽泻配茯苓　见第314页。

【现代药理研究】

1. 化学成分研究　泽泻含有三萜类、倍半萜类、二萜类和其他类成分等。目前,研究人员从泽泻属植物中获得的60多个三萜成分均为原萜烷型四环三萜。

2. 药理作用研究

(1)降血脂　发现泽泻可降低高脂血症大鼠模型血清中血清总胆固醇(TC)、甘油三酯(TG)、低密度脂蛋白(LDL)含量。

(2)降血糖　无论是正常动物还是糖尿病动物,使用泽泻的水提液均可以使其血糖含量降低,泽泻的水提液还可以用于治疗和预防由四氧嘧啶引起的血糖含量升高。

(3)抗氧化及保护血管内皮细胞　泽泻可使内皮细胞的存活率明显增加,使其凋亡过程受到抑制,使一氧化氮的分泌量提高。

(4)降血压　机体内由肾上腺引起的主动脉收缩所导致的血压升高,能够被泽泻醇A和泽泻醇B的松弛血管作用所抵消;由血管紧张素分泌而引起的血管收缩所导致的血压升高能被泽泻醇所抑制。

(5)利尿　泽泻醇A乙酸酯及泽泻醇B都具有良好的利尿活性,能够产生一定的利尿作用。

(6)抗草酸钙结石　泽泻水煎剂对上尿路结石疗效确切,用于上尿路辅助排石。

(7)其他　泽泻有免疫调节与抗炎、抗肾炎作用。胆碱类物质、卵磷脂等成分具有一定的抗脂肪肝的药理作用。对于实体肿瘤而言,泽泻能对其产生较好的抑制作用,并且使机体抵抗肿瘤的免疫能力增强。

【临床应用】

1. 泽泻治疗顽固性眩晕 据报道,以大剂量泽泻,辨证配伍,治疗多种顽固性眩晕,屡获奇效。泽泻的用量则视病情而定,小剂量 30～40 克,中剂量 50～60 克,大剂量 80～100 克,但要注意不可服用过久,病愈即止,以免泄水伤肾。其具体配伍:①泽泻配龙胆草治疗肝胆湿热性眩晕;②泽泻配石决明治疗肝阳上亢性眩晕;③泽泻配天南星治疗痰瘀互结性眩晕;④泽泻配鹿角胶治疗精髓亏虚性眩晕。

2. 泽泻治疗高脂血症 以泽泻片口服治疗高脂血症,每次 3～4 片(相当于生药 24～42 克),每日 3～4 次,1～3 个月为1 个疗程。治疗 193 例,总胆固醇均高于6.0 毫摩/升,三酰甘油均高于 1.49 毫摩/升。用药前胆固醇平均值为 6.7 毫摩/升,用药 1～2 个月后(平均 1.26 个月),总胆固醇平均值降至 5.6 毫摩/升,下降最多者为 4.7 毫摩/升。用药前三酰甘油平均值为 2.6 毫摩/升,用药 1～3 个月(平均为 1.12 个月),平均值降至 2.2 毫摩/升,下降最多者为 4.9 毫摩/升。用药前后比较均存在显著性差异。

3. 泽泻治疗梅尼埃病 以泽泻 50～70 克,白术 20～30 克,加温水 500～700 毫升,浸泡 30 分钟,用文火煮沸 15 分钟,过滤,药渣再加水 200～300 毫升,文火煮煎10 分钟,合并 2 次滤液,少量频服。若呕吐剧烈者,可加姜半夏 15 克。治疗本病 42例,痊愈 36 例,好转 5 例,无效 1 例。

4. 泽泻治疗高血压病 重用泽泻50～100 克,再配合其他药物治疗高血压病 104 例。其中第 1 期 41 例,显效 32 例,血压平均下降 4.9/3.4 千帕,有效 9 例;第

2 期 44 例,显效 28 例,血压平均下降4.6/3.0 千帕,有效 15 例,平均血压下降3.5/3.3 千帕,无效 1 例;第 3 期 19 例,显效 5 例,血压平均下降 3.0/2.0 千帕,有效13 例,无效 1 例。总有效率为 98.1%,其中 36 例随访 1～5 年,22 例血压基本稳定,有 10 例复发后再服泽泻获效。

5. 泽泻治疗强中症 以泽泻 15 克煎汤代茶饮,每日 1 剂,治疗强中症(阴挺不倒)3 例,均治愈。

【用法与用量】 内服,一般 6～12 克,大剂量可用至 30 克。也可入丸散剂。

【使用注意】 无湿热及滑精者忌用。

薏苡仁

为禾本科多年生草本植物薏苡的成熟果仁,我国大部分地区均产,主产于福建、河北、辽宁等地,以除去外壳及种皮的果仁入药。

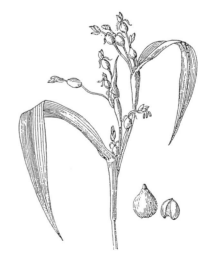

薏苡仁

【性味与归经】 性微寒,味甘、淡;归脾、胃、肺经。

【功效与主治】 具有利水渗湿,祛湿

除痹,健脾去湿,清热排脓的作用。常用于治疗水肿脚气,小便不利,湿痹拘急,湿温初起,脾虚泄泻,肠痈,肺痈等病证。

【炮制应用】

1. 生用　生品性偏寒凉,长于利水渗湿、清热排脓、除痹止痛,常用于治疗水肿脚气、肠痈、肺痈、湿痹、筋脉拘急及湿温病在气分。

2. 炒用　炒后健脾止泻作用加强,适用于脾虚泄泻、食少、脘腹作胀等。

【鉴别应用】

1. 薏苡仁与冬瓜仁　见第 323 页。

2. 薏苡仁与木瓜　见第 358 页。

【配伍应用】

1. 薏苡仁配败酱草　见第 118 页。

2. 薏苡仁配芦根　见第 66 页。

【现代药理研究】

1. 化学成分研究　中药薏苡仁中含有多种活性成分,主要包括淀粉类薏苡仁酯、三酰甘油类、脂肪酸类、内酰胺类、薏苡内酯、糖类、甾醇类、三萜类等。目前经国内外研究人员发现并被分离鉴定出的化学成分已有 70 种以上。

2. 药理作用研究

(1)抗肿瘤　薏苡仁中得到的脂肪酸及其酯类有抗肿瘤的作用,多糖类也具有同样的功能。

(2)镇痛、抗炎　康莱特注射液(即薏苡仁油)对疼痛相关细胞因子产生影响,具有镇痛作用。薏苡仁汤对大鼠蛋清性关节炎、棉球性肉芽肿以及二甲苯所致的小鼠耳郭肿胀等均有明显的抑制作用。

(3)降血糖、降血脂　薏苡仁多糖具有显著的降糖作用,可显著降低大鼠胰岛素、脂肪组织和低密度脂蛋白、胆固醇水平。

(4)增强免疫力　薏苡仁水提液能显著拮抗由环磷酰胺引起的免疫功能低下小鼠的免疫器官重量减轻以及白细胞数量减少,明显增加小鼠腹腔巨噬细胞的吞噬百分率及吞噬指数,显著增加血清溶血素的含量。

(5)抗菌　薏苡仁甲醇提取物能够抑制细菌、真菌和酵母菌的生长,具有广谱的抑菌活性。

(6)抗溃疡、止泻　薏苡仁抗水浸应激性溃疡和盐酸性溃疡的形成,但不抗吲哚美辛及乙醇性溃疡形成。薏苡仁还抑制番泻叶引起的大肠性腹泻,但不抑制蓖麻油引起的小肠性腹泻。

【临床应用】

1. 薏苡仁在骨伤早期中的临床应用

薏苡仁辅佐活血祛风类药物治疗骨伤早期患者,取得了好的疗效。其作用主要表现在以下几方面:①利水消肿:肿胀是骨伤患者的主要临床表现之一,特别是早期症状更为严重,甚者可出现肢体大量张力性水疱。其原因一是肢体受伤后脉络受阻,血溢于外而形成血肿;二是肢体受伤后局部气血流通受阻,运化失常,水湿停留于肢体的局部而产生水肿。薏苡仁具有利水渗湿的功能,能渗利水湿,消除肢体肿胀,减轻和预防伤肢张力性水泡的发生。②健脾益胃:胃为仓廪,能受纳五谷,脾能运化输布五谷精液,对内以充五脏六腑,对外以濡养四肢百骸。人体受伤后可引起脏腑功能减退,出现精神抑郁,食欲减退,恶心等症。另一方面,老年体弱及儿童患者服用活血祛瘀类药特易损伤脾胃,出现腹泻或大便稀溏症状,取薏苡仁健脾之功效,保证后天生化之源。③清热利尿:骨伤早期患者由于伤处血脉破裂,瘀血停聚,积而化热,常可出现发热(一般体温不超过 38℃)、口渴、心烦、小便短赤等热证表现,取薏苡仁清热利尿之功效,可有效地治疗上述病症。

2. 薏苡仁治疗带状疱疹　取生薏苡仁 120 克,1 日分 2 次煎服,连仁带汤一齐服下。少则 3 日,多则 1 周,疱疹可迅速消退。共治疗 50 余例,效皆卓然。谢高仲取薏苡仁 60 克,雄黄 30 克,吴茱萸 10 克,研末温开水调成糊状,用棉签或毛笔蘸药涂布带状疱疹病变部位。每日 2 或 3 次,经治疗后 7 天痊愈,随访半年未复发和无后遗症。

3. 薏苡仁治疗石淋　取生薏苡仁,研末加少许白糖拌匀,每服 30 克,日服 2 次。服后大量饮水,同时配以跳跃运动,往往可使结石迅速下排。运用此法治疗 30 余例,排石率可达 80%。

4. 薏苡仁治疗坐骨结节滑囊炎　取生薏苡仁 60 克,加水 300 毫升,煎至 200 毫升,分 2 次口服。共治疗 25 例,均获痊愈。服药最短者 26 天,最长者 45 天。

5. 薏苡仁治疗鹅掌风　按 4∶1 的比例量取薏苡仁和甘草,煎浓,趁热用脱脂棉签蘸药液洗患部,每天洗数次。若有化脓而溃烂者,除用上法外洗,再用鹅掌皮烧灰存性,菜油调涂患处,2 天外洗和换药 1 次。此法治疗鹅掌风,一般数天可愈。

6. 薏苡仁治疗传染性软疣　用生薏苡仁 10g,碾成细粉,加白糖适量,开水冲服。每日 3 次,20 天为 1 个疗程,1 个疗程不愈者,可连续服用 2 个疗程,共观察 42 例,其中治愈 39 例,好转 3 例,有效率为 100%。认为本品研粉冲服比水煎剂效果好。

7. 薏苡仁治疗小儿厌食症　炒苡米、大腹皮各适量。随症加减,每日 1 剂,水煎服。煎服疗程 2 周,治疗 50 例,总有效率 96%。

8. 薏苡仁治疗慢性阑尾炎　薏苡仁 60 克,附子 12 克,败酱草 30 克,水煎服,每日 1 剂。并将药渣热敷于患者右侧天枢穴,辨证加减。治疗 93 例,痊愈 78 例,好转 11 例,无效 4 例,总有效率 95.6%。

【用法与用量】　内服,一般 15～30 克,大剂量可用至 100 克。

冬 瓜 皮

为葫芦科一年生草本植物冬瓜的果皮,全国各地均有种植,以干燥果皮入药。

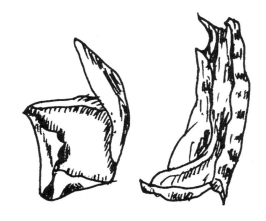

冬瓜皮

【性味与归经】　性微寒,味甘;归肺、胃、大肠、小肠经。

【功效与主治】　具有利水消肿,清解暑热的作用。常用于治疗水肿胀满,小便不利;也可用于暑热口渴,小便短赤等症。

【炮制应用】　临床多生用。

【鉴别应用】　冬瓜皮与冬瓜仁,二者为同一植物的不同用药部位,性皆甘寒,但二者功效及临床应用不同。

冬瓜皮为冬瓜外层的皮,以利水消肿清热见长,常用于治疗水肿胀满、小便不利等症,且能清热解暑,可用于暑热口渴、小便短赤等症。冬瓜仁为冬瓜的种子,其上能清肺热,下能导大肠之积滞,且能化痰排脓,具有清热化痰、消痈排脓的作用,常用于湿热内蕴、日久成脓的肺痈、肠痈及痰热咳嗽、淋浊、带下等病证。

【配伍应用】 冬瓜皮配白茅根,二药均甘淡渗利,善清热利水消肿,白茅根尚有养阴生津之功。二药配用,清利不伤阴,又不伤脾胃,以清淡灵通为长,其清热利水消肿作用增强。适用于水肿、腹水、脚气等水湿内停属湿热所致者。

【现代药理研究】

1. 化学成分研究 冬瓜皮中含多酚、色素、多糖、膳食纤维等成分。

2. 药理作用研究

(1)抗氧化 通过测定冬瓜皮的石油醚萃取物、正丁醇萃取物、氯仿萃取物、乙酸乙酯萃取物以及水溶部分对 DPPH 自由基、羟基自由基、超氧阴离子自由基的清除及还原能力。各个组分均有很好的抗氧化活性,其中乙酸乙酯萃取物效果最好。

(2)解毒 采用烘法制备的冬瓜皮炭体外具有吸附尿素氮、肌酐、尿酸等尿毒素的活性,可用于治疗尿毒症。

(3)降糖 冬瓜皮提取物具有降低血清和肝三酰甘油含量以及空腹血糖并改善糖耐量的作用。

【临床应用】

1. 冬瓜皮在呼吸系统中的运用

(1)咳嗽 15 克经霜冬瓜皮,水煎后取汁加少许蜂蜜饮服。

(2)肺痈 取冬瓜皮、生薏仁各 30 克,洗净后加水适量煎服,每日 2 次,可祛痰排脓。

2. 冬瓜皮在泌尿系统中的应用

(1)肾炎、小便不利、全身水肿 冬瓜皮、西瓜皮、白茅根各 18 克,玉蜀黍芯 12 克,赤豆 90 克,水煎,每日 3 次分服。

(2)小便不利而黄赤 冬瓜皮 35 克,车前子 20 克,泽泻 15 克,猪苓 10 克,加水 600毫升,煎成 300 毫升,每天分 2 次温服。

(3)因肾炎或膀胱炎致小便不畅 冬瓜皮 100 克,加白茅根、赤小豆、玉蜀黍芯各适量,同煎饮服。

(4)急性肾炎水肿、小便不利 取冬瓜皮、西瓜皮、玉米须各 25 克,红小豆 50 克,水煎分 3 次服用,连服 10～15 剂。

3. 冬瓜皮在内分泌系统中的运用

(1)荨麻疹 冬瓜皮 30 克,水煎代茶饮。

(2)水肿 冬瓜皮 120 克,玉米须 30克,白茅根 30 克,水煎,每日 3 次。

(3)心脏病水肿 冬瓜皮、蚕豆各 60克,清水 3 碗煎至 1 碗,去渣饮用。

(4)胸水难消 冬瓜皮、冬瓜子各30～60 克,蚕豆 60 克,加水 3 碗煎至 1 碗,去渣饮用。

(5)因吃虾、蟹等致皮肤荨麻疹、皮肤瘙痒 冬瓜皮 30 克,赤芍 12 克,紫苏叶 15克,苍耳子 10 克,加水 600 毫升,每天分 2次温服。

4. 冬瓜皮在循环系统中的运用

(1)减肥、降血脂 冬瓜皮 18 克,乌龙茶 3 克,槐角 18 克,何首乌 30 克,山楂肉15 克,将槐角等 4 味药共煎去渣,以其汤液冲泡乌龙茶。

(2)清热解暑 冬瓜皮 100 克,西瓜翠衣 150 克,水煎加冰糖少许代茶饮。

(3)滋肝补肾,润须乌发,消脂减肥,延年益寿 冬瓜皮 18 克,乌龙茶 3 克,槐角18 克,何首乌 30 克,山楂肉 15 克,先将槐角、何首乌、冬瓜皮、山楂肉用水煎 20 分钟后滤出药汁煮沸,冲泡乌龙茶。

5. 其他

(1)冬瓜皮煎汤洗脚可治脚癣和脚臭。

(2)冬瓜皮适量烧研为细末,每次服 3

克,用温黄酒调服,可治腰痛。

(3)干冬瓜皮30克,真牛皮胶30克,入锅内炒存性,研末,每服15克,好酒热服,盖被微出汗,治疗跌仆伤损。

(4)冬瓜皮50克煎水,外洗肛痔处,能消肿止痛,治疗痔疮。

(5)取冬瓜皮50克,柚子核5克,共煎水代茶可治疗小儿暑热。

【用法与用量】　内服,一般15～20克,大剂量可用至60克。

【使用注意】　虚寒肾冷、久病滑精者忌用。

冬瓜仁

为葫芦科一年生草本植物冬瓜的成熟种子,全国各地均有种植,以干燥或新鲜的成熟种子入药。

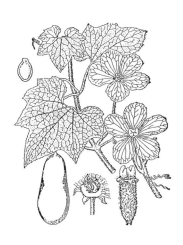

冬瓜仁

【性味与归经】　性寒,味甘;归肺、大肠、小肠经。

【功效与主治】　具有清热化痰,消痈排脓,清热利湿的作用。常用于治疗肺热咳嗽,肺痈,肠痈;也可用于下焦湿热之白浊、白带黄稠。

【炮制应用】

1. **生用**　生品擅于清热化痰、消痈排脓,多用于肺热咳嗽、肺痈、肠痈。

2. **炒用**　炒制品以渗湿化浊力见长,多用于白浊、带下。

【鉴别应用】

1. **冬瓜仁与薏苡仁**　二者均有清热、利湿、消痈的作用,同为治疗肠痈、肺痈的常用药。但二者的功效及临床应用又有所不同。

(1)冬瓜仁性寒质滑,又具泻性,上能清肺化痰,下能导下焦湿热,常用于治疗痰热咳嗽、湿热所致的白浊、白带黄稠;薏苡仁甘寒清淡,具有补性,能健脾、利水、渗湿,常用于脾虚水肿、泄泻。

(2)冬瓜仁善导大肠湿热,可用于治疗痔疮;薏苡仁善缓和拘挛,适用于胸痹及关节挛痹。

(3)冬瓜仁重用可治鼻面酒渣;薏苡仁重用可治扁平疣。

2. **冬瓜仁与冬瓜皮**　见第321页。

【配伍应用】　冬瓜仁配冬葵子,冬瓜仁入血分,具有清热化痰、消痈排脓、清热利湿的作用,其上可清肺中蕴热,下可导肠内积垢;冬葵子甘寒滑利,能利尿滑肠,导热下行。二药配用,清热利湿、消痈排脓作用加强。适用于内痈诸症,如肺痈、肠痈等。

【现代药理研究】

1. **化学成分研究**　冬瓜仁主要化学成分为脂肪酸及脂类、甾醇类、三萜类及氨基酸类等。

2. **药理作用研究**

(1)**抗肿瘤**　冬瓜子能抑制组胺分泌,并通过增强免疫力具有抗肿瘤效果。

(2)**抗氧化**　研究表明,冬瓜子水提物具有优良的清除羟自由基、超氧自由基及抗体外脂质过氧化作用。

（3）抗炎及镇痛、解热　冬瓜子甲醇提取物能显著抑制角叉菜胶所致的大鼠足趾肿胀，具有较强镇痛活性。冬瓜子乙醇提取物具有良好的外周镇痛及解热作用。

（4）除痰及抑制肺纤维化　冬瓜子能促进黏液分泌，因此有此除痰的效果，并且能预防胃炎。冬瓜子提取物能有效缓解博来霉素诱导的大鼠肺纤维化进程。

（5）其他　冬瓜子粉末具有抗糖尿病作用。冬瓜子油对睾酮诱导的小鼠前列腺增生有抑制作用。冬瓜子醇提物对金黄色葡萄球菌、大肠埃希菌有较好的抑菌效果，而水提物抑菌效果不及醇提物。

【临床应用】

1. 冬瓜子在呼吸系统的运用

（1）百日咳　冬瓜子15克加红糖适量捣烂，以温开水冲服，每日2次。

（2）慢性支气管炎　冬瓜子、冬瓜皮、麦冬各15克，水煎服，每日1剂，分早晚服。

（3）肺炎　冬瓜子仁15克，薏苡仁、文蛤粉、芦根各30克，桃仁10克。水煎2次，将2次煎液混合，每日1剂，分2次服。

（4）肺痈　冬瓜子60克，芦根30克，水煎服，每日1剂。

2. 冬瓜子在妇科疾病中的运用

（1）妇女湿热带下　冬瓜子30克，捣烂，加冰糖30克，以开水炖熟，早晚各1次。或用陈冬瓜子250克，炒熟，研细末，每次15克，以米汤送服，每日2次，连服6～8日。

（2）宫颈炎　冬瓜子90克，捣烂，加冰糖90克，水煎，早晚各1次。

（3）妇女白带　冬瓜子120克，焙黄研末，每次16克，以米汤送服。

【用法与用量】　内服，一般10～15克，大剂量可用至30克。

【使用注意】　久病阴虚者慎用。

赤 小 豆

为豆科一年生半缠绕草本植物赤小豆的种子，主产于广东、广西、江西等地，以成熟种子入药。

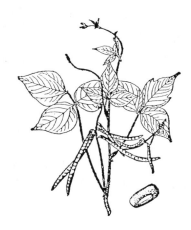

赤小豆

【性味与归经】　性平，味甘、酸；归心、脾、小肠经。

【功效与主治】　具有利水消肿，解毒排脓的作用，为补利兼施之渗湿品。常用于治疗水肿，脚气，黄疸，也可用于疮毒痈肿及隐疹。

【炮制应用】　临床多生用。

【鉴别应用】　赤小豆与绿豆，二者均有利水消肿、解毒疗疮的作用，皆可用于水肿胀满、湿热黄疸、痈肿热毒等。但二者的功效及临床应用又有各自的特点。

赤小豆善于利水祛湿，故多用于水肿、泻痢、黄疸等。绿豆善于清暑解热毒，故多用于暑热烦湿及药物中毒等。

【配伍应用】

1. 赤小豆配白茅根　赤小豆甘酸偏凉，性善下行，功能清热利湿、行血消肿；白茅根甘寒凉润,既能清心、肺、胃之热,凉血生津,又能入膀胱利水,导热下行,且清而不过,利而不猛。二药配用,在增强利水消肿作用的同时,还有一定的凉血通淋之功。适用于小便不利、水肿而偏热者。

2. 赤小豆配赤茯苓 赤小豆性善下行,既能清热利湿,使水湿下泄而消肿,又能清热解毒,行血排脓而消肿;赤茯苓入血分,善于清利湿热、利窍行水。二药配用,清利下焦湿毒之力明显加强。适用于湿热蕴结下焦之小便不利、尿血、下肢水肿和泻痢等症。

【现代药理研究】

1. 化学成分研究 赤小豆主要含有酚类、五环三萜、皂苷、黄酮、鞣质等化合物。

2. 药理作用研究

(1)抗氧化 赤小豆所含的黄酮类化合物具有较强的体外抗氧化作用,对 Fe 导致的大鼠原代肝细胞氧化损伤具有保护作用,是预防和治疗肿瘤、肝病等疾病的有效成分。

(2)控制血糖 赤豆皮是难得的膳食纤维源,纤维含量高达 60%,对肥胖症、糖尿病等慢性非传染性疾病起着预防和保健的作用。

(3)利尿 赤小豆三氯甲烷萃取部位具有显著的利尿作用。

(4)避孕 从赤小豆中提纯的胰蛋白酶抑制药,剂量在 2 毫克/毫升以上时体外能全部抑制人体精子,该抑制药对人体精子顶体粒蛋白亦有较强的抑制作用。

【临床应用】

1. 赤小豆治疗外伤性血肿 以赤小豆适量,研末用凉茶水调成糊状敷在患处,再用塑料胶纸覆盖包扎,每天或隔天换药 1 次。治疗跌伤、扭伤、骨折等外伤引起的血肿及疼痛,效果十分显著。治疗 60 例患者,大多在 2～3 天肿胀消失,肢体功能恢复正常。

2. 赤小豆治疗软组织损伤 以赤小豆研极细粉,每 100 克加入 1.5 克冰片粉,以水调成糊状,均匀地摊于纱布外敷损伤部位,每日换药 1～2 次。有张力性水疱者,应妥善保护,防止继发感染。共治疗 52 例患者,1～3 天消肿者 37 例,4～6 天消肿者 12 例,7～9 天消肿者 3 例,全部有效。

3. 赤小豆治疗慢性胆囊炎 以赤小豆散治疗慢性胆囊炎 56 例,临床治愈 27 例,显效 21 例,有效 5 例,总有效率为 94.6%。

4. 赤小豆治顽固性呃逆 取鲜猪胆 1 个,放入赤小豆 20 粒,挂房檐下阴干后共研细粉,即成胆豆散。每次 1 克,每日分 2 次,用白开水冲服。共治 26 例,其中首次发病 24 例,第 2 次发病 2 例,病程 1 个月以上者 21 例。结果,2 天内治愈者 22 例,其余 4 例均在 4 天内治愈。

5. 赤小豆治疗慢性血小板减少性紫癜 用赤小豆 50g,带衣花生仁 30g,冰糖 20g。加水适量,隔水炖至豆熟烂,吃渣喝汤,每日 1 次,30 天为 1 个疗程,可连服 2～3 个疗程,共治疗 50 例,痊愈 16 例,有效 30 例,无效 4 例。总有效率为 92%。

6. 赤小豆治疗妊娠水肿 用赤小豆 50g,熬汤食用,每日 2～3 次,同时低盐,高蛋白质、高维生素饮食,共治疗 20 例,3 天以内治愈 12 例,5 天以内治愈 18 例,7 天内治愈 19 例,有效率 100%。

7. 赤小豆治疗急性腮腺炎 赤小豆 70 粒,捣碎为细末,鸡蛋清 1 个,调和成糊状,敷于患处,每日更换 1 次,至肿痛消失后再敷 1 次。共治疗 46 例,敷药 1 次肿痛消失者 18 例,敷药 2 次肿痛消失者 20 例,8 例在敷药 3 次后肿痛消失。随肿痛减轻和消失,体温逐渐降至正常。所治 46 例,均获痊愈,未出现并发症。

【用法与用量】 内服,一般 6～15 克,大剂量可用至 60 克。外用,研末涂擦、调敷。

【使用注意】 尿多者忌用。

(谢嫣柔 刘初容)

参 考 文 献

[1] 刘守仁.生脉散加味重用茯苓治疗心悸证的体会[J].福建中医药,1985(1):38-40.

[2] 刘国正.转舌散治乙脑后遗症失语[J].中医杂志,1982(10):13.

[3] 范桂滨.大剂量茯苓治疗不寐 24 例[J].中医研究,2006(2):35-36.

[4] 陈建南.茯苓饼干利水消肿[J].上海中医药杂志,1986(8):25.

[5] 林源震.茯苓治疗婴幼儿秋冬季腹泻[J].北京中医,1985(5):31-32.

[6] 程孝慈.猪苓汤治疗流行性出血热休克期报告——附 25 例临床分析[J].中医杂志,1982(6):34-37.

[7] 高步云,张开明.猪苓注射液治疗银屑病 265 例临床疗效观察[J].中西医结合杂志,1984(5):285-287,260.

[8] 徐宗忠.运用大剂泽泻治疗顽固性眩晕体会[J].浙江中医杂志,1996(10):470-471.

[9] 浙江省泽泻研究组.泽泻降血脂的临床观察[J].中草药通讯,1976(7):319.

[10] 饶云中.重用泽泻治疗美尼尔氏征 42 例[J].浙江中医杂志,1991,26(3):110.

[11] 朱文玉.泽泻降压汤治疗高血压病 104 例[J].中西医结合杂志,1984(9):527.

[12] 庄柏青.泽泻治强中症[J].中医杂志,1987(10):65.

[13] 秦友洪.薏苡仁在骨伤早期中的临床应用[J].湖南中医杂志,1997(2):50.

[14] 华乐柏.大剂薏苡仁临床应用拾萃[J].中国中药杂志,1997(2):55-56.

[15] 黄继斗.薏苡仁治疗坐骨结节滑囊炎 25 例介绍[J].中医杂志,1987(1):66.

[16] 王定阳.治鹅掌风验方[J].四川中医,1986(10):55.

[17] 张玉英.薏苡仁治疗传染性软疣 42 例[J].河北中医,1990(1):36.

[18] 詹乃俊.理脾化湿汤治疗小儿厌食证 50 例疗效分析[J].浙江中医学院学报,1994,18(2):23.

[19] 炊积科.薏苡附子败酱散治疗慢性阑尾炎 93 例[J].内蒙古中医药,1992(3):26-27.

[20] 韦丰.皮的药用(七)[J].开卷有益(求医问药),2012(7):30-31.

[21] 张洪军.可用冬瓜皮入药[J].农家之友,2007(6):64.

[22] 周艳琼.保健茶[J].中国食物与营养,2001(2):47-48.

[23] 徐树楠.中药临床应用大全[M].石家庄:河北科学技术出版社,1999:276.

[24] 陈光新.保健茶与滋补酒[J].四川烹饪高等专科学校学报,2006(1):15.

[25] 郭庆伟.11 种蔬菜的药用价值[J].开卷有益(求医问药),2009(9):31.

[26] 潘文昭.冬瓜皮和冬瓜子的药用[J].农村新技术,2013(12):46-47.

[27] 吴圣利.果皮的药用价值[J].现代养生,2010(8):35.

[28] 钱春生.赤小豆治疗外伤性血肿[J].浙江中医杂志,1989,24(7):306.

[29] 江波.赤小豆冰片粉调敷治疗软组织损伤 52 例[J].陕西中医,1980(5):13.

[30] 红小豆散治疗慢性胆囊炎[J].医学理论与实践,1991(2):48.

[31] 楚凤琴.胆豆散治疗顽固性呃逆 26 例[J].山东医药,1980(9):56.

[32] 王文育.赤小豆花生汤治疗慢性血小板减少性紫癜 50 例小结[J].江西中医药,1993(6):43.

[33] 吴昉.赤小豆治疗妊娠水肿 20 例临床观察

[J].中国社区医师,2003(2):35-36.

[34] 张明利,袁效涵.赤小豆粉外敷治疗流行性腮

腺炎 46 例[J].中国民间疗法,2000(6):24-25.

第二节　利尿通淋药

车　前　子

为车前科多年生草本植物车前或平车前的成熟种子;前者分布全国各地,后者分布北方各省,主产于黑龙江、辽宁、河北等地;以干燥种子入药。

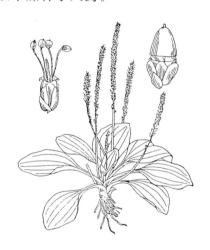

车前子

【性味与归经】　性寒,味甘;归肝、肾、小肠、肺、膀胱经。

【功效与主治】　具有清热利尿,清肝明目的作用。常用于治疗热淋,暑泄,目赤,翳障;也可用于遗精,早泄,阳痿等病证。

【炮制应用】

1. 生用　生品擅于清热利尿、渗湿通淋,多用于热淋、水肿,暑湿泄泻,肝火目赤。

2. 炒用　炒后渗湿止泻力强,多用于湿胜泄泻。

3. 盐制用　盐制后能益肝明目,多用于眼目昏暗、视力减退。

【鉴别应用】

1. 车前子与滑石　二者均为甘寒滑利之品,都有利水通淋之功,皆可用于淋证、尿闭。但二者的功效及临床应用又有所不同。

(1)车前子长于利水,为利水通淋要药,主治淋病尿闭;滑石能开毛腠之窍,长于清热、解暑,除用于淋证、尿闭外,常用于湿温、暑病发热。

(2)车前子入肝经,能清肝明目,可用于目赤涩痛或昏暗;滑石外用能清热收湿,为治疗痱疮、湿疹之常用药。

2. 车前子与车前草　二者来源于一物,均属性寒泄降之品,具有淡渗利水、清热通淋之功,常用于治疗热性水肿、小便不利、淋痛、尿闭等症。由于其用药部分不同,其功效及临床应用又有所区别。

车前子为车前的种子,甘淡渗泄、气寒清热,性偏降泄滑利,善导水湿之邪下行从小便而出,下入小肠能分清别浊,通利淋闭。随着配伍不同,可用于治疗水湿内郁的水肿、小便不利,或尿湿热痛,湿胜泄泻等多种病症。此外,本品入肝经,能清肝热、疗目疾,以治疗肝火目赤涩痛,或肝肾不足所致的目暗昏花、迎风流泪,不论虚证实证都可配合使用。车前草即车前的全草,其性味功能与车前子相似,但偏于利无形之湿热,更长于清热解毒、凉血止血,故常用于治疗热痢,以及血热衄血、尿血,热毒疮疡痈肿等。

3. 车前子与泽泻 二者均能利水消肿、清泄湿热,皆可用于水肿胀满、小便淋漓不爽及暑湿泄泻等证,常可相须为用,以增强疗效。但二者的功效及临床应用又有一定的区别。

车前子入肝经,能清肝明目,可用于目赤涩痛或昏暗;泽泻能清泻相火,多用于阴虚火旺之证。

【配伍应用】

1. 车前子配车前草 车前子通利三焦,偏于行有形之水湿;车前草长于利无形之湿热,兼能凉血止血。二药配用,清热利湿,利尿通淋作用增强。适用于湿热蕴结膀胱之小便短少,或赤涩热痛、癃闭、尿血、水肿等,暑热泻痢,石淋。

2. 车前子配白茅根 车前子甘寒滑利,性善降泄,既能利水道、消水肿,又能别清浊、导湿热;白茅根甘寒,为凉血止血、清热利尿之品。二药配用,具有较好的利水通淋、凉血止血之功。适用于水湿内停所致的小便不利、下肢水肿;湿热内停或水热互结所致的尿少、尿痛或尿血等。

3. 车前子配木通 车前子甘寒滑利,性专降泄,能利水通淋、渗湿止泻、清泄湿热;木通苦寒,能上清心经之热,下则清利小肠、利尿通淋。二药相须为用,其清热渗湿、利水通淋之功大增。适用于湿热蕴结膀胱之小便短赤、淋漓涩痛、水肿等症。

4. 车前子配血余炭 见第 379 页。

【现代药理研究】

1. 化学成分研究 车前子的化学成分主要有多糖类、苯乙醇苷类、环烯醚萜类、黄酮类、生物碱类、三萜类以及甾醇类等化合物。

2. 药理作用研究

(1)利尿 40 克/千克剂量的车前子和车前草能增加大鼠排尿量和尿中 Na^+、K^+、Cl^- 含量,相同浓度下车前子作用略强于车前草,但其水提物则无利尿作用。

(2)调血脂 车前子多糖 PSP 可通过降低大鼠体内血脂水平来直接发挥其调血脂和抗动脉粥样硬化的作用。

(3)抗炎 车前子多糖可减少渗出液容积,降低渗出液中白细胞、丙二醛(MDA)含量及血清中 MDA 水平,并能提高渗出液和血清中超氧化物歧化酶(SOD)活性,减轻各期炎症形成。

(4)免疫调节 大粒车前子能够显著增强促进树突状细胞的成熟诱导活性。

(5)降血糖 车前子胶可促进糖原合成,促进糖利用,抑制糖异生。

(6)抗氧化 车前子可降低大鼠血清 TC、TG 和脂质过氧化物水平,并提高 SOD 活性。

(7)其他 车前子还具有降血尿酸、祛痰镇咳、降压作用等。

【临床应用】

1. 车前子治疗术后尿潴留 将车前子捣烂研细,加精盐少许,用凡士林调为膏状。用时先消毒神阙穴,再将车前子膏涂在穴位上,然后覆盖纱布,胶布固定。一般贴敷 30～60 分钟,每日 1 次。共以此法治疗 27 例,其中腰部手术 3 例,肛门手术 24 例,病程为 5～12 小时,痊愈 21 例,显效 4 例,无效 2 例。其中 1 次痊愈者 19 例。

2. 车前子治疗小儿腹泻 取车前子 30 克,纱布包裹,加水煎成约 400 毫升,稍加白糖,每日 1 剂,频频饮服。共治疗小儿腹泻 69 例,治愈 63 例(91.3%),其中服药 1 天治愈者 26 例,2 天治愈 36 例,3 天治愈 1 例,无效 6 例。

3. 车前子治疗老年功能性便秘 取车前子,布包文火水煎 30 分钟,煎至 400

毫升,早晚各服 200 毫升,2 天为 1 个疗程。设中剂量组(20～30 克)13 例、大剂量组(40～60 克)17 例为观察组、常规剂量(10～15 克)15 例为对照组。结果中剂量组有效率 38.46%,大剂量组 82.35%,对照组 6.67%。中大剂量组显著优于常规剂量组,尤以大剂量组为高。

【用法与用量】　内服,一般 6～12 克,大剂量可用至 30 克,也可入丸散剂。外用,研末散,煎水洗。

【使用注意】　气寒滑利之品,阳气下陷,肾气虚脱者忌用。

车　前　草

为车前科多年生草本植物车前或平车前的全草;前者分布全国各地,后者分布北方各省,主产于黑龙江、辽宁、河北等地;以干燥或新鲜的全草入药。

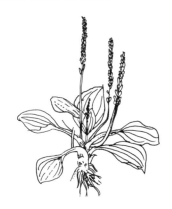

车前草

【性味与归经】　性寒,味甘;归肝、肾、小肠、肺、膀胱经。

【功效与主治】　具有清热利尿,清热解毒,明目的作用。常用于治疗热淋,血淋,暑泄,目赤,翳障;也可用于热证出血,皮肤疮毒,遗精,早泄,阳痿等病证。

【炮制应用】　临床多生用或鲜用。

【鉴别应用】　车前草与车前子,见第327 页。

【配伍应用】

1. 车前草配旱莲草　车前草清热利湿、凉血止血治其标;旱莲草滋补肝肾,凉血止血以治其本。二药配用,标本兼顾,共奏滋阴清热、利尿通淋、凉血止血作用。适用于阴虚血热之尿血、血淋等证。

2. 车前草配车前子　见第328 页。

3. 车前草配大蓟　见第383 页。

【现代药理研究】

1. 化学成分研究　黄酮类、苯乙酰咖啡酰糖酯类、环烯醚萜及其苷类、三萜及其甾体类、酚类、挥发油等有效成分。

2. 药理作用研究

(1)抗菌　车前草的提取物可抑制金黄色葡萄球菌、大肠埃希菌和铜绿假单胞菌。

(2)利尿　车前草可促进水、钠、尿素与尿酸的排泄。

(3)抗氧化　车前草总黄酮可显著抑制脂质体的过氧化进程。

(4)其他　车前草可促进自噬细胞的自噬体数量增加,车前草醇具有降低血尿酸的作用。

【临床应用】

1. 车前草治疗流行性腮腺炎　鲜车前草 30～60 克(干 15～30 克),煎 2 次,首次加水 300 毫升,煎至 150 毫升,第 2 次加水 200 毫升,煎至 100 毫升,2 次药液混合,每日分 2 次,每次加白酒 5 毫升同服。连续服药 3～5 日,病情重者可酌加药量。治疗 64 例,多在 2～4 日内治愈,最长不超过 5 日。

2. 车前草治疗细菌性痢疾　采用含有 100% 的鲜车前草煎剂,每日服 60～120 毫升,治疗 43 例急性菌痢,45 例慢性菌痢,平均退热时间分别为 32 小时和 43 小时;腹痛、大便脓血、黏液等症状也大约在 10 日内消失,且部分大便培养阳性者可转阴,乙状结肠镜检查病变也可恢复,总有效率为 84%。

3. 车前草治疗尿潴留　取车前草 30 克,食盐 3 克,捣烂为泥。患者取仰卧位,将药泥贴敷于脐下气海或关元穴,待药泥干后再反复涂敷 2～3 次,共观察 30 例,取得满意效果。

【用法与用量】　内服,一般干品 6～15 克,大剂量可用至 30 克;鲜品 30～60 克,大剂量可至 120 克。

【使用注意】　脾肾阳虚者慎用。

木　通

为马兜铃科藤本植物木通马兜铃(关木通)或毛茛科常绿攀缘性灌木小木通(川木通)及同属的绣球藤(川木通)的藤茎;关木通主产于吉林、黑龙江、辽宁等地,川木通主产于四川;均以干燥藤茎入药。

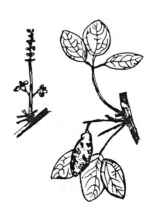

木通

【性味与归经】　性寒,味苦;归心、小肠、肺、膀胱经。

【功效与主治】　具有清热利尿,通经

下乳的作用。常用于治疗口疮,热淋,喉痹,目赤以及乳汁不下,闭经,水肿,热痹。

【炮制应用】　临床多生用。

【鉴别应用】

1. 木通与通草　二者均能清热利湿、通行经络,皆可用于治疗热淋、乳汁不通之证,但二者的功效及临床应用又有所不同。

(1)木通苦寒入心,善泄心热,适用于心热诸证,如心火上炎之口舌生疮、心烦,心火下移小肠之小便短赤、尿涩热痛。通草轻清,宣肺利水,适用于湿温诸证。

(2)木通利水较通草力大,临床常用于治疗水肿。通草利水作用相对较弱,但其利水而不伤正,可用于治疗黄肿。

(3)二者均有通乳的作用,但作用机制不同,木通降中兼通,善行血脉、通瘀滞而下乳汁,临床上多用于各种原因引起的乳汁不通、乳房胀痛属于实证者,常与王不留行、穿山甲等药同用。通草降中兼升,能通胃气上达而下乳汁,临床多用于虚证引起的乳汁稀少,常与黄芪、当归等药同用。

(4)木通清利湿热、通气血、利关节,可用于治疗痹痛及气滞血瘀之胁肋刺痛。通草宣肺通窍,可用于治疗鼻痈、息肉等。

(5)木通与通草皆可用于乳汁不通,但木通尚能宣通气血,故可用于治疗气滞血瘀之闭经。

2. 木通与防己　见第 350 页。

【配伍应用】

1. 木通配生地黄　木通上清心经之热,下则清利小肠,利尿通淋;生地黄清热凉血,滋阴以制心火。二药相配,清心与养阴兼顾,利水与导热并行。木通得生地黄之佐,则利而不峻,降而不猛,且利水而不伤阴;生地黄得木通之助,清降心火之力更胜,使心热下移小肠、膀胱而解。共奏清心养阴、利水通淋之功。适用于心热移于小肠之小便短涩刺痛或尿血、心经热盛之心胸烦热、口渴面赤、口舌生疮等。

2. 木通配灯心草　木通性通利而清降,能上清心肺之火,下导小肠膀胱之湿,使湿热之邪下行从小便排出,故有降火利尿之功;灯心草能渗利滑窍,可导心肺之热下行。二药相使为用,功专利水泄热,兼清心降火。适用于心经有热、下移小肠,或热结膀胱,或湿热下注,症见小便淋漓涩痛者。

3. 木通配车前子　见第 328 页。

4. 木通配淡竹叶　见第 67 页。

【现代药理研究】

1. 化学成分研究　木通属植物富含三萜皂苷。此外,木脂素苷类化合物、酚醇及酚醇苷类、多糖、氨基酸、油脂也是木通的主要化学成分。

2. 药理作用研究

(1)抗血栓　预知子(木通的果实)的粗总皂苷,大剂量可明显减轻大鼠静脉血栓重量,推测预知子粗总皂苷可能有抗血栓的作用。

(2)抗肿瘤　白木通种子的乙醇提取物有抑制肿瘤细胞的作用,α 常春藤皂苷具有较强的抑制肿瘤生长作用。

(3)抗炎　木通中得到刺楸皂苷 A、常春藤皂苷元和齐墩果酸均具有抗炎作用,其中常春藤皂苷元抗炎作用强于其他两个化合物。

(4)抑菌　文献报道,木通的热水浸液和乙醇浸液对金黄色葡萄球菌有抑制作用,木通醇浸液对革兰阳性菌、革兰阴性菌具有抑制作用。三叶木通、木通的水提物对乙型链球菌、痢疾杆菌作用明显,对大肠埃希菌、金黄色葡萄球菌有一定抑菌作用。

(5)其他　三叶木通有利尿作用;预知子乙醇提取物具有抗抑郁的作用,其作用机制与增强中枢多巴胺(DA)和 5-羟色胺(5-HT)的作用有关。三叶木通的果皮、果肉、种子分别用 80% 乙醇提取,经减压浓缩干燥后得到的提取物均可抑制酪氨酸酶活性,其中以果肉抑制效果最好,具有美白美容祛斑的作用。

【临床应用】　木通治疗周期性麻痹,以木通 50～70 克,水煎 50～100 毫升,每次 25～30 毫升,每日 2～3 次口服,治疗周期性麻痹 4 例,均在用药 4 剂后收到显著疗效。

【用法与用量】　内服,一般 3～9 克,大剂量可用至 30 克。亦可入丸散剂。

【使用注意】　降泄通利之品,阳虚气弱,肾虚精滑,以及妊娠者忌用。

滑　石

为单斜晶系鳞片状或方柱状的一种天然矿石,产于山东、江西、江苏、陕西、山西等地,以纯净细粉入药。

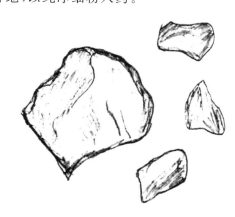

滑石

【性味与归经】　性寒,味甘、淡;归肾、膀胱经。

【功效与主治】　具有利水通淋,清热解暑的作用。常用于治疗血淋,石淋,小便不利,伤暑,湿温;也可用于呕吐,湿疹,湿疮。

【炮制应用】 临床多生用,水飞后使药物达到极细和纯净。

【鉴别应用】

1. 滑石与石膏 二者均有清热止渴、祛湿收敛的作用,但二者的作用特点及临床应用不同。

(1)滑石止渴在于利窍渗湿使脾能健运、脾气得升、津液得以上承而渴自止,故适用于暑热有湿而小便短赤不畅及烦渴,而对于燥热烦渴则不宜使用;石膏止烦渴,在于清阳明大热,使热去则津液存留,故阳明热盛烦渴用之最宜。

(2)二者外用均能祛湿收敛,但滑石偏用于湿疹、痱毒流水而奇痒者;煅石膏偏用于疮疡久不敛口者。

2. 滑石与车前子 见第 327 页。

3. 滑石与石韦 见第 334 页。

4. 滑石与冬葵子 见第 339 页。

5. 滑石与佩兰 见第 182 页。

【配伍应用】

1. 滑石配山药 滑石甘寒滑利、祛湿利水、清暑散热力佳;山药甘平,补脾胃、益肺肾,有阴阳兼顾、补而不滞的特点。二药配用,一清湿热之有余,一补诸虚之不足,有清热而不伤阳、利湿而不伤阴、补脾而不碍湿之妙。适用于气阴两虚、感受暑湿而见低热自汗、烦渴饮不多、小便不利、泻痢不止等症。

2. 滑石配海浮石 滑石甘寒质重而滑,能通利三焦,具有利水通淋、清热解暑之功;海浮石体轻上浮,主入肺经,功擅清肃肺气、通利水道,软坚散结。二药配用,滑石以利为主,海浮石以清为主,相互促进,清热渗湿、软坚化石、通淋止痛作用增强。适用于石淋、热淋、癃闭等。

3. 滑石配冬葵子 滑石善清热利尿通淋,能通利三焦;冬葵子为滑下利窍之品,可通利二便,但以利水通淋为主。二药配用,清热利水通淋作用增强。适用于湿热蕴结膀胱之小便不利、淋漓涩痛等症。

4. 滑石配黄柏 见第 74 页。

5. 滑石配栀子 见第 62 页。

【现代药理研究】

1. 化学成分研究 滑石是一种层状含水的镁质硅酸盐矿物,主要成分为硅酸镁、氧化铝、氧化锌等。

2. 药理作用研究 滑石粉中的硅酸镁有吸附和收敛作用,内服能保护肠黏膜,止泻而不引起肠胀气,滑石粉敷于创面能形成被膜,有保护创面、吸收分泌物、促进结痂形成作用。

【临床应用】

1. 滑石治疗泌尿系结石 以滑石 18克,火硝 6克组方治疗泌尿系结石,在铁勺上放纸一张,把火硝倒在纸上,不让其接触铁器,放在文火上炒黄。炒黄的火硝 6克与滑石 18克,加水一大碗,煎沸 10分钟,倒出药汁服用,1日 1剂,日服 2次,连续服用至尿石排下为止。

2. 滑石治疗百日咳 以滑石粉 30～60克,甘草 5～10克,每日 1剂,水煎服。治疗百日咳痉咳期 80例,经 3～6天观察,痊愈 49例,好转 27例,无效 4例,总有效率为 95%。

3. 滑石治疗肛裂 以滑石粉、白及粉各等量拌匀,消毒备用。患者排便后洗净肛门,做排便样动作,尽量显露肛裂,用棉花或纱布将上药涂于肛裂处,继而用手轻轻按摩长强穴数次,至肛周有发热感为宜。每天 1次。同时口服人参健脾丸及麻子仁丸。治疗肛裂 100例,治愈 94例,好转 6例。中药滑石含有多种微量元素,外用促进溃疡及伤口愈合;白及专收敛止血、消肿生肌,与滑石合用,有止血、消肿、生肌作用。

【用法与用量】　内服,一般6~12克,大剂量可用至60克。外用,研末擦、敷。

【使用注意】　脾虚气弱、滑精、热病伤津、小便多者忌用。

瞿　麦

为石竹科多年生草本植物瞿麦的全草;全国大部分地区有分布,主产于河北、河南、辽宁、湖北、江苏等地;以干燥全草入药。

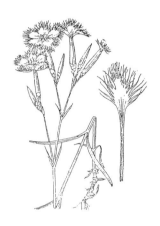

瞿麦

【性味与归经】　性寒,味苦;归心、小肠、膀胱、肾经。

【功效与主治】　具有利水通淋,活血通经的作用;其既可分利小肠而导热,又能通心经以破血。常用于治疗热淋,血淋,石淋,小便不利;也可用于闭经、癥瘕积聚。

【炮制应用】　临床多生用。

【鉴别应用】　瞿麦与萹蓄,二者均有清热、利尿、通淋的作用,均可用于治疗湿热小便不利、淋痛等,常可相须为用。但二者的功效及临床应用又有所不同。

(1)瞿麦苦寒,偏于清热降火,能导小肠邪热下行,且能凉血,治淋证时以热重

于湿或血淋、石淋为宜。萹蓄苦平、清热之力不及瞿麦,而利水渗湿作用比瞿麦强,善清膀胱湿热而利水通淋,治疗淋证时以湿热并重为宜。

(2)瞿麦能破瘀、通经,可用于血滞所致的月闭经塞。萹蓄能清热利湿,可用于治疗湿疮、阴蚀、湿热黄疸。

(3)瞿麦能清热凉血,适用于目赤肿痛。萹蓄能燥湿杀虫,可治疗蛔虫、钩虫、蛲虫等。

【配伍应用】　瞿麦配萹蓄,瞿麦苦寒沉降,其性滑利,通心经,走血分,能破血通经,善走小肠导热通下窍而利小便;萹蓄苦降下行,以清热利湿见长,善清膀胱湿热而利水通淋。二药配用,增强其导热下行、利水通淋之力。适用于湿热下注之小便不利、淋浊、尿频涩痛等症。

【现代药理研究】

1. 化学成分研究　从瞿麦全草石油醚萃取部位中分离得到9个化合物,分别鉴定为β-菠甾醇、胖大海素A、(24R)-环阿屯-25-烯-3β,24-二醇、(24S)-环阿屯-25-烯-3β,24-二醇、豆甾-7-烯-3β-醇和羟基二氢博伏内酯等。

2. 药理作用研究

(1)免疫调节　瞿麦的水提取物和低极性提取物均能抑制人体B细胞免疫球蛋白的分泌。

(2)抑菌　瞿麦的水和乙醇提取物对大肠埃希菌、副伤寒沙门菌、金黄色葡萄球菌、枯草杆菌和变形杆菌均有抑制作用。瞿麦还具有抗衣原体活性作用。

(3)杀虫　瞿麦乙酸乙酯提取液具有很强杀根结线虫作用。

(4)其他　山东产的4种及2变种瞿麦均有利尿作用。瞿麦煎剂对大鼠肝匀浆脂质过氧化抑制作用比较明显。100%浓

度下瞿麦醇提取物有轻微溶血反应,说明瞿麦有较低毒性。瞿麦对大鼠离体子宫、兔在体子宫有兴奋作用。瞿麦能抑制心肌、扩张血管、降压及兴奋肠管等。

【临床应用】 瞿麦治疗囊肿,裴桂兰运用瞿麦 50 克,加水 1000 毫升,煮沸后文火煎 20 分钟,取汁当茶饮,每日 1 剂治疗囊肿 60 例,治疗 1～3 个月后均取得较好疗效,46 例痊愈,14 例超声提示囊肿明显缩小,无任何症状,随访无复发。

【用法与用量】 内服,一般 6～12 克,大剂量可用至 60 克;亦可入丸散剂。外用,研末调敷。

【使用注意】 苦寒降泄之品,气虚而无湿热者宜慎用。

石 韦

为水龙骨科多年生草本植物庐山石韦,或有柄石韦的叶片;全国普遍野生,主产于浙江、江苏、湖北、河南、河北等地;以干燥叶片入药。

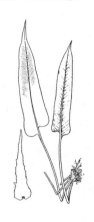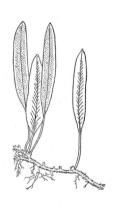

石韦

【性味与归经】 性微寒,味苦、甘;归肺、膀胱经。

【功效与主治】 具有利水通淋,清肺

止咳,凉血止血的作用;以清利凉血见长。常用于治疗血淋,热淋,石淋;也可用于肺热咳嗽,咯血,吐血,崩漏,外伤出血。

【炮制应用】 临床多生用。

【鉴别应用】

1. 石韦与滑石 二者性皆寒,均有清热利湿通淋的作用,为治疗热淋、石淋良药,常可相须为用。但二者的功效及临床应用又有各自的特点。

(1)石韦在通淋之中又有凉血止血的作用,用于治疗湿热下注、灼伤血络之血淋最为适宜。滑石性滑而长于清泻膀胱之湿热,对于热淋、石淋更为适宜。

(2)石韦能清肺止咳、凉血止血,可用于肺热咳嗽、咯血、吐血、崩漏及外伤出血。滑石能开毛腠之窍,长于清热、解暑,外用能清热收湿,常用于湿温、暑病发热及糜疮、湿痛等。

2. 石韦与海金沙 见第 335 页。

【配伍应用】 石韦配海金沙,石韦既能清热利湿、通淋止痛,又能凉血止血;海金沙善泻膀胱、小肠之湿热而有凉血通淋之功。二药配用,清热利尿通淋、凉血止血作用加强。适用于石淋、血淋、热淋。

【现代药理研究】

1. 化学成分研究 石韦的全草含有白烯、杜果苷、异果苷、绿原酸、β-谷甾醇,叶中含黄酮及其苷类、达玛烷型三萜类。

2. 药理作用研究 石韦中含有的多糖有增强机体免疫功能及抗肿瘤等药理作用。

【临床应用】

1. 石韦治疗白细胞减少症 以石韦 30 克,大枣 10 克,水煎服。若白细胞计数低于 $3×10^9$/L 者,加菟丝子、枸杞子各 20 克,鸡血藤 30 克;头晕目眩、自汗乏力者,加黄芪、党参各 15 克,鸡血藤 30 克;肢冷、畏寒、腰膝酸软无力者,加附子 5 克,菟丝子 15 克;咽干自汗,手足心热者,加女贞子 15 克,旱莲草 10 克,生地黄 30 克;食少便溏、身倦乏力者,加白术、党参各 10 克。共治疗白细胞减少症 47 例,全部显效,其中服药 6 剂以内显效者 45 例,服药 12 剂显效者 2 例。随访 12 例,1 个月以后疗效巩固。同时观察到,一般患者服药后食欲增加,精神转佳,无失眠和疲乏感觉,但石韦用量必须在 25 克以上,才能取得较好的疗效。

2. 石韦治疗扁平疣　取新鲜石韦 500 克切碎放入 75% 乙醇 1000 毫升内浸泡 1 周,用棉棒蘸药水后反复在疣体上进行螺旋式涂擦 15～20 秒,每日 3 次,10 天为 1 个疗程。60 例扁平疣患者,治疗 3 个疗程后治愈者 14 例。

3. 石韦治疗慢性气管炎　石韦水煎 3 次,减压浓缩,加 2.5 倍乙醇沉降,过滤,减压浓缩,至 1 克生药/毫升,加明胶去鞣质沉降,上清液减压浓缩至浸膏状,制成颗粒冲剂。每日用量相当于生药 150 克,分 3 次服用,共服 20 天。治疗慢性气管炎 114 病例,其中 4 例服用数天因故停药,110 例服用 1 个疗程有效率为 74.5%(82 例),显效率为 25.5%。

【用法与用量】　内服,一般 9～15 克,大剂量可用至 30 克。外用,研末、掺、调敷。

【使用注意】　阴虚无湿热者慎用。

海金沙

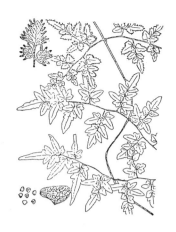

海金沙

为海金沙科多年生攀缘蕨类植物海金沙的成熟孢子,主产于广东、浙江等地,以干燥孢子入药。

【性味与归经】　性寒,味甘、淡;归小肠、膀胱经。

【功效与主治】　具有利水通淋的作用,常用于治疗热淋、血淋、石淋、膏淋。

【炮制应用】　临床多生用。

【鉴别应用】

1. 海金沙与石韦　二者均能清热利湿、通淋止痛,为治疗热淋、石淋、血淋之常用药,但二者的功效及临床应用又有各自的特点。

海金沙为甘寒之品,其性下降,善泻膀胱、小肠之湿热而有凉血通淋之功,前人极力称赞本品“五淋通治”,但临床上以治血淋、石淋较为适宜。石韦为甘苦寒之品,其清热利湿凉血作用较海金沙强,临床上以治热淋、血淋常用,且能清肺止咳、凉血止血,可用于肺热咳嗽、咯血、吐血、崩漏及外伤出血。

2. 海金沙与金钱草　见第 345 页。

【配伍应用】

1. 海金沙配金钱草　海金沙性善下降,能泻小肠、膀胱血分之湿热,功专通利水道;金钱草具有利胆排石、清热利湿、通淋止痛的作用,尤以排石见长。二药配用,相互促进,清热利尿、通淋排石作用加强。

适用于尿路结石、胆道结石。

2. 海金沙配海浮石 海金沙具有清热利尿、通淋排石之功,入小肠、膀胱血分,以分利小肠,清化小肠、膀胱之湿热而通利水道;海浮石具有清肺化痰、软坚散结、化石通淋,入肺经,以清肃水之上源而利气道为要。二药配用,清上安下,相得益彰,其利尿通淋止痛作用增强。适用于砂淋、石淋,湿热蕴结下焦之小便淋漓不畅、热淋刺痛等。

3. 海金沙配石韦 见第 334 页。

4. 海金沙配鸡内金 见第 193 页。

5. 海金沙配琥珀 见第 305 页。

【现代药理研究】

1. 化学成分研究 海金沙中含黄酮类、酚酸及糖类、甾体类、挥发油类等成分。

2. 药理作用研究

(1)利胆 从海金沙中分离得到的反式对香豆酸,能增加胆汁里水分的分泌以增加大白鼠胆汁量,而不增加胆汁里胆红素和胆固醇的浓度。

(2)抗氧化 海金沙黄酮有一定的清除羟基自由基、超氧阴离子自由基、烷基自由基,以及抑制油脂过氧化的作用。

(3)防治结石 高钙尿和肾组织草酸含量为草酸钙结石的重要原因,海金沙可降低草酸含量,保护肾组织上皮细胞,通过减少尿 Ca、P、UA 分泌,增加尿 Mg 水平,增加排尿量,减弱成石因素,降低结石形成风险。

(4)抗菌 从海金沙中分离得到的抑菌物质,对多种植物病原真菌具有较强的抑制作用。

(5)促毛发生长和抗雄性激素 用小鼠上唇毛囊器官培养法探讨毛伸展促进作用,发现添加海金沙 50% 乙醇提取物 SL-ext 培养 48 小时显示 15% 的毛伸展作用;此外海金沙 50% 乙醇提取物 SL-ext 在体外能显著抑制睾酮 5α-还原酶的活性。

(6)其他 海金沙总黄酮对血管生成有一定抑制作用,并呈现剂量依赖性。海金沙具有一定的降血糖作用。海金沙全草总提物脂溶性成分药液可使小鼠的脱痂愈合时间缩短,恢复加快。

【临床应用】

1. 海金沙治疗急性乳腺炎 用鲜海金沙全草连同孢子 250 克,黄酒 250 毫升,加清水以浸过药面为度,武火急煎 15 分钟,1 次服完,每天 2 剂。治疗 36 例,全部有效。其中 1 次治愈 8 例,2 次治愈 10 例,3 次治愈 14 例,4 次以上治愈 4 例。

2. 海金沙治疗胃脘痛 取海金沙若干装入空心胶囊,每次吞服 3～5 克(6～10 粒),每日 2～3 次,或不装入胶囊用开水直接吞服,用量相同治疗胃脘痛,总有效率为 83.9%。

【用法与用量】 内服,一般 10～15 克,大剂量可用至 30 克;亦可入丸散剂。

【使用注意】 虚淋、肾虚、阴不足而无湿热者忌用。

萹 蓄

萹蓄为蓼科一年生草本植物萹蓄的全草,全国各地均产,以干燥全草入药。

【性味与归经】 性寒,味苦;归膀胱经。

【功效与主治】 具有利湿通淋,杀虫止痒的作用;以清热利湿、利尿通淋见长。常用于治疗热淋,黄疸,蛔虫,以及血淋,蛲虫,湿疹,阴痒。

【炮制应用】 临床多生用。

【鉴别应用】 萹蓄与瞿麦,见第 333 页。

【配伍应用】 萹蓄配瞿麦,见第 333 页。

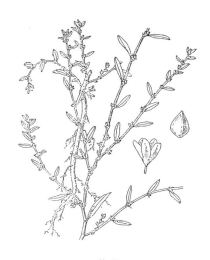

萹蓄

【现代药理研究】

1. 化学成分研究　萹蓄中含有多种化学成分,如黄酮类、酚酸类、苯丙素类、糖类、氨基酸,以及多种常量和微量元素等。

2. 药理作用研究

(1)利尿　萹蓄煎剂给大鼠皮下注射1.5 克/千克或口服 20 克/千克时均能产生显著的利尿作用。

(2)抑菌和杀螨虫　萹蓄的丙酮、三氯甲烷、乙醇提取物对革兰阳性菌和阴性菌均有抑制作用,其三氯甲烷提取物抑菌活性更好,除白色念珠菌外可抑制所有已实验的细菌和真菌。萹蓄提取物还具有显著的杀螨虫作用,且有化学农药高效的特点,对朱砂叶螨有多个作用位点,无抗药性。

(3)抗肝纤维化　萹蓄甲醇提取物具有显著的抗小鼠肝纤维化作用。

(4)抗氧化　萹蓄乙醇提取物冻干粉可清除超氧阴离子自由基、羟基自由基和抗脂质过氧化,具有抗氧化作用。

(5)抗血小板聚集作用　萹蓄中的牡荆素和鼠李素-3-半乳糖苷对人血小板聚集有抑制作用;萹蓄中的木犀草素对人血小板聚集因实验条件的不同,具有抑制或加强作用。

(6)其他　萹蓄的浸剂、煎剂或乙醇提取液给猫、兔、狗静脉注射,均有降压作用。萹蓄中的槲皮素和杨梅皮素对多种致癌物如苯并芘、黄曲霉等有抑制作用。

【临床应用】

1. 萹蓄治疗牙痛　以萹蓄 50～100克(鲜品不拘多少)煎服,每日 1 剂,分 2 次服。治疗牙痛 81 例,除 1 例因牙周炎已化脓外,其余均在服药 2～3 天后牙痛消失。

2. 萹蓄治疗遗精　以萹蓄、金樱子各30 克,水煎,每日服 2 次,每剂服 2 天,治疗遗精 63 例,全部治愈。服药时间最短者 2天,最长者 12 天,平均 6.1 天;症状消失最早 2 天,最迟 8 天,平均 3～7 天。其中 31例经随访 2 年,仅 2 例复发,有 2 例在服药1 个月后出现性欲减退,3 个月后康复。

3. 萹蓄治疗胆道蛔虫病　新鲜萹蓄1500 克,捣烂取汁 200 毫升,另取莱菔子油 150 毫升加热至无气泡并凉凉。先服萹蓄汁,后服用清油治疗胆道蛔虫病,患者服药后第二天排出大小蛔虫多条。

【用法与用量】　内服,一般 9～15 克,大剂量可用至 60 克。外用,研末敷、捣汁、煎水洗。

【使用注意】　脾胃虚寒者忌用。

地肤子

为藜科一年生草本植物地肤的果实,主产于河北、山西、山东、河南等地,辽宁、青海、陕西、四川、江苏等地也产,以干燥果实入药。

【性味与归经】　性寒,味甘、苦;归肾、膀胱经。

【功效与主治】　具有利尿通淋,祛湿

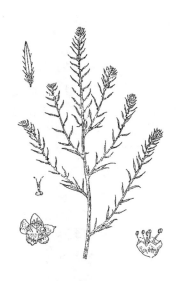

地肤子

止痒的作用,善于清利。常用于治疗下焦湿热所致的血淋、热淋、小便不利、疥癣、湿疹、皮肤瘙痒、阴痒等症。

【炮制应用】 临床多生用。

【鉴别应用】 地肤子与苦参,二者均有清利湿热、祛风止痒的作用,对于风湿热邪侵袭肌肤所致的皮肤瘙痒、妇女阴痒带下及湿热蕴结膀胱之小便淋痛不利之证,均可配伍应用。但二者的功效及临床应用又有各自的特点。

地肤子祛风利湿止痒作用较好,故善治风湿热邪所致的皮肤瘙痒及妇女阴痒、小便淋痛等;苦参苦寒清热燥湿力强,故外可治热毒疮疡、瘙痒之证,内可治泻痢黄疸等。

【配伍应用】

1. 地肤子配蛇床子 二者均有祛风燥湿、杀虫止痒的作用;但地肤子性寒,蛇床子性温。二者配用,寒温相宜,其祛风燥湿、杀虫止痒作用明显加强。适用于阴部瘙痒、湿疮湿疹、疥癣等,不论寒热皆可使用。

2. 地肤子配白鲜皮 见第119页。

【现代药理研究】

1. 化学成分研究 地肤子中主要含有三萜皂苷及甾类化合物等,所含的皂苷类为其主要的活性成分。同时也分离纯化出正三十烷醇,以及一个饱和脂肪酸混合物;还含挥发油。

2. 药理作用研究

(1)抗病原微生物 地肤子对许兰黄癣菌、奥杜盎小芽孢癣菌、铁锈色小芽孢癣菌、羊毛状小芽孢癣菌等皮肤真菌均有不同程度的抑菌作用。

(2)抗炎抗过敏 地肤子所含皂苷为止痒、抗炎及抑制Ⅰ型变态反应的有效成分,而主要抗炎活性成分为地肤子皂苷Ⅰc及其苷元齐墩果酸。

(3)降血糖 对地肤子正丁醇提取物降糖作用的研究显示,其提取物灌胃能显著抑制小鼠胃排空和降低四氧嘧啶所致高血糖小鼠的血糖水平,正丁醇提取物能浓度依赖性地减少大鼠小肠对葡萄糖的吸收。其降糖机制可能与抑制糖在胃肠道的转运或吸收有关。

(4)抗胃黏膜损伤 地肤子正丁醇提取物可改善小肠推进功能,其作用可能与胆碱能神经和一氧化氮有关。

【临床应用】

1. 地肤子治疗荨麻疹 以地肤子30克水煎,趁热服下,盖被微汗出,每日早晚各1次。治疗荨麻疹100余例,最少1剂,最多10剂(顽固性荨麻疹),一般服药1～3剂即效。

2. 地肤子治疗急性乳腺炎 地肤子50克,水煎后加红糖适量,趁热服下,微出汗,每日1剂。据33例临床观察,体温迅速恢复正常,局部炎症均获消散,无1例化脓。一般服药2剂症状减轻,4剂痊愈,个别有服6剂者。

3. 地肤子治疗慢性乙型肝炎 地肤子丸(地肤子、甘草共为粉末,炼蜜为丸,重

9克),每次1丸,每日3次;饭后服用,3个月为1个疗程,按要求观察各项指标。并停服其他药物。治疗患者86例,病程多在1～6年,均有乏力、纳差、肝区痛等,其中,慢性活动型肝炎48例,慢性迁延型肝炎38例。结果,治愈20例,显效46例,有效15例,无效5例,总有效率为94.2%。

【用法与用量】　内服,一般6～15克,大剂量可用至60克。外用:研末敷、煎水洗。

【使用注意】　脾胃虚寒者慎用。

冬葵子

为锦葵科一年生或多年生草本植物冬葵的种子,全国各地均有分布,以成熟种子入药。

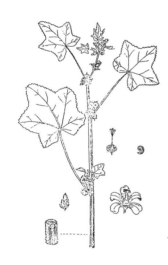

冬葵子

【性味与归经】　性寒,味甘;归大、小肠经。

【功效与主治】　具有利尿通淋,通乳下胎的作用。常用于治疗血淋,石淋,乳汁不通;也可用于水肿,二便不通,死胎不下和难产。

【炮制应用】　临床多生用。

【鉴别应用】　冬葵子与滑石,二者均能滑利通窍、利尿通淋,皆可用于小便不利、淋漓涩痛等症,但二者的功效及临床应用又有一定的区别。

冬葵子利小便尚能通大便,并具通经下乳、下胎的作用,常用于治疗水肿、便秘、乳汁不通及死胎不下、难产。滑石能开毛腠之窍,长于清热、解暑,外用能清热收湿,常用于湿温、暑病发热及糜疮、湿疹等。

【配伍应用】

1. 冬葵子配滑石　见第332页。

2. 冬葵子配冬瓜仁　见第323页。

【现代药理研究】　化学成分研究,冬葵子含单糖、蔗糖、麦芽糖、淀粉、脂肪油和蛋白质。种子含脂肪油及蛋白质,花含花青素类。

【用法与用量】　内服,一般6～12克,大剂量可用至20克。

【使用注意】　滑利流通之品,有耗气伤阳,破血损阴之弊,脾虚肠滑,以及孕妇忌用。

萆薢

为薯蓣科多年生蔓生草本植物绵萆薢和粉萆薢的根茎,主产于浙江、湖北等地,以干燥根茎入药。

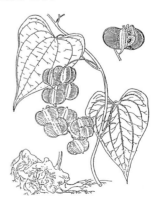

萆薢

【性味与归经】 性平，味苦；归肝、胃经。

【功效与主治】 具有利湿浊，祛风湿的作用。常用于治疗膏淋，痹证；也可用于治疗尿频，脚气。

【炮制应用】 临床多生用。

【鉴别应用】 萆薢与土茯苓，二者功能相似，均以除湿见长，对于湿盛之淋浊、湿热疮毒及风湿疥疮均可适用，但二者的功效及临床应用又有一定的区别。

萆薢除湿分清降浊之功更好，尤其适用于湿盛之膏淋、带下之证；土茯苓除湿又善解毒，故善治恶疮，尤为梅毒之要剂，近年来用于治疗汞中毒等。

【配伍应用】

1. 萆薢配益智仁 萆薢长于分清别浊；益智仁既能补肾固精缩小便，又能温脾止泻摄唾涎。二药配用，萆薢以分利为主，益智仁以固涩为要，一利一涩，相互制约，共奏固下元、利小便、去湿浊。适用于肾虚而见小便频数而少、浑浊不清、淋漓不畅；妇女带下诸证。

2. 萆薢配土茯苓 见第 114 页。

3. 萆薢配芡实 见第 516 页。

【现代药理研究】

1. 化学成分研究 绵萆薢所含的化学成分有甾体类、二芳基庚烷类、木脂素类、有机酸及酯类等，此外还含有多糖、黏液质及鞣质等。而粉萆薢所含的主要化学成分为薯蓣的皂苷和鞣质等。

2. 药理作用研究

（1）抗骨质疏松 绵萆薢水煎煮液在一定程度上增加了去卵巢大鼠股骨的骨小梁体积，降低了骨转换，从而使去卵巢大鼠骨质疏松得到改善。

（2）降尿酸 萆薢总皂苷（TSD）可显著降低腺嘌呤与乙胺丁醇所致高尿酸血症大鼠的血清尿酸水平；其作用机制可能与 TSD 下调尿酸盐阴离子转运体高表达、上调负责尿酸分泌的有机阴离子转运体（OAT1、OAT3）低表达导致尿酸排泄增加或抑制黄嘌呤氧化酶活性有关。

（3）抗肿瘤 薯蓣皂苷次级皂苷 B 甲醇溶液可通过诱导 K562 细胞凋亡来抑制细胞增殖，且可抑制多种人肿瘤细胞的增殖。

（4）其他 甾体皂苷类化合物具有很强的抗真菌活性。绵萆薢有明显的调血脂作用，对防治高脂血症的发生发展有积极的意义。

【临床应用】

1. 萆薢治疗高脂血症 口服萆薢降脂散（萆薢研末过 60 目筛）每次 5 克，每日 3 次，30 天为 1 个疗程，连服 3 个疗程。治疗高脂血症 62 例，血清总胆固醇平均下降 2.79 毫摩/升，三酰甘油平均下降 1.60 毫摩/升，与治疗前比较均有显著性差异。

2. 萆薢预防麻疹 取新鲜萆薢根每次 30 克，每日 3 次，水煎服，连服 2～3 天，隔 2 天后，再按上述剂量煎服 2 天。在麻疹流行期间，观察 245 例患儿，其中 230 例服药后仅 3 例发生麻疹，发病率为 1.33%。未服药者 15 例，9 例发生麻疹，发病率达 60%。

【用法与用量】 内服，一般 9～15 克，大剂量可用至 30 克；也可入丸散剂。

【使用注意】 本品利湿伤阴，肾虚阴亏而滑精者忌用。

（谢嫣柔 刘初容）

参 考 文 献

[1]　姚光潮.车前子贴敷神阙治疗术后尿潴留[J].中医杂志,1998(11):646.

[2]　黄冬度,徐道春.车前子治疗小儿腹泻 69 例[J].中西医结合杂志,1987(11):697-698.

[3]　李红.不同剂量车前子对老年人功能性便秘的治疗作用[J].中国中医药信息杂志,2001(11):70.

[4]　丁安伟,黄耀洲.名贵中药谱[M].南京:江苏科学技术出版社,1998:96.

[5]　青俐.车前草穴位贴敷治疗产后尿潴留[J].四川中医,2001(6):22.

[6]　徐树楠.中药临床应用大全[M].石家庄:河北科学技术出版社,1999:273.

[7]　晋襄.临床验方集锦[M].福州:福建科学技术出版社,1982:167.

[8]　张世文,高启林.六一散加减治疗百日咳痉咳期 80 例[J].陕西中医,1986(10):441.

[9]　李克箴,李成柱,薄慕平.外用滑石白及粉治疗肛门裂 100 例[J].河北中医,1991(3):17.

[10]　裴桂兰,黄海琴,孙启光,等.瞿麦茶治疗囊肿[J].中国民间疗法,2006(12):61-62.

[11]　李文海,刘淑余.石韦大枣汤治疗白细胞减少症 47 例小结[J].湖南中医杂志,1992(1):7-8.

[12]　沈庆毅.石韦外治扁平疣 60 例疗效观察[J].现代中西医结合杂志,2003(10):1078.

[13]　中国医学科学院情报组.石韦治疗慢性气管炎的疗效观察[J].医学研究通讯,1973(10):32-33.

[14]　李楠.酒煎海金沙全草治急性乳腺炎 36 例[J].江西中医药,1992(3):61.

[15]　兰小华,兰静.海金沙治疗胃脘痛 31 例[J].浙江中医杂志,2001(8):23.

[16]　袁呈云.萹蓄治疗牙痛 81 例[J].陕西中医,1986(1):28.

[17]　杨国器.金萹汤治疗遗精病[J].湖南医药杂志,1979(2):7.

[18]　张兴仕.萹蓄治疗胆道蛔虫病[J].四川中医,1987(3):31.

[19]　徐明礼,葛汉枢,田永春,等.治疗荨麻疹验方及穴位疗法[J].赤脚医生杂志,1976(11):18-19.

[20]　王殿祥.地肤子治急性乳腺炎[J].山东中医杂志,1983(4):40.

[21]　朱勤厚.地肤子治疗慢性乙型肝炎 86 例[J].陕西中医,1999(9):400.

[22]　方新生.62 例高脂血症临床小结[J].上海中医药杂志,1988(8):6-7.

[23]　徐树楠.中药临床应用大全[M].石家庄:河北科学技术出版社,1999:275.

第三节　利湿退黄药

茵　陈

为菊科多年生草本植物茵陈蒿或滨蒿的嫩苗叶茎,我国大部分地区有分布,主产于陕西、山西、安徽等地,以干燥叶茎入药。

【性味与归经】　性微寒,味苦;归脾、胃、肝、胆经。

【功效与主治】　具有利湿退黄,清热燥湿,祛风止痒的作用。常用于治疗阳黄,阴黄,湿温时疫;也可用于风疹瘙痒,疥疮,疮疡风病。

【炮制应用】　临床多生用。

【鉴别应用】

1. 茵陈与金钱草　二者皆有清热利湿、清肝利胆的作用。常用于治疗肝胆湿

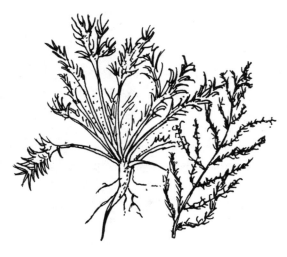

茵陈

热之证,常相配伍使用。但二者的功效及临床应用又有所不同。

(1)茵陈苦寒降泄,偏于退黄、利湿,利肝作用较大,为治疗湿热黄疸要药。金钱草甘咸微寒,偏于软坚、排石,利胆作用较强,为治疗胆结石、泌尿系结石的常用药。

(2)茵陈能清热利湿,常用于治疗湿温、水肿。金钱草可治恶疮肿毒、虫蚊咬伤或烫烧伤。

2. 茵陈与青蒿 二者均气味芳香,能解湿热,皆可用于湿热黄疸、湿温、暑温之证。但二者的功效及临床应用又有各自的特点。

茵陈主入脾胃,为退黄主药,临床上以湿热黄疸最为常用。青蒿主入肝胆,功专退虚热、除骨蒸,且善于除积、解暑退热,常用于阴虚发热、骨蒸潮热及疟疾寒热、暑热外感、中暑。

【配伍应用】

1. 茵陈配附子 茵陈苦泄下降,功专清利湿热以退黄;附子大辛大热,为寒证所必需,具有温肾暖脾之功。二药配用,茵陈得附子,变疗湿热为治寒湿之

用,利湿退黄作用仍明显,而免苦寒伤阳之弊,共奏温阳祛寒、利湿退黄之功。适用于阴黄,症见黄色晦暗、胸痞脘胀、神疲畏寒、大便不实等。

2. 茵陈配大黄 见第226页。

3. 茵陈配龙胆草 见第78页。

4. 茵陈配金钱草 见第345页。

5. 茵陈配栀子 见第62页。

【现代药理研究】

1. 化学成分研究 化学成分复杂,主要包括黄酮类、萜类、香豆素类、挥发油类、有机酸类等物质。黄酮类物质是茵陈的主要成分之一,是一种天然的抗氧化剂。

2. 药理作用研究

(1)利胆 现代药理研究表明,茵陈有松弛胆道括约肌、促进胆汁分泌、增加胆汁中胆酸和胆红素排出量等功效。

(2)保肝 茵陈及其方剂在临床上常被应用于治疗脂肪肝、酒精肝、病毒性肝炎等肝部疾病。研究表明,茵陈具有保护肝细胞膜完整性及良好的通透性、防止肝细胞坏死,促进肝细胞再生及改善肝微循环,抑制葡萄糖醛酸酶活性,增强肝解毒等功能。

(3)对心血管系统的作用 茵陈蒿中的香豆素类化合物具有扩张血管,促使血管内皮细胞释放一氧化氮和前列环素,降血脂,抗凝血等作用。

(4)抗病原微生物 茵陈有较强的抗病原微生物作用,其抗菌的主要成分为茵陈炔酮、对羟基苯乙酮。

(5)其他 从茵陈蒿中提取的茵陈素具有抑制肺癌细胞增殖和细胞周期等作用。茵陈中的咖啡酸等能增加白细胞数目,其中的植物蛋白具有诱生干扰素的作用。茵陈中的主要成分6,7二甲氧基香豆素有明显降温作用及退热镇痛作用。

【临床应用】

1. 茵陈治疗高脂血症　每日用茵陈15 克煎汤代茶饮,1 个月为 1 个疗程。用于 82 例高胆固醇血症,治疗前血清胆固醇平均为 7.02 毫摩/升,治疗后平均为 6.62 毫摩/升,平均降低 1.02 毫摩/升。统计表明,血清胆固醇愈高者,下降幅度愈大。茵陈不良反应较少,仅 1 例服后恶心而停药。

2. 茵陈治疗重症肝炎　以茵陈 30～120 克,再辨证加味,每日 1 剂,水煎服,基本治愈重症肝炎 12 例,平均住院时间为 56 天。

3. 茵陈治疗胆石症　以茵陈为主的胆道排石汤治疗胆道疾患 31 例,治愈 24 例,有效 6 例,无效 1 例。在有效及治愈的病例中,平均疗程为 24.5 天,平均服药23 剂。

4. 茵陈治疗口腔溃疡　茵陈每日 30克,煎汤内服或漱口。经治 40 例,3～4 天均愈,其中对单纯性口腔黏膜溃疡效果较好。

【用法与用量】　内服,一般 9～15 克,大剂量可用至 60 克。外用,煎水洗。

【使用注意】　燥湿利水力强,非湿热发黄者慎用。

虎　杖

为蓼科多年生草本植物虎杖的根茎,我国大部分地区均产,以干燥根茎入药。

【性味与归经】　性寒,味苦;归肝、肺、胆经。

【功效与主治】　具有利湿退黄,清热解毒,活血祛瘀的作用。常用于治疗黄疸,胁痛,热淋,血淋,闭经,烫烧伤;也可用于癥瘕积聚,痈肿,毒蛇咬伤。

【炮制应用】　临床多生用。

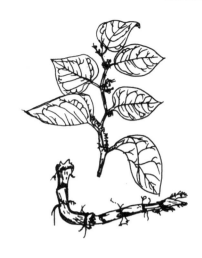

虎杖

【鉴别应用】　虎杖与䗪虫,二者性皆寒,入肝经,均能活血祛瘀止痛,用于治疗闭经癥瘕之症,但二者的功效及临床应用又有一定的区别。

虎杖长于利湿退黄、清热解毒,常用于治疗黄疸、热淋。䗪虫能续筋接骨,常用于治疗跌仆损伤骨折之症。

【现代药理研究】

1. 化学成分研究　研究表明,虎杖含有多种化学成分,其活性成分主要有大黄素、大黄素甲醚、大黄素 8-O-β-D 甲酰葡萄糖苷、2-甲氧基-6-乙酰基-甲基胡桃醌、羟基大黄素、(＋)-儿茶素、虎杖苷和白藜芦醇等。

2. 药理作用研究

(1)抗感染　虎杖具有抗病毒、细菌、真菌、寄生虫等病原微生物感染的作用。虎杖对 HIV、HBV、EBV、流感病毒等多种病毒均有抑制作用。

(2)抗炎　炎症是许多疾病发生发展的基础。大量研究证实,虎杖提取物及活性成分能通过抑制炎症因子、炎症相关基因表达、信号通路转导等途径实现抗炎作用。

（3）抗氧化　氧化应激是导致衰老和疾病的一个重要因素，与心血管疾病、神经退行性疾病、癌症等众多疾病的发生发展密切相关。虎杖提取物被视为有潜力的抗氧化剂之一，能显著降低细胞活性氧自由基产生和清除氧自由基，具有抗氧化和抗衰老作用。其中代表性成分白藜芦醇，能通过诱导抗氧化基因表达降低 MCF-7 细胞过氧化氢水平。

（4）抗肿瘤　虎杖发挥抗肿瘤作用的有效成分主要是白藜芦醇和大黄素，其机制与抑制细胞增生、诱导细胞凋亡、抑制血管生成及细胞转移有关。

（5）其他　虎杖具有代谢调节作用，动物实验证实，其提取物可用于治疗代谢综合征，主要表现在脂质调节和血糖调节等方面。近期研究发现，虎杖具有器官保护作用，其活性成分被视为多器官功能衰竭的潜在治疗药物，作用机制可能与其抑制氧化应激、炎症反应、减弱凋亡和防止线粒体功能障碍有关。

【临床应用】

1. 虎杖在四肢骨折后期治疗中的应用　以单味虎杖内服外洗，具体方法：取虎杖 60 克，切片水煎，取汁 300 毫升，100 毫升内服，200 毫升外洗患处，每日 2 次，外洗每次不少于 20 分钟；同时配合循序渐进式主动及被动功能锻炼。连续 1 周后观察疗效。共治疗 107 例患者，均经过手术内固定或外固定治疗；病程为 21 天～6 个月，平均为 39 天。结果，优良者（骨断端活动时疼痛消失或基本消失，关节活动幅度接近正常）48 例，有效者（断端疼痛明显减轻，关节活动幅度明显增大）56 例，无效 3 例。疗效明显优于对照组比较（单纯进行循序渐进式主动及被动功能性锻炼，部分患者选用热敷、针灸、按摩等方法）。并认为虎杖既能活血祛瘀通经，又有通络定痛之功。应用虎杖外洗内服，能减轻断端疼痛，改善局部血液循环，配合功能锻炼，大大缩短了骨折的愈合时间，减少或避免骨折迟缓愈合、不愈合及关节强直等并发症。

2. 虎杖治疗急性黄疸型传染性肝炎　以虎杖 90 克，加水浓煎至 300 毫升，分 3 次口服，每日 1 剂，小儿酌减，连服 2～3 周，待症状消失，肝功能恢复正常后，再巩固治疗数周。共治疗本病 325 例，痊愈 280 例，好转 45 例，黄疸指数降至正常时间，成人平均 25.2 天，小儿 15 天。

3. 虎杖治疗高脂血症　以虎杖片（每片 0.32 克）口服，每次 3 片，每日 3 次，服用 2 个月后观察结果，治疗高脂血症患者 60 例。结果总有效率与口服辛伐他汀的对照组的有效率差异无显著性。

4. 虎杖治疗烧伤　用虎杖 100 克加水 5 毫升煎煮 2 小时，过滤去渣，浓缩至 500 升，加苯甲酸、尼泊金等防腐剂备用，患者局部用 0.1% 苯扎溴铵溶液洗净后外涂虎杖液，不用敷料，一般不将水疱刺破排液。治疗 142 例，绝大部分为一二度烧伤，烧伤面积最大 53%，最小 4.1%。轻度一般涂药 2～7 次，经 7～9 天药痂脱落，创面即愈合不留瘢痕，感染较重的部分可剪作药痂，用依沙吖啶（利凡诺）纱布覆盖创面。三度创面用药经 2～3 周，待痂皮与健康组织分离后再做切痂植皮手术处理。治疗结果：除 2 例大面积烧伤休克，2 例感染引起败血症，1 例呼吸道烧伤，因抢救治疗无效死亡外，其余 137 例均获愈。

【用法与用量】　内服，一般 6～15 克，大剂量可用至 60 克。外用，研末外敷或煎水洗。

【使用注意】　孕妇忌用。

金钱草

为报春花科多年生草本植物过路黄的全草,我国江南地区均有分布,主产于四川,以干燥全草入药。

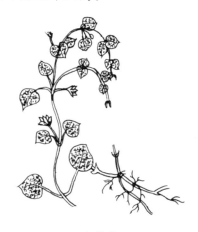

金钱草

【性味与归经】　性平,味淡、微咸;归肝、胆、胃、膀胱经。

【功效与主治】　具有清利肝胆,排石通淋,清热解毒的作用。常用于治疗黄疸、胁痛、砂淋、热淋;也可用于疮肿,烫烧伤,毒蛇咬伤。

【炮制应用】　临床多生用。

【鉴别应用】

1. 金钱草与海金沙　二者均能利水通淋,皆常用于治疗热淋、石淋之尿道涩痛,常可相须为用。但二者的功效及临床应用又有一定的区别。

金钱草长于排石,且有良好的利胆退黄的作用,常用于治疗湿热黄疸及胆道结石、胆道炎。海金沙善泻膀胱、小肠之湿热而有凉血通淋之功,临床上也常用于血淋。

2. 金钱草与茵陈　见第 341 页。

【配伍应用】

1. 金钱草配茵陈　茵陈苦寒降泄,偏于退黄、利湿,利肝作用较大;金钱草甘咸微寒,偏于软坚、排石,利胆作用较强。二药配用,具有较强的清利湿热、清肝利胆作用。适用于肝胆湿热之证。

2. 金钱草配海金沙　见第 335 页。

【现代药理研究】

1. 化学成分研究　金钱草全草含有黄酮类、酚类、内脂类、鞣质、甾醇、挥发油、胆碱、氨基酸、氯化钾等化学成分。

2. 药理作用研究

(1)利尿排石　金钱草有利尿通淋的功效。

(2)利胆排石　金钱草醇提物和乙酸乙酯提取物均能促进大鼠的胆汁分泌量,且研究认为乙酸乙酯萃取物可能是金钱草利胆作用的有效部位。

(3)抑制结石形成　有研究发现,金钱草不仅能减少动物草酸钙结石的形成,对处理过的正常人尿液中生成的一水草酸钙和二水草酸钙晶体也有很好的抑制作用,证明了金钱草对泌尿系结石的治疗作用。

(4)抗感染　金钱草对组胺引起的小鼠血管通透性增加,巴豆油所致小鼠耳肿胀及大鼠棉球肉芽肿具有显著的抑制作用,同时证明金钱草抗感染的有效成分为总黄酮和酚酸物。

(5)其他　金钱草有一定的镇痛作用。金钱草对细胞免疫和体液免疫有一定的抑制作用。有研究者通过玫瑰花试验,发现金钱草可降低小鼠脾细胞与绵羊红细胞形成玫瑰花的百分率。

【临床应用】

1. 金钱草治疗泌尿系结石　金钱草、海金沙各 20～30 克,石韦 15～20 克,水煎服,日 1 剂。服药 3～132 天,平均 21 天。治疗 72 例,痊愈 46 例,无效 10 例。

2. 金钱草治疗非细菌性胆道感染 以金钱草治疗非细菌性胆道感染有低热伴有明显症状者，日服 30 克，无低热但有明显症状者，日服 20 克；无低热且症状较轻者，日服 10 克。用开水浸泡，晨起顿服或随意饮服，30 天为 1 个疗程，一般服药 2～3 个疗程，服药间每天复查 1 次。结果，显著好转、好转和减轻 40 例，无效 12 例。在 52 例总胆道区压痛的病例中，消失或减轻者 37 例；在 21 例低热患者中，消失或减轻者 12 例。治疗期间应坚持定时定量定疗程，药要用开水充分浸泡，并勿与糖茶共饮。

3. 金钱草治疗痔疮 以鲜金钱草 100 克（干品减半）煎服，观察 30 余例，一般服药 1～3 剂后肿痛即消。本法对内、外痔均有效。高秋霞等给予金钱草加蜂蜜外敷治疗混合痔术后肛缘水肿患者 80 例，总有效率 95%，显著高于给予 50% 硫酸镁湿敷的对照组的 87.5% 的有效率。

【用法与用量】 内服：15～30 克（鲜品 60 克），大剂量可用至 100 克。外用：取汁涂擦。

【使用注意】 脾胃虚寒者慎用。

（谢嫣柔 刘初容）

参 考 文 献

[1] 杨松年，王家模，刘惠箴，等.茵陈降低血清胆固醇 82 例近期疗效观察[J].中医杂志,1980(1):39.

[2] 夏德馨,陈建杰,夏德颐.中医中药为主基本治愈重症肝炎 12 例临床分析[J].上海中医药杂志,1983(5):12-14.

[3] 吕敬江,刘松林.通用胆道排石汤治疗胆道疾患 31 例疗效观察[J].中医杂志,1983(5):22.

[4] 许鉴魁.茵陈蒿治疗口腔黏膜溃疡[J].中医杂志,1985(5):48.

[5] 刘长广,王爱霞.单味虎杖应用于四肢骨折后期的治疗体会[J].中国社区医师,2001(11):35-36.

[6] 朱山有.单味虎杖治疗急性黄疸型传染性肝炎 325 例[J].湖北中医杂志,1983(4):13.

[7] 徐树楠.中药临床应用大全[M].石家庄:河北科学技术出版社,1999:440-441.

[8] 郝振楠.虎杖浸液治疗二度烧烫伤 103 例临床观察[J].铁道医学,1977(6):319-320.

[9] 徐荷芳.加味二金汤为主治疗泌尿系结石 72 例[J].浙江中医杂志,1984,19(9):395.

[10] 李家珍.中药金钱草冲饮治疗非细菌性胆道感染 52 例疗效观察的体会[J].北京中医,1985(1):26-27.

[11] 颜赐坤.金钱草治痔[J].中国肛肠病杂志,1986,6(2):48.

第14章　祛风湿药

第一节　祛风湿止痛药

独　活

为伞形科多年生草本植物重齿毛当归及毛当归等的根及根茎,主产于湖北、四川等地,以干燥根及根茎入药。

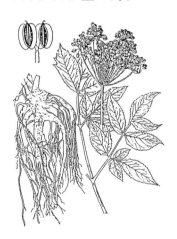

独活

【性味与归经】　性温,味辛、苦;归肝、肾、膀胱经。

【功效与主治】　具有祛风胜湿止痛,解表散寒的作用;因性善下行,故善治腰脊下肢诸痹痛,为风寒湿痹常用药。也可用于风寒头痛、少阴伏风头痛,腰痛,中风,伤风,齿痛及痈疽初起等证。

【炮制应用】　临床多生用,软化切片,便于调剂与制剂。

【鉴别应用】　独活与羌活,见第9页。

【配伍应用】

1. 独活配桑寄生　独活具有祛风胜湿止痛、散寒解表之功,善祛在里在下之伏风,且止痛作用明显;桑寄生既能祛风湿、调血脉、舒筋通络,又能补肝肾、强筋骨,能除血中之风湿。二药相须为用,能益肾壮骨、祛风除湿、通痹止痛,具有扶正祛邪并施、标本兼顾之优点。适用于痹证日久,肝肾两亏之腰膝酸痛、四肢屈伸不利、关节疼痛、肌肤麻木不仁等症。

2. 独活配羌活　见第9页。

3. 独活配麻黄　见第3页。

4. 独活配细辛　见第23页。

5. 独活配防风　独活具有祛风胜湿止痛、散寒解表之功,止痛作用明显;防风具有发表、祛风、除湿之功,为辛温解表药。两药并用,善治少阴寒郁之头痛。

【现代药理研究】

1. 化学成分研究　独活含若干香豆

精类化合物、二氢山芹醇及其乙酸、欧芹酚甲藤、异欧前胡内酯、香柑内酯、花根毒素、二氢山芹醇当归酯、毛当归醇、当归醇等。挥发性成分中含佛术烯、百里香酚、葎草烯等。

2. 药理作用研究

（1）镇静、催眠、镇痛、抗炎 独活煎剂或流浸膏均可产生镇静乃至催眠作用。独活寄生汤同样有镇静、催眠及镇痛作用，对大鼠甲醛性"关节炎"有抗炎作用。

（2）心血管系统作用 独活具有抑制血管紧张素Ⅱ受体、α肾上腺素受体、钙通道阻滞药受体活性。其水提部分有抗心律失常作用。

（3）其他 在动物实验中观察到，独活还有抗血栓、增强免疫及抗肿瘤作用。

【临床应用】

1. 独活治疗肝炎后胁痛 在辨证用药的基础方中，加入小剂量（成人一般6克）的独活，治疗肝炎后胁痛43例，痊愈39例，好转4例。一般服用3～10剂即可达到止痛效果。但肝阴不足者应慎用。

2. 独活治疗梅尼埃综合征 取独活30克，鸡蛋6个，加水适量，一起烧煮，蛋熟后敲碎蛋壳，再煮15分钟，使药液渗入，去汤及药，吃鸡蛋，每日1次，每次2个，3日为1个疗程。共治疗12例，疗效100%。

【用法与用量】 内服，一般6～9克，大剂量可用至30克。

【使用注意】 有化燥伤阴之弊，阴虚血燥者慎用。

威 灵 仙

为毛茛科多年生攀缘灌木威灵仙等的根，主产于江苏、安徽、浙江等地，以干燥根入药。

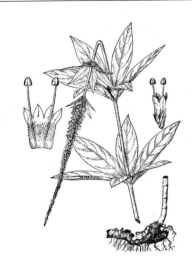

威灵仙

【性味与归经】 性平，味辛、咸；有毒；归膀胱经。

【功效与主治】 具有祛风胜湿，通络止痛，逐饮消积的作用。常用于治疗痹证、腰痛，诸骨鲠塞咽喉；也可用于痰饮咳喘、噎膈、癥积、痔漏、便血等。

【炮制应用】

1. 生用 生品擅于利湿祛痰、消诸骨鲠咽，多用于停痰宿饮之喘咳呕逆、诸骨鲠咽等。

2. 酒制 酒制品以祛风除痹、通经止痛力强，多用于风寒湿痹、关节不利、腰膝疼痛、肢体疼痛等。

【鉴别应用】 威灵仙与秦艽，二者均具有祛风除湿、通络舒筋、止痛的作用，常用于治疗风湿痹痛、肢体关节疼痛、筋脉不利等症。但二者的功效及临床应用又有所不同。

（1）威灵仙辛散走窜，性温通利，能通行十二经，既可驱散在表的风邪，又能温化在里之湿，通达经络，可宣可导，具有较强的祛风湿、通经络的作用，对于肢体瘫痪、麻木、关节不利更为适宜。秦艽辛散苦泄，质润不燥，性质平和，为风药中之润剂，长于舒筋止痛,对于风湿阻络所致的关节疼痛、筋脉拘急更为适宜。

(2)威灵仙能通络止痛,可用于跌打损伤疼痛或妇人血寒气凝之腹痛;此外,本品对骨鲠梗阻咽喉有效。秦艽能退虚热、除骨蒸、利湿退黄,可用于血中郁热所致的骨蒸潮热、湿热黄疸。

【配伍应用】

1. 威灵仙配川牛膝　威灵仙性辛散,善走窜,能通行十二经,具有祛风除湿、通络止痛之功,既可驱散在表之风,又能温化在里之湿;川牛膝性善下行,长于活血通经利关节。二药配用,相得益彰,散寒祛湿有利气血之运行;活血通络则使寒湿之邪难以留滞;从而使祛风散寒胜湿、活血通络止痛作用加强。适用于寒湿阻滞经络之关节疼痛,尤以下半身之痹痛为宜。

2. 威灵仙配五加皮　二者均能祛风除湿止痛。威灵仙性善走窜,能通行十二经,长于通络止痛;五加皮可泄可补,以补脾益肾、除水湿、利关节作用见长。二药配用,有补有泄,共奏祛风除湿、通络止痛、温肾健骨之功。适用于风湿痹痛、关节肿胀不利、下肢痿软等症而见脾肾阳气不足者。

3. 威灵仙配羌活　见第 10 页。

【现代药理研究】

1. 化学成分研究　威灵仙中化学成分丰富,其主要有皂苷类、黄酮类、木脂素。此外,还有三萜类、生物碱类、挥发油类、葡萄糖基萘类、大环糖苷类、酚苷类、有机酸类和甾醇类等。

2. 药理作用研究

(1)镇痛　小鼠热板法实验表明,威灵仙煎剂 25 克/千克腹腔注射,有镇痛作用。

(2)胆道系统　水煎剂及醇提物均可促进大鼠肝胆汁分泌。醇提物可促进麻醉犬胆汁分泌,松弛犬总胆管末端括约肌。

(3)平滑肌　醇提物可直接松弛豚鼠离体回肠平滑肌,对抗组胺或乙酰胆碱引起的回肠收缩反应。人骨鲠后,咽部或食道上段局部挛缩,服用威灵仙后即松弛,同时增加蠕动,使骨鲠松脱。

(4)抗病原体　根茎和须根可明显降低小鼠红细胞疟原虫感染率,对疟原虫有明显抑制作用。

【临床应用】

1. 威灵仙治疗足跟痛　以威灵仙 5～10 克,捣碎,用陈醋调成膏状,备用。先将患足在热水中浸泡 5～10 分钟,擦干后将药膏敷于足跟,外用绷带包扎。晚上休息时,可将患足放在热水袋上热敷,每 2 日换药 1 次。治疗跟痛症 89 例,其中跟骨骨质增生 52 例,外伤引起 19 例,劳累及天冷等引起 18 例,痊愈 76 例,好转 11 例,无效 2 例,总有效率为 97.8%。有效病例平均治疗 5 次,局部破溃者不可使用。

又报道,取威灵仙 100 克,浸入食醋 1000 毫升内 2～4 小时,然后煮沸 15 分钟,待稍温后浸泡患处 20 分钟(先熏后洗),用力按摩患处,1 日 3～4 次,1 剂可用 2 日。用于治疗跟骨骨刺疼痛。一般 3～4 天,多则 7～15 天,疼痛缓解或消失。

2. 威灵仙治疗梅核气　在半夏厚朴汤中加用威灵仙 30 克,治疗梅核气患者,可收到明显效果。因威灵仙能软坚,既可消骨鲠,又能化痰结。如治疗 1 例 32 岁女性患者,自觉咽中如有物堵塞不舒,咯吐不出,吞咽不下,伴胸胁满闷,每遇情志不畅时加重,予以半夏厚朴汤加味 5 剂后胸胁满闷减轻,但咽喉堵塞感未见缓解。遂在原方上加威灵仙 30 克再进 5 剂,患者咽部症状大减,心情也明显好转;再进 5 剂而愈。

3. 威灵仙治疗小儿鞘膜积液 以威灵仙 15～25 克,加水 1000 毫升,文火水煎剩大半,待药降温至 37℃左右洗泡患处,每日 2～4 次,每剂药可连用 2 天,一般用药 3 剂即愈。

4. 威灵仙治疗放、化疗后恶心呕吐 取威灵仙 50 克,加水 300 毫升,文火煎至 150 毫升,除渣备用,两次煎液合并,早晚空腹服,每次 150 毫升,服 1～2 次即可缓解症状,3～6 次症状即可消失。服药期间禁饮茶及面汤,服药 6～8 小时后可进食。治疗放、化疗恶心呕吐 120 例,其中放疗 80 例,化疗 40 例,有效率达 90%。并认为,威灵仙能止呕与"通络"有关,作用于中枢和周围神经而达到止呕。

5. 威灵仙治疗泌尿系结石 以威灵仙、白茅根各 60 克,水煎,每日 3 次饭前服。治疗 15 例,一般 6 剂,重者 8 剂,全部排出结石。

6. 威灵仙治疗诸骨鲠 以威灵仙 30 克,加水 2 碗,煎成 1 碗,于 30 分钟内慢慢咽完,每日 1～2 剂。骨鲠于食道合并感染者,需酌情补液和加用抗生素。治疗咽喉及食道诸骨鲠(鱼骨、鸡骨、鸭骨、鹅骨、猪骨) 117 例,一般服药 1～4 剂,个别患者服药 8 剂(4 天)。结果,骨鲠消失者 104 例,无效 13 例,有效率为 89%。姚金才用威灵仙 90 克,加水 1500 毫升,煎至 500 毫升,加陈醋 70 克,白糖 60 克,徐徐含咽。共治疗 20 例,服药 1～2 剂后,均骨刺软化咽下,症状消失。

【用法与用量】 内服,一般 6～12 克,大剂量可用至 30 克。

【使用注意】

1. 气虚血弱,无风湿、痰壅滞者,忌用。

2. 有耗散真气之弊,宜暂用,不宜久服。

防 己

为防己科多年生缠绕藤本植物粉防己或马兜铃科多年生攀缘藤本植物广防己的根。前者称汉防己,主产于浙江、安徽、江西、湖北等地;后者称木防己,主产于广东、广西等地;以干燥根入药。

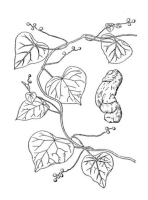

防己

【性味与归经】 性寒,味苦、辛;归肺、脾、膀胱、肾经。

【功效与主治】 具有祛风止痛,利水消肿的作用。常用于治疗风湿热痹和下焦湿热;也可用于风寒湿痹,脚气,风水,皮水,痰饮等。

【炮制应用】 临床多生用。

【鉴别应用】

1. 木防己与汉防己 二者作用大致相同,均能祛风止痛、利水消肿,但由于二者的品种不同,作用各有所偏重。

木防己为马兜铃科植物广防己,其作用偏于祛风通络止痛,多用于治疗风湿痹痛。汉防己为防己科植物粉防己,其作用偏于祛湿利水,多用于治疗下焦湿热、下半身水肿。

2. 防己与木通 二者均为大苦大寒之品,善走下行,均有较强的清热利水通窍的作用,皆可用于治疗湿热蕴结之水肿、小便不利及风湿痹痛,但二者的功效及临床应用又有一定的区别。

防己既善利水,又善于祛风通络止痛,故风湿痹痛、水肿胀满、痰饮喘息用之最好。木通善清心与小肠之火,又能通利血脉、通经下乳,故心与小肠火盛之口舌生疮、尿涩尿痛及血滞闭经、乳汁不通等较为常用。

【配伍应用】

1. 防己配黄芪　防己具有祛风止痛、利水清热之功,善泄下焦血分之湿热;黄芪益气升阳行水。二药相须为用,防己主降、主泻,黄芪主升、主补,共奏益气利水消肿之功。且防己可祛风除湿,得黄芪之引,又可走表行水,为治疗风湿表虚或风水水肿之常用药对。适用于风水证,症见面目四肢水肿、小便不利、发热恶风者;湿痹为患,症见肢体沉重、麻木者;水肿属气虚湿盛者。

2. 防己配秦艽　防己能祛风止痛、利水清热,善泄下焦血分之湿热;秦艽长于祛风湿、清湿热、退虚热、活血通络。二药配用,防己可佐秦艽疏泄湿热,从而加强祛风湿、散热结、舒筋骨、利关节之功。适用于风寒湿痹而有化热之势者,症见四肢关节拘挛疼痛、关节肿胀不利,或兼发热、小便不利等。

3. 防己配木瓜　防己善祛风通络,泄经络湿淫之邪;木瓜长于舒筋活络,以治筋病见长,筋急则能缓之,筋缓则能利之。二药相须为用,舒筋通络作用增强。适用于风湿之邪侵袭经络之筋骨酸痛、足膝无力、肌肉挛缩疼痛、关节肿胀不利等症。

4. 防己配桂枝　见第 6 页。

5. 防己配防风　见第 16 页。

【现代药理研究】

1. 化学成分研究　防风含多种生物碱,其中主要为粉防己碱、去甲基粉防己碱、轮环藤季铵碱等。

2. 药理作用研究

(1)镇痛　粉防己总碱及甲素、乙素均有镇痛作用,以粉防己总碱的作用最强,有效剂量为 50 毫克/千克。

(2)抗炎及抗过敏　汉防己甲素、乙素对大鼠甲醛性脚肿均有一定消炎作用,甲素强于乙素。

(3)心血管系统　粉防己碱对离体兔主动脉有直接的松弛作用。

(4)其他　粉防己碱对血小板聚集有抑制作用和肌肉松弛作用,并对缩宫素所引起的大鼠离体子宫收缩有明显的抑制作用。

【临床应用】

1. 防己治疗热痹　以木防己酒(含生药量为 1:10,浸泡 60 天)每次 10～20 毫升,每日 2～3 次,10 日为 1 个疗程。治疗热痹 120 例,痊愈 51 例,好转 39 例,有效 22 例,无效 8 例,总有效率为 93.3%。并认为木防己有较强的祛风止痛之功,药理实验证明,对各种神经痛有较好的止痛效果。

2. 防己治疗毒蕈中毒　用生木防己全草 150 克,大米 250 克,冷开水 1000 毫升,混合搓转 1000 次,去渣滤液分 2 次服,重者每日 4 次,一般连服 3 天。治疗毒蕈中毒 14 例,皆痊愈。并认为木防己苦寒,能减轻毒热对机体之强烈刺激,缓解胃肠平滑肌痉挛。

【用法与用量】　内服,一般 6～10 克,大剂量可用至 30 克。

【使用注意】

1. 气虚、阳虚水肿、脾肾虚寒者慎用。

2. 有劫阴耗津之弊,阴虚、口舌干燥者忌用。

秦艽

为龙胆科多年生草本植物大叶龙胆、粗茎龙胆、小叶龙胆等的根,主产于甘肃、陕西、内蒙古、四川等地,以干燥根入药。

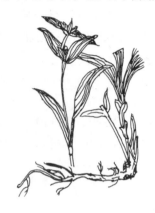

秦艽

【性味与归经】　性微寒,味苦、辛;归胃、肝、胆经。

【功效与主治】　具有祛风止痛,清热利尿的作用。常用于治疗风湿痹痛,虚劳发热,以及中风,肠风便血,湿热黄疸等。

【炮制应用】

1. 生用　生品偏重于祛风湿、清湿热、退虚热,多用于风湿痹痛、周身关节拘挛、手足不遂、阴虚骨蒸潮热、湿热黄疸。临床一般多生用。

2. 酒制用　酒制品能增强活血舒筋之功,多用于风寒湿痹,中风等症。

【鉴别应用】　秦艽与威灵仙,见第348页。

【配伍应用】

1. 秦艽配防己　见第351页。

2. 秦艽配络石藤　二者均有祛风胜湿,通络止痛和清热的作用,相须为用,其作用加强。适用于风湿化热或湿热痹阻之

关节疼痛、四肢拘急、肢体麻木等症。

【现代药理研究】

1. 化学成分研究　秦艽含龙胆碱(秦艽碱甲)、龙胆次碱(秦艽碱乙)、龙胆醛碱(秦艽碱丙)、龙胆苦苷、α-香树脂醇等成分。

2. 药理作用研究

(1)抗炎　秦艽碱甲效果与水杨酸钠相似,作用原理是通过神经系统以激动垂体,促使肾上腺皮质激素分泌增加。

(2)抗过敏　秦艽碱甲对组胺性休克及过敏性休克均有显著的保护作用。

(3)中枢神经系统　秦艽碱甲小剂量对中枢神经系统有镇静作用,较大剂量则有中枢兴奋作用。另外,秦艽碱甲还有镇痛、解热作用。

(4)其他　秦艽碱甲有短暂的降压及减慢心率的作用,并有升高血糖的作用。

【用法与用量】　内服,一般6～12克,大剂量可用至30克。

【使用注意】　久痛虚羸、小便频数、大便溏泻者忌用。

寻骨风

为马兜铃科多年生攀缘草本植物绵毛马兜铃的根茎或全草,产于长江流域和山东、陕西等地,以干燥根茎或全草入药。

【性味与归经】　性平,味辛、苦;归肝、胃经。

【功效与主治】　具有祛风除湿,行气止痛的作用;为作用平和、效果良好的止痛药。常用于治疗风湿痹痛和胃脘痛;也可用于外伤疼痛,牙痛,腹痛,疝痛等。

【炮制应用】　临床多生用。

【鉴别应用】　寻骨风与海桐皮,二者均能祛风湿、通经络、止痹痛,皆可用于风

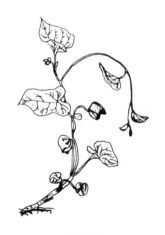

寻骨风

湿痹痛、四肢拘挛、腰膝疼痛。但二者的功效及临床应用又有所不同。

寻骨风入肝胃经，其止痛作用较强，除用于痹痛外，尚可用于治疗牙痛、胃痛、疝痛及外伤疼痛。海桐皮入肝肾经，善治下肢关节风湿痹痛、腰膝疼痛或麻木等症；外用有杀虫止痒之功，可用于治疗疥癣、湿疹。

【配伍应用】 寻骨风配黄芩，寻骨风长于祛风清热通络。黄芩善清热燥湿、泻火解毒，尤擅于清肺及肠中湿热。二药疏通祛风与清热解毒并用，清解而不郁遏，疏通又不助热，相辅相成，共奏祛风清热解毒之功。适用于原因不明之久热而伴有"风湿"样症状表现者。

【现代药理研究】

1. 化学成分研究 含马兜铃酸 A、马兜铃酸 D、马兜铃内酰胺、香草酸、尿囊素、挥发油等。

2. 药理作用研究

(1)抗炎 绵毛马兜铃挥发油及总生物碱对大鼠蛋清性"关节炎"有明显的预防作用。

(2)镇痛 本品浸剂腹腔注射能提高小鼠对热板刺激的痛阈。

(3)终止妊娠 寻骨风醇提取物对大鼠和小鼠有显著抗着床的作用。

【临床应用】 寻骨风治疗骨痹，将寻骨风、川芎、生大黄各等分，烘干，研极细末。治疗时先将骨关节处用清水洗净，揩干，用鲜鸡蛋清将药末调成糊状，均匀平摊于关节面上，用塑料布包裹，24 小时后取下，清水清洗关节面，每天外敷 1 次，10 天为 1 个疗程。临床治愈 71 例，有效 53 例，无效 7 例，总有效率 94.66%。

【用法与用量】 内服，一般 9～15 克，大剂量可用至 30 克。外用，研末调敷或鲜品捣敷。

【使用注意】

1. 服后偶有恶心、呕吐、上腹部不适、头晕头痛、乏力、心慌等副作用，一般不需要特殊处理，仍可坚持服用，若反应较重时停用。

2. 汗出甚多、阴液亏损者不宜单独使用。

蚕 沙

为蚕蛾科昆虫蚕蛾幼的粪便，育蚕地区皆产，以江苏、浙江产量最多，以干燥粪便入药。

【性味与归经】 性微温，味甘、辛；归肝、脾、胃经。

【功效与主治】 具有祛风定痛，除湿化浊的作用。常用于治疗痹证，霍乱。也可用于伤风头痛，风泪眼，闭经，遗精，白浊等证。

【炮制应用】 临床多生用。

【鉴别应用】 蚕沙与伸筋草，二者性皆温，均能燥湿祛风，用于治疗筋骨肌肤之风湿以及风寒湿痹、关节僵直等症。但蚕

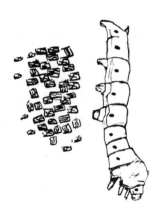

蚕沙

沙尚能化胃肠之湿浊,治疗湿盛之吐泻腹痛、胸脘痞闷等症。而伸筋草则无此功效。

【配伍应用】 晚蚕沙配皂角,晚蚕沙祛风除湿、和胃化浊,能化浊中清气而宣清导浊;皂角辛咸性燥,入肺与大肠,燥能除湿,辛能通上下关窍,子更直达下焦,通大便之虚闭(郁结湿邪)。二药配用,升清降浊,逐有形之湿邪,使湿邪从大便而解。适用于湿热内蕴之腹痛、少腹硬满、大便硬结或初硬后溏。

【现代药理研究】

1. 化学成分研究 蚕沙含叶绿素衍生物、植醇、β-谷甾醇、羽扇豆醇、麦角甾醇、蚕沙酮、有机物、灰分、游离醇类和烃类等,以及蛋白质、18 种氨基酸和维生素 A、维生素 B、维生素 E。

2. 药理作用研究 实验表明蚕沙具有抗癌及光敏作用;经日光照射的蚕沙对小鸡具有钙化骨骼的作用;其水提液具有抗牛凝血酶作用,可显著延长人血纤维蛋白质凝聚时间。

【临床应用】

1. 蚕沙治疗功能性子宫出血 取蚕沙 30 克,放入砂锅内,炒炭存性,研为极细粉备用,每日 1 次,每晚临睡前服 6 克,温开水送下,连服 5 天,开始服药患者可有少腹胀满之感觉,继续服药,症状可消失。此为河北名老中医、承德医学院丁世铭之经验方,经笔者临床验证,辄取良效。

2. 蚕沙治疗荨麻疹 取蚕沙 60 克,水煎 2 次,分早、晚温服,每日 1 剂。另用蚕沙 120 克,加水 2500 毫升,煎汤熏洗患处,每日 2 次,每次熏洗 20 分钟。共治疗荨麻疹 19 例,均在 1 天左右治愈,未见任何不良反应。

【用法与用量】 内服,一般 6～10 克,大剂量可用至 60 克。外用,炒热敷熨。

【使用注意】 阴虚血亏者慎用。

松 节

为松科常绿乔木油松、马尾松或云南松枝干上的结节,全国大部分地区均产,以干燥结节入药。

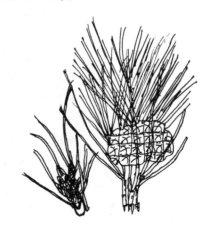

松节

【性味与归经】 性温,味苦、辛;归肝、肾经。

【功效与主治】 具有祛风燥湿,通络止痛的作用;擅长于利关节。常用于治疗风寒湿痹,关节风痛;也可用于跌损肿痛及牙痛。

【炮制应用】　临床多生用。

【鉴别应用】　松节与伸筋草、透骨草，三者均有祛风湿、活经络、利关节的作用，皆可用于风湿痹痛、关节风痛。但三者临床应用又有各自的特点。

松节擅长利关节，偏用于关节屈伸不利或关节肿胀的寒湿痹痛。而伸筋草、透骨草偏用于筋骨拘挛之风湿痹痛。

【配伍应用】　松节配伸筋草，二者均有祛风除湿的作用，但松节擅长利关节、止痹痛；伸筋草善于舒筋活络。二药配用，相互促进，既能利关节，又能舒筋活络，其祛风除湿止痛作用加强。适用于风寒邪所致的肢体疼痛、关节不利、肌肤麻木、筋脉拘急等症。

【现代药理研究】

1. 化学成分研究　油松、马尾松的松节主含纤维素、木质素，并含少量挥发油（松节油）和树脂。挥发油中含 α 蒎烯和 β 蒎烯 90％以上，另有少量的樟烯和二戊烯等。油松的松节还含熊果酸、异海松酸。

2. 药理作用研究　对小鼠有明显镇咳和祛痰作用；在体外对肺炎链球菌、甲型链球菌、卡他球菌和金黄色葡萄球菌有很强的抑制作用。

【临床应用】　松节治疗大骨节病，取松节 7.5 千克，蘑菇 0.75 千克，红花 0.5 千克，上药加水 50 升，煮沸至 25 升，滤药液加白酒 5 升。每次服 20 毫升，每日 2 次。用上法治疗大骨节病患者 62 例，其中前驱期 15 例，Ⅰ度 16 例，Ⅱ度 18 例，Ⅲ度 13 例。结果治愈 42 例，其余均有不同程度好转。

【用法与用量】　内服，一般 9～15 克，大剂量可用至 30 克。外用，浸酒搽。

【使用注意】　阴虚血燥者慎服。

海 桐 皮

为豆科常绿高大乔木刺桐的树皮，主产于广西、云南、福建、湖北等地，以干燥树皮入药。

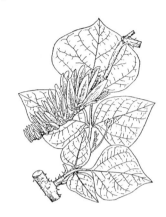

海桐皮

【性味与归经】　性平，味苦、辛；归肝、脾、肾经。

【功效与主治】　具有祛风除湿，通络止痛，杀虫止痒，燥湿解毒的作用。常用于治疗风湿痹证，尤长于治疗风湿腰腿疼痛，也可用于大麻风、跌打损伤、疥癣等。

【炮制应用】　临床多生用。

【鉴别应用】　海桐皮与寻骨风，见第 352 页。

【配伍应用】　海桐皮配豨莶草，海桐皮祛风除湿、通络止痛，偏治下部之风寒湿邪；豨莶草祛风除湿、活血通络解毒，长于走窜，开泄之力甚强，善治腰膝无力。二药配用，祛风湿、通血脉、利关节、强筋骨之力增强。适用于风湿痹痛，小儿麻痹后遗症。

【现代药理研究】

1. 化学成分研究　海酮皮含海帕刺桐碱、缘刺桐碱、甜菜碱、胆碱、刺桐文碱、刺桐特碱、刺桐定碱、刺桐灵碱、刺桐平碱、刺桐宁碱、刺桐匹亭碱、刺桐二烯酮碱、下箴刺桐碱、下箴刺桐碱甲酯、刺桐亭碱等成分。

2. **药理作用研究** 海桐皮水浸剂（1:8）在试管内对堇色毛癣菌、许兰黄癣菌、铁锈色小芽孢癣菌、腹股沟表皮癣菌等皮肤真菌均有不同程度的抑制作用。对风湿性关节炎具有一定的治疗作用。

【用法与用量】 内服，一般 6～10 克，大剂量可用至 30 克。外用，煎洗或研末调敷。

【使用注意】 气血虚弱者慎用。

乌 头

为毛茛科植物乌头的块根，或同属植物北乌头等的块根。前者称川乌头，主产于四川、陕西、云南、湖南等地；后者称草乌头，主产于浙江、湖北、湖南、江苏、安徽、辽宁等地。均以干燥的块根入药。

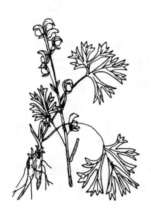

乌头

【性味与归经】 性温，味辛、苦；有大毒；归心、肝、肾、脾经。

【功效与主治】 具有祛风除湿，散寒止痛，消肿溃痈的作用。常用于治疗寒湿痹痛、心腹冷痛、头风痛、偏头痛、跌打损伤等病症，也可用于痈疽肿毒。

【炮制应用】

1. **生用** 生品有大毒，多作外用，可用于喉痹、痈疽、疔疮、瘰疬。

2. **制用** 制后毒性减低，可供内服。适用于风湿痹痛、关节疼痛、跌仆疼痛、心腹冷痛等。

【鉴别应用】 乌头与附子，见第 265 页。

【现代药理研究】

1. **化学成分研究** 含乌头碱、次乌头碱、中乌头碱、塔拉胺、消旋去甲基衡州乌药碱、并塔拉定、新乌宁碱、去甲猪毛菜碱、川乌碱甲、川乌碱乙等多种生物碱。另含尿嘧啶、乌头多糖等。

2. **药理作用研究** 草乌头生药制剂、乌头碱、次乌头碱对用电刺激鼠尾法或热板法引起的疼痛反应，均有镇痛作用。紫草乌、北草乌碱经动物实验均呈现局部麻醉作用。乌头煎剂具有扩张冠状血管的作用。

【临床应用】

1. **川乌治疗跟骨骨质增生** 将川乌烘干，研成细末，用老陈醋拌成糊状涂在干净的布上，贴在患处，3 天换药 1 次，5 次为 1 疗程，观察 1～2 个疗程。共治疗 80 例患者，年龄为 37－70 岁，病程为 1 个月～7 年，双侧均有骨质增生 23 例，单侧有骨质增生 57 例。结果，显效（疼痛缓解，行走自如）48 例，有效（疼痛减轻，能行走）28 例，无效 4 例，总有效率为 95%。

2. **草乌治疗神经性耳鸣** 取生草乌 15 克，浸泡于 75% 乙醇 50 毫升中，7 天后即可用。每天滴患耳 1～2 次，每次滴 2～3 滴，一般 3 次即可治愈。药液不可内服。共治疗神经性耳鸣 8 例，结果治愈 6 例，好转 2 例，对 45 岁以下的患者效果较好。

3. **川草乌治疗胁痛** 取生川乌、生草乌各等分,共研细末,再以医用凡士林适量,调匀成软膏状,贮缸备用。使用时,取含有 3.5 克生药粉的药膏,选痛点贴上,外以纱布覆盖,胶布固定,每日换药 1 次。胁痛游走不定者,可选贴章门、期门、京门、日月等穴位。共治疗各种疾病所致的胁痛 33 例,其中属慢性肝炎并发胁痛者 27 例,胸膜引痛者 3 例,肿瘤胁痛 3 例。结果,除肿瘤胁痛 3 例无效外,其余 30 例均在用药 1 周疼痛消失,5 例复发,再用药又有效。

【用法与用量】　内服,一般 1.5～3 克,大剂量可用至 10 克;也可入丸散剂。外用,适量研末调敷。草乌毒性大于川乌,其用量应略小于川乌头。

【使用注意】

1. 乌头有大毒,内服宜炮制后使用;入汤剂宜先煎、久煎,时间不少于 30～60 分钟。

2. 孕妇忌用。

3. 乌头的毒性很强,临床多因误服过量,或用生品不经久煮,服生品药酒、配伍不当等而致中毒。中毒剂量因人而异,一般为川乌头 3～9 克,草乌头 3～4.5 克,乌头碱口服 0.2 毫克。致死量乌头碱 2～4 毫克。服药后出现中毒症状的时间不等。最快的仅 10 余秒或 1～2 分钟,多数在 30 分钟见口舌及全身发麻、恶心、呕吐、呼吸紧迫、胸部重压感;中度者见烦躁汗出、四肢痉挛、言语障碍、呼吸困难、血压下降、体温不升、面色苍白、皮肤发冷、脉象迟弱、心律失常;心电图见多源性和频发性不规则期前收缩。重度者见神志不清或昏迷、口唇指端发绀、脉微欲绝、二便失禁;心电图可见心室纤颤及室性停搏,最后可因心脏或呼吸衰竭而死亡。中药救治:轻度中毒者,用绿豆 60 克,黄连 6 克,甘草 15 克,生姜 15 克,红糖适量水煎后鼻饲或口服;还可用蜂蜜 50～120 克,用凉开水冲服;心律失常,可用苦参 30 克,煎水温服。严重中毒者,用大剂量阿托品解救;若与金银花、甘草、绿豆、黑豆等同用,疗效更佳。

（沈　威　王展航）

参 考 文 献

[1]　杜曦.独活治肝炎后胁痛[J].浙江中医学院学报,1986(6):16.

[2]　王传丽,张永健.独活煮鸡蛋治疗美尼尔氏综合征[J].时珍国药研究,1996(4):9.

[3]　朱云海.威灵仙治疗跟疼症 89 例报告[J].中医杂志,1990(7):25.

[4]　吕长青.威灵仙外洗治疗跟骨骨刺疼痛[J].吉林中医药,1992(1):34.

[5]　魏玲玲.临证妙用威灵仙[J].四川中医,1997(4):18.

[6]　李庆.威灵仙治小儿鞘膜积液[J].辽宁中医杂志,1989(6):45.

[7]　张校科,李建明,张晓霞.威灵仙治疗放化疗恶心呕吐[J].山西医药杂志,1989(5):283.

[8]　程润泉.复方威灵汤治疗泌尿系结石 15 例[J].浙江中医杂志,1984,19(9):395.

[9]　中国人民解放军某医院五官科,中山医学院附二院五官科.威灵仙治疗诸骨鲠的初步观察[J].中华医学杂志,1975(1):80.

[10]　姚金才.威灵仙治疗骨刺卡喉 20 例[J].实用中医药杂志,2003(8):438.

[11]　孙殿浩.木防己酒治疗热痹 120 例临床总结[J].山东中医杂志,1987(6):21.

[12]　吴季方.中药生木防己救治误食毒蕈中毒[J].湖南医药杂志,1981(6):21.

[13]　郭春慧,王东巧,杨震.寻骨风散外敷治疗骨痹 131 例[J].中医外治杂志,2001,10(1).

[14]　郭恒善.蚕沙治疗功能性子宫出血[J].山东中

医杂志,1987(4):43.

[15] 王辉武,贾河先,王沁奕.中药新用(第二集)
[M].重庆:科学技术文献出版社重庆分社.
1990:174.

[16] 徐树楠主编.中药临床应用大全[M].石家庄:
河北科学技术出版社,1999:201.

[17] 胡彤宇,李建衡,薄兰云.川乌治疗跟骨骨刺
80例[J].河北中医,1997(2):42.

[18] 武自茂."草乌酒精液"治疗神经性耳鸣效果好
[J].中级医刊,1982(7):6.

[19] 王章禹,孙林.二乌膏外贴治疗胁痛[J].湖南
医药杂志,1982(5):封三.

第二节　祛风湿通络药

木　瓜

为蔷薇科落叶灌木贴梗海棠或木瓜（棋楂）的果实,主产于安徽、浙江、湖北、四川等地,以干燥的成熟果实或鲜果入药。

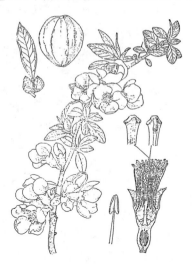

木瓜

【性味与归经】　性温,味酸;归肝、脾经。

【功效与主治】　具有舒筋活络,化湿和中的作用;为舒筋缓急之要药。常用于治疗痹证,筋急,霍乱;也可用于呕吐,腹痛,腹泻,痢疾,脚气等。

【炮制应用】

1. 蒸制　蒸制品味酸涩、性温,偏于舒筋除痹,多用于痹证、腰膝关节酸重疼痛、脚气。

2. 炒制　炒制品偏于和胃化湿,多用于呕吐、泻痢、转筋。

【鉴别应用】

1. 木瓜与薏苡仁　二者都有祛湿、舒筋、健脾和胃的作用,均可用于治疗风湿痹痛、筋脉挛拘、泄泻、脚气等。但二者的功效及临床应用又有所不同。

木瓜味酸、性温,功偏于收,尤专入肝舒筋,敛肺,和脾胃,化湿浊,行滞气,适用于筋急项强及转筋、湿热吐泻、赤白痢。薏苡仁味甘淡、性凉,功偏于利,尤入脾肺,有健脾、补肺、清热、排脓的作用,常用于治疗脾虚吐泻、水肿、肠痈、肺痈。

2. 木瓜与白芍　二者均可治筋病,对于转筋、筋急之病都可应用,但二者的功效及临床应用又有一定的区别。

(1)木瓜功在化湿而舒筋,故主要用于湿盛之霍乱转筋及湿痹关节屈伸不利等证。白芍养血敛阴柔肝而舒筋,故主要用于阴血不足不能荣养筋脉所致的挛急、抽动、疼痛等。

(2)木瓜化湿和胃,用于治疗呕吐、泻痢、水肿。白芍养血柔肝,可用于阴虚阳浮之眩晕证及妇科病等。

【配伍应用】

1. 木瓜配牛膝　木瓜能舒筋活络、化湿和中,具有较好的舒筋缓急作用;牛膝长

于活血祛瘀、通经止痛,尚有补肝肾、强筋骨作用,善走下部血分。二药配用,既能温通肌肉之湿滞,又能活血通利血脉。适用于湿痹之下肢拘挛、筋骨疼痛及霍乱转筋。

2. 木瓜配防己　见第 351 页。

3. 木瓜配木香　见第 209 页。

【现代药理研究】

1. 化学成分研究　主要含木瓜还原糖、蔗糖、苹果酸、果胶酸、鞣质、抗坏血酸,还含有枸橼酸、酒石酸、齐墩果酸、木瓜酚、三萜皂苷、氧化酶。

2. 药理作用研究

(1)抗肿瘤　试验发现木瓜中的齐墩果酸、熊果酸、桦木酸、木瓜蛋白酶、木瓜凝乳蛋白酶均有很好的抑制肿瘤的效果。

(2)消炎镇痛　木瓜汁和木瓜煎剂对肠道菌、葡萄球菌、肺炎双球菌和结核杆菌有明显的抑制作用。

(3)保肝　木瓜中的齐墩果酸和熊果酸具有保肝的作用,在临床上用于治疗肝炎。

(4)降血脂　木瓜中的齐墩果酸具有降血脂的作用。

【临床应用】

1. 木瓜治疗儿童尿频尿急　以生木瓜(大者)1 枚,切片,浸酒 1 周,每次约合生药 9 克,水煎服,每日 1 剂,分 2 次服。治疗 9 例,治愈 7 例,显效 2 例,一般轻者 5 剂,重者 7 剂即愈。

2. 木瓜治疗术后肠粘连　以木瓜 50 克,牛膝 50 克,共浸白酒 500 毫升中,7 天后过滤,每晚睡前饮 1 次,每次饮量可视个人酒量而定(药可连续浸泡 2 次,第 2 次仍用白酒 500 毫升)。共治疗术后肠粘连患者 13 例,用药后自觉症状明显改善,效果满意。

【用法与用量】　内服,一般 6～9 克,大剂量可用至 20 克。外用,煮熟捣敷或鲜品捣敷。

【使用注意】

1. 小便不利、癃闭者忌用。

2. 不可多食,否则损齿、伤骨或致癃闭。

伸 筋 草

为石松科多年生常绿匍匐蔓生草本植物石松的全草;主产于浙江、湖北、江苏等地,湖南、四川也产,均为野生;以干燥全草或鲜品入药。

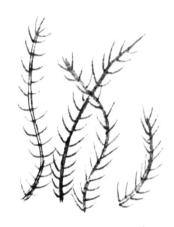

伸筋草

【性味与归经】　性温,味苦、辛;归肝、脾、肾经。

【功效与主治】　具有祛风除湿,舒筋活络的作用,为久风顽痹、筋脉拘急之要药。常用于治疗风痹拘急,寒湿痹痛;也可用于跌打损伤,转筋疼痛,水肿等证。

【炮制应用】　临床多生用。

【鉴别应用】

1. 伸筋草与豨莶草　二者均能祛风除湿,对于风寒湿邪所致的肢体疼痛麻痹均可应用。但二者的功效及临床应用又有一定的区别。

伸筋草其性走而不守,善于舒筋活血而通络,故肢体拘急、伸展不利等用之较好。豨莶草祛风湿中又寓有补肝肾益气血之功,故风湿或肝肾气血不足所致的腰腿疼痛麻木及头晕耳鸣等,均可适用;且生用能清湿热除风痒,故疮疡及痒疹也可用之。

2. 伸筋草与蚕沙　见第353页。

3. 伸筋草与松节　见第355页。

【配伍应用】

1. 伸筋草配松节　见第355页。

2. 伸筋草配白芥子　见第145页。

【现代药理研究】

1. 化学成分研究　伸筋草含石松碱、二氢石松碱、伸筋草碱、伸筋草宁碱、去乙酰法西亭明碱、法西亭明碱等碱性物质。还含香豆酸、阿魏酸、王二酸等酸性物质,以及多种三萜醇化合物等。

2. 药理作用研究　伸筋草水浸剂对枯草浸剂引起发热的家兔有降温作用。伸筋草醇提取物对扭体法和热板法镇痛模型试验的小鼠有明显的镇痛作用。伸筋草混悬液能显著延长小鼠服用戊巴比妥钠的睡眠时间。

【用法与用量】　内服,一般 6～15 克,大剂量可用至 30 克。外用,研末调敷。

【使用注意】　孕妇忌用。

桑　枝

为桑科落叶乔木桑的嫩枝,全国大部分地区均产,主产于江苏、浙江、安徽、湖南、河北、四川等地,以干燥枝或鲜枝入药。

【性味与归经】　性平,味苦;归肝经。

【功效与主治】　具有祛风通络的作用,长于行上肢肩臂。常用于治疗痹证,尤长于治疗肩臂上肢疼痛;也可用于中风,紫癜风,白癜风等证。

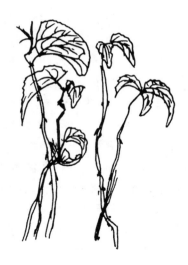

桑枝

【炮制应用】

1. 生用　生品擅于清热祛风除痹,多用于治疗热痹。

2. 酒炒　酒炒后增强了祛风湿、通经络、利关节的作用,多用于中风半身不遂、风湿痹痛。

【鉴别应用】　桑枝与桑叶、桑白皮、桑寄生、桑椹,见第35页。

【配伍应用】

1. 桑枝配桑寄生　桑枝善于祛风湿,通经络,达四肢,利关节,并有止痛作用;桑寄生补肝肾,强筋骨,养血通脉。二药配用,桑枝以通为主,桑寄生以补为主,一通一补,其益肾壮骨,祛风胜湿,蠲痹止痛作用增强。适用于风湿侵袭肌肉关节、经络筋脉以致腰膝酸痛、关节屈伸不利、筋骨疼痛等症。

2. 桑枝配桑叶　见第36页。

【现代药理研究】

1. 化学成分研究　桑枝含鞣质、各种糖类,茎含黄酮类成分。

2. 药理作用研究　桑枝皮能使尿中排出的氯化物增加而具有利尿作用;有较强的抗炎活性,可提高人体淋巴细胞转化率,具有增强免疫功能的作用。

【临床应用】

1. 桑枝治疗骨折 桑枝 60 克,红糖 30 克,将桑枝加水煮开后,加红糖再煮 15 分钟,去桑枝,每日 1 剂,上下午各 1 次,连服 3～5 剂。治疗 15 例,治愈 12 例,好转 3 例。

2. 桑枝治疗破伤风 以鲜嫩桑枝,取直径 3 厘米、长 30 厘米的桑枝,架空中间用火烧,两端即滴出桑木油,收集备用。成人每次 10 毫升加红糖少许,服后汗出。治疗破伤风 10 例,全部有效。

【用法与用量】 内服,一般 15～30 克,大剂量可用至 250 克。

【使用注意】 寒饮束肺者不宜服之。

海风藤

为胡椒科常绿攀缘木质藤本植物细叶青蒌藤的藤茎,主产于广东、福建、台湾、浙江等地,以干燥藤茎入药。

【性味与归经】 性微温,味辛、苦;归肝、肺经。

【功效与主治】 具有祛风除湿,通络止痛作用。常用于治疗风寒湿痹,肢节疼

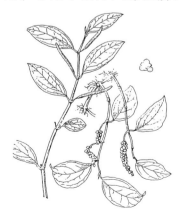

海风藤

痛,筋脉拘急;也可用于跌打损伤。

【炮制应用】 临床多生用。

【鉴别应用】 海风藤与络石藤、青风藤,三者均属于藤本植物,皆有祛风湿、通经络、舒筋利痹的作用,皆可用于治疗风寒湿邪所致的关节疼痛、筋脉拘挛、屈伸不利等症。由于三者的药性、来源不同,其功效及临床应用又有所不同。

(1)海风藤味辛、苦,性微温,长于祛风通络、活血通脉,善治风湿痹痛、阴雨天加重者。络石藤味苦、微寒,能祛风湿而舒筋活络,善治风湿痹痛而挟有热象者。青风藤味辛苦、性平,长于搜风胜湿、舒筋利痹,善治风湿流注的历节病。

(2)海风藤能活血脉、消肿止痛,可用于跌仆损伤,瘀血作痛等。络石藤能凉血消肿,可用于咽喉肿痛、疮疡肿毒。青风藤有通经下乳、利尿消肿的作用,可用于产后乳少、小便不利、水肿等。

【配伍应用】

1. 海风藤配络石藤 海风藤性微温,善祛风通络,活血通脉;络石藤性微寒,善祛风湿而舒筋活络,且有凉血消肿之功。二药配用,寒热相宜,同走肝经,相须而行,起协同作用。其祛风湿,舒筋骨,通经络,止痹痛作用增强。适用于风湿痹痛,筋骨拘急,疼痛游走不定者;也可用于半身不遂。

2. 海风藤配鸡血藤 见第 458 页。

【现代药理研究】

1. 化学成分研究 藤茎含细叶青蒌藤素、细叶青蒌藤烯酮、细叶青蒌藤醌醇、细叶青蒌藤酰胺、豆甾醇及挥发油。

2. 药理作用研究

(1)降血压 大鼠静脉给予海风藤提取物,可减轻内毒素和血小板激活因子所致的血压降低,且在早期尤为显著。对血小板激活因子引起的肺血管壁通透性增加

有明显拮抗作用。

（2）治疗心肌缺血　海风藤能增加小鼠心肌营养血流量，降低狗心肌缺血区侧支血管阻力。

（3）抗肿瘤　细叶青蒌藤素有抑制癌瘤生长作用。

【用法与用量】　内服，一般 6～12 克，大剂量可用至 30 克。

老鹳草

为牻牛儿苗科一年生草本植物牻牛儿苗或多年生草本植物老鹳草、尼泊尔老鹳草的带果全草，全国大部分地区均产，野生与栽培均有，以干燥全草或鲜品入药。

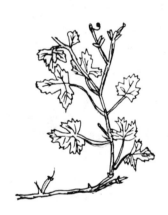

老鹳草

【性味与归经】　性平，味辛、苦；归肝、肺、大肠经。

【功效与主治】　具有祛风通络，清热燥湿的作用；为祛风除湿、舒筋活络之常用药。唯其药力平和，难以立即奏效。常用于治疗痹证，历节痛；也可用于泻痢，跌仆损伤，疮痈肿毒，浸淫疮及水火烫伤等。

【炮制应用】　临床多生用。

【鉴别应用】　老鹳草与豨莶草，二者均能祛风湿、利关节、舒筋骨，皆可用于治疗风湿痹痛、筋骨不利、肌肤麻木等症，但二者的功效及临床应用又有所不同。

老鹳草又能除湿止泻，湿热泻痢用之效果良好。豨莶草生则能解毒，熟则益肝肾，故痈肿疮毒、风湿瘙痒及肝肾不足之头晕耳鸣、心烦失眠等症，用之也好。

【现代药理研究】

1. 化学成分研究　含老鹳草鞣质、挥发油、槲皮素和其他色素。

2. 药理作用研究

（1）抗菌　对金黄色葡萄球菌、乙型链球菌、福氏痢疾杆菌、肺炎链球菌及卡他球菌等均有明显的抑制作用。

（2）抗病毒　其煎剂提取物黄酮在体外有明显的抗流感病毒作用。

（3）抗炎　老鹳草煎剂对大鼠蛋清性关节炎有明显的抑制作用。

（4）止咳　醇沉煎剂有明显镇咳作用，但无明显祛痰及平喘作用。

【临床应用】

1. 老鹳草治疗乳腺增生症　以老鹳草（干品或鲜品均可）30～60 克，当茶泡服或煎服，30～60 日为 1 个疗程，治疗 58 例，总有效率为 93.2%，其中治愈率为 51.7%。

2. 老鹳草治疗疱疹性角膜炎　将老鹳草水煎过滤后，高压消毒并加适量防腐剂尼泊金，制成 20% 眼药水，每小时点眼 1 次，观察 31 例，有效率达 93.4%。

3. 老鹳草治疗带状疱疹　老鹳草全草研末，香油调匀外敷，每日 2 次。治疗 30 例患者，痊愈 28 例，显效 2 例，总有效率为 100%。

【用法与用量】　内服，一般 10～15 克，大剂量可用至 60 克。外用，研末调敷或煎水外洗。

【使用注意】　脾胃虚寒者忌用。

络石藤

为夹竹桃科攀缘木质藤本植物络石的带叶藤茎，全国大部分地区有产，主产于江苏、安徽、湖北、山东等地，以干燥藤茎入药。

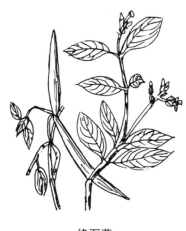

络石藤

【性味与归经】　性微寒，味苦；归心、肝经。

【功效与主治】　具有祛风除湿，通经活络，凉血消肿的作用。常用于治疗风湿痹痛，筋脉拘急，喉痹痈肿。

【炮制应用】　临床多生用。

【鉴别应用】　络石藤与海风藤、青风藤，见第 361 页。

【配伍应用】　络石藤配海风藤，见第361 页。

【现代药理研究】

1. 化学成分研究　茎含牛蒡子苷、络石苷、去甲络石苷、牛蒡苷元、橡胶肌醇、穗罗汉松树脂酚、络石苷元等。

2. 药理作用研究

（1）镇咳　络石藤提取物对乙酰胆碱所致豚鼠离体气管的收缩有抑制作用。

（2）降血压　牛蒡苷可使血管扩张，血压下降，使冷血及温血动物产生惊厥，大剂量引呼吸衰竭，并使小鼠皮肤发红，腹泻，对离体兔肠和子宫有抑制作用。

（3）其他　络石藤煎剂能抑制金黄色葡萄球菌、福氏痢疾杆菌、伤寒杆菌等，还具有抗痛风作用。

【临床应用】　络石藤治疗小儿腹泻，取络石藤 250～500 克（干品或鲜品均可）加水 2000 毫升，煎煮 30 分钟，滤除药渣即成。待药温度降至 40～50℃时，将患儿双脚浸泡其中，用纱布蘸洗足三里以下的小腿部，持续 30～40 分钟，治愈 85 例，好转 3 例。一般轻者一次痊愈，大多 2 次即药到病除。

【用法与用量】　内服，一般 6～15 克，大剂量可用至 30 克。

【使用注意】　本品药性偏于寒凉，寒湿痹痛及便溏者慎用。

豨莶草

为菊科一年生草本植物豨莶、腺梗豨莶或毛梗豨莶的全草，全国大部分地区有产，以湖北、湖南、江苏等地产量较大，以干燥全草入药。

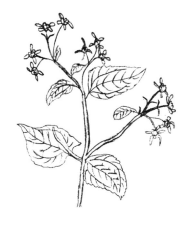

豨莶草

【性味与归经】 性寒,味苦;归肝、肾经。

【功效与主治】 具有祛风除湿,舒筋通络,清热解毒的作用。常用于治疗风湿痹痛,四肢麻木,腰膝无力,中风手足不遂;也可用于痈肿疮毒,湿疹瘙痒。

【炮制应用】

1. 生用 生品长于清肝热、解毒邪,多用于痈肿疮毒、风疹、湿疹、风湿热痹、湿热黄疸。

2. 制用 酒制后长于祛风湿、强筋骨,多用于风湿痹痛、中风偏瘫、腰膝酸软无力等。

【鉴别应用】

1. 豨莶草与伸筋草 见第 359 页。

2. 豨莶草与老鹳草 见第 362 页。

【配伍应用】 豨莶草配海桐皮,见第355 页。

【现代药理研究】

1. 化学成分研究 豨莶草含豨莶糖苷、豨莶精醇、异豨莶精醇、豆甾醇、豨莶萜内酯和豨莶萜醛内酯、7-二甲氧基槲皮苷、香豆酸、斑鸠菊酸等。

2. 药理作用研究

(1)对免疫功能的影响 豨莶草对细胞免疫和体液免疫均有抑制作用,对非特异性免疫亦有一定抑制作用。

(2)抗炎 豨莶草水煎剂或醇浸剂的分离成分有抗炎作用。

(3)对血压和血管的影响 豨莶草提取液可促进血管扩张,阻断刺激神经引起的收缩血管反应,从而起到降压作用。

(4)其他 对血栓形成有明显抑制作用,对微循环障碍后血液恢复有显著促进作用,豨莶苷对大鼠有明显抗早孕作用。

【临床应用】 豨莶草治疗面瘫,以豨莶草 15 克,水煎服,日 1 剂,连服 10 日,疗效满意。

【用法与用量】 内服,一般 10～15克,大剂量可用至 30 克。

白 花 蛇

为蝮蛇科动物五步蛇或眼镜蛇科银环蛇幼蛇等,主产于湖北、浙江、江西、福建等地,以除去内脏的干燥全身入药。

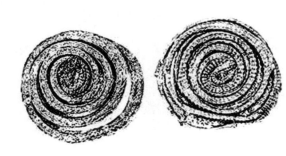

白花蛇

【性味与归经】 性温,味甘、咸;有毒;归肝经。

【功效与主治】 具有祛风通络,止痉攻毒的作用;为顽痹风瘫、癣癞恶疮之要药。常用于治疗风痹,中风偏瘫,疠风,破伤风;以及头风痛,疥癣,杨梅疮,瘰疬等。

【炮制应用】 临床多生用。

【鉴别应用】 白花蛇与乌梢蛇,二者均为动物类药,均入肝经,其性善行,无处不到,能内走脏腑,外彻皮毛,可引多种风药到达病所,以除筋骨、经脉、肌肉、关节、脏腑的风邪,皆有透骨搜风、息风止痉、祛风通络的作用,临床上多用于风湿痹痛、筋脉拘挛、肌肤麻木不仁、肢体关节剧痛等症。但二者的功效及临床应用又有所不同。

白花蛇有毒,作用猛烈,祛风定惊作用较强。乌梢蛇性平无毒,作用缓和,祛风定惊之力较差,常作为白花蛇的辅助用药。

【配伍应用】 白花蛇配蜈蚣,二者皆入肝经,均有较强的祛风定惊作用。二药相配,相互促进,作用加强。适用于小儿惊风、破伤风、筋脉拘挛等症。

【现代药理研究】

1. 化学成分研究 白花蛇蛇体含蛋白质、脂肪、氨基酸及钙、磷、镁、铁、铝、锌、锶、锰、钒、铜等 21 种元素。银环蛇蛇毒中含有 α-环蛇毒素,是一种神经毒。还含有 β-环蛇毒素、鸟嘌呤核糖苷。

2. 药理作用研究

(1)抗溃疡 白花蛇提取物能改善醋酸诱发溃疡大鼠的局部血流减少,从而起到抗溃疡作用。

(2)对免疫功能的影响 白花蛇提取物可刺激巨噬细胞,增加其吞噬能力。

(3)其他 白花蛇能治疗高血压病,机制可能是扩张血管所引起。还有镇静、镇痛、催眠的作用。

【临床应用】 白花蛇治疗风湿顽痹、手足麻木,以白花蛇一条浸入 53 度白酒 500 毫升中,浸泡 2 月后,每次饮酒 20 毫升,1 日 2 次。治疗风湿性关节炎、类风湿关节炎关节变形、手足麻木者 20 例,服药 30 日后疼痛缓解者 15 例,麻木好转者 17 例。

【用法与用量】 内服,一般 3～9 克,大剂量可用至 15 克,散剂每次 1～2 克。

【使用注意】

1. 本品甘温有毒,有伤阴耗血之弊,阴虚、血虚、热极生风者忌用。

2. 为搜风驱邪之品,只宜于外风有邪之证,若虚风无邪者,断非所宜。

乌 梢 蛇

为游蛇科动物乌梢蛇的全体,主产于浙江、江苏、安徽、江西、福建等地,以除去内脏的干燥全体入药。

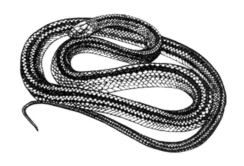

乌梢蛇

【性味与归经】 性平,味甘;归肝经。

【功效与主治】 具有祛风通络,除湿攻毒的作用;功近白花蛇而力缓无毒,更长于祛肌肉皮肤之风。常用于治疗风痹,风瘫,破伤风,历节风,肢体麻木;也可用于干湿癣,疥疮,紫白癜风,瘰疬,流痰,骨疽等。

【炮制应用】 临床多生用。

【鉴别应用】 乌梢蛇与白花蛇,见第 364 页。

【配伍应用】 乌梢蛇配蝉蜕,乌梢蛇具有祛风通络、除湿攻毒的作用,善于祛肌肉皮肤之风。蝉蜕为疏风解表药,长于祛风止痒。二药配用,具有较强的祛除肌肉皮肤之风邪湿毒作用。适用于慢性湿疹,隐疹,皮肤瘙痒等。

【现代药理研究】

1. 化学成分研究 乌梢蛇含多种氨基酸,如精氨酸、苯丙氨酸、酪氨酸、异亮氨酸、谷氨酸、苏氨酸、组氨酸等;还含有胆酸、果糖-1,6-二磷酸酶、原肌球蛋白等。

2. 药理作用研究

（1）抗炎 乌梢蛇水煎剂或醇提液腹腔注射,对大鼠琼脂性足肿和二甲苯所致鼠耳肿胀均有显著的抑制作用,其抗炎作用强度相当于 15 毫升/千克氢化可的松。

（2）镇痛 用小鼠热板法和扭体法试验证明,乌梢蛇水煎剂或醇提取液腹腔注射,均有显著镇痛作用,作用强度相当于 40 毫升/千克的左旋四氢巴马汀（罗痛定）。

（3）抗惊厥 乌梢蛇水煎剂或醇提取液腹腔注射尚能对抗小鼠戊四氮惊厥的发生,其抗惊厥作用强度相当于 25 毫升/千克的苯巴比妥钠。

（4）抗蛇毒 乌梢蛇血清腹腔或静脉注射,对小鼠次全致死量的五步蛇毒,不论直接注入体内或体外先与蛇毒混合再注入体内,均有显著保护作用,保护率均为 90%。此外,给蛇血清小鼠的凝血时间正常,表明蛇血清可阻止五步蛇毒所致的凝血时间延长。

【临床应用】

1. 乌梢蛇治疗疬病 取鲜品乌梢蛇剥皮除去内脏及头部后入药,每次剂量按年龄每周岁 30 克计算,最大剂量不超过 450 克。取出所需重量的新鲜蛇肉,洗净切碎煮烂,加入适量食盐,将煮烂之蛇肉和汤在 1 日内分 1～3 次服完。1 剂为 1 个疗程。或干品乌梢蛇剂量按年龄每周岁 10 克计算,最大剂量不超过 150 克。按剂量称取干品乌梢蛇,加水 200～500 毫升煎汤,滤渣,将所得的汤在 1 日内分 1～3 次服完,每周 1 剂,服 2 剂为 1 个疗程。共治疗 17 例疬病,其中 14 例服鲜品煎剂 1 个疗程,全部治愈;3 例服干品煎剂 1 个疗程,2 例痊愈,1 例显效,半年内随访无复发。

2. 乌梢蛇治疗痛风 以乌梢蛇、川乌、草乌、乌梅、草籽（肥田草籽）各 15 克,浸入 500 毫升白酒内至少 1 周。用药酒外擦痛处至有热感为度,每日 2～3 次（痛处皮肤破损者禁用）。治疗痛风中医辨证属风寒湿型者 17 例,均获良效。

3. 乌梢蛇治疗骨关节结核 用干燥乌梢蛇,去头、皮后研粉,每服 3 克,每日 3 次,黄酒送服,5 周为 1 个疗程,随证加减。共治疗 58 例,痊愈 46 例,有效 8 例。

【用法与用量】 内服,一般 6～10 克,大剂量可用至 30 克。散剂每次 2～3 克。

【使用注意】 血虚生风者慎服。

（沈 戚 王展航）

参 考 文 献

[1] 孙兴大.儿童尿频尿急[J].辽宁中医杂志,1985(1):9.

[2] 王永发,李玉海,万孝臣.牛膝木瓜酒治疗术后肠粘连[J].新中医,1981(5):29.

[3] 徐树楠.中药临床应用大全[M].石家庄:河北科学技术出版社,1999:211.

[4] 柳崇典.老鹳草治疗乳腺增生病 58 例的临床观察[J].中医杂志,1983(9):30.

[5] 遵义医学院附属医院眼科.生扯拢眼药水治疗疱疹性角膜炎[J].新医药学杂志,1973(3):19.

[6] 贾海梅.老鹳草外敷加穴位注射治疗带状疱疹[J].山东中医杂志,1999(11):523.

[7] 王丽英,王茂晨.络石藤煎液浸泡治疗小儿腹泻 88 例观察[J].山东医药,1993(3):33.

[8] 万桂华.豨莶草治疗面神经瘫痪[J].北京中医,1982(2):17.

[9] 丁安伟,黄耀洲.名贵中药谱[M].南京:江苏

科学技术出版社,1998:79.

[10] 覃德森.大剂量乌梢蛇煎剂治疗疬病 17 例疗
效观察[J].中级医刊,1987(7):52.

[11] 丁安伟,黄耀洲.名贵中药谱[M].南京:江苏

科学技术出版社,1998:80.

[12] 庄廷明,范东杰,庄廷芳,等.乌梢蛇粉治疗骨
关节结核[J].四川中医,1990(4):46.

第三节 祛风湿强筋骨药

狗 脊

为蚌壳蕨科多年生树状蕨类植物金毛狗脊的根茎,产于福建、四川、云南、浙江等地,秋末冬初地上部分枯萎时采挖,切片晒干者为生狗脊;如经蒸煮后,晒至六七成干时,切片再晒干者为熟狗脊。

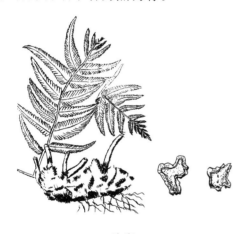

狗脊

【性味与归经】 性温,味苦、甘;归肝、肾经。

【功效与主治】 具有祛风定痛,补肾壮腰的作用。常用于治疗肾虚兼风寒湿邪所致诸证;也可用于痿证,遗尿,遗精,带下等。

【炮制应用】

1. 生用 生品以祛风湿、利关节作用为主,用于风寒湿痹、关节疼痛、屈伸不利

等证。

2. 砂炒 经砂炒后质地松泡酥脆,利于煎煮和粉碎,也利于去毛,以补肝肾、强筋骨为主,用于肝肾不足或冲任虚寒之腰痛脚软,遗精、遗尿,妇女带下等证。

3. 蒸制或酒拌蒸制 能增强补肝肾、强腰脊的作用,其临床应用与砂炒用基本相同。

【鉴别应用】

1. 狗脊与续断、桑寄生、骨碎补 四者性味皆属苦温,同入肝肾经,均具有祛风湿、补肝肾、强筋骨的作用,对于风湿痹痛日久、肝肾虚损、腰膝酸痛、筋骨痿弱、肢体麻木、关节屈伸不利或肝肾不足、风寒湿侵入经络、筋骨关节所致的酸痛及肝肾不足、精血亏损、筋骨失荣、痿弱无力等证,都可使用。但由于四味药的来源不同,其功效及临床应用也有一定的区别。

狗脊甘温,擅长于补肝肾、强筋骨、通筋脉,临床上用于治疗痹证以肝肾不足兼有风寒湿邪者较为适宜;尚有固摄的作用,可用于老人二便失禁、妇人冲任虚寒、白带过多等症。

续断善通理血脉、续筋接骨,临床上常用于治疗跌打损伤、筋伤骨断、金疮肿痛等;尚有补肝肾、固冲任二脉的作用,可用于治疗肝肾虚损、冲任不固、妊娠下血、胎动不安,或习惯性流产、崩漏等病症。

桑寄生微温不热,质润不燥,性质平和,长于养血、润筋、安胎,临床上用于治疗

风湿痹痛兼有肝肾虚损者最为适宜；也常用于治疗血虚冲任不固所致的胎动不安、腰痛胎漏下血等。

骨碎补善补肾接骨、活血止痛，临床应用于治疗肾虚之腰痛、耳鸣、牙痛、久泻及跌仆闪挫，损伤筋骨等。

2. 狗脊与杜仲　二者均有补肝肾、强筋骨的作用，皆可用于肝肾不足之腰膝酸痛、痿软无力。但两者的功效及临床应用又有一定的区别。

（1）狗脊能祛风除湿、通筋脉，临床上用于治疗腰膝酸软疼痛以肝肾不足兼有风寒湿邪者较为适宜。杜仲补益肝肾作用较强，临床上用于肾虚而筋骨不健者效佳，也常用于肾虚之阳痿、尿频等。

（2）狗脊尚有固摄的作用，可用于老人二便失禁、妇人冲任虚寒、白带过多等症。杜仲有补肾安胎之功，常用于肝肾亏虚引起的胎动不安。

【配伍应用】

1. 狗脊配补骨脂　狗脊能祛风除湿，强筋壮骨；补骨脂能温肾壮阳。二药配用，使肾阳得补，筋骨得健，风湿自去。适用于肾阳不足，寒湿痹阻之腰膝虚寒冷痛、足膝无力等症。

2. 狗脊配杜仲　狗脊壮骨，祛风定痛；杜仲补肾助肝，强腰膝而除寒湿。二药配用，对肝肾不足之寒湿痹痛、腰痛、下肢不利等症效果较好。

【现代药理研究】

1. 化学成分研究　狗脊中主要含有挥发油类、蕨素类、芳香族类、酚酸类、黄酮类、皂苷类、糖及糖苷类、氨基酸类化合物以及一些无机元素。

2. 药理作用研究

（1）防治骨质疏松　多年来的研究结果表明，其提取物可通过降低骨量丢失、防止骨小梁微结构恶化、促进成骨细胞增殖等来防治骨质疏松。

（2）抗凝　其炮制品可抑制血小板聚集，以砂烫狗脊最为显著。

（3）镇痛　高剂量生狗脊、砂烫狗脊具有显著镇痛作用。

（4）抑菌　顶芽狗脊的黄酮类物质可抑制金黄色葡萄球菌、大肠埃希菌、痢疾杆菌，单芽狗脊提取物对革兰阴性菌和革兰阳性菌均有一定的抑制效果。

（5）其他　狗脊还具有抗炎、保肝、抗氧化等作用。

【用法与用量】　内服，一般 9～15 克，大剂量可用至 30 克。

【使用注意】　阴虚有热，小便不利者慎用。

五加皮

为五加科落叶小灌木细桂五加、无梗五加、刺五加等的根皮，习称"南五加皮"，主产于湖北、河南、安徽等地，以干燥根皮入药。

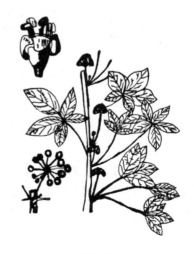

五加皮

【性味与归经】　性温,味辛、微苦;归肝、肾、脾经。

【功效与主治】　具有祛风除湿,益气补肾的作用;既能补正,又能祛邪,补正不留邪,祛邪不伤正,故应用范围较广。常用于治疗腰痛,痹证,虚劳;也可用于脚气,水肿,鹤膝风,血风劳,小儿行迟等。

【炮制应用】　临床多生用。

【鉴别应用】

1. 南五加皮与北五加皮　二者的效用基本相似,但由于来源不同,其功效及临床应用又有所偏重。

南五加皮为五加科植物细柱五加和同属植物短刺五加、刺五加等的根皮,其祛风湿、壮筋骨之力较优,适用于风湿痹痛兼有肝肾不足者,或痹痛日久而见肝肾受损、筋骨痿弱等症。

北五加皮为萝藦科植物杠柳的根皮,其利水消肿之力较强,多用于水肿、脚气胫肿、小便不利等症。

2. 五加皮与桑寄生　二者均有祛风湿、补肝肾、强筋骨的作用,均可用于治疗风湿痹痛。但二者的功效及临床应用又有所不同。

(1)五加皮祛风胜湿之力较强,且能化瘀,对风湿阻络之筋骨疼痛用之为宜。桑寄生祛风湿作用较缓,但长于养血润筋,对血虚筋脉失养者更宜。

(2)五加皮能强心补虚,常用于治疗虚劳不足。桑寄生能养血润筋、养肝息风,可用于治疗肝肾不足、肝阳偏亢之眩晕或中风半身不遂。

(3)五加皮能温阳利水,可用于治疗水肿。桑寄生具有安胎、止漏的作用,可用于治疗胎动不安、崩漏。

【配伍应用】

1. 五加皮配杜仲　二者同入肝肾经,皆有强筋骨、祛风湿作用。五加皮可泄可补,以补脾益肾、除水湿、利关节作用见长;杜仲温补而润,功偏益肝肾、壮筋骨。二药配用,补肝肾以强筋骨,祛风湿以安筋骨,扶正祛邪并行,标本兼顾,具有较强的祛风湿、强筋骨作用,适用于肝肾两虚、风湿入侵筋骨之腰、腿、足、膝酸痛,关节不利,下肢痿软无力等。

2. 五加皮配威灵仙　见第349页。

【现代药理研究】

1. 化学成分研究　五加皮的化学成分主要包括二萜类、苯丙素类、植物甾醇、挥发油四大类,此外还含有多种脂肪酸、维生素、多糖、大分子蛋白等。

2. 药理作用研究

(1)抗炎镇痛　其丁醇提取物可起到抗炎镇痛作用。

(2)祛风湿　其乙醇提取物抑制环氧化酶作用是五加皮祛风湿的主要作用物质。

(3)其他　多项研究表明,其水解物具有抑制肿瘤细胞增殖、抗衰老、保肝、减肥作用。

【临床应用】

1. 五加皮治疗低血压　以刺五加片,每次5片,每日3次,饭后服,20天为1个疗程。以收缩压100～120毫米汞柱,舒张压70～90毫米汞柱,症状消失者为显效。治疗1个疗程,总有效率达90%。

2. 刺五加治疗白细胞减少症　刺五加片(或胶囊)每次4片,1日3次。治疗22例,服药3～15日,白细胞减少者疗效非常显著。另外,在用抗癌药的同时使用本品(剂量、用法同前)可预防白细胞减少症。观察16例,白细胞减少的发生率仅为6.3%,而未用刺五加组42例的发生率高达38%。

【用法与用量】　内服,一般9～15克,

大剂量可用至 30 克。

【使用注意】 阴虚火旺者忌用。

骨 碎 补

为水龙骨科多年生附生草本植物槲蕨、中华槲蕨的根茎,产于中南、西南及浙江、福建、台湾等地,以干燥根茎或鲜品入药。

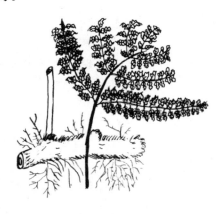

骨碎补

【性味与归经】 性温,味苦;归肝、肾经。

【功效与主治】 具有补肾止痛,续筋疗伤的作用。常用于治疗跌仆损伤,腰腿疼痛,以及肾虚耳鸣,耳聋,牙痛,久泻久痢,牙齿松动等。

【炮制应用】 生品密被鳞片,不易除净,且质地坚硬而韧,不利于粉碎和煎出有效成分,故临床上多用其炮制品。经砂炒后,质地松脆,易于除去鳞片,便于调剂和制剂,有利于煎出有效成分。

【鉴别应用】 骨碎补与狗脊、续断、桑寄生,见第 367 页。

【配伍应用】 骨碎补配续断,骨碎补善补肾接骨、活血止痛;续断善通理血脉、续筋接骨,尚有补肝肾、固冲任二脉的作用。二药配用,既能活血止痛,又能补益肝肾。适用于跌打损伤之瘀血作痛而兼肝肾不足者。

【现代药理研究】

1. 化学成分研究 骨碎补的化学成分主要为黄酮类、三萜类、苯丙素类化合物;还有 29 种挥发油、苯甲酸类化合物等。

2. 药理作用研究

(1)研究表明,骨碎补提取物可通过促进成骨细胞株增殖,促骨髓间充质干细胞和骨髓基质细胞增殖,分化为成骨细胞,抑制破骨细胞生成,而起到显著的抗骨质疏松作用。

(2)还能抗骨关节炎、修复骨缺损、保护骨细胞等。

【临床应用】

1. 骨碎补治疗鸡眼 以骨碎补 30(研成细粉)克,蜂蜡 60 克,将蜂蜡放盛器内熬化,加入骨碎补细末拌匀成膏状,备用。用药前先用温水浸洗干净患部,用刀片将病变部位削去,然后取一块比病变部位稍大的骨碎补软膏捏成饼,贴于患部,胶布固定。药后避免水洗或浸湿,1 周后洗净患部。一般鸡眼可在 6～7 天内脱落,此后再贴 1 次,待皮肤长好后即为痊愈,一般 2 次可获痊愈。此法不刺激皮肤,能使角化组织软化脱落。

2. 骨碎补防治链霉素过敏反应 以骨碎补 15 克,每日 1 剂,水煎分 2 次服,严重者需要日服 2 剂。用此法治疗 55 例对链霉素有毒副反应的患者,结果治愈 37 例,好转(用药以后链霉素反应明显减轻,并可继续使用链霉素治疗者)10 例,无效 8 例,总有效率为 85%。

【用法与用量】 内服,一般 9～15 克,大剂量可用至 30 克。外用,研末调敷或鲜品捣敷。

【使用注意】　阴虚火旺、实火诸证忌用。

桑寄生

为桑寄生科常绿小灌木槲寄生或桑寄生的带叶茎枝；前者主产于河北、辽宁、吉林、内蒙古、安徽、浙江、湖南、河南等地，后者主产于广东、广西等地；均以干燥的带叶茎枝入药。

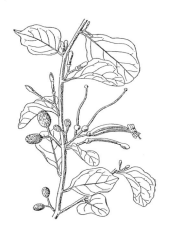

桑寄生

【性味与归经】　性平，味苦、辛；归肝、肾经。

【功效与主治】　具有祛风湿，补肝肾，强筋骨，安胎的作用，为补肾养血安胎之要药。常用于治疗腰痛，胎动不安，以及痹证、痿证、妇人血虚、月经不调、胎漏、眩晕等病证。

【炮制应用】　临床多生用。

【鉴别应用】

1. 桑寄生与狗脊、续断、骨碎补　见第 367 页。

2. 桑寄生与五加皮　见第 369 页。

3. 桑寄生与桑叶、桑枝、桑白皮、桑椹见第 35 页。

4. 桑寄生与杜仲　见第 492 页。

【配伍应用】

1. 桑寄生配五加皮　桑寄生补肝肾，除风湿、通络，善调血脉；五加皮散风除寒、补肾益脾、强筋壮骨。二药配用，祛风除湿、补益肝肾、强筋健骨作用增强。适用于肝肾不足之风寒湿痹痛、腰膝酸软无力者。

2. 桑寄生配续断　见第 372 页。

3. 桑寄生配独活　见第 347 页。

4. 桑寄生配桑枝　见第 360 页。

5. 桑寄生配砂仁　见第 186 页。

【现代药理研究】

1. 化学成分研究　桑寄生主要的化学成分为桑寄生总黄酮，同时包含凝集素、挥发油、维生素，以及微量元素等。

2. 药理作用研究

（1）抗炎、镇痛　现代研究报道桑寄生具有一定抗炎及镇痛作用，效果与阿司匹林相近。

（2）降血糖　能够通过加速肝的葡萄糖代谢，同时增强肝细胞对胰岛素的敏感度，起降血糖作用。

（3）抑制细胞增殖　桑寄生中乙酸乙酯、乙醚及正丁醇等萃取物均对白血病的细胞增殖有抑制作用。

（4）其他　桑寄生还有降血压、抗肿瘤，以及保护神经的作用。

【临床应用】　桑寄生治疗冻伤，取桑寄生 500 克，加蒸馏水 5000 毫升，煮沸 3 分钟，过滤，滤液用文火熬制成膏。一度冻伤用桑寄生膏 2.5 克，加入蒸馏水 35 毫升，乙醇 8 毫升，白陶土 4.5 克，混合后涂敷患处（不能用于溃疡面）；二三度冻伤用桑寄生膏 3 克，加入甘油 10 克，单软膏 35 克，氧锌化粉 2 克，调匀敷于局部。药物配制时须按处方顺序。

【用法与用量】　内服，一般 9～15 克，大剂量可用至 60 克。

续 断

为川续断科多年生草本植物川续断或续断的根,主产于四川、湖北等地,以干燥根入药。

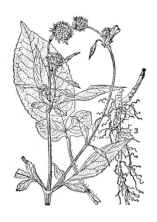

续断

【性味与归经】 性温,味苦、辛、甘;归肝、肾经。

【功效与主治】 具有祛风湿,强筋骨,活血理伤,补肾安胎的作用;为疏通气血筋骨之要药。常用于治疗跌仆损伤,腰痛,崩漏,以及痹证、痿证、产后血晕、乳汁不下、乳痈、滑胎等。

【炮制应用】

1. 生用 生品补肝肾、通血脉、强筋骨,多用于筋骨疼痛。

2. 酒制 酒制后能增强通血脉强筋骨作用,多用于风湿痹痛、跌打损伤。

3. 盐制 盐制后可引药下行,增强补肝肾的作用,多用于肝肾不足、腰膝酸软或胎动漏血。

【鉴别应用】

1. 续断与狗脊、桑寄生、骨碎补 见第 367 页。

2. 续断与杜仲 见第 492 页。

【配伍应用】

1. 续断配桑寄生 二药均有补肝益肾、养血安胎的作用,相须为用,作用增强。善舒筋脉而利关节,补肝肾而益筋骨;且有较好的固冲任、安胎气而止胎漏作用。适用于肝肾不足之腰腿酸软疼痛无力,妇女下元虚冷、冲任不固之月经过多、胎动不安、胎漏下血等证。

2. 续断配骨碎补 见第 370 页。

3. 续断配女贞子 见第 472 页。

4. 续断配杜仲 见第 493 页。

【现代药理研究】

1. 化学充分研究 续断的化学成分有皂苷类、生物碱类、挥发油、环烯醚萜,还有正二十五烷酸、正三十二烷酸等,以及多种微量元素。

2. 药理作用研究

(1)改善骨质疏松、促进骨损伤愈合 续断对体外培养的正常成人成骨细胞有促增殖作用。

(2)对生殖系统的影响 川续断浸膏,总生物碱及挥发油,对未孕或妊娠小鼠离体子宫皆有抑制收缩作用。

(3)延缓衰老 川续断提取物灌胃提高 Alzheimer(一种老年痴呆症)模型大鼠的学习记忆力,减少和降低顶叶皮质内淀粉样蛋白样免疫反应阳性神经元的截面积和光密度。

(4)对免疫系统的影响 续断的粗多糖部分有抗补体活性,能刺激淋巴细胞的有丝分裂,抑制巨噬细胞的吞噬作用。

(5)抗炎、镇痛、抗凝 续断生品、盐炙、酒炙品水煎液灌胃,在扭体法、热板法中有镇痛作用研究,抑制甲苯所致的小鼠耳部炎症和醋酸所致小鼠腹腔毛细血管通透性的亢进,延长小鼠凝血时间。

（6）其他　水煎液灌胃能提高小鼠耐缺氧能力,促进巨噬细胞吞噬功能。

【临床应用】　续断治疗乌头碱中毒,以新鲜续断叶 30 克,揉汁,兑开水一杯服。服药 3～5 分钟后,将胃内容物完全吐出,继服第 2 次者无呕吐,30 分钟后中毒症状消失,1 小时后完全恢复正常。共治疗乌头碱中毒 23 例,收效颇佳。本品对半夏及毒蕈中毒亦佳。

【用法与用量】　内服,一般 9～15 克,大剂量可用至 30 克。外用,研末敷或鲜品捣敷。

（杨蝉铭　钟水生）

参 考 文 献

[1]　周龙.刺五加片治疗低血压病[J].中成药研究,1985(12):43.

[2]　杨国元,陈彰琼.刺五加治疗白细胞减少症 22 例[J].湖北中医杂志,1982(6):52.

[3]　杜连生.蜂蜡骨碎补膏治鸡眼好[J].新中医,1990(4):9.

[4]　解放军 254 医院.骨碎补防治链霉素毒副反应[J].中华医学杂志,1977(2):96.

[5]　汪小玉,谭丽,黄真,等.中药桑寄生治疗冻伤的实验研究[J].中成药,2011,33(11):1990-1993.

[6]　李治方.续断叶治疗乌头碱中毒[J].江西中医药,1989(2):2,19.

第15章　止血药

第一节　收敛止血药

仙鹤草

为蔷薇科多年生草本植物龙芽草的全草,我国南北各地均产,以干燥全草入药。

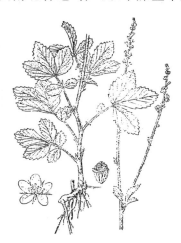

仙鹤草

【性味与归经】　性平,味苦、涩;归肺、肝、脾经。

【功效与主治】　具有收敛止血,解毒消肿的作用。常用于治疗咯血,吐血,衄血,便血,月经过多;也可用于痈疽,乳痈,跌打损伤。作用广泛,可用于身体各部出血之证,且无论寒、热、虚、实者均可应用。

【炮制应用】　临床多生用。

【鉴别应用】　仙鹤草与白及,二者均为常用的收敛止血药,可广泛用于各种出血病症,但二者的功效及临床应用又有所不同。

(1)仙鹤草性平,止血作用较强,对于全身各部的出血,无论寒热虚实均可应用。白及性微寒,收敛作用较强,善治肺、胃出血。

(2)仙鹤草尚有解毒消肿的作用,可用于治疗痈疽、乳痈、跌打损伤。白及能消肿生肌,其泄热解毒作用较仙鹤草强,可用于疮疡肿毒、手足皲裂等。

【配伍应用】

1. 仙鹤草配阿胶　仙鹤草苦涩性平,具有收敛止血、止痢、杀虫之功,其收敛止血作用较强,可广泛用于各种出血病证,不论寒热虚实均可应用。阿胶甘平质润,为血肉有情之品,功擅补血止血、滋阴润燥。二药配用,具有较强的止血作用,且能养血补虚。适用于虚劳咯血、咳血,以及崩漏、尿血等兼有阴血亏虚者。

374

2. 仙鹤草配白茅根、小蓟　仙鹤草收敛止血；白茅根清热凉血而利尿；小蓟清热凉血。三者为伍，有清热凉血止血之功效，用于治疗尿血因热邪所致者。

3. 仙鹤草配伍阿胶、藕节　仙鹤草收敛止血；阿胶养阴润肺、补血止血；藕节化瘀止血。三者伍用，止血而不留瘀，有养阴润肺、止血化瘀之功效，用于治疗咯血证属肺阴虚者。

【现代药理研究】

1. 主要成分研究　仙鹤草全草含仙鹤草素，已知的有仙鹤草甲素、仙鹤草乙素、仙鹤草丙素、仙鹤草丁素、仙鹤草戊素、仙鹤草己素等6种。尚含木犀草素-7-葡萄糖苷、仙鹤草醇、鹤草酚及鞣质、甾醇、皂苷和挥发油等。

2. 药理作用研究

(1)抗菌、抗炎　实验证明仙鹤草的热水液或乙醇浸液在试管内对枯草杆菌、金黄色葡萄球菌、大肠埃希菌、铜绿假单胞菌、福氏痢疾杆菌及伤寒杆菌等均有抑制作用，对结核杆菌亦有抑制作用。

(2)杀虫　仙鹤草酚对猪肉绦虫囊尾蚴、幼虫、莫氏绦虫和短膜壳绦虫均有确切的杀虫作用。鹤草酚的灭绦速度远远超过氯硝柳胺(灭绦灵)。仙鹤草嫩茎叶煎剂对阴道滴虫亦有较好的疗效。

(3)心血管系统　本品浸剂和仙鹤草素对离体蛙心，均有强心作用；能增加蛙和蟾蜍的心率和收缩强度。而水提取部分的醇提取物对离体蛙心则有抑制作用。仙鹤草乙醇浸膏给麻醉兔、犬静脉注射，可使血压上升。仙鹤草浸剂及水提取物给兔耳血管灌流，低浓度时无影响，高浓度时则呈扩张反应，并能对抗肾上腺素的缩血管作用。

(4)对平滑肌的作用　仙鹤草水提取部分的乙醇提取物对兔和豚鼠的离体肠管，低浓度兴奋，高浓度则抑制。仙鹤草内酯能降低离体兔肠的收缩幅度及紧张力，而后使肠运动停止于松弛状态；对大鼠在位小肠的蠕动亦呈抑制作用。浸剂对离体兔、豚鼠子宫有类似肾上腺素样作用。

(5)其他　仙鹤草水浸膏在体外对人癌细胞JTC-26有强烈的抑制作用，但对人的正常成纤维细胞全无抑制作用。有报道指出，仙鹤草有稳定而显著的抗肿瘤作用，成分存在于根(包括根芽)中，属醇性物质。仙鹤草水提取物及酸水提取物对电刺激脊髓的家兔痛觉有抑制作用。仙鹤草素能降低小鼠和兔红细胞的脆性，略有降低大鼠基础代谢的作用。其醇溶性浸出物能兴奋呼吸中枢，对骨骼肌也有兴奋作用，能使已疲劳的骨骼肌恢复兴奋。此外，尚有降血糖作用。

【临床应用】

1. 仙鹤草治疗梅尼埃病　取仙鹤草60克，加水500毫升，文火慢煎至300毫升，每次服100毫升，每天3次，5天为1个疗程，连续治疗1～3个疗程。共治疗梅尼埃病50例，病程为1个月～10年。结果，痊愈(症状消失，电测听检查听力有不同程度提高)42例；有效(症状基本消失，但仍有轻度头晕、耳鸣)8例。其中23例用药1个疗程，20例用药2个疗程，7例用药3个疗程。随访1～16年，39例无复发，11例复发再行上述治疗有效，复发病例病史均在5年以上。又报道，以仙鹤草60克，水煎服，每日1剂。用上方治愈4例，其中2例分别随访3个月～6年未见复发。

2. 仙鹤草治疗盗汗　以仙鹤草30～90克，大枣15～30克，水煎服，每日1剂，用上方治疗盗汗数例，收效显著，但剂量必须在30克以上。

3. 仙鹤草治疗上消化道出血　取仙

鹤草 30 克,红枣 10 枚,水煎服,每日 1 剂;白及粉 6g,每日 3 次吞服。部分病例佐以补中益气汤加减。治疗 100 例,显效者占 70%。显效病例大便转阴时间 1～3 天者占 28.57%;4～6 天者占 41%～42%;7 天以上者占 30%。

4. 仙鹤草治疗痢疾　仙鹤草根 30～60 克,水煎服,日 3 次。治疗 267 例,治愈 263 例,好转 4 例。一般轻者服药 1～2 次,重者服药 4～5 次即见效。

5. 仙鹤草治疗血小板减少性紫癜　仙鹤草、大枣各 30 克,水煎服。配合水牛角制剂注射或口服。治疗 12 例,有效率为 91.7%。

6. 仙鹤草治疗嗜盐菌感染性食物中毒　仙鹤草 30 克,加水煎至 100 毫升,日服 1 次。病情较重者可配合输液及对症治疗。治疗 108 例,效果良好。平均住院时间 2 天。

7. 仙鹤草治疗滴虫性阴道炎　仙鹤草嫩茎叶制成 200% 的浓缩液,用药液均匀涂擦整个阴道,然后再塞以蘸满药液的特制带线大棉球,放置 3～4 小时后,令患者自行取出。每日 1 次,7 次为 1 疗程。治疗 40 例,治愈 37 例,好转 3 例。

【用法与用量】　内服,一般 10～30 克,大剂量可用至 90 克。外用,捣绒外敷,或研末掺之。

白　及

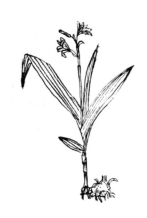

白及

为兰科多年生草本植物白及的地下块茎,产于我国长江流域至南部及西南各省,以干燥块茎入药。

【性味与归经】　性微寒,味苦、甘、涩;归肺、胃、肝经。

【功效与主治】　具有收敛止血,消肿生肌的作用。常用于治疗咯血,吐血,肺痨,外伤出血,疮疖痈疽;也可用于瘰疬,烫火伤,皲裂。用于体内外多种出血证。尤为肺胃出血要药。又有消肿生肌之功,用治疮疡,不论已溃未溃均可应用。

【炮制应用】　临床多生用。

【鉴别应用】　白及与仙鹤草,见第 374 页。

【配伍应用】

1. 白及配三七　白及具有收敛止血、消肿生肌之功,其收敛作用较强,尤善治疗肺胃出血;三七长于止血化瘀,具有止血而不留瘀、活血而不破血的特点。白及以收为主,三七以散为要,二药配用,三七随白及入肺可共同发挥宁肺而止血之效,三七行散之力又可制白及黏腻收涩之性,以防血止留瘀,二者一散一敛,相互促进,相互制约,其止血化瘀消肿之力增强。适用于咯血、吐血、鼻衄、尿血、便血及外伤出血等。

2. 白及配乌贼骨　白及味苦甘涩,性微寒,质极黏腻,功专收敛止血、消肿生肌,具有止血迅速、促进病灶愈合的作用;乌贼骨味咸涩,性微温,收敛固涩之力较强,并能和胃制酸。二药配用,收敛止血作用增强。适用于吐血、便血、崩漏下血、月经过多、痔疮出血，尤以治疗消化性溃疡之出血效佳。

【现代药理研究】

1. 化学成分研究　根据目前各种文献报道情况来看，白及的主要化学成分是联苄类、菲类及其衍生物；此外，还含有少量挥发油、黏液质、白及甘露聚糖，以及淀粉（30.5％）、葡萄糖（1.5％）等。

2. 药理作用研究

（1）止血　经动物实验表明，白及根块水浸出液对实质性器官（肝、脾）肌肉血管出血等外用止血效果很好。白及多糖能明显缩短正常小鼠的出血时间和凝血时间，具有促进止血、凝血作用。

（2）保护胃黏膜　白及多糖可降低应激性溃疡大鼠体内的丙二醛含量，其对胃黏膜起保护作用的原理是提高超氧化物歧化酶活性。研究发现白及多糖对大鼠乙酸性胃溃疡具有显著治疗作用，其机制与增强胃黏膜抗氧化能力、促进溃疡局部胃黏膜上皮细胞增生、抑制自由基生成、加强损伤组织修复方面有一定关联。

（3）抗菌、抗真菌　从白及块茎中分离的联苄及双氢菲类化合物，对枯草杆菌、金黄色葡萄球菌、白色念珠菌及发癣菌均有抑制作用。白及水煎剂具有抑制变形链球菌的作用。

（4）抗肿瘤　白及多糖腹腔注射，连续15～27天，对小鼠子宫颈癌、大鼠瓦克癌、小鼠艾氏腹水癌实体型、小鼠肝癌、肉瘤有抑制作用。根据一些研究结果表明，100％白及水浸出液可促进小鼠骨髓细胞增殖以及白细胞介素的分泌，这将会为白及用于临床治疗肿瘤疾病提供新的理论依据。

（5）促进伤口愈合　白及有明显的促进角质形成细胞游走的作用。高浓度的白及煎剂上清液能对角质形成细胞一些功能如游走有较好的促进作用，在对创伤愈合和创面覆盖中起着关键的作用。

（6）其他　白及可作为代血浆。通过试验表明，白及代血浆无过敏源，不会引起过敏，对家兔、小白鼠、亚急性毒性、犬急性试验中都表明无热源反应，安全无毒，体内可停留8小时以上。白及多糖对糖尿病溃疡愈合的治疗作用也非常好。

【临床应用】

1. 白及防治放射性食管炎　放射性食管炎是食管及肺门、纵隔淋巴结区放射治疗过程中严重的并发症之一，以咽痛及吞咽困难为主要症状，属中医"噎膈"之范围。以单味白及粉3～6克冲服，或重用白及20～30克，配伍山豆根6～9克，银花15～30克，花粉15～30克等清热解毒、养阴润燥之品入汤剂，使热退毒去，津液自生，气机条达。

2. 白及治疗食管炎　食管炎属中医"噎膈"的范围，在辨证施治的基础上，加用大剂量白及（30克），收效甚佳。因白及具有收敛止血、消肿生肌的作用，对食管黏膜的炎症或溃疡有消炎消肿、促进溃疡愈合的作用；其含有黏液质，在辨证的基础上加白及，其浓煎后，药汁成胶状液，服用后能覆盖食管黏膜表面而起作用。考虑到食道这个特殊的病位，汤剂下咽，迅速经食管而流入胃中，若能将药物在食管稍稍停留，对食管病灶能起到直接作用，因此在服药方法上，最好待药稍凉后，嘱病人卧床，左侧位、平卧位、右侧位、俯卧位各咽药数口，并卧床30分钟，若是晚间服药，服完后即睡，作用尤佳。

3. 白及治疗咯血效佳　以白及、百合各10克，阿胶10克烊化服，三七1.5克冲服，每日1～2剂，治疗各种疾病引起的咯血 14 例,其中支气管扩张症咯血 5 例,肺结核咯血 4 例,倒经咯血 3 例,肺癌咯血 2 例,均于服药 5 天内咯血停止,并继续服药 1~3 个月以巩固疗效。半年后随访,除肺癌咯血复发 1 例,死亡 1 例外,其余均未复发。

4. 白及治疗百日咳　白及、蜈蚣、甘草各等分,为细末,每服 2 克,每日 2~3 次,蜜水调服,连服 1~2 周痉咳缓解后,以白及、甘草等分为末,每日服 2 克,继服 2~3 周,巩固疗效。共治疗 20 例,服药 1 周痉咳缓解者 8 例,服药 2 周痉咳缓解者 12 例。

5. 白及治疗胃肠道疾病　白及收敛止血,其质胶黏,有良好的吸附及成膜作用,能保护胃肠道黏膜,对急、慢性胃炎,胃、十二指肠溃疡病,慢性肠炎,上消化道出血,急性胃穿孔等,单用或与其他药配伍应用,均能取得良好效果。对于急慢性胃炎、胃十二指肠溃疡、胃穿孔的治疗,常在汤剂或散剂中加入白及一味,疗效有所提高,尤其是散剂,加入白及后,空腹吞服,既可增加其他药物在胃壁的吸附,更好地发挥药效,又可成膜、止血,以保护胃黏膜,起到修补穿孔、控制出血、促进溃疡愈合的作用。对消化道出血患者,一般用白及粉 3 克/次或 10% 白及胶浆 30 毫升/次,每日 3 次,对严重的消化道出血患者,可以增加服药次数,改为每 2~3 小时服药 1 次,待出血控制后,再逐渐减少服药次数。

慢性肠炎患者,则应用口服汤药,结合中药保留灌肠,在保留灌肠方中加入白及一味,以增加其他药物的吸附作用,保护肠黏膜,取得良好疗效。常用配方:黄柏、苦参、石榴皮、白及各 12 克,白头翁 20 克,浓煎成 150~200 毫升,以保留灌肠。

白及粉也可作为胃黏膜保护剂,2~3

克/次,每日 3 次,用于需要长期服用阿司匹林等对胃肠道有较大刺激性药物的患者,可明显减少胃肠道反应。

6. 白及治疗体内外出血证　白及中所含的胶质能够显著缩短凝血时间,会促使末梢血管内的红细胞凝集从而形成血栓进行局部止血,在临床上常用白及治疗体外诸出血证。用于治疗肺胃损伤引起的咯血,常常单用白及研末,糯米汤调服即可。若与三七同用(2∶1)作散剂服用,效果更好。用于治痨咯血,可与藕节、枇杷叶、蛤粉、阿胶等同用。用于治疗胃疼泛酸呕血,可跟乌贼骨一起用。白及蒲黄散为基本方,血热妄行加栀子、黄芪、生地黄;阴虚火旺加麦冬、百合、当归;气血两虚加白术、黄芪、当归,辨证施治肺系咯血疗效很好。宫颈糜烂症见黄白脓、血性带下者用蒲公英、金银花、苦参、白及、黄芪共研细末外敷,疗效良好。现临床常用白及治疗支气管扩张咯血、肺结核空洞咯血,以及胃和十二指肠溃疡出血有效。

【用法与用量】　内服,一般 6~12 克,大剂量可用至 30 克,也可入丸散剂。

【使用注意】

1. 肺胃有湿热者慎用。

2. 白及反乌头,一般不宜配伍。

血 余 炭

为人发洗净后的加工品,以炭末入药。

【性味与归经】　性平,味苦、涩;归肝、胃经。

【功效与主治】　具有止血,消瘀,利尿的作用。常用于治疗吐血,衄血,尿血,崩漏,小便不通;也可用于齿衄,肌衄,石淋。

【炮制应用】　本品不生用,入药必须煅制成炭。

血余炭

【鉴别应用】　血余炭与棕榈炭,二者均以炒或煅制成炭存性入药,均有良好的止血作用,皆可用于咯血、鼻衄、崩漏及便血等症,二者常可相须为用,但二者的功效及临床应用又各有各自的特点。

血余炭既能止血,又能化瘀,适用于出血而兼有瘀血者;血余炭尚有补阴利尿的作用,可用于小便不利。棕榈炭收敛止血作用较强,适用于出血过多而无血瘀及邪热者。

【配伍应用】　血余炭配车前子,血余炭既能止血,又能化瘀,尚有补阴利尿的作用;车前子清热渗湿,利尿通淋。二药配用补利互施,共奏化瘀止血、利尿通淋之功。适用于湿热下注、迫血妄行之血淋、尿血等证。

【现代药理研究】

1. 主要成分研究　血余炭中的主要成分为优角蛋白,含水分 12%～15%,灰分 0.3%,脂肪 3.4%～5.8%,氮 17.4%,硫 5.0%。亦含黑色素。灰分中含有金属(按含量多少)依次为钙＞钠＞钾＞锌＞铜＞铁＞锰＞砷。血余炮炙成血余炭时,有机成分破坏炭化,无机成分同上。

2. 药理作用研究

(1)止血　实验表明血余炭有一定的止血作用。血余炭水煎液或醇提取液对大鼠或小鼠腹腔给药,能明显缩短出血时间。

(2)抗菌　血余炭煎剂对金黄色葡萄球菌、伤寒杆菌、甲型副伤寒杆菌及福氏痢疾杆菌有较强抑制作用。

【临床应用】

1. 血余炭治疗声带下黏膜出血　以血余炭 15 克,煎服或研末服,每次 1.5 克,每日 3 次,治疗声带黏膜下出血,效果理想。

2. 血余炭治疗带状疱疹　取血余炭适量,以麻油调成糊状,外涂患处,1 日 1 次,一般 1 次痛止,2、3 次可痊愈。

3. 血余炭治疗上消化道出血　血余炭 3～9 克,加入鲜藕汁 20～40 毫升中口服,每日 3 次。治疗 25 例,痊愈 23 例。

【用法与用量】　内服,一般 6～10 克,大剂量可用至 15 克。外用,研细,掺、吹或调敷。

棕 榈 炭

为棕榈科常绿植物棕榈树叶柄基部之棕皮、棕毛,全国各地均产,以广东、福建等地为佳,以叶柄基部煅炭入药。

【性味与归经】　性平,味苦、涩;归肺、肝、大肠经。

【功效与主治】　具有收敛止血的作用。常用于治疗便血,尿血,崩漏;也可用

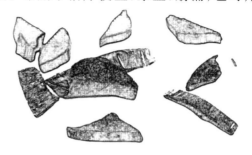

棕榈炭

于吐血,咯血。

【炮制应用】 生棕榈不入药,制炭后具有收敛止血的作用。

【鉴别应用】

1. 棕榈炭与藕节 二者均有收涩止血之功,临床上可广泛用于各种出血证,但二者功效及临床应用又有各自的特点。

棕榈炭苦涩,收涩之力较强,宜用于出血过多而无瘀滞者。藕节甘涩,收敛止血力虽逊,但能凉血化瘀,故出血挟瘀及血热者亦宜。

2. 棕榈炭与血余炭 见第379页。

【配伍应用】 棕榈炭配地榆,棕榈炭性味苦涩,收敛止血力较强。地榆既能收敛止血,又善除下焦湿热,兼能解毒。二药配用,收敛止血作用明显增强,且有除下焦湿热之功。适用于肠中积热之大便出血,也可用于痢疾。

【现代药理研究】

1. 化学成分研究 经对煅陈棕炭成分测试,鞣质、酚类等呈明显阳性反应;薄层层析结果提示,陈棕榈煅炭后,其内含成分发生了质的变化。有研究测试分析了棕榈及其炒轻炭、炒中炭、炒重炭、焖煅炭、烫轻炭、烫中炭、烫重炭的原粉末和提取液中5种微量元素,其结果各样品均可检出钙、镁、铁、铜、钴,以钙含量最高,钴含量最低。

2. 药理作用研究 棕榈炭具有止血作用。以小鼠凝血时间为指标,对棕榈药材及其制炭品做了止血作用比较,结果表明,以叶鞘纤维为好,陈久者为良,煅炭后入药为宜。

【用法与用量】 内服,一般5~12克,大剂量可用至30克,也可入丸散剂。外用,研末,吹、掺。

藕 节

为睡莲科多年生草本植物莲的地下茎节,主产于浙江、江苏、安徽等地,以茎节入药。

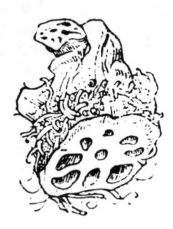

藕节

【性味与归经】 性平,味甘、涩;归脾、胃经。

【功效与主治】 具有收敛止血的作用。常用于治疗吐血,衄血;也可用于唾血,便血。

【炮制应用】

1. 生用 生品长于凉血止血化瘀,多用于卒暴出血证,如卒暴吐血、咯血、衄血及热性出血证。

2. 炒炭用 藕节炭涩性增强,长于收敛止血,多用于慢性出血证,如吐血不止、咯血反复不止、崩中下血、便血等。

【鉴别应用】 藕节与棕榈炭,见本页。

【配伍应用】

1. 藕节配白茅根 藕节甘涩平,生用则凉血止血化瘀,炒炭则长于收敛止血,具有止血而不留瘀的特点;白茅根甘寒,凉血止血、清热利尿。二药生用配对,则凉血止血力增强,且凉血而无滞血之弊;炒用配对,则收敛止血作用增强,且止血而不留瘀。适用于鼻衄、咯血等上部出血证,尿血、血淋等下部出血证。

2. 藕节配侧柏叶 二者生用均能凉血止血,炒炭用则长于收敛止血。单用均显药力不足,合用则可使止血之力增强。临床多用于鼻衄、咳血、吐血,而对崩漏下血、便血效果不理想。属血热妄行之出血常用生品,也可用鲜品捣汁饮;对因虚因寒或寒热错杂之出血,均宜炒炭用。

3. 藕节配仙鹤草、阿胶 见第375 页。

【现代药理研究】 化学成分研究,含天冬酰胺及鞣质。

【临床应用】

1. 藕节治疗急性咽喉炎 取生藕节数枚去毛洗净,放入食盐里贮存 2 周以上备用,用时取出藕节,以开水冲洗后放入口中含服。每次含服 1 枚,每天含服 2 次。

共治疗急性咽喉炎 26 例,全部治愈。少则含服 1 枚,多则含服 4 枚。

2. 藕节治疗鼻出血 用干藕节 125克水煎至 3000 毫升,放于凉处,随服冷饮,每日 1 剂,局部用 0.9% 的盐水棉球止血。共治 80 例,病程 6 个月至 5 年。结果治愈(两年不复发)50 例,有效(偶复发,血量少)22 例,无效 8 例。

3. 藕节治疗鼻息肉 用藕节冰片散(藕节数个,冰片适量,共研末过筛)鼻腔局部外敷或用喷粉器喷入,每次 0.1 毫克左右,每日 3~4 次,10 天为 1 个疗程。共治37 例,3 个疗程后,显效 6 例,有效 24 例,无效 7 例。

【用法与用量】 内服,一般 15~30克,鲜品 100 克;大剂量干品可用至 100克,鲜品 250 克,也可捣汁饮。

(刘吉权 钟水生)

参 考 文 献

[1] 李铎贤.仙鹤草治疗梅尼埃氏病50 例[J].新中医,2000,32(2):50.

[2] 王玉.仙鹤草治疗美尼尔氏病 4 例报告[J].中级医刊,1981(9):541.

[3] 彭安荣.仙鹤草红枣治盗汗应注意药用量[J].浙江中医杂志,1980(6):253.

[4] 屠伯言,马贵同.白及、仙鹤草治疗上消化道出血 100 例[J].上海中医药杂志,1979(4):28.

[5] 周文民.仙鹤草根治疗急慢性痢疾[J].新中医,1976(6):25.

[6] 李坤芳.紫癜Ⅰ、Ⅱ号治疗原发性血小板减少紫癜12 例疗效观察[J].广东医药资料,1977(8):27-29.

[7] 仙鹤草煎剂治疗嗜盐菌感染性食物中毒 108例报导[J].新医药学杂志,1973(3):26.

[8] 辽宁抚顺市第四医院.狼牙草治疗滴虫性阴道炎 40 例疗效观察[J].中草药通讯,1972(1):37-38.

[9] 万冬桂,李佩文,蔡光荣.白及防治放射性食道炎[J].中医杂志,1997,38(4):197.

[10] 张丽萍.白及治疗食道炎[J].中医杂志,1997,38(4):199.

[11] 周凤林.肺科良药属白及[J].中医杂志,1997,38(6):325.

[12] 孔昭遐.白及治疗胃肠道疾病有良效[J].中医杂志,1997,38(8):454.

[13] 任关根.血余炭治疗声带下黏膜出血[J].上海中医药杂志,1982(5):31.

[14] 张跃祖,萧国.血余炭治疗带状疱疹[J].浙江中医杂志,1991(6):255.

[15] 何斯恂.中医验方五则[J].新中医,1972(5):35.

[16] 覃志柳.急性咽喉炎[J].广西中医药,1989(3):27.

[17] 霍锡坚,胡翠芳.独藕汤治疗鼻出血80例[J].湖北中医杂志,1994(2):3.

[18] 何胜恬.藕节冰片散治疗鼻息肉[J].浙江中医学院学报,1998(2):23.

第二节　凉血止血药

大　蓟

为菊科多年生宿根草本植物大蓟的根茎或全草,全国各地均产,以干燥根茎或鲜品入药。

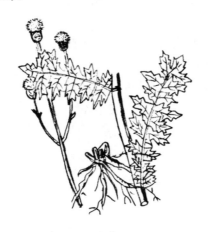

大蓟

【性味与归经】　性凉,味甘;归心、肝经。

【功效与主治】　具有凉血止血,消散痈肿的作用。常用于治疗吐血,咯血,衄血,肺痈,痈疽;也可用于便血,崩漏,疔疖疮痈。

【现代药理研究】

1. 化学成分研究　全草含生物碱、挥发油。根含乙酸蒲公英甾醇、α-香树脂醇、β-香树脂醇、β-谷甾醇。

2. 药理作用研究

(1)抗菌　根煎剂或全草蒸馏液1:4000浓度时在体外能抑制人型有毒结核菌的生长。乙醇浸剂1:3000时对人型结核菌即有抑制作用。

(2)降血压　水浸剂、乙醇-水浸液和乙醇浸出液,应用于狗、猫、兔等麻醉动物有降低血压的作用。大蓟对离体蛙心、兔心心率及心收缩力有抑制作用,可降低犬血压,并有快速耐受性,尚可抑制闭塞颈总动脉(BCO)的加压反射。提示其降压作用与抑制心率及抑制心收缩力有关。

(3)止血　动物实验表明大蓟对凝血过程第一阶段(即凝血酶原激活物的生成)有促进作用。

【炮制应用】

1. 生用　生品以凉血消肿力强,多用于治疗热邪偏盛之出血证及热淋、痈肿疮毒。

2. 炒炭用　炒炭后可增强收涩止血作用,多用于治疗衄血、吐血、尿血、便血、崩漏下血等出血较急者。

【鉴别应用】　大蓟与小蓟,二者均有清热凉血止血、破血去瘀消肿的作用,皆可用于热邪偏盛之出血证及血淋、痈肿疮毒等。但二者的功效及临床应用又有一定的区别。

大蓟凉血、消肿解毒之力较小蓟强,对于血热引起的各种出血证及痈肿疮毒,效果更好。小蓟凉血、消肿解毒之力不及大蓟,但长于止血、利水消肿,善治血淋、尿血,也可用于小便不利、淋漓涩痛之症。

【配伍应用】

1. 大蓟配车前草 大蓟清热凉血;车前草清热利湿。二者伍用,有清热利湿、凉血止血之功效,用于治疗湿热所致之血尿等症。

2. 大蓟配生地黄 大蓟清热凉血止血;生地黄养阴清热凉血。二者伍用,有养阴清热、凉血止血之功效,用于治疗各种属于邪热引起出血者。

【现代药理研究】

1. 化学成分研究 新鲜叶含柳穿鱼苷,根含挥发油成分。

2. 药理作用研究

(1)止血 大蓟水煎液(15%)4.5克/千克灌胃,以玻片法测定小鼠凝血时间,结果给药组凝血时间显著缩短。从大蓟中分得的柳穿鱼叶苷具止血作用。

(2)降压 大蓟水浸出液和乙醇浸出液,应用于犬、猫、兔等均有降低血压的作用。大蓟鲜干根水煎液,根碱液、25%和50%酸性醇浸出液及叶水煎液给麻醉犬静脉注射均有降压作用,其中根水煎液和根碱液降压作用更显著,叶碱液、全草水煎液、全草碱液降压作用不明显。

(3)抗菌 大蓟乙醇浸剂体外试验对人型结核杆菌有抑制作用。

(4)对平滑肌的作用 大蓟水煎剂或醇浸剂对家兔子宫,无论离体、在位、已孕、未孕或慢性宫瘘实验,均显现明显兴奋作用,使子宫张力增加,收缩幅度加大,逐渐发生痉挛性收缩,但大蓟煎剂或酊剂对离体大鼠子宫(无论已孕未孕)以及在位猫子宫均呈抑制作用。

(5)其他 大蓟水煎液200毫克/升对离体蛙心具有明显的抑制作用,使心缩幅度减少,心率减慢,继而出现不同程度的房室传导阻滞。大蓟水提物对单纯疱疹病毒有明显抑制作用。

【临床应用】

1. 大蓟治疗肺结核 以干大蓟根100克,水煎,每日1剂,分2次口服。如每剂加瘦肉30~60克或猪肺30克同煎更好,连服3个月为1个疗程。有效而未愈者可继续服第2个疗程,两个疗程未愈者停药。治疗肺结核26例,痊愈4例,好转17例,无效5例。

2. 大蓟治疗荨麻疹 新鲜大蓟100克(干品减半)水煎服,忌食腥臭及刺激性食物,治疗44例,服药1~3剂痊愈者34例,服药4~5剂痊愈者8例,无效2例。

3. 大蓟治疗血尿 鲜大、小蓟各30克,清水洗净捣烂,挤出液汁,慢火炖开,加糖服下。若用干品,每次各15克,水煎服。轻症1日2次,重症1日3次。止血效果良好。

【用法与用量】 内服,一般10~15克(鲜品60克),大剂量可用至50克。外用,研末或捣烂调敷。

【使用注意】 脾胃虚寒者慎用。

小 蓟

为菊科多年生草本植物刺儿菜的全草及地下茎,我国南北各地均产,以干燥全草或鲜品入药。

【性味与归经】 性凉,味甘;归心、肝经。

【功效与主治】 具有凉血止血,消散痈肿的作用;为凉血止血之常用品。常用于治疗吐血,衄血,崩漏,血淋;也可用于舌衄,便血,疔痈疮肿。

【炮制应用】

1. 生用 生品以凉血消肿力强,多用于治疗热邪偏盛之出血证及热淋、痈肿

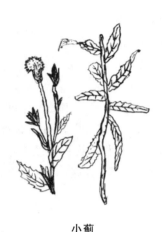

小蓟

疮毒。

2. 炒炭用　炒炭后凉性减弱，收涩止血作用增强，多用于治疗衄血、吐血、尿血、便血、崩漏下血等出血较急者。

【鉴别应用】　小蓟与大蓟，见第382页。

【配伍应用】　小蓟配仙鹤草、白茅根，见第375页。

【现代药理研究】

1. 化学成分研究　现代研究发现，小蓟叶中含有黄酮类化合物刺槐素7鼠类糖葡萄糖苷和芦丁。从小蓟乙醇提取物的石油醚萃取部位分离得到12个三萜类化合物。

2. 药理作用研究

（1）心血管系统　小蓟水煎液和醇提取物对离体兔心、豚鼠心房肌均有增强收缩力和频率的作用，普萘洛尔可阻滞此作用。水煎剂能增强兔主动脉的收缩作用，此作用可被酚妥拉明所拮抗。说明小蓟对肾上腺素能受体有激动作用。小蓟水煎剂和酊剂静注于麻醉犬、猫及家兔，有明显的升压作用。从小蓟中提取分离的有效成分酪胺对大鼠有显著升压作用。

（2）止血　10％小蓟浸剂给小鼠灌胃，

可使出血时间明显缩短。小蓟具有明显的促进血液凝固作用。小蓟止血的有效成分是绿原酸及咖啡酸。小蓟止血主要通过促进局部血管收缩，抑制纤溶而发挥作用。

（3）抗菌　小蓟煎剂在试管内对溶血性链球菌、肺炎链球菌及白喉杆菌有一定的抑制作用，乙醇浸剂1∶30 000时对人型结核菌即有抑制作用，而水煎剂对结核曲的抑制度要比此大300倍。

【临床应用】

1. 小蓟治疗上消化道出血　将鲜小蓟（大蓟也可）50～100克，洗净晾去表面水分去根榨其汁口服，6～8小时1次，连用1～2天，共治疗52例用西药治疗效果不佳的上消化道出血患者，疗效满意。

2. 小蓟治疗产后子宫收缩不全及血崩　取小蓟浸膏（1∶10）每次1～3毫升，日3次。观察45例，证明有收缩子宫、制止出血的作用。一般在服药后2～3天产后子宫平均收缩2～5厘米。如大量出血时，可每次服4～8毫升，每日3～4次，血止后改用一般剂量，或以鲜全草60克，水煎2次分服。治疗血崩30例，大部分2天后血止或逐渐减少。

3. 小蓟预防菌病　以小蓟全草制成每100毫升含生药50克的汤剂。成人每次服50毫升，小儿酌减，隔日1次，共服3次。对照组服呋喃唑酮，成人每次0.2克，小儿酌减，隔日1次。两组均从与患者接触之日起2～3天内服药再观察7天。结果小蓟组99人无一例发病，呋喃唑酮组96人发病5例。显示小蓟优于呋喃唑酮。

4. 小蓟治疗外阴肿瘤出血　取新鲜小蓟洗净，捣烂，用清洁棉布（最好高压消毒）包好，敷在出血部位，30～60秒后出血部位立即停止出血，一般1次即可，效果良好。

5. 小蓟治疗热淋 用单味小蓟治疗热淋患者 36 例,对照组给予八正散加减,结果治疗组治愈率为 77.8%,对照组为 86.1%;说明即使是单味小蓟对热淋也有一定的治疗效果。

【用法与用量】 内服,一般 10～15 克,鲜品 30 克,大剂量可用至 60 克。外用,研末,撒或调敷。

【使用注意】

1. 脾胃虚寒而无瘀滞者慎用。

2. 汤剂不宜久煎。

地 榆

为蔷薇科多年生草本植物地榆的根,我国南北均有,主产于浙江、安徽、湖北、湖南、山东等地,以干燥根入药。

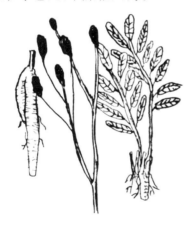

地榆

【性味与归经】 性微寒,味苦、酸;归肝、胃、大肠经。

【功效与主治】 具有凉血止血,泻火解毒的作用。常用于治疗便血,血痢,崩漏,烫火伤;也可用于泻痢,痔疮出血,疮痈肿毒。

【炮制应用】

1. 生用 生品擅于凉血解毒敛疮,多用于痢疾、烫伤、湿疹、皮肤溃烂等证。

2. 炒炭用 炒炭后能增强收敛止血的作用,多用于尿血、便血、痔疮出血、崩漏等症。

【鉴别应用】 地榆与槐花,二者均能凉血止血,皆可用于热证出血。但二者的功效及临床应用又一定的区别。

(1)地榆质重味浊,性沉降,偏入下焦,既能凉血,又能收敛,善治下部由热所致的各种出血证,如痔疮下血、崩漏下血、血痢等。槐花质轻能升,味苦能降,既入下焦,又能达上走外,其泻热下降之力不及地榆,但止血作用较强,不仅善治下部出血证,且常用于衄血、咯血及皮下出血等。

(2)地榆能消肿解毒、生肌敛疮,可用于治疗水火烫伤、湿疹溃烂、痈肿疮毒。槐花能清肝明目、祛风,可用于治疗肝火所致的头痛目赤及肝风眩晕、失音。

【配伍应用】

1. 地榆配槐花 地榆善除下焦湿热,收敛止血,兼能解毒;槐花专清利大肠湿热而凉血止血。二药配用,既能清热去湿解毒,又能凉血止血,且有收敛之性。适用于痔疮肿痛出血,湿热蕴结大肠之便血者。

2. 地榆配棕榈炭 见第 380 页。

【现代药理研究】

1. 化学成分研究 地榆根中含有多种鞣质、2 种没食子酰金缕梅糖衍生物、黄烷-3-醇衍生物、糖苷类等。

2. 药理作用研究

(1)止血 以地榆粉或炒炭地榆粉 5 克/千克给小鼠灌胃,出血时间分别缩短 31.9% 和 45.5%,地榆中的鞣质及其多元酚对纤维蛋白溶酶有强的抑制作用。地榆水煎液可使血液中红细胞百分比含量增高,导致全血黏度升高,从而起到止血之功效。

（2）抗炎　腹腔注射地榆水提取剂对大鼠甲醛性足跖肿胀均有抑制作用；腹腔注射水提取剂 500 毫克/千克能抑制巴豆油合剂对小鼠耳郭致肿作用，800 毫克/千克腹腔注射对前列腺素 E_1 引起的大鼠皮肤微血管通透性增加呈明显抑制作用。

（3）抗菌　体外试验表明，地榆对大肠埃希菌、痢疾杆菌、变形杆菌、伤寒杆菌、副伤寒杆菌、铜绿假单胞菌、霍乱弧菌、结核杆菌、脑膜炎双球菌等有抑制作用。

（4）抗癌　体外实验地榆对人子宫颈癌 JTC_{26} 株有抑制作用，地榆鞣质 3.125 毫克/升可诱导肝癌细胞 SMMC-7721 发生凋亡，两个组分 STM 和 STL 均有抗癌活性，并有剂量关系。

（5）镇吐　以地榆水煎剂 3 克/千克给鸽灌胃每日 2 次，连用 2 天，可抑制洋地黄引起的催吐作用，其镇吐效果与肌内注射 0.25 毫克/千克氯丙嗪相仿；但不能抑制阿扑吗啡引起的犬呕吐反应。

【临床应用】

1. 地榆治疗急性菌痢　地榆 50 克，配仙鹤草、女贞子各 30 克，水煎服，第 1 日剂量加倍，5～7 天为 1 个疗程。治疗 100 例急性菌痢患者，结果 1 个疗程治愈 93 例，好转 5 例，无效 2 例，平均治愈日为 2.5 天。

2. 地榆治疗带状疱疹　地榆 30 克，紫草 18 克，蜈蚣 6 克，凡士林适量，将前三味药物研细粉，用凡士林适量调匀成膏，每次适量涂于患处，每日 2 次。治疗带状疱疹患者 34 例，病程 1～15 天，其中 25 例有明显的皮疹伴疼痛，9 例皮疹轻微而以局部疼痛为主。结果 34 例全部治愈，用药最长 7 天，最短 3 天。

【用法与用量】　内服，一般 6～12 克，大剂量可用至 30 克。外用，研末，掺或调油涂敷。

【使用注意】　收涩凉血之品，虚寒血症及出血有瘀者忌用。

槐　花

为豆科落叶乔木槐树的花蕾，南北大部分地区均有，夏季花未开放时采收的花蕾称为“槐米”，以干燥花蕾入药。

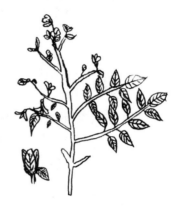

槐花

【性味与归经】　性微寒，味苦；归肝、大肠经。

【功效与主治】　具有凉血止血，清肝泻火的作用。常用于治疗便血，痔疮出血，尿血，吐血；也可用于衄血，舌衄，崩漏，眩晕。

【炮制应用】

1. 生用　生品擅于清肝泻火、清热凉血，多用于血热妄行之出血证、肝热目赤、头痛、眩晕。

2. 炒炭用　炒炭后性涩，以止血通络力强，多用于便血、痔血、血痢、崩漏、吐血、衄血。

3. 炒用　炒制目的是为了缓和苦寒之性，不致伤中且有利于有效成分的保存，其清热凉血作用较生品弱，止血作用较生品强而逊于槐花炭。临床应用与炭药基本相同。

【鉴别应用】　槐花与地榆,见第385页。

【配伍应用】

1. 槐花配黄芩　黄芩长于清热泻火解毒,能上清肺火,下利大肠湿热;槐花专清利大肠湿热而凉血止血。二药配用,作用协同,其清热去湿、凉血止血作用显著;且专走下焦,善治下焦出血证。适用于热伤血络之肠风下血、痔疮出血及崩漏、月经过多等。

2. 槐花配地榆　见第385页。

3. 槐花配荆芥炭　见第15页。

【现代药理研究】

1. 化学成分研究　槐花中含有黄酮、植物甾类、鞣质、氨基酸、蛋白质、烯酸及微量元素等多种成分。

2. 药理作用研究

(1)抗菌　槐花水没剂(1:5)在试管内对董色毛癣菌、许兰黄癣菌、奥杜盎小芽孢癣菌、羊毛状小芽孢癣菌、星状奴卡菌等皮肤真菌有不同程度的抑制作用。

(2)凝血、止血　槐米炭去鞣质和未去鞣质的提取液,分别对小鼠出血、凝血时间进行比较,结果表明,在190℃以前制成的槐米炭的凝血、止血作用随制炭温度增强而增强,以190~195℃制得的槐米炭凝血作用最强,生槐米水煎液凝血、止血作用不明显。实验表明,制炭后止血凝血作用与鞣质含量有关。

(3)其他　槐花提取物对15-羟前列腺素脱氢酮的抑制活性34.4%,抑制率60.6%,有较强的抑制活性,抑制15-羟前列腺素脱氢酶可延长前列腺素的利尿作用。

【临床应用】

1. 槐花治疗银屑病　取槐花炒黄研细粉,每次1钱,每日2次,饭后用温开水送服。临床观察53例,痊愈6例,显著进步22例,进步19例,无效6例。此药对有胃肠道疾病者有一定不良反应,服药时加用维生素可以缓解。

2. 槐米治疗颈淋结核　取槐米2份,糯米1份,炒黄研末,每日早晨空腹服2匙(约10克),服药期间禁止食糖。临床治疗30余例,均获痊愈。

【用法与用量】　内服,一般6~12克,大剂量可用至20克。外用,研末敷患处。

【使用注意】　苦寒之性,有凉脾败胃之弊,脾胃虚寒兼湿热壅滞者慎用。

侧 柏 叶

为柏科常绿乔木植物侧柏的嫩枝及叶,全国各地均有,以干燥枝叶入药。

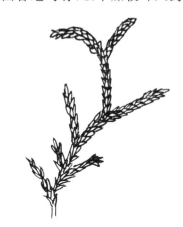

侧柏叶

【性味与归经】　性微寒,味苦、涩;归肺、肝、大肠经。

【功效与主治】　具有凉血止血,祛痰止咳的作用。常用于治疗吐血,衄血,尿血,便血;也可用于咳嗽,烫伤,脱发,须发早白等。

【炮制应用】

1. 生用　生品以清热凉血、止咳祛痰、生发乌发力胜，多用于血热妄行的各种出血证、痰多咳喘及脱发、头发早白。

2. 炒炭用　炒炭药寒凉之性趋于平和，偏于收湿止血，多用于热邪不盛的各种出血证。

【鉴别应用】　侧柏叶与白茅根，二者性皆寒凉而涩，生用均能清热凉血，炒炭则收敛止血，皆可用于各种出血证，但二者的功效及临床应用又有各自的特点。

(1)侧柏叶以苦涩而止血，善清血中湿热。白茅根以其甘寒而止血，善清血中伏热。

(2)侧柏叶入肺、肝经，有祛痰止咳、生发乌发之功，可用于痰多咳嗽、脱发及须发早白等。白茅根可入膀胱经，具有清热利尿的作用，善治血热尿血及热淋、小便不利；且能清泄肺胃蕴热，可用于热病烦渴、胃热呕哕及肺热咳嗽等。

【配伍应用】

1. 侧柏叶配白芍　侧柏叶苦涩微寒，既能收敛止血，又可清热凉血；白芍苦酸微寒，能养血敛阴、柔肝止痛。二药配用，共奏凉血止血、养阴补肝之功。适用于热迫血行之月经过多、崩漏；出血兼有阴血亏虚者。

2. 侧柏叶配艾叶　侧柏叶苦涩微寒，既能收敛止血，又可清热凉血；艾叶苦燥辛散，芳香而温，功偏温经止血，暖宫散寒。二药配用，若以侧柏叶为主，辅以艾叶，则增强凉血止血功效，且艾叶可抑制侧柏叶寒凉伤中碍运之弊，多用于血热妄行之出血证；若以艾叶为主，辅以侧柏叶，则温经止血之力增强，多用于虚寒性出血。

3. 侧柏叶配藕节　见第381页。

【现代药理研究】

1. 化学成分研究　侧柏叶中含挥发油 0.26%，油中主要成分为 α-侧柏酮、侧柏烯、小茴香酮等；其他尚含黄酮类成分；叶中还含钾、钠、氮、磷、钙、镁、锰和锌等微量元素。

2. 药理作用研究

(1)止血　侧柏叶煎剂对小鼠出血时间及兔凝血时间均有明显缩短，其有效成分为槲皮苷和鞣质。

(2)镇咳　侧柏叶煎剂的醇沉部分、醇提取液 10 克/千克及其提取物黄酮 250 毫克/千克腹腔注射，对小鼠由 SO_2 所致的咳嗽，均有镇咳作用，石油醚提取物、乙醚析出物及酚性物对小鼠氨熏法所致咳嗽，亦有明显镇咳作用。

(3)祛痰　侧柏叶中黄酮 1 克/千克给小鼠灌胃及 200 毫克/千克腹腔注射均有明显祛痰作用(酚红法)，进而分得一种祛痰有效成分为异海松酸。侧柏叶石油醚提取物，能增加家兔呼吸道排泌酚红的作用，切断两侧迷走神经后，祛痰作用仍然存在。

(4)平喘　侧柏叶煎剂醇沉后部分，对小鼠及豚鼠离体气管平滑肌均有松弛作用，并可部分阻断乙酰胆碱的作用。其有效部分主要是存在于醋酸乙酯提取物中，但对豚鼠组胺性哮喘无明显保护作用。

(5)其他　侧柏叶煎剂在试管内，对金黄色葡萄球菌、卡他球菌、痢疾杆菌、伤寒杆菌、白喉杆菌、乙型链球菌、炭疽杆菌等均有抑制作用。煎剂能显著减少小鼠自发活动和延长戊巴比妥钠的睡眠时间，但对咖啡因所致惊厥无拮抗作用。

【临床应用】

1. 侧柏叶治疗百日咳　取鲜侧柏叶 20～100 克，加水 200～400 毫升，煎成 90～300 毫升，1 日服 6 次。每次 15～50 毫升，7 天为 1 个疗程。治疗百日咳患者 92 例，临床治愈 80 例，好转 10 例，无效 2 例。

2.侧柏叶治疗出血症　鲜侧柏叶1000 克,青萝卜 2000 克,鲜荸荠 1500 克,蜂蜜 200 克。将前 3 味洗净切碎,共捣烂挤汁约 400～500 毫升,加入蜂蜜,搅匀炖热,分 4 次饮服,1 日 2 次,治疗鼻出血 369 例,牙龈出血 428 例,功能性子宫出血 216 例,均治愈。

【用法与用量】　内服,一般 6～12 克,大剂量可用至 30 克,亦可入丸散剂。外用,研末,调敷,涂擦。

【使用注意】

1.苦寒性涩,出血而有瘀血者,慎用。

2.用量不当,有头晕、恶心、食欲缺乏之弊,应慎之。

白 茅 根

为禾本科多年生草本植物白茅的根茎,全国多数地区均有出产,以干燥根茎或鲜品入药。

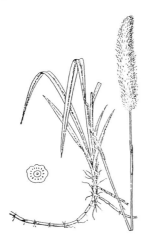

白茅根

【性味与归经】　性寒,味甘;归肺、胃、膀胱经。

【功效与主治】　具有凉血止血,清热利尿的作用。常用于治疗吐血,咯血,衄血,尿血;也可用于呕吐,咳喘,热病烦渴,消渴,热淋,水肿。

【炮制应用】

1.生用　生品以清热凉血、利尿消肿力强,多用于血热妄行之出血证及热病烦渴、肺热咳喘、胃热哕逆、热淋、水肿、黄疸等。

2.炒炭用　炭药以止血安络作用显著,多用于咯血、吐血、衄血、尿血等。

【鉴别应用】　白茅根与侧柏叶,见第388 页。

【配伍应用】

1.白茅根配藕节　见第 380 页。

2.白茅根配赤小豆　见第 324 页。

3.白茅根配车前子　见第 328 页。

4.白茅根配香薷　见第 22 页。

5.白茅根配石膏　见第 57 页。

6.白茅根配芦根　见第 65 页。

7.白茅根配冬瓜皮　见第 322 页。

8.白茅根配仙鹤草、小蓟　见第375 页。

【现代药理研究】

1.化学成分研究　白茅根的化学成分以三萜类化合物为主,同时含有可溶性钙,含有的糖类主要是葡萄糖、少量果糖和木糖等。含有内酯类主要是白头翁素、薏苡素等。含有有机酸类物质主要是绿原酸、棕榈酸、对羟基桂皮酸等。

2.药理作用研究

(1)止血　据研究白茅根可加速凝血过程、促进血原酶的形成、缩短出血及凝血时间,生品和炭品均能明显缩短小鼠出血时间及凝血时间,且炭品与生品比较有显著性差异。

(2)利尿　白茅根水浸剂有显著的利尿作用,其利尿作用可能与本品含有丰富的钾盐有关,临床用于治疗急性肾炎,效果较好。对慢性肾炎亦有较好疗效，其作用主要在于缓解肾小球血管痉挛，从而使肾血流量及肾滤过率增加而产生利尿效果；同时改善肾缺血，减少肾素产生，使血压恢复正常。

（3）抗菌 白茅根煎剂在试管内对弗氏、宋内痢疾杆菌有明显的抑菌作用，对肺炎球菌、卡他球菌、流感杆菌、金黄色葡萄球菌及福氏、宋氏痢疾杆菌等有抑制作用，而对志贺及舒氏痢疾杆菌却无作用。

（4）抗肝炎 研究发现，白茅根具有一定的抗 HBV 病毒能力，对提高乙型肝炎表面抗原阳性转阴率有显著效果，临床治疗乙肝患者的治愈率为 35.0%，好转率为 45.2%，总有效率为 89.7%，并可同时改善患者的自觉症状。

（5）镇痛与抗炎 白茅根煎剂能抑制醋酸引起的扭体反应，说明该药具有镇痛作用。白茅根水煎液还能明显抑制角叉菜胶所致的大鼠后足跖肿胀反应，加速炎症反应的消退。

【临床应用】

1. 白茅根治疗血尿 以大剂量白茅根（100 克）治疗顽固性血尿（排除肿瘤），15 天为 1 个疗程。其中肾小球性血尿 50 例，均获良效而血止；非肾小球性血尿 50 例，仅 4 例无效[14]。王彦香用白茅根（取白茅根 45 克，加水 600 毫升，水煎 45 分钟，煎至 400 毫升，分 2 次服用。昏迷者给予鼻饲，每次 100 毫升，每日 4 次）治疗甘露醇所致的血尿 16 例，结果有效率为 100%。

2. 白茅根治疗肝病 选用茅根 50 克，茵陈 30 克，黄柏 12 克，水煎服，治疗黄疸性肝炎，4～10 天黄疸消退。也有人用单味鲜茅根 60～120g 水煎加白糖代茶饮，治疗小儿急性黄疸性肝炎，15 天痊愈。

3. 白茅根治疗急性肾炎 应用白茅根汤（白茅根 800 克，白糖 20 克，加水煎汁 1000 毫升）治疗急性肾炎 40 例，1 年后治愈 32 例（80%），显效 5 例（12.5%），好转 2 例（5%），无效 1 例（2.5%），总有效率为 97.5%。

【用法与用量】 内服，一般 15～30 克，鲜品 100 克；大剂量可用至 100 克，鲜品 250 克。外用，捣汁或研末调敷。

（刘吉权 钟水生）

参 考 文 献

[1] 萧天仁.大蓟根治疗肺结核 26 例[J].浙江中医杂志,1987,22(11):489.

[2] 张桂宝.单味大蓟治疗荨麻疹[J].基层医刊,1982(5):39.

[3] 许信.鲜大小蓟治疗血尿[J].中医杂志,1965(12):16.

[4] 潘思勤.鲜小蓟治疗上消化道出血[J].河南中医,1995,15(5):315.

[5] 江苏新医学院.中药大辞典[M].上海:上海科学技术出版社,1977:244.

[6] 北京市大兴县卫生防疫站.小蓟预防菌痢效果观察[J].新医学,1974,5(7):333.

[7] 姜海萍,张爱萍.小蓟治疗外阴肿瘤出血 18 例[J].中国社区医师,2005,21(17):31.

[8] 孙家茄.单味鲜小蓟治疗热淋 36 例疗效观察[J].中国中医药信息杂志,2010,17(8):65.

[9] 吴文漪,刘连生.地榆合剂治疗急性菌痢 100 例[J].江苏医药,1983(5):42.

[10] 丁望,王道福.地榆蜈蚣膏治疗带状疱疹 34 例[J].中医外治杂志,2000(6):8.

[11] 南京中医药大学.中药大辞典[M].2 版.上海科学技术出版社,2006:5078.

[12] 方云琪.鲜侧柏叶煎剂治疗百日咳 92 例[J].安徽中医学院学报,1988,7(1):34.

[13] 周冠艺.柏萝荸荠饮止血举隅[J].实用中医内科杂志,1993,7(3):9.

[14] 田桂丽,刁红.大剂量白茅根治疗顽固性血尿[J].中华肾病杂志,1992(4):252.

[15] 王彦香.白茅根治疗甘露醇所致的血尿 16 例

临床分析[J].青海医药杂志,2006(1):24.

[16] 李志谦,郭旭先.茅根的妙用[J].医学文选,1994(1):10.

[17] 刘加宽.白茅根汤治疗急性肾炎 40 例[J].安徽中医学院学报,1994,13(3):27.

第三节　化瘀止血药

三　七

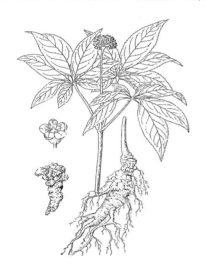

三七

【性味与归经】　性温,味甘、微苦;归肝、肾经。

【功效与主治】　具有止血化瘀,消肿定痛的作用,其以止血不留瘀、活血不破血见长,为内外伤血证之良药。常用于治疗吐血,咳血,便血,跌打损伤;以及崩漏,胸痛,胸痹等。

【炮制应用】　临床多生用。

【鉴别应用】　三七与菊叶三七、景天三

为五加科多年生草本植物三七的根,主产于云南、广西等地,以干燥根入药。

七、竹节三七,四者均入肝经,都有散瘀止血的作用,可用于治疗咯血、吐血、衄血、创伤出血,以及筋骨伤痛等病症,内服外敷均可,但四者的功效及临床应用尚有一定的区别。

三七又名参三七、田七,其散瘀止血、消肿定痛作用较强,为活血止血药物首选。菊叶三七、景天三七、竹节三七是近年来部分地区用作散瘀止血的常用药,但散瘀止血作用较三七稍逊。此外,菊叶三七尚有解毒消肿的作用,可用于乳痈肿痛、喉痹咽痛、蛇虫咬伤;并有养心安神的作用,适用于心神失养所致的精神不安、心悸失眠、健忘等症。竹节三七尚有化痰止咳的作用,可用于咳嗽痰多或劳伤咳嗽等症。

【配伍应用】

1. 三七配人参　三七止血化瘀、消肿止痛;人参大补元气,尤善补脾肺之气,且能益气生津。三七以散为主,人参以补为要,二药配用,一散一补,相互制约,相互为用,补而不滞,散而不耗,共奏益气活血,止血化瘀,止痛之功。适用于胸痹心痛见心气不足者;各种出血性疾病;虚劳咳嗽,年老体弱之痰咳,经久不愈者。

2. 三七配丹参　三七功偏止血化瘀,消肿止痛;丹参既能活血化瘀,又能凉血消痈止痛、养心安神,具有化瘀而不伤气血的特点。二药配用,相辅相成,使活血化瘀、通络止痛力大增。适用于血瘀所致的心腹疼痛、胸痹、癥瘕;跌打损伤之瘀阻肿痛。

3. 三七配白及　见第376页。

【现代药理研究】

1. 化学成分研究　三七块根含三七皂苷A、三七皂苷B,二者水解后分别生成皂苷元A、皂苷元B及一分子葡萄糖。又有报道,三七含有五种三萜皂苷,其苷元为人参二醇及人参三醇等。三七块根除含有皂苷外,尚含有生物碱和黄酮苷。三七叶含皂苷,水解后其苷元以人参二醇较多,可明显检出有齐墩果酸,但人参三醇含量极少。

2. 药理作用研究

(1)抗凝血　三七三醇皂苷体外实验与体内十二指肠给药明显抑制二磷腺苷、胶原、花生四烯酸诱导的大鼠及家兔血小板聚集。三七总皂苷与猪主动脉血管内皮细胞共孵化,可促进内皮细胞分泌组织型纤溶酶原激活物。

(2)对心血管系统的影响　三七皂苷能改善缺氧和再供氧对豚鼠离体心肌细胞电效应的影响,可抗心律失常。三七皂苷单体对大鼠心肌细胞电压依赖性钙通道开放引起的胞内钙升高有抑制作用,对β受体相关联的钙通道开放引起的胞质Ca^{2+}升高也有抑制作用。

(3)对脑组织和神经的影响　三七总皂苷腹腔注射对小鼠全脑出血和大鼠局灶性脑损伤有保护作用,主要是抑制某蛋白和基因的表达。三七皂苷静脉注射明显扩张小鼠软脑膜微血管。三七皂苷明显延续缺血组织ATP的分解,改善能量负荷。

(4)对肾组织的影响　腹腔注射三七皂苷对庆大霉素所致大鼠急性肾损害有保护作用。

【临床应用】

1. 鲜三七治疗银屑病　取鲜三七全草涂擦患处,每处擦2~3分钟,每日2次。同时内服三七粉1克,每日2次。15天为1个疗程,连用2~3个疗程。共观察12例,年龄为13-46岁,病程为15天~23年,平均为6年7个月。结果,痊愈6例,好转5例,无效1例。

2. 鲜三七治疗寻常疣　将患处用温水泡洗10分钟后,用刀片轻轻刮去表面角化层。取鲜三七在疣体局部涂擦2分钟左右,每日2~3次。一般只涂擦初发疣,若继发疣较大较多时,可逐个进行涂擦。无鲜三七时,可用三七粉加醋调匀后,涂擦患处。同时,内服三七粉1克,每日2次。10天为1个疗程。共治疗18例,病程为1个月~2年。结果:治愈16例,有效1例,无效1例。

3. 三七治疗高脂血症　三七粉1克,每日服2~3次,温开水冲服。合并有冠心病或高血压病者,则辅以相应的中成药或中药汤剂,汤剂中也以三七为主药。共观察76例高脂血症患者,2个月后复查血脂。结果,降胆固醇的有效率为78%,降三酰甘油的有效率为57.5%,降脂蛋白的有效率为53%。

4. 三七治疗脑震荡引起的呕吐　三七10克,捣粗碎水煎,治疗脑震荡引起的呕吐,疗效满意。如治疗1例16岁的男性脑震荡患者,诉头痛如锥刺,动则更甚,呕吐频繁,烦躁不安,中西药治疗3日不效,遂处以三七10克,捣粗碎水煎,服后呕吐即止,连服5天,余症均除。但停用2天,头痛头晕呕吐复发,继以三七10克水煎治疗,又服5天,诸症消失,后未再复发,也无后遗症。

5. 三七治疗上消化道出血　三七粉给上消化道出血患者服用,每日3次,每次1.5克,每天行大便隐血检查,60例上消化道出血患者完全止血者58例,无效仅2例,有效率达96.7%。

【用法与用量】　内服,一般 1～3 克,大剂量可用至 10 克;作散剂冲服,量宜酌减。外用,研末、磨汁调敷。

【使用注意】　有散瘀耗血之弊,血虚或血证无瘀滞者宜慎用。

蒲　黄

为香蒲科水生草本植物狭叶香蒲或香蒲属其他植物的花粉,全国各地均产,主产于浙江、江苏、山东、安徽、湖北等地,以干燥花粉入药。

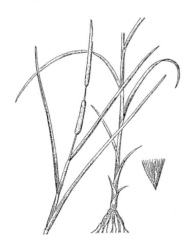

蒲黄

【性味与归经】　性平,味甘;归肝、心经。

【功效与主治】　具有止血,化瘀,止痛的作用。常用于治疗吐血,衄血,咯血,便血,崩漏,胸痛,痛经;也可用于外伤出血、产后腹痛。尤以崩漏、痛经效力为佳。

【炮制应用】

1. 生用　生品偏于化瘀通淋,多用于心腹疼痛、闭经、痛经、恶露不下、血淋涩痛。

2. 炒炭用　炒炭后能增强收涩作用,以止血作用为显著,多用于吐血、咯血、鼻衄、便血、尿血、崩漏。

【配伍应用】

1. 蒲黄配青黛　蒲黄甘平,专入血分,功专化瘀止血,且止血而无留瘀之弊;青黛咸寒,擅入肝肺二经,善泻肝经郁火,又可消膈上痰热。二药配用,青黛引蒲黄入肝肺,且避免凉血留瘀之弊;蒲黄得青黛,凉血止血力增强。共奏清肝火、宁肺络、止出血。适用于肝火上攻或肝火犯肺之吐血、衄血、咯血;肺热伤络之吐血、衄血、咯血。

2. 蒲黄配阿胶　蒲黄收敛止血中有化瘀之功;阿胶养血补血之中有止血之力。蒲黄以敛、散为主,阿胶以补为主;二药配用,补、散、敛结合,养血止血之力颇著,且补血之中又能行血,止血之中又可祛瘀,具有补血不碍行、止血而不留瘀之特点。适用于多种出血证而兼有血虚者。

3. 蒲黄配五灵脂　蒲黄生用长于活血散瘀,炒用则有收敛止血之功;五灵脂功专活血散瘀止痛。二药配用,通利血脉、祛瘀止痛之力增强。适用于气滞血瘀之心腹疼痛,血瘀所致的妇女月经不调、痛经、闭经、产后恶露不行、产后腹痛等。

4. 蒲黄配炮姜　见第 398 页。

【现代药理研究】

1. 化学成分研究　长苞香蒲的花粉含异鼠李素的苷、二十五烷、挥发油及脂肪油约 10%。脂肪油含游离的棕榈酸和硬脂酸约 30%,谷甾醇约 13%,此外尚含棕榈酸、硬脂酸及油酸的甘油酯、α-香蒲甾醇。宽叶香蒲的花粉含水分 16%,粗蛋白 18.9%,粗淀粉 13.31%,糖 6.47%,粗脂肪 1.16%,灰分 3.7%。糖中有葡萄糖、果糖、木糖、阿拉伯糖占 97%,松二糖等双糖类约 1.5%,低聚糖约 0.5%。又含异鼠李素的苷,脂肪油约 10%,谷甾醇约 13%。

东方香蒲花粉的成分大致同宽叶香蒲。

2. 药理作用研究

(1)凝血 口服水浸液或 5％乙醇浸液能使家兔凝血时间明显缩短；蒲黄提取物使家兔血小板数目增加、凝血酶原时间缩短；蒲黄粉外用对犬动脉出血有止血作用。

(2)抗结核 高浓度(1:100)蒲黄煎剂在试管内能抑制结核菌的生长,对豚鼠实验性结核病具有某些疗效。

(3)对子宫的作用 蒲黄(品种未作鉴定)煎剂、酊剂,乙醚浸液对离体及在位子宫均表现兴奋作用,剂量增大可呈痉挛性收缩,对未孕子宫比对已孕者作用明显,使产后子宫收缩力加强或紧张性增加。

(4)对循环系统作用 蒲黄煎剂及乙醇浸液大剂量可使猫、犬血压下降,其降压作用可被阿托品所阻断。蒲黄醇提溶液对蟾蜍离体心脏低浓度可增加收缩力,高浓度则抑制之。大剂量蒲黄提取物对犬心肺装置影响不大,对家兔耳血管稍有扩张作用。

(5)对肠管作用 蒲黄提取物可使离体兔肠蠕动增强,但可被阿托品所阻断。其中所含之异鼠李素对小白鼠离体肠管有解痉作用。

【临床应用】

1. 蒲黄治疗溃疡性直肠炎 将蒲黄研成极细末,过 80 目筛备用。用药前先以开塞露排空大便,在肠镜直视下将药粉撒于溃疡面及周围约 3 厘米平面,然后卧床休息 30 分钟。可根据溃疡面及其周围变化,配合其他药物效果更好。溃疡面出血较多者,加用白及粉,蒲黄与白及比例为 2:1;溃疡面周围鲜红肿胀者,加川黄连,蒲黄与川黄连粉比例为 1:1;溃疡面周围苍白者,加肉桂,蒲黄与肉桂粉比例为 3:1;溃疡周围呈青紫色者,加田三七粉,蒲黄与三七粉的比例为 1:1。

同时观察到,炮制方法不同临床效果也有差异。溃疡及其周围呈鲜红或青紫并肿胀者,蒲黄生用效果好,炒用效果差;溃疡并有出血者,蒲黄炒至棕黄色效佳,呈焦黄色效差;溃疡周围呈苍白者,以蒲黄 500 克加蜂蜜 100 克炒至微黄效佳。以干药粉撒于创面比用蒲黄液灌肠效果要好,可能因为干药粉易于黏附在创面,便于吸收发挥药效之故。共治疗 56 例溃疡性直肠炎患者,病程为 16 天至 3 年 4 个月,每晚 1 次,15 天为 1 个疗程。结果,溃疡痊愈合者 29 例(51.8％),愈合 1/2 者 22 例(39.2％),无效 5 例(8.9％)。

2. 蒲黄治疗泌尿系出血 以香蒲的叶烧炭去毒性,香蒲灰 7 份,滑石 3 份。治疗泌尿系出血。每次 10 克,每日 4～6 次。治疗急性肾炎,急慢性肾盂肾炎,急性膀胱炎,尿道炎,泌尿系结石及其他继发性泌尿系出血共 300 例。速效 243 例(重度肉眼血尿用药 1～2 次消失;中、轻度用药 5 天内,镜检红细胞阴性);显效 46 例(重度用药 3～4 天肉眼血尿消失,中轻度用药 5 天内,镜检红细胞阴性);有效 11 例(重度用药 5～8 天内肉眼血尿消失,中轻度用药 7 天镜检红细胞阴性),总有效率 100％。

3. 蒲黄治疗高脂血症 以蒲黄浸膏糖衣片治疗高脂血症患者 300 例,每日用药量相当于生药 30 克。其中 200 例自身用药前后对照,总胆固醇和三酰甘油的下降均有显著性差异,其余 100 例与安慰对照组 100 例作双盲对照,其结果总胆固醇和三酰甘油下降也有显著差异。

4. 蒲黄治疗恶露不绝 以生蒲黄 60 克,醋适量,先把醋煮沸,再放入蒲黄搅拌成稠糊状,待凉后,制成约重 9 克药丸,每次服 1 丸(用醋将丸药化开后喝下),早晚各服 1 次。共治疗恶露不绝患者 46 例,痊愈 44 例,有效 1 例,无效 1 例。

5. 蒲黄治疗糖尿病眼底出血　用生蒲黄 15 克,纱布包,开水浸泡约 300 毫升,代之以茶,频频呷饮,1 个月为 1 个疗程。治疗 100 例(123 眼),全部系非胰岛素依赖性糖尿病患者,治疗 2 个疗程。结果,眼底出血全部吸收的 57 例(72 眼),一半以上吸收的 15 例(18 眼),一半以下吸收的 10 例(13 眼),治疗前后无变化的 18 例(20 眼)。

【用法与用量】　内服,一般 5~10 克,大剂量可用至 30 克,也可入丸散剂。外用,研末、掺或调敷。

【使用注意】　破滞化瘀之品,孕妇和阴虚内热而无瘀滞者宜慎用。

茜 草 根

为茜草科多年生攀缘草本植物茜草的根,南北各地均产,以干燥根入药。

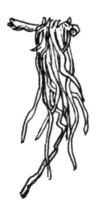

茜草根

【性味与归经】　性寒,味苦;归肝经。

【功效与主治】　具有凉血止血,行血通经的作用;为止血不留瘀之品。常用于治疗吐血,咯血,崩漏,月经过多,闭经,痛经;也可用于血痢,便血,跌打损伤。

【炮制应用】

1. 生用　生品擅于活血化瘀,又能止血,多用于跌打损伤、瘀血内停、闭经等证。

2. 炒炭用　炭药寒性降低,以止血力强,多用于各种出血证。

【鉴别应用】　茜草根与花蕊石、降真香,三者均有止血散瘀的作用,具有止血而不留瘀的特点,可用于各种出血证,但三者的功效及临床应用又有各自的特点。

茜草根性寒,长于清热凉血止血、行血化瘀通经,临床应用较广,适用于血热、血瘀所致的各种出血证,尤善治疗妇科崩漏、月经过多、血滞闭经、痛经等。花蕊石性平,无寒热之偏,能化瘀止血,其性沉,多用于上部出血,如吐血、衄血、咯血等,以出血而兼瘀滞者尤佳。降真香性温,具有止血活血止痛的作用,主入血分,多用于跌打损伤所致的体内外出血或瘀滞肿痛等症。

【配伍应用】　茜草根配乌贼骨,茜草根凉血止血,活血祛瘀,具有止血而不留瘀之特点;乌贼骨收敛止血,益肝肾,和血脉,调冲任。二药配用,共奏化瘀通经,收敛止血,调冲任,和血脉之功。适用于月经过多、崩漏。

【现代药理研究】

1. 化学成分研究　茜草的根含紫茜素、茜素、伪紫茜素、茜草色素等。

2. 药理作用研究

(1)止咳、祛痰　小鼠口服茜草根煎剂有明显止咳和祛痰作用(氨水喷雾引咳法),但加乙醇沉淀后的滤液无效。

(2)对平滑肌作用　对离体兔回肠,茜草根煎剂有对抗乙酰胆碱的收缩作用。根的水提取物对离体豚鼠子宫有兴奋作用,产妇口服亦有加强子宫收缩的作用。

(3)止血　茜草根温浸液能扩张蛙足蹼膜血管,并稍能缩短家兔的血液凝固时间,推测其有轻度止血作用。

(4)抑菌、抗炎　茜草根在试管内对金

黄色与白色葡萄球菌、卡他球菌、肺炎球菌及流感杆菌均有一定抑制作用,对大肠埃希菌、甲型及乙型链球菌无效。紫茜素、茜素对蚯蚓、蜗牛、囊尾蚴、羊的大肠寄生虫皆有毒性作用,但对鼠、兔、人等毒性很小。茜素能抑制大鼠皮肤结缔组织的通透性,与芦丁相似,可能有抗炎作用。

(5)其他 茜草制剂尚能治疗膀胱结石,它对由镁或铵构成的结石虽有一定的溶媒作用,但对膀胱结石实际上并无多大作用,可能它兴奋膀胱肌肉,从而帮助结石的排出。对大鼠的实验性肾或膀胱结石的形成,也有某些抑制或防止作用。茜素为一种色素(橘红色),很早即由人工合成,口服能使尿、乳呈红色。与其他醌类化合物相似,大剂量能降低动物血压而不影响心脏,有某些利尿及兴奋离体肠管(张力则略有降低)的作用。

【临床应用】 茜草根治疗牙痛,以干茜草根1克,用纱布包好放在消毒碗内,加乳汁10毫升,浸泡数分钟,待液体成淡红色即可应用。用时将浸液滴入牙痛患者双眼的泪囊口处,每1～2分钟滴1次。共治疗龋齿牙痛1700余例,一般用1次即可止痛,少数病例2次止痛,用药后30分钟疼痛减轻,1～3小时症状消失。

【用法与用量】 内服,一般10～15克,大剂量可用至30克,也可入丸散剂。

【使用注意】 苦寒降泄之品,凡精血虚血少,脾胃虚弱,阴虚火旺者慎用。

(刘吉权　胡琼力)

参 考 文 献

[1] 孙振杰,刘平,孟昭慈.鲜三七治疗银屑病及寻常疣[J].中国中药杂志,1997,22(9):573.

[2] 陈鼎祺.三七治胸痹、降血脂[J].中医杂志,1994,35(2):71.

[3] 尹文绪,尹柯为.三七对脑震荡引起的呕吐有效[J].中医杂志,1994,35(3):135.

[4] 罗裕民.田七末治疗胃出血[J].云南中医杂志,1985,6(1):28.

[5] 罗永宽.蒲黄治疗溃疡性直肠炎[J].中医杂志,1994,35(9):519.

[6] 王美学.蒲灰散治疗泌尿系出血[J].中医杂志,1988,29(7):523.

[7] 湖南省中医药研究院蒲黄专题协作组.蒲黄对高脂血症降脂作用的临床及实验研究[J].中西医结合杂志,1985,5(3):141.

[8] 张红玉,刘静,张泽生.单味蒲黄治恶露不绝有良效[J].新中医,1991,23(9):16.

[9] 王金兰,陈建宗,李晓苗,等.中药蒲黄治疗糖尿病眼底出血100例临床观察[J].中医药研究,1999(5):18-19.

[10] 王辉武,贾河先,王沁奕.中药新用(第二集)[M].重庆:科学技术文献出版社重庆分社,1990:164.

第四节　温经止血药

艾　叶

为菊科多年生草本植物艾的叶片,产于我国中部各省,以干燥叶片或鲜品入药。

【性味与归经】 性温,味辛、苦;归肝、脾、肾经。

【功效与主治】 具有温经止血,温里止

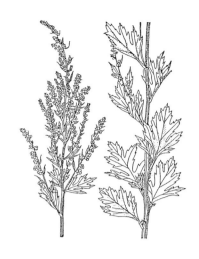

艾叶

痛的作用;常用于治疗崩漏,月经过多,胎漏下血;可用于胃脘痛,腹痛,吐血,咯血。

【炮制应用】

1. 生用　生品芳香,可以入血,辛热可以解寒,擅于理气血、散风寒湿邪,多用于少腹冷痛、经寒不调、皮肤湿疹瘙痒。

2. 醋制　醋艾叶温而不燥,并能增强暖寒止痛作用,多用于虚寒之证。

3. 炒炭用　炭药辛散之性大减,温经止血力增强,多用于虚寒性出血证。

【鉴别应用】　艾叶与炮姜,二者均有温经止血的作用,皆可用于虚寒性出血证,但二者的功效及临床应用又各自的特点。

艾叶善走下焦,多用于妇科冲任虚寒引起的月经过多、崩漏、胎漏下血及脘腹冷痛、经寒不调、痛经带下、宫冷不孕等;外用可治皮肤湿疹。炮姜偏于主治中焦虚寒,多用于中焦虚寒、脾不健运而致的多种出血证,如虚寒性吐血、便血、崩漏下血等,也可用于脾胃虚寒之腹痛泻痢及产后虚寒之小腹冷痛、恶露不尽。

【配伍应用】

1. 艾叶配阿胶　艾叶辛温芳香而燥,长于温经止血,暖宫安胎,散寒止痛;阿胶甘平质黏,补血止血力强,且能养血安胎。二药配用,相辅相助,共奏补血止血,温经止痛,养血安胎之功。且润燥相济,使其补而不滞,燥而不伤阴血。适用于血虚寒凝之痛经、月经过多、崩漏或产后下血、淋漓不尽;妊娠血虚受寒之腹痛、胎动不安;寒湿久痢便血。

2. 艾叶配侧柏叶　见第 388 页。

3. 艾叶配香附　见第 213 页。

【现代药理研究】

1. 化学成分研究　艾叶主要含挥发油,油中主要为 1,8-桉叶精、α-侧柏酮、α-水芹烯、β-丁香烯、莰烯、樟脑、藏茴香酮、反式茵醇、1-α-松油醇。

2. 药理作用研究

(1)抗病原微生物　艾叶油对肺炎链球菌、金黄色和白色葡萄球菌、伤寒杆菌和福氏痢疾杆菌等均有抑制作用。4-松油烯醇抑制敏感及耐青霉素菌株的金黄色葡萄球菌。艾叶水煎液体外对脑膜炎球菌有中等抑制作用。艾叶烟熏后,抑制各致病性真菌如许兰毛癣菌、絮状表皮癣菌、趾间毛癣菌等在培养基上的接种或接种后的发育,但对白念珠菌无效。

(2)抗凝、止血　艾叶醇提取物水溶部分体外抑制 ADP 诱导的家兔血小板聚集。艾叶几种烘品和炒炭品水煎液灌胃,在小鼠毛细血管凝血时间和剪尾出血时间实验中均有止血作用,但生品水煎液无效。

(3)抗哮喘、抗过敏、镇咳、祛痰　艾叶油灌胃或气雾吸入,对组胺和乙酰胆碱引起的豚鼠哮喘具有保护作用,抑制枸橼酸引起的豚鼠咳嗽反应,促进小鼠气道酚红排泄。

(4)抗炎及对免疫功能的影响　艾叶油体内给药抑制角叉菜胶、巴豆油、醋酸所造成的多种动物模型炎症。艾叶油灌胃，抑制小鼠脾和胸腺生长，抑制溶血素生成及单核吞噬功能。艾叶热水提取物具有强抗补体活性成分。

（5）抗诱变、抗肿瘤　艾叶甲醇提取物在鼠伤寒沙门菌 TA98 实验中抑制诱变剂 Trp-P-2 的诱变活性。艾叶乙醇提取物体外能逆转肿瘤细胞 KBV200 多药耐药活性。

【临床应用】

1. 艾叶治疗小儿阴茎肿大　取艾叶 10 克，清水洗去尘土，加水约 200 毫升，煎 1～2 分钟，去渣取汁，置于广口瓶中，加盖，待其自然冷却，用其浸洗阴茎，每次 10～15 分钟，间隔 20～30 分钟再浸洗。以此法治疗小儿阴茎肿大多例，屡显奇效。一般 1 剂即愈。未发现不良反应。

2. 艾叶治疗新生儿硬肿症　取艾叶 100 克，加水 3000 毫升，沸后再煎 10 分钟，装入热水瓶内备用。每天用药汤浸浴 2 次，用至病情好转为止。并认为，新生儿硬肿症是因婴儿形气未充，卫阳不足，风寒之邪侵入肌肤之间，导致营卫不和，经脉不畅，皮下脂肪凝固甚至伴发水肿而形成。艾叶具有温经通脉、散寒除湿之功，通过药液对患部的浸浴，起到疏通经络、调和气血、祛风、除湿、温经散寒消肿等作用，从而促进水肿吸收，硬肿消散，达到治疗硬肿症的目的。

3. 艾叶保胎　将艾叶 6 克，鸡蛋 1 个，加水煮 30 分钟后，将鸡蛋去皮再煮 5 分钟，鸡蛋即成褐色。将煮好之热蛋作药服。孕 3 月内，每次 2 个：症状严重每日 2 次，症状好转每日 1 次；孕 4 月以上症状严重可每次 3 个，每日 2 次；症状好转可每次 2 个，每日 1 次维持，在保胎的 50 例中，自然流产史者 13 例，人工流产

史者 6 例，其中习惯性流产 3 例，超声检查合并子宫肌瘤者 2 例，低置胎盘 3 例，结果除 1 例用药后妊囊不随月数生长行人流术外，其余 49 例经超声检查均正常，有效率达 98％。

【用法与用量】　内服，一般 5～12 克，大剂量可用至 30 克。外用，捣汁、捣绒、研末熏洗或调外敷。

【使用注意】　性质温燥，阴虚血热者慎用。

炮　姜

为干姜炒至外黑、内老黄的制品，全国各地均产，以干燥加工品入药。

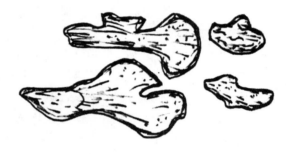

炮姜

【性味与归经】　性温，味苦、涩；归肝、脾经。

【功效与主治】　具有温经止血的作用。常用于治疗吐血，便血，崩漏。

【炮制应用】　临床多加工后应用。

【鉴别应用】

1. 炮姜与艾叶　见第 397 页。

2. 炮姜与伏龙肝　见第 399 页。

【配伍应用】　炮姜配蒲黄，炮姜苦温，守而不走，长于温经止血；蒲黄甘缓性平，无寒热之偏，既能收涩止血，又可活血化瘀。二药配用，止血力增强，且有温经散寒、化瘀止痛作用。适用于血瘀所致的产

后恶露不尽或胞衣不下等；脾肾虚寒之便血。

【用法与用量】　内服，一般 3～9 克，大剂量可用至 20 克。

【使用注意】

1. 阴虚内热、血热妄行者忌用。

2. 一般中病即止，久服有损阴伤目之弊。

伏 龙 肝

为久经柴草熏烧的灶底中心土块，以土块捣细入药。

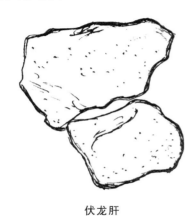

伏龙肝

【性味与归经】　性微温，味辛；归脾、胃经。

【功效与主治】　具有温经止血，温中止呕的作用。常用于治疗吐血，便血，呕吐。

【炮制应用】　临床多生用。

【鉴别应用】　伏龙肝与炮姜，二者均有温中止血的作用，皆可用于中焦虚寒、脾不统血之吐血、便血等证，但二者的功效及临床应用又有各自的特点。

伏龙肝温中降逆之功较炮姜为优，常用于脾胃虚寒性呕吐或妊娠呕吐。炮姜温中止泻之力较伏龙肝为强，多用于脾胃虚寒所致的腹痛腹泻。

【配伍应用】　伏龙肝配赤石脂，伏龙肝辛温，专入脾胃，善于温中止血；赤石脂质重而涩，既能涩肠止泻，又能收敛止血。二药配用，以赤石脂温肠固脱为主，伏龙肝佐之，加强收涩止泻止血之力。适用于脾胃虚寒之下利便血、腹中冷痛、久泻久痢，甚至脱肛者。

【现代药理研究】　化学成分研究，主要由硅酸、氧化铝及氧化铁所组成；此外，尚含氧化钠、氧化钾、氧化镁、氧化钙等。

【用法与用量】　内服，一般 15～30 克，大剂量可用至 250 克。

【使用注意】　出血、呕吐、腹泻属热证者忌用。

（刘吉权　胡琼力）

参 考 文 献

[1]　胡松昌.阴茎肿大，艾叶奏功[J].浙江中医杂志,1987(3):135.

[2]　夏碧清,达南.艾叶汤防治新生儿硬肿症[J].四川中医,1991(9):20.

[3]　马秀卿,苏芳云,李玉珍,等.B超监测下艾叶蛋保胎 50 例疗效观察[J].中医药研究,1994(2):29-30.

第16章 活血祛瘀药

川 芎

为伞形科多年生草本植物川芎的根茎；主产于四川，云南、湖南、湖北、贵州、甘肃、陕西等地也有出产，现多系人工栽培；以干燥根茎入药。

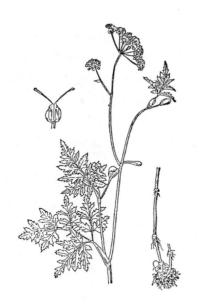

川芎

【性味与归经】 性温，味辛；归肝、胆经。

【功效与主治】 具有活血止痛，行气，开郁，祛风胜湿的作用。常用于治疗头痛，月经不调，痛经，闭经，郁证，胁痛，痹证，产后腹痛，外伤疼痛等病证。

【炮制应用】

1. 生用 生品以祛风止痛力强，多用于风寒头痛、闭经、难产、产后瘀血腹痛、跌打损伤、疮疡肿痛、风湿痹痛等。临床多生用。

2. 酒制 酒制后能引药上行，增强活血行气止痛作用，多用于血瘀头痛、偏头痛、胸胁疼痛。

【鉴别应用】 川芎与丹参，二者均为活血调经之品，皆可用于月经不调、瘀血诸痛、痈肿疮毒、关节痹痛等证。但二者的功效及临床应用又有一定的区别。

(1)川芎辛温，活血行气、散寒止痛，以寒凝气滞血瘀之月经不调、产后瘀阻腹痛，及肝郁胁痛、胸痹刺痛、寒痹拘挛用之为好。丹参苦寒，凉血活血、通经止痛，以热结血瘀之月经不调、产后瘀阻、癥瘕积聚、肝郁胁痛、胸痹刺痛、风湿热痹用之为宜。

(2)川芎辛温升散，祛风止痛，善治头痛。丹参能清心安神，可用于热病神昏、心烦不寐等证。

【配伍应用】

1. 川芎配当归 川芎辛温而燥，善于行走，有活血行气、祛风止痛之功；当归甘补辛散，苦泄温通，质润而腻，养血中有活血之力。川芎偏于行气散血，当归偏于养血和血。二药配用,活血、养血、行气三者并举,且润燥相济,当归之润可制川芎辛燥,川芎辛燥又防当归之腻,使祛瘀而不耗伤气血,养血而不致血壅气滞。共奏活血祛瘀、养血和血之功。适用于血虚、血瘀之头痛、月经不调、痛经、闭经等,产后瘀血腹痛,风湿痹痛。

2. 川芎配白芍　川芎辛温香窜,主入肝经,行气活血,偏于升散,走而不守;白芍微苦略酸,亦入肝经,养血敛阴,偏于收敛。二药配用,活血、养血兼顾,疏肝、柔肝并举,使其活血而不伤正,疏肝开郁而不损肝阴。适用于肝血、肝阴不足之月经不调、闭经;肝郁血滞之胸胁胀痛、月经不调、痛经等。

3. 川芎配丹参　川芎性温而燥,善行走,活血通瘀;丹参性凉,活血而通心脉,又可制川芎之燥烈。二药配用,共奏活血散瘀、行气止痛之功。适用于心脉瘀阻之胸闷刺痛等症。

4. 川芎配天麻　见第 285 页。

5. 川芎配香附　见第 213 页。

6. 川芎配乌药　见第 211 页。

7. 川芎配赤芍　见第 89 页。

8. 川芎配细辛　见第 23 页。

9. 川芎配白芷　见第 20 页。

10. 川芎配防风　见第 17 页。

11. 川芎配羌活　见第 10 页。

12. 川芎配桂枝　见第 6 页。

13. 川芎配土茯苓　见第 114 页。

14. 川芎配白芥子　见第 145 页。

【现代药理研究】

1. 化学成分研究　川芎含川芎嗪、黑麦草碱或含川哚,藁本内酯,川芎萘呋内酯,匙叶桉油烯醇、β-谷甾醇,亚油酸,二亚油酸棕榈酸甘油酯等。

2. 药理作用研究

(1)镇静　川芎挥发油少量时对动物大脑的活动具有抑制作用,而对延脑呼吸中枢、血管运动中枢及脊髓反射中枢具有兴奋作用。

(2)心血管系统　川芎煎剂有对抗急性心肌缺血缺氧的作用;川芎水提液及其生物碱能扩张冠状动脉血管,增加冠脉血流量,改善心肌缺氧状况;川芎、川芎总生物碱和川芎嗪能使麻醉犬血管阻力下降、脑、股动脉及下肢血流量增加;川芎嗪对已聚集的血小板有解聚作用。

(3)对平滑肌作用　川芎中所含的阿魏酸与中性成分对平滑肌有抗痉作用。

(4)抗菌　川芎对大肠埃希菌及痢疾(宋内)杆菌、变形杆菌、铜绿假单胞菌、伤寒杆菌、副伤寒杆菌与霍乱弧菌等有抑制作用。川芎水浸剂(1:3)在试管内对某些致病性皮肤真菌也有抑制作用。

(5)其他　川芎煎剂对动物放射病实验治疗有一定的疗效。川芎嗪能增加麻醉兔的肾血流量,并能利尿;川芎嗪能抑制蛋白质和抗体生成;川芎有抗维生素 E 缺乏症的作用。

【临床应用】

1. 川芎治疗头痛　川芎善行血中气滞,气中血滞,疏通经络,辛温香窜,直达头面,随着配伍药物的变化,可广泛用于多种头痛证。如配荆芥、防风、白芷等治疗风寒头痛、偏正头痛;配菊花、生石膏、僵蚕等治疗风热头痛;配桃仁、红花、赤芍等治疗瘀血头痛。其用量则视病情的不同而变化。一般病势轻浅者,川芎宜轻用,常用量为 6～10 克,如治疗风寒头痛、偏头痛、眼眶痛、眉骨痛、太阳穴痛之类。若风寒瘀血痰湿凝滞经络,头胀、头痛、剧痛、头皮麻木的顽性头痛,川芎可用至 30～40 克,再加水蛭、土鳖虫、红花等,效果也佳。气虚血虚的头痛,用其疏通气血,引药而达病所,缓解疼痛,用量宜轻。而阴亏阳亢、血虚生风、痰火上扰之类的头痛,则当禁用。

2. 治疗功能性子宫出血 川芎24～28克,加白酒30毫升,水250毫升,浸泡1小时后,加盖用文火炖煎分2次服,不饮酒者,可单加水炖服。一般2～3天后血即可止。病程较长者,可在血止后减量续服8～12天,以巩固效果。治疗29例中,除4例合并子宫内膜炎配合抗生素外,其余均单用上法治愈。治愈后随访4个月以上未见复发。

【用法与用量】 内服,一般6～10克,大剂量可用至30克。

【使用注意】

1. 阴虚火旺、月经过多者忌用。

2. 有耗血伤阴之弊,宜酌情与敛阴养血药配伍。

丹 参

为唇形科多年生草本植物丹参的根;我国大部分地区均有出产,主产于河北、安徽、江苏、四川等地;以干燥根或鲜根入药。

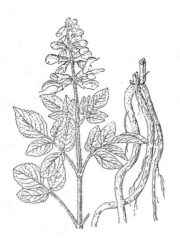

丹参

【性味与归经】 性微寒,味苦;归心、肝经。

【功效与主治】 具有活血化瘀,调经止痛,凉血宁心的作用;去瘀生新,行而不破,故有“丹参一物,而与四物同功”之说。常用于治疗月经不调,痛经,闭经,癥瘕肿块,胁痛,心胸痛;也可用于热入血分,心悸,失眠,乳痈,疮毒,瘀血诸痛等病证。

【炮制应用】

1. 生用 生品祛瘀止痛、清心除烦力强,并能通行血脉,善调妇女经脉不匀,因其性偏寒凉,故多用于血热瘀滞所致的疮痛、产后瘀滞疼痛、闭经腹痛、心腹疼痛及肢体疼痛等证。临床多生用。

2. 酒制 酒制后缓和寒凉之性,可增强活血祛瘀、调经之功,多用于月经不调、血滞闭经、恶露不下、心胸疼痛、癥瘕积聚等证。

【鉴别应用】

1. 丹参与泽兰 二者均有活血化瘀、调经止痛的作用,皆可用于月经不调、痛经、产后瘀阻腹痛,及跌打伤痛、痈肿疮毒等症。但二者的功效及临床应用又有一定的区别。

(1)丹参苦寒,凉血活血,通经止痛,适用于热结血瘀所致的月经不调、闭经、痛经、癥瘕积聚等症。泽兰微温和平,疏和营,调经止痛,凡瘀血阻滞,不论寒热,皆可应用。

(2)丹参尚能清心安神,可用于热病神昏、心烦不寐。泽兰可利尿消肿,用于产后小便不利、水肿。

2. 丹参与川芎 见第400页。

【配伍应用】

1. 丹参配泽兰 二者均有活血化瘀、调经止痛的作用。丹参性偏凉,尚能养血安神、凉血消痈的作用,具有化瘀而不伤气血的特点;泽兰活血通经作用较丹参强,且行而不峻,为妇科良药。二药配用,活血化瘀、通经止痛作用加强,适用于瘀血所致的月经不调、痛经、产后瘀阻腹痛,及跌打伤痛、痈肿疮毒等症。

2. 丹参配人参　丹参活血化瘀,兼能养血;人参大补元气,能补气生血。二药配用,一以养血活血,一以补气生血,使气血相生,从而补气养血之力更强;另外,人参补气又助丹参行血,故养血中又有助血运行之功。适用于气血两虚之心悸、头晕、失眠、乏力等;气虚血瘀之心悸、胸闷、胸痛或月经不调等。

3. 丹参配川芎　见第 401 页。

4. 丹参配三七　见第 391 页。

5. 丹参配薤白　见第 216 页。

6. 丹参配瓜蒌　见第 154 页。

7. 丹参配牡丹皮　见第 87 页。

8. 丹参配葛根　见第 47 页。

9. 丹参配桂枝　见第 6 页。

【现代药理研究】

1. 化学成分研究　含丹参酮Ⅰ、ⅡA、ⅡB、异丹参酮Ⅰ、ⅡA、隐丹参酮、异隐丹参酮、甲基丹参酮、羟基丹参酮等。

2. 药理作用研究

(1)对心血管系统作用　丹参能对抗普萘洛尔引起的离体冠脉收缩;能使猪冠状动脉显著收缩;可使心室内压下降速率提高,心室主动充盈及心室顺应性提高,可改善心脏舒张功能及收缩功能;对心肌缺血和重新灌流的心脏具有保护作用。

(2)对心肌缺血缺氧的保护作用　实验证明,丹参酮ⅡA磺酸钠可提高小鼠缺氧的耐受力;丹参能减轻缺氧引起的心肌损伤;丹参能减轻急性缺血心肌间盘受损,维持细胞膜的完整性。

(3)对微循环障碍的作用　丹参短期

加快微循环血流作用;丹参及丹参素具有改善微循环障碍,改善细胞缺血缺氧所致的代谢障碍的作用。

(4)对血小板聚集和凝血功能的影响　丹参酮ⅡA磺酸钠对大鼠和小鼠的体外血栓形成、血小板和凝血功能均有抑制作用,其中抗血小板作用强于抗凝血作用;丹参素可抑制血小板血栓素 A_2 的合成与释放的前列腺素类缩血管物质。

(5)对红细胞膜的作用　其保护作用是由于红细胞中肿胀程度的减轻,可能是细胞承受切向张力增加所致。

(6)其他　丹参注射液可预防放射性肺损伤;丹参素可用于动脉粥样硬化的防治;总丹参酮有抗菌作用;丹参酮有抑制大白鼠蛋清性关节肿的作用;丹参具有促进肝再生的作用。

【临床应用】　丹参在创伤骨科中的临床运用病种广泛,证候多变。缘其病机则不外骨断筋伤、气滞血瘀、风寒湿痹、络脉不通。辨证皆有血瘀,治疗须入血分,丹参多为首选。临床运用丹参,主要可分三类。①活血祛瘀生新,促进损伤愈合康复。骨折筋伤发生之后,局部必然血瘀肿胀,其肿愈甚,则伤情愈剧;其肿愈久,则病期愈长。治疗必须先除血肿,方图其愈。丹参配以活血之药可用于早、中、后各期治疗。②活血散瘀通痹,促进经脉气血运行。各类关节肌肉疼痛、功能受限病变,多为风寒湿邪痹阻,经脉气血不通所致。治疗必须以通为用,丹参性微温,本身可以祛风寒化湿气,又贵有活血之功效,故不论何种痹证,均可以用丹参,配合祛瘀散寒化湿之品,则效更佳。③活血养血舒筋,消除筋脉拘挛痿痹。一般腰脊伤损或劳损之后,易出现下肢痿痹,筋肉失荣之症,见肢体乏力、细缩、痿软、甚则麻木、感觉迟钝。值此痿证,用丹参养血荣筋,去瘀生新,功效宜人。诚如古人云:"一味丹参饮,功同四物汤"。

丹参在临床应用中,贵在灵活而持久,在治疗全程要以不同配伍和不同方法去适应不同时段的需要,不可固守一法而不思变通。应用时可入煎剂内服,制成片剂口服,制成膏剂外用,还可直接使用其注射剂注射。

【用法与用量】 内服,一般6~15克,大剂量可用至60克。

【使用注意】 丹参反藜芦,一般不宜配伍。

月季花

为蔷薇科常绿小灌木月季花的半开放花朵;全国各地大多有栽培,主产于江苏、山东、山西、湖北、河北、四川、贵州;以鲜花或干花入药。

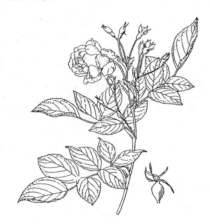

月季花

【性味与归经】 性平,味甘;归肝经。

【功效与主治】 具有活血调经,消肿解毒的作用。常用于治疗月经不调,胁痛,身痛;也可用于瘰疬,跌仆等。

【炮制应用】 临床多生用或鲜用。

【鉴别应用】 月季花与红花,二者均有活血调经、祛瘀止痛的作用,皆可用于治疗瘀血阻滞、闭经腹痛、跌仆损伤、瘀血肿痛等。但二者的功效及临床应用又有一定的区别。

(1)月季花长于活血调经,善治肝郁不舒、经脉阻滞之月经不调、胸腹胀痛等症。红花活血祛瘀作用较强,临床上广泛用于各种瘀血所致的病证。

(2)月季花有消肿解毒之功,可用于瘰疬痰核。红花能活血透疹,可用于血滞引起的斑疹透发不畅。

【配伍应用】 月季花配益母草,二者均有活血调经止痛的作用。月季花活血祛瘀力较强,益母草有祛瘀生新之功。二者配用,活血祛瘀、调经止痛作用增强,且有祛瘀生新之妙。适用于妇女月经不调、闭经、痛经等。

【现代药理研究】

1. 化学成分研究 含有挥发油,其成分与玫瑰油相似,大部分为萜醇类化合物,主要为牻牛儿醇、橙花醇、香茅醇及其葡萄糖苷。另含没食子酸、槲皮苷、鞣质、色素等。

2. 药理作用研究 月季花具有较强的抗真菌作用。在3%浓度时即对17种真菌有抗菌作用;已分离出其抗菌的有效成分是没食子酸。

【临床应用】

1. 月季花治疗冠心病 以新鲜月季花30克,洗净加冰糖(或蜂蜜),沸水冲泡,加盖,待水温稍降即频频饮服,可续冲3遍,每日总冲水量为800~1000毫升,共治疗3例,平均用药时间为47天,用药期间未同时使用其他药物,一般饮月季花茶后15天,自我感觉均有好转,胸闷、胸前隐痛等症状减轻。

2. 治热疖肿毒 月季叶、垂盆草各适

量,捣烂敷患处,干则更换。

3. 治月经痛 月季花根 30 克,鸡冠花 30 克,益母草 9 克。煎水炖蛋吃。

4. 治血崩 月季花根 30 克,猪肉 250 克。炖服。

5. 治瘰疬未溃 月季花根,每次 15 克,炖鲫鱼吃。

【用法与用量】 内服,一般 6～10 克,大剂量可用至 30 克。外用,捣敷。

【使用注意】 孕妇慎用。

泽 兰

为唇形科多年生草本植物地瓜苗的全草,我国各地均有出产,以干燥全草或鲜品入药。

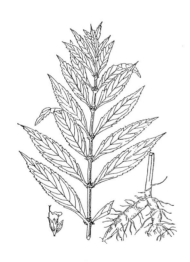

泽兰

【性味与归经】 性微温,味苦、辛;归脾、肝经。

【功效与主治】 具有活血通经,行水消肿的作用;其行血而不峻破,微温而不燥热,为妇人调经及产后要药。常用于治疗月经不调,痛经,闭经,产后瘀阻腹痛;也可用于胁痛,腰腿痛,水肿,鼓胀等病症。

【炮制应用】 临床多生用。

【鉴别应用】

1. 泽兰与益母草 二者功用基本相同,均能活血调经、利水消肿,皆可用于瘀血所致的月经不调、痛经、闭经、产后瘀血腹痛、外伤瘀血疼痛及水肿、小便不利等症。但二者的功效及临床应用又有各自的特点。

泽兰药性偏温,兼能疏和营,其力缓和,对妇科经产瘀血阻滞兼有肝郁不舒者较为适宜。益母草药性偏凉,对瘀滞而有热者较为适宜,且其活血调经、利水消肿作用较泽兰为优,且能养血,行血而不伤正,为血家之要药,广泛用于妇科疾病。

2. 泽兰与丹参 见第 402 页。

【配伍应用】 丹参配泽兰,见第 402 页。

【现代药理研究】

1. 化学成分研究 泽兰中含有酚酸类、黄酮类、萜类、葡萄糖、半萜糖、泽兰糖、水苏糖、棉籽糖、蔗糖;另含虫漆蜡、白桦脂酸、熊果酸、β-谷甾醇;毛叶泽兰全草含挥发油和鞣质。

2. 药理作用研究 全草制剂有强心作用;毛叶泽兰全草的水浸膏,2 克/千克腹腔注射,均可使模拟航天飞行中失重引起血瘀的兔明显改善微循环障碍;灌胃连续 4 克/天,对兔异常的血液流变也有较好的改善作用,使血液黏度、纤维蛋白原含量及红细胞聚集指数均低于对照组。具有抗凝血及降血脂、肝保护、抗氧化、改善免疫力等药理作用。

【用法与用量】 内服,一般 6～10 克,大剂量可用至 50 克。外用,鲜品捣敷。

【使用注意】

1. 无瘀血者慎用,孕妇忌用。

2. 中病即止,久用伤阴。

益母草

为唇形科一年或二年生草本植物益母草的全草,全国各地均有出产,以鲜品或干品入药。

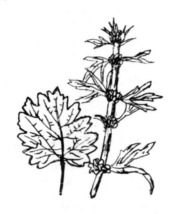

益母草

【性味与归经】 性微寒,味辛、微苦;归心、肝经。

【功效与主治】 具有活血祛瘀,利水消肿,解毒的作用。常用于治疗月经不调,痛经,难产,胞衣不下,产后瘀血腹痛;也可用于跌打损伤,水肿,疮痈肿毒等证。

【炮制应用】 临床多生用或鲜用,也常熬膏用。

【鉴别应用】 益母草与泽兰,见第405页。

【配伍应用】

1. 益母草配红花 益母草祛瘀生新,调经止痛;红花善行血滞,活血止痛。二药配用,活血祛瘀,调经止痛作用增强。适用于妇女瘀血所致的腹痛、月经不调,产后恶露不行;也可用于跌打损伤,瘀血伤痛等。

2. 益母草配香附 益母草主入血分,行瘀血而生新血,养新血而不留瘀滞;香附主入气分,兼入血分,具有疏肝解郁、调经止痛之功,使气顺血行。二药配用,活血化瘀之力加强,且有行气之功。适用于血瘀气滞之月经不调、痛经、产后瘀阻腹痛等症。

3. 益母草配茺蔚子 二者均为调经要药,益母草疏散旁达,偏于活血祛瘀;茺蔚子重坠下降,偏于行血祛瘀。二药配用,活血祛瘀作用加强,且活血行血而不破血。适用于妇女月经不调、痛经、产后恶露不尽、经期热病,也可用于肝热头目眩晕、目赤肿痛。

4. 益母草配月季花 见第404页。

【现代药理研究】

1. 化学成分研究 细叶益母草含益母草碱、水苏碱、益母草定、益母草宁等多种生物碱、苯甲酸、多量氯化钾、月桂酸、亚麻酸、油酸、甾醇、维生素 A、芦丁等黄酮类;又含精氨酸、4-胍基-1-丁醇、4-胍基-丁酸、水苏糖。

2. 药理作用研究

(1)对子宫的作用 益母草制剂对兔、豚鼠、犬的离体子宫有直接兴奋作用,与垂体后叶素相似,但作用较弱。增强子宫收缩力及调经止血。

(2)对循环系统的作用 益母草水浸剂、益母草碱、花的煎剂等对麻醉动物静脉注射,均有降压作用,但持续时间较短。益母草乙醇制剂对在位兔心有轻度兴奋作用,对离体兔心,先见轻度抑制,后见轻度兴奋,大量则呈抑制现象。有对抗心肌缺血时心律失常、保护心肌缺血再灌注损伤、抗血小板聚集、降低血液黏度的作用。

(3)其他 益母草碱能兴奋呼吸中枢;其所含生物碱能抑制蛙的中枢神经系统;花煎剂能提高大小肠的蠕动;水浸剂(1∶4)在试管内对皮肤真菌之生长有抑制作用;

防治急性肾功能衰竭等作用。

（4）毒性　益母草毒性很低。以益母草浸膏饲喂孕兔，虽引起流产，但对体温、呼吸、心率皆无影响，亦无其他中毒现象。

【临床应用】

1. 益母草治疗急性肾炎　益母草 60克，大小蓟各 30 克，有感染症状加金银花、板蓝根各 9～12 克，蛋白尿严重者加桑螵蛸 30 克，水煎服，每日 1 剂，分 2 次服，一般在蛋白尿消失后继服 2～3 周。治疗 32例，其中完全缓解者 29 例，有效率为 96.9%。

2. 治疗急性肾小球肾炎　每日用干益母草 90～120 克，或鲜益母草 180～240克（小儿酌减），用水 700 毫升（以浸没益母草为度），文火煎至 300 毫升。共治疗 80例，除少数病例并发炎症兼用抗生素治疗，以及有肾病性综合征兼用综合疗法外，皆单用益母草治疗，结果全部治愈，治愈时间 5～36 天。

3. 治疗妇产科出血性疾病　益母草、马齿苋各 30 克，水煎服，每日 1 剂，共服 9剂。治疗 100 例，结果痊愈 83 例，好转 13例，无效 4 例，其中服药 1～3 剂血止者 55例，4～6 剂血止者 18 例，7～9 剂血止者 10例。痊愈率为 83%，总有效率为 96%。

【用法与用量】　内服，一般 10～15克，单用消肿可用至 100 克。外用，研末调敷或鲜品捣敷。

【使用注意】　孕妇忌用，气虚、阴虚、脾虚便溏者慎用。

五 灵 脂

为哺乳类动物鼯鼠科橙足鼯鼠、飞鼠等的粪便，主产于河北、山西、甘肃等地，以干燥粪便入药。

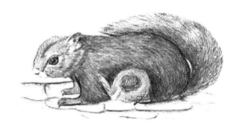
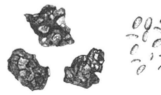

五灵脂

【性味与归经】　性温，味甘；归肝经。

【功效与主治】　具有活血散瘀，止痛止血的作用。常用于治疗血瘀所致的胃脘痛、腹痛、胁痛、痛经，以及痹证，肺胀，产后腹痛，外伤肿痛；也可用于崩漏下血，便血，咯血等。

【炮制应用】

1. 生用　生品有腥臭味，不利于服用，临床多外用。

2. 酒炒　炒后性缓，能增强活血止痛的作用，并可矫正腥臭味，多用于闭经腹痛、痛经、产后瘀阻腹痛等症。

3. 醋制　醋制品可增强散瘀止痛作用，并能引药入肝经，多用于胃脘痛、胸胁痛、腰痛、痛经、妇女月经过多、吐血、产后恶露不尽等。

【鉴别应用】　五灵脂与延胡索，二者均有活血化瘀止痛的作用，临床上可用于多种气滞血瘀、心腹胁肋刺痛、血瘀闭经、痛经、产后瘀血阻滞腹痛等。但二者的功效及临床应用又有一定的区别。

五灵脂止痛作用较延胡索弱，长于治疗妇科经产瘀血阻滞疼痛诸症，若炒炭还可用于妇女崩漏、月经过多。延胡索在活血化瘀之中兼有行气作用,其止痛力量较五灵脂强,临床应用较为广泛,可用于各种气滞血瘀之疼痛证。

【配伍应用】

1. 五灵脂配降香　五灵脂入血分,通利血脉,活血散瘀止痛;降香入血分而下气,功擅活血祛瘀,行气止痛。二药相须为用,活血祛瘀、行气止痛作用增强。适用于气滞血瘀之胸痹心痛、腹痛,以及跌打损伤之瘀阻肿痛。

2. 五灵脂配高良姜　五灵脂性温,入肝经血分,善于行血和络,化瘀止痛;高良姜性温,入脾胃气分,功擅温胃散寒,行气止痛。二药配用,气血并治,共奏温胃散寒,行气活血止痛之功。适用于寒凝气滞血瘀之脘腹疼痛。

3. 五灵脂配蒲黄　见第 393 页。

【现代药理研究】

1. 化学成分研究　复齿鼯鼠的干燥粪便,含焦性儿茶酚,苯甲酸,尿嘧啶,五灵脂酸,间羟基苯甲酸,原儿茶酸,次黄嘌呤,尿囊素,L-酪氨酸,坡模醇酸,熊果酸等。

2. 药理作用研究

(1)对心血管系统的影响　五灵脂 20 毫克/千克股动脉注入使麻醉狗股动脉血流量增加,血管阻力降低。五灵脂水提液 200 微克/毫升可显著降低大鼠乳鼠体外培养心肌细胞的耗氧量。

(2)抗凝　五灵脂水提液 2 克/毫升有增强体外纤维蛋白溶解作用。

(3)对子宫的作用　五灵脂水煎剂对离体家兔子宫呈短时间张力提高,几分钟后恢复正常,部分出现后抑制现象,而对频率、幅度影响小。

(4)抗结核　五灵脂对小白鼠实验性结核病有一定的治疗效果,所用复方为连翘、五灵脂各 2 克;或连翘、五灵脂、地骨皮、紫草根各 2 克。上方对豚鼠实验性结核病也均有一定疗效。

(5)其他　体外试验证明,五灵脂对结核杆菌及多种皮肤真菌有不同程度的抑制作用;还有缓解平滑肌痉挛的作用,临床上也曾用于心绞痛。

【临床应用】　五灵脂治疗产后子宫复归不全,取五灵脂置锅内加热,随炒随加米醋搅拌,待嗅到药味后,取出研细末,每服 6 克,黄酒送下,每日 3 次。一般服药 1 日痛减,2 日痊愈。

【用法与用量】　内服,一般 6~10 克,大剂量可用至 60 克。

【使用注意】

1. 五灵脂畏人参,一般不宜配伍。

2. 血虚无瘀者忌用;孕妇慎用。

王不留行

为石竹科一年或二年生草本植物麦蓝菜的种子,除华南地区外,全国各地均产,以成熟的干燥种子入药。

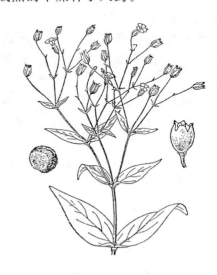

王不留行

【性味与归经】　性平,味苦;归肝、胃经。

【功效与主治】　具有行血调经,通经下乳,清热解毒,消肿散结的作用。常用于治疗月经不调,闭经,难产,死胎不下及缺乳等证;也可用于淋证,金疮,乳痈,肿毒等。

【炮制应用】

1. 生用　生品长于消痈肿,多用于乳痈初起或其他疮疡肿毒。

2. 炒制　炒后性温,以行血通经、下乳、利水通淋力强,多用于闭经不通、产后乳汁不下、淋证、小便不利等。

【鉴别应用】　王不留行与穿山甲(代),二者均属走而不守,善利血脉而通经络,均有通经下乳、活血消肿之功,皆可用于闭经不通、乳汁不下等证,为临床常用的通经下乳药,但二者的功效及临床应用又有一定的区别。

王不留行走窜之性较穿山甲缓和,能上通乳汁、下通闭经,还能利尿通淋,可用于淋证、小便不利等。穿山甲行散之力较猛,且能通经络直达病所,故善于破瘀通经、搜风通络、消肿排脓,常用于治疗痈疽脓成未溃、风湿顽痹、癥瘕痞块等。

【配伍应用】　王不留行配穿山甲(代),王不留行味苦性平,善入血分,走而不守,能通利血脉,逐瘀开闭而通经下乳;穿山甲味咸性凉,气腥而窜,功擅活血通经,消肿软坚,下乳,能宣通脏腑,贯彻经络,力达全身,无处不至。二药相须为用,其祛瘀通络,通经下乳作用增强。适用于气血瘀滞之闭经、痛经、癥瘕积聚,妇女产后气血瘀滞之乳汁不通或不足,痈肿疮疡。

【现代药理研究】

1. 化学成分研究　王不留行含三萜皂苷、环肽、黄酮类、氨基酸及多糖。称为

王不留行皂苷的有 A、B、C、D 4 种,均为由棉根皂苷元衍生的多糖苷。4 种皂苷水解均得同一的王不留行次皂苷,即是棉根皂苷元-3-β-D-葡萄糖醛酸苷。又含黄酮苷,如王不留行黄酮苷,异肥皂草苷。还含植酸,磷脂,豆甾醇等。

2. 药理作用研究　0.25%～0.5%煎剂对大鼠离体子宫有收缩作用,且乙醇浸液作用较煎剂强。王不留行对小鼠具有抗着床抗早孕作用,同时又能调节生理功能,影响体内代谢,致使小鼠血浆肌子宫组织中的第二信使物质(cAMP)明显增高。可以促进动物的乳腺发育和泌乳能力,增加产奶量,改善乳中有效成分,防治乳腺炎,还具有抑制新生血管、抗氧化、抗肿瘤、抗凝血。

【临床应用】

1. 王不留行治疗带状疱疹　生王不留行 12 克(视病情范围酌情加量),用文火炒至爆开白花六七成时取出,研极细末,用芝麻油调成糊状,涂于患处,每天 2～3 次;如疱疹已溃,可将药末直接撒于破溃处,共治疗带状疱疹患者 13 例,一般用药后 10～20 分钟疼痛明显减轻,1～2 天疱疹干缩,3～5 天脱屑痊愈,无不良反应。

2. 王不留行治疗急性乳腺炎　王不留行 25 克,蒲公英 50 克,每日 1 剂,水煎 2 次服。共治疗 28 例乳腺炎,均红肿热痛和硬结形成 2～3 天,并恶寒发热,皆服 1 剂即明显好转,服 2～3 剂痊愈,无一例化脓。

【用法与用量】　内服,一般 6～10 克,大剂量可用至 30 克。

【使用注意】

1. 血证及孕妇忌用。

2. 中病即止,久服耗气伤阴。

牛 膝

常用的有怀牛膝和川牛膝。怀牛膝为苋科多年生草本植物牛膝的根,川牛膝包括苋科多年生草本植物头序杯苋(麻牛膝)及川牛膝(甜牛膝)的根;怀牛膝主产于河南,河北、山西、山东、辽宁等地也有出产;麻牛膝主产于四川西部,贵州、云南、福建也产;甜牛膝产于四川、云南、贵州,均以干燥的根或鲜品入药。

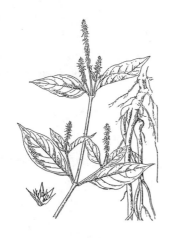

牛膝

【性味与归经】 性平,味酸、甘、微苦;归肝、肾经。

【功效与主治】 具有破血通经,强筋蠲痹的作用。常用于治疗癥瘕,眩晕,痿证,淋证,胞衣不下,风寒湿痹,湿热痹等病证。

【炮制应用】

1. 生用 生品擅于逐瘀通经,引血下行,多用于瘀血阻滞之月经不调、闭经、痛经、胞衣不下、产后瘀阻腹痛及阴虚阳亢所致的齿痛、口疮、头痛、眩晕等。

2. 酒制 酒制后能增强活血祛瘀、通经止痛的作用,多用于风湿痹痛、肢体活动不利等。

3. 盐制 盐制后能引药入肾,增加补肝肾、强筋骨、利水通淋的作用,多用于肾虚腰痛、月水不利、脐腹作痛及湿热下注之腰膝关节疼痛等。

【鉴别应用】 川牛膝与怀牛膝、土牛膝,由于三者的来源不同,其功效及临床应用又有一定的区别。

川牛膝为苋科植物麻牛膝的根,长于引血下行、活血通经、通利关节、消肿止痛,以活血为主,多用于经血不调、瘀血腹痛、难产、胞衣不下、跌打损伤等。常以酒炒用。

怀牛膝为苋科植物牛膝的根,长于补肝肾、强筋骨,多用于肝肾不足、腰膝酸软,或久患风湿痹痛而肝肾亏损等症,常以盐炒用。

土牛膝为苋科植物牛膝的野生种的根茎,长于清热泻火解毒、通淋利尿,多用于治疗白喉、咽喉肿痛、口舌生疮、淋病、尿血、痈疽等症。

【配伍应用】

1. 牛膝配杜仲 牛膝善走下部血分,长于活血祛瘀,通经止痛,尚有补肝肾,强筋骨作用;杜仲温补而润,以补肝肾,强筋骨见长。二药配用,相互促进,补肝肾,强筋骨,活血通经止痛作用增强。适用于肝肾不足之腰膝酸软疼痛无力,风湿痹痛日久而见肝肾不足者。

2. 牛膝配桂枝 见第 6 页。

3. 牛膝配生地黄 见第 83 页。

4. 牛膝配钩藤 见第 284 页。

5. 川牛膝配威灵仙 见第 349 页。

6. 牛膝配木瓜 见第 358 页。

【现代药理研究】

1. 化学成分研究 牛膝中的活性成分主要为三萜皂苷、甾酮、蜕皮甾酮、牛膝甾酮、红苋甾酮、多糖,以及多肽类物质;此外,牛膝中还含有氨基酸、精氨酸,甘氨酸,丝氨酸,天冬氨酸,谷氨酸,苏氨酸,脯氨酸,酪氨酸,色氨酸,缬氨酸,苯丙氨酸,亮氨酸,生物碱、黄酮和挥发油等。

2.药理作用研究

(1)对蛋白质的同化作用　牛膝所含蜕皮甾酮具有较强的蛋白质合成促进作用。

(2)抗炎镇痛　牛膝对巴豆油性小鼠耳肿胀有明显的抑制作用,并且作用随着剂量增加而增加;醋酸热体反应小鼠口服怀牛膝煎剂有极显著的镇痛作用。

(3)对心血管系统作用　牛膝醇提取液对离体蛙心,麻醉猫有一定的抑制作用,水煎剂对麻醉犬心肌的作用更为明显;牛膝煎剂对麻醉猫和犬等均有短暂的降压作用,血压下降时伴有呼吸兴奋,降压作用亦无快速耐受现象;牛膝醇提取液,可使家兔十二指肠、空肠和回肠段兴奋,紧张性提高,收缩力加强,换液后很快即可恢复。

(4)对子宫作用　牛膝总苷有明显兴奋大鼠子宫平滑肌的作用;怀牛膝总皂苷(ABS)对大白鼠有抗生育及堕胎作用。促蜕皮甾酮有改善肝功能,降低血浆胆固醇的作用,牛膝煎液或醇提取液有轻度利尿的作用。

【临床应用】

1.牛膝治疗功能性子宫出血　川牛膝每日 30～45 克,水煎顿服或分 2 次服,治疗本病 23 例,一般连服 2～4 日后出血即停止。病程较长者,血止后减量继服 5～10 日,以巩固疗效。23 例中除 2 例子宫内膜炎加用抗生素外,其余均单用牛膝治愈。服药最少 2 剂,最多 9 剂,以 3 剂为多。随访 3 个月以上未见复发。

2.牛膝治疗乙型肝炎　怀牛膝 9 克,茯苓 18 克,炙甘草 6 克等水煎服,治疗乙型肝炎肝硬化腹水形成。2 天 1 剂,晚饭 30 分钟前口服。服药 7 剂后复诊,腹胀明显好转,双下肢肿胀明显减轻,小便增多。

3.牛膝治疗麻疹合并喉炎　牛膝 20 克,甘草 10 克,加水 150 毫升,煎至 60 毫升,口服,每次 4～6 毫升,20～40 分钟 1 次。临床观察 119 例,治愈 117 例,占 98.31%。认为牛膝甘草汤可改善局部微循环,使血供充盈,促进炎症的吸收,以解除喉部水肿所致的阻塞现象。

【用法与用量】　内服,一般 6～15 克,大剂量可用至 30 克。

【使用注意】

1.崩漏、带下、遗精、小便失禁、阴挺、脱肛、孕妇等忌用。

2.有耗气、导气下陷、伤血、引血下行之弊,不宜久服。

红　花

为菊科一年生草本植物红花的筒状花冠,产于河南、湖北、四川、云南、浙江等地,均为栽培,以干燥花入药。

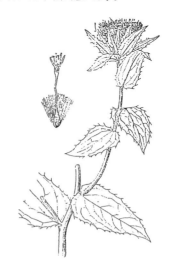

红花

【性味与归经】 性温，味辛；归心、肝经。

【功效与主治】 具有活血通经，和血止痛的作用。且具有少用生血，多用行血的特点。常用于治疗痛经，闭经和跌打损伤；也可用于难产，死胎或胞衣不下，产后瘀血腹痛，血晕，以及瘀血而致的胸痹、心痛、胃脘痛、胁痛等。

【炮制应用】 临床多生用。

【鉴别应用】

1. 红花与桃仁 二者均能活血通经、祛瘀止痛，皆可用于治疗瘀血闭经痛经、跌扑伤痛，皆为妇科调经、伤科止痛的常用药，常可配伍使用。但二者的功效及临床应用又有一定的区别。

红花质轻升浮，走外达上，通经达络，为血中气药，其止痛之力胜于桃仁，瘀血在经在上者用之最为适宜；且能凉血、解毒透斑，可用于血热毒盛、斑疹紫暗。桃仁质重沉降，偏于入里、善走下焦，长于破脏腑之瘀血，善治蓄血、肠痈，其破瘀之力胜于红花；并能润肠通便，可用于治疗肠燥便秘。

2. 红花与苏木 二者功效相似，均能活血通经、消瘀止痛，均有少用和血，多用破血的特点，皆可用于治疗瘀血闭经痛经、产后瘀阻腹痛、跌扑伤痛。但二者的功效及临床应用又有一定的区别。

红花性温，又能活血透斑，可用治血热毒盛、斑疹紫暗。苏木性凉，兼能和血祛风，又可用治风疹瘙痒。

3. 红花与月季花 见第404页。

【配伍应用】

1. 红花配桃仁 二者均有活血通经、祛瘀止痛之功，红花质轻升浮，走外达上，通经达络，长于祛在经在上之瘀血；桃仁质重沉降，偏于入里、善走下焦，长于破脏腑之瘀血。二者相须为用，活血祛瘀、通经止痛之力明显加强，且有祛瘀生新作用。适用于全身各部位之瘀血证，如瘀血所致的闭经痛经、产后腹痛、心腹疼痛、跌仆伤痛、痈肿疮疡等。

2. 红花配苏木 二者功效相似，均能活血通经、消瘀止痛，均有少用和血，多用破血的特点。但红花长于活血化瘀，消散癥瘕；苏木长于活血通经，兼能消肿止痛。二药相须为用，活血祛瘀止痛之力增强。适用于瘀血阻滞之闭经痛经、产后瘀阻腹痛、跌仆伤痛、癥瘕积聚、胸痹心痛等，而以跌打损伤之瘀血作痛最为常用。

3. 红花配益母草 见第406页。

【现代药理研究】

1. 化学成分研究 红花含黄酮类，如红花苷，红花苷经盐酸水解，得葡萄糖和红花素，红花醌苷，新红花苷；还含红花黄色素；脂肪油（红花油），是棕榈酸、硬脂酸、花生酸、油酸、亚油酸、亚麻酸等的甘油酯类；叶含木犀草素-7-葡萄糖苷。

2. 药理作用研究

（1）对子宫的作用 煎剂对小鼠、豚鼠、兔、犬、猫之离体及在位子宫均有兴奋作用，但弱于番红花煎剂。

（2）对循环系统的作用 煎剂与番红花煎剂性质相似，对麻醉动物有降压、抑制心脏等作用，但较弱；在离体兔耳标本上，有收缩血管的作用；冠心2号方（丹参∶红花∶赤芍∶川芎∶降香＝2∶1∶1∶1∶1）水溶部分对犬在体冠状动脉及股动脉有扩张作用。

（3）其他 口服红花油可降低高胆固醇血症的家兔血清中总胆固醇、总脂、三酰甘油吸收非酯化脂肪酸的水平；红花油也能兴奋某些平滑肌器官如小肠、支气管等。

【临床应用】

1. 红花治疗产后腹痛 红花10克，

米酒 1 碗煎,分 2 次温服。治疗产后腹痛 2
例,均服药 3 剂而愈。

2. 红花治疗静脉炎　取红花、甘草等
量研末,用 50% 的乙醇调匀后敷于患处,
外用纱布包扎,每日换药 1 次,干后可在纱
布外以少量乙醇加湿。治疗静脉注射引起
的静脉炎 69 例,显效(红肿热痛消失,局部
静脉变软并恢复弹性)43 例,有效 26 例。

3. 红花治疗十二指肠球部溃疡　红
花 60 克,大枣 12 枚,加水 300 毫升,煎至
150 毫升,滤过取汁,加入蜂蜜 60 克调匀。
每日清晨空腹将药液 1 次温服,把枣全部
吃下,连服 20 剂。治疗各种证型的十二指
肠球部溃疡 12 例,均近期治愈。

【用法与用量】　内服,一般 3～10 克,
大剂量可用至 15 克。

【使用注意】

1. 月经过多、崩漏、孕妇忌用,血证
慎用。

2. 和血调血,用量宜小;行血破血,用
量稍大。

桃　仁

为蔷薇科落叶小乔木桃或山桃的种
子,全国大部分地区均产,主产于四川、陕
西、河北、山东、贵州等地,以成熟的干燥种
仁入药。

【性味与归经】　性平,味苦;归心、肝、
大肠经。

【功效与主治】　具有破血祛瘀,润肠
通便的作用。常用于治疗癥瘕积聚、蓄血、
闭经,以及跌打损伤、肺痈、肠痈、肠燥便秘
等病证。

【炮制应用】

1. 生用　生品活血祛瘀力强,多用于
血瘀闭经、产后瘀滞腹痛、跌打损伤。

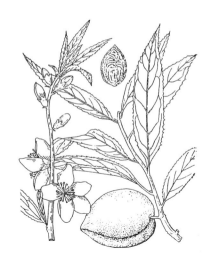

桃仁

2. 炒用　炒后偏于润燥和血,多用于
肠燥便秘、心腹胀满等。

【鉴别应用】

1. 桃仁与红花　见第 412 页。

2. 桃仁与苏木　二者均有活血通经、
消瘀止痛的作用,皆可用于治疗瘀血闭经
痛经、产后瘀阻腹痛、跌仆伤痛。但二者的
功效及临床应用又有一定的区别。

桃仁善祛瘀生新,常用于治疗肠痈肺
痈,且能润肠通便,可用于治疗肠燥便秘。
苏木多用破血,少用和血,又可和血祛风,
可用于治疗中风不语、风疹瘙痒。

【配伍应用】

1. 桃仁配当归　桃仁功擅破血祛瘀、
润肠通便,且有祛瘀生新之效;当归养血补
血力佳,又能行血和血,且有润肠通便之
功。二药相须为用,活血之中有较好的养
血作用,使活血化瘀之力增强,且有祛瘀而
不伤血,养血补虚而无碍瘀之妙,且又有较
好的润肠通便作用。适用于血瘀或兼血虚
之月经不调、闭经、痛经,血虚肠燥之大便
秘结。

2. 桃仁配红花　见第 412 页。

3. 桃仁配大黄　见第 226 页。

4. 桃仁配牡丹皮　见第 87 页。

【现代药理研究】

1. 化学成分研究　桃仁含苦杏仁苷约 3.6%，挥发油 0.4%，脂肪油 45%；油中主含油酸甘油酯和少量亚油酸甘油酯；另含苦杏仁酶等。

2. 药理作用研究

(1)循环系统作用　桃仁能明显增加犬股动脉的血流量并降低血管阻力。对离体兔耳血管能明显增加灌流量，并能消除去甲肾上腺素的缩血管作用。桃仁提取物脾动脉给药可使麻醉大鼠肝微循环内血流加速，并与剂量相关，提示对肝表面微循环有一定的改善作用。

(2)抗凝血和抗血栓形成　山桃仁煎剂家兔灌胃，其出血时间和凝血时间均显著延长。抗凝作用的有效成分是甘油三油酸酯(triolein)。山桃仁煎剂灌胃，对进行颈总动脉-颈外静脉血流旁路手术的麻醉公鸡实验性体外血栓形成有明显的抑制作用，抑制率平均为 18%。用肾上腺素加冰水刺激形成的大鼠"血瘀"模型，用桃仁实验治疗，可见到雌性大鼠的低切速全血黏度降低，对红细胞变形能力和纤维蛋白原含量等的影响则不明显。

(3)抗炎　桃仁的水提取物具有较强的抗大鼠角叉菜胶性足跖肿胀作用。桃仁煎剂口服，对大鼠肉芽肿形成有显著抑制作用。桃仁提取液对经体外细胞培养中的纤维母细胞生长具有抑制作用，将其用于实验性巩膜瓣下小梁切除术的家兔动物模型上，发现它具有抑制炎症细胞及成纤维细胞增生的作用。

(4)止咳祛痰　苦杏仁苷具有镇咳作用。其作用机制为苦杏仁苷能被苦杏仁酶水解，所产生的氰氢酸和苯甲醛对呼吸中枢有抑制作用，能使呼吸加深，咳嗽减轻，痰易咳出。

(5)抗肿瘤　苦杏仁苷及其水解生成的氰氢酸和苯甲醛对癌细胞呈现协同性杀伤作用；苦杏仁苷能帮助体内胰蛋白酶消化癌细胞的透明样黏蛋白被膜，使体内白细胞更易接近癌细胞，并吞噬癌细胞。

(6)其他　桃仁煎剂具有子宫收缩作用，有助于产后子宫复旧和止血。口服水煎剂有显著镇痛作用，抑制小鼠扭体反应。

【临床应用】

1. 桃仁治疗女阴瘙痒　桃仁 20 克捣为泥，加雄黄适量(研粉)，调成膏状，鸡肝一具切片，将膏药涂在鸡肝上，塞入阴道内，每天换药 1 次，7 天为 1 个疗程。再根据临床症状辨证加服汤剂。共治疗女阴瘙痒 7 例，全部治愈，其中 1 个疗程治愈 2 例，2 个疗程治愈 5 例。

2. 桃仁治疗冠心病　桃仁、栀子各 12 克，共碾成末，加炼蜜 30 克(或蛋清)调成糊状。将药摊敷在心前区，敷药范围为右侧至胸骨右缘第 3 至第 5 肋间，左侧达心尖搏动处，约长 7 厘米、宽 15 厘米。外用纱布敷盖，胶布固定，开始每 3 天换药 1 次，2 次后 7 天换药 1 次，6 次为 1 个疗程。敷药期间除有严重心绞痛发作可含服硝酸甘油外，其他治疗冠心病的中西药物均停用。共观察治疗 50 例，症状改善显效 22 例，改善 22 例，无效 6 例；心电图显效 7 例，改变 18 例，无改变 25 例。

3. 桃仁外伤性胸痛　生桃仁适量，去皮，文火炒黄，研末。每次 3 克，1 日 2 次，黄酒冲服。治疗外伤性胸痛 52 例，结果，服药 3 天后治愈 49 例，好转 3 例。治愈率 94.2%，总有效率 100%。

【用法与用量】　内服，一般 6～10 克，大剂量可用至 30 克。

【使用注意】

1. 孕妇忌用，脾虚便溏者慎用。
2. 有伤气耗血之弊，不可过用。

血　竭

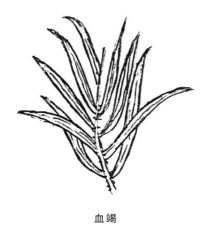

血竭

【性味与归经】　性平，味甘、咸；归心、肝经。

【功效与主治】　具有散瘀定痛，去腐生肌的作用；为外科、伤科之要药。常用于治疗跌打损伤肿痛，以及血瘀所致的胸痹心痛、脘腹疼痛、产后败血冲心等证；外用可治恶疮，瘰疬，臁疮久不收口，以及痔漏肿痛等证。

【炮制应用】　临床多生用。

【鉴别应用】　血竭与没药，二者均能活血散瘀止痛，皆可用于治疗瘀血阻滞之闭经痛经，心腹刺痛及跌打损伤瘀血肿痛等，常可配伍使用，具有一定的协同作用。但二者的功效及临床应用又有一定的区别。

血竭药性收敛，外用重在止血敛疮生肌，主要用于治疗痈疽恶疮、久不敛口、金创出血、创口不合等。没药外用重在活血消肿生肌，主要用于治疗痈疽肿毒初起、红肿疼痛、瘰疬痰核、肿硬不消。

【配伍应用】　血竭配三七，血竭善于散瘀止痛；三七能散瘀和血、消肿定痛、止血。二药配用，相得益彰，其散瘀止痛、化瘀止血之功明显加强。适用于瘀血所致的痛经、胸痹心痛、头痛、胁痛及癥瘕痞块等。

【现代药理研究】

1. 化学成分研究　血竭是一种树脂酯及树脂鞣醇的混合物，含 57% ～82%；另含无定形的血竭白素约 2.5%，黄色血竭树脂烃约 14%，不溶性树脂 0.3%，植物性渣滓 18.4%，赭朴吩 0.03%，灰分 8.3%。

2. 药理作用研究

(1)抗炎　广西血竭灌胃，能明显拮抗二甲苯引起的小鼠耳炎。20%广西血竭混悬剂涂布于家兔烫伤部位，对烫伤所致炎症能加速结痂，促进伤口愈合。

(2)抑菌　用含有不同药量的培养基对广西血竭进行抑菌试验，其最低抑菌浓度分别为(毫克/毫升)：金黄色葡萄球菌(0.1)、白色葡萄球菌(0.1)、柠檬色葡萄球菌(20)、奈氏球菌(20)、大肠埃希菌(50)、伤寒杆菌(20)、铜绿假单胞菌(50)、乙型链球菌(50)、白喉杆菌(0.25)、福氏痢疾杆菌(40)。对絮状表皮癣菌、许兰毛癣菌、断发毛癣菌、锈色小孢子菌、石膏样毛癣菌等也有较强的作用。血竭素和血竭红素对金黄色葡萄球菌、包皮垢分枝杆菌和白色念珠菌的抑菌浓度分别为 50 微克/毫升、50 微克/毫升、25 微克/毫升、25 微克/毫升和 25 微克/毫升、12.5 微克/毫升。

(3)抗血栓　静脉注射或皮下注射血竭均能使血管内血栓的湿重减轻，有非常明显的抗血栓作用；并且随着皮下注射的剂量增加，作用也增强。血流动力学试验表明，血竭能显著降低红细胞比容，加快红细胞在直流电场中的电泳速度（即缩短电泳时间），以及增加血小板电泳速度。血竭对全血黏度和血浆黏度也有降低趋势，说明血竭可增加红细胞和血小板的稳定性。血竭对二磷腺苷诱导的血小板聚集抑制率为 87.16％。

（4）对环核苷酸的影响　大鼠每日灌药 1 克/千克，连续 4 天分别用结合蛋白法和放免法测血浆中的环磷腺苷（cAMP）和环磷酸鸟苷（cGMP）含量，结果表明，血竭能增加 cAMP 的含量和降低 cGMP 的水平。这种作用与受体兴奋作用有关，而非 M 受体作用。

（5）对纤维蛋白溶解活性的影响　家兔每日肌内注射血竭 2 次，每次 2 克/千克，连续 4 天，能明显缩短优球蛋白溶解时间，增高溶解酶的活性单位，从而促进纤溶活性。但对家兔的凝血时间、凝血酶原时间和血液黏度无明显影响。

（6）血竭的毒性　血竭小鼠灌胃的半数致死量为 153.75～366 克/千克。广西血竭给家兔每日灌服 3 克/千克、1.5 克/千克，连续 90 天，未见明显毒性损害；红细胞、白细胞及肝、肾功能无异常；病理学检查对脾、肝、肺、肾、肠、肾上腺无损害作用。

【临床应用】

1. 血竭治疗偏头痛　血竭适量，研成细末，用时取血竭粉 0.1 克，食醋适量，调成膏后涂在风湿膏中央，分别贴于患侧太阳穴和阿是穴上，每天更换 1 次，5 天为 1 个疗程。以此法治疗偏头痛，一般 1～3 个疗程即愈。

2. 血竭治疗遗精　用金锁固精丸加血竭 6 克服用，有效率达 92.3％，而单用金锁固精丸有效率仅为 36.4％。滑精的治疗以补肾培元、固摄精关为大法，然从临床观察看，只守常法，少于变通，往往疗效欠佳。因虚者无有不滞者，肾气虚无以推动精血正常的生理转化，易致精血瘀滞，阻塞精室，进而影响肾气的生化和调节作用，加重滑精病证，在服用金锁固精丸的基础上加血竭一味，取其入血分，直达病巢。甘以益元，咸以消滞，协同原方，虚实兼顾，补通结合，药切病机而效若桴鼓。

3. 治疗上消化道出血　以血竭粉治疗上消化道出血 270 例（除食管静脉曲张破裂出血外），获得满意疗效。治疗方法：血竭粉口服，每次 1 克，每日 4 次，温开水调服。至大便隐血试验转阴后，改为每日 2 次，每次 1 克，再观察大便隐血试验 2 天，仍为阴性者停服，而后酌情辨证论治。治疗 270 例中，结果 249 例获得止血效果，占 92.2％，21 例无效。大便隐血转阴时间最短为 17 小时，最长 148 小时，平均 2.4 天。

4. 治疗宫颈糜烂　将血竭粉均匀撒在"一敷灵"可吸收海绵上局部清洗消毒后，再将海绵贴敷于宫颈糜烂面。每日或隔日 1 次，7 次为 1 个疗程。治疗宫颈糜烂 58 例，结果：①近期停经后 10 天观察，轻度宫颈糜烂 19 例中治愈 16 例（84.21％），有效 3 例（15.79％）；中度宫颈糜烂 35 例中治愈 26 例（74.29％），有效 9 例（25.71％）；重度宫颈糜烂 4 例中有效 2 例（50.00％），无效 2 例（50.00％）。总有效率为 96.55％。②远期下次月经净后 10 天观察，轻度宫颈糜烂 19 例全部治愈；中度糜烂 35 例全部治愈；重度糜烂 4 例中，治愈 2 例（50.00％），有效 2 例（50.00％）。总有效率为 100％。

【用法与用量】　内服，一般 1～3 克，大剂量可用至 10 克；散剂用量宜减。外用，研末撒或入膏药内敷贴。

【使用注意】

1. 疼痛无瘀滞及孕妇忌用。

2. 中病即止，否则有伤脾败胃之弊。

苏　木

为豆科常绿小乔木苏木的心材；我国广东、广西、台湾、云南等地有分布，国外主产于中南半岛及印度；以干燥心材入药。

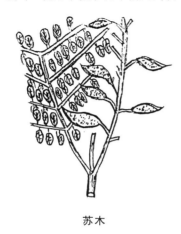

苏木

【性味与归经】　性平，味甘、咸；归心、肝、脾经。

【功效与主治】　具有活血祛瘀，消肿止痛，行血祛风的作用。常用于治疗癥瘕，闭经，产后血晕，跌打肿痛；也可用于破伤风，中风，痹证，心腹痛，痈肿疮毒初起等。

【炮制应用】　临床多生用。

【鉴别应用】

1. 苏木与红花　见第 412 页。

2. 苏木与桃仁　见第 413 页。

【配伍应用】

1. 苏木配人参　苏木和血活血，人参大补元气，善补气生津。二药配用，气血同治，攻补兼施，人参得苏木，虽补而不令壅滞，苏木得人参，破瘀而不致伤气，二药相辅相成，共奏补虚益气、活血祛瘀之功。适用于气虚血瘀之心腹疼痛、痛经；年老体弱者之跌打损伤、瘀肿疼痛。

2. 苏木配红花　见第 412 页。

【现代药理研究】

1. 化学成分研究　苏木含巴西苏木素，苏木酚，挥发油，鞣质等。

2. 药理作用研究

（1）对心血管的作用　苏木水能使血管轻度收缩。抗心脏移植排斥反应。

（2）中枢抑制　适量苏木水，用不同给药方法，对小鼠、兔、豚鼠均有催眠作用，大量尚有麻醉作用，甚至死亡。

（3）抗菌　苏木煎液对金黄色葡萄球菌和伤寒杆菌作用较强。浸、煎剂对白喉杆菌、流感杆菌、副伤寒丙杆菌、弗氏痢疾杆菌、金黄色葡萄球菌、溶血性链球菌、肺炎球菌等作用显著，对百日咳杆菌，伤寒杆菌，副伤寒甲、乙杆菌及肺炎杆菌等亦有作用。

（4）其他　腹腔或皮下注射适量苏木水，可使犬呕吐与腹泻；对离体子宫略有抑制，若与肾上腺素合用则作用明显。还有抗肿瘤、免疫抑制、抗菌消炎、抗氧化及降糖作用等。

【用法与用量】　内服，一般 6～10 克，大剂量可用至 30 克。

【使用注意】

1. 月经过多，疼痛无瘀滞者、孕妇忌用。

2. 有耗气伤脾滑肠之弊，脾虚便溏者慎用。

姜　黄

为姜科多年生宿根草本植物姜黄或郁金的根茎；姜黄主产于四川；郁金产于浙江，以温州地区最有名，为道地药材；以干

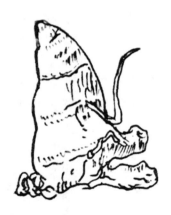

姜黄

燥根茎入药。

【性味与归经】 性温,味苦、辛;归肝、脾经。

【功效与主治】 具有活血通经,行气止痛的作用。常用于治疗风湿痹痛,跌打损伤;以及月经不调,痛经,闭经,心腹胁痛等。

【炮制应用】 临床多生用。

【鉴别应用】 姜黄与郁金,二者为同一植物的不同药用部位,均能活血破瘀、行气止痛,皆可用于治疗瘀血气滞之胸胁疼痛、闭经、痛经、癥瘕腹痛等症,但二者的功效及临床应用又有一定的区别。

(1)姜黄药用部位为根茎,其辛温行散,破瘀力强,临床上以治寒凝气滞血瘀为好。郁金药用部位为块根,其苦寒降泄,行气力胜,且可凉血,临床上以血热壅滞用之为宜。

(2)姜黄又可祛风疗痹,可用于治疗风湿痹痛。郁金长于利胆退黄,又可清心解郁,开窍豁痰,多用于治疗湿热黄疸、热病神昏、癫痫发狂等。

【配伍应用】 姜黄配桂枝,见第7页。

【现代药理研究】

1. 化学成分研究 主要生物活性成分为姜黄素类和挥发油,阿拉伯糖,果糖,葡萄糖,脂肪油,淀粉,草酸盐等。

2. 药理作用研究

(1)利胆 姜黄煎剂及浸剂能增加犬的胆汁分泌,使胆汁成分恢复正常,并增加胆囊收缩,其作用弱而持久,可持续 1~2 小时;50%姜黄煎剂可促进食欲。

(2)对子宫的作用 片姜黄及色姜黄煎剂及浸剂对小白鼠、豚鼠离体子宫呈兴奋作用,对家兔子宫瘘管引起周期性收缩,1 次给药可持续 5~7 小时。

(3)降压 姜黄醇提取液,对麻醉犬表现降压作用,此作用不因注射阿托品及切除迷走神经而受影响。如预先注射麦角流浸膏,可使降压作用翻转为升压作用(与黄连碱的翻转作用有相似之处)。醚提取成分降压作用极弱。

(4)抗菌 姜黄素及挥发油部分对金黄色葡萄球菌有较好的抗菌作用;姜黄水浸剂在试管内对多种皮肤真菌有不同程度的抑制作用;此外姜黄制剂可杀蝇、抗炎、抗菌作用。

(5)其他 姜黄煎剂有镇痛作用,对离体蛙心引起显著的抑制;降血脂、抗凝、抗氧化、抗癌、止咳。姜黄素类通过诱导恶性肿瘤细胞分化、诱导肿瘤细胞凋亡及对肿瘤生长各期的抑制效应来发挥其抗癌作用。

【临床应用】

1. 姜黄治疗高脂血症 以姜黄治疗高脂血症 90 例,降胆固醇和降三酰甘油有效率分别为 95.5%和 100%,以降三酰甘油作用显著。

2. 治疗囊虫病 姜黄 100 克轧碎,加 30 度白酒 1000 毫升,泡 7 天后即可服用。每次 50 毫升,每天 3~4 次,饭后服用,6 个月为 1 个疗程,视病情轻重服 2~3 个疗程。不饮酒的患者可频服,每次 10 毫升,总量同前。观察 56 例患者,结果治愈 30

例,好转 18 例,无效 8 例。

【用法与用量】　内服,一般 6~9 克,大剂量可用至 15 克。

【使用注意】

1. 月经过多、孕妇无瘀滞者忌用。

2. 有伤血耗阴之弊,阴虚、血虚者慎用。

郁　金

为姜科多年生宿根草本植物姜黄、郁金或莪术的块根,以干燥块根入药。

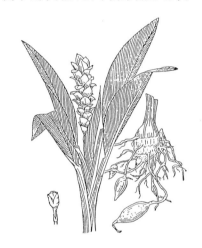

郁金

【性味与归经】　性凉,味辛、苦;归心、肺、肝、脾经。

【功效与主治】　具有行气解郁,凉血清心,利胆退黄的作用。常用于治疗胁痛、黄疸、胃脘疼痛;也可用于噎膈、痛经、癫痫、惊狂、湿温、吐血、衄血、尿血等。

【炮制应用】　临床多生用。

1. 生用　生品善于疏肝行气以解郁,利胆以退黄,凉血而清心,活血祛瘀以止痛,多用于治疗闭经痛经、胸腹胀痛、刺痛、热病神昏、癫痫发狂、黄疸尿赤。

2. 醋制用　醋制能引药入血,以加强疏肝止痛作用,多用于肝郁痛经、厥心痛。

【鉴别应用】

1. 川郁金与广郁金　川郁金行血之力胜于行气,长于活血化瘀,临床多用于气滞血瘀之证而以瘀血为主者;广郁金行气之力胜于行血,长于行气解郁,临床上多用于肝气郁结之证或气滞血瘀之证而以气滞为主者。

2. 郁金与丹参　二者药性同属寒凉,均有活血化瘀、清心的作用,皆可用于治疗热结血瘀、心腹疼痛、胸痹绞痛、闭经痛经、癥瘕积聚,以及热病神昏等症,但二者功效及临床应用又有一定的区别。

(1)郁金兼可清心解郁,湿热痰浊蒙闭清窍之脘闷神昏、痰热癫痫多用之。丹参偏于凉血清心,除烦安神,热入营血、心烦不寐、阴虚火旺、心悸失眠多用之。

(2)郁金尚可凉血止血、利胆退黄,可用于治疗血热夹瘀之出血证及黄疸尿赤等。丹参可凉血消肿,可用于治疗痈肿疮毒。

3. 郁金与姜黄　见第 418 页。

【配伍应用】

1. 郁金配柴胡　见第 43 页。

2. 郁金配枳壳　见第 203 页。

3. 郁金配石菖蒲　见第 260 页。

【现代药理研究】

1. 化学成分研究　含挥发油,姜黄素,淀粉,脂肪油,橡胶,黄色染料,葛缕酮及水芹烯。

2. 药理作用研究

(1)对免疫功能的影响　郁金 1 号注射液(内含 0.5% 郁金挥发油)对正常小鼠溶血素产生有明显抑制作用,对溶血空斑形成细胞(PFC)也有明显影响,郁金 1 号注射液对小鼠脾淋巴细胞体外转化也有明显的抑制作用。

(2)对中枢神经系统的影响　姜黄二酮 1:1 注射针剂(用 1 克郁金生药制备 1 毫升姜黄二酮)腹腔注射(1 毫升/千克)能明

显延长家猫的各期睡眠,包括慢波睡眠Ⅰ期(SWSⅠ)、慢波睡眠Ⅱ期(SWSⅡ)和快动眼睡眠(REM)。提示姜黄二酮具有明显的中枢神经抑制效应。另有实验表明,姜黄二酮能对离体海马脑片CA1区锥体细胞群诱发场电位产生明显的抑制效应。

(3)对肝损伤的保护 温郁金1号注射液能降低四氯化碳(CCl_4)中毒大鼠血清丙氨酸氨基转移酶,增加血清总蛋白和清蛋白的含量。温郁金1号注射液腹腔注射20毫升/千克,连续7天,能明显升高正常小鼠和CCl_4中毒小鼠肝微粒体细胞色素P450的含量,明显增加肝还原型谷胱甘肽含量,对半胱氨酸、硫酸亚铁激发小鼠肝匀浆脂质过氧化有非常明显的抑制作用,抑制率为48.5%。

(4)改善血液流变性 郁金能降低红细胞的聚集性,提高红细胞的变形能力及抗氧化、免疫黏附能力,减少自由基对红细胞膜的损伤,延长其寿命,维护正常的血液黏度,从而改善血液流变性。

(5)抗自由基损伤 辐射可导致过氧化脂质(LPO)含量增高,铜锌超氧化物歧化酶(CuZn-SOD)、锰超氧化物歧化酶(Mn-SOD)活力降低,而温郁金提取液可使增高的LPO明显降低,CuZn-SOD活力明显升高,谷胱甘肽过氧化物酶(GSHPx)活力应激性亦明显升高。

(6)抗孕 温郁金水煎剂和煎剂乙醇沉淀物水溶液无论腹腔或皮下注射,对小鼠早、中、晚期妊娠和家兔早期妊娠均有显著的终止作用,口服无效,黄体酮对温郁金所致的小鼠早期流产有明显的拮抗作用。温郁金对未孕或早孕小鼠及家兔离体子宫有明显兴奋作用,其作用随剂量增加而增加。

【临床应用】

1. 治疗病毒性肝炎 郁金粉,每次5克,每日3次。共用6～52天,平均31天;用药总量90～780克,平均462克。共治疗33例(急性22例,慢性11例),结果自觉症状消失者21例,减轻者11例,无改变1例;有明显体征的26例中,14例完全消失,9例减轻,3例无改变。据本组病例观察,郁金对疼痛、黄疸、肝脾大等有较好的效果。但用药时间应当不少于1个月,肝功能改善多见于第2、第3周。

2. 治疗期前收缩 将川郁金研粉,或制成片剂,初服每次5～10克,每日3次;如无不适反应加量至10～15克,每日3次。3个月为1个疗程。共治疗期前收缩56例,均经心电图和心电示波证实,其中室性期前收缩52例,房性和交界区性期前收缩各2例。结果:室性期前收缩者中基本治愈14例,显效11例,好转9例,无效18例,总有效率为65%。交界区性期前收缩2例中治愈1例,无效1例。2例房性期前收缩均无效。对不同病因期前收缩患者有效率:高血压病组为77%,冠心病组为67%,病因不明组为60%,心肌炎后组为40%。

3. 治乳痈 取红枣3枚,用温水浸泡去核,与郁金9克、冰片3克,共捣烂成泥状。每次用1/4量塞鼻(左侧乳痈塞左侧鼻孔,反之亦然),每日1次。一般2次即愈。经治70余例,有效率达96%。

【用法与用量】 内服,一般6～10克,大剂量可用至20克。

【使用注意】

1. 郁金畏丁香,一般不宜配伍。

2. 阴虚失血及无气滞血瘀者,忌用;孕妇慎用。

延 胡 索

为罂粟科多年生草本植物延胡索的块

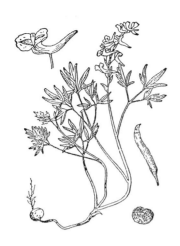

延胡索

茎,主产于浙江,多为人工栽培,以干燥块茎入药。

【性味与归经】 性温,味辛、苦;归肝、心、胃经。

【功效与主治】 具有活血化瘀,行气止痛的作用;善治内外诸痛。常用于治疗肝胃气痛,胸痹心痛,闭经,痛经,癥瘕腹痛,疝痛,跌打肿痛;也可用于腰痛,头痛,筋骨疼痛等证。

【炮制应用】

1. 生用 生品活血化瘀力强,多用于瘀滞疼痛。

2. 醋制 醋制后易于煎出有效成分,能增强利气止痛作用,多用于气血瘀滞所致的多种疼痛证。

【鉴别应用】 延胡索与五灵脂,见第407页。

【配伍应用】

1. 延胡索配香附 见第213页。

2. 延胡索配川楝子 见第217页。

【现代药理研究】

1. 化学成分研究 延胡索的块茎中共提出生物碱10余种,东北延胡索块茎含多种原小檗碱型生物碱及刺激性挥发油,土延胡的块茎中含原阿片碱、L-四氢黄连碱、苏延胡碱甲、苏延胡碱乙等,朝鲜产延胡索含原小檗碱型生物碱等。

2. 药理作用研究

(1)止痛 土延胡的总生物碱有止痛作用,各种剂型中以醇制浸膏及醋制流浸膏作用最强,毒性则以醋制剂最强。

(2)催眠、镇静与安定 四氢掌叶防己碱较大剂量时对兔、狗、猴均有明显催眠作用,但感觉仍存在,易被惊醒。

(3)其他 四氢掌叶防己碱对狗有轻度中枢性镇吐作用,对大鼠能轻度降低体温,能促进大鼠垂体分泌促肾上腺皮质激素,每天皮下注射,对小鼠动情周期有明显抑制作用。

【临床应用】

1. 治疗急慢性腰扭伤 以醋制延胡索、广木香、郁金各等分,共研细末,每次15克,每日3次,温开水送服。治疗腰部、背部及四肢急性扭伤153例,慢性扭伤168例,均痊愈。

2. 治疗心律失常 延胡索粉(丸)治疗心律失常48例,其中频发房性期前收缩13例,阵发性心房颤动13例,房性期前收缩伴阵发心房颤动2例,伴短阵心房心动过速1例,阵发性室上性心动过速2例,持续性心房颤动17例。每次口服5～10克,每日3次,心房颤动患者复律期间曾服用15克,每日3次。疗程4～8周。治疗结果,对房性期前收缩、阵发心房颤动和阵发室上性心动过速的31例患者,显效15例,明显好转7例,好转4例,无效5例,总有效率84%。对持续性心房颤动服药后心室率均明显减慢,有6例转为窦性心律。其中10例冠心病患者的心房颤动,5例复律;而5例风心病者均未能复律。结果显示,用量5～10克对房性期前收缩有较好治疗作用,10克以上能够控制阵发心房颤动的发作,并能减弱心房颤动的心室率,进而使一些持续性心房颤动转复为窦性心律。

3. 治疗原发性枕大神经痛　用延胡索乙素注射液2毫升(100毫克),2%盐酸普鲁卡因1毫升,共3毫升。以第2颈椎棘突与颈乳突之间连线中点的压痛处为封闭点,用一般注射器及针头,进针深度抵达骨膜后稍后退,最好刺中枕大神经(患者有麻胀感),抽无回血及脑脊液,将药液注射到枕大神经周围即可。治疗原发性枕大神经痛151例,结果治愈138例,有效13例;封闭1次痊愈者128例,封闭2次痊愈者10例,封闭2次有效者13例。治愈率91.4%,有效率100%。

【用法与用量】　内服,一般6～10克,大剂量可用至20克。

【使用注意】

1. 孕妇忌用;气虚、血虚所致诸痛慎用。

2. 有耗气、伤血之弊,虚人兼瘀者当与补益药同用。

乳　香

为橄榄科矮小灌木卡氏乳香树及其同属植物皮部渗出的油胶树脂,产于非洲的索马里、埃塞俄比亚及阿拉伯半岛南部,土耳其、利比亚、苏丹、埃及也产,以干燥的凝固树脂入药。

【性味与归经】　性温,味辛、苦;归心、肝、脾经。

【功效与主治】　具有活血止痛,解毒疗疮的作用。常用于治疗跌打损伤,痈疽疮疡,疬癣,癥瘕,以及胃脘痛、产后瘀血腹痛、风寒湿痹、中风、半身不遂等病证。

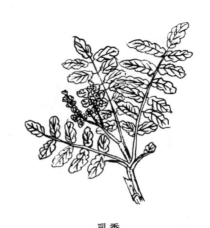

乳香

【炮制应用】

1. 生用　生品消肿止痛力强,但气味辛烈,对胃的刺激性较强,易引起呕吐,故仅用于某些皮损肿痛或外用。

2. 醋制　醋制能增强活血止痛、收敛生肌的功效,易于粉碎,并可矫味矫臭,常用于治疗各种瘀血疼痛、跌打损伤、痈疽疮疡、癥瘕、风湿痹痛等。

3. 炒用　炒后能缓和刺激性,易于粉碎,利于服用,作用及临床应用与醋制品基本相同。

【鉴别应用】　乳香与没药,二者均有活血行气、消肿生肌、散瘀止痛的作用,皆可用于瘀血所致的心胃胁腹肢体疼痛及痛经、产后腹痛等,但二者的功效及临床应用又有各自的特点。

乳香辛香走窜温通,功偏调气,通气化滞之力较没药大,临床上以气滞而致瘀血者用之最宜。没药苦平,功重调血,破瘀之力较乳香为胜,临床上以瘀血为重者用之较为适宜;且能散肝经血热,可用于治疗肝热血瘀目疾。

【配伍应用】　乳香配没药,二者均有活血行气、消肿生肌、散瘀止痛的作用。但乳香善于调气,止痛力强;没药长于散瘀,破泄力胜。二药配用,气血并治,共奏宣通经络,活血祛瘀,消肿止痛,敛疮生肌之功。适用于气血凝滞之脘腹疼痛、心痛;血瘀之痛经、闭经、产后腹痛、癥瘕;跌打伤痛、风湿痹痛、疮疡肿毒等症。

【现代药理研究】

1. 化学成分研究　含树脂 60%～70%,树胶 27%～35%,挥发油 3%～8%。树脂的主要成分为游离 α、β-乳香脂酸 33%,结合乳香脂酸 1.5%,乳香树脂烃 33%。树胶为阿糖酸的钙盐和镁盐 20%,西黄芪胶黏素 6%;此外,尚含苦味质 0.5%。挥发油呈淡黄色,有芳香,含蒎烯,消旋柠檬烯及 α、β-水芹烯,其主要的芳香成分未明。

2. 药理作用研究

(1)镇痛　乳香挥发油有镇痛作用,提取挥发油后的残渣无效。

(2)消炎　乳香能促进多核白细胞增加,以吞噬死亡的细胞,改善新陈代谢,从而起消炎作用。

(3)其他　乳香酸类化合物具有独特的抗炎活性及对肿瘤细胞有抗增殖、分化诱导和细胞凋亡作用。

【临床应用】

1. 乳香治疗急性阑尾炎　生乳香、生没药各等量,研末,用陈醋、75%乙醇各半将上药调成泥。先确定压痛点及范围,将药泥贴于患处。若腹壁脂肪厚,诊断为后位阑尾炎者,可在背部相应区加贴,厚约 3 厘米,且大于病灶范围,用油纸纱布固定,每天换药 1 次。此法治疗本病 30 例,治愈 22 例,好转 6 例,无效 2 例,总有效率为 93.3%。一般外敷 1～3 次后可收到明显疗效或痊愈。

2. 治急性腰腿扭伤　取乳香、没药各等量,研末,用 30%乙醇调成糊状。用时

将糊剂摊纱布上,敷于患处,纱布固定,每日 1～2 次,一般 3～5 天即愈。

【用法与用量】　内服,一般 6～10 克,大剂量可用至 15 克。外用,研末调敷。

【使用注意】

1. 孕妇忌服。

2. 有伤脾败胃之弊,不宜大剂量应用。

没　药

为橄榄科低矮港口木或乔木没药树茎干皮部渗出的胶树脂,主产于非洲索马里、埃塞俄比亚以及印度等地,以干燥凝固树脂入药。

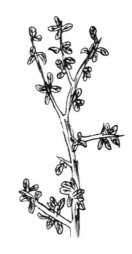

没药

【性味与归经】　性平,味苦、辛;归肝、心、脾经。

【功效与主治】　具有散血祛瘀,消肿定痛的作用;功近乳香而散血止痛之功过之。常用于治疗癥瘕,心腹诸痛,痛经,闭经,痹证,疔痈疮肿,外障目疾等。

【炮制应用】

1. 生用　生品活血化瘀力强,但气味浓烈,对胃有一定的刺激作用,易引起恶

心、呕吐,故仅用于某些瘀损肿痛或外用。

2. 醋制　醋制能增强活血止痛、收敛生肌的功效,易于粉碎,并可矫味矫臭,常用于治疗各种瘀血疼痛、跌打损伤、痈疽疮疡、癥瘕、风湿痹痛等。

3. 炒用　炒后能缓和刺激性,易于粉碎,利于服用,作用及临床应用与醋制品基本相同。

【鉴别应用】

1. 没药与乳香　见第 422 页。

2. 没药与血竭　见第 415 页。

【配伍应用】

1. 没药配乳香　见第 422 页。

2. 没药配白芥子　见第 145 页。

【现代药理研究】

1. 化学成分研究　没药中含有挥发油、树脂、树胶和苦味素等成分,含树脂 25%～35%,挥发油 2.5%～9%,树胶 57%～65%,此外为水分及各种杂质 3%～4%。树脂的大部分能溶于醚。挥发油在空气中易树脂化,含丁香油酚、间苯甲酚、枯醛、藻烯、二戊烯、柠檬烯、桂皮醛、罕没药烯等。树胶水解得阿拉伯糖、半乳糖和木糖。

2. 药理作用研究

(1)抗菌　没药的水浸剂在试管内对同心性毛癣菌、许兰黄癣菌等多种致病真菌有不同程度的抑制作用。没药的抗菌作用可能与含丁香曲酚有关。

(2)降血胆固醇　含油树脂部分能降低雄兔高胆固醇血症(饲氢化植物油造成)的血胆固醇含量,并能防止斑块形成,也能使家兔体重有所减轻。

(3)其他　具有抗炎、镇痛、抗肿瘤、降血脂、保护黏膜等多种药理活性。

【临床应用】

1. 治疗高脂血症　以没药胶囊(每粒含没药浸膏 0.1 克,相当于生药 1 克),每次 2～3 粒,每日 3 次,疗程 2 个月。共治疗高脂血症 52 例,其中胆固醇增高 39 例,三酰甘油增高 45 例,均取得明显疗效,总胆固醇由治疗前的 293.1 毫克/分升下降至 251.1 毫克/分升,三酰甘油由治疗前的 315.1 毫克/分升下降至 244.7 毫克/分升,且治疗后血浆纤维蛋白原、血清纤维蛋白裂解产物都有所下降。

2. 治疗冠心病　取纯印度穆库尔没药,打碎成蚕豆大小,按用量炒至内外皆成黑色(没有炭化),去除部分挥发油(其树脂含量较高,药效较好)。研碎成粉,装胶囊(以防药粉黏附于食管壁上)备用。8 克/天,分 4 次口服,连用 3 个月。临床治疗 68 例,其中 50% 的患者心电图 ST 段降低,T 波倒置。结果心前区不适及疼痛消失或减轻 67 例,活动后呼吸困难消失 42 例,临床效果明显。

【用法与用量】　内服,一般 6～10 克,大剂量可用至 15 克。

【使用注意】

1. 孕妇及无瘀滞者忌用;痈肿疮疡已溃,一般不宜内服。

2. 有伤脾败胃之弊,脾胃不健者慎用。

穿山甲

为脊椎动物鲮鲤科食蚁兽鲮鲤的鳞甲,产于广西、贵州、广东、云南、湖南、福建、台湾等地,以甲片入药。

【性味与归经】　性微寒,味咸;归肝、胃经。

【功效与主治】　具有活血消瘀,通经下乳,消肿排脓的作用。常用于治疗癥瘕积聚,乳汁不下,痈疽疮肿;以及跌打损伤,痹证和癃闭等病证。

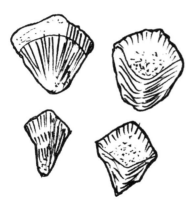

穿山甲

【炮制应用】

1. 生用　本品质地坚韧并有腥臭气，不易煎煮和服用，故生品一般不入饮片。

2. 炮制　炮山甲擅于消肿排脓、搜风通络作用，多用于痈肿疮毒、风湿痹痛。

3. 醋制　醋制品通经下乳力强，多用于闭经不通、乳汁不下等。

【鉴别应用】　穿山甲（代）与王不留行，见第 409 页。

【配伍应用】　穿山甲（代）配王不留行，见第 409 页。

【现代药理研究】

1. 化学成分研究　穿山甲含硬脂酸，胆甾醇，N-丁基-二十三（碳）酰胺等，又含锌、钠、钛、钙、铅、硅、磷、铁、锰、铬、镁、镍、铜、钡、硼、铝、钼、锡等 18 种元素。水溶液含天冬氨酸，苏氨酸，丝氨酸，谷氨酸，甘氨酸，丙氨酸，半胱氨酸，缬氨酸，蛋氨酸，异亮氨酸，亮氨酸，酪氨酸，苯丙氨酸，赖氨酸，精氨酸，脯氨酸等 16 种游离氨基酸。还含挥发油和水溶性生物碱等。

2. 药理作用研究

（1）降低血液黏度　穿山甲片的水煎液有明显延长大白鼠凝血时间和降血液黏度的作用；有明显延长小白鼠凝血时间和降低血液黏度的作用。

（2）抗炎　穿山甲片的水提液、醇提液均有明显的抗巴豆油引起的小白鼠耳部炎症作用。

（3）穿山甲片中的环二肽 Ⅵ 和 Ⅶ 能够提高小白鼠常压缺氧的耐受能力。

（4）其他　有扩张血管、促进血液循环、抗癌、抗心律失常及促进核酸代谢等作用。

【临床应用】

1. 穿山甲治疗乳糜尿　以穿山甲（代）甲片适量或整个穿山甲（云内脏）置瓦片上焙焦干，研末，每次服 10～12 克，每日 3 次，黄酒冲服。此法治疗顽固性乳糜尿 2 例，收到佳效。

2. 穿山甲治疗溃疡久不敛口　以穿山甲（代）适量，砂子同炒至胖大呈黄色后，研成极细粉末，加入蜂蜜少许调成糊状，然后将其敷在疮面上，以干净纱布敷盖，胶布固定，每天换药 1 次。如创面脓液分泌过多，每天可换药 2 次。治疗 5 例，均在 10～30 天内痊愈。

3. 治疗腰椎骨质增生　穿山甲（代）40 克，白芥子 20 克，共为细末姜汁调匀，外敷腰椎增生处，纱布覆盖，加热敷，7 天为 1 个疗程。治疗 49 例，男 29 例，女 20 例，年龄 38－52 岁，病程 1～4 年，X 线摄片示腰椎退行性变。结果：24 例 1 个疗程后症状缓解，疼痛消失；23 例用药 2 个疗程后症状缓解，疼痛消失；2 例 3 个疗程后改善症状，疼痛消失。

4. 治疗产后缺乳　穿山甲 15 克，王不留行 20 克，猪蹄 3 个，同煮烂，饮汤食肉，2 天服完。观察 38 例，结果：用药 1～2 天，32 例产后 3 天内缺乳者乳汁量渐增多，2 例无明显增多，有效率 94.1%；4 例产后 6 天缺乳者，3 例用药 3～5 天后乳量增多,有效率75%。

5. 治疗前列腺增生症 ①穿山甲(代)片(炒),与肉桂按6∶4制成散剂。每日2次,每次10克,蜜水冲服,20天为1个疗程。治疗时间最短20天,最长90天,平均44天。共治45例,结果近期痊愈29例,占64.4%;好转13例,占28.9%;无效3例,占6.7%;总有效率为93.3%。治疗后35例患者增大的前列腺有不同程度缩小[39]。②另将炙穿山甲片研成细粉,加蜂蜜制成丸剂(每300克药粉内加蜂蜜200克),每丸重5克,含生药3克,治疗本病42例。全部患者均按每次1丸,每日2次口服,14天为1个疗程。结果:临床治愈27例,有效13例,无效2例。用药时间14~28天,平均19天。40例患者得以随访,随访时间6个月至4年,平均2.5年。随访结果:27例患者症状完全缓解,7例6个月后症状复发,重复用药1个疗程症状缓解,6例2年后复发,重复用药症状缓解。

6. 治疗扁平疣 山甲(代)炮透,研极细末,米酒调服,睡前服较宜。每次6克,5~10次为1个疗程,服药30天左右即可见效。治疗40余例,均在服药后30天左右疣体自行脱落,且不留痕迹,经年未见复发。

【用法与用量】 内服,一般6~10克,大剂量可用至15克。外用,研末撒或调敷。

【使用注意】

1. 痈疽已溃者慎用,久溃不敛者忌用。

2. 有耗气伤血之弊,虚人慎用或忌用。

三　棱

为黑三棱科多年生草本植物黑三棱等的块状根茎,产于江苏、河南、山东、江西、安徽等地,以干燥块状根茎入药。

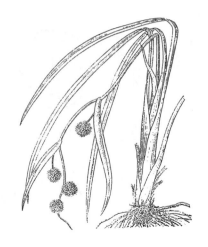

三棱

【性味与归经】 性平,味苦、辛;归肝、脾经。

【功效与主治】 具有破血行气,消积止痛的作用。常用于治疗癥瘕,积聚,闭经;也可用于食积脘腹胀痛及痰积癥肿瘰疬。

【炮制应用】

1. 生用 生品行气消积力强,多用于食积、气滞、脘腹胀痛。

2. 醋制 醋制后则重在入肝经血分,增强破血消癥作用,多用于瘀滞闭经、胁下癥块。

【鉴别应用】 三棱与莪术,二者均善破血行气、消积止痛,皆可用于治疗癥瘕积聚、闭经瘀阻、食积腹痛,常可相须为用,但二者的功效又有各自的特点。

三棱苦平泄降,偏作用于肝脾血分,破血之力较强;莪术辛散苦泄温通,偏作用于肝脾气分,破气消积之功为优。

【配伍应用】 三棱配莪术,二者均有破血祛瘀,行气消积止痛之功。但三棱长于破血中之气,破血之力大于破气;莪术善于破气中之血,破气之力大于破血。二药相须为用,破血祛瘀、行气消积止痛之力大增。适用于血瘀之闭经、痛经、腹中包块、心腹疼痛;跌打损伤之瘀阻肿痛;食积腹痛。

【现代药理研究】

1. 化学成分研究　含胡萝卜苷棕榈酸酯、β-谷甾醇棕榈酸酯、24-亚甲基环阿尔廷醇、6,7,10-三羟基-8-十八烯酸、香草酸、对羟基苯甲醛、α-棕榈酸单甘油酯、5-羟甲基糠醛、β-谷甾醇。

2. 药理作用研究

(1)抗凝血　用小鼠进行三棱活血作用实验,结果表明三棱水煎剂有抑制血小板聚集、延长血栓形成时间的作用,还有延长凝血酶原时间及部分凝血致活酶的趋势,降低全血黏度。

(2)其他　三棱可导致肠管收缩加强,紧张性升高,但其作用可被不同浓度的阿托品所拮抗;对离体兔子宫也有兴奋作用。

【用法与用量】　内服,一般 6～10 克,大剂量可用至 20 克。

【使用注意】

1. 三棱畏朴硝,一般不宜配伍使用。

2. 月经过多,孕妇忌用。

3. 苦泄破血力强,中病即止,久服伤正。

莪　术

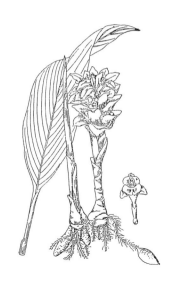

莪术

为姜科多年生宿根草本植物莪术的根茎,主产于广西、四川、浙江,江西、广东、福建、云南等地也产,以干燥根茎入药。

【性味与归经】　性温,味苦、辛;归肝、脾、胃经。

【功效与主治】　具有行气破血,消积止痛的作用;功近三棱而偏于入气分,行脾胃、消积行滞之功过之。常用于治疗积聚,心腹痛,癥瘕,闭经;也可用于宿食,瘿瘤,瘰疬等证。

【炮制应用】

1. 生用　生品行气消积力强,多用于食积胃痛、瘀滞腹痛。

2. 醋制　醋制后则重在入肝经血分,增强破血消癥作用,多用于瘀滞闭经、胁下癥块。

【鉴别应用】　莪术与三棱,见第 426 页。

【配伍应用】　莪术配三棱,见第 426 页。

【现代药理研究】

1. 化学成分研究　根茎含挥发油,油中含有莪术呋喃酮、表莪术呋喃酮、莪术呋喃烃、莪术双酮、莪术醇、樟脑、龙脑等。

2. 药理作用研究

(1)抗肿瘤　莪术油制剂在体外对小鼠艾氏腹水癌细胞、615 纯系小鼠的 L615 白血病及腹水型肝细胞癌等多种瘤株的生长有明显抑制和破坏作用。

(2)抗早孕　莪术根茎的醇浸膏及其有效成分(单萜类和倍半萜类化合物)对大鼠、小鼠有非常显著的抗早孕作用,对犬也有一定抗着床效果。

（3）抗菌　莪术挥发油试管内能抑制金黄色葡萄球菌、β-溶血性链球菌、大肠埃希菌、伤寒杆菌、霍乱弧菌等的生长。

（4）升高白细胞　小鼠腹腔注射莪术油及莪术醇，连续 8 天后，可明显对抗由腹腔一次注射环磷酰胺所引起的白细胞减少，并促进白细胞回升，提示莪术有一定的升高白细胞作用。

（5）对心血管的作用　莪术有显著增加股动脉血流量的作用，血流量峰值增加 252%，用药 10 分钟后血流量增加 36.0%，血管阻力减少 66.4%。

（6）其他　离体兔肠试验发现，低浓度莪术，使肠管紧张度升高，高浓度时，反而使肠管舒张。近年来，还发现莪术有抗凝血、抗氧化和保肝等活性。

【用法与用量】　内服，一般 6～10 克，大剂量可用至 30 克。

【使用注意】

1. 月经过多，孕妇忌用，虚者慎用。

2. 有耗气伤血之弊，中病即止，不宜久服。

水　蛭

为环节动物水蛭科宽体金线蛭、茶色蛭和日本蛭的干燥全体，全国各地均产，以干燥全体入药。

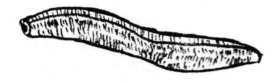

水蛭

【性味与归经】　性平，味咸、苦；有毒；归肝、膀胱经。

【功效与主治】　具有破血逐瘀，散癥通经的作用。常用于治疗癥瘕，积聚，蓄血证；以及血瘀闭经，跌打损伤，瘀血肿痛，血瘀等。

【炮制应用】　临床多生用或微火炙黄。

【鉴别应用】　水蛭与虻虫，二者作用基本相近，均有强烈的破血散瘀消癥的作用，皆可用于治疗癥瘕痞块、血瘀闭经、蓄血发狂、跌打损伤、筋伤骨折、瘀肿青紫作痛等病症。但水蛭作用较虻虫缓和而持久，临床应用较广，为妇科逐瘀通经，内科破血消癥，外伤科活血消肿的要药，而虻虫作用较为猛烈。

【配伍应用】　水蛭配虻虫，二者均有强烈的破血消瘀散癥作用，但水蛭偏于破血逐瘀、消坚散积，作用较虻虫缓和而持久，治病在下；虻虫偏于行经络、通血脉，药力较猛，治病在上。二药相须为用，具有很强的蚀死血、祛恶血之功，并可使药力发挥既迅速而持久。适用于瘀血重证而体质不虚者，如癥瘕痞块、血瘀闭经、蓄血发狂、跌打损伤、筋伤骨折、瘀肿青紫作痛等。

【现代药理研究】

1. 化学成分研究　主要成分为大分子类化合物，如水蛭素、肝素、组胺、吻蛭素、氨基酸等。水蛭中也含有糖脂类、蝶啶类、甾体类和羧酸酯类等多种小分子类物质。氨基酸总含量占水蛭干重的 49% 以上；新鲜水蛭唾液中含有一种抗凝血物质水蛭素；另外水蛭还含有人体必需元素钠、钾、钙、镁、铁等。

2. 药理作用研究

（1）抗凝血和抗血栓　水蛭的醇提取物抑制血液凝固的作用，强于虻虫、蝱虫、桃仁等；醇制药作用强于水制剂；水蛭素是凝血酶抑制剂，抑制凝血酶同血小板的结合，抑制血小板受凝血酶刺激的释放，并能使凝血酶与血小板解离；水蛭素对实验性血栓形成有明显的抑制血栓形成作用；对溶解溶血酶所致实验性静脉血栓有溶栓作用。

（2）降低血脂　水蛭对胆固醇、三酰甘油的升高有较好的抑制作用。

（3）对实验性脑血肿及皮下血肿的影响　水蛭可促进实验性家兔急性脑出血的血肿吸收，减轻脑组织周围炎症反应及水肿，缓解颅内压升高，改善局部循环，有利于神经功能的恢复；对兔耳局部的实验性血肿也有促进吸收作用。

（4）对实验动物终止妊娠的作用　水蛭对小鼠各个时期妊娠，包括着床和妊娠早、中、晚期都有终止妊娠的作用；终止妊娠的百分率是随着剂量的增加而增加的。不同途径给药，皮下注射、腹腔注射、肌内注射和灌胃均有抗早孕效果。

（5）对心血管系统的作用　水蛭素能对抗凝血酶所致的离体蛙心收缩力增强作用。

（6）其他　具有抗细胞凋亡、抗肿瘤、抗炎、抗纤维化等作用。

【临床应用】

1. 水蛭治疗高脂血症　水蛭烘干打粉，用空心胶囊装服，每次 1 克，每日 3 次，用温开水送服，30 天为 1 个疗程，2 个疗程后观察结果。共治疗高脂血症患者 78 例，其中单纯高胆固醇血症 24 例，单纯高三酰甘油血症 28 例，二者均高 26 例。治疗后，胆固醇由治疗前的 6.14 ± 1.14 毫摩/升降至 5.68 ± 1.13 毫摩/升，三酰甘油由治疗前的 2.11 ± 0.31 毫摩/升降至治疗后的 1.64 ± 0.11 毫摩/升，治疗前后比较均存在显著性差异。

又报道，取水蛭粉每晚服 3～5 克，开水送服，30 天为 1 个疗程。治疗本病 25

例，1～3 个疗程后，胆固醇、三酰甘油、P-脂蛋白均有明显降低，尤其对三酰甘油的效果更为显著，有效率为 91％。

2. 水蛭治疗肾病综合征　在应用激素的基础上，每日加水蛭粉 3 克口服，至第 3 周增至 4.5 克，4 周为 1 个疗程。共治疗肾病综合征 10 例，完全缓解者 8 例，部分缓解者 2 例。水蛭为破血逐瘀、消癥软坚药，以水蛭粉配合激素，分阶段治疗，对加强利尿消肿、消除蛋白尿、减少激素反跳现象有一定效果。

3. 水蛭治疗慢性肾小球肾炎　对 32 例慢性肾小球肾炎患者，其中病程最短者 4 月，最长者 13 年；慢性肾炎普通型 14 例，高血压型 7 例，肾病综合征I型 4 例，II型 7 例，均系采用其他中药治疗一个月以上无效者，加服水蛭粉 1.5～2 克，每日 2 次，15 天为 1 个疗程。治疗 45 天后，完全缓解者 4 例，基本缓解者 7 例，好转 15 例，无效 6 例。认为水蛭粉之所以能利尿、消蛋白尿，可能与水蛭的蛋白、水蛭素、组胺样物质，具有抑制血小板凝聚、激活血中纤溶系统、改善微循环、增加肾的血流量作用有关。

4. 水蛭治疗脑梗死　每次口服水蛭液 10 毫升（含生药 3 克），每日 3 次，30 天为 1 个疗程，治疗脑梗死 50 例，痊愈 10 例，显效 28 例，好转 11 例，无效 1 例。复查脑血流图改善者占 87％，头颅 CT 好转率为 66.5％，恢复正常者占 14.2％。

5. 水蛭治疗肺源性心脏病　对本病急性发作的 130 例患者，除常规治疗外，对其中 63 例加服水蛭粉，每次 1 克，每日 3 次。另 67 例不加服水蛭粉为对照组，治疗 2 周后，观察组有效率为 90.5％，对照组为 22.4％，且观察组在症状改善及血气分析、血液黏度、甲皱与球结膜微循环检查等方面均优于对照组，有显著性差异。

6. 水蛭治疗肝硬化　以水蛭末每服 5 克,每日 2 次,并配合中药汤剂,治疗 1 例肝硬化并胆石症手术后黄疸患者,共服水蛭 1500 克,基本痊愈。

7. 治疗前列腺肥大　以水蛭粉 1 克,每日 3 次,装胶囊服。20 天为 1 个疗程,停用 1 周后行第 2 个疗程,总疗程 3~9 个。同时让患者不要憋尿,保持大便通畅;治疗 21 例,显效 16 例,有效 5 例。据观察,本品对 50 多岁患者效果较好,而年龄大、病程长者,取效较慢。未发现任何不良反应。

【用法与用量】　内服,一般 3~6 克,大剂量可用至 10 克。以丸散剂为佳。

【使用注意】

1. 体弱血虚、无瘀血蓄积及孕妇忌用。
2. 破血力猛,中病即止,久服伤血。

虻　虫

为虻科昆虫复带虻、鹿虻等雌虻虫的干燥全体,全国各地均有产,而以畜牧区最多,以干燥的雌虻入药。

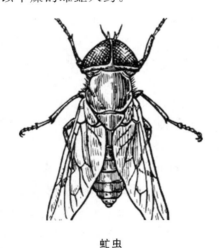

虻虫

【性味与归经】　性微寒,味苦;有小毒;归肝经。

【功效与主治】　具有破血逐瘀,散癥通络的作用;功近水蛭而急猛之性过之。常用于治疗癥瘕,积聚,蓄血证,以及跌打瘀血肿痛等证。

【炮制应用】　临床多生用或炒用,功用基本相同。

【鉴别应用】　虻虫与水蛭,见第 428 页。

【配伍应用】　虻虫配水蛭,见第 428 页。

【现代药理研究】

1. 化学成分研究　主要含有蛋白质、多肽、多糖、脂肪酸,还含胆固醇及钙、镁、磷、铁、钴、铜、锰、锶、锌、铝等 24 种无机元素。

2. 药理作用研究

(1)抗凝　虻虫在体外有较弱的抗凝血酶作用,体外和体内均有活化纤溶系统的作用。还具有抗血小板聚集、影响血液流变性等作用。

(2)对小肠功能的影响　虻虫水煎剂对小鼠离体回肠运动有明显抑制作用。

(3)抗炎、抗肿瘤　虻虫具有抗炎镇痛、抗肿瘤等功效。

(4)其他　虻虫对家兔离体子宫有兴奋作用,对内毒素所致肝出血性坏死病灶的形成有显著的抑制作用,虻虫醇提取物有溶血作用。

【临床应用】　虻虫治疗心绞痛,虻虫 6~12 克,陈皮 12 克;气虚者加党参 15 克,阴虚者加玉竹 12 克。水煎服,每日 1 剂,30 天为 1 个疗程。治疗心绞痛发作 18 例,其中合并高血压 8 例,心肌梗死 1 例,心律不齐 3 例。使用本方治疗 1 个疗程 12 例,2 个疗程以上者 6 例。结果:心绞痛显效 12 例,好转 6 例,总有效率为 100%。心电图显示:显效 6 例,改善 7 例,无效 5 例,总有效率为 72.2%。

【用法与用量】　内服:2~6 克,大剂

量可用至 10 克。

【使用注意】

1. 气血虚甚、形质瘦损及孕妇忌用。

2. 为破血逐瘀之急猛峻品，不宜多用

久用。

（黄飞燕　伍志勇）

参 考 文 献

[1] 赵复国.怎样理解头痛必用川芎？临床如何运用？[J].中医杂志,1996(1):57.

[2] 张和平.川芎治疗功能性子宫出血 29 例[J].陕西中医,1990(4):150.

[3] 雷载权,张廷模.中华临床中药学（下册）[M].北京：人民卫生出版社,1999:1142.

[4] 赵国平,戴慎,陈仁寿.中药大辞典（上册）[M].上海：上海科学技术出版社,2006:643.

[5] 徐树楠.中药临床应用大全[M].石家庄：河北科学技术出版社,1999:419.

[6] 姚轶尘,沈土鉴.益母草治疗急性肾小球性肾炎 80 例临床观察[J].中医杂志,1966(4):26.

[7] 李秀珍.缩宫灵治疗妇产科出血性疾病 100 例疗效观察[J].中医杂志,1990(7):47.

[8] 徐树楠.中药临床应用大全[M].石家庄：河北科学技术出版社,1999:443.

[9] 王翠娥,王不留行治疗带状疱疹[J].山东中医杂志,1983(2):42.

[10] 孙光卿."蒲留饮"治愈 28 例乳腺炎[J].江西中医药,1986,17(2):46.

[11] 高耀洁,张世平,侯家欣,等.中药牛膝扩张宫颈——附 128 例报告[J].新医学,1987,18(5):247.

[12] 孟动玲.门九章教授运用怀牛膝经验[J].中医研究,2014,27(4):36-37.

[13] 姜经典.牛膝甘草汤治疗麻疹合并喉炎 119 例临床观察[J].中级医刊,1987(9):48-49.

[14] 陈振智.红蓝花酒治产后腹痛[J].浙江中医杂志,1986,21(7):302.

[15] 张清和.红花甘草散外敷治疗注射引起静脉炎 69 例[J].浙江中医杂志,1988,23(6):277.

[16] 纪同华,曹子群.红花为主治疗十二指肠球部溃疡 12 例[J].山东中医杂志,1985(4):20.

[17] 石先洲,石习功.桃仁雄黄苷外用为主治女阴瘙痒症效佳[J].新中医,1987,9(10):32.

[18] 赵国平,戴慎,陈仁寿.中药大辞典（下册）[M].上海：上海科学技术出版社,2006:2542.

[19] 吴建平,王乐先,肖爱英.单味桃仁治疗外伤性胸痛[J].山东中医杂志,1997(3):43.

[20] 王秀献,张书芳,杨炜平.血竭膏外敷治疗偏头痛[J].国医论坛,1992(3):36.

[21] 李若钧.金锁固精丸加血竭治疗滑精临床观察[J].山西中医,1994(5):46.

[22] 赵国平,戴慎,陈仁寿.中药大辞典（上册）[M].上海：上海科学技术出版社,2006:1279.

[23] 姜荣昭.血竭外用治疗宫颈糜烂 58 例[J].江苏中医,2000(1):19.

[24] 贺禄宜.姜黄治疗高脂血症 90 例疗效观察[J].人民军医,1980,(9):42.

[25] 张东华,张恕,周红.10%姜黄酊治疗囊虫病 56 例[J].中国中西医结合杂志,2002(12):898.

[26] 罗振麟.郁金粉治疗传染性肝炎 33 例报告[J].江西中医药,1960(12):21-23.

[27] 马胜兴,姜成田,钱振淮,等.郁金治疗过早搏动 56 例疗效观察[J].北京中医,1984(3):18-19.

[28] 刘有富.郁枣泥塞鼻治疗乳痈[J].江苏中医杂志,1982(3):35.

[29] 方观杰.延胡木金散治疗急慢性腰扭伤 321 例[J].浙江中医杂志,1988,23(3):114.

[30] 马胜兴,钱振淮,陈可冀,等.延胡索治疗心律失常[J].北京医学,1984,6(3):176.

[31] 欧阳乐畅.延胡索乙素封闭治疗原发性枕大神经痛 151 例[J].中西医结合杂志,1990(9):562.

[32] 鄢声浩.生乳没外敷治急性阑尾炎 30 例临床小结[J].湖南中医杂志,1988,4(6):15.

[33] 洪允祥,鲍军,夏舜英,等.没药治疗高脂血症临床观察[J].中医杂志,1988(6):36-37.

[34] 连秀娜,张琳.没药防治冠心病[J].山西中医,2002(4):10.

[35] 李明道.穿山甲治疗乳糜尿[J].中医杂志,1987,28(3):184.

[36] 钱焕祥.穿山甲外敷治溃疡久不收口[J].山东中医杂志,1989,8(4):51.

[37] 于玲,于秀涛.穿山甲白芥子治疗腰椎增生[J].山东中医杂志,1999(5):41.

[38] 张芙蓉,黄玮,徐英.穿山甲及王不留行治疗产后缺乳38例体会[J].中国民间疗法,1997(4):48.

[39] 邹火根,章新扬,王雁飞,等.癃闭散治疗前列腺增生症的临床观察和药理实验[J].中医杂志,1982(7):29-31.

[40] 张英杰,王栋,张会清,等.中药穿山甲治疗前列腺增生症42例[J].中国中西医结合杂志,1997(10):627.

[41] 吴克振.穿山甲粉治疗扁平疣[J].中国民间疗法,2000(1):46.

[42] 王正红.单味水蛭粉治疗高脂血症78例疗效观察[J].天津中医,1998,15(1):25.

[43] 郑君莉.水蛭粉治疗高脂血症25例[J].新中医,1985,17(2):36.

[44] 王达平.水蛭治疗肾病综合征[J].中西医结合杂志,1989(3):155.

[45] 王纲,余承惠,郭惠芳.水蛭治疗慢性肾小球肾炎[J].中医杂志,1987,28(9):671.

[46] 陈建家.水蛭治疗脑梗死50例疗效观察[J].江苏中医杂志,1987,8(4):155.

[47] 洪用森,潘家宁,孟丽娜,等.水蛭粉用于"肺心病"[J].浙江中医杂志,1982,17(3):101.

[48] 黄振中.水蛭的临床应用[J].湖北中医杂志,1985(3):13.

[49] 魏世超.水蛭治疗前列腺肥大症[J].中医杂志,1993(4):198-199.

[50] 魏振装.虻虫复方治疗心绞痛18例临床疗效和实验研究[J].北京中医学院学报,1982,(4):31.

第*17*章　补益药

第一节　补气药

人　参

为五加科多年生草本植物人参的根；主产于我国东北各省，而以吉林抚松县产量最大，质量最好，因而称吉林参；以干燥块根入药。

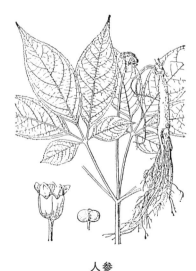

人参

【性味与归经】　性微温，味甘、微苦。归脾、肺经。

【功效与主治】　具有大补元气，补益脾肺，生津止渴，宁神益智的作用。常用于治疗脱证，脾肺气虚证，以及津液不足、口渴思饮之消渴，心气不足、心神失养之心悸怔忡、失眠健忘，肾虚阳痿，气虚外感，阳明腑实而正气不足者。

【炮制应用】　生晒参与红参作用基本相似，可以互用。习惯上生晒参偏于补气生津，多用于津伤口渴，消渴等。红参偏于益气补血，多用于气血虚亏及阳痿患者。

【鉴别应用】

1. 人参与党参、太子参　三者均有益气的作用，皆为治疗脾肺气虚的常用药，但三者的功效及临床应用又有一定的区别。

人参补气力量最强，长于大补元气、固脱复脉，善于治疗气虚欲脱、脉微欲绝之证；又可安神益智，常用于治疗心神不安、失眠多梦。党参补气之力不及人参，其特点是偏于补中益气，对于脾胃气虚之四肢倦怠无力、食欲缺乏、大便溏泄者为首选药。太子参补气之力虽不及人参，但长于补气生津，气阴两虚者用之最宜。

2. 人参与西洋参　二者同属名贵药材，均为补气药之佳品。但二者的功效及临床应用又有各自的特点。

人参偏温,有益气助阳之性,气虚欲脱者可挽救于垂危,对脾肺气虚者有很强的补益作用。西洋参甘寒,长于益气养阴,又有清火生津之效,对于热病伤阴、口干舌燥、阴虚火旺、喘咳带血者用之最良。

【配伍应用】

1. 人参配黄芪　人参善补五脏之气,补气而兼能养阴,守而不走;黄芪善走肌表,补气兼能助阳,走而不守。二药相须为用,具有很强的补气助阳作用。脾胃虚弱者用之以鼓舞中气,肺虚卫弱者用之以补气固表;心虚气怯者用之以补心助脉。适用于一切气虚不足之证。

2. 人参配白术　人参大补元气,尤善补脾肺之气;白术健脾燥湿。人参重在补元气,白术偏于补脾胃中气。二药相须为用,补气健脾之力更强,且使中气、元气相互资生。适用于脾胃气虚之食少、便溏、乏力,久病虚弱者。

3. 人参配蛤蚧　人参大补元气,健脾补肺力佳;蛤蚧为血肉有情之品,长于益肾填精、温肾纳气。二药相须为用,取金水相生之意,共奏肺肾双补、纳气定喘之功。适用于肺肾两虚或肾不纳气之喘咳。

4. 人参配莲子　人参善补五脏之气,有益气安神之功;莲子既能补益,又可收涩,具有补脾止泻、益肾固精、养心安神之功。二药配用,共奏健脾涩肠止泻、益气养心安神之功。适用于脾虚气弱之泄泻、便溏、纳差,心气虚弱之心悸失眠等。

5. 人参配鹿茸　人参大补元气,能补气生津;鹿茸峻补肾阳,益精血,强筋骨。二药配用,能使气血阴阳兼顾,但长于益气壮阳,其力刚雄,为峻补之品。适用于先天不足,或后天劳倦,或年高体衰而见形体羸弱、腰膝酸软、四肢发凉、精神疲惫、耳鸣耳聋等;男子阳痿、遗精、早泄;女子宫冷不孕。

6. 人参配当归　人参为气分药,补气之力最峻;当归为血分药,功专养血活血。二药相用,以人参益气固脱为主,少佐当归引入血分,可收益气摄血之功;适用于骤然出血而致的自汗频频、气短脉微之危象。另外,人参配当归,能补心气而养心血,通心脉而化瘀滞,共奏补气养血、活血化瘀之功。适用于心气不足、心血瘀滞之心悸、胸闷胸痛、甚则面唇指甲青紫;气血两虚之头晕心悸、失眠、健忘等。

7. 人参配阿胶　人参甘温,长于补气健脾益肺;阿胶甘平,善补血止血、滋阴润肺、益肾柔肝。二药配用,一方面以阿胶滋水生金,人参益气补肺,共奏滋肾润肺之功;另一方面,以人参健脾益气,阿胶养血柔肝,共达健脾柔肝、养血止血之效。适用于肾阴虚兼肺气不足之咳喘无力、痰中带血、颧红盗汗、腰膝酸软等;气血不足之头晕、心悸、气短、健忘等;脾不统血之月经过多、崩漏等。

8. 人参配熟地黄　人参为补气要药,性主动属阳;熟地黄为补血良品,性主静属阴。二药配用,气血双补,阴阳兼顾,动静结合。气足则能生血、行血,血足则能助气、化气,二者相辅相助,具有较强的补气养血之功。适用于气血两虚之头晕、心慌、失眠、健忘、月经过多、闭经、不孕等。

9. 人参配麻黄　见第4页。

10. 人参配升麻　见第45页。

11. 人参配葶苈子　见第174页。

12. 人参配附子　见第265页。

13. 人参配三七　见第391页。

14. 人参配丹参　见第403页。

15. 人参配诃子　见第504页。

【现代药理研究】

1. 化学成分研究　人参的主要成分为皂苷类、糖类,在临床上发挥主要的药理作用。其次,人参中的活性成分、有机酸及其酯、甾醇及其苷、黄酮类、木质素、无机元素及维生素类等,亦发挥一定的药理作用。

2. 药理作用研究

(1)抗肿瘤　人参皂苷类具有很强的抑制肿瘤细胞增殖作用,以及诱导肿瘤细胞凋亡作用。人参的乙醚提取液对肿瘤细胞有明显抑制作用。

(2)保护心脑血管　人参皂苷具有明显抑制二磷腺苷诱导的血小板聚集、提高包括超氧化物歧化酶(SOD)、谷胱甘肽过氧化物酶在内的多种酶的活性、保护心肌细胞、减少胆固醇的积累等作用。

(3)减少肝损伤　人参皂苷可以提高SOD活力,增强人体对氧自由基的清除作用,保护生物膜,起到保护肝细胞的作用。人参多糖能够抑制由于 CCl_4 所引起的血清中谷丙转氨酶、谷草转氨酶的水平升高以及肝组织坏死,这主要与人参多糖中的成分能够诱导抗氧化酶水平的升高有关。

(4)抗病毒及辅助免疫　人参皂苷 Re 可以提高 H_3N_2 型流感病毒模型小鼠血清中 IgG、IgG1 等免疫球蛋白和淋巴细胞的免疫活性,提高疫苗对病毒的免疫作用。人参皂苷 Rg1 能增加正常小鼠脾、胸腺的质量,增强巨噬细胞的吞噬功能,同时能提高正常大鼠血清中 IL-2 及补体 C3、C4 的水平。

(5)对内分泌的作用　人参可以对垂体分泌促性腺激素进行促进,使大鼠的性成熟过程得以加速,或者是使性已成熟的雌性大鼠的动情期得以延长,将卵巢摘除后该作用便立即消失。并能够产生显著的抗应激作用,能够对小鼠肾上腺、脾、胸腺、甲状腺等器官在应激反应中质量的变化进行抑制。

(6)抗衰老　人参皂苷通过改变细胞周期调控因子的表达、提高小鼠抗氧化物酶活性和成纤维细胞活性、增加免疫器官

质量等途径来达到抗衰老作用。

(7)其他　人参皂苷能够对血压、心肌产生双向调节的作用。人参皂苷能增强消化、吸收功能。人参多糖能够通过改变与糖和蛋白质分子代谢途径有关的酶的活性,以控制血糖和血脂浓度。人参多糖具有抗疲劳作用,可以消除疲劳。

【临床应用】　治疗心律失常,将人参切成 0.5～1 毫米的饮片,每日早晨或晚上临睡前取 1 片,置口中慢慢含服,治疗阶段每日含 2 片,巩固阶段每日含 1 片。10 天为 1 个疗程。共治疗 25 例心律失常,取得显著疗效。

【用法与用量】　内服,一般 6～9 克,大剂量可用至 30 克。

【使用注意】

1. 作汤剂宜另煎兑服,多入丸散剂,固脱宜大剂量浓煎服。

2. 甘温性升,如肝阳上亢、肺热痰多、火郁内热及湿阻热盛者,均忌用。

3. 人参反藜芦、畏五灵脂,一般不宜配伍。

4. 本品因产地和加工方法不同,名称及功效亦有区别。野生者称野山参,补力较大,人工培植者称园参,补力较差;产于吉林、辽宁者,称吉林参、辽宁参;产于朝鲜者称高丽参、别直参,补气之力较优;产于美国者称西洋参,补气补阴之力较强;产于中国台湾者称台参,补气之力与辽参相似。未加工直接晒干者称生晒参,补气力佳,蒸熟后晒干者称红参,补力略次。煮后再入糖汁浸润晒干,称白参或糖参,补力较差。根须称参须,补力更次,用时应鉴别之。

党　参

为桔梗科多年生草本植物党参及同属多

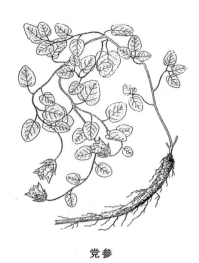

党参

种植物的根,原产于山西上党,现我国北方各省及大多数地区均有栽培,以干燥根入药。

【性味与归经】 性平,味甘;归脾、肺经。

【功效与主治】 具有补中益气,养血生津的作用。常用于治疗正气不足、脾胃虚弱、血虚津伤之证,以及气虚外感、正虚里实之便秘。

【炮制应用】

1. 生用 生品擅于益气生津,多用于肺气亏虚、气血两亏、津气两伤。临床多生用。

2. 炒用 炒制品以补气健脾作用力强,多用于脾胃虚弱之食少、便溏及中气下陷等证。

【鉴别应用】

1. 党参与黄芪 二者均为常用的补气药,皆可用于治疗脾肺气虚之证,但二者的功效及临床应用又有一定的区别。

党参性味甘平,不温不燥,其补气之力不及黄芪,但补气之中兼能益阴养血,临床上气虚及气阴(血)两虚者皆可用之。黄芪性味甘温,其补气之力较强,补气兼能升阳举陷,气虚及气阳两虚者均可使用,尤善治疗中气下陷之脱肛、子宫下垂、胃下垂等;黄芪尚有益气固表、利水消肿、托疮生肌之

作用,常用于治疗气虚自汗、气虚水肿及痈疽肿毒久不溃脓或久溃不敛口者。

2. 党参与人参、太子参 见第433页。

【配伍应用】 党参配伍应用与人参配伍应用相同,唯党参补气作用较人参弱,见第434页。

【现代药理研究】

1. 化学成分研究 党参的主要活性成分有糖类、苷类、甾醇类、生物碱,在临床上发挥主要的药理作用。其次,党参中的活性成分三萜、无机元素、氨基酸等,亦发挥一定的药理作用。

2. 药理作用研究

(1)血液及造血系统 党参具有增加血红蛋白含量的作用,能使血液浓度增高;具有改善机体微循环的作用,可明显改善机体血液流变学,降低红细胞的硬化指数,并对体外试验性血栓的形成有明显的抑制作用。

(2)中枢神经系统 党参脂溶性和水溶性提取物均对家兔的中枢神经有抑制作用。党参能提高学习记忆能力,并能同时提高人左右脑的记忆能力。

(3)消化系统 党参多糖有明显的抗溃疡作用,对毛果芸香碱引起的胃酸增多有明显的抑制作用;党参具有抗大鼠胃黏膜损伤的作用。

(4)内分泌系统 党参水煎液,能显著升高小鼠血浆皮质酮水平,党参的Ⅱ、Ⅲ、Ⅴ提取部分经静脉注射给药,亦能升高小鼠血浆皮质酮水平。

(5)其他 党参能增强机体的免疫功能;有祛痰、止咳、平喘作用;有降血脂、抑制血小板聚集和抗凝血作用;有保肝、醒酒;有抗炎、抗癌、抗突变、降低血糖、调节免疫的作用。

【临床应用】

1. 治疗造血功能障碍 以潞党参花

粉 16 克（1 日量），分 2 次温开水冲服，连服 30 天为 1 个疗程。用上方治疗因化（放）疗所致的造血功能障碍 41 例，其中白细胞减少者 26 例，治疗后显效 23 例，有效 2 例，无效 1 例；贫血 10 例，治疗后显效 6 例，无效 4 例；血小板减少 5 例，治疗后显效 4 例，无效 1 例。

2. 治疗功能性子宫出血　以党参 30～60 克，水煎，早晚分服。于月经期或行经第 1 天开始连续服药 5 天。用上方治疗功能性子宫出血 37 例，结果痊愈 5 例，显效 14 例，有效 10 例，无效 8 例。

【用法与用量】　内服，一般 6～15 克，大剂量可用至 30 克。

【使用注意】

1. 中满邪实及气火实盛者忌用。

2. 反藜芦，畏五灵脂，一般不宜配伍。

太子参

为石竹科多年生草本植物异叶假繁缕的块根，主产于江苏、安徽等地，现多系人工栽培，以干燥块根入药。

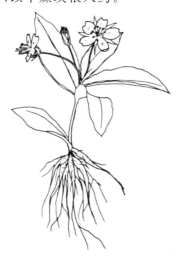

太子参

【性味与归经】　性平，味甘；归脾、肺经。

【功效与主治】　具有补气健脾，生津润肺的作用。常用于治疗脾虚体倦，食欲缺乏，病后虚弱，气阴两伤，自汗口渴，肺燥干咳等症。

【炮制应用】　临床多生用。

【鉴别应用】　太子参与人参、党参，见第 433 页。

【配伍应用】　太子参配伍应用与人参配伍应用基本相同，唯太子参之力较人参弱，见第 434 页。

【现代药理研究】

1. 化学成分研究　从太子参中分离得到氨基酸类、糖类、核苷类、脂肪酸、挥发油类、皂苷类、环肽类、甾醇类等多种有效成分，并呈现出多方面的药理活性。除此之外还有微量元素、醇酸酯类、磷脂等活性成分。

2. 药理作用研究

（1）保护心肌　太子参能保护心肌，其作用机制可能与一氧化氮合酶的表达和影响细胞因子有关。

（2）增强机体免疫功能　太子参中的苷类和多糖是其发挥免疫增强作用的有效成分。太子参多糖粗提物可以增加小鼠免疫器官重量，促进非特异性免疫功能。

（3）抗氧化　太子参醇提物能降低自然衰老模型大鼠血清、肝等组织中的丙二醛含量，提高超氧化物歧化酶和谷胱甘肽过氧化物酶的活力，具有清除氧自由基和抗脂质过氧化作用。

（4）降血糖　太子参水提物可以提高血清超氧化物歧化酶水平，降低丙二醛含量，改善机体对胰岛素敏感度，而达到降血糖的作用。

（5）改善记忆 太子参改善记忆的作用可能与其具有的抗氧化和改善脑缺血等作用有关。

（6）其他 太子参能够提高小鼠的抗应激能力，增强机体对周围恶劣环境的适应能力。太子参中的肌-肌醇-3-甲醚有较强的镇咳作用；糠醇类成分有较强的抗菌作用；太子参皂苷A有抗病毒作用，特别对疱疹病毒活性最强。

【临床应用】 太子参治疗充血性心力衰竭，太子参、丹参、葶苈子、车前子各30克，水煎服，1日1～2剂，症状缓解后2～3日1剂。辅助治疗充血性心力衰竭有良好疗效。

【用法与用量】 内服，一般10～30克，大剂量可用至60克。

【使用注意】 邪盛无虚者慎用。

黄 芪

为豆科多年生草本植物黄芪和内蒙古黄芪的根；黄芪主产于山西、甘肃、黑龙江、内蒙古等地，内蒙古黄芪主产于内蒙古、吉林、河北、山西等地；均以干燥根入药。

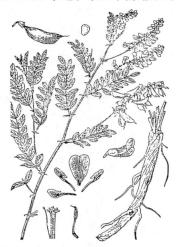

黄芪

【性味与归经】 性微温，味甘；归脾、肺经。

【功效与主治】 具有补气升阳，固表止汗，托疮生肌，利水消肿的作用。常用于治疗脾胃气虚，气衰血少，血痹虚劳，崩漏，阴挺，脱肛，久泻久痢，中风瘫痪，卫虚不固之自汗盗汗，正气虚弱之疮疡肿毒、风湿、水肿；也可用于消渴，黄疸，白浊等证。

【炮制应用】

1. 生用 生品擅于固表止汗、利水消肿、托毒排脓，多用于表虚自汗、体虚感冒、气虚水肿、疮疡难溃或久溃不收等。

2. 炒用 炒后健脾益气力强，偏于温补，有温阳作用，多用于治疗脾胃气（阳）虚或中气下陷之证。

3. 蜜炙用 蜜炙黄芪偏于补气润燥，重在补益肺气，多用于肺虚气短等。

【鉴别应用】 黄芪与党参，见第436页。

【配伍应用】

1. 黄芪配白术 黄芪善补脾肺之气而固表、利水；白术善健脾补中而止汗、燥湿，二药相须为用，肺脾兼顾，既增加其健脾燥湿之力，又有补肺益卫固表之功。适用于肺脾气虚之食少、短气、动则喘促；脾虚湿盛之水肿、痰饮等；气虚卫外不固之自汗。

2. 黄芪配附子 黄芪甘温益气，既可走里而补肺健脾，又可行外而实卫固表；附子大辛大热，补火助阳，回阳救逆，既能助心肾之阳，又温中焦脾阳。黄芪入肺，附子入心，二药配用，两补心肺，具有温阳益气，助卫固表之功，多用于治疗阳虚自汗证。黄芪又入脾，扶中州而利水湿；附子入肾，补元阳、温脾阳而化阴水；合而用之，能脾肾同治，补火生土，多用于治疗脾肾阳虚、水湿内停之水肿、小便不利等。

3. 黄芪配当归 黄芪甘温,长于补气助阳,气旺以生血;当归甘平柔润,功专补血,血足以载气。二药相须为用,补气养血之力倍增。适用于气血两虚之证,妇人经期、产后血虚发热之证,气血不足、疮疡久溃不愈者。

4. 黄芪配浮小麦 黄芪甘温,入中益气,入表固卫,能固护卫阳而止汗;浮小麦甘凉,入心经,敛心液而止汗,质轻而浮,又固表止汗。二药配用,标本兼顾,擅于益气固表,敛液止汗,适用于气虚自汗证。

5. 黄芪配麻黄根 黄芪甘温,具有益气升阳、固表止汗、利水消肿之功;麻黄根甘平,善走表固卫而止汗出。二药配用,麻黄根既助黄芪以止汗,又引黄芪达卫分、走肌表,共奏益气固表止汗之功,适用于气虚自汗证。

6. 黄芪配人参 见第 434 页。

7. 黄芪配茯苓 见第 314 页。

8. 黄芪配麻黄 见第 2 页。

9. 黄芪配防风 见第 16 页。

10. 黄芪配升麻 见第 45 页。

11. 黄芪配金银花 见第 100 页。

12. 黄芪配地龙 见第 286 页。

13. 黄芪配牡蛎 见第 298 页。

14. 黄芪配防己 见第 351 页。

15. 黄芪配桑螵蛸 见第 513 页。

【现代药理研究】

1. 化学成分研究 从黄芪中分离到的活性成分有挥发性有机化合物、非挥发性有机化合物、多糖类、皂苷类、黄酮类,此外还有无机元素、生物碱类、氨基酸类等活性成分。

2. 药理作用研究

(1)免疫调节 增强机体免疫功能已成为黄芪的主要药理活性。

(2)心血管系统 黄芪对因中毒或疲劳而衰竭的心脏具有良好的强心作用。

(3)抗肿瘤 黄芪皂苷提取物通过调节各种癌症信号通路,与特定的转录分子相互作用,在胃肠道炎症和癌症发生发展过程中起到很好的保护作用。

(4)消化系统 黄芪总皂苷能抑制脾虚大鼠胃黏膜损伤和改善黏膜血流量。

(5)神经系统 黄芪皂苷可以改善大脑退行性病变,对全脑再灌注损伤和局部病灶缺血有显著的治疗作用。

(6)其他 增强骨髓造血功能,促进机体代谢,增强性腺功能,延缓衰老,抗菌作用,抗溃疡作用,抗辐射作用,利尿作用,防治糖尿病视网膜病。

【临床应用】

1. 黄芪降血压时应注意哪些事项 现代药理研究表明,黄芪具有明显的降血压作用,在临床应用时确实能收到良好的效果,但是如果应用不当,不仅不能发挥降压的作用,反而适得其反,使血压上升。临床医师往往害怕这一点,在治疗高血压病时不敢轻易应用黄芪。其实,只要在临证时注意到以下几点,便会达到理想的效果。

(1)掌握好临床适应证:黄芪为补气要药,因此,应用黄芪治疗高血压时必须具气虚证的表现,如倦怠乏力、少气懒言、舌淡、脉虚无力等。对于高血压病临床辨证属气虚型、气血不足型者用之效果颇佳,气虚痰浊型者也可使用,而临床辨证属肝阳上亢、肝火上炎、肝风内动等证型者则不可使用。

(2)注意用量:黄芪具有双向调节作用,既可降压,也可升压。从大量的临床观察和古代医籍分析,黄芪的双向调节作用与用量有关,即重用黄芪则降压,轻用黄芪则升压。如清·王清任的补阳还五汤中黄芪用量 4 两,现在临床上用此方治疗中风后遗症,黄芪用量多 30 克以上,有的用量高达 120 克,如此大量应用则很少有升压之弊,可见黄芪重用可降压。而金·李东垣的补中益气汤中,黄芪的原方用量仅 1 钱,现在用补中益气汤升压,黄芪用量多在 15 克以下,可见黄芪轻用能升压。作者曾在杂志上见到的关于补中益气汤降压作用的报道,其方中黄芪的用量多在 30 克左右,其用量已超过原方的 10 倍,这又恰恰说明黄芪重用可降压。在临床上用黄芪治疗高血压时,用量必须在 30 克以上,气虚兼血瘀证者黄芪用量可增加。

(3)重视药物之间的配伍:用于治疗气阴两虚型的高血压时,黄芪需与滋补肾阴药如枸杞子、何首乌、熟地黄等配伍应用,黄芪的用量应稍大于滋阴药。治疗气虚血瘀型高血压时,黄芪需与活血化瘀药如丹参、川芎、红花等配伍应用,黄芪的用量需为活血化瘀药的 1 倍以上。治疗高血压而兼见颈项疼痛者,黄芪需与葛根配伍应用,黄芪与葛根的用量以 2:1 比较理想。

2. 黄芪治疗系统性红斑狼疮 以大剂量黄芪,每日 30 克、60 克、90 克煎服,疗程 2～12 个月。治疗本病 17 例,结果:显效 6 例,有效 11 例。大多数患者的临床表现好转与细胞免疫增强相一致,部分原已接受中、小剂量皮质激素无效者,加用黄芪后病情明显改善,并减少了激素的使用量。并认为,黄芪除利尿、抑菌、增强心肌收缩力、扩张血管、降低血压、解毒等作用外,还能增强机体的体液和细胞免疫功能,促进抗体合成,提高白细胞诱生干扰素的能力。

3. 黄芪用于预防感冒 以黄芪片观察感冒易感者 500 例。用法:每次 5 片(每片含黄芪 1 克),每日 3 次,或隔日水煎黄芪 15 克口服,10 日为 1 个疗程,间歇 5 天再进行下 1 个疗程。具有减少感冒发病次数、缩短感冒病程的效用。

4. 黄芪治疗萎缩性胃炎 以黄芪 30～60 克,莪术 10～15 克为主,水煎服,每日 1 剂。如以益气为主则佐以潞党参或太子参,以化瘀为主则加用当归、桃仁、红花、土鳖虫等。治疗慢性萎缩性胃炎等,可使病理变化获得逆转。并认为,黄芪能补五脏之虚,莪术善于行气、破瘀、消积,莪术与黄芪同用,可奏益气化瘀之功,病变往往可消弭于无形,从而使器质性病变之病理变化获得逆转。

5. 黄芪治疗急性病毒性心肌炎 黄芪 20 克,甘草 6 克,水煎 30 分钟,每日 1 剂,温服,连服 30 天。结果显效 25 例,有效 6 例,无效 1 例,总有效率 96.9%。

【用法与用量】 内服,一般 6～15 克,大剂量可用至 120 克。

【使用注意】

1. 黄芪可升阳助火,对内有实热、肝阳上亢、气火上冲或湿热气滞,或阳证疮疡及疮疡初起,或表实邪盛者,均忌用。

2. 虚证久服,可助火伤阴,用时宜慎。

白 术

为菊科多年生草本植物白术的根茎,主产于浙江、湖北、湖南、江西、福建、安徽等地也有栽培,以干燥根茎入药。

【性味与归经】 性温,味甘、苦;归脾、胃经。

【功效与主治】 具有补脾益气,燥湿利水,固表止汗的作用。常用于治疗脾胃气虚、中气下陷、气血不足之证,脾虚湿盛之痰饮、水肿,表虚不固之自汗盗汗等。

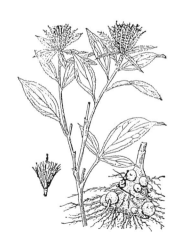

白术

【炮制应用】

1. 生用 生品擅于健脾燥湿、利水消肿,多用于水肿、痰饮、风湿痹痛。

2. 炒用 麸炒后能缓和燥性,健脾益气力强,多用于脾气虚弱、中气下陷、脾虚不运、脘腹痞满、表虚自汗、胎动不安等。炒白术健脾和胃止泻力胜,多用于脾虚食少,泄泻便溏。

【鉴别应用】 白术与苍术,见第183页。

【配伍应用】

1. 白术配白芍 白术甘苦而温燥,主入脾经,功专健脾燥湿,能助脾胃之健运以促生化之源,使气血充盛而诸疾无从以生;白芍酸寒而柔润,主入肝经,长于养血柔肝,能敛肝气,护肝阴、肝血,而令气不妄行。二药配用,共奏健脾柔肝之功。适用于脾虚肝旺之腹痛肠鸣、大便泄泻、食欲缺乏,或脘胁胀闷;也可用于经行乳房胀痛,月经不调等。

2. 白术配人参 见第434页。

3. 白术配黄芪 见第438页。

4. 白术配麻黄 见第3页。

5. 白术配葛根 见第47页。

6. 白术配苍术 见第184页。

7. 白术配鸡内金 见第193页。

8. 白术配厚朴 见第206页。

9. 白术配陈皮 见第208页。

10. 白术配大腹皮 见第222页。

11. 白术配附子 见第265页。

12. 白术配干姜 见第267页。

13. 白术配茯苓 见第315页。

14. 白术配泽泻 见第318页。

15. 白术配枳实 见第202页。

【现代药理研究】

1. 化学成分研究 从白术中分离得到的活性成分,有挥发性成分、白术内酯类、白术多糖、苷类、无机元素、蛋白质等。

2. 药理作用研究

(1)抗癌 研究发现,白术内酯Ⅰ对宫颈癌 HeLa 细胞、肺癌 A549 细胞、卵巢癌 SK-OV-3 与 OVCAR-3 细胞、胃癌 MGC-803 细胞的增殖系具有较好抑制作用。

(2)修复胃黏膜 白术多糖能抑制运动应激性溃疡,白术水提液、白术芳香水、白术去糖水提液是白术抗胃溃疡作用的有效部分。

(3)抗炎镇痛 白术醇提物具有良好的抗炎镇痛作用,并呈现一定的剂量依赖性。

(4)保肝 白术多糖具有明显的防治非酒精性脂肪性肝炎的作用,且其降脂效果与罗格列酮相当,在改善肝损伤指标方面效果更明显。

(5)改善记忆力 高群等实验证明,白术可显著改善脑老化小鼠的学习记忆能力,其机制可能是上调 Syn、PKC、CREB 表达,影响突触可塑性而增强学习记忆功能。

(6)调节脂代谢 高脂血症是导致冠心病、动脉粥样硬化的主要因素,实验室既往研究发现,白术精提物能显著升高高血脂大鼠的高密度脂蛋白胆固醇(HDL-C)水平。

（7）其他　有降血糖、抗血小板、抑菌、免疫调节等作用。

【临床应用】

1. 白术治疗便秘　在辨证中药方中加生白术 60 克，每日 1 剂，分早晚 2 次煎服，连续服用。单纯便秘或病情轻者，可单用生白术 60 克煎水服，每日 1 剂，分 2 次服；气血亏虚之便秘，宜益气养血，以白术配当归，用量以 6∶（1～3）为佳，以白术健脾益气助转运，当归补血养阴润肠道，且白术健脾防当归滋腻碍脾，当归滋润防白术温燥。

2. 白术治疗肝硬化腹水　在辨证用药的基础上重用白术（30～60 克），治疗肝硬化腹水，疗效满意。因白术具有健脾、利水、消肿之功。据药理研究证实，白术有增加清蛋白、纠正清蛋白与球蛋白比值的功能，并有显著持久的利尿作用，又能促进钠的排出。其药理作用符合现代医学对肝硬化腹水的治疗原则。对白术的用量要重，轻证要用 30 克以上，重证需用 60 克左右。至于白术的炮制应根据不同病情，随证选择，辨证属湿盛者白术宜焦用；属阴虚者白术宜生用；属脾虚者白术宜炒用。

3. 白术治疗慢性腰痛　取白术 30 克，炙山甲 6 克，加入白酒 100 毫升（以浸没药材为度），加盖，加热煮沸后减弱火力，保持微沸 30 分钟，将药液倾出。药渣依上法重煎 1 次，2 次煎液兑合，分早、晚 2 次服，每日 1 剂，连服 2～3 剂。共治疗慢性腰痛遇寒湿或劳累加重 243 例，均疗效满意。

【用法与用量】　内服，一般 6～12 克，大剂量可用至 30 克。

【使用注意】　甘补苦燥而性温，对实邪内壅、阴虚内热、津液不足者皆忌用。

山　药

为薯蓣科多年蔓生草本植物薯蓣的块根；以产于河南新乡地区者为佳，称为怀山药；河北、山西、山东及中南、西南地区也有栽培；以干燥块根入药。

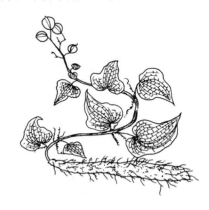

山药

【性味与归经】　性平，味甘；归肺、脾、肾经。

【功效与主治】　具有补脾养胃，益肺固肾，养阴生津的作用。常用于治疗脾虚肾损之食少泄泻、遗精、腰痛、咳喘、带下、小儿遗尿等虚劳证，也可用于湿热泄泻及气阴两虚之消渴证。

【炮制应用】

1. 生用　生品长于生津益肺、补肾涩精，多用于脾虚食少、久泻不止、肺虚喘咳、肾虚遗精、带下、尿频、虚热消渴。

2. 炒用　土炒山药以健脾止泻作用为主，多用于脾虚久泄、大便溏泻。麸炒山药以补脾健胃、益肾固精为主，多用于治疗脾虚泄泻、久痢不止、尿频、遗尿、白带过多等。

【鉴别应用】

1. 山药与扁豆　二者均有补脾止泻

的作用,皆可用于治疗脾虚不运之便溏腹泻、食少体倦,以及湿浊下注之白带过多等症,可相须为用,但二者的功效及临床应用又有各自的特点。

山药既能补气,又能养阴,且兼有涩性的特点,具有补肺止咳、补肾固精、生津止渴的作用,可用于治疗肺虚久咳或肺肾虚喘久咳,肾阴不足、相火亢盛之遗精、滑精,以及消渴病等。扁豆具有补脾化湿、消暑邪的作用,临床多用于夏月暑湿内伤,脾胃失和之呕吐、泄泻、脘腹疼痛、发热、胸闷等症;且有解毒和中之功,可用于乙醇、鱼蟹、河豚等中毒之吐泻腹痛,可单用或与紫苏同用。

2. 山药与黄精　见第 475 页。

3. 山药与芡实　见第 516 页。

4. 山药与莲子　见第 518 页。

【配伍应用】

1. 山药配扁豆　山药性平不燥,补脾气,益胃阴,且作用缓和,补而不滞;扁豆性温和,味甘而气清,健脾益气之中又有和中化湿之功,补脾而不碍脾运,化湿而不燥胃阴。二药相须为用,山药偏于补脾益阴,补脾以促湿化;扁豆善于和中化湿,化湿能助脾之健运;共奏调补脾胃、和中化湿之功。适用于脾胃虚弱之食欲缺乏、倦怠无力、腹泻便溏等,妇女带下病。本药属平补之剂,作用相对较弱而缓和,适宜于大病之后脾胃虚弱,须用补剂调养而又不宜峻补者。

2. 山药配茯苓　见第 314 页。

3. 山药配滑石　见第 332 页。

【现代药理研究】

1. 化学成分研究　山药的主要活性成分有多糖、尿囊素、皂苷、蛋白质和氨基酸,在临床上发挥主要的药理作用。其次山药中的活性成分微量元素等亦发挥一定的药理作用。

2. 药理作用研究

(1)调节或增强免疫功能　山药富含多糖,可刺激或调节免疫系统的功能。淮山药多糖对小鼠体液免疫、细胞免疫、非特异性免疫功能都有增强作用,具有一定的开发价值。

(2)调整肠胃功能　山药能抑制正常大鼠胃排空运动和肠管推进运动,也能明显抑制苦寒泻下药引起的大鼠胃肠运动亢进。此外,山药还能促进皮肤溃疡面和伤口愈合,具有生肌作用,可用于胃及十二指肠溃疡。

(3)降血糖　实验证明,山药多糖对糖尿病的治疗作用与增加胰岛素分泌、改善受损的胰 B 细胞功能有关。

(4)其他　山药还具有降脂、抗衰老、抗突变、抗肿瘤、增加血小板数量的作用。

【临床应用】

1. 山药治疗遗尿症　以炒淮山药适量研末备用,每天 3 次,每次 6 克,温开水冲服。若遗尿症状较重或肾气虚弱者,可加太子参焙干研末,与淮山药和匀服用。此法治疗遗尿,效果甚好。

2. 淮山药治疗溃疡性口腔炎　以淮山药 20 克,冰糖 30 克,置容器内,兑入适量温水,武火煮沸后,再用文火煎 30 分钟。复渣重煎一次。2 次药液混匀后,分早晚 2 次服,每天 1 剂,连服 2～3 次。溃疡面如黄豆粒大者,除服上药外,亦可加用磺胺结晶粉 2 克,维生素 B_2 50 毫克,泼尼松 20 毫克,研为细末,涂口腔患部。此法治疗溃疡性口腔炎 50 余例,疗效甚为满意,一般服用 2 剂即愈。

3. 山药治疗幼儿腹泻　将山药碾成粉末,加水适量,于文火上熬成糊状,放入白糖或葡萄糖,新生儿每日服 2 克,6 个月内每日 4 克,6 个月一1 岁每日 6 克,1—3

岁每日 8 克,分 3 次服,结果轻度脱水 70 例,3 日内 55 例有效,占 78.6%;中度脱水 20 例,3 日内有效 18 例,占 90.0%;重度脱水 10 例,3 日内有效 8 例,占 80.0%。

【用法与用量】 内服,一般 9～30 克,大剂量可用至 90 克。

【使用注意】 甘平质润,兼能固涩,如湿盛、胸腹满闷者忌用。

扁　豆

为豆科一年生草本植物扁豆的种子,全国各地均有出产,以成熟种子入药。

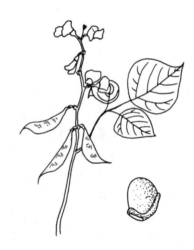

扁豆

【性味与归经】 性平,味甘、淡;归脾、胃经。

【功效与主治】 具有健脾和中,祛暑化湿的作用。常用于治疗脾胃虚弱及暑湿内伤之呕吐、泄泻、食少、水肿病证;也可用于赤白带下、霍乱、消渴、恶疮及砒霜中毒等。

【炮制应用】

1. 生用　生品擅于消暑化湿,多用于暑湿内阻,脾胃失和。

2. 炒用　炒后健脾止泻力强,多用于脾虚泄泻、白带过多。

【鉴别应用】 扁豆与山药,见第 442 页。

【配伍应用】

1. 扁豆配山药　见第 443 页。

2. 扁豆配藿香　见第 181 页。

【现代药理研究】

1. 化学成分研究　从扁豆中分离到的活性成分有糖类、蛋白质类、脂类、维生素及矿物质等,在临床上都发挥着重要的药理作用。

2. 药理作用研究

(1)对免疫功能的影响　扁豆对机体防御功能降低有促其恢复的作用。

(2)抗菌　对痢疾杆菌有抑制作用。

(3)抗病毒　对小鼠 Columbia SK 病毒有抑制作用。

(4)升高白细胞　扁豆可使注射环磷酰胺后小鼠白细胞总数下降恢复到正常水平。

(5)毒性　扁豆粉中的凝集素甲是有毒成分,如混于食物中喂大鼠,可抑制其生长,甚至引起肝区域性坏死,但加热后则毒性作用大大减弱。

【临床应用】 扁豆治疗婴幼儿腹泻,用扁豆、薏苡仁各 15 克,鸡内金 10 克,共研细末,炒至微黄;以小米煮成稀糊状,加白糖调味,分 3 次服。共治疗 60 例,一般 2～3 剂可治愈。

【用法与用量】 内服,一般 9～15 克,大剂量可用至 50 克。消毒、解毒宜生用;健脾止泻宜炒用。

【使用注意】 本品内含毒性蛋白,生用有毒,加热后毒性大大减弱。故生用研末服宜慎。

大　枣

为鼠李科落叶灌木或小乔木枣树的果

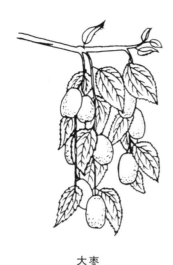

大枣

实,主产于河南、河北、山东、陕西等地,以成熟果实入药。

【性味与归经】 性温,味甘;归脾、胃经。

【功效与主治】 具有补脾益气,养血安神,缓和药性的作用。常用于治疗脾胃气虚之短气倦息、食少泄泻、呕吐反胃,表虚自汗,心脾亏损之心悸怔忡、失眠健忘、脏躁等证,也可用于咳嗽和缓解药性。

【炮制应用】 临床多生用。

【鉴别应用】 大枣与龙眼肉,二者均有甘温益脾之功,皆可用治脾胃虚弱之证,但二者的功效及临床应用又有各自的特点。

大枣重在健脾和胃,多用于脾胃气虚之证;尚有养血安神、缓和药性的作用,可用于心悸怔忡、失眠健忘及缓和药性。龙眼肉偏于养心补血,多用于心脾两虚之证。

【配伍应用】

1. 大枣配甘草 二者均能补脾益气,缓和药性。但大枣善于养血;甘草长于补气。二药配用,具有调脾胃,益气血,和营卫,协阴阳之功;其补益之力虽不及人参、黄芪,但却无补而恋邪之弊,有缓和的调补之功。适用于脾胃虚弱之食少、体倦,病后

体弱者。无论在祛邪剂中、扶正方中均常应用,多作为辅助用药。

2. 大枣配生姜 见第 28 页。

3. 大枣配葶苈子 见第 174 页。

4. 大枣配吴茱萸 见第 276 页。

【现代药理研究】

1. 化学成分研究 大枣的主要活性成分是糖类化合物,在临床上发挥主要的药理作用。其次,大枣中的活性成分中的生物碱、黄酮类、皂苷类、有机酸类、香豆素类和甾体类等,亦发挥一定的药理作用。

2. 药理作用研究

(1)抗氧化、抗缺氧 红枣粗多糖对于自由基清除有明显作用,对于各种自由基的抑制能力大小为羟基自由基＞H_2O_2＞超氧阴离子。

(2)提高免疫力 大枣中多糖含量较高,可有效提高机体免疫力,免疫增强作用明显。

(3)抗肿瘤 大枣多糖有抗肿瘤作用,同时可以引起宫颈癌细胞的凋亡,以及诱导白血病 T 细胞凋亡;通过 MTT 比色法,证实大枣多糖对肿瘤细胞的增殖有抑制作用;分析 DNA 片段,证明了大枣提取物可以诱导肿瘤细胞凋亡。

(4)抗血糖、血脂,预防肝损伤 多种研究报告显示,大枣多糖对正常小鼠糖耐量有改善作用。大枣乙醇提取物和大枣多糖都可以通过提高机体抗氧化能力来调节血清中的血脂水平,两者均是大枣调节血脂的有效部位。

(5)造血功能 大枣具有显著的补血活性,水提取物灌胃,能够明显地改善气血双虚模型小鼠症状。其机制是通过使血清粒-巨噬细胞集落刺激因子升高,使气血双虚小鼠出现兴奋免疫和促进骨髓造血的药理作用。

(6)抗抑郁、抗疲劳 大枣提取物中可

能同时存在具有磷酸二酯酶抑制作用的物质,能够在6～12小时内抑制磷酸二酯酶的活性,增加环磷酸腺苷的浓度,这可能是大枣提取物抗抑郁的作用机制之一。

【临床应用】 大枣治疗内痔出血,用枣炭散(即大枣90克,硫黄30克。置砂锅或铁锅内混匀共炒,当冒烟起火,大枣全部呈焦炭状时离火,凉后碾成细末),成人每日3g,分3次饭前30分钟以白开水送服,小儿酌减,6天为1个疗程,如便血不止,可连续服用。共治120例,于1个疗程后统计,结果Ⅰ期(78例)、Ⅱ期(24例)、Ⅲ期(18例)内痔出血的有效率分别为85.9%、79.1%和66.7%,总有效率81.6%。

【用法与用量】 内服,一般6～12克,大剂量可用至100克。

【使用注意】 偏于滋腻,湿阻中满、虫积、齿病皆当慎用。

甘 草

为豆科多年生草本植物甘草的根及根状茎,主产于内蒙古、山西、甘肃、新疆等

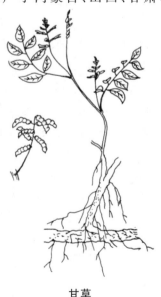

甘草

地,以干燥根及根茎入药。

【性味与归经】 性平,味甘;归心、肺、脾、胃经。

【功效与主治】 具有益气补中,清热解毒,祛痰止咳,缓急止痛,调和药性的作用。常用于治疗脾胃气虚,心血不足,胃肠滞气,热毒炽盛之疮疡肿毒、咽喉肿痛及各种痰证;也可用于调和药味、缓和药性,以及解食物、药物中毒。

【炮制应用】

1. 生用 生品擅于清热解毒、润肺止咳,多用于痈肿疔毒、咽喉疼痛、咳嗽气喘、解诸药毒性。

2. 蜜炙用 蜜炙后味甘性温,具有甘温补脾、益气复脉、缓急止痛作用,多用于脾胃虚弱、倦怠乏力、心悸、脉结代、惊痫、筋脉挛急等。

【鉴别应用】 无特殊。

【配伍应用】

1. 甘草配白芍 甘草味厚性平,缓中健脾,润燥养筋而缓急;白芍酸寒,敛阴养血,缓急止痛;二药配用,酸甘化阴,使津血足而筋脉得养,止痛缓急效果增强,适用于气血不和或筋脉失养之腹痛、转筋、拘急等症。

2. 甘草配大枣 见第445页。

3. 甘草配桔梗 见第150页。

4. 甘草配乌梅 见第505页。

【现代药理研究】

1. 化学成分研究 甘草的主要活性成分有三萜皂苷(甘草酸、甘草次酸等)、黄酮类、多糖类,在临床上发挥主要的药理作用。其次,甘草中的香豆素类、生物碱、氨基酸等亦发挥一定的药理作用。

2. 药理作用研究

(1)抗肝损伤 甘草中的有效成分甘草酸和甘草次酸能减轻动物药源性和化学性肝损伤引起的肝变性和坏死,起到保肝

护肝的作用。研究发现,甘草对黄药子致肝损伤具有一定的保护作用,可能通过提高细胞色素 P450 酶活性,抑制 CYP2E1、CYP3A4 的 mRNA 表达起作用。

(2)解毒　研究发现,甘草与雷公藤配伍可显著减轻雷公藤所致肝损伤,通过改善体内抗氧化状态、抗凋亡和免疫损伤等起到减毒作用。

(3)抗炎及抗变态反应　甘草总皂苷具有直接抗炎作用,其抗炎作用与减少巨噬细胞炎症递质生成与释放、抑制花生四烯酸代谢途径前列腺素 E2 合成的关键酶密切相关。研究发现,异甘草素是一种醛糖还原酶抑制药,通过抑制环氧合酶、脂氧合酶、过氧化物酶的活性来抗血小板凝集,起到抗炎作用。

(4)抗胃溃疡　有研究指出甘草有胃黏膜损伤修复作用,其作用机制可能与影响提高多胺含量和影响鸟氨酸脱羧酶表达有关。

(5)抗肿瘤　甘草中的甘草多糖类和甘草黄酮类等化合物均具有显著抗肿瘤生物活性,其主要通过诱导肿瘤细胞凋亡,抑制肿瘤生长和转移等方式起到抗肿瘤作用,另外,异甘草素还能降低抗癌化学药物的不良反应。

(6)镇咳祛痰　有研究指出甘草的镇咳作用可能与其对组胺引起的气管收缩有抑制作用有关。

(7)解痉　甘草可降低肠管紧张度,减少收缩幅度。甘草解痉的作用机制可能是异甘草素能非竞争性地抑制乙酰胆碱引起的收缩。

(8)其他　甘草酸具有非特异性免疫调节,能增强体内细胞免疫作用,而且还能选择性地增强辅助性 T 淋巴细胞的增殖能力和活性。甘草酸还能调节增强患者免疫力;甘草酸能抑制艾滋病病毒 HIV。除此之外,甘草还具有止痛、抗凝血、抗血栓、酶抑制等作用。

【临床应用】

1. 甘草治疗室性期前收缩　用生甘草、炙甘草、泽泻各 30 克,每日 1 剂,水煎,早晚 2 次分服。

2. 甘草治疗慢性咽炎　取生甘草 10 克,开水泡服,轻症服药 1～2 个月,重症服药 3～5 个月。共治疗 38 例,结果治愈 34 例,好转 4 例。

3. 甘草治疗荨麻疹　取生甘草 30g,开水 500 毫升冲泡,热服、凉服均可,每日代水饮,30 天为 1 个疗程。治疗 36 例,34 例治愈,1 例好转,1 例未愈。

4. 甘草治疗静脉炎　取红花、甘草等量,研细粉,加 50%～70% 乙醇适量,调匀外敷患处,纱布包扎,每日更换 1 次。治疗 68 例,痊愈 53 例,好转 10 例,无效 5 例,总有效率 88.89%。

5. 甘草治疗婴儿肠绞痛　甘草、白芍等量,按 1 克/千克体重水煎服,随症不同,可略加味。治疗 68 例,男性 36 例,女性 32 例;年龄最大 6 个月,最小 7 天;病程最长 5 个月,最短 1 周。用药后 24 小时～1 周内观察疗效,痊愈 32 例,好转 35 例,无效 1 例。总有效率 98.52%。

【用法与用量】　内服,一般 3～6 克,大剂量可用至 30 克。

【使用注意】

1. 甘可壅中,能令人中满,大量服用又可引起水湿潴留,故湿阻中满、恶心呕吐及水肿腹胀,均宜慎用。

2. 甘草反大戟、甘遂、芫花、海藻,一般不宜配伍。

(曹丽芬　梁东辉)

参 考 文 献

[1] 赵国平，戴慎，陈仁寿.中药大辞典（上册）[M].上海：上海科学技术出版社，2006:43.

[2] 蔡德政，张兴，周秋云，等.潞党参花粉治疗放疗化疗所致造血功能障碍26例疗效初步观察[J].中医杂志，1987(11):25-26.

[3] 赵国平，戴慎，陈仁寿.中药大辞典（下册）[M].上海：上海科学技术出版社，2006:2579.

[4] 杨立祥.黄芪降压妙在巧[J].中医杂志，1990(2):60.

[5] 潘复初，李嘉猷，陈美娟，等.大剂量黄芪治疗系统性红斑狼疮疗效观察[J].临床医学杂志，1985(2):34-36.

[6] 侯云德.益气药黄芪的研究——黄芪对小白鼠I型副流感病毒（仙台）感染的影响及在人群中对感冒的防治作用[J].中医杂志，1980(1):71-76.

[7] 朱良春，张肖敏.方药拾贝（十一）[J].上海中医药杂志，1983(11):38-39.

[8] 马长卿，杨其飞.黄芪甘草煎治疗急性病毒性心肌炎32例[J].中国民间疗法，2001(5):47.

[9] 晏建立.再谈白术治便秘[J].中医杂志，1998(7):445.

[10] 吴惠兰，章仲雄.重用白术治疗肝病的体会[J].中西医结合肝病杂志，2000(1):50.

[11] 李毅.白术山甲治疗慢性腰腿痛[J].中级医刊，1982(6):57+54

[12] 王典钦.淮山药治疗遗尿症[J].四川中医，1983(2):65.

[13] 周仓珠.淮山药治疗溃疡性口腔炎[J].陕西中医，1985(4):174.

[14] 关德华.单味生淮山药治疗婴幼儿腹泻104例疗效观察.北京中医学院学报，1989(6):24.

[15] 李江河.治疗婴幼儿腹泻验方[J].中国临床医生杂志，1978(5):15.

[16] 赵国平，戴慎，陈仁寿.中药大辞典（上册）[M].上海：上海科学技术出版社，2006:136.

[17] 宋远忠.甘草以治疗慢性咽炎[J].云南中医学院学报，1983(1):20.

[18] 杨倩宇.单味甘草治疗荨麻疹36例[J].河南中医，2003,23(9):56.

[19] 张春梅.红花甘草散外敷治疗静脉炎68例[J].中医外治杂志，2001(6):32-33.

[20] 罗世惠，周登科.芍药甘草汤加味治疗婴儿肠绞痛68例[J].中国中医急症，2002(4):309.

第二节　补 血 药

当 归

为伞形科多年生草本植物当归的根，主产于甘肃，陕西、四川、云南、湖北等地也有栽培，以干燥根入药。

【性味与归经】　性温，味甘、辛、微苦；归肝、心、脾经。

【功效与主治】　具有补血活血，调经止痛，润肠通便的作用。常用于治疗血虚、血瘀诸证，尤为妇科调经要药，如月经不调、痛经、闭经、产后疼痛等；也可用于血虚肠燥便秘。

【炮制应用】

1. 生用　生品擅于补血、润肠通便，多用于阴亏血虚、头晕目眩、血虚便秘等。

2. 酒制　酒制后活血通经之力增强，多用于闭经痛经、月经不调、风湿痹痛、跌打损伤。

3. 炒炭用　炒炭后以和血止血为主，多用于崩中漏下、月经过多、血虚出血等。

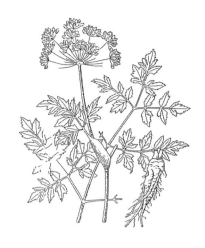

当归

【鉴别应用】

1. 全当归与当归尾、当归身　全当归既可补血,又可活血,有和血之能,临床上以阴血不足而兼有瘀滞者选用最宜。当归尾活血之力较强,临床上多用于瘀血阻滞、闭经痛经、癥瘕、跌打损伤及痈肿疮毒初起等瘀血之症明显者。当归身补血之力胜,临床上多用于阴血亏虚而无瘀滞者。

2. 当归与鸡血藤　二者均有补血活血之功,皆可用于血虚、血瘀诸证。但二者的功效及临床应用又有各自的特点。

(1)当归补血之力胜于活血,功擅调经,适用于血虚证及月经不调、痛经、闭经、崩漏等证。鸡血藤活血之力胜于补血,其补血调经之功不及当归,但长于活血补血、舒筋活络,临床上以血虚络阻所致的手足麻木及肢体瘫痪等最为适宜。

(2)当归能和血散瘀、消肿止痛,可用于瘀血阻滞之痈疽疮毒、跌打肿痛。鸡血藤能活血通络、祛风胜湿,适用于风湿痹痛。

(3)当归能润肠通便,适用于血虚便秘。鸡血藤尚可用治血瘀湿注之赤白带下,尤其是赤带和黑带。

【配伍应用】

1. 当归配熟地黄　二者均为补血要药。当归质润,长于补血和血而调经止痛;熟地黄味厚,质柔润,善于滋肾阴而养血调经。二药相须为用,共奏滋肾阴、养营血之功。适用于血虚精亏之眩晕、心悸、失眠等,妇女月经不调、崩漏等。

2. 当归配白芍　当归补血行血、调经止痛;白芍养血敛阴、缓急止痛。二药配用,补血而不滞血,行血而不耗血,具有较好的养血补血、调经止痛之功。适用于心肝血虚之心悸、头晕、月经不调、痛经等症。

3. 当归配人参　见第 434 页。

4. 当归配黄芪　见第 439 页。

5. 当归配桂枝　见第 7 页。

6. 当归配乌药　见第 211 页。

7. 当归配柏子仁　见第 308 页。

8. 当归配川芎　见第 400 页。

9. 当归配桃仁　见第 413 页。

10. 当归配桑椹　见第 459 页。

11. 当归配旋覆花　见第 149 页。

【现代药理研究】

1. 化学成分研究　当归常见化学成分包括挥发油类(正丁酰内酯、邻羧基苯正戊酮、藁本内酯)、水溶性成分(阿魏酸)、多糖类(葡萄糖、木糖、半乳糖、甘露糖及糖醛酸)、油脂类及维生素类(饱和及非饱和脂肪酸油脂类、维生素 A、维生素 E 和维生素 B_{12}、叶酸及亚叶酸)及其他(硬脂酸、腺嘌呤、棕榈酸)。

2. 药理作用研究

(1)增强免疫力　当归对人体免疫力增强作用,主要体现在:①经过临床研究发现,当归中的多糖可对干扰素活性进行诱导,进而增强人体免疫力;②当归能够有效吞噬毒性因子,增强巨噬细胞作用,进而提升巨噬细胞吞噬能力;③当归可发挥活化人体 T 淋巴细胞的作用,加速脾细胞分裂,使得人体 T 细胞功能得到增强;④当归可加速白介素-2 的产生,促进人体淋巴细胞增殖。

(2)增强血液功能　当归对人体血液功能具有增强作用,主要体现在:①在小白鼠实验中发现,小白鼠应用当归后其造血干细胞的增殖分化能力大大提升,同时骨髓造血功能也得到一定的增强;②当归能够有效促凝,其原因是当归中的阿魏酸能够对胶原、血小板聚集产生有效抑制作用,并有效降低人体高血黏度,进而降低血栓发生率;③当归可发挥抗溶血作用,原因是当归中阿魏酸能够抑制丙二醛、—OH 的产生,进而减少其造成的溶血情况,以降低人体溶血的发生率。

(3)增强心血管功能　当归对人体心血管功能具有增强作用,主要体现在:①当归提取物可有效调节心血管疾病患者的心律失常症状,使其失常的心率纠正回正常水平。此外,当归提取物在动物实验中,可有效抑制大鼠的心率加速情况,可见其对期前收缩发生率具有良好抑制作用;②当归可对心肌缺血情况发挥一定的抵抗作用,在豚鼠实验中,豚鼠应用当归后其冠状动脉有所扩张,血流量增加,有效缓解豚鼠的心脏不良症状,并规避了心肌损伤的发生。同时,当归中的阿魏酸也具有良好的心律失常抑制作用;③当归研磨成粉后在高脂血症患者中的应用效果显著,有效改善了患者过高的血脂水平,进而发挥对患者主动脉硬化的保护作用,改善患者临床症状。

(4)保肝强肾健体　当归对人体具有保肝强肾健体作用,主要体现在:①当归能够降低转氨酶水平,规避患者体内糖原减少情况,同时对体内 ATP 酶活性具有良好的保护作用,因此其对人体肝具有良好的保护作用;②当归的有效成分阿魏酸钠等在大鼠实验中,可改善大鼠肾炎症状,对其丙二醛和血浆具有良好改善作用;③当归可加速人体核酸代谢,增加蛋白质产生量,在动物实验中,小鼠应用当归后其缺氧情况得到显著改善。

【临床应用】　当归治疗上消化道出血,以当归生药烘干研粉,每服 4.5 克,每日 3 次,并停用其他止血药,必要时适当补液,大便隐血连续 3 次检查转阴后,再用中药复方制剂调理。共治疗上消化道出血50 例,痊愈 44 例,其中 2 日内止血 18 例,3～4 日止血 13 例,5～7 日止血者 13 例。

【用法与用量】　内服,一般 6～9 克,大剂量可用至 30 克。

【使用注意】　补血且润,能助湿滑肠,凡湿盛中满、大便滑泄者均当慎用。

白　芍

为毛茛科多年生草本植物芍药的根,主产于浙江、安徽、四川等地,以干燥根入药。

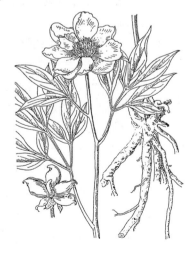

白芍

【性味与归经】　性微寒,味苦、酸;归肝、脾经。

【功效与主治】　具有养血敛阴,柔肝止痛,平抑肝阳的作用。常用于治疗肝血不足之证,月经不调,痛经,腹痛,腹泻,痢疾,胸胁疼痛,营卫不和之自汗盗汗及头痛,头晕等。

【炮制应用】

1. 生用　生品擅于敛阴养血、平抑肝阳,多用于头痛眩晕、胁痛、腹痛、四肢挛痛、血虚萎黄、月经不调、自汗、盗汗。

2. 酒制　酒白芍能降低酸寒之性,善于和中缓急,多用于胁肋疼痛、腹痛,产后腹痛尤须酒制为好。

3. 炒用　炒白芍药性缓和,能柔肝和脾、止泻,多用于肝旺脾虚之泄泻、泻痢日久者。

【鉴别应用】　白芍与赤芍,见第89页。

【配伍应用】

1. 白芍配熟地黄　白芍柔润之品,善于养肝血敛肝阴;熟地黄滋腻之味,擅长补肾填精而养血。二药配用,使肝血得补,肾精得充,精血互生互化,其滋肾补肝、养血补血之力增强。适用于肝肾不足、冲任虚损之月经不调、月经后期、闭经、不孕或妊娠腹痛、胎动不安等;肝肾不足、阴血亏损之心悸怔忡、失眠、健忘等。

2. 白芍配枸杞子　白芍酸寒入肝,养血敛阴,柔肝平肝;枸杞子甘平质润,长于滋补肝肾。二药配用,肝肾同补,使肾精得充,肝木得养,精血足而肝木平,共奏养血滋阴、柔肝平肝之功。适用于肝肾阴虚、肝阳上亢之头目眩晕、口干目涩、心悸失眠;妇女更年期综合征属肝肾阴虚者;肝肾不足、肝不藏血之各种出血证,如月经过多、崩漏等。

3. 白芍配龟甲　白芍酸苦微寒,入肝经,具有养血敛阴、补肝平肝之功;龟甲甘咸而寒,直入肾经,具有补肾填精、滋阴潜阳之功。二药配用,肝肾同治,共奏滋肾养肝、补血填精、平肝潜阳之功。适用于肝肾不足、精血两亏之腰膝酸软、男子遗精、早泄、女子月经不调、不孕等;阴虚阳亢之头晕目眩、耳鸣耳聋、烦躁易怒等。

4. 白芍配白术　见第401页。

5. 白芍配甘草　见第446页。

6. 白芍配当归　见第449页。

7. 白芍配桂枝　见第6页。

8. 白芍配柴胡　见第42页。

9. 白芍配黄芩　见第69页。

10. 白芍配赤芍　见第89页。

11. 白芍配香附　见第213页。

12. 白芍配附子　见第265页。

13. 白芍配钩藤　见第284页。

14. 白芍配合欢皮　见第311页。

15. 白芍配侧柏叶　见第388页。

16. 白芍配川芎　见第401页。

【现代药理研究】

1. 化学成分研究　主要含有芍药苷、羟基芍药苷、芍药内酯苷、苯甲酰芍药苷、挥发油、牡丹酚、三萜类等成分,有效成分主要是白芍总苷(TGP)。

2. 药理作用研究

(1)镇痛、镇静、抗惊厥　TGP具有显著的镇痛作用,并能增强吗啡、可乐定的镇痛效果。高崇凯等用TGP粉针剂100~300毫克/(千克·天)静脉滴注可以显著减少醋酸引起的小鼠扭体次数,提示有镇痛作用。

(2)抗炎　TGP 100~300毫克/(千克·天)静脉滴注可以显著抑制小鼠耳二甲苯所致的炎症,提示该药对急性、慢性和免疫性炎症均有抑制作用。

（3）对免疫系统的作用　TGP在体内和体外不仅可促进特异性T调节细胞的诱导，也可增加非特异性T调节细胞的诱导。TGP诱导不同的T调节细胞有明显的功能和浓度依赖性特征，这可能是白芍发挥免疫调节作用的基础。

（4）保肝　白芍是肝炎及肝硬化中医治疗的重要组方药物之一，实验观察TGP对肝炎具有保护作用，可显著改善小鼠肝损伤后的血清丙氨酸转氨酶升高，血清蛋白下降及肝糖原含量降低，并使形态学上的肝细胞变性和坏死得到明显的改善和恢复。

（5）改善血液流变学　TGP具有降低血细胞比容、全血高切黏度和低切黏度，抑制血小板聚集的作用。

（6）其他　TGP明显扩张冠状血管和外周血管，降低血压；预防因紧张刺激诱发的动物消化道溃疡；抗过敏；降低尿素氮；降低自由基及耐缺氧作用。

【临床应用】

1. 白芍调肝用法与用量

（1）抑肝气　用量宜大，一般为30～60克。肝主疏泄，"欲散"，恶抑郁。暴怒伤之，气机逆乱，则疏泄太过。主以白芍治之，抑敛其亢胜之气用量要大，若拘于常量6～15克，实难收效。根据笔者长期临床验证，白芍用量在15克以下时，抑肝气、止疼痛的效果不明显，收效常在30克以上。故对肝气犯中之证，习以生白芍为主（45克）治之；疼痛为主，他症不明显者，加用甘草以缓之（即芍药甘草汤）。

（2）补肝阴、平肝阳　一般用量为20～30克。对阴亏阳亢之高血压病，症见头痛、头晕、肢麻、震颤、腰膝酸软者，常以白芍为主（20～30克）配熟地黄、枸杞子、钩藤、石决明；阴亏症状较著者，重用熟地黄、枸杞子；阳亢之象明显者，多用钩藤、石决明。

（3）补肝血　用量中等，一般为10～15克。白芍能补肝之阴血，但酸苦性寒能抑敛肝气，有碍于疏泄，故治肝血虚者，白芍用量不可过大，且当酒炒用之。又因白芍阴柔而静，故补肝血时，当加川芎、当归补而善动之品，动静结合，相得益彰。如血虚而伴有肝郁，兼有闷闷不乐、胸胁胀满者，又当少配疏散之品，药如柴胡、香附类。

（4）肝气郁结者　用白芍一般为反佐之药，常用量为6～9克。原因在于：一是肝郁易化火、气逆，尤其得辛香温燥之剂，故用酸收性寒之白芍以防其变；二是疏散之剂中佐用少量酸收之品，此散中有收，开中有合，可防其耗气伤阴。但此类反佐用法白芍剂量一般为6～9克，如用之过量，则不利于疏肝理气药物疗效的充分发挥，于病有害。

2. 白芍治疗不安腿综合征　以白芍15克，生甘草15克，加水3杯，煎至1杯，分2次服（日暮1次，2小时后再服1次），共治疗54例，痊愈48例，显效但反复者6例，总有效率为100%。一般用药3～5剂。

3. 白芍治疗习惯性便秘　生白芍24～40克，生甘草10～15克，水煎服。共治疗60例，一般2～4剂即可畅排软便。对燥热、气滞、阴血虚之肠燥便秘尤宜。

【用法与用量】　内服，一般9～15克，大剂量可用至30克。

【使用注意】

1. 阴柔寒凉，凡阳衰阴寒内盛、中满者，皆当忌用。

2. 芍药反藜芦，一般不宜配伍。

熟地黄

为玄参科多年生草本植物地黄的块根,经用黄酒拌闷蒸晒干的炮制品,以炮制品入药。

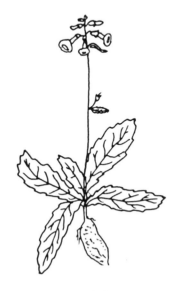

熟地黄

【性味与归经】　性微温,味甘;归心、肝、肾经。

【功效与主治】　具有补血调经,滋阴补肾的作用。常用于治疗心肝血虚之证,如面色无华、心悸怔忡、失眠、妇女月经不调,肝肾阴虚之遗精盗汗、房劳虚损等证。

【炮制应用】　无特殊。

【鉴别应用】

1. 熟地黄与何首乌　二者功用相似,均有滋阴养血、补肝益肾的作用,为肝肾阴血亏虚的常用药,但二者的功效及临床应用又有一定的区别。

熟地黄色黑,主入肾经,善于滋精补髓、峻补真阴,兼以补血养肝,其补虚力胜,适用于各种血虚及阴虚证。何首乌色棕红,主入肝经,功偏调补营血,兼以滋阴补肾、固精,其补虚调经之力虽不及熟地黄,但能祛风、解毒、截疟,除用于血虚及阴虚证外,也可用于久疟、痰热所致的瘰疬、疮痈、肠风下血等证。

2. 熟地黄与生地黄　见第 82 页。

3. 熟地黄与山茱萸　见第 479 页。

【配伍应用】

1. 熟地黄配人参　见第 434 页。

2. 熟地黄配当归　见第 449 页。

3. 熟地黄配白芍　见第 451 页。

4. 熟地黄配石膏　见第 56 页。

5. 熟地黄配生地黄　见第 83 页。

6. 熟地黄配附子　见第 265 页。

7. 熟地黄配山茱萸　见第 479 页。

【现代药理研究】

1. 化学成分研究　熟地黄中化学成分主要有多糖、5-羟甲基糠醛、氨基酸等,它们是熟地黄药理作用的物质基础。

2. 药理作用研究

(1)增强学习记忆能力　熟地黄对于化学药品所致记忆障碍模型小鼠具有增强其学习记忆和空间记忆能力的作用。

(2)抗焦虑　熟地黄有提高 γ-氨基丁酸递质含量,增强 γ-氨基丁酸 A 受体表达作用,与苯二氮䓬类抗焦虑药有类似的作用途径,尚有抑制中枢谷氨酸递质含量和 N-甲基-D-天冬氨酸受体 1 受体表达作用,这可能是熟地黄抗焦虑的又一作用途径。

(3)其他　熟地黄还具有抗肿瘤,促进内皮细胞增殖,抗氧化,抗衰老,促进红细胞新生,增强机体造血,增强机体免疫力等作用。

【临床应用】

1. 熟地黄治疗高血压病　以熟地黄 30～50 克,每日 1 剂,水煎服,连服 2 周。治疗 62 例高血压病患者,均获满意效果。

其血压、血清胆固醇、三酰甘油均有下降，脑血流图和心电图也有所改善。

2. 熟地黄治疗电光性眼炎　将熟地黄洗净切片，每片约 2 厘米，4 片即够用，令患者平卧或头后仰，将熟地黄片贴在眼上，约 2 分钟左右轮换一次。重复使用，一般 30 分钟左右痛消泪止。

【用法与用量】　内服，一般 9～15 克，大剂量可用至 60 克。

【使用注意】　甘润滋腻，可助湿碍胃，影响运化，若湿腻、腹胀便溏、气滞、痰多，均当慎用。如果必须使用，应与砂仁拌捣，或与芳香健胃药同用，以防滋腻碍胃。

龙眼肉

为无患子科常绿乔木龙眼树的果肉，亦称桂圆肉；主产于我国广东、福建、台湾、广西等地，以成熟果肉入药。

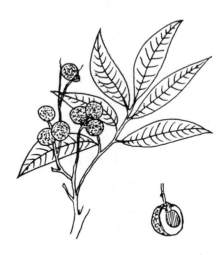

龙眼肉

【性味与归经】　性温，味甘；归心、脾经。

【功效与主治】　具有补益心脾，养血安神的作用；为滋补佳品。常用于治疗心脾两虚、气血不足之少气倦怠、心悸怔忡、失眠健忘及用于年老体衰、产后、大病之后的身体调补。

【炮制应用】　临床多生用或鲜用。

【鉴别应用】

1. 龙眼肉与山茱萸　二者均来源于植物的果肉，皆具有补益人体阴血的作用，都是临床上治疗虚弱证候的常用药，但二者的功效及临床应用有一定的区别。

龙眼肉入心脾经，善于补心益脾、养血安神，多用于心脾两虚之心悸怔忡、失眠多梦等症。山茱肉主入肝肾，以补益肝肾、收敛固涩力专，多用于肝肾不足之腰酸腿软、遗精滑泄、自汗盗汗等症。

2. 龙眼肉与大枣　见第 445 页。

【配伍应用】

1. 龙眼肉配枸杞子　二者均为甘平质润之品，药性平和。龙眼肉长于补益心脾，养血安神；枸杞子既能补肝肾之阴，又能补血、助肾阳。二药配用，能气血兼顾，阴阳并调，具有显著的滋阴养血之功。适用于年老体弱、病后失养之心悸、健忘、失眠、烦躁、头目眩晕、倦怠无力、腰酸腿软等症。

2. 龙眼肉配酸枣仁　见第 307 页。

【现代药理研究】

1. 化学成分研究　近年来国内外的研究发现，龙眼肉的主要成分包括糖类、脂类、核苷、皂苷、多肽、多酚、氨基酸和微量元素。

2. 药理作用研究

(1)抗氧化　热水法提取的龙眼肉干品活性物质具有良好的抗氧化活性，其清除 DPPH 自由基的 IC_{50} 为 2.2 克/升。

(2)抗菌　龙眼肉的水浸剂(1∶2)在试管内对奥杜盎小芽孢癣菌有抑制作用，煎剂用纸片法测试对痢疾杆菌有抑制作用。

（3）抗衰老　龙眼肉可以抑制体内的一种黄素蛋白酶-脑 B 型单胺氧化酶（MAO-B）的活性,这种酶和机体的衰老有密切的关系,即 MAO-B 的活性升高可加速机体的老化过程。该提取液在试管内可抑制小鼠肝匀浆过氧化脂质（LPO）的生成。龙眼肉提取液可选择性地对脑 MAO-B 活性有较强的抑制作用。

（4）其他　龙眼肉还有抗应激、抗焦虑、抗肿瘤及增强免疫力等作用。

【临床应用】　龙眼治疗腹泻,取龙眼 3～5 枚（不去壳,不去仁）,净黄泥适量。先将黄泥杵黏,再将龙眼裹入为丸,泥层约厚 3～5 厘米,用武火煅红,待冷,连泥同龙眼炭一同捣碎,用开水焗服。治疗因脾虚肝旺引起的顽固性腹泻多方治疗无效者 20 余例,均获满意疗效。

【用法与用量】　内服,一般 3～9 克,大剂量可用至 30 克。

【使用注意】　性温,润而腻滞,能助火、生湿,凡有痰火及湿滞饮停中满者,忌用。

阿　胶

为马科动物驴的皮,经漂泡去毛后熬制成的固体胶块,主产于山东、浙江、江苏等地,以胶块入药。

【性味与归经】　性平,味甘;归肺、肝、肾经。

【功效与主治】　具有补血止血,滋阴润燥的作用。常用于治疗血虚证,出血证,燥咳,妊娠腹痛,胎动不安,痢疾,失眠,便秘,阴虚风动及小便不通等病证。

【炮制应用】

1. 生用　生品擅于滋阴补血,多用于眩晕心悸、心烦失眠、筋脉拘急、手足抽动、

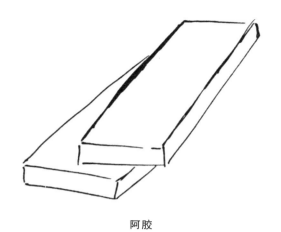

阿胶

温燥伤肺、干咳无痰。

2. 蛤粉炒阿胶　蛤粉制品善于益肺润燥,多用于肺燥咳嗽、久咳少痰或痰中带血。

3. 蒲黄炒阿胶　蒲黄制品以止血安络力强,多用于劳嗽咯血、吐血尿血、便血、崩漏、妊娠胎漏。

【鉴别应用】　阿胶与龟甲胶、鹿角胶,三者均为经过加工煎制而成的胶质类动物药,均入肝肾经,都具有养血、止血之功,适用于血虚证、月经不调及吐血、衄血、便血、崩漏等证。由于三者来源不同,其功效及临床应用又有一定的区别。

阿胶性平,长于补血止血,兼能润肺、安胎,适用于血虚证及吐衄便崩等出血证,尚可用于肺燥咳嗽及胎动不安。龟甲胶性平,重在补肝肾之阴,适用于多种阴亏之证,如阴虚阳亢之眩晕、耳鸣等,阴虚发热、盗汗等。鹿角胶性温,长于温补肾阳、益肾健骨,适用于精血不足、命门火衰之阳痿、遗精、遗尿、眩晕、耳鸣、虚损劳伤等症。

【配伍应用】

1. 阿胶配鹿角胶　阿胶甘平柔润,纯阴之品,长于滋阴补血、止血;鹿角胶甘咸而温,纯阳之品,善温补肝肾,填精益血而补阴中之阳。二药配用,阴阳兼顾,形气俱

补,且有一定的止血作用。适用于肾之精气俱损,气血两虚之虚羸瘦弱、腰膝酸软冷痛,男子精少阳痿、女子宫冷不孕、闭经;脾肾阳虚之月经过多、崩漏、便血等。

2. 阿胶配人参　见第 434 页。

3. 阿胶配黄连　见第 71 页。

4. 阿胶配仙鹤草　见第 374 页。

5. 阿胶配蒲黄　见第 393 页。

6. 阿胶配艾叶　见第 397 页。

【现代药理研究】

1. 化学成分研究　从阿胶中分离的化学成分包括氨基酸(赖氨酸、组氨酸、精氨酸、苏氨酸等)、蛋白质、多糖、挥发性物质、微量元素及无机物等。

2. 药理作用研究

(1)抑制血液疾病　阿胶可治疗多种血液疾病,具有抗失血性贫血、抗溶血性贫血作用;可明显升高失血性贫血小鼠的红细胞和血红蛋白、白细胞。

(2)抗肿瘤　复方阿胶浆通过调节细胞分化、生长、增殖和凋亡来抑制肿瘤,并且因其能增加造血和增强免疫力,可以作为辅助用药。

(3)骨骼修复　阿胶通过提高体外碱性磷酸酶的合成,对成骨细胞的分化有明显的作用。

(4)其他　阿胶尚具有抗炎、抗疲劳、抗衰老、免疫调节等作用。

【临床应用】

1. 阿胶治疗肺结核咯血　阿胶研成细末,每服 20~30 克,每日 2~3 次,温开水送下或熬成糊状饮下,15 天为 1 个疗程。治疗 56 例肺结核咯血患者,显效 37 例(服药 1 周后大咯血停止),有效 15 例(服药 2 周后转小量咯血),无效 4 例,总有效率为 92.86%。

2. 阿胶治疗慢性溃疡性结肠炎　阿

胶块置茶缸内,隔水加热使之软化,取出剪成重 1.5~2 克的阿胶小块,然后放进沸水中待充分软化后,用手捏成椭圆形栓剂备用。用时先将阿胶栓放进热水中软化,让患者采取膝胸卧式或膀胱截石位,将阿胶栓立即塞入肛门,再用肛门管(26 号)送入,送入的深度和用阿胶栓枚数,以病位高低和病变范围大小、多少而定,一般 1~2 枚,每日大便后上药 1 次,7~10 天为 1 个疗程,2 个疗程间停药 4 天。治疗 200 例,显效 118 例,有效 76 例,无效 6 例,有效率占 97%。

【用法与用量】　内服,一般 6~9 克,大剂量可用至 30 克。

【使用注意】　阴柔黏腻、滞邪、脾胃虚弱、呕吐泄泻、痰饮内停及表证者,均忌用。

何 首 乌

为蓼科多年生缠绕草本植物何首乌的块根,我国大部分地区均有出产,以干燥块根入药。

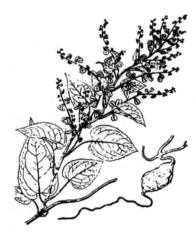

何首乌

【性味与归经】　性微温,味苦、甘、涩;归肝、肾经。

【功效与主治】　具有补血生精,通便,

解毒的作用。常用于治疗肝肾精血不足之虚损劳伤、血虚证、津枯便秘；也可用于久疟，痰热所致的瘰疬、疮痈、肠风下血等证。

【炮制应用】

1. 生用　生品擅于解毒、消肿、润肠通便，多用于瘰疬疮疡、风疹瘙痒、肠燥便秘、久疟不止。

2. 制用　黑豆制后，味甘而厚入阴，增强滋阴补肾、养肝益血、乌须发的作用，多用于血虚萎黄、眩晕耳鸣、须发早白、腰膝酸软、肢体麻木、崩漏带下。

【鉴别应用】　何首乌与熟地黄，见第453页。

【配伍应用】　何首乌配黄精，何首乌长于滋阴养血，补肝益肾，乌须黑发的作用；黄精能补气养阴，健脾润肺。二药配用，气阴（血）同补，其滋阴补血、益气健脾作用增强。适用于肝肾阴虚之头晕目眩、心悸失眠，脾肺气虚之纳呆、短气、乏力等。

【现代药理研究】

1. 化学成分研究　何首乌的化学成分包括蒽醌类、黄酮类、二苯乙烯苷类、酚类、磷脂类等，主要成分为二苯乙烯苷类和蒽醌类。

2. 药理作用研究

（1）抗衰老、提高免疫力　何首乌及其提取物二苯乙烯苷类成分（TSG）具有延缓衰老与提高免疫力作用，其机制与其抗氧化作用相关。

（2）预防及治疗神经系统病变、提高记忆力　PC12细胞是嗜铬细胞瘤细胞系，具有多巴胺合成、代谢及运输的功能，在神经退行性病变中，何首乌中 TSG 可以调节 ROS-NO 通路，保护六羟多巴胺（6-OH-DA）诱导的 PC12 细胞凋亡，可以作为神经保护药应用。另外，何首乌苷使海马内组织细胞的胆碱乙酰转移酶（ChAT）表达升高和乙酰胆碱酯酶（AChE）表达降低，从而增加乙酰胆碱的含量，以改善胆碱能系统损害，使小鼠学习记忆能力明显改善。

（3）调血脂、抗动脉粥样硬化及保肝　何首乌多糖可以降低高脂小鼠的总胆固醇（TC）、三酰甘油（TG）及总脂酶，并提高高密度脂蛋白（HDL），表明何首乌多糖具有显著的降血脂作用，并可预防动脉粥样硬化。另外研究发现，何首乌中 TSG 可以减轻高脂饮食引起的非酒精性脂肪肝所致的肝大，缓解肝脂肪变性，降低血清 TC 和 TG 水平，上调过氧化物酶增殖激活的受体-α（PPAR-α）基因在肝组织中的表达，降低 CYP2E1 基因表达，其机制可能是通过上调 PPAR-α 增强抗脂质过氧化能力。

（4）其他　何首乌尚有预防和治疗骨质疏松，预防与治疗脱发及乌发，保护心肌及血管，抗癌及抗诱变，抗炎及抗菌等作用。

【临床应用】

1. 何首乌治疗高脂血症　以制首乌30 克，加水 300 毫升，煎 20 分钟左右，取汁150～200 毫升，分 2 次温服，每天 1 剂。以20 天为 1 个疗程。共治疗高脂血症患者32 例，1 个疗程后，显效 19 例，有效 10 例，无效 3 例，有效率为 90.6%。

又报道，以何首乌片 5 片，每日 3 次，连服 3 个月，治疗高脂血症患者 36 例。治疗后 TC 由治疗前的 5.71±0.73 毫摩/升降至 4.90±1.30 毫摩/升；TG 由治疗前的1.93±0.54 毫摩/升降至 1.80±0.59 毫摩/升；β-脂蛋白由治疗前的 7.02±1.10克/升降至治疗后的 6.18±1.22 克/升。同时发现，何首乌片具有明显改善甲皱微循环的作用，并可抑制体外血栓的湿重及干重。何首乌含有大黄酚、大黄泻素、卵磷脂等成分，大黄酚、大黄泻素可使大便通畅,减少和阻滞肠内脂类物质吸收,卵磷脂可促进脂类物质运转和代谢,使血脂降低,继而降低血液黏稠度,改善了微循环,达到了活血化瘀之目的。

2. 何首乌治疗疟疾 取何首乌18～24克,甘草1.5～3克(小儿酌减),浓煎2小时,每日分3次饭前服。共治疗疟疾17例,近期疗效:15例服药后症状全部消失,停止发作;2例服药后减轻,96小时后控制发作。在查得疟原虫的12例中,6例转为阴性。17例中虽有2例在4个月后复发,但仍以何首乌治愈。

3. 何首乌治疗白发 以制何首乌、熟地黄各30克,当归15克,浸于1000毫升粮食白酒中,10～15天后开始饮用。每日1～2盅(15～30毫升),连续饮至见效。共观察36例,其中局限性20例,弥散性16例,病程为1～10年。结果痊愈24例,好转8例,总有效率88.89%。

【用法与用量】 内服,一般9～15克,大剂量可用至30克。

【使用注意】 温润泄降,便溏及有痰湿者忌用。

鸡血藤

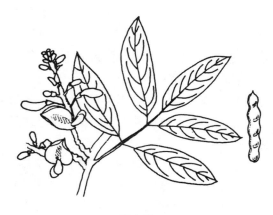

鸡血藤

为豆科攀缘灌木密花豆(三叶鸡血藤)和香花崖豆藤(山鸡血藤)的藤茎;三叶鸡血藤产于广西,山鸡血藤产于江西、福建、云南、四川等地;以干燥藤茎入药。

【性味与归经】 性温,味苦、微甘;归肝经。

【功效与主治】 具有补血活血的作用,善补血而疏经活络。常用于治疗血虚所致的月经不调、痛经、闭经及风湿痹痛、跌打损伤、瘀滞疼痛。

【炮制应用】 临床多生用或熬膏用。

【鉴别应用】 鸡血藤与当归,见第449页。

【配伍应用】 鸡血藤配海风藤,鸡血藤能补血活血,善补血而疏经活络。海风藤善祛风除湿通络,活血通脉止痛。二药配用,相互促进,通中有补,补中有通,标本兼顾,其活血通络止痛作用明显增强。适用于风寒湿痹,肢节酸痛等症。

【现代药理研究】

1. 化学成分研究 鸡血藤中主要含黄酮类、酚酸类、甾醇类、三萜类、木脂素类、蒽醌类及微量元素等化学成分。

2. 药理作用研究

(1)改善血液循环 鸡血藤可通过调控 *hepcidinncoding* 基因(HAMP),抑制铁调素过表达进而改善铁代谢,从而起到抗缺铁性贫血的作用。其提取物在体外也能抑制血小板聚集,并且能够对离体大鼠的胸主动脉起到舒张作用。

(2)保护心脑血管 鸡血藤总黄酮可能通过清除自由基和抗脂质过氧化保护结扎左冠状动脉前降支所致的大鼠急性心肌缺血。能明显改善大脑中动脉栓塞缺血模型大鼠的行为障碍,减少脑梗死面积,同时能减轻急性脑缺血再灌注模型大鼠的脑水肿,抑制缺血致脑组织中的超氧化物歧化酶、谷胱甘肽过氧化物酶活性的降低和丙二醛含量的升高,表明鸡血藤总黄酮可能通过提高机体抗氧化能力保护脑缺血。

（3）抗肿瘤　鸡血藤黄酮类可降低 A549 细胞谷胱甘肽含量、升高脂质过氧化物及活性氧含量,其抗肿瘤作用可能与诱导肿瘤细胞氧化应激反应有关。

（4）其他　鸡血藤尚有抗病毒,抗氧化,保肝,镇静催眠等作用。

【临床应用】

1. 鸡血藤治疗贫血性神经麻痹症 以鸡血藤 4800 克,冰糖 2400 克,先将鸡血藤水煎 3～4 次,取汁过滤,浓缩,再加冰糖制成稠膏,每服 15～24 克,温开水冲服。用于血不养筋而致的筋骨酸痛、手足麻木等有良效。

2. 鸡血藤治疗白细胞减少症　以鸡血藤糖浆每服 10 毫升,每日 3 次。治疗因放射线引起的白细胞减少症 30 例,效果满意,一般用药 3 天后白细胞即明显上升,中性粒细胞及红细胞、血色素亦有增高。

3. 鸡血藤治疗急性泄泻　鸡血藤 60 克,加清水 600 毫升,煎到 200 毫升,分 2～3 次服,每日 1 剂。治疗急性腹泻 18 例,结果痊愈 16 例,好转 1 例,无效 1 例,总有效率 94％。

【用法与用量】　内服,一般 9～15 克,大剂量可用至 60 克。膏、胶每次 9～15 克。

【使用注意】　其性偏温,阴虚内热者忌用。

桑　椹

为桑科落叶乔木桑树的果穗,以成熟果穗入药。

【性味与归经】　性微寒,味甘、酸;归

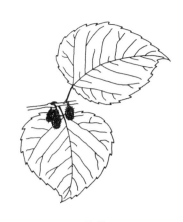

桑椹

心、肝、肾经。

【功效与主治】　具有滋阴补血的作用。常用于治疗肝肾虚损,阴血不足之消渴、眩晕、失眠、须发早白;也可用于肠燥便秘、瘰疬、腹痛等证。

【炮制应用】　临床多生用。

【鉴别应用】

1. 桑椹与桑叶、桑枝、桑白皮、桑寄生 见第 35 页。

2. 桑椹与旱莲草　见第 473 页。

【配伍应用】　桑椹配当归,二者药性平和,均有较好的补血作用,且皆可润肠通便。桑椹长于补血滋阴,当归补血之中有行血之功。二药配用,补血滋阴、润肠通便作用加强,且补而不滞。适用于血虚证及产后失血之大便干燥等症。

【现代药理研究】

1. 化学成分研究　桑椹中含有丰富的维生素、矿物质以及花色苷、活性多糖、生物碱、白藜芦醇、原花青素等活性成分,其中花色苷为桑椹主要有效成分和呈色物质,矢车菊-3-芸香糖苷和矢车菊-3-葡萄糖苷,是维持桑椹深紫色重要感官品质的主要化合物。

2. 药理作用研究

（1）抑菌　桑椹红色素具有类黄酮的典型结构，其分子结构上有较多的酚羟基，这些官能团与蛋白质或酶通过氢键方式结合，破坏蛋白质分子结构而变性或失去活性，导致细胞质的固缩，从而使菌体解体、死亡。

（2）抗氧化与抗衰老　酚类物质和色素含量丰富的桑椹提取物具有显著降低抗氧化酶缺乏的被促衰老型小鼠（SAM）的β-淀粉样蛋白，提高学习和记忆能力，提高抗氧化酶活性，降低大脑和肝中的脂质氧化水平，并且还能降低 SAM 小鼠衰老过程中产生的血清天冬氨酸转氨酶、丙氨酸转氨酶、三酰甘油和总胆固醇水平，被认为具有恢复抗氧化防卫系统、延缓衰老过程中的记忆力衰退现象功能。

（3）保护心脑血管　桑椹水提取物具有清除自由基、抑制低密度脂蛋白氧化和降低氧化型低密度脂蛋白造成的巨噬细胞死亡率的作用，其色素成分能够预防动脉粥样硬化，保护心脑血管。

（4）其他　桑椹尚有增强免疫、抗诱变及抗癌、预防老年痴呆等作用。

【临床应用】　桑椹治疗老年便秘，取相当于桑椹干品 50 克的水提浸膏配成糖水剂 250 毫升（日剂量），日服一次，5 日为一疗程，一个疗程后判断结果。共治疗老年便秘及睡眠障碍 50 例，结果：显效 41 例（82%），有效 8 例（16%），无效 1 例（2%）。

【用法与用量】　内服 9～15 克，膏剂 15～30 克，大剂量可用至 60 克。

【使用注意】

1. 质润主降，对脾虚便溏、肾虚无热者，忌用。

2. 单用力弱，膏剂效优。

（莫昊风　梁东辉）

参 考 文 献

［1］　李文浩,杨湘维,林希伦等.当归粉治疗上消化道出血 50 例[J].浙江中医杂志,1984,19(7):304.

［2］　王殿华.白芍调肝用法与用量一得[J].陕西中医函授,1992(3):7.

［3］　杜豁然.芍药甘草汤治疗不安腿综合征 54 例[J].河北中医,1984(3):29.

［4］　王文士.芍药甘草汤治便秘验证[J].中医杂志,1983(8):79.

［5］　雷载权,张廷模.中华临床中药学（下册）[M].北京:人民卫生出版社,1998:1759.

［6］　陈泽泉.熟地黄片贴眼治疗电光性眼炎[J].新中医,1979(5):41.

［7］　晋襄.临床验方集锦[M].福州:福建科学技术出版社,1982:61.

［8］　张心茹.阿胶治疗 56 例肺结核咯血[J].辽宁中医杂志,1987(9):39.

［9］　郭松河.阿胶栓治疗慢性溃疡性结肠炎[J].中西医结合杂志,1989(3):178.

［10］　史培圣,王红欣,陈士荣.首乌片治疗高脂血症疗效观察[J].中西医结合杂志,1989(8):484.

［11］　王辉武,贾河先.中药新用[M].重庆:科学技术文献出版社重庆分社.1986:163-164.

［12］　赵洪斌,刘景增.首乌酒剂治白发[J].山东中医杂志,1983(4):41.

［13］　徐树楠.中药临床应用大全[M].石家庄:河北科学技术出版社,1999:426-427.

［14］　唐存桂.鸡血藤治疗急性泄泻 18 例[J].广西中医药,1993(3):18.

［15］　翁明翰,陈珠.桑椹对老年便秘及睡眠障碍的疗效观察[J].中医杂志,1988(11):40.

第三节　补 阴 药

沙　参

为伞形科多年生草本植物珊瑚菜的根，主产于安徽、四川、江苏等地，以干燥根入药。

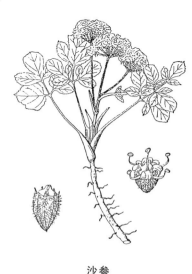

沙参

【性味与归经】　性微寒，味甘、微苦；归肺、胃经。

【功效与主治】　具有润肺止咳，养胃生津的作用。常用于治疗热病伤肺或阴虚肺燥之咳嗽，以及胃热津伤之口干舌燥等病症。

【炮制应用】　临床多生用。

【鉴别应用】

1. 北沙参与南沙参　二者都具有甘寒之性，均入肺经，皆有清热养阴的作用，均可用于治疗热病伤阴、阴虚发热、阴虚燥咳之证。由于二者的来源不同，其功效及临床应用又有各自的特点。

北沙参为珊瑚菜的根，其养阴润肺、生津作用较强，多用于阴虚燥咳、阴虚劳热、咳嗽咯血等。南沙参为轮叶沙参、杏叶沙参的根，其清肺祛痰作用较强，多用于肺热咳嗽、咯痰不爽。

2. 沙参与百合　二者均有养阴清肺、润燥止咳的作用，皆为肺热燥咳的常用药，但二者的功效及临床应用又有一定的区别。

沙参长于益胃生津止渴，且能清肺祛痰止咳，临床上以胃热津伤口渴、肺热燥咳用之较为适宜。百合长于润肺、止血，兼能清心安神，临床上以咳血、咯血及百合病用之最宜；因其药性平和，对于肺气虚弱之咳喘及心神不安者可长期服用。

【配伍应用】

1. 沙参配麦冬　二者同为养阴生津之品，但沙参体质轻清，具有轻扬上浮之性，多入上焦而清肺中之热，养肺中之阴；麦冬甘寒多汁，善入中焦而清胃生津力佳。二药相须为用，肺胃同治，清肺凉胃、养阴生津力增强。适用于阴虚肺燥或热伤肺阴之干咳少痰、咽喉干燥等；热伤胃阴或久病阴虚津亏之咽干口渴、大便干燥、舌红少苔等。

2. 沙参配贝母　见第155页。

【现代药理研究】

1. 化学成分研究　近年研究表明，北沙参的化学成分主要包括挥发油、糖苷、香豆素类等，还含有淀粉、聚炔类、三萜酸、豆甾醇、磷脂、微量元素、氨基酸等成分。

2. 药理作用研究

（1）抗氧化　北沙参多糖对羟自由基

和超氧阴离子自由基具有较强的清除作用,北沙参乙醇提取后的水溶部分对羟自由基有清除作用。

(2)调节免疫 北沙参中含有的多糖是其增强或调节机体免疫功能的主要成分。北沙参的补阴作用可能与其多糖成分对机体免疫增强作用有关。

(3)抗肿瘤 北沙参提取物对多种癌细胞均有不同程度抑制作用。北沙参水提后的醇溶物、醇沉物和滤渣醇溶物对肝癌和肺癌细胞的生长有抑制作用。北沙参水和乙醇浸出液对鼠伤寒沙门菌组氨酸缺陷型突变株 TA98 和 TA100 均有抑制作用。

(4)抗炎 北沙参中香豆素类化合物对脂多糖刺激的 RAW264.7 巨噬细胞中一氧化氮的产生有抑制作用。北沙参中欧前胡素具有显著的抗炎活性。

(5)保肝 北沙参具有提高免疫力、保护肝细胞的作用。该功效与增加抗氧化储备密切相关。

(6)其他 除以上作用外,北沙参还具有抗肺纤维化、止咳镇痛、抗菌、保护神经提高记忆力等作用。北沙参石油醚相对 A549 细胞具有显著的抑制作用,能有效抑制肺纤维化。北沙参具有镇咳、祛痰作用。北沙参中法卡林二醇对金黄色葡萄球菌具有显著抑制作用。北沙参还具有改善学习和记忆障碍的作用。

【临床应用】

1. 沙参治疗虚炎牙痛 取杏叶沙参 15～60 克,鸡蛋 1～2 个,同煮服,每日 1 剂。治疗阴虚胃热、虚火上炎所致的牙痛、咽干口燥等证有效。

2. 沙参治疗小儿迁延性肺炎 每日取北沙参、生山药各 15g,水煎服,治疗 24 例,结果痊愈 12 例,有效 9 例,无效 3 例。

【用法与用量】 内服,一般 6～12 克,大剂量可用至 30 克。

【使用注意】

1. 寒凉质润,肺寒咳嗽、中寒便溏者均忌用。

2. 沙参反藜芦,一般不宜配伍。

麦 冬

为百合科多年生草本植物沿阶草须根上的小块根;我国许多地区均有分布,主产于四川、浙江、湖北等地;以干燥块根入药。

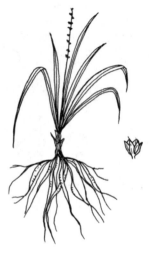

麦冬

【性味与归经】

性微寒,味甘、微苦;归心、肺、胃经。

【功效与主治】

具有清热养心,养阴润肺的作用。常用于治疗温热病或热病伤阴及心气不足之高热神昏、心悸怔忡、虚脱、燥咳、肺痿、热渴症,以及吐血、衄血、咽喉疼痛、便秘、肺痈等病症。

【炮制应用】

1. 生用 生品擅于养阴生津润肺,多用于肺燥干咳、虚劳咳嗽、内热消渴、肠燥便秘。

2. 朱砂拌麦冬　朱砂拌后,能增强清心镇静作用,多用于心烦失眠。

【鉴别应用】

1. 麦冬与天冬　二者均为临床常用的滋阴润燥药,均有滋阴清肺、润燥止咳的作用,皆可用治阴虚肺燥咳嗽、咯血,阴伤口渴,肠燥便秘等,常可相须为用。但二者的功效及临床应用又有一定的区别。

麦冬微寒,其滋阴润燥之力不及天冬,滋腻之性亦小,但长于益胃生津、清心除烦,临床多用于胃阴不足、心烦不安之证。天冬大寒,其清火之力胜于麦冬,且入肾经而滋肾水,对于肺肾阴伤,虚而有热者用之较宜。

2. 麦冬与百合　见第 470 页。

3. 麦冬与石斛　见第 465 页。

【配伍应用】

1. 麦冬配天冬　二者均为养阴清热之品,但麦冬长于益胃生津、润肺化痰;天冬通肾气,滋肾清热之力较强。二药配用,润肺滋肾、养阴清热作用加强。适用于阴虚燥咳之咳嗽痰少、咽干口燥、咯血等;阴虚发热;热病后期之津伤口渴等。

2. 麦冬配沙参　见第 461 页。

【现代药理研究】

1. 化学成分研究　麦冬的主要活性成分是甾体皂苷类、高异黄酮类、多糖类,除此之外还有有机酸、糖苷、环二肽、挥发油、蒽醌等,其中甾体皂苷和高异黄酮具有多种生物活性,是麦冬的主要活性部分。

2. 药理作用研究

(1)保护心血管系统的作用　麦冬皂苷能保护人脐静脉内皮细胞系 ECV304,防止髓样白血病细胞株 HL-60 黏附到内皮组织,抑制静脉血栓的形成。麦冬多糖能抗心肌细胞损伤,促进血管新生,对心肌缺血起到保护作用。

(2)抗炎　麦冬通过抑制 MAPK 信号传导途径中 ERK1/2 和 JNK 的磷酸化来降低一氧化氮和促炎细胞因子的产生,发挥显著的抗炎活性。麦冬总皂苷能抑制内皮细胞凋亡,上调内皮细胞黏附因子的表达,起到抗炎作用。

(3)抗肿瘤　麦冬具有显著的抗癌活性,其中的类黄酮和甾体皂苷是主要活性物质。麦冬皂苷诱导非小细胞肺癌细胞自噬,其机制可能与 P13K/Akt/mTOR/p70S6K 通路有关。

(4)抗氧化　麦冬能有效降低体内过氧化水平,清除自由基,提高机体抗氧化能力。甲基麦冬黄酮 A 通过调节再灌注损伤大鼠的紧密连接蛋白,减少血脑屏障的破坏,从而减少氧化应激反应、抑制白细胞黏附。

(5)调节免疫　麦冬多糖通过诱导一氧化氮、诱导型一氧化氮合酶、白细胞介素 6 和白介素 12 的分泌,提高淋巴细胞中共刺激分子 CD80 和 CD86 的表达,同时促进巨噬细胞的吞噬和分泌,提高淋巴细胞的增殖和抗体浓度,对免疫系统起到调节作用。

(6)降血糖、血脂　麦冬多糖对血糖和血脂均具有调节作用,可以减少脂肪的堆积,降低糖尿病并发症的发病概率。

(7)对生殖功能的影响　麦冬水提物对甲基磺酸甲酯所诱导的非程序 DNA 合成有明显的抑制作用,表明麦冬对小鼠生殖细胞遗传物质具有一定的保护作用。

(8)其他　研究表明,麦冬多糖还具有抗过敏和哮喘功效。麦冬多糖可改善肥胖小鼠的代谢紊乱,可能与减少胆汁酸及肝中胆固醇的生物合成、增强酮体的生成有关。此外,麦冬多糖可以保护 CCl_4 所引起的急性肝损伤,其肝保护机制可能与抗氧化通路有关。

【临床应用】

1. 麦冬治疗小儿疳积　取小米 400 克

铺于铁锅内,麦冬500克排于米上,加水超过麦冬1厘米许,文火加热,用棒轻轻搅拌,至水干小米成糊状粘于锅底,即可应用。2岁小儿每天煎服3～4次,2天用完。小者用量酌减。此法治疗小儿疳积有良效。

2. 麦冬治疗乳头皲裂 麦冬50克,研末,用食醋调成糊状,均匀敷于患处,每隔5小时换药1次,3天为1个疗程。共治疗31例,全部治愈,1个疗程治愈8例,2个疗程治愈16例,3个疗程治愈7例。

【用法与用量】 内服,一般6～12克,大剂量可用至30克。

【使用注意】 性寒质润,凡脾胃虚寒泄泻、胃有痰饮湿浊者,皆当忌用。

天 冬

为百合科攀缘状多年生草本植物天门冬的块根,主产于四川、云南、贵州及长江流域,以干燥块根入药。

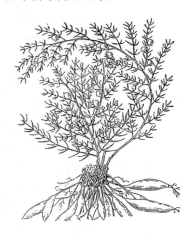

天冬

【性味与归经】 性大寒,味甘、苦;归肺、肾经。

【功效与主治】 具有养阴清热,润肺生津,化痰止咳的作用。常用于治疗阴虚内热证,热病伤津之口渴舌干,肺热燥咳痰稠或咯血、气逆等证。

【炮制应用】 临床多生用。

【鉴别应用】

1. 天冬与麦冬 见第463页。

2. 天冬与百合 见第470页。

3. 天冬与石斛 见第465页。

【配伍应用】

1. 天冬配百合 二者均为甘寒柔润之品,具有养阴润燥之功,天冬专养阴清肺,且有滋肾润燥之功;百合长于润肺止咳,且具敛肺之力。二药配用,润肺之中有滋肾之力,清肺之中有敛肺之功,其养阴滋肾、润肺止咳作用增强。适用于阴虚肺燥之干咳少痰、咽干口燥;肺肾阴虚之咳嗽、痰中带血、咽喉干燥、手足心热、骨蒸潮热盗汗等。

2. 天冬配麦冬 见第463页。

3. 天冬配黄芩 见第69页。

【现代药理研究】

1. 化学成分研究 氨基酸类是天冬的主要活性成分,在临床上发挥主要的药理作用,其次天冬中的活性成分多糖蛋白、葡萄糖、β-谷甾醇、5-甲氧基甲基糖醛、正三十二碳酸、棕榈酸9-二十七碳烯、雅姆皂苷元、萨尔萨皂苷元,亦发挥一定的药理作用。

2. 药理作用研究

(1)抗衰老 有人推断此作用与其能提高组织中一氧化氮合酶(NOS)、超氧化物歧化酶(SOD)的活性,增加NO、NOS含量,降低过氧化脂质(LPO)、淋巴细胞因子(LPF)的含量有关。

(2)抗肿瘤 天冬水提取物能抑制酒精诱导肿瘤坏死因子α(TNF-α)的分泌从而发挥抗肿瘤的作用。

(3)降糖 天冬提取物具有明显的改

善糖尿病症状、降低高血糖作用。其降糖效果明显并能升高胰淀粉酶,且对抗四氧嘧啶引起的胰岛损伤性变化。

(4)抑菌抗炎　天冬水提物可以通过抑制 IL-1 的分泌从而抑制 TNF-α 的分泌,并且天冬水提物对中枢神经系统有一定的抗炎活性。

(5)其他　天冬可镇咳祛痰。天冬 75％醇提物具有很强的抑制溃疡形成的作用。研究表明天冬氨酸钾镁盐 100 毫克/千克对急性心肌缺血有明显对抗作用。天冬提取液对绝大部分高血压患者和低血压患者的血压有稳定作用。

【临床应用】

1. 天冬治疗功能性子宫出血　用生天冬 15～30 克(鲜品 30～90 克),置砂锅内水煎,服时以红糖为引,每日 1 剂,共治疗功能性子宫出血和妊娠期负重引起出血 60 例,效果满意。一般服药 2～3 天后即见明显疗效。

2. 天冬治疗乳腺小叶增生　鲜天冬 62.5 克,加黄酒适量蒸熟。每日分早、中、晚 3 次服完。20 天为 1 个疗程,2 个疗程间歇 7～10 天。治疗 42 例,临床治愈 16 例,显效 8 例,有效 11 例,总有效率为 83％。一般 3～4 天后,肿块变软、缩小;2～3 个疗程,肿块基本消失。消失时间最短 22 天,最长 3～6 个月。

【用法与用量】　内服,一般 6～15 克,大剂量可用至 30 克。

【使用注意】　脾虚泄泻者忌服。

石　斛

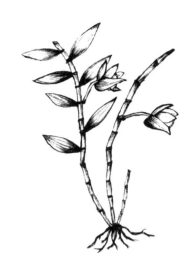

石斛

为兰科常绿草本植物环草石斛、黄草石斛、马鞭石斛、金钗石斛或铁皮石斛的茎,主产于四川、贵州、云南及长江流域,以干燥茎入药。

【性味与归经】　性微寒,味甘、淡;归肺、胃、肾经。

【功效与主治】　具有养阴益胃,清热生津的作用。常用于治疗热病后期、阴液被耗、气阴不足之虚热烦渴,胃阴不足之热壅呕吐,肺阴亏虚之虚热咳嗽及肝肾阴虚、眼目失养之内障、雀目、瞳神散大等证。

【炮制应用】　临床多生用或鲜用。

【鉴别应用】　石斛与麦冬、天冬,三者均有清热养阴的作用,皆可用于热病伤阴之病及气阴两虚之证。但三者的功效及临床应用又有一定的区别。

石斛药性平淡,偏入于胃,多用于胃阴不足之证;且可明目益精,可用于肝肾阴虚、眼目失养之内障、雀目、瞳神散大等证。麦冬、天冬滋阴力盛,偏入肺经,多用于阴虚燥咳。

【配伍应用】

1. 鲜石斛配鲜生地黄　鲜石斛甘寒汁浓,气味轻清,重在滋养肺胃之阴而清虚热;鲜生地黄甘寒多汁,略带苦味,性凉而不滞,质润而不腻,功专清热生津、凉血止血。二药相须为用,共奏滋阴养液、清热生津之功。适用于热病伤阴之口干烦渴、纳呆;久病阴虚、虚热内灼之低热不退;肺胃火炽、胃阴不足之胃脘痛、干呕或口糜、牙龈肿痛、衄血等。

2. 石斛配竹茹 石斛甘淡性凉,长于滋阴养胃,兼能除胃中虚热,有较好的生津止渴作用;竹茹甘而微寒,入肺胃胆三经,入肺清热化痰,入胃清热而降逆止呕,入胆而清泄胆火。二药配用,共奏清胃热、养胃阴、和胃气、降呕逆之功,清中有补,补中有清。适用于胃阴不足、胃虚有热之饥而不食、反复呕吐或干呕不止、口干烦渴等。

3. 石斛配沉香 见第 223 页。

【现代药理研究】

1. 化学成分研究 可以从石斛中分离鉴定出约 100 种化合物,包括生物碱、菲类、联苄、萜类(倍半萜)、香豆素、芴酮等,其中生物碱类最多。除此之外,石斛的化学成分还包括多糖类、甾醇类、氨基酸类和微量元素类等。

2. 药理作用研究

(1)增强免疫力 药理研究表明,石斛对非特异性免疫和特异性免疫均有增强作用,能够有效提高机体免疫力,其免疫活性受其化学成分、分子构象、相对分子质量、糖苷键等诸多因素影响。

(2)缓解糖尿病及其并发症 石斛治疗 2 型糖尿病及其并发症的作用机制主要包括保护胰岛细胞、降低胰岛素抵抗、促进葡萄糖依赖性促胰岛素释放肽(GIP)分泌、纠正脂质代谢紊乱、抑制钙离子通道。

(3)抗肿瘤 石斛产生抗肿瘤作用的有效物质基础是菲类和联苄类物质。

(4)抗氧化和延缓衰老 目前,普遍认为氧化应激与衰老、神经病变、糖尿病、心血管疾病和癌症密切相关,从石斛中分离出的各种抗氧化剂和自由基清除剂对此类疾病的治疗有极大的帮助。

(5)治疗白内障 抑制醛糖还原酶活性及脂质过氧化,是石斛抗白内障作用的主要机制。

(6)对心血管系统的作用 ①金钗石斛有很好的抗血小板聚集作用;②对心脏抑制作用;③对血管扩张作用。

(7)其他 石斛菲类化合物等活性物质可起到护肝、抗纤维化的作用。石斛抗炎的有效成分能够作用于多种与炎症相关的细胞,进而影响一些炎症因子的生成和释放。多酚、生物碱、皂苷等具有神经系统保护作用。此外,石斛还具有改善肠胃功能、抗血管生成、改善过敏性皮肤炎、缓解疲劳、抑菌、抗诱变等药理作用。

【临床应用】 石斛治疗慢性咽炎,石斛、玄参、天花粉、蚤休各 10 克,水煎,其煎液经蒸馏水提纯,用超声雾化器使患者吸入咽部。共治疗 172 例,结果显效 62 例,好转 87 例。

【用法与用量】 内服,一般 6～12 克,鲜品 15～30 克,大剂量可用至 30 克,鲜品 60 克。

【使用注意】

1. 能助湿恋邪,对湿热病及暑温病,湿邪尚未化燥伤阴者,均当忌用。

2. 石斛因品种不同,功效略有差异,一般认为金钗石斛养阴及清热之力较强,川石斛次之;鲜石斛及铁皮石斛偏于清热生津,霍山石斛偏于养阴。

玉 竹

为百合科多年生草本植物玉竹(葳蕤)的根茎,我国大部分地区都有分布,而以河

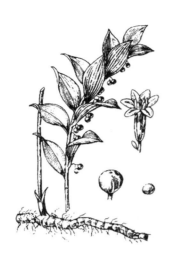

玉竹

北、江苏产者质量最好,以干燥根茎入药。

【性味与归经】　性微寒,味甘;归肺、胃经。

【功效与主治】　具有养阴润燥,止渴生津的作用;为滋肺清胃的要药。常用于治疗燥热伤阴及肺阴不足之燥咳、热痰咳嗽、热渴和阴虚外感证。

【炮制应用】

1. 生用　生品擅于生津止渴,多用于阴虚感冒、口干舌燥。

2. 蒸制　蒸制后滋阴益气力强,多用于热病伤阴、虚劳发热。

【鉴别应用】　玉竹与黄精,二者功效相近,均有滋阴润肺、益气养阴之功,皆可用于治疗肺胃阴伤之证。但二者的功效及临床应用又有一定的区别。

玉竹补益之力不及黄精,但可滋阴解表,且无敛邪之弊,可用于阴虚外感之证。黄精滋阴益气之力大于玉竹,又可入肾而填补肾精,常用于肾阴不足之腰酸腿软、头晕耳鸣等症。

【现代药理研究】

1. 化学成分研究　中药玉竹的化学成分主要有多糖、黄酮类、氨基酸、甾体皂苷类,还含有挥发油、少量生物碱、甾醇、鞣质、微量元素等物质。

2. 药理作用研究

(1)抗氧化　玉竹总黄酮具有较强的抗氧化能力。研究发现,玉竹糖蛋白粗提物可提高小鼠血清、肝和脑中 SOD、CAT 及 GSH-Px 活性,降低 MDA 含量,证明其具有一定的抗氧化活性。

(2)降血糖　多羟基生物碱成分是玉竹发挥降血糖作用的药效物质基础。研究表明,玉竹总皂苷具有降血糖作用。其还可以显著抑制 α-葡萄糖苷酶的活性,最高抑制率可以达到 58%。

(3)抗肿瘤　玉竹提取物 B 具有显著的抗肿瘤作用。

(4)对免疫系统的影响　有研究表明,玉竹 30% 乙醇提取物可保护小鼠免疫性肝损伤,其作用机制可能为抑制了 T 淋巴细胞的转化增殖,减少肝损伤细胞因子的释放,从而抑制活化增殖的 T 淋巴细胞对肝细胞的直接毒副作用。玉竹提取物 A (EA-PAOA)对巨噬细胞产生的 TNF-α 有显著抑制作用。

(5)延缓衰老　玉竹中的多糖成分能提高小鼠机体中超氧化物歧化酶的活性,增强对自由基的清除能力,抑制脂质过氧化,降低丙二醛含量,从而减轻对机体组织的损伤以延缓衰老。

(6)对心血管系统的作用　玉竹具有特殊的心衰急性期负性肌力作用,研究推测,长期使用玉竹能够改善心肌供血,改善心室重构。另外,玉竹能够改善心脏功能,降低心肌耗氧量,有治疗心衰作用。玉竹对缺氧缺糖造成的心肌细胞损害有明显保护作用。

(7)其他　还有抗病毒、抗疲劳、提高

机体耐缺氧能力等作用。

【临床应用】 玉竹治疗心力衰竭,以玉竹25克水煎服,每日1剂,治疗风湿性心脏病、冠心病和肺心病引起的心力衰竭5例,在服药后5~10日内心衰得到控制,此5例均停用洋地黄制剂,仅配用氨茶碱及氢氯噻嗪。

【用法与用量】 内服,一般6~12克,大剂量可用至60克。

【使用注意】 微寒质润,脾虚便溏、湿痰内蕴者,均当慎用。

枸杞子

为茄科多年生灌木枸杞的果实,主产于宁夏、河北、甘肃、青海等地,以成熟果实入药。

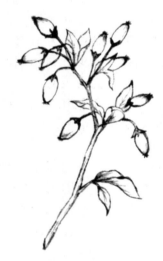

枸杞子

【性味与归经】 性平,味甘;归肝、肾经。

【功效与主治】 具有滋补肝肾,益精明目的作用。常用于治疗肝肾精血亏损之腰背酸痛、阳痿遗精、须发早白、眼目昏花、下泪等证。

【炮制应用】 临床多生用。

【鉴别应用】 枸杞子与女贞子,二者药性均平和,补而不燥,都有补肾之阴的作用,皆可用于治疗肝肾阴虚之证,常可配伍使用。由于二者的来源不同,其功效及临床应用又有一定的区别。

枸杞子甘平质润,滋补之力优于女贞子,既能补肝肾之阴,又能补血、助肾阳,临床上既可用于肝肾阴虚之证,也可用于肾阳不足之腰膝酸软、阳痿遗精等症。女贞子味甘苦,性凉,为清补之品,长于补肝肾之阴,并有清虚热之功,临床上以阴虚骨蒸劳热盗汗等用之较宜。

【配伍应用】

1. 枸杞子配黄精 枸杞子长于滋肾补肝,兼能助阳;黄精既能补中益气,又能养阴益精,为气阴两补之品。二药配用,补阴之中有助阳之力,补气之中具填精之功;且黄精多入脾而补后天,枸杞子多入肾而补先天,故有先天后天、阴阳兼顾之妙。适用于肝肾不足、精亏血少之头晕、心悸、月经不调、闭经、不孕等;病后体虚者。

2. 枸杞子配白芍 见第451页。

3. 枸杞子配龙眼肉 见第454页。

4. 枸杞子配菟丝子 见第496页。

【现代药理研究】

1. 化学成分研究 枸杞子的化学成分主要为多糖。除此之外还有氨基酸、黄酮类、生物碱、维生素和微量元素等活性物质。其中生物碱主要为甜菜碱,维生素主要为维生素C,微量元素主要有铁、锌、锰、铜、硒。

2. 药理作用研究

(1)延缓衰老 枸杞子增加白细胞和嗜中性粒细胞数目,增强巨噬细胞的吞噬功能,提高脾淋巴细胞核酸和蛋白质的生物合成,促进白细胞介素2的产生,促进骨髓造血干细胞增殖,抑制过氧化脂质的生成,提高谷胱甘肽过氧化物酶和过氧化物歧化酶的活性;并具有拟胆碱样作用;降低血清胆固醇,抑制动脉硬化等。枸杞子多糖抑制细胞凋亡,延缓衰老提高生命力。

(2)抗肿瘤 枸杞叶及果对体外培养的癌细胞有抑制作用。锗是一种抗癌物质,对肝癌、肺癌、生殖器癌有治疗作用。锗进入体内,可诱发体内干扰素的产生,因而增加了干扰素对癌细胞的抑制和"杀灭"作用。

(3)增强免疫 4 种枸杞子多糖均能对小鼠的免疫功能起到调节作用。

(4)保肝 给大鼠长期(75 天)饲喂枸杞水提物(1%)或甜菜碱(0.1%)饲料对 CCl_4 引起的肝损害有保护作用,降低转氨酶及肝中的脂质变化,对小鼠也有保护作用,可轻度抑制肝中脂质沉积和促进肝细胞新生;对肝脂质过氧化损伤有明显保护作用。枸杞子中的甜菜碱盐能使大鼠血清和肝内的磷脂明显增加,对长期给予四氯化碳所致的大鼠磷脂下降及胆固醇升高具有明显的保护作用。

(5)其他 还有降血糖、降血脂、治男性不育症、抗氧化、健脑等作用。

【临床应用】

1. 枸杞子治疗高脂血症 口服由枸杞子、女贞子、红糖组成的降脂颗粒剂,每日 2 次,于饭后 30 分钟服用,4～6 周为 1 个疗程。治疗本病 406 例(伴有糖尿病、高血压病、冠心病等并发症者,可同时服用原治疗药物;服药后血清总胆固醇及三酰甘油下降＞20%,ω3-脂蛋白下降＞50%者为有效,否则为无效)。结果表明,本颗粒剂对各种高脂血症均有极显著的疗效($P <$ 0.001),其降三酰甘油及 P-脂蛋白的疗效与氯贝丁酯(安妥明)相似,降胆固醇的疗效优

于安妥明,且无安妥明的诸多不良反应。

2. 枸杞子治疗肥胖症 以枸杞子 30 克,每日当茶冲服,早晚各服 1 次,连续服用 4 个月,共治疗肥胖症 15 例,体重均恢复到正常范围。

3. 枸杞子治疗男性不育症 以枸杞子 15 克,每晚嚼碎后咽服,连服 2 个月为 1 个疗程。服药期间禁房事。曾治 42 例,其中无精子者 6 例,1000 万/毫升～4000 万/毫升 15 例,4000 万/毫升～6000 万/毫升 21 例;活动力弱者 11 例,活动力一般者 25 例。服药 1 个疗程后,精液复常者 23 例,2 个疗程复常者 10 例,其余 9 例中 6 例无精子者均无效,3 例疗效不佳。两年后随访精液转正常的 33 例均已有后代。治愈率为 78.6%。

4. 枸杞子治疗老年夜间口干症 以枸杞子 30 克,于每晚睡前嚼服,治疗本病 30 例,痊愈 24 例,好转 6 例,多数患者在服药后 10 天获效。

5. 枸杞子治疗妊娠呕吐 取枸杞子 50 克,黄芩 50 克,置带盖缸内,以沸水冲泡,待温时频频饮服,喝完后可再用沸水冲,以愈为度。

6. 枸杞子治疗慢性萎缩性胃炎 用宁夏枸杞子洗净、烘干,打碎分装,每日 20 克,分 2 次于空腹时嚼服,2 个月为 1 个疗程,临床效果满意。

【用法与用量】 内服,一般 6～12 克,大剂量可用至 60 克。

【使用注意】 外有表邪,内有实热,以及脾虚湿滞肠滑者均忌用。

百 合

为百合科多年生草本植物百合的地下鳞茎,全国各地均产,以干燥鳞茎入药。

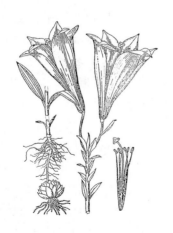

百合

【性味与归经】 性微寒,味甘、微苦;归心、肺经。

【功效与主治】 具有润肺止咳,清心安神的作用。常用于治疗肺热伤阴,或阴虚肺燥之燥咳、肺痨、吐血、咯血及心阴亏损之百合病;也可用于肺痈、失眠等病证。

【炮制应用】

1. 生用 生品擅于清心安神,多用于热病后余热未清、虚烦惊悸、精神恍惚、失眠多梦。

2. 蜜炙 蜜炙品润肺止咳力强,多用于肺虚咳嗽等。

【鉴别应用】

1. 百合与天冬、麦冬 三者均有润肺止咳、清心除烦的作用,皆可用于治疗阴虚燥咳、肺虚久咳、劳热喘咳、咯痰带血及阴虚发热、烦躁不安等证。但三者的功效及临床应用又有一定的区别。

百合性平而缓和,不寒不热又有滋腻,对于肺虚久咳之疾,不论寒热,皆可用之;且可作为肺气虚弱之咳喘及心神不安者长期服用之滋补品。天冬、麦冬为大寒、微寒之品,均较百合性凉,故其清热养阴之力大于百合,临床上以阴虚而有内热者用之较为适宜。

2. 百合与沙参 见第461页。

【配伍应用】

1. 百合配天冬 见第464页。

2. 百合配款冬花 见第168页。

【现代药理研究】

1. 化学成分研究 百合的主要活性成分有甾体皂苷类、甾醇类、酚酸甘油酯类、黄酮类、苯丙素类、生物碱类、多糖类。除此以外,还有烷烃、醇、醛、有机酸、酚类及其苷类等化合物。

2. 药理作用研究

(1)止咳祛痰 百合祛痰的机制为增强呼吸道的排泌功能。

(2)镇静催眠 现代药理学实验证实,百合具有镇静催眠的作用。有人认为,百合皂苷可能是百合发挥镇静催眠作用的主要成分。

(3)调节免疫 其药效物质基础主要为百合多糖。百合多糖具有多种生物活性,其中免疫调节作用是其主要的药理活性。

(4)抗肿瘤 百合中的秋水仙碱能抑制肿瘤细胞的增殖,其作用机制为抑制肿瘤细胞的有丝分裂,从而导致细胞周期阻滞;目前研究较多的百合多糖也具有较好的抗肿瘤作用,其机制主要是通过增强对肿瘤细胞的免疫力。

(5)抗应激损伤 百合具有抗应激损伤的作用,能提高机体耐缺氧的能力。

(6)抗氧化 百合鳞茎中的黄酮、黄烷醇、酚酸、酚酸甘油酯等多酚类物质具有较好的抗氧化作用。百合发挥抗氧化作用的主要有效成分为黄酮及酚酸类成分。

(7)抗炎 有人认为,百合皂苷可能是百合发挥抗炎作用的有效成分。有研究表明,卷丹甲醇提取物可显著抑制脂多糖刺激 RAW264.7 细胞一氧化氮、前列腺素

E2、IL-6 和 TNF-α 等炎症递质的产生,同时下调诱导型一氧化氮合酶和环氧合酶-2的表达,从而抑制炎症信号通路 NF-κB 的激活并阻断 ERK 和 JNK 信号通路而发挥抗炎作用。

(8)抗抑郁　近年来研究表明,百合皂苷具有抗抑郁作用。多项研究发现,百合总皂苷具有较好的抗抑郁活性,能明显缩短小鼠悬尾的不动时间、游泳时间,以及拮抗利血平降低小鼠体温。百合皂苷可通过增加抑郁模型大鼠大脑皮质的单胺类神经递质水平及抑制下丘脑-垂体-肾上腺(HPA)轴的亢进而发挥抗抑郁作用;此外,还可通过调节脑肠轴改善抑郁引起的并发症。

(9)降血糖　降糖活性成分主要为百合多糖及甾体皂苷。其降糖机制与促进胰岛 B-细胞的修复、增殖、分泌功能,以及糖代谢有关。其中百合多糖可通过提高糖代谢酶的活性、促进对葡萄糖的摄取和利用,以及提高机体抗氧化功能、抑制氧自由基对胰岛 B 细胞的损伤,从而增加胰岛素的分泌,调节糖尿病大鼠的血糖水平。

(10)其他　百合还具抗疲劳、利胆、抑菌、抗病毒等作用。

【临床应用】

1. 百合外用止血　百合粉 25 克,加入蒸馏水配成 15% 混悬液,再加温至 60℃,并搅动成糊状,采用冷冻缓消法制成百合海绵,高压消毒,以之塞鼻治疗鼻出血及鼻息肉切除、中下鼻甲截除等手术后止血。观察 100 例,止血效果良好,无不良反应。

2. 百合治疗流行性出血热多尿期　百合 60 克,黄精 60 克,人参(另炖)3 克,炙甘草 6 克,每日 1 剂,水煎服,3 天为 1 个疗程,同时加服黑米稀粥。治疗 205 例,总有效率 98%。

3. 百合治疗老年妇女阴痒　用百合 60 克,当归 15 克,苦参 30 克,煎汤,取适量熏洗坐浴 30～40 分钟,每日 1 剂,可煎洗 2～3 次。

【用法与用量】　内服,一般 6～12 克,大剂量可用至 30 克。

【使用注意】　凉而质润,风寒咳嗽及脾肾阳衰,中寒便滑者忌用。

女 贞 子

为木樨科常绿乔木女贞的果实,全国各地都有出产,以成熟果实入药。

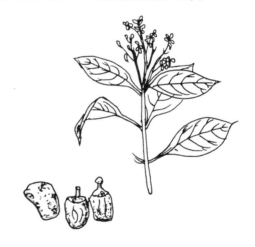

女贞子

【性味与归经】　性微寒,味甘、苦;归肝、肾经。

【功效与主治】　具有滋补肝肾,乌发明目的作用。常用于治疗肝肾阴亏、头目失养之头昏耳鸣、须发早白、眼目昏花、视物不清,以及肾阴不足之淋浊、消渴等。

【炮制应用】

1. 生用　生品擅于滋阴润燥、明目,多用于肝热目眩、肾虚下消。

2. 制用　制后增强补肝肾作用,多用

于肝肾阴虚、须发早白等。

【鉴别应用】

1. 女贞子与旱莲草　见第 473 页。

2. 女贞子与枸杞子　见第 468 页。

【配伍应用】

1. 女贞子配旱莲草　二者同入肝肾经，均有滋补肝肾、乌须黑发作用。但女贞子能清热明目，旱莲草偏于凉血止血。二药相须为用，作用协同，其补肝益肾、明目乌发、凉血止血作用增强。适用于肝肾阴虚之眩晕、失眠、健忘、腰膝酸软无力、须发早白及阴虚内热、迫血妄行之出血证等。

2. 女贞子配续断　女贞子性质平和，作用较缓，能滋肾养肝；续断长于补肝肾、强筋骨。二药配用，专走下焦，补肾益精作用加强。适用于性欲低下，阴道干涩诸症。

【现代药理研究】

1. 化学成分研究　目前从女贞子中分离到的化合物主要为三萜类、环烯醚萜类、苯乙醇类及黄酮类。除此之外，还有丰富的挥发油类、脂肪酸类和磷脂类、氨基酸、微量元素、多糖等活性成分。

2. 药理作用研究

(1) 调节免疫　齐墩果酸具有促进淋巴细胞增殖和动物巨噬细胞吞噬功能，迟发超敏反应的效应，并与 IL-2 具有协同作用。女贞子多糖对小鼠的免疫作用与机体的免疫状态有关，对非特异性细胞免疫有增强作用，对正常小鼠的特异性细胞免疫无明显影响，对免疫抑制状态小鼠的细胞免疫有增强作用。

(2) 心血管系统作用　有资料表明，大量的女贞子(30g 以上)可使冠状动脉的血流量增加，因齐墩果酸有强心利尿的作用。女贞子富含亚油酸、亚麻仁油酸，可降低血脂，防治动脉粥样硬化，改善心肌供血状况，减少冠状动脉脂质病变的条数，并能减

轻冠状动脉阻塞的程度。齐墩果酸还可减缓和防治血栓的形成。女贞子对化疗或放疗所致的白细胞减少有升高白细胞的作用。

(3) 降血糖、降血脂　女贞子煎剂、女贞子中提取的女贞子素、齐墩果酸均有良好的降血糖作用，其中齐墩果酸对正常大鼠的血糖、血脂无明显影响，而对实验性高脂症大鼠有明显的降脂作用，并能减少脂质在家兔主要脏器的沉积。

(4) 保肝　齐墩果酸可使变性坏死的肝组织恢复正常，减轻丙氨酸活力，肝组织炎症反应减弱，血中丙种球蛋白下降，并能促进肝细胞再生，使坏死区迅速修复。

(5) 抗氧化、抗衰老、抗疲劳　女贞子及其有效成分齐墩果酸能清除超氧阴离子自由基和羟自由基，提高机体对自由基的防御力，对小鼠脑、肝过氧化脂质的含量及肝超氧化物歧化酶活性的影响。女贞子能显著抑制高龄鼠肝丙二醛的形成。女贞子多糖通过免疫功能，清除氧自由基和活性氧，提高机体抗氧化酶活力而产生抗衰老的作用。

(6) 抗炎、抑菌及抗病毒　女贞子内的齐墩果酸及其同分异构体熊果酸可以抑制一氧化氮的活性，从而达到抗炎的功效。30% 的女贞子水煎剂对二甲苯引起的小鼠耳郭肿胀，乙酸引起的小鼠腹腔毛细血管通透性增加及角叉菜胶、蛋清、甲醛性大鼠足垫肿胀均有明显抑制作用，并能显著降低大鼠炎性组织 PGE_1 的释放量；能明显抑制大鼠棉球肉芽组织增生，同时伴有肾上腺质量的增加，而对大鼠胸腺质量无明显影响。女贞子中的环烯醚萜类成分橄榄苦苷对病毒具有抑制作用。

(7) 其他　还有抗肿瘤、激素双向调节、促毛囊生长、抑制神经细胞的凋亡等作用。

【临床应用】

1. 女贞子治疗脱发　以女贞子 30～50 克为主药,阴虚者加生地黄 20 克,偏血虚者加熟地黄 30 克,每日 1 剂,水煎服,连服 5 天。5 天后用上方再加猪骶骨 250～500 克炖服,3 天 1 次,3 次为 1 个疗程,治疗脱发患者 8 例,痊愈 7 例,无效 1 例。

2. 女贞子治疗高脂血症　将女贞子制成蜜丸,每丸含生药 5.3 克,每次 1 丸,1 个月为 1 个疗程。观察 30 例,对降低血清胆固醇有效率为 70.6%。

3. 女贞子治疗复发性口疮　用单味女贞子 30 克,每日 1 剂,分 3 次煎服。结果服 4 剂后溃疡全部愈合。随访 3 个月,复发者再服 2 剂愈合。

【用法与用量】　内服,一般 6～12 克,大剂量可用至 30 克。

【使用注意】

1. 寒凉性滑,有碍阳滑肠之弊,凡脾胃虚寒、便泻及阳虚者忌用。

2. 效力和缓,宜少量久服。

旱 莲 草

为菊科一年生植物鳢肠的全草,我国各地均有出产,以干燥全草入药,也称墨旱莲。

【性味与归经】　性寒,味甘、酸;归肝、肾经。

【功效与主治】　具有凉血止血,滋补肝肾的作用。常用于治疗吐血,咯血,尿血及肝肾阴亏之证;也可用于鼻衄,血痢。

【炮制应用】

1. 生用　生品擅于凉血止血,多用于阴虚血热、吐血、衄血、尿血、血痢、崩漏下血、外伤出血。

2. 熬制用　熬制用偏于滋补肝肾,多用于须发早白、眩晕耳鸣、腰膝酸软等。

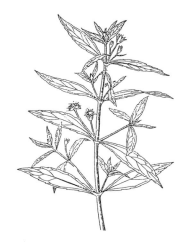

旱莲草

【鉴别应用】

1. 旱莲草与女贞子　二者均能滋补肝肾、乌须黑发,皆可用于肝肾阴虚及须发早白之证,常配伍使用。但二者的功效及临床应用又有所不同。

旱莲草功偏凉血止血,常用于治疗血热之出血证。女贞子则能滋阴除热,可用于阴虚骨蒸劳热。

2. 旱莲草与桑椹　二者均有滋阴益肾、乌须黑发的作用,为治疗肝肾不足、须发早白的常用药,常可相须为用。但二者的功效及临床应用又有一定的区别。

旱莲草尚有凉血止血之功,可用于治疗阴虚血热之吐血、咯血、便血、尿血及外伤出血等。桑椹兼有生津、润肠通便之功,可用于治疗津伤口渴、肠燥便秘之证。

【配伍应用】

1. 旱莲草配女贞子　见第 472 页。

2. 旱莲草配生地黄　见第 83 页。

3. 旱莲草配车前草　见第 329 页。

【现代药理研究】

1. 化学成分研究　主要活性成分有三萜类,香豆草醚类,黄酮类,甾体类,噻吩类和挥发油,在临床上发挥主要的药理作用。

2. 药理作用研究

(1)保肝 研究发现，旱莲草可以对抗肝细胞凋亡，并提出蟛蜞菊内酯是发挥保肝作用的物质基础。

(2)调节免疫 目前普遍认为，黄酮类物质，如木樨草素、槲皮素，是免疫调节的活性成分。

(3)抗纤维化 研究发现，旱莲草三萜皂苷类化合物具有抗肝星形细胞增殖的活性。另外，有研究表明旱莲草中蟛蜞菊内酯作为 Na^+-K^+-ATP 酶及异构酶 Ⅱ 型的抑制药，具有抑制乳腺癌的肺转移，干预肺纤维化和肺癌形成的作用。

(4)抗炎镇痛 旱莲草水煎剂对多种致炎剂引起的组织水肿和炎症渗出导致的急性毛细血管通透性增高，以及慢性炎症均有明显的抑制作用。

(5)抗肿瘤 旱莲草中蟛蜞菊内酯、旱莲苷B、木犀草素这三种化合物均可抑制肿瘤细胞的生长，其中旱莲苷B的抗肿瘤活性最好。

(6)抗诱变 旱莲水煎液对小鼠骨髓多染红细胞和有核红细胞的微核率无明显升高作用，说明其无诱变作用。

(7)止血 旱莲草的止血作用与其促进毛细血管收缩、缩短出血与凝血时间有关。有研究提示，旱莲草中的香豆草醚类化合物可直接和间接凝聚红细胞，是其发挥凝血作用的活性物质。

(8)其他 旱莲草还具有抗自由基作用与抗氧化、抗蛇毒、抗缺氧、抗疲劳和抗衰老等作用。

【临床应用】

1. 旱莲草治疗扁平疣 每天取旱莲草 50～100 克，加水 1000 毫升，煮沸 10 分钟，分 3～4 次热湿敷。另用生苡仁 50 克，水煎服，每天 1 剂。治疗扁平疣 325 例，痊愈 321 例，无效 4 例，治愈率为 98.8％。或采取新鲜旱莲草顶上部分，用其头状花序或杨梅样果实反复擦疣面，后搓揉茎叶，反复擦疣体，擦至疣体发黑，1 日数次，连用 7～10 天。

2. 旱莲草治疗冠心病 旱莲草浸膏口服，每日 2 次，每次 15 克（含生药 30 克），1 个月为 1 个疗程。观察 30 例，显效 15 例，改善 14 例，无效 1 例。临床观察还发现，旱莲草对头晕痛、背痛、心悸气短等亦有效，对束支传导阻滞者无效 1 例。

3. 旱莲草治疗药物性溶血 干旱莲草 60～90 克，水煎服，每日 1 剂，或生净旱莲草 500 克捣烂取汁，加冷开水稀释后分 2 次服，病情重者适量补液（不输碱性液），治疗药物性溶血 11 例均获痊愈。

4. 旱莲草治疗真菌性阴道炎 鲜旱莲草 300 克，鲜冬青枝叶 300 克（若为干品各 100 克），加水 1500 毫升左右（干品加水要多些），煮开后文火煎至 1200 毫升，倒入盆中，先熏患部，再坐浴 20 分钟，同时用消毒纱布包住无感染的示指插入阴道前后穹隆部擦洗，病情重者，每日早、中、晚各 1 次，治疗期间禁房事。治疗 30 例，结果痊愈 27 例，治愈率 90％，有效 3 例，占 10％，有效率 100％。

5. 旱莲草治疗斑秃 净旱莲草 20 克（鲜品加倍）用 75％乙醇 200 毫升浸泡 2～3 天，涂药于患处，待干后用七星针连续轻轻叩打致皮肤潮红为度，开始每日涂药 3 次，叩打 2 次，见效后涂药 2 次，叩打 1 次。治疗 11 例斑秃，痊愈 10 例，有效 1 例。

【用法与用量】 内服，一般 6～12 克，鲜品 30 克，大剂量可用至 30 克。外用，捣汁、外敷、研末掺。

【使用注意】 脾胃虚寒、大便泄泻者慎用。

黄　精

为百合科多年生草本黄精的根茎，产于河南、河北、内蒙古、山东、山西、江西、福建、四川等地，以干燥根茎入药。

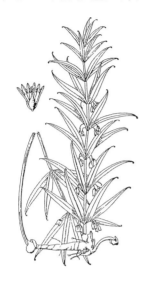

黄精

【性味与归经】　性平，味甘；归肺、脾、肾经。

【功效与主治】　具有养阴润肺，补脾益气的作用。常用于治疗阴虚肺燥或肺肾两虚之咳嗽证，脾虚气弱证，肾精亏虚证，也可用于目疾，癣痒等。

【炮制应用】

1. 生用　生品刺激咽喉，临床少用。

2. 蒸制用　蒸后能增强补气养阴、健脾润肺作用，多用于肺虚燥咳、脾胃虚弱、体倦乏力、口干食少、内热消渴，并可除去麻味，以免刺激咽喉，临床多用。

3. 酒制　因本品味甘质润，多服久服妨碍脾胃运化，酒制后使其滋而不腻，更好发挥补肾益血作用，多用于肾虚精亏、头晕目眩等。

【鉴别应用】

1. 黄精与玉竹　见第 467 页。

2. 黄精与山药　二者均有益气养阴的作用，皆为平补之品，可用于治疗肺、脾、心、肾不足之证，但二者的功效及临床应用又有一定的区别。

黄精质润，滋阴填精之力较山药为优，多用于气阴两虚、肾精亏损之证。山药长于益气健脾，且有收涩之性，临床上多用于治疗脾虚泄泻、久痢不止、尿频、遗尿、白带过多、肺虚喘咳等。

【配伍应用】

1. 黄精配何首乌　见第 457 页。

2. 黄精配枸杞子　见第 468 页。

【现代药理研究】

1. 化学成分研究　黄精的主要活性成分有黄精多糖、甾体皂苷、氨基酸、微量元素，在临床上发挥主要的药理作用。其次，黄精中的活性成分木脂素、生物碱和蒽醌，亦发挥一定的药理作用。

2. 药理作用研究

（1）增强免疫功能　黄精在增强免疫功能方面，具体表现为增加免疫器官质量、提高机体免疫球蛋白含量与免疫防御系统活性等。黄精多糖可增强肾病综合征患者红细胞免疫功能。

（2）神经系统作用　多花黄精总黄酮对羟基自由基具有较强的清除率。黄精可能有抗神经细胞凋亡的作用。黄精多糖还具有抑制多巴胺神经元的凋亡和改善记忆力和痴呆的作用。黄精皂苷及黄精多糖可增加抑郁小鼠脑内单胺类神经递质的含量，特别是 5-羟色胺水平的提高，从而改善抑郁症模型小鼠的行为学。

（3）保护心肌细胞　黄精醇提物可减轻实验性心肌缺血大鼠细胞内各种酶类的释放、防止心肌钙超载，减轻脂质过氧化，同样可实现保护心肌的作用。黄精实现保护心肌细胞的作用主要是通过抑酶、抗炎、抗氧化实现。

(4)降低血糖及调节血脂 黄精具有显著的降血糖、调血脂功效。有人推测，黄精的降血糖作用机制可能与其抑制糖基化损伤有关，促进胰岛素及C肽分泌，从而达到降低血糖的作用。黄精茶可改善总胆固醇、三酰甘油、高密度脂蛋白、低密度脂蛋白等脂代谢指标。

(5)保护肝肾 黄精对于肝、肾具有很好的保护作用，可降低肝酶，提高奥古蛋白活性，消除生物体在新陈代谢过程中产生的有害物质，并且具有降低肌酐及尿素氮水平，共同实现对肝肾的保护作用。黄精对肾的保护作用也是依赖抗氧化作用实现的。

(6)其他 还有抗肿瘤、抗病原微生物、抗炎、改善骨质疏松、改善贫血、延缓衰老、抗疲劳、抗HIV等作用。

【临床应用】

1. 黄精治疗手足癣 取黄精干品100克，切成薄片置于容器内，加75％乙醇250毫升，密闭容器浸泡15天，用4层纱布过滤，滤汁再与普通米醋150毫升和匀即可。用前患处用温水洗净、擦干，用棉签蘸药液涂擦患处，每天3次。治疗期间，要注意避免重复感染。此法治疗手足癣患者67例，痊愈55例，好转12例。

2. 黄精治疗慢性腹泻 黄精100克，鲜漆叶500克，二药蒸熟晒干，共为细末，水泛为丸。每次6克，饭前1小时服，每日3次。15天为1个疗程。共治疗200例，痊愈112例，显效40例，有效43例，无效5例。

【用法与用量】 内服，一般6～15克，大剂量可用至30克。

【使用注意】 质地滋腻，可助湿碍胃，对痰湿壅滞、中寒便溏、气滞腹胀者忌用。

五味子

为木兰科多年生落叶木质藤木植物北五味子和南五味子的成熟果实；北五味子为传统使用的正品，主产于东北、内蒙古、河北、山西等地；南五味子产于西南及长江流域以南地区；均以成熟果实入药。

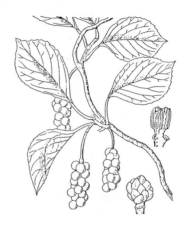

五味子

【性味与归经】 性温，味酸；归肺、心、肾经。

【功效与主治】 具有敛肺补肾，涩精止泻，敛汗生津的作用。常用于治疗肺虚久咳，肺肾亏损、肾不纳气之咳喘，虚劳，遗精，白浊，多汗，自汗，盗汗证；也可用于泄泻，消渴，心悸，怔忡，失眠及风寒咳喘。

【炮制应用】

1. 生用 生品擅长收敛固涩、益气生津，多用于咳嗽、汗出不止、津伤口渴、五更泄泻。

2. 酒制 酒制品偏于宁心益肾固精，多用于心肾虚损、梦遗滑精、不育、上气喘急不得卧。

【鉴别应用】

1. 五味子与乌梅 二者均有敛肺止咳、生津止渴、涩肠止泻的作用，皆可用于治疗久咳、久泻、久痢及津伤口渴等病证，但二者的功效及临床应用又有一定的区别。

五味子敛肺止咳力胜，并能益气补虚、纳肾气，且善涩精敛汗、安神，为补虚、固精、安神的常用药，临床上多用于肺肾亏虚之喘咳、遗精、多汗、惊悸、失眠等。乌梅生津止渴力强，临床多用于津伤口渴；并能和胃安蛔驱蛔，且善止血，常用于蛔虫症及尿血、血崩等。

2. 五味子与白果　见第 519 页。

【配伍应用】

1. 五味子配五倍子　二者均有敛肺止咳、固精止泻的作用。但五味子性温，偏于敛肺益肾、补虚固摄而涩精止泻；五倍子性寒，偏于敛肺降火、固精涩肠。二药配用，敛涩之力倍增，既敛肺气、摄虚火而止咳定喘，又补虚固摄而涩精止泻；具有涩中寓补，敛中兼清的特点。适用于肺肾两虚、火气浮散之干咳喘嗽；久泻久痢；男子遗精滑精，女子赤白带下、崩漏；自汗盗汗。

2. 五味子配紫菀　见第 170 页。

3. 五味子配细辛　见第 24 页。

【现代药理研究】

1. 化学成分研究　五味子的主要活性成分有木脂素和挥发性物质，在临床上发挥主要的药理作用；其次为多糖类、氨基酸、有机酸、无机元素、黄酮化合物、花青素、蛋白质、果胶、柠檬醛。

2. 药理作用研究

（1）抗肿瘤　五味子中含有的木脂素和多糖是抗肿瘤的主要活性成分，木脂素能抑制肿瘤细胞的生长，通过调控细胞凋亡相关的基因蛋白表达，而促进肿瘤细胞的凋亡。多糖成分则通过提高机体免疫力，而增强机体抗癌的能力。

（2）肝保护作用　五味子醇乙、五味子乙素、五味子丙素和五味子酯甲具有一定的保护肝细胞的作用，可能是上述 4 种五味子类木脂素成分在体内代谢过程中亚甲二氧基开环的原因。五味子所含木脂素类化合物具有保肝作用，且对肝胶原纤维的生成具有抑制作用，可延缓肝纤维化的形成和发展。

（3）降血脂与降血糖　五味子多糖可明显降低正常小鼠血糖、糖尿病小鼠血糖，还可延缓高血糖所致症状出现，减少饮水量。

（4）抑菌　五味子乙素提取液对大肠埃希菌、金黄色葡萄球菌、沙门菌、白色念珠菌、枯草芽孢杆菌均有一定的抑制作用。

（5）中枢神经系统作用　五味子木脂素对小鼠的镇静催眠作用较强，能拮抗兴奋药，与中枢抑制药具有协同作用。五味子木脂素提取物还具有抗焦虑作用。五味子水提物有助于改善脑组织功能。

（6）心血管系统作用　五味子可舒张血管，降低血液对血管壁的压力，降低心肌收缩力，降低血脂，并产生抗血小板聚集作用；还可增强心肌细胞的自我调节力，增强心肌细胞能量代谢，抑制中性粒细胞的浸润，对心肌缺血再灌注损伤起到保护作用。

（7）其他　五味子可以修复免疫器官损伤，提高机体对外界刺激能力。五味子对肾组织及睾丸具有保护作用。此外，还具有抗氧化、延缓衰老、抗疲劳和耐缺氧作用，增强骨骼肌，抑制肌肉萎缩、抗口腔溃疡、镇痛、抗胃溃疡、呼吸兴奋，并能对抗吗啡的呼吸抑制等作用。

【临床应用】

1. 五味子治疗肝炎　以五味子研粉吞服，每次 5 克，每日 3 次，并结合中医辨证组方用药，共治疗 34 例无黄疸型肝炎长期谷-丙转氨酶（ALT）偏高患者,结果有效率为85%（以 ALT 复常后观察 3 个月无反跳为有效）,ALT 复常后继续汤剂巩固治疗1～3月,五味子则逐渐减量。与服用联苯双酯滴丸的对照组结果基本一致（对照组有效率为 81%）。但对有效病例随访1～2 年,ALT 始终保持正常者,治疗组 25例（25/29）,对照组 11 例（11/26）,治疗组明显优于对照组。并认为对单项 ALT 升高而无黄疸的肝炎患者,病初可单用五味子制剂,病程长则应根据病理变化及辨证论治原则配伍用药。五味子粉吞服降酶效佳,煎剂、注射剂疗效差。ALT 复常后,五味子宜逐渐减量以免反跳;存在黄疸时,须慎用五味子,否则易致病情迁延反复,甚至加重。单纯使用五味子降酶反跳率高,且对降 TTT、TFT 疗效不佳,对肝炎病毒也无作用。长期使用则多数患者可发生或加重肝硬化,近半数患者球蛋白增高;配伍活血化瘀治疗可避免上述缺陷,且对改善症状和生化指标及远期疗效均显著。

又报道,以南五味子粉每次 9 克,每日3 次,15 天为 1 个疗程,共治疗迁延性和慢性肝炎 400 例,其中迁延性肝炎 333 例,恢复正常者 301 例,好转 8 例,有效率为92.8%。慢性肝炎 67 例中,56 例恢复正常,5 例好转,有效率为 91%。

2. 五味子治疗神经衰弱　取五味子40 克,浸入 50% 的乙醇 20 毫升中,每日振荡一次,10 天后过滤;残渣再加同量酒精浸泡 10 天过滤。两次滤液合并,再加等量蒸馏水即可服用。成人每日 3 次,每次 2.5毫升,1 个疗程总量不超过 100 毫升。亦可将五味子浸泡于烧酒中 1 个月,制成40% 酊剂服用,每次 2.5 毫升加水 7.5 毫升,每日 2 次,连服 2 周或 1 个月。能使患者失眠、头痛、头晕、眼花,及心悸、遗精等

症状消失或改善,从而恢复健康。据 73 例观察结果,痊愈 43 例（68.9%）,好转 13 例（17.81%）,治疗中断 16 例（21.20%）,无效 1 例（1.34%）。

3. 五味子治疗支气管哮喘发作　生五味子研细末,过筛,加 70% 乙醇适量,调成糊状取如鸽蛋大,贴敷神阙穴上,覆盖塑料薄膜,胶布固定。睡前敷,晨起去,20 天为 1 个疗程。共观察 20 例,3 个疗程后临床控制 7 例,显效 8 例,有效 2 例,无效 3例,总有效率为 85%。

4. 五味子治疗盗汗　取五味子、五倍子各等量,研细末后加入 70% 乙醇适量,调成厚糊状,敷于肚脐正中,24 小时换药 1次。共治疗 50 例,总有效率达 91%。

【用法与用量】　内服,一般 3～9 克,大剂量可用至 15 克。

【使用注意】

1. 酸涩收敛,凡外有表邪束闭,内有实热结聚者,均当慎用。

2. 五味子有南北两种,北产者称北五味子,质好效优;南产者称南五味子,质次效差。

山茱萸

为山茱萸科落叶小乔木山茱萸的果实,主产于浙江、安徽、河南、陕西、山西等地,以除去果核的成熟果实入药。

【性味与归经】　性微温,味酸、涩;归肝、肾经。

【功效与主治】　具有补益肝肾,涩精止遗,敛汗固脱的作用。常用于治疗肝肾亏损之腰痛、遗精、阳痿、头晕、目眩;以及遗尿,月经过多,崩漏,虚脱等证。

【炮制应用】

1. 生用　生品擅于敛阴止汗固脱,多用于阴虚盗汗、大汗虚脱。

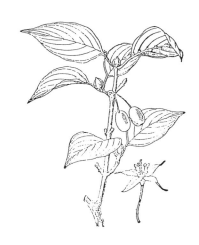

山茱萸

2. 蒸制　蒸制品可增强温补肝肾作用,多用于眩晕耳鸣、腰膝酸痛、阳痿遗精、遗尿、尿频、崩漏带下等。

【鉴别应用】

1. 山茱萸与熟地黄　二者均能补益肝肾精血,皆可用于治疗肝肾精血不足之证,常可相须为用。但二者的功效及临床应用又有一定的区别。

山茱萸补阴之中又能助阳,滋补之中又能收敛固涩,故不论肾阴肾阳不足及精气不固、阳气欲脱之证均可应用。熟地黄则补益精血,其填精养血之力又较山茱萸为强,但无助阳之功,也不具有收敛之性,临床上专用于血虚证及阴虚证。

2. 山茱萸与龙眼肉　见第 454 页。

【配伍应用】

1. 山茱萸配熟地黄　二者均有补益肝肾精血作用,且山茱萸补阴之中又有助阳,滋补之中又能收敛固涩。二者配用,具有较强的补肝肾、填精血作用,临床上广泛用于肝肾精血亏虚及阴阳两虚之证。

2. 山茱萸配牡蛎　见第 298 页。

【现代药理研究】

1. 化学成分研究　山茱萸的主要活性成分有单糖、多糖、有机酸、苷类、环烯醚萜类、皂苷、黄酮、蒽醌、甾体、三萜、内酯,在临床上发挥主要的药理作用。其次,山茱萸中的活性成分鞣质、蛋白质、氨基酸、维生素、香豆素、挥发油、脂肪酸等,亦发挥一定的药理作用。

2. 药理作用研究

(1)保护神经　山茱萸环烯醚萜苷对脑缺血沙土鼠学习记忆能力及海马区 BDNF 蛋白表达均有促进作用。同时,环烯醚萜苷能减少切断穹隆海马伞的成年 SD 大鼠海马区神经元死亡数量,其作用机制可能与上调细胞凋亡抑制因子、下调细胞凋亡促进因子有关。

(2)对糖尿病及并发症作用　山茱萸的醇提取物和乙酸乙酯提取物均可降低小鼠血清三酰甘油的含量,山茱萸的醇提取物还可提高血清胰岛素水平。

(3)保护心肌　将三七总皂苷/山茱萸总苷组分(PNS/TGCO)作用于冠脉结扎所致急性心肌缺血梗死损伤犬,可显著降低犬冠脉结扎后心肌缺血的程度、缩小心肌缺血的范围、显著降低血清肌酸磷酸激酶(CPK)和乳酸脱氢酶(LDH)活性。

(4)免疫系统作用　近年来研究表明,山茱萸不同成分具有不同免疫药理活性,山茱萸水煎液的免疫抑制作用主要由其所含的苷类成分产生,而山茱萸的免疫兴奋作用是其多糖类成分。

(5)其他　山茱萸甲醇提取液对黑色素的合成有促进作用,可以适当利用山茱萸来治疗白发;另外,山茱萸也富含多酚并具有良好的抗炎作用,以及具有抗肿瘤、抗氧化、抗菌、镇痛、抗疲劳、抗骨质疏松、肝肾保护等作用。

【临床应用】

1. 山茱萸治疗肩关节周围炎　以山

茱萸 35 克,水煎分 2 次服,每日 1 剂,病情好转后,剂量减至 10～15 克,煎汤或代茶泡服。随证酌加 1～2 味,治肩凝症 29 例,全部有效,其中痊愈 20 例,占 69%；显效 6 例,占 20.7%；好转 3 例,占 10.3%；一般服药 4～5 剂便开始见效。

2. 山茱萸治疗复发性口腔溃疡 以干山茱萸 400 克,碾碎成末,陈醋 200 毫升,每晚睡前取粉末 10 克,陈醋调成糊丸,敷于双足涌泉穴,纱布包扎,次晨揭开洗净,10 日为 1 个疗程,连敷 4 个疗程,疗程间隔 10 天。治疗 92 例次,均为单纯性口腔溃疡,反复发作。结果显效 26 例（3～5 年未复发）,有效 54 例（1～3 年未复发）,无效 12 例（1 年内复发）。

3. 山茱萸治疗乳糜尿 龙眼肉 20 克,山茱萸 10 克,大米 50 克,盐适量。先用水煮米粥如常法,将熟,放入龙眼肉、山茱萸煮熟,加少许盐作早餐。下午加泡龙眼肉 20 克当茶喝。忌食油,连续服食 1～3 个月。治乳糜尿 16 例,复查乳糜尿定性试验均阴性,全部痊愈。

【用法与用量】 内服,一般 6～12 克,大剂量可用至 30 克。

【使用注意】 温补收敛,相火亢盛、肝阳上亢,以及湿热内蕴、小便不利者慎用。

龟 甲

为龟科动物乌龟的腹甲,主产于浙江、湖北、湖南、安徽、江苏等地,以腹甲入药。

【性味与归经】 性微寒,味咸、甘；归肾、心、肝经。

【功效与主治】 具有滋阴潜阳,补肾健骨,固冲止崩的作用。常用于治疗肝肾阴亏之眩晕,阴虚内热,阴虚风动,筋骨痿软,遗精,虚劳病证；以及心悸,怔忡,健忘,

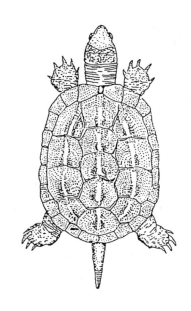

龟甲

崩漏,带下,疮毒等。

【炮制应用】

1. 生用 生品擅于滋阴潜阳,多用于虚风内动、头晕目眩。

2. 制用 制后益肾强骨、养血补心力强,且质变酥脆,易于粉碎及煎出有效成分,多用于阴虚潮热、骨蒸盗汗、筋骨痿软、心虚健忘。

【鉴别应用】 龟甲与鳖甲,二者均有滋阴潜阳、清透虚热的作用,皆可用于治疗阴虚阳亢、阴虚发热之证,但二者的功效及临床应用又有一定的区别。

(1)龟甲滋阴潜阳力强,多用于肝肾阴虚、肝阳上亢之眩晕、头痛。鳖甲滋阴清热力胜于龟甲,临床上多用于热病后期之伤阴及阴虚发热、骨蒸潮热、夜热早凉等。

(2)龟甲又能益肾健骨、养血补心,可用于治疗肝肾不足、筋骨不健、腰膝酸软、小儿发育不良、五迟五软及心血不足、心神不安、失眠多梦、惊悸健忘等证。鳖甲尚有软坚散结之功,可用于治疗癥瘕积聚、闭经

及久疟、疟母等;还能滋阴息风,多用于虚风内动。

【配伍应用】

1. 龟甲配鳖甲　龟甲滋阴潜阳,益肾健骨;鳖甲滋阴潜阳,养阴清热,散结消癥。龟甲通心入肾以滋阴,其滋阴力强;鳖甲走肝益肾以除热,其退热力胜。二药配用,相互促进,阴阳相合,任、督脉并举,其滋阴清热之力明显增强。适用于阴虚发热,骨蒸潮热,盗汗;阴虚阳亢之眩晕、头痛、耳鸣等。

2. 龟甲配白芍　见第451页。

3. 龟甲配黄柏　见第74页。

【现代药理研究】

1. 化学成分研究　龟甲的主要活性成分是氨基酸、胶原蛋白和多种微量元素;除此之外,还含有维生素、脂肪、角质等活性成分。

2. 药理作用研究

(1)对甲状腺、肾上腺功能的影响　龟甲能够有效降低甲状腺功能亢进(甲亢)型大鼠的甲状腺功能,并能对肾上腺功能产生影响。

(2)增强免疫　现代药理学研究表明,龟甲有增强机体免疫功能的作用。龟甲胶有生成血小板及白细胞的作用。

(3)促进发育　龟甲既能够促进骨髓间充质干细胞增殖,从而促进生长发育,它又可能激活骨髓间充质干细胞向神经方向或者成骨方向分化。

(4)延缓衰老　龟甲的95%乙醇提取物,有较强的体外抗氧化活性。此外,龟甲有延年益寿的滋补功效,这与其富含钙、镁、锌、锰、铜、硒、铁等无机元素有相关性。

(5)对肾β肾上腺素受体的调整作用　龟甲能纠正甲亢大鼠肾β受体数量的增加,能促使肾上腺皮质恢复生长,皮质球状带增厚,束状带单位面积细胞数虽减少,但

胞体增大,胞质丰满,肾上腺重量增加,使用血浆皮质醇及尿17-羟类固醇含量降低,使之回复至正常。

(6)其他　龟甲可降低大鼠的血浆黏度,加速血液流动,痛阈也明显延长。分析这可能是龟甲去瘀镇痛的药理基础之一。龟甲煎剂灌胃,对家兔在体子宫亦显示兴奋作用。

【临床应用】

1. 龟甲治疗慢性肾炎蛋白尿　以乌龟1只(约500克),猪肚500克,均洗净切成小块,置砂锅内加水文火炖成糊状,不放或少放食盐,早晚各服1次,2日内服完,间隔1天再服1剂,3剂为1个疗程。治疗23例,痊愈10例,显效8例,有效3例,无效2例。

2. 龟甲治疗膝骨关节炎　口服鹿角片、龟甲混合散20克,每日早晚饭后10分钟口服,4周为1个疗程。治疗期间尽量避免劳损,如上下楼梯、登山、徒步远行、下蹲等,不能应用其他药物或物理治疗。

【用法与用量】　内服,一般9~15克,大剂量可用至30克。外用,研末敷。

【使用注意】

1. 本品咸寒沉降,凡阳虚、脾胃虚寒、外感邪气未解者,均不宜用。

2. 用时宜打碎先煎。

鳖　甲

为鳖科动物鳖的背甲,主产于河北、湖南、安徽、浙江等地,以背甲入药。

【性味与归经】　性微寒,味咸;归肝、脾经。

【功效与主治】　具有滋阴退热,软坚散结的作用。常用于治疗阴虚发热,骨蒸潮热,盗汗,虚风内动和癥痕;也可用于吐血,疮痈,痔漏,疟母等病证。

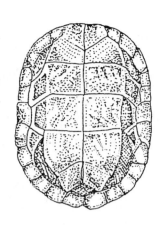

鳖甲

【炮制应用】

1. 生用　生品擅于滋阴息风,多用于虚风内动。

2. 制用　制后退热除蒸、软坚散结力强,且质变酥脆,易于粉碎及煎出有效成分,多用于阴虚潮热、癥积、疟母、闭经。

【鉴别应用】　鳖甲与龟甲,见第480页。

【配伍应用】

1. 鳖甲配龟甲　见第481页。

2. 鳖甲配青蒿　见第97页。

【现代药理研究】

1. 化学成分研究　鳖甲的主要活性成分有氨基酸、多糖、微量元素。除此之外还有动物胶、角质、蛋白、碘质、维生素D等。

2. 药理作用研究

(1)增强免疫　从鳖甲中提取出来的生物活性物质,具有抗肿瘤、抗辐射及提高免疫功能等作用。其中主要活性物质是鳖甲多糖。

(2)抗肝纤维化　在鳖甲煎丸抗肝纤维化的基础上,对鳖甲煎丸原方进行调整,组成鳖甲抗纤方,在抑制胶原合成、防治肝纤维化的作用方面优于鳖甲煎丸和秋水仙碱,而且其预防效果好于治疗效果。

(3)对肺纤维化的影响　复方鳖甲软肝方可降低肺纤维化大鼠Ⅰ、Ⅲ胶原,层粘连蛋白及透明质酸的含量,减轻肺组织纤维性增生,这可能是通过降低肺纤维化大鼠细胞外基质含量而发挥治疗肺纤维化作用。

(4)抗癌　鳖甲多糖能明显抑制S180荷瘤小鼠肿瘤的生长,其作用机制可能是增强了荷瘤小鼠的非特异性免疫功能和细胞免疫功能。

(5)对血脂的影响　复方鳖甲软肝片高、中、低3种剂量均能够降低高脂饲料大鼠血中总胆固醇水平,升高高密度脂蛋白水平,减少脂肪的吸收,促进脂肪的代谢。

(6)其他　鳖甲还具有补血、预防辐射损伤、抗突变、增加骨密度、抗疲劳等作用。

【临床应用】

1. 鳖甲治疗结核性溃疡　以鳖甲50克,制成细粉,先在清洁铝饭盒底层放适量医用白凡士林,上撒少许鳖甲粉,然后放上纱条100块,再将剩余的鳖甲粉全部撒在上面,盖好饭盒盖蒸沸灭菌30分钟,即得鳖甲油纱条。治疗时先将结核性溃疡病灶常规消毒,清除坏死组织,然后将鳖甲油纱条用探针轻轻填塞病灶底部,隔日换药1次;对结核脓肿未溃而有波动者,切开后,处置如上法。用此法治疗结核性溃疡50余例,疗效满意。

2. 鳖甲治疗肝硬化　取活鳖数个,放清水中2~3天,使其排净肠胃内脏物,取出击头砸死(勿割头放血),放入锅内的砂土中,文火焙干至黄色,研为粉,炼蜜为丸,每丸9克。每次1丸,每日3次,30天为1个疗程。共治疗肝硬化患者多例,均获满意效果。

【用法与用量】　内服,一般 9～15 克,大剂量可用至 30 克。

　　【使用注意】　咸寒质重,对阳虚无热,胃弱呕吐,脾虚泄泻等证,均当忌用。

　　　　　　　　　　　　（曹丽芬　梁东辉）

参 考 文 献

[1] 徐树楠.中药临床应用大全[M].石家庄:河北科学技术出版社,1999:652.

[2] 曲忠山,郭景明.沙参山药汤治疗 24 例小儿迁延性肺炎的临床观察[J].吉林中医药,1981(2):44.

[3] 曹玉玲.小米制麦冬治疗小儿疳积[J].新中医,1980(5):36.

[4] 赵国平,戴慎,陈仁寿.中药大辞典(下册)[M].上海:上海科学技术出版社,2006:1430.

[5] 徐树楠.中药临床应用大全[M].石家庄:河北科学技术出版社,1999:660.

[6] 高国俊.天门冬为主治疗乳腺小叶增生临床观察[J].江苏医药,1976(4):33-34.

[7] 玉湘.中药雾化 Ⅱ 号治疗慢性咽炎 172 例[J].辽宁中医杂志,1992(3):31.

[8] 雷载权,张廷模.中华临床中药学(下册)[M].北京:人民卫生出版社,1998:1803.

[9] 彭悦,徐学明,岳凤先,等.降脂冲剂治疗高脂血症的临床报告[J].中国中药杂志,1991(6):54-55.

[10] 景虎修.单味枸杞子可治肥胖病[J].新中医,1988(7):39.

[11] 董德卫,丁延林.杞果可治男性不育症[J].新中医,1988(2):20.

[12] 李翠静,穆培丽,王平.枸杞子治疗老年夜间口干症 30 例[J].中国民间疗法,2004(4):27.

[13] 雷载权,张廷模.中华临床中药学(下册)[M].北京:人民卫生出版社,1998:1807.

[14] 李正.人参甘草汤治疗流行性出血热多尿期205 例[J].陕西中医,1993(4):157.

[15] 林金宝.大量女贞子为主治疗脱发 8 例[J].福建中医药,1991(5):58.

[16] 彭悦,陈鸿庆,杨立刚.女贞子降血脂作用的临床观察[J].辽宁中医杂志,1981(6):36.

[17] 张晓春,杨光.单味女贞子治疗复发性口疮虚热型 38 例[J].成都中医药大学学报,2001(2):60-61.

[18] 陈中春.旱莲草薏苡仁治疗扁平疣[J].四川中医,1992(6):41.

[19] 周约伯.墨旱莲治疗冠心病疗效观察及实验研究[J].天津医药,1986;14(8):490.

[20] 徐富业.旱莲草治愈药物引起的溶血 11 例报告[J].中成药,1993(6):45.

[21] 肖辉.旱莲草、冬青枝叶治疗霉菌性阴道炎 30例[J].衡阳医学院学报(医学版),1998(2):235.

[22] 张有芬.墨旱莲治疗斑秃 11 例[J].上海中医药杂志,1981(2):25.

[23] 单味黄精醋方治疗手足癣[J].家庭医药,2015(9):52.

[24] 宋立人.现代中药学大辞典(下册)[M].北京:人民卫生出版社,2001:1890.

[25] 高建蓉.五味子在肝炎治疗中的应用[J].中医杂志,1998(7):389-390.

[26] 周萼芬.北五味子酊的疗效初步介绍[J].北京中医,1954,3(4):25-26.

[27] 李贯彻.五味子预防支气管哮喘发作有良效[J].中医杂志,1998(06):7.

[28] 成志荣.双五子糊剂外治盗汗 50 例[J].中药通报,1986(5):58.

[29] 宋麒.山茱萸汤治疗肩凝症 29 例[J].中医杂志,1984(11):35-36.

[30] 刘智敏.山茱萸湿敷涌泉穴治疗复发性口疮[J].新中医,1992(3):18.

[31] 陈协平,林阿素.龙眼肉山茱萸粥治疗乳糜尿16 例[J].河北中医,2001(2):87.

[32] 梁启东.乌龟炖猪肚治疗慢性肾炎蛋白尿 23例体会[J].广西中医药,1985(4):11-12.

[33] 张茵洲,郝政华.鳖甲油纱条治疗结核性溃疡[J].辽宁中医杂志,1982(3):48.

[34] 徐树楠.中药临床应用大全[M].石家庄:河北科学技术出版社,1999:670.

第四节 补阳药

鹿茸

为鹿科动物梅花鹿或马鹿的雄鹿未骨化密生茸毛的幼角;我国东北、西北、内蒙古、新疆及西南山区均有分布,现有不少地区进行人工饲养;以未骨化幼角入药。

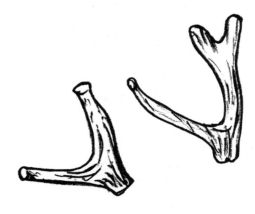

鹿茸

【性味与归经】 性温,味甘、咸;归肝、肾经。

【功效与主治】 具有壮元阳,益精血,强筋骨的作用。常用于治疗元阳不足、精血亏虚之畏寒怕冷、腰膝酸软、阳痿、遗精、遗尿、尿频、骨软,冲任虚寒之崩漏带下;也可用于疮痈不敛口,阴疽,痘疮内陷,眩晕,尿血等证。

【炮制应用】 临床多切片生用。

【鉴别应用】

1. 鹿茸与鹿角、鹿角胶、鹿角霜 鹿茸为雄性梅花鹿或马鹿的带茸毛的幼嫩角,具有峻补人之元阳、益精养血、强筋健骨、补督脉、固冲任的作用,凡真阳衰微、精血两亏的一切虚损病证,均可应用。本品尚有补阳气、益精血、内托升陷的作用,可用于气血亏虚、阴疽久溃、脓稀不敛,以及痘疹内陷等证。常与补气养血药同用。

鹿角为雄性梅花鹿或马鹿的已长成骨化的角,其功效及临床应用与鹿茸相似,可作为鹿茸的代用品,但药力较弱,其活血散瘀消肿之力则大于鹿茸,对于虚寒性的疮疡肿毒、乳痈及瘀血肿痛等较为常用。

鹿角胶为鹿角煎熬浓缩而成的胶体物,具有补益肝肾、益精养血的作用,其补益之力胜于鹿角,但不及鹿茸,适用于精血不足、虚劳羸瘦、眩晕、耳鸣、阳痿、遗精,以及阴疽内陷、久不收敛等证。此外,本品有较强的止血作用,可用于崩漏下血、便血、吐血、衄血等属于虚寒者。

鹿角霜为鹿角熬胶后所存残渣,其功效及临床应用近于鹿角,但药性较差,适用于肾阳不足、血虚精寒,以及脾胃虚寒呕吐、食少、便溏、妇人白带清稀等症。尤以脾胃虚弱、不耐滋腻者,宜用此品。此外,本品尚有收敛之性,能涩精、止血、敛疮,内服对遗精、崩漏下血证,有一定疗效。尚可外用于创伤出血、疮疡多黄水或久不愈合等症。

2. 鹿茸与附子、肉桂 三者均有温肾助阳的作用,皆可用于治疗肾阳不足之证,但三者的功效及临床应用又有一定的区别。

鹿茸甘咸柔润,作用较缓,补阳兼生精养血,对于阴寒内盛之证,其功效不及附桂,但对肾阳不足、精血亏虚之证则最为适宜。附子、肉桂辛热燥烈,作用较速,温里祛寒作用较强,兼以助阳,多用于肾阳不足、阴寒内盛之证。

3. 鹿茸与紫河车　见第 490 页。

【配伍应用】

1. 鹿茸配人参　见第 434 页。

2. 鹿角胶配阿胶　见第 455 页。

【现代药理研究】

1. 化学成分研究　鹿茸主要含有蛋白多肽类成分,此外还有游离的氨基酸、无机元素、糖类、生物胺类、甾体类和脂类等成分。各类成分均有相应的药理活性,其中以蛋白多肽类成分最为复杂,作用最为广泛。

2. 药理作用研究

(1)心肌保护　纯化的鹿茸多肽sVAP32,可以通过抑制转化生长因子(TGF-β1)途径,来预防压力过载引起的心脏纤维化。

(2)骨骼保护　鹿茸多肽可能是通过表皮生长因子和表皮生长因子的信号传导通路,来保护成骨细胞免受炎症和氧化损伤的。

(3)其他　鹿茸尚有壮肾阳、促智并改善记忆障碍、抗抑郁、抗衰老、抗疲劳、抗肝损伤、调节血糖、提高免疫功能、抗肿瘤及性激素样作用等多种药理活性。

【临床应用】

1. 鹿茸治疗老年骨质疏松症　以鹿茸每次 2~5 克,隔水炖服,或同鸡炖服,治老年骨质疏松症效佳。并认为,鹿茸含多种氨基酸、雄激素、胆固醇、胆碱样物质,对人体有强壮作用。

2. 鹿茸治疗寒湿痹痛　以鹿角胶 10克,每日 2 次服用,10 天为 1 个一疗程,治疗寒痹 106 例,湿痹 18 例,结果治愈 18例,显效 50 例,有效 49 例,无效 7 例。一般 1~2 个疗程出现效果。

【用法与用量】　内服,一般 1~3 克,大剂量可用至 6 克。一般只入丸散剂。

【使用注意】

1. 性温主升,可补阳助火,凡阴虚阳

六、内热者忌用。

2. 应用时需劈成碎块,或镑成薄片,或研成细粉。

锁 阳

为锁阳科肉质寄生草本植物锁阳的肉质茎,主产于内蒙古、甘肃、青海、新疆等地,以干燥肉质茎入药。

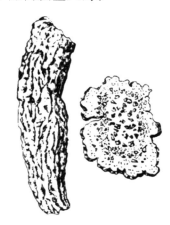

锁阳

【性味与归经】　性温,味甘;归肝、肾经。

【功效与主治】　具有补肾益精,润肠通便的作用。常用于治疗肾阳不足之阳痿、遗精及痿证;也可用于精血亏损、肠燥津枯之便秘。

【炮制应用】

1. 生用　生品长于润肠通便,多用于肾虚而肠燥便秘。

2. 炙用　炙锁阳温肾益精力强,多用于肾阳不足之腰膝酸软、阳痿、遗精等。

【鉴别应用】　锁阳与肉苁蓉,二者均有补肾阳、益精血、润燥滑肠的作用,皆可用于肾阳不足、精血亏损、肠燥便秘,常可相须为用。但二者的功效及临床应用又有一定的区别。

锁阳性较温燥,壮阳涩精之功较肉苁蓉为胜,益阴之力则不及肉苁蓉,临床多用于肾阳不足之阳痿、遗精、痿证及阳虚带下、子宫脱垂。肉苁蓉壮阳兼能滋阴,益精又能生血,补而不峻,温而不燥,为平补阴阳之剂,可用于肾阳与精血亏损病症。

【现代药理研究】

1. 化学成分研究　近些年,研究者从锁阳全草、茎、花序等器官中提取的化学成分包括黄酮类、三萜类、甾体类、有机酸、糖和糖苷类、挥发性物质、鞣质类、氨基酸和微量元素等。

2. 药理作用研究

(1)增强组织耐低氧能力　锁阳成分中的甾体、糖、苷类均能不同程度地延长小鼠在正常环境下的耐缺氧能力,延长小鼠尾静脉注射空气后的存活时间及缺氧存活时间,减轻小鼠脑水肿症状,增加心肌功能,其中锁阳水提物的大孔树脂95%乙醇洗脱物的抗缺氧效果优于锁阳醇提物。其可能机制是锁阳消除自由基,加速乳酸的消除,提高机体血液中血红蛋白的含量及携氧能力,从而增加机体抗缺氧能力。提示锁阳水提物的大孔树脂95%乙醇洗脱物可能是锁阳增强机体耐低氧能力的有效物质之一。

(2)保肝护肝　锁阳水提液可以使肝脏补充抗氧化剂或激活抗氧化酶的活性中心,清除自由基,保护肝脏细胞膜;锁阳中含有的锌、锰、铜等微量元素能够促进线粒体中酶的活性,减轻自由基对线粒体膜结构与功能的损伤。提示锁阳对保护大鼠肝脏组织的正常生理运作、运动能力提高和延缓疲劳具有积极意义。

(3)神经系统的保护　锁阳的脂溶性提取物能够促进细胞再生和分化,促进神经突触增长并改善记忆功能,具有明显延缓衰老作用。锁阳醋酸乙酯部位提取物对体外神经元具有保护作用。锁阳醋酸乙酯提取物还能够改善 D-半乳糖所致衰老型小鼠的学习、记忆以及记忆保持能力,提高小鼠血浆中 SOD 及 GSH-Px 活性,降低脑组织中 MDA 的量。

(4)其他　锁阳尚有抗疲劳,抗骨质疏松,肾缺血再灌注损伤保护等作用。

【用法与用量】　内服,一般 6～15 克,大剂量可用至 30 克。

【使用注意】　性温质润,水亏火炽、肠滑泄泻者忌用。

巴 戟 天

为茜草科多年生藤本植物巴戟天的根,主产于广东、广西、福建、江西、四川等地,以干燥根入药。

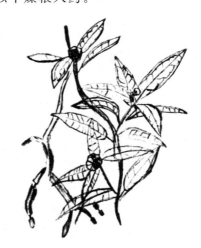

巴戟天

【性味与归经】　性温,味辛、甘;归肝、肾经。

【功效与主治】　具有补肾壮阳,强筋壮骨,散寒祛湿的作用。常用于治疗肾阳不足之阳痿,遗精,遗尿,尿频,筋骨痿软及痹证;也可用于妇女月经不调,赤白带下及宫寒不孕等病证。

【炮制应用】

1. 生用　生品擅于强筋骨、祛风湿,多用于风寒湿痹痛、腰膝酸痛。

2. 盐制　盐制后功专入肾,温而不燥,多服久服无碍,可增强其补肾助阳、强筋健骨的作用,多用于小便失禁,阳痿早泄,子宫虚冷,不孕或月经不调。

【鉴别应用】　巴戟天与淫羊藿(仙灵脾)、仙茅,三者均有温肾壮阳、强健筋骨、祛风除湿的作用,皆可用于治疗肾阳不足及肾虚兼有风寒湿痹等症,常可配伍使用。但三者的功效及临床应用又各自的特点。

巴戟天辛温不燥,甘补不腻,其补肾阳作用不如仙茅,但强筋骨、祛风湿作用较好,临床上多用于治疗肝肾不足之筋骨痿弱、行步艰难,或风湿日久,肝肾虚损等症;尚可用于下焦虚寒证。淫羊藿温燥之性较强,其补肾壮阳、强筋健骨、散寒除湿之力均较为突出,尚有止咳、平喘、祛痰的作用,常用于治疗肾阳不足之阳痿精少、腰膝酸软疼痛、风湿痹痛、肢体麻木,肾虚喘咳等。仙茅辛热性猛,为温补肾阳之峻剂,其补命火、除寒湿作用强于巴戟天、仙灵脾,多用于阳痿精冷、小便不禁、腰膝酸软、心腹冷痛、虚寒泄泻、寒湿痹痛等证。

【配伍应用】　巴戟天配肉苁蓉,二者同属温肾助阳之品。巴戟天温火助阳力强,但温而不燥,兼有祛风除湿之功;肉苁蓉质地滋腻,性柔而不燥,补肾壮阳中兼有润燥益精、润肠通便的作用。二药配用,其温肾壮阳之力增强,为补益火之润剂,具有补火而无燥水之弊。适用于肾阳虚衰之阳痿阴冷、腰膝酸软冷痛、筋骨痿弱,以及阳虚便秘等。

【现代药理研究】

1. 化学成分研究　巴戟天化学成分包括糖类、蒽醌类、环烯醚萜类、氨基酸、微量元素、挥发性物质、有机酸类、甾醇类、酯类、香豆素类、醚类。

2. 药理作用研究

(1)抗菌　海巴戟种子、果实和叶的提取物对沙门菌、假单胞菌、金黄色葡萄球菌、克雷伯菌和大肠埃希菌有抗菌活性,其中海巴戟种子提取物的抗菌活性最高(抑菌率 72.1%),其次是果实提取物(抑菌率59.5%),叶提取物的抗菌活性最低(抑菌率 56.7%)。单独对海巴戟叶的研究发现,乙酸乙酯、正丁醇和水提物有抗菌活性,当提取物的浓度为 2.0 毫克/毫升时,它们对枯草杆菌、金黄色葡萄球菌、大肠埃希菌和变形杆菌均有抑制作用,正丁醇提取物对细菌的抑制区域最大,表明正丁醇提取物的抗菌活性最强。

(2)抗炎　用角叉菜聚糖诱导大鼠足肿胀,然后给大鼠分别口服海巴戟根乙醇提取物 100 和 200 毫克/千克,3 小时后,海巴戟根乙醇提取物(100 和 200 毫克/千克)对大鼠足肿胀的抑制率分别为37.77% 和 53.33%,而口服消炎药吲哚美辛(5 毫克/千克)抑制足肿胀率为75.55%,表明海巴戟根乙醇提取物具有一定的抗炎作用。

(3)其他　巴戟天尚有抗氧化、抗肿瘤及细胞毒、肝保护、骨保护等作用。

【临床应用】　巴戟天治疗肾病综合征,以巴戟天 30 克,山萸肉 30 克,煎服。治疗 21 例呈典型柯兴症候群的儿童肾病综合征患者,收到了较好的疗效。因此,设想巴戟天可能有类似皮质激素样作用,并得到了动物实验的证实。

【用法与用量】　内服,一般 6～12 克,大剂量可用至 30 克。

【使用注意】 本品温阳辛散，凡阴虚火旺、津液不足、湿热之小便不利者忌用。

淫羊藿

为小檗科多年生草本植物淫羊藿的全草，产于陕西、四川、湖北、山西、广西等地，以干燥全草入药。

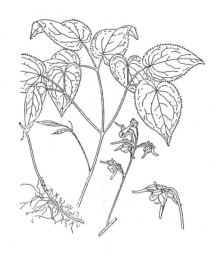

淫羊藿

【性味与归经】 性温，味辛、甘；归肝、肾经。

【功效与主治】 具有补肾壮阳，祛风除湿的作用。常用于治疗肾阳不足之阳痿精少、腰膝酸软无力，妇女肾虚不孕，肝肾亏损之风湿痹痛；也可用于肝肾亏虚、筋骨失养之中风偏瘫及虚人咳喘、牙痛等证。

【炮制应用】

1. 生用 生品擅于祛风除湿，多用于风寒湿痹、中风偏瘫及小儿麻痹症等。

2. 羊脂油制 羊脂油甘热，能温散寒邪，益肾补阳，经羊脂制后，可增强温肾助阳的作用，多用于阳痿、不孕。

【鉴别应用】 淫羊藿与巴戟天、仙茅，

见第 487 页。

【配伍应用】 淫羊藿配仙茅，见第 489 页。

【现代药理研究】

1. 化学成分研究 淫羊藿含有多种活性成分，主要含有淫羊藿总黄酮和多糖、挥发油、生物碱等。

2. 药理作用研究

(1)对性功能及肾的影响 淫羊藿可预防糖皮质激素所致的肾结构和功能损害。

(2)增强免疫 淫羊藿对动物的免疫器官有很好的作用，可作为免疫佐剂；同时，其还有增强特异性和非特异性的免疫作用。

(3)其他 淫羊藿尚有抗氧化、抗衰老，抗肿瘤，降血糖等作用。

【临床应用】

1. 淫羊藿外治皮肤血管性水肿 以15%～30%的淫羊藿甲醇提取液（浓度因年龄、体质、部位而异），浸透 6 层纱布后置病灶上湿敷，每次 30 分钟，每日 3 次，共治疗 175 例皮肤血管性水肿患者，年龄为 3—78 岁，病灶多见于眼睑、口唇、外阴等部位（合并感染或病灶非皮肤者除外）。结果：治疗 3 天痊愈者 149 例，显效 17 例，有效 9 例，总有效率为 100%。疗效优于对照组（以 3% 硼酸液治疗，方法相同）。

2. 单味淫羊藿治疗排卵期出血 取淫羊藿 10～15 克，温开水洗净，开水泡 10 分钟后饮用，泡饮 3～5 次无苦味时停用。自月经第 9 天起，每日饮 1 剂，连用 1 周为 1 个疗程，月经第 15 天后停用。下一个周期重复使用，一般 1 个疗程见效。共治疗 12 例患者，均取得满意疗效。并认为，排卵期出血是雌激素水平不足引起，中医辨证多属脾肾阳虚；现代研究表明，淫羊藿含淫羊藿素、淫羊藿苷、甾醇、黄酮苷等成分，具有调节内分泌作用，且淫羊藿通过作用于下丘脑而调节内分泌。淫羊藿具有温肾助阳的作用，治疗排卵期出血，既符合中医辨证施治要求，又针对现代医学发病原因治疗，故疗效较好。

【用法与用量】　内服，一般 6～12 克，大剂量可用至 30 克。

【使用注意】　性较燥烈，易伤阴助火，对于相火妄动、阳事易举者忌用。

仙　茅

为石蒜科多年生草本仙茅的根茎，产于西南及长江以南各省，以干燥根茎入药。

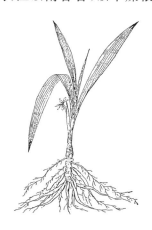

仙茅

【性味与归经】　性热，味辛；有毒；归肾经。

【功效与主治】　具有温肾壮阳，祛寒除湿的作用。常用于治疗阳痿精冷，小便失禁，心腹冷痛，虚寒泄泻，腰膝冷痹。

【炮制应用】

1. 生用　生品有毒，性燥热，以散寒祛湿力胜，多用于腰膝酸冷、寒湿痹痛。

2. 酒制　酒制后可降低其毒性，以补肾壮阳力强，多用于肾虚阳痿精冷、小便失

禁、心腹冷痛、虚寒泄泻。

【鉴别应用】　仙茅与巴戟天、淫羊藿（仙灵脾），见第 487 页。

【配伍应用】　仙茅配淫羊藿，二者均为补肾壮阳之品。仙茅辛热性猛，补火助阳力强，为温补肾阳之峻剂，兼能暖脾胃，助运化；淫羊藿辛甘温，性较温和，除补肾助阳外，兼有祛风湿和强筋骨作用。二药相须为用，温肾壮阳力强。适用于肾阳不足之畏寒肢冷，精寒阳痿，腰膝冷痛等。

【现代药理研究】

1. 化学成分研究　含鞣质 4％，脂肪 1％及树脂、淀粉等。亦含石蒜碱、丝兰皂苷元、β谷甾醇。

2. 药理作用研究

（1）对性器官和性功能的作用　仙茅能提高去卵巢麻醉大鼠垂体对注射黄体生成素释放激素（LHRH）的反应性；提高卵巢对血浆中黄体生成素（LH）的反应性，从而起到改善性功能的作用。

（2）对免疫功能的作用　仙茅醇浸剂灌胃给药，可使小鼠腹腔巨噬细胞吞噬百分数与吞噬指数增加；对环磷酰胺所致免疫功能受抑制小鼠的 T 淋巴细胞降低有明显的升高作用，但不能提高正常小鼠 T 淋巴细胞的百分率。

（3）其他　仙茅尚有镇痛，解热，抗缺氧等作用。

【用法与用量】　内服，一般 3～10 克，大剂量可用至 15 克。

【使用注意】　本品药性燥热有毒，有伤阴之弊，故阴虚火旺者忌服，不可久服。

紫河车

为健康产妇胎儿的胞衣，以纯洁干燥的胞衣入药。

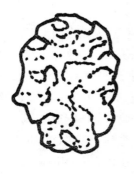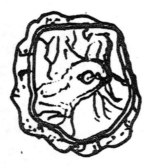

紫河车

【性味与归经】 性温,味甘、咸;归心、肺、肾经。

【功效与主治】 具有大补元气,养血益精的作用。常用于治疗肝肾不足、精血亏损之虚损劳瘵、阳痿遗精,妇女冲任虚损,久不孕育和流产;也可用于乳汁不足,久癫失志等病证。

【炮制应用】

1. 生用 生品有腥气,内服易产生恶心呕吐,多入片剂或胶囊剂。

2. 酒制 酒制后可除去腥臭味,便于服用,并使其质地酥脆,便于粉碎,增强疗效。

【鉴别应用】

1. 紫河车与蛤蚧、冬虫夏草 三者均具有补肺益肾的作用,皆可用治肺肾亏损、久咳虚喘等症。由于三者的来源不同,其功效及临床应用又有各自的特点。

紫河车乃为血肉有情之品,能大补气血,且药力缓和,性温不燥,可用于治疗一切虚损劳伤、气血不足、精液亏乏等症,不论单用或配入复方中应用,均有较好的效果。蛤蚧长于补肺益肾、纳气定喘,为肺肾两虚之咳逆喘作、短气的良药,对于肾虚纳气困难的虚喘,尤为有效。冬虫夏草具有补肾阳、益肺阴、止喘嗽的作用,为平补阴阳之品,兼有止血、化痰之功,临床上除用于肾阳亏虚之阳痿、遗精、腰膝酸软外,更

广泛地用于肺气虚或肺肾两虚之久咳、虚喘、痨嗽、咯血等证。因其性平力缓,常作为体虚、病后调补佳品。

2. 紫河车与鹿茸 二者均为助阳之药,具有补肾阳、益精血的作用,皆为肾阳不足、精血亏虚之要药。但二者的功效及临床应用又有一定的区别。

紫河车性温不燥,其补阳作用不及鹿茸,但有益气之功,气血阴阳俱补,可用于各种虚弱亏损之证。鹿茸重在壮肾阳,主要用于肾阳不足、精血亏虚之畏寒肢冷、阳痿早泄及小儿五迟五软、妇女冲任虚寒、带脉不固、崩漏不止、带下过多等证,且有托疮毒之功,可用于疮疡久溃不敛、阴疽内陷不起等症。

【现代药理研究】

1. 化学成分研究 紫河车含有性腺激素、卵巢激素、黄体激素、多种氨基酸、胎盘球蛋白、纤维蛋白稳定因子尿激本酶抑制物、纤维蛋白酶活化物等;还含有多种有应用价值的酶,如深菌酶、激肽酶、组胺酶、缩宫素酶等,以及红细胞生成素、磷脂及多种多糖。

2. 药理作用研究

(1)增强机体抵抗力 给小鼠皮下注射人胎盘提取物,可使其游泳时间延长;给大鼠肌内注射,对实验性胃溃疡有一定预防和治疗作用。故认为其作用主要在于增强机体抵抗力。

(2)抗感染 胎盘 γ-球蛋白含有干扰素,可用于预防和控制病毒感染。胎盘 γ-球蛋白还含有麻疹、流感等抗体及白喉抗毒素等,可用于预防和减轻麻疹等传染病,因胎盘 γ-球蛋白系蛋白质,故口服无效,必须注射。

(3)其他 紫河车尚有激素样及凝血作用等。

【临床应用】

1. 紫河车治疗再生障碍性贫血　取鲜胎盘,每次半个,切碎加适当干姜、猪瘦肉,先炒后煮,连汤内服,每周 2～3 次。或用胎盘粉、丸,每次 9 克,每日 3 次口服。共治疗再生障碍性贫血 19 例,结果治愈 9 例,显效 1 例,好转 4 例,无效 4 例,另 1 例血象好转后因合并肺炎死亡。

2. 紫河车治疗母乳缺乏症　紫河车粉,每次 0.5～1 克,每日 3 次口服。给药时间一般从产后第 3 天开始。治疗母乳缺乏症 57 例,服药 1～7 天。结果:服用 1 天后见效者 6 例,2 天后见效者 24 例,3 天后见效者 6 例,4 天后见效者 12 例,5 天后见效者 3 例,6 天后见效者 5 例,7 天后见效者 1 例。

3. 紫河车治疗常年性变应性鼻炎　用紫河车制剂口服,每次 3 粒(每粒含纯粉 0.3 克),每日 2 次,1 个月为 1 个疗程。服药 1 个月 35 例,服药 3 个月 1 例。结果:显效 22 例,有效 10 例,无效 4 例,显效率 61.11%,总有效率 88.89%。远期疗效(部分),1 年未复发 1 例(服药 3 个月),基本不复发 3 例,仅受凉或感冒时有少许症状。其余病例停药后不久复发,但症状均减轻。

【用法与用量】　内服,一般 6～12 克,大剂量可用至 30 克。多研粉吞服或入丸散剂。

【使用注意】　为峻补剂,有实邪者忌用。

蛤　蚧

为守宫科动物蛤蚧除去内脏的全体;分布于我国南方及西南地区,主产于广西;以干燥全体入药。

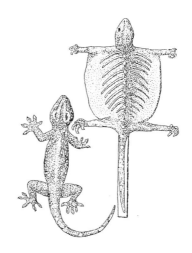

蛤蚧

【性味与归经】　性微温,味咸;有小毒;归肺、肾经。

【功效与主治】　具有补肺益肾,定喘助阳的作用。常用于治疗肺肾两虚、肾不纳气之虚劳喘嗽,以及肾阳不足之阳痿,遗精,小便频数。

【炮制应用】

1. 生用　生品长于补肺益精、纳气定喘,多用于肺虚咳嗽或肾虚喘咳。

2. 酥制　酥后易粉碎,可减少腥气,功效及临床应用与生品相同。

3. 酒制　酒制后质酥易碎,有酒香气,便于服用,能增强补肾壮阳的作用,多用于肾阳不足、精血亏损之阳痿。

【鉴别应用】

1. 蛤蚧与紫河车、冬虫夏草　见第 490 页。

2. 蛤蚧与胡桃仁　二者均有补肾益肺的作用,皆可用于肺肾气虚之咳喘。但二者的功效及临床应用又有各自的特点。

蛤蚧重在补肾而纳气平喘,多用于肺肾两虚、肾不纳气之虚劳喘咳。胡桃仁重在温肺而定喘咳,其药力较缓和,多用于虚寒喘咳或肺虚久咳不止;尚有润肠通便之功,可用于肠燥便秘。

【配伍应用】

1. 蛤蚧配人参 见第 434 页。

2. 蛤蚧配川贝母 见第 155 页。

3. 蛤蚧配款冬花 见第 168 页。

【现代药理研究】

1. 化学成分研究 蛤蚧含有 18 种氨基酸,其中甘氨酸、脯氨酸含量最高,还含多种磷脂及丰富的亚油酸、亚麻酸、油酸和棕榈酸等脂肪酸,多种微量元素。

2. 药理作用研究 蛤蚧有治疗哮喘,增强免疫抗肿瘤,性激素样等作用。

【临床应用】 蛤蚧治疗支气管哮喘,取蛤蚧 1 对,乌贼骨 240 克,焙黄后研为细末,加入白糖或冰糖并研细(500 克)混匀,每次 21 克,空腹白开水送服。治疗 12 例慢性支气管哮喘且经多方治疗未能根治的患者,均在 3～6 个月见效,逐渐终止发作,其中 8 例仅一次而愈,并经多次气候变化而无复发。

【用法与用量】 内服,一般 6～9 克,大剂量可用至 20 克。也可入丸散剂。

【使用注意】 为补肺肾、纳气定喘之品,凡外感、实热喘咳者均忌用。

杜 仲

为杜仲科落叶乔木杜仲的树皮,主产于四川、云南、贵州、湖北等地,以干燥树皮入药。

【性味与归经】 性温,味甘、微辛;归肝、肾经。

【功效与主治】 具有补益肝肾,强筋壮骨,暖宫安胎的作用。常用于治疗肾阳不足,筋骨失养之腰痛脚软、遗精、阳痿、尿频及痹证,以及肝肾亏损、胎失所养之胎动不安等病证。

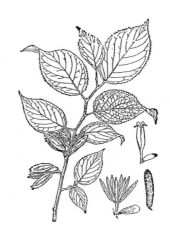

杜仲

【炮制应用】

1. 生用 生品擅于益肝补肾,多用于头目眩晕,湿重腰痛。

2. 盐制 盐制后可直走下焦,增强补益肝肾作用,多用于肾虚腰痛、阳痿滑精、胎元不固等。

【鉴别应用】

1. 杜仲与续断 二者均有补肝肾、安胎的作用,皆可用于治疗肝肾不足、筋骨失养之腰酸腿软、无力及胎动不安、胎漏下血等症。但二者的功效及临床应用又有各自的特点。

杜仲补益之力强于续断,补而不走,长于补肾强筋健骨,善治肝肾不足之腰膝酸软、筋骨痿弱之证,且可用于肝阳上亢之头目眩晕。续断补益之力不及杜仲,补而善走,其通利血脉、消肿散瘀之力较强,且可续筋接骨,善治跌打损伤、痈疽疮疡。

2. 杜仲与桑寄生 二者均有补肝肾、强筋骨、安胎的作用,皆可用于腰痛、胎动不安,常可相须为用。但二者的功效及临床应用又有各自的特点。

(1)杜仲性温,补益之力强于桑寄生,适用于肾经气虚、寒湿侵袭之腰痛。桑寄生性平,补肝肾之力不及杜仲,但长于祛风湿,且能养血,适用于肾经血虚、内湿侵袭之腰痛。

（2）杜仲补肝肾气分而安胎。桑寄生补肝肾血分而安胎。

3. 杜仲与狗脊　见第 368 页。

【配伍应用】

1. 杜仲配续断　杜仲入气分,既能补肝肾强筋骨,又可固冲任安胎元;续断入血分,既能补益肝肾,又可通行血脉、续折伤。杜仲培补肝肾,直达下部筋骨气血;续断通调血脉,补筋骨,在于关节气血之间。二药配用,补肝肾、强筋骨、安胎作用加强。适用于肝肾两虚之腰膝酸痛、腿软无力、风湿痹痛,及妇女崩漏、胎动不安等。

2. 杜仲配五加皮　见第 369 页。

3. 杜仲配牛膝　见第 410 页。

4. 杜仲配狗脊　见第 368 页。

【现代药理研究】

1. 化学成分研究　目前相关研究已从杜仲中分离得到了 70 种化合物,包括 27 种木质素、6 种环烯醚萜、13 种酚类、9 种甾体和萜类、8 种黄酮和 7 种其他化合物。

2. 药理作用研究　杜仲具有多种药理作用,可用于治疗阳痿、高血压、高血脂、糖尿病、肥胖、关节炎、阿尔茨海默病等。

【临床应用】　杜仲治疗坐骨神经痛,用杜仲 30 克,同猪腰一对加水煎服后再煮 30 分钟,然后去杜仲,吃猪腰并喝汤,1 日 1 剂,一般服 7～10 剂,观察 6 例,有良效。

【用法与用量】　内服,一般 6～15 克,大剂量可用至 30 克。

【使用注意】　属甘温之品,凡阴虚火旺者慎用。

补骨脂

为豆科一年生草本补骨脂的种子,产于陕西、河南、山西、江西、安徽、广东、四川、云南、贵州等地,以成熟种子入药。

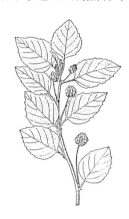

补骨脂

【性味与归经】　性温,味辛、苦;归肾经。

【功效与主治】　具有补肾壮阳的作用。常用于治疗肾阳不足之腰痛、阳痿、遗精、遗尿,肾阳虚衰、土失温煦之五更泻;也可用于虚寒痢,皮癣,白癜风和鸡眼。

【炮制应用】

1. 生用　生品擅于温补脾肾、止泻痢,多用于脾肾阳虚、五更泄泻;外治银屑病,白癜风。但生用辛热而燥,服用时间稍长时有伤阴之弊,可出现口干、舌燥、咽痛等症状。

2. 盐制　盐制品可引药入肾,增强补肾纳气作用,多用于肾虚腰痛、阳痿、滑精、遗尿、尿频及肾虚哮喘等。

3. 酒制　酒制后辛燥之性减弱,通筋活血之力增强,多用于腰膝冷痛等。

【鉴别应用】

1. 补骨脂与菟丝子　二者均有补肾壮阳、益脾止泻的作用,皆可用于治疗肾阳不足或脾肾两虚之证。但二者的功效及临床应用又有一定的区别。

补骨脂性质温燥,长于补火壮阳、温运脾土,且有固涩之功,为脾肾阳虚、下元不固的常用药,主要用于肾阳不足、脾阳不振之久泻、五更泻,肾阳不足之腰痛、阳痿,下元不固之遗精、遗尿等。菟丝子既可补肾阳,又可补肝肾之阴,且具有微温不燥,甘补不滞的特点,为平补之剂,肾阴虚、阳虚及阴阳俱虚之证均可选用。

2. 补骨脂与肉豆蔻　二者均有温中止泻的作用,皆可用于治疗中阳不足之泄泻。但二者的功效及临床应用有一定的区别。

(1)补骨脂偏于补肾温中、助阳止泻,适用于肾阳不足、脾阳不振之久泻、五更泻。肉豆蔻偏于温补脾胃、涩肠止泻,适用于脾胃虚弱之久泻。

(2)补骨脂补肾壮阳的作用较强,能固精止遗,常用于肾阳不足之腰痛、阳痿、遗精、遗尿等。肉豆蔻能行气开胃、宽中化湿,可用于肠胃虚寒、湿阻气滞、脘腹胀痛。

3. 补骨脂与益智仁　见第514页。

【配伍应用】

1. 补骨脂配胡桃仁　补骨脂长于补肾壮阳,温脾止泻;胡桃仁能补肾填精,强筋健骨,养血益气,敛肺定喘,但药力缓和。二药相须为用,肺肾兼治,既增强补肾壮阳、强筋健骨之功,又具有补肾纳气、敛肺定喘之效。适用于肺肾不足、摄纳无权之虚喘;肾气不足之腰痛、阳痿、遗精、遗尿等。

2. 补骨脂配小茴香　见第272页。

3. 补骨脂配狗脊　见第368页。

4. 补骨脂配肉豆蔻　见第503页。

【现代药理研究】

1. 化学成分研究　补骨脂化学成分以香豆素及苯并呋喃类、黄酮类、单萜酚类等为主,还含类脂类、糖苷类、挥发油以及微量元素等。

2. 药理作用研究　补骨脂具有抗肿瘤、抗氧化、抗菌、抗炎、抗抑郁、调节雌激素水平、促进骨生长、神经保护及对肝的影响等方面的药理作用。

【临床应用】

1. 补骨脂治疗病窦综合征　补骨脂片治疗病窦综合征患者10例,治疗前平均心率为42.6次/分,最慢为30次/分。治疗后平均心率为62.6次/分,最慢为55次/分。平均心率提高了20次/分。治疗后7例做了阿托品试验,6例转为阴性。

2. 补骨脂治疗白细胞减少症　补骨脂微炒,研为细末,炼蜜为丸,每丸重约6克。每服1~3丸,每日3次,盐开水送下;或将其粉3克,盐开水冲服。4周为1个疗程。如果效果不显著可停药10天,再开始第二个疗程。观察19例,14例痊愈,4例好转,1例无效。

【用法与用量】　内服,一般3~9克,大剂量可用至30克。外用,研末泡酒涂擦。

【使用注意】　辛温助阳,易伤阴液,阴虚火旺及大便燥结者忌用。

蛇床子

为伞形科一年生草本植物蛇床的果实;全国各地均产,主产于广东、广西、江苏、安徽等地;以成熟果实入药。

【性味与归经】　性温,味辛、苦;有小毒;归肾、脾经。

【功效与主治】　具有温肾壮阳,燥湿杀虫的作用。常用于治疗肾虚阳痿,宫冷不孕,阴痒,带下,湿疹;也可用于癣证、疮肿、阴挺等病证。

【炮制应用】　临床多生用,古方有炒制品。

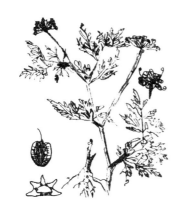

蛇床子

【鉴别应用】　蛇床子与苦参,二者均有祛风燥湿、杀虫止痒的作用,皆可治疗阴部瘙痒、湿疮湿疹、疥癣等,且都有良好的效果。但其功效及临床应用又有所区别。

蛇床子又能温肾壮阳,常用于治疗肾虚阳痿、宫寒不孕等。苦参具有清热燥湿、利尿的作用,除治疗皮肤病外,又可用于湿热泻痢、赤白带下、小便不利、赤涩热痛等。

【配伍应用】　蛇床子配地肤子,见第338 页。

【现代药理研究】

1. 化学成分研究　蛇床子含有挥发油、香豆素,蛇床明素,棕榈酸,β-谷甾醇等成分。

2. 药理作用研究　蛇床子具有抗微生物,止痒抗过敏,防治骨质疏松,抗肿瘤抗诱变等作用。

【临床应用】

1. 蛇床子治疗隐匿性肾炎　蛇床子10 克,加水 500 毫升,水煎 2 次,每日 1 剂,一般 3 个月为 1 个疗程。共治疗 11 例隐匿性肾炎患者,年龄为 17－35 岁,病程为 6 个月～9 年。结果:痊愈(症状消失,尿液检查红细胞消失,24 小时尿蛋白定量＜100 毫克)7 例;好转(症状减轻,血尿及尿蛋白量较治疗前明显降低)4 例;所治愈的7 例中,随访 6 个月仅 1 例复发。并认为,蛇床子是一味入肾经的助阳药,具有温肾壮阳、燥湿杀虫的功效,有补益和祛邪的双重作用。现代药理研究证实,蛇床子具有激素样、免疫抑制和抗病毒真菌等作用,用于治疗肾小球毛细血管系膜上弥散的 IgA 沉积而引起的隐匿性肾炎,可取良效。

2. 蛇床子治疗斑秃　蛇床子 500 克,百部 250 克,黄柏 100 克,青矾 20 克,上药用 75％的乙醇 3000～4000 毫升(冬季用乙醇 1000～2000 毫升)浸泡 1～2 周,去渣。每 100 毫升药液加甘油 20 毫升,拌匀,擦患处。此法治疗斑秃,有可靠疗效。

3. 治疗滴虫性阴道炎　先用 10％蛇床子煎液 500 毫升冲洗阴道,后放入 0.5 克的蛇床子阴道用片剂 2 片,连续治疗 5～7 天为 1 个疗程。经近百例观察,多数经 1 个疗程即可治愈,滴虫转阴,痒感消失,阴道清洁,白带消失或显著减少。

【用法与用量】　内服,一般 6～12 克,大剂量可用至 18 克。外用,煎水洗或研末擦。

【使用法意】　辛温苦燥,阴虚火旺者忌用。

菟 丝 子

为旋花科一年生寄生性蔓草菟丝子的种子,全国大部分地区均有分布,以成熟种子入药。

【性味与归经】　性微温,味甘、辛;归肝、肾经。

【功效与主治】　具有补益肾精,养肝明目的作用。常用于治疗肾虚之阳痿、遗精、腰痛、膏淋、白浊、小便不禁、胎动不安,目昏,目暗;也可用于便溏,腹泻,消渴等证。

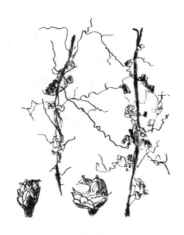

菟丝子

【炮制应用】

1. 生用　生品擅于养肝明目、止泻，多用于肝虚目暗、脾肾虚弱之泄泻。

2. 炒用　炒后可提高煎出效果，其功效及临床应用与生品相同。

3. 盐水制　盐水制后不温不寒，平补肝肾，能引药下行，增强其补肾固涩作用，常用于阳痿、遗精滑泄、胎元不固等。

4. 酒制　酒制后可增强其温补脾肾的作用，并能提高其煎出效果，多用于肾虚之阳痿、遗精、遗尿，脾虚便溏或泄泻，以及脾肾两虚之证。

【鉴别应用】　菟丝子与补骨脂，见第493页。

【配伍应用】　菟丝子配枸杞子，菟丝子性柔润而平和，不温不燥，补而不腻，既可滋补肝肾之阴，又可温补肾阳，为平补之剂；枸杞子甘平，柔润多液，能滋阴补肾、养肝明目。二药配用，阴阳兼顾，补益肝肾之功加强。适用于肝肾不足之腰膝酸软疼痛、阳痿、目昏等。

【现代药理研究】

1. 化学成分研究　菟丝子含黄酮类、甾醇、乙酰化三糖及大量生物碱等成分。

2. 药理作用研究　菟丝子具有增强性腺功能，增强免疫，促进造血细胞生长，抗心肌缺血，抗癌等作用。

【临床应用】

1. 菟丝子治疗带状疱疹　菟丝子50～100克，用锅焙干，研细粉末加少许小麻油调成稀糊状。首次用药先在皮损处用生理盐水棉球拭搽清洗局部，干燥后将菟丝子膏涂抹皮损处，每日早晚各上药1次，不采用其他疗法。共治疗98例，2～5日内全部治愈。一般涂药1天后即可使疱疹干枯，皮损干燥，多数患者涂药1～2天后疼痛即可控制，其药理作用有待进一步探讨。

2. 菟丝子治疗痤疮　菟丝子30克，加水500毫升，煎取300毫升，取汁外洗或外敷患处，1日1～2次，7日为1个疗程，酌用1～2个疗程。治疗痤疮50例，效甚佳，其中痊愈14例，显效21例，有效12例，无效2例。

3. 菟丝子治疗隐匿性肾炎　菟丝子30克，水煎300毫升，2次分服。连服3个月后评定疗效。共治疗13例，痊愈3例（23.08%），好转9例（69.23%），无效1例（7.69%）；总有效率92.31%。

【用法与用量】　内服，一般9～15克，大剂量可用至30克。

【使用注意】　阴虚火旺，大便燥结者忌用。

肉苁蓉

为列当科一年生寄生草本肉苁蓉的肉质茎，主产于内蒙古、甘肃、新疆、青海等地，以干燥肉质茎入药。

【性味与归经】　性温，味甘、咸；归肾、大肠经。

【功效与主治】　具有补肾益精，润肠

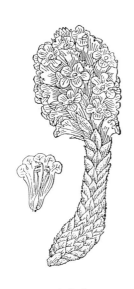

肉苁蓉

通便的作用。常用于治疗肾虚之阳痿、精败、白浊、腰膝冷痛，以及精血亏损、津液枯竭之肠燥便秘等。

【炮制应用】

1. 生用　生品擅于补肾、润肠通便，多用于肾气不足、大便秘结。

2. 酒制　酒制后能增强其补肾壮阳、强腰坚骨之力，多用于阳痿、不孕、腰痛等。

【鉴别应用】

1. 肉苁蓉与锁阳　见第 485 页。

2. 肉苁蓉与火麻仁　二者均有润肠通便的作用，皆可用于肠燥便秘，尤以老年人便秘最宜。但二者的功效及临床应用又有一定的区别。

（1）肉苁蓉滋肾润肠而通便，适用于老年体弱、肾虚津亏之肠燥便秘。火麻仁滋脾润肠而通便，适用于津枯血虚之肠燥便秘。

（2）肉苁蓉能补肾壮阳，益精补血，常用于肾阳不足、精血亏损之阳痿、遗精、腰膝冷痛、宫冷不孕等。火麻仁有活血之功，可用于治疗女子月水不利等血瘀证。

【配伍应用】　肉苁蓉配巴戟天，见第 487 页。

【现代药理研究】

1. 化学成分研究　肉苁蓉含有苯乙醇苷类、氨基酸类、多糖类等成分。

2. 药理作用研究　肉苁蓉具有调节免疫功能，调整内分泌，促进代谢，延缓衰老，通便等作用。

【用法与用量】　内服，一般 6～18 克，大剂量可用至 30 克。

【使用注意】　本品温燥，凡属肾虚火旺、脾虚便溏者忌用。

胡 桃 仁

为胡桃科落叶乔木胡桃果实的核仁；我国各地广泛栽培，主产于华北、西北、东北等地；以核仁入药。

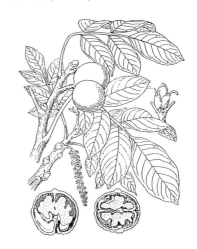

胡桃仁

【性味与归经】　性温，味甘；归肺、肾经。

【功效与主治】　具有补肾温阳，敛肺定喘，润肠通便的作用。常用于治疗肾虚之腰痛、遗精、尿频及肺肾虚损之喘咳，以及肾虚精血不足之肠燥便秘和石淋等证。

【炮制应用】 临床多生用。

【鉴别应用】

1. 胡桃仁与冬虫夏草 二者均有补肾益肺的作用,皆可用于肺肾不足之咳喘。但二者的功效及临床应用又有各自的特点。

胡桃仁重在温肺而定喘咳,其药力较缓和,多用于虚寒喘咳或肺虚久咳不止;尚有润肠通便之功,可用于老年体虚、病后津液不足之肠燥便秘。冬虫夏草既可补肾阳,又有养肺阴、止喘嗽的作用,为平补阴阳之品,兼有止血、化痰之功,临床上广泛用于肺阴不足、肺气虚或肺肾两虚之久咳、虚喘、痨嗽、咯血等证;尚可用于肾阳亏虚之阳痿、遗精、腰膝酸软等;因其性平力缓,常作为体虚、病后调补佳品。

2. 胡桃仁与蛤蚧 见第 491 页。

【配伍应用】 胡桃仁配补骨脂,见第 494 页。

【现代药理研究】

1. 化学成分研究 胡桃仁含粗蛋白 22.18%,其中可溶性蛋白的组成以谷氨酸为主,其次为精氨酸和天冬氨酸;还含粗脂类、甾醇、糖类及多种游离的必需氨基酸。

2. 药理作用研究 胡桃仁具有抗癌,增加体重等作用。

【临床应用】 胡桃仁治疗男性不育,以嚼服胡桃仁为主,砸开取仁,个大者每日服 2～3 个,小者每日服 5～6 个,每 2～3 千克为 1 个疗程(约服 3 个月)。治疗男性不育 21 例,有效率为 86.7%。

【用法与用量】 内服,一般 9～30 克,大剂量可用至 60 克。

【使用注意】 为温补助阳之品,凡痰火积热,或阴虚火旺者忌用。

冬虫夏草

为麦角菌科植物冬虫夏草菌的子座及其寄生蝙蝠科昆虫草蝙蝠蛾等的幼虫尸体之复合体,主产于四川、青海、西藏、云南等地,以干燥复合体入药。

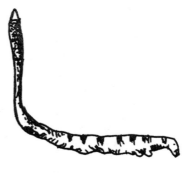

冬虫夏草

【性味与归经】 性温,味甘;归肺、肾经。

【功效与主治】 具有滋肺补肾,化痰定喘的作用。常用于治疗肺虚或肺肾两虚之喘咳、痨嗽、痰血、病后虚损,以及肾虚之阳痿、遗精、腰痛等症。

【炮制应用】 临床多生用。

【鉴别应用】

1. 冬虫夏草与紫河车、蛤蚧 见第 490 页。

2. 冬虫夏草与胡桃仁 见本页。

【现代药理研究】

1. 化学成分研究 冬虫夏草含粗蛋白 25.32%,脂肪 8.4%,其中含饱和脂肪酸(硬脂酸)13.0%,不饱和脂肪酸 82.2%。又含虫草酸,维生素 A、维生素 C、维生素 B_{12}、烟酸,烟酰胺,麦角甾醇,尿嘧啶,腺嘌呤,腺嘌呤核苷,麦角甾醇过氧化物,胆甾醇棕榈酸酯及水溶性多糖。还含多种元素,以磷的含量最高。子座含肌苷,胸腺嘧啶,尿嘧啶,鸟嘌呤的次黄嘌呤混合物。

2. **药理作用研究** 冬虫夏草具有调节免疫、抗癌、保护心肌、降压、抗心律失常、保肝护肾、抗炎、抗疲劳、抗菌抗病毒、抗辐射等作用。

【临床应用】

1. 冬虫夏草治疗慢性肾功能衰竭 冬虫夏草 4.5~6 克,每天煎汤连渣服,原有的治疗方法不变,平均疗程为 2.6 个月。用上方为主治疗 28 例经中西药治疗无效的慢性肾功能衰竭患者,与治疗前比较,肌酐及尿素氮平均值下降,内生肌酐清除率有所提高,具有改善肾功能的作用;同时淋巴细胞转化率明显提高,具有提高本病患者细胞免疫功能的作用。

2. 冬虫夏草治疗慢性肝炎 冬虫夏草研粉制丸,每丸 0.25 克,每日 3 次,每次服 5 粒,3 个月为 1 个疗程。治疗 8 例,有效率为 75%,并观察到本品具有抑制球蛋白,提高血清蛋白的作用。

【用法与用量】 内服,一般 6~15 克,大剂量可用至 60 克。

【使用注意】 功专滋补,外有表邪、风寒咳嗽者忌用。

(莫昊风 梁东辉)

参 考 文 献

[1] 陈大典.老年性骨质疏松的中医治疗[J].新中医,1987(2):45-46.

[2] 高云程,孙雅丽,高娃.鹿骨胶治疗寒湿痹证的疗效观察[J].辽宁中医杂志,1988(8):20-21.

[3] 沈道修,顾月芳,任晓瑛.中药巴戟天的研究[J].上海中医药杂志,1985(11):46-49.

[4] 李卫红.淫羊藿外治皮肤血管性水肿[J].中医杂志,1999(11):647-648.

[5] 张惠玲.单味淫羊藿治疗排卵期出血[J].中医杂志,1999(12):711.

[6] 王辉武,贾河先,王沁奕.中药新用(第二集)[M].重庆:科学技术文献出版社重庆分社,1990:222-224.

[7] 欧阳长庚,杨启琪.紫河车制剂治疗常年性变应性鼻炎 36 例[J].浙江中西医结合杂志,2003(1):44-45.

[8] 徐树楠.中药临床应用大全[M].石家庄:河北科学技术出版社,1999:618.

[9] 雷载权,张廷模.中华临床中药学(下册)[M].北京:人民卫生出版社,1998:1714.

[10] 姜浩,郭维琴.以补骨脂为主治疗病窦综合征10 例小结[J].中医杂志,1981(9):56.

[11] 毕士佐.补骨脂治疗白细胞减少症[J].新医学,1975(10):497.

[12] 谢麦棉.蛇床子治疗隐匿性肾炎[J].湖北中医杂志,2000(4):7.

[13] 杨仲华.治疗鬼剃头经验方介绍[J].四川中医,1983(1):60.

[14] 桂承会."蛇床子"治疗阴道滴虫炎的研究[J].中医杂志,1956(5):250-253.

[15] 牛明,夏常芝.菟丝子膏治疗带状疱疹[J].辽宁中医杂志,1994(1):44.

[16] 俞圭田.菟丝子汁外用治疗痤疮 50 例[J].浙江中医杂志,1996(4):179.

[17] 谢麦棉.菟丝子治疗隐匿性肾炎 13 例报告[J].浙江中西医结合杂志,2000(7):61.

[18] 雷木兰.胡桃仁治疗男性不育症 21 例[J].实用中医内科杂志,1992(3):46.

[19] 陈以平,刘慰祖,赵佩珠.冬虫夏草为主治疗慢性肾功能衰竭 28 例初步观察[J].上海中医药杂志,1984(2):11-13.

[20] 丁安伟,黄耀洲.名贵中药谱[M].南京:江苏科学技术出版社,1998:242.

第18章　收涩药

第一节　止汗药

麻黄根

为麻黄科多年生草本小灌木状的草麻黄、木贼麻黄和中麻黄的根,主产于河北、山西、陕西、甘肃等地,以干燥根入药。

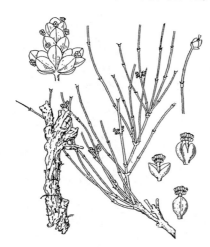

麻黄根

【性味与归经】　性平,味甘、微涩;归肺经。

【功效与主治】　具有敛汗固表的作用。常用于阳虚自汗,阴虚盗汗和气阴两虚之自汗、盗汗证。

【炮制应用】　临床多生用。

【鉴别应用】

1. 麻黄根与浮小麦　两者均有固表止汗的作用,皆可以治疗自汗、盗汗,常可配伍使用,加强止汗效果。但二者的功效及临床应用又有一定的区别。

麻黄根功专敛汗,只可用于自汗、盗汗,而无它用。浮小麦益气除热而止汗,具有扶正祛邪之意,故除用于虚汗外,又可用于劳热骨蒸。

2. 麻黄根与麻黄　二者虽来源于同一植物,但功效及临床应用完全不同。

麻黄根药用部位为根及根茎,其性收涩,具有敛汗固表的作用,常用于治疗一切虚汗。而麻黄的药用部位为茎枝,其性发散,具有发汗解表、宣肺平喘、利水消肿的作用,常用于治疗外感风寒表实证、实证喘咳及水肿、麻疹不透、黄疸等。

【配伍应用】

1. 麻黄根配浮小麦　麻黄根甘平止汗,浮小麦甘凉止汗。麻黄根入肺经,"肺合皮毛",故可实表止汗;浮小麦入心经,"汗为心液",故能益气除热,养心止汗。二药配用,收敛止汗力增强,且兼有益气除热养心之功。适用于体虚多汗、自汗,阴虚盗汗。

2. 麻黄根配煅龙骨　见第 297 页。

3. 麻黄根配黄芪　见第 439 页。

【现代药理研究】

1. 化学成分研究　麻黄根中主要含有生物碱类、黄酮类、酯类、糖苷类、有机酸类等化学成分。

2. 药理作用研究

(1)降压　麻黄根中的生物碱和黄酮类成分等均有降压作用,其中大环精胺类生物碱为降压的主要有效成分。研究结果表明,麻黄根碱 B 的降压作用主要是通过神经节阻断作用达到的,与血管紧张素无关。

(2)止汗　学者研究发现,麻黄根止汗作用机制是通过改变汗腺细胞的形成,从而减少汗液排泄而达到的,其所含的生物碱能抑制低热和烟碱所致的发汗。

(3)抗肿瘤　从麻黄根的乙酸乙酯部位中分离出的化合物在治疗肿瘤、肝纤维化、免疫系统等重大疾病及疑难杂症方面显示出独特的效果。

(4)降低心率　静脉注射麻黄根碱能使大鼠的心率下降,其中麻黄根碱 B 降低心率作用最强。

【临床应用】　麻黄根治疗脚汗,麻黄根 30%、牡蛎 30%、乌洛托品 15%、滑石粉 25%,共研细末,用适量撒在脚上即可,用于长途步行、施工,一般能保持 10～15 天脚不出汗。

【用法与用量】　内服,一般 10～15 克,大剂量可用至 30 克。外用,碾末扑之。

【使用注意】　邪气犯表或热逼汗出者忌用。

浮 小 麦

为禾本科一年生或二年生草本植物小麦未成熟的颖果,全国各地均产,以浮于水面之瘪瘦麦粒入药。

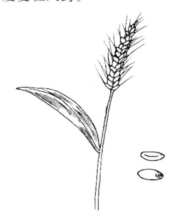

浮小麦

【性味与归经】　性凉,味甘;归心经。

【功效与主治】　具有固表止汗,退热除烦的作用。常用于自汗、盗汗,也可用于虚烦证。

【炮制应用】　临床多生用。

【鉴别应用】

1. 浮小麦与小麦　二者均有益气养心除热的作用,皆可用于虚烦证。但二者的功效及临床应用又有一定的区别。

浮小麦善走表分而止汗退浮热,故虚汗及骨蒸劳热多用之。小麦益气清心除烦力胜,临床多用于脏躁心烦不宁。

2. 浮小麦与麻黄根　见第 500 页。

【配伍应用】

1. 浮小麦配酸枣仁　浮小麦甘凉,入心经,能养心益气,除热止汗,且性浮体轻,又善走表止汗;酸枣仁甘酸性平,既能养心血而宁心神,又能敛心液而止虚汗。二药配用,养心敛汗之力增强。

适用于心阴心血不足或虚热内生、心液外泄所致的虚烦失眠、自汗盗汗；心气不足之体倦汗出。

2. 浮小麦配麻黄根　见第 500 页。

3. 浮小麦配黄芪　见第 439 页。

【现代药理研究】

1. 化学成分研究　浮小麦含油酸、亚油酸、棕榈酸、卵磷脂、淀粉，以及蛋白质、酚类类脂等。

2. 药理作用研究

(1)止汗　浮小麦中分离出的 5-二十一烷基间苯二酚具有止汗作用。

(2)降脂　亚油酸是浮小麦另一个主要成分，具有降低血胆固醇及血脂，防治动脉粥样硬化的作用。

【临床应用】　浮小麦治疗肺结核盗汗，浮小麦、稽豆衣各 9 克，加水 200 毫升，浓煎至 100 毫升，每服 50 毫升，1 日 2 次。共治疗肺结核盗汗 57 例，效果较好。

【用法与用量】　内服，一般 15～30 克，大剂量可用至 60 克。

【使用注意】　表邪汗出者禁用。

（吴晓琳　梁东辉）

参 考 文 献

[1] 徐树楠.中药临床应用大全[M].石家庄：河北科学技术出版社，1999：675.

[2] 徐树楠.中药临床应用大全[M].石家庄：河北科学技术出版社，1999：676.

第二节　止 泻 药

肉 豆 蔻

为肉豆蔻科常绿乔木肉豆蔻的种子，主产于广东；印度尼西亚及西印度群岛、马来半岛也产，以成熟的干燥种子入药。

【性味与归经】　性温，味辛；归脾、胃、大肠经。

【功效与主治】　具有涩肠止泻，温中行气的作用。常用于治疗脾肾虚寒所致之久泻、久痢、滑脱不禁，以及寒凝气滞之腹痛、胀满、鼓胀等证。

【炮制应用】　本品含有大量油质，有滑肠之弊，并具刺激性，一般多制用。

【鉴别应用】

1. 肉豆蔻与白豆蔻　二者均有温中

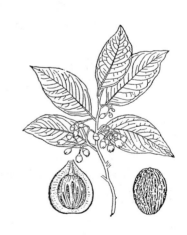

肉豆蔻

行气的作用，皆可用于治疗中焦虚寒气滞之脘腹胀痛、呕吐、泄泻。但二者的功效及临床应用又有一定的区别。

肉豆蔻固摄力强，能涩肠止泻，多用于

脾胃虚弱之久泻不止及脾肾阳虚之五更泄泻。白豆蔻则行气止呕力强，兼能化湿和胃，多用于中焦湿阻气滞、腹胀、纳呆等证，也可用于湿温初起之证。

2. 肉豆蔻与诃子　见第 504 页。

【配伍应用】

1. 肉豆蔻配补骨脂　肉豆蔻长于温中行气，涩肠止泻，以温暖脾胃为主；补骨脂补肾助阳，温脾止泻，以温补肾阳为主。二药配用，相辅相助，以补骨脂补火生土，以肉豆蔻温中涩肠，脾肾双补，共奏补肾助阳，健脾止泻之功。适用于脾肾阳虚之久泻久痢，五更泄泻者。

2. 肉豆蔻配花椒　见第 270 页。

【现代药理研究】

1. 化学成分研究　肉豆蔻活性成分主要为挥发油和木脂素类化合物。

2. 药理作用研究

（1）抗菌　肉豆蔻提取物对多种细菌和真菌具有明显的抑制及杀灭作用。

（2）抗炎镇痛　肉豆蔻水提取物能抑制促炎因子，改善结肠炎症状。从肉豆蔻种子中提取出的生物碱类具有镇痛功能，并且毒性较小。

（3）抗氧化　肉豆蔻的种仁、种皮、果实等均具有良好的抗氧化活性。其抗氧化的活性成分主要是肉豆蔻挥发油。

（4）抗癌　肉豆蔻具有良好的抗癌活性，对结肠癌细胞、肺癌细胞等具有明显的抑制作用。其抗癌机制可能是抑制乳酸脱氢酶（LDH）的活性或改变线粒体功能等达到抗癌作用。

（5）保肝　从肉豆蔻种子中提取出的木脂素，能通过细胞外调节蛋白激酶 ERK 磷酰化和依赖 AMPK（AMP 依赖的蛋白激酶）抑制糖原合成酶激酶-3β（GSK-3β）活性，从而激活 Nrf2/ARE 通道，保护肝细胞的过氧化伤害。

（6）降血糖血脂　肉豆蔻中含有某些抗氧化活性成分，调整血脂代谢来预防心血管疾病。肉豆蔻降血糖机制可能为抑制人胰腺 α-淀粉酶，减少淀粉水解而降低血糖。提示肉豆蔻中的生物碱、鞣酸和黄酮是抑制人胰腺 α-淀粉酶主要活性成分。

（7）抗痉挛　肉豆蔻水提物能够对抗肠道痉挛。其作用可能是通过 M 胆碱受体和组胺受体，而不是烟碱受体。

（8）抗心律失常　肉豆蔻挥发油可促进缺血再灌注损伤心肌的恢复，起到保护心脏的作用。

【临床应用】　治婴幼儿顽泻　方剂组成：红参、淮山药、肉豆蔻（面包煨去油）。制法：在粗碗中注入适量清水，先将红参放于碗中磨，再磨肉豆蔻，后磨淮山药，磨毕后呈清稀糊状。煮熟。用量：3—8 月龄患儿，每次用红参 0.5 克，淮山药 10 克，肉豆蔻 0.3 克；8—12 月龄每次用红参 1 克，淮山药 20 克，肉豆蔻 1 克。随患儿所喜加糖或加盐喂服，日 3 次。1 月以上，随年龄增加而逐步加量。

【用法与用量】　内服，一般 5～10 克，大剂量可用至 15 克。

【使用注意】　热泻热痢及胃热疼痛者忌用。

诃　子

为使君子科落叶乔木诃子的果实；原产于印度、马来西亚、缅甸，现主产我国云南、广东、广西等地；以成熟干燥果实入药。

【性味与归经】　性温，味苦、酸、涩；归肺、胃、大肠经。

【功效与主治】　具有涩肠止泻，涩肠固脱，敛肺下气的作用。常用于治疗久泻，

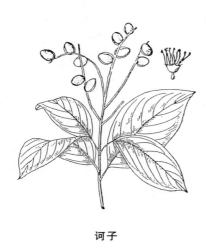

诃子

久痢,久咳失音,脱肛,小便失禁,崩漏,遗精等病证。

【炮制应用】

1. 生用　生品擅于清金敛肺利咽,多用于久咳肺虚、咽痛失音。

2. 制用　制用以涩肠止泻力强,多用于痢疾腹痛、虚寒久泻。

【鉴别应用】

1. 诃子与肉豆蔻　二者均能涩肠止泻,皆为治疗久泻久痢的常用药,但二者的功效及临床应用又有一定的区别。

诃子收涩作用优于肉豆蔻,临床上不仅用于久泻久痢,也常用于崩漏带下、遗精尿频等证。肉豆蔻长于温中暖脾、涩肠止泻,适宜于虚寒性久泻久痢。诃子善于敛肺止咳、下气降火、利咽,常用于久咳咽痛失音。肉豆蔻能下气行滞止痛,可用于虚寒性脘腹胀痛、呕吐等。

2. 诃子与乌梅　二者均为酸涩之品,均入肺与大肠经,都有敛肺止咳、涩肠止泻的作用,皆可用于治疗肺虚久咳、久泻久痢。其不同点:诃子苦降之性较胜,能降火利咽开音,常用于治疗久咳咽痛失音。乌梅具有生津止渴、安蛔止痛的作用,可用于津伤口渴、消渴证及蛔虫病。

【配伍应用】

1. 诃子配益智仁　诃子功专收敛,善于涩肠止泻;益智仁辛温气香,入脾则暖脾摄涎止泻,入肾则温肾助阳,固精缩尿,补益之中兼有收涩之功。二药配用,温脾摄涎、固肠止泻作用增强。适用于脾阳不足之久泻久痢,脾虚流涎。

2. 诃子配人参　诃子敛肺下气,涩肠固脱;人参大补元气,益肺补脾。二药相须为用,具有补益正气,收敛虚气的作用。取人参补肺,佐诃子敛肺止咳,使肺金气旺宣肃有司;借人参健脾气,佐诃子涩肠固脱,使脾土健旺,升降有度。适用于肺气虚损之咳嗽无力、动则气促或久嗽失音者;脾虚滑泄、久泻久痢者;气虚下陷之脱肛者。

【现代药理研究】

1. 化学成分研究　其所含有的主要化学成分包括鞣质类、酚酸类、三萜类、黄酮类等。

2. 药理作用研究

(1)抗氧化　抗氧化作用的活性成分主要为鞣质类与酚酸类,其主要通过清除自由基、影响氧化酶活性、抗氧化应激反应等机制保护肝、肾和心脏等,发挥抗氧化作用。

(2)神经保护　通过影响神经组织中的 SOD、BDNF、MDA、TOS、OSI、NO 等水平,从而发挥神经保护作用。其中鞣花酸在诃子的神经保护活性中起到了较为关键的作用。

(3)抗肿瘤　诃子提取物及其活性成分主要通过影响肿瘤细胞凋亡信号转导途径、影响肿瘤细胞蛋白质合成与功能、影响肿瘤细胞核酸生物合成、与抗肿瘤药物产生协同药效等机制发挥抗肿瘤作用。

(4)抗病毒　诃子提取物及活性成分可通过抑制病毒对宿主细胞的吸附及渗透

能力、抑制病毒蛋白酶活性、降低病毒体外传染性等机制发挥抗病毒作用。

（5）抗菌　其主要是通过抑制细菌细胞蛋白酶活性、抑制细胞膜外排功能、抑制核酸合成等机制发挥抗菌作用。

【临床应用】　诃子治疗急慢性湿疹，诃子100克，打烂，加水1500毫升，文火煎至500毫升，再加入500毫升米醋，煮沸即可。取药液浸渍或用纱布蘸药液湿敷患处，每日3次，每次30分钟，每日1剂，一般3～5日显效。治疗47例急性湿疹，痊愈45例，显效2例；34例慢性湿疹中，痊愈30例，显效3例，无效1例。

【用法与用量】　内服，一般3～10克，大剂量可用至15克。

【使用注意】　凡外邪未解，内有湿热痰火而正不虚者忌用。

乌　梅

为蔷薇科落叶小乔木梅的果实，产于浙江、福建、云南等地，以未成熟的干燥果实入药。

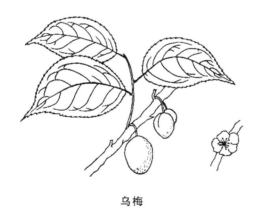

乌梅

【性味与归经】　性温，味酸、微涩；归肝、脾、肺、大肠经。

【功效与主治】　具有敛肺涩肠，和胃安蛔，生津止渴，收敛止血的作用。常用于治疗消渴，蛔痛，痢疾；也可用于久咳，久泻，便血，尿血，崩漏等病证。

【炮制应用】

1. 生用　生品擅于生津止渴、敛肺宁咳、安蛔，多用于肺虚久咳、久泻久痢、虚热消渴、蛔厥腹痛。

2. 醋制　醋制乌梅则加强其敛肺、安蛔作用，多用于肺虚久咳、蛔厥腹痛，其作用较生品更强。

3. 炒炭　炒炭后收敛止血力强，多用于便血、尿血、血崩等。

【鉴别应用】

1. 乌梅与诃子　见第504页。

2. 乌梅与五味子　见第476页。

【配伍应用】

1. 乌梅配黄连　乌梅味酸，具有安蛔和胃之功；黄连味苦，善清热除烦，上可泄心胃肝胆实火，下可燥胃肠之湿热。蛔虫遇酸则静，闻苦则下，故梅、连酸苦合用，共奏泻热除烦、安蛔止痛之功。适用于蛔虫病而见肝胃热盛者。同时，乌梅能涩肠止痢，黄连善清热燥湿解毒。二药合用，可用于久痢而余热未清者。

2. 乌梅配甘草　乌梅配甘草，其功效有三：一者乌梅味酸，能生津止渴，配甘草之甘，酸甘化阴，其滋阴生津之力更胜，适用于虚热烦渴之症。二者乌梅酸涩收敛，可收敛肺气，甘草能润肺祛痰，合而用之，适用于久咳肺气浮散之症。三者乌梅有涩肠止泻之功，配甘草之补脾缓急，可用于治疗脾虚久泻、大便滑泻不止、甚至脱肛不收之症。

3. 乌梅配生地黄　见第83页。

【现代药理研究】

1. 化学成分研究　乌梅还有丰富的有效化学成分，包括有机酸、氨基酸、糖类、挥发油等。

2. 药理作用研究

（1）抑菌　乌梅及其制剂对多种细菌有体外抑制作用，对于革兰阳性菌的金黄色葡萄球菌和革兰阴性菌的大肠埃希菌、铜绿假单胞菌、肺炎克雷伯菌，以及白色念珠菌等有不同程度的抑制作用。

（2）镇咳　乌梅镇咳的有效入药部位是核壳和种仁，苦杏仁苷是乌梅镇咳作用的有效成分之一。

（3）镇静催眠及抗惊厥　乌梅水煎液大剂量组[40 克/（千克·天）]有一定的抗惊厥作用，加味乌梅丸可能有调节和改善围绝经期女性的 FSH 及 E2 水平的作用，改善睡眠及围绝经期症状。

（4）抗病毒　苦参乌梅汤中苦参-乌梅比例为 1:1 时，体内抗 HBV 作用显著，当其质量浓度为 2.5 毫克/毫升时与恩替卡韦（0.20 毫克/毫升）的药效具有等效性，乌梅提取物对 H1N1 病毒有抑制作用，其提取物 5-羟甲基糠醛的柠檬酸衍生物是有效的抗 H1N1 病毒的先导化合物。

（5）抗变态反应　齐墩果酸是乌梅抗变态反应的有效成分之一，能减轻自身免疫性疾病的严重程度和后期病变，对多发性硬化疾病可能有较好疗效。

（6）其他　还有抗肿瘤、抗氧化、抗纤维化、降血脂、抑制黑色素、抗生育、降血糖、抑制结石和止血作用。

【临床应用】

1. 乌梅治疗钩虫病　乌梅 15～30克，加水 500 毫升，煎成 120 毫升，晨空腹一次服完，二煎在午餐前一次服下；或用乌梅去核，文火焙干研末，水泛为丸，每次3～6 克，每日 3 次，饭前服。用上法治疗20 例钩虫病患者，服药天数最少 6 天，最多 23 天，14 例大便查钩虫卵阴性，6 例阳性，煎剂疗效高于丸剂。

2. 乌梅治疗胆道蛔虫症　用干乌梅500 克，浸泡于 1000 毫升曲醋中 24 小时，每日 3 次，每次 10～20 毫升（儿童酌减）。治疗胆道蛔虫 50 例，有效 48 例，无效 2例。服药 30 分钟疼痛缓解者 30 例。

3. 乌梅治疗慢性咳嗽　广州中医药大学李燕坪等报道，用乌梅丸随证加减治疗寒热错杂或寒热偏向不明显之久咳与夜间咳嗽效果显著。

4. 乌梅治疗白喉　乌梅肉 1 份，巴豆肉 2 份捣烂，加入朱砂 1 份混合搅匀，做成绿豆大小，装瓶密封备用。治疗时，在患儿头部涂少量鸡蛋清，然后取上药 1 粒置印堂穴上，胶布固定，8 小时后如出现红晕或水疱，用冷水冲洗并冷敷后，再涂蛋清并垫小棉片，另换 1 粒外贴，并适当补液和用黄连水漱口。治疗 13 例患者，3～4 天后均获痊愈。

【用法与用量】　内服，一般 6～12 克，大剂量可用至 60 克。外用，研末调敷或干撒。

【使用注意】

1. 表邪未解者忌用。

2. 多食损齿，伤骨，蚀脾胃，令人发热。

五倍子

为倍蚜科昆虫角倍蚜等寄生在盐肤木等树上形成的虫瘿；全国大部分地区有分布，主产于四川；以干燥虫瘿入药。

【性味与归经】　性寒，味酸、涩；归肺、大肠、肾经。

【功效与主治】　具有收敛涩肠，解毒疗疮的作用；以收敛固涩见长。常用于治疗久咳，久泻，脱肛，以及遗尿，滑精，自汗，盗汗，尿血，便血，疮疡肿毒等病证。

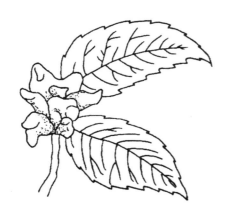

五倍子

【炮制应用】　临床多生用。

【鉴别应用】　五倍子与罂粟壳，二者均能敛肺止咳、涩肠止泻，皆可用于肺虚久咳、久泻久痢，但二者的功效及临床应用又有一定的区别。

五倍子性寒，其敛肺涩肠作用不及罂粟壳，但能降火解毒、止血、固精、止汗，可用于疮疡肿毒、尿血、便血、遗尿、滑精及自汗、盗汗等。罂粟壳性平，敛肺止咳、涩肠止泻作用颇强，止痛作用亦佳，适宜于久咳、久泻、久痢及心腹筋骨诸痛。

【配伍应用】　五倍子配五味子，见第477页。

【现代药理研究】

1. 化学成分研究　五倍子主要成分包括鞣质（又称鞣酸、单宁酸、中国鞣质）、没食子酸（五倍子酸）、油酸、亚油酸等；此外还含有铜、铁、锌等微量元素和白果酚、树脂和蜡质等。

2. 药理作用研究

（1）抗氧化　五倍子提取物有较强还原力和清除超氧阴离子的能力，鞣质可以清除自由基、调节抗氧化物酶活性；同时，鞣质可以络合产生自由基的金属离子、抑制脂质过氧化物生成，因而具有抗氧化作用。

（2）抗菌杀菌　鞣质能凝固微生物的蛋白质，对细菌、真菌、酵母菌等多种病原体有明显的抑制作用，且具有抗耐药菌作用，薯莨鞣质还可作为天然杀菌剂用于食品、化妆品的抗菌杀菌。

（3）抗肿瘤　鞣质还可以通过提高机体对肿瘤细胞的免疫力和抑制肿瘤细胞突变而起到抗肿瘤作用，五倍子酸诱导肿瘤凋亡，抑制其生长，增加 ROS 产生，抑制肿瘤部位血管生成。

（4）降压　鞣质可以通过络合体液中的 Ca^{2+}、抑制血管紧张素的作用，用于降压治疗。

（5）其他　五倍子酸具有一定辐射防护作用，并且选择性抑制肿瘤细胞，而对正常细胞无杀伤作用。五倍子酸可提高抗氧化物酶活性和改善心肌缺血及再灌注损伤。

【临床应用】

1. 五倍子治疗蛋白尿　在辨证处方的基础上加用五倍子 5～10 克，治疗急慢性肾炎、肾病综合征等所致的顽固性蛋白尿患者 98 例，其中急性肾炎 21 例，慢性肾炎 32 例，肾病综合征 45 例；病程最长者 30 年，最短者 5 个月。每日 1 剂，水煎服，10 天为 1 个疗程。结果：基本治愈 74 例（停药后半年未见复发），好转 21 例（用药期间症状、体征消失，但停药后轻度复发），无效 3 例（服药 3 个疗程，效果不显著）。服药最多 30 剂，最少 10 剂。

2. 五倍子治疗脱肛　五倍子 30～60 克，打碎，煎沸 30 分钟，于脱肛时先熏后洗，一般熏洗 1 次即可见效，少则 1～3 剂，最多 7 剂即可获痊愈。共以此法治疗 23 例脱肛患者，均治愈，无一例复发。

3. 五倍子粉敷脐治疗多汗症　将五

倍子研成细末,每次用 15 克温开水调成糊状,平敷于肚脐上,大小直径约一寸许,上盖一不吸水的玻璃纸或塑料薄膜,再用胶布固定,每晚睡前敷上,第二天早上去掉,一般连续敷药 3 天既可见效。即使是长期的多汗症亦有效果。也可于小儿多汗症。其用于治疗多汗症一般为虚证患者。并认为五倍子味酸涩,有很好的收敛止汗作用,但一般内服疗效欠佳。用五倍子粉敷脐(神厥穴)却能收卓效。因神厥穴药物容易渗透,吸收作用快,所以能取效迅捷,而且本穴是任脉重穴,任脉为阴脉之海,有主全身阴液的作用,用五倍子粉敷于其上故能迅速收敛阴液而止汗。

【用法与用量】 内服,一般 1.5～6 克,大剂量可用至 15 克。外用,煎汤洗或研末敷。

【使用注意】 表邪未解、湿热泻痢者忌用。

罂粟壳(麻醉药品)

为罂粟科一年生或二年生草本植物罂粟的果壳;原产于国外,我国部分地区的药物种植场有少量栽培,以供药用;以成熟的干燥果壳入药。

【性味与归经】 性平,味酸、涩;归脾、肾、大肠经。

【功效与主治】 具有涩肠止泻,敛肺止咳的作用;功专收敛固涩,可敛肺家耗散之气,固大肠滑脱之门。常用于治疗久泻,久痢,久咳,久嗽及心腹筋骨诸痛。

【炮制应用】

1. 生用 生品止痛力胜,收敛作用也强,多用于心腹筋骨诸痛,也可用于久咳、久泻、久痢。

2. 蜜炙 蜜炙后能增强润肺止咳作用,多用于久虚久咳。

3. 醋炙 醋炙能增强其涩肠止泻的作用,多用于久泻久痢。

【鉴别应用】 罂粟壳与五倍子,见第 507 页。

【现代药理研究】

1. 化学成分研究 生物碱类是罂粟壳的主要药效成分,包括吗啡、那可丁、可待因、罂粟碱、原阿片碱等。

2. 药理作用研究

(1)镇痛 能使胃肠道及其括约肌的张力提高、消化液分泌减少、便意迟钝而起止泻作用。

(2)镇咳 适用于久咳,蜜炙罂粟壳镇咳效果好。

(3)止泻 将罂粟壳水煎液根据体质量以 2 克/千克灌胃,发现其对热刺激疼痛有较好的镇痛作用,且镇痛作用起效时间、持续时间与盐酸吗啡片(12 毫克/千克灌胃)基本等同。

(4)毒性 由含吗啡、可待因、罂粟碱等成分所致。吗啡对呼吸中枢有抑制作用,用药过量时患者可能出现体温及血压下降、肌肉松弛、肺水肿等,最后可因呼吸中枢麻痹而死亡;其慢性中毒主要表现为

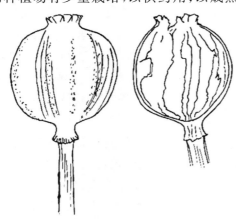

罂粟壳

成瘾。

【用法与用量】 内服，一般 3～6 克，大剂量可用至 15 克。

【使用注意】

1. 外感初起、咳嗽、痢疾初起，均忌用。邪实壅滞之心腹疼痛慎用。

2. 只宜暂用，不可过量或久服，以免中毒或成瘾。

赤 石 脂

为单斜品系的多水高岭土，产于福建、山东、河南等地，以除去杂质的纯净品入药。

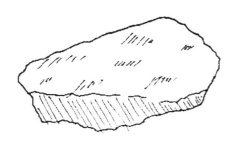

赤石脂

【性味与归经】 性温，味甘、酸、涩；归大肠、胃经。

【功效与主治】 具有涩肠止泻，止血，收湿敛疮生肌的作用。常用于治疗下焦不固之泻痢不止、便血、脱肛、遗精遗尿、月经过多、崩漏带下等症，外用于疮痈溃烂、久不敛口者；也可用于湿疮流水，外伤出血等。

【炮制应用】 生品与煅制品作用基本相同，临床上多生品研粉水飞或火煅后水飞用。

【鉴别应用】 赤石脂与禹余粮，二者均有涩肠止泻止痢、固涩止血之功，皆可用于下焦不固之久泻久痢、便血、崩漏带下等症。但二者的功效及临床应用又有一定的区别。

赤石脂性温，偏于温阳固脱，临床上以阳虚之泻痢、下血、失精较为适宜。禹余粮性平偏凉，固涩之力大于赤石脂，偏于益气固脱、秘精敛神，临床上以阴虚或气阴两虚之泻痢、下血、失精较为适宜。赤石脂尚有收湿、敛疮、生肌之功，可外用于疮痈溃烂、久不敛口者。禹余粮能益气健脾、运化水湿，可用于水气病。

【配伍应用】

1. 赤石脂配禹余粮 二药质重而性涩，功效相似，均以涩肠止泻、止血作用见长。但赤石脂偏入血分，禹余粮偏入气分。二药相须为用，气血兼顾，涩肠止泻、收敛止血作用明显加强。适用于下元不固之久泻久痢、甚至脱肛、便血，妇女月经过多，崩漏带下等病症。

2. 赤石脂配干姜 赤石脂甘涩性温，长于涩肠固脱、收敛止血，兼暖脾胃而调中；干姜辛而大热，温中祛寒力强。二药相须为用，既能温脾散寒，又可涩肠止泻，补敛结合，标本兼顾。适用于脾胃阳虚、肠胃不固之久泻久痢或下痢脓血、色暗不鲜者。

3. 赤石脂配伏龙肝 见第 399 页。

【现代药理研究】

1. 化学成分研究 水硅酸铝是赤石脂主要化学成分，多种金属氧化物伴生，包括氧化铁、氧化镁、氧化锰等。

2. 药理作用研究

(1)止血 赤石脂既有止血作用，又有抗血栓形成作用。

(2)抗菌 赤石脂研末外用有吸湿作用，能使创面皮肤干燥，防止细菌生成，减轻炎症，促进溃疡愈合。

(3)止泻及保护消化道黏膜 赤石脂口服进入肠道后，能形成硅酸盐和水合氧化铝的胶体溶液，吸附胃肠中的异物，清洁肠道，也可吸附炎性渗出物使炎性得以缓解,保护发炎的胃黏膜,而达到止泻作用。

【临床应用】 赤石脂治疗烧伤,赤石脂、冰片,用量比例为10:1。将二药分别研成细末,过筛,和匀,密贮于瓷瓶(广口玻璃瓶也可)内备用。凡烧伤面未溃烂而有水疱者,局部消毒后以消毒之三棱针刺破水疱,待积液排净,局部用盐水洗净,用药棉拭干,再将药末调入生菜油中涂敷患处,每天换药1次;如烧伤部已溃者,则先用生理盐水洗净溃面,再用药末撒于溃面,亦可用菜油调敷,并以消毒纱布覆盖创面,每天换药1次。

【用法与用量】 内服,一般10～20克,煎汤服或入丸散剂,大剂量可用至30克。外用适量,研末撒或调敷。

【使用注意】 有湿热积滞者忌服。

禹 余 粮

为斜方晶系褐铁矿的一种天然粉末状矿石,主产于浙江、广东等地,以纯净品入药。

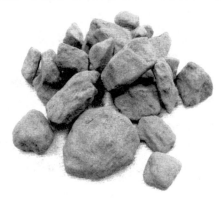

禹余粮

【性味与归经】 性平,味甘、涩;归胃、大肠经。

【功效与主治】 具有涩肠止泻,收敛止血的作用。常用于治疗下元不固之久泻久痢、滑脱不禁、便血、崩漏、带下等证。

【炮制应用】 生品与煅制品功效基本相同,煅制后质地疏松,便于粉碎入药,易于煎出有效成分,并能增强收涩作用。

【鉴别应用】 禹余粮与赤石脂,见第509页。

【配伍应用】

1. 禹余粮配血余炭 禹余粮长于涩肠止泻、收敛止血,其固涩作用较强。血余炭能止血散瘀、补阴利尿。二药配用,涩肠止泻、和血止血作用增强。适用于久泻久痢,便中带血者。

2. 禹余粮配赤石脂 见第509页。

【现代药理研究】

1. 化学成分研究 禹余粮是褐铁矿的一种天然粉末状矿石,其主要成分为$FeO(OH)$。其中含铁量最多,其次为SiO_2、Al_2O_3及有机质等。

2. 药理作用研究

(1)止泻 淋滤浸染型禹余粮的止泻效果,主要是通过抑制小肠推进和回肠收缩起到止泻作用,粉末、水煎液、药渣均有一定的止泻作用。

(2)止血 沉积型成因的禹余粮止血作用较好,可能与针铁矿、伊利石含量较高有关。

(3)抗肿瘤 其在体内外均能明显抑瘤,并可促进非特异性抗肿瘤功能(提高$M\varphi$细胞和NK细胞活性)。

【用法与用量】 内服,一般10～20克,大剂量可用至30克。

【使用注意】 本品功专收涩,实证忌用。

(吴晓琳 梁东辉)

参 考 文 献

[1] 胡科.治婴幼儿顽泻方[J].新中医,1994
(10):45.

[2] 张季高,张孔.诃醋液治疗急慢性湿疹 81 例
[J].中西医结合杂志,1988,8(7):442.

[3] 徐树楠.中药临床应用大全[M].石家庄:河北
科学技术出版社,1999:679-680.

[4] 李燕坪,丘梅清.乌梅丸加减治疗咳嗽验案
[J].山东中医杂志,2017,36(12):1072-1074.

[5] 文明峰.复方巴豆丸外敷治疗白喉 13 例[J].

湖北中医杂志,1994(06):45.

[6] 朱树宽.五倍子善治蛋白尿[J].中医杂志,
1998,39(1):6-7.

[7] 兰宗仁.五倍子治疗脱肛[J].中医杂志,1998,
39(1):7.

[8] 潘振彬.五倍子粉敷脐治疗多汗症[J].实用中
医药杂志,1998,14(10):38.

[9] 陶昔安.徐氏烧伤外用方赤石丹简介[J].四川
中医,1985(8):53.

第三节 涩精、缩尿、止带药

金 樱 子

为蔷薇科植物金樱子的果实,产于广
东、四川、云南、湖北、贵州等地,以成熟的
干燥果实入药。

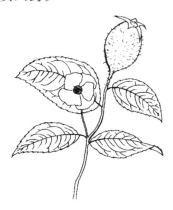

金樱子

【性味与归经】 性平,味酸、涩;归肾、
膀胱、大肠经。

【功效与主治】 具有固精缩尿,涩肠
止泻,固崩止带的作用。常用于治疗遗精、
滑精,遗尿,尿频,泻痢,脱肛,阴挺,崩漏带

下等病证。

【炮制应用】

1. 生用 生品酸涩,固涩止脱作用
强,多用于遗精、滑精、遗尿、尿频、崩漏带
下,也可用于久泻、久痢。但生品服用后有
时可出现腹痛。

2. 蜜炙 蜜炙后偏于甘涩,长于涩肠
止泻,并稍有补中作用,可避免腹痛的不良
作用,多用于脾虚久泻、久痢。

【鉴别应用】 金樱子与芡实,二者均
有涩肠止泻、固肾涩精的作用,皆可用于治
疗脾虚泄泻及肾虚遗精、滑泄、遗尿、带下
等,常可相须为用,但二者的功效及临床应
用又有一定的区别。

金樱子功专收涩,无补益之功,对于肾
虚之遗精滑泄用之最宜。芡实收涩之中兼
有健脾之功,且能利湿,故脾虚湿盛之泄泻
用之更好。

【配伍应用】

1. 金樱子配芡实 金樱子能固精缩
尿,涩肠止泻,重在收涩;芡实具有健脾止
泻,益肾固精作用,偏于温补。二药相须为

用,脾肾同治,其益肾健脾,涩肠固精作用加强。适用于脾肾亏虚、下元不固之遗精滑泄、小便失禁、带下、久泻久痢等。

2.金樱子配桑螵蛸 二者同入肾经,有补肾固涩之功。金樱子收涩之力较强,偏于补肾秘气而涩精止遗;桑螵蛸补益之力较胜,偏于补肾助阳而固精缩尿。二药配用,既补又涩,使补益、固涩之力增强。适用于肾虚之遗精滑泄、小便频数,甚至小便失禁;小儿遗尿。

【现代药理研究】

1.化学成分研究 金樱子中主要有酚酸、甾体、三萜、苯丙素等化学成分,此外,还有维生素、氨基酸、柠檬酸、亚油酸及其衍生物、内酯类等成分。

2.药理作用研究

(1)抗氧化 总黄酮、多糖、鞣质,其中金樱子总黄酮和多糖都具有良好的抗氧化能力,能清除超氧阴离子自由基、抑制羟自由基对细胞膜的破坏。

(2)抑菌消炎 总黄酮、多糖类成分是抑菌抗炎的主要成分,其中金樱子总黄酮对革兰阳性菌,金樱子根、茎多糖能抑制白色葡萄球菌、柠檬色葡萄球菌、金黄色葡萄球菌、肺炎克雷伯菌、痢疾杆菌,并且与其剂量呈依赖关系。

(3)抗肿瘤 金樱子提取物中的多糖类化合物具有体外抗肿瘤活性。

(4)增强免疫力 金樱子可以提高肿瘤坏死因子-γ(INF-γ)的表达,促进细胞免疫功能的提高,多糖能显著促进脾淋巴细胞的体外增殖和白细胞介素-2(IL-2)、NO的产生,增加一氧化氮合酶(NOS)与蛋白激酶G的表达,同时促进腹腔巨噬细胞TNF-α的生成,具有良好的体外免疫增强作用。

(5)降糖降脂 金樱子能显著降低糖尿病大鼠晶状体上皮细胞凋亡率,降低糖尿病大鼠的血糖、血脂及丙二醛(MDA)含量,并提高三羧酸循环(TAC)和超氧化物歧化酶(SOD)活性。

(6)保护肾 金樱子能通过不同的途径改善肾功能,可降低糖尿病大鼠肾中NF-κB的表达,抑制氧化应激反应,增强抗氧化酶的活性,多糖可通过调节上皮细胞钙离子通道(TRPV5)蛋白表达,调节钙离子的重吸收,从而改善肾功能。

【临床应用】 金樱子治疗婴幼儿秋季腹泻,金樱子3000克,加水3000毫升,煎煮浓缩至1500毫升,按0.2‰比例加尼泊金防腐,1岁以下服10毫升,1~2岁服15毫升,2岁以上服20毫升,每日3次,空腹服。共治疗此患儿20例,治愈13例,有效6例,无效1例。

【用法与用量】 内服,一般10~15克,大剂量可用至30克。

【使用注意】 有实火、邪热者忌服。

桑螵蛸

为螳螂科昆虫大刀螂、小刀螂或巨斧螳螂的卵鞘,全国大部分地区均产,以带卵的干燥卵鞘入药。

【性味与归经】 性平,味甘、咸;归肝、肾经。

【功效与主治】 具有补肾助阳,固精

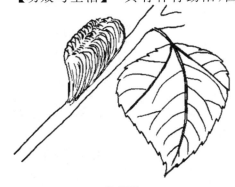

桑螵蛸

缩尿的作用。常用于治疗遗尿,遗精,虚劳,阳痿等证。

【炮制应用】　生品令人泄泻,临床上均不生用。蒸制后可消除其致泻的不良作用,盐制后可增强益肾固精作用,蒸制品与盐制品作用基本相同。

【鉴别应用】

1. 桑螵蛸与海螵蛸　二者均为收敛固涩之品,都有固精止带的作用,皆可用于治疗遗精、滑泄、带下等病症。但二者的功效及临床应用又有一定的区别。

桑螵蛸能补能固,能补肾助阳,偏于固肾精、缩小便,临床多用于精关不固之遗精滑泄、阳痿及遗尿、尿频等。海螵蛸温涩之功较强但无补性,固精不及桑螵蛸,而止血止带作用较优,且能制酸止痛、收湿涩疮,临床上多用于崩漏下血、吐血、赤白带下、胃痛吐酸及湿疹湿疮。

2. 桑螵蛸与益智仁　二者均能温补下元而缩尿固精,对于下焦虚寒所致的遗尿、尿频及遗精滑泄等病证,可相须为用,以协同助阳固涩的作用。但二者又有一定区别。

桑螵蛸主要用于虚寒之遗尿、尿频、遗精之证。而益智仁有温脾摄唾止泻之功,可用于脾胃虚寒之多涎、呕吐、泄泻。

3. 桑螵蛸与覆盆子　见第 520 页。

【配伍应用】

1. 桑螵蛸配乌贼骨　二者同入肝经,均有固涩作用。桑螵蛸甘咸而寒,偏入气分,长于补肾益气、固精缩尿;乌贼骨咸涩微温,偏入血分,功专收涩,长于止血止带,无补益之力。二药配用,以桑螵蛸为主,乌贼骨为辅,共奏补肾益气、固精缩尿、摄血止带之功。适用于肾虚下元不固之小便频数,甚至失禁;小儿遗尿,男子遗精、早泄、女子崩漏、带下等。

2. 桑螵蛸配黄芪　桑螵硝入肝肾经,补肾助阳,固精缩尿;黄芪善入脾经,长于补气升阳。二药配用,桑螵蛸益肾以助先天之本,黄芪健脾以扶后天之本,共奏补肾益气、助阳升清、固摄精关之功。适用于肾气虚弱、收摄无权之遗精、滑精、遗尿等。

3. 桑螵蛸配金樱子　见第 511 页。

4. 桑螵蛸配覆盆子　见第 520 页。

【现代药理学研究】

1. 化学成分研究　桑螵蛸富含蛋白质,脂肪,糖,粗纤维,钙,铁,胡萝卜素类及柠檬酸钙等成分,卵含糖蛋白及脂蛋白。

2. 药理作用研究

(1)抗利尿　离体实验中,桑螵蛸复方制剂缩泉固尿合剂高剂量时能显著增强家兔尿道括约肌收缩力,并抑制膀胱平滑肌的自动节律性收缩,同时可使平滑肌松弛,对氯化钾引起的离体膀胱平滑肌的收缩具有一定的抑制作用。

(2)抗癌　桑螵蛸中的木质素可使巨噬细胞活动提高 2～3 倍,从而抑制癌症发生发展。

【临床应用】　桑螵蛸治疗带状疱疹,桑螵蛸 10 克(蛹未出者更好),干芙蓉花 15 克。将桑螵蛸文火焙干,研成细末;芙蓉花研极细末。二药末混合,加适量香油调匀。用时以羽毛蘸药膏涂患处,每天 3～4 次。此法治疗带状疱疹,一般 1～2 天即愈。

【用法与用量】　内服,一般 6～10 克,大剂量可用至 30 克。

【使用注意】

1. 宜炒后使用,若生用有泄泻之弊。

2. 阴虚火旺或内有湿热之遗精、小便短数者忌用。

益 智 仁

为姜科多年生草本植物益智的果实,

主产于广东、广西、云南、福建等地,以干燥种仁入药。

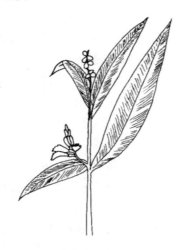

益智仁

【性味与归经】 性温,味辛;归脾、肾经。

【功效与主治】 具有温肾固气,暖脾温胃的作用;善温下焦而固气,暖脾胃而调中。常用于治疗遗尿,流涎,遗精,白浊,崩漏,吐泻,疝痛等病证。

【炮制应用】

1. 生用 生品燥性较大,以温脾止泻、收摄涎唾力强,多用于呕吐、泄泻、口涎自流。

2. 盐制 盐制后可缓和辛燥之性,专行下焦,长于缩尿涩精、补肾,多用于尿频、遗尿、遗精、早泄、白浊、崩中漏下。

【鉴别应用】

1. 益智仁与补骨脂 二者均有温补脾肾、固精缩尿的作用,皆可用于治疗肾气不固之遗精、遗尿及脾虚泄泻等。但二者的功效及临床应用又有一定的区别。

益智仁温中散寒之力胜于暖肾,适用于中寒腹痛、吐泻食少、多唾、遗精、遗尿、尿频等。补骨脂补肾壮阳之功胜于温胃,适用于阳痿、腰膝冷痛、滑精、遗尿、尿频及脾肾阳虚之泄泻。

2. 益智仁与桑螵蛸 见第 513 页。

【配伍应用】

1. 益智仁配诃子 见第 504 页。

2. 益智仁配萆薢 见第 340 页。

【现代药理研究】

1. 化学成分研究 益智仁中主要有倍半萜类、单萜类、二萜类、二苯庚烷类、黄酮类、简单芳香族化合物及脂肪族化合物等,其中倍半萜类是益智仁主要化学成分类型及重要活性成分。

2. 药理作用研究

(1)保护心血管 益智酮甲和益智的甲醇提取物对离体豚鼠左心房有增强收缩力的作用,部分通过对心肌内钠钾泵的抑制达到强心作用,拮抗钙活性及扩血管作用,益智有调血脂作用,能降低高脂血症小鼠血清胆固醇等指标。

(2)抗癌 益智水提物有抑制小鼠腹腔内的腹水型肉瘤生长的活性。

(3)镇痛 益智三氯甲烷提取物与水提取物均有镇痛作用,前者作用快而持久。

(4)止泻 益智的水提物或醇提取物可对豚鼠由组胺及氯化钡引起的回肠收缩有抑制作用。

(5)抗氧化 益智水浸提液具有较高的清除过氧化氢、羟自由基活性。益智水浸提液经发酵酿造成酒后,抗氧化活性增强,提取物对超氧阴离子自由基均有清除作用。

【临床应用】

1. 益智仁治疗遗尿症 益智仁(盐炒)、补骨脂(盐炒)各 60 克,研成细末,分为 6 包,每服 1 包(成人倍量),每日 1 次,早晨用米汤冲服,6 日为 1 个疗程,共治疗 60 例,均痊愈,随访 5 年,无 1 例复发。

2. 益智仁治疗习惯性流产 益智仁 15 克,升麻、白术、艾叶各 10 克,每日 1 剂,

水煎服。若胎动不安兼见阴道流血者,加
阿胶、黄芪;若腰痛剧,加杜仲、续断。共治
疗习惯性流产 33 例,年龄 25-36 岁,均有
3 次以上流产史,多数曾用西药治疗无效。
平均服药 3～9 剂,即见阴道流血止,腹痛、
腰痛明显减轻。一般服药 30 剂,即能全部
症状消失,妊娠期满顺产,婴儿发育正常。
追踪 4 年,小儿智力良好,健康活泼。

【用法与用量】 内服,一般 3～10 克,
大剂量可用至 15 克。

【使用注意】

1. 阴虚火旺或因热而患遗滑崩带者
忌用。

2. 其性行多补少,有耗气之弊,宜与
补药同用。

海螵蛸(乌贼骨)

为乌贼科软体动物曼氏乌贼或全乌贼
的骨状内壳,产于辽宁、江苏、浙江等沿海
地区,以干燥内壳入药。

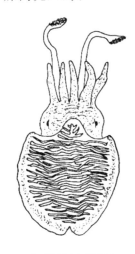

海螵蛸(乌贼骨)

【性味与归经】 性微温,味咸;归肝、
肾经。

【功效与主治】 具有燥湿制酸,收敛止
血的作用。常用于治疗胃痛吞酸,赤白带下,
各种出血证;也可用于湿疮不敛等证。

【炮制应用】 临床多生用。

【鉴别应用】 海螵蛸与桑螵蛸,见第
512 页。

【配伍应用】

1. 乌贼骨配桑螵蛸 见第 513 页。

2. 乌贼骨配白及 见第 376 页。

3. 乌贼骨配茜根草 见第 395 页。

【现代药理研究】

1. 化学成分研究 海螵蛸主要含碳
酸钙,还含有壳角质、黏液质及少量氯化
钠、磷酸钙、镁盐等。

2. 药理作用研究

(1)保护胃黏膜、抗溃疡 海螵蛸中的
钙与胃酸产生中和作用,可减轻胃酸胃黏
膜侵蚀。能调节胃黏膜组织中的一氧化氮
(NO)含量,加强胃黏膜的屏障功能;促进
胃液、胃组织、血清中前列腺素 E_2(PGE2)
的合成,增强黏膜组织的抵抗能力,加速溃
疡的愈合;提高超氧化物歧化酶(SOD)的
活力,清除氧自由基和减轻脂质过氧化
反应。

(2)成骨 海螵蛸具有很多的细微孔
结构,且微孔之间互相连通,植入动物体
内,宿主细胞大量渗入其中,在各间隙生
长、繁殖,将海螵蛸由边缘向中央不断溶解
吸收,其周围未见明显的炎症细胞浸润、细
胞溶解变性和死亡的征象,伴随着肉芽组
织长入,最后海螵蛸完全吸收替代。

(3)止血 海螵蛸能明显缩短凝血时
间,提示海螵蛸凝血活性可能与各种凝血
因子的含量及它们的功能有关。

【临床应用】

1. 乌贼骨治疗皮肤溃疡 以大块干
净洁白的乌贼骨,刮去表面污物,研成粉,

过筛,高压灭菌。将创面常规消毒后,将乌贼骨粉撒在创面上,以全部撒满为度,用纱布包好,视分泌物情况每隔 2～3 天换药 1 次,一般 3～7 次即愈。治疗浅度溃烂期压疮 100 例,治愈 83 例,好转 11 例,无效 6 例,总有效率为 94%。

2. 乌贼骨治疗胃溃疡出血　乌贼骨、生大黄各研细粉,用 100 目过筛去渣,将细粉各等量拌匀装入胶囊。每次服 4～6 粒(每粒含生药 0.5 克),每 4～6 小时 1 次,凉开水送服。治疗上消化道出血 50 例,有效 49 例,无效 1 例。止血时间最短为 12 小时,最长为 72 小时。

3. 乌贼骨治疗宫颈糜烂　乌贼骨、小檗碱(黄连素)等量,研成细粉拌匀,直接喷入糜烂面上,隔日 1 次,5～7 次为 1 个疗程。结果,本药对轻中度患者一般使用 4～5 次糜烂面基本修复;中、重度患者一般治疗 3 个疗程以上可治愈,并在治疗过程中未发现全身或局部的不良反应。

【用法与用量】　内服,一般 6～15 克,大剂量可用至 30 克。

【使用注意】　凡阴虚多热者忌用。久服多服易致便秘。

芡　实

为睡莲科一年生水生草本植物芡的种仁,主产于湖南、江苏、安徽、山东等地,以干燥种仁入药。

【性味与归经】　性平,味甘、涩;归脾、肾经。

【功效与主治】　具有固肾涩精,健脾除湿的作用。常用于治疗遗精,白浊,带下,尿频,泻痢等病证。

【炮制应用】

1. 生用　生品擅于固肾涩精、止带,

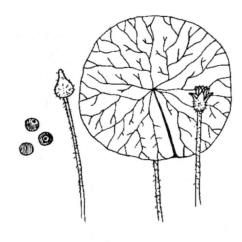

芡实

多用于滑精、白带、白浊。

2. 炒用　炒制品以补脾止泻力强,多用于脾虚泻。

【鉴别应用】

1. 芡实与莲子　二者功能相近,均有补脾止泻、益肾固精的作用,皆可用于治疗脾虚泄泻、肾虚遗精、滑泄。但二者的功效及临床应用又有一定的区别。

芡实偏于治遗精、带下、遗尿之证。莲子偏于治脾虚泄泻之证。且莲子能养心安神止血,对于心肾不交所致的心悸失眠、虚烦消渴及尿血崩漏等症较为常用。

2. 芡实与山药　二药性质皆平和,不腻不燥,既补又涩,皆可用于脾虚泄泻及肾虚滑脱不禁之证。但二者的功效及临床应用又有一定的区别。

(1)芡实补益之力不及山药,而固涩作用则胜于山药。山药补益之力则较芡实为强,而固涩作用则次之。

(2)芡实只用于脾肾而不及于肺。而山药兼能补肺阴而止咳,肺脾肾虚皆可使用。

3. 芡实与金樱子　见第 511 页。

【配伍应用】

1. 芡实配莲子　二者均有补脾止泻,

益肾固精之功,但其益肾固精作用不及金樱子、桑螵蛸等。芡实主入脾肾,功偏补脾固肾、涩精止遗,但益肾作用大于补脾;莲子主入心脾,功专养心健脾、涩肠止泻,其健脾作用强于芡实。二药配用,统理心脾肾三脏,且涩中寓补,以补助涩,从而使固涩作用加强。适用于心肾不交或肾失封藏之遗精、早泄、遗尿;脾虚失运或脾肾两虚之久泻久痢、带下清稀、淋浊白淫等。二者药性平和,但药力相对和缓,可做食补用。

2. 芡实配萆薢 芡实味甘、涩,性平,入脾、肾经,具有祛湿止带、健脾止泻、固肾益精之功;萆薢味苦,性微寒,入肝肾经,具有泌清浊、利水湿、祛风湿之功。芡实以甘味补脾,涩性收敛,以"敛"为主;萆薢善走下焦,以"利"为要。二药配用,一敛一利,相互为用,共奏健脾固肾、分清泌浊之功。适用于肾病所致的蛋白尿。

3. 芡实配金樱子 见第 511 页。

【现代药理研究】

1. 化学成分研究 芡实为药食两用植物,其营养丰富,其中所含的多酚、倍半新木脂素、生育酚、脑苷脂和环二肽是主要的药用成分。

2. 药理作用研究

(1)抗氧化抑菌 芡实多糖水溶液对 DPPH 有较好的清除作用,浓度为 5 毫克/毫升时,清除率高达 94.63%,芡实醇提物和多糖提取物都有抑菌的效果。

(2)抗心肌缺血 芡实提取物能够改善心肌细胞缺血情况,提高心室的功能并减小梗死面积,这可能与芡实中含有的活性成分糖脂类化合物有关。

(3)保护胃黏膜 芡实的提取物具有保护胃黏膜的作用,其作用机制可能与芡实能够抑制胃黏膜中有害自由基的生成有关。

(4)抗衰老 芡实的乙醇、乙酸乙酯、正丁醇提取物均能改善亚急性衰老小鼠的学习记忆能力,可能是通过促进脑组织中脂类过氧化物的清除,增强脑组织抗氧化能力,改善胆碱等作用实现。

(5)降血糖降血压 使用芡实合剂的患者体内的肌酐和总胆固醇含量分别降低了 23% 和 19%,患者血液中高密度脂蛋白含量提高了 43%,这表明芡实具有一定的改善血脂紊乱的作用。

【临床应用】 芡实治疗慢性肾炎蛋白尿,芡实 30 克、白果 10 枚,糯米 30 克,共煮粥吃,每日 1 次,10 天为 1 个疗程,间歇服 2～4 个疗程。

【用法与用量】 内服,一般 10～15 克,大剂量可用至 30 克。

【使用注意】 凡湿热为患所致之遗精白浊、尿频带下、泻痢诸证,皆当忌用。

莲 子

为睡莲科多年生水生草本植物莲的种仁,产于湖南(湘莲)、福建(建莲)、江苏(湖莲)、浙江及南方各地池沼湖溏中,以干燥去心种仁入药。

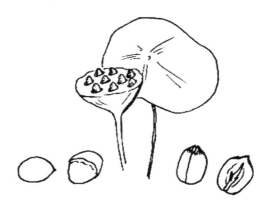

莲子

【性味与归经】 性平,味甘、湿;归心、脾、肾经。

【功效与主治】 具有补脾止泻,益肾涩精,养心安神的作用;为滋养收涩之品。常用于治疗脾虚久泻,虚损,噤口痢,遗精带下,心悸失眠等;也可用于淋浊之证。

【炮制应用】

1. 生用 生品性平偏凉,长于养心安神,多用于虚烦不寐、惊悸失眠。也能补脾止泻、益肾涩精,但不如炒制品作用强。

2. 炒用 炒后气味甘香,性平偏温,长于健脾止泻、补肾涩精,多用于脾虚泄泻、肾虚遗精、妇女带下。

【鉴别应用】

1. 莲子与莲子心、荷叶 均来源于同一种植物的不同部位,其功效及临床应用也有不同。

莲子为睡莲科植物莲的成熟种仁入药,具有补脾止泻、益肾涩精、养心安神的作用,为滋养收涩之品,常用于治疗脾虚久泻、虚损、噤口痢、遗精带下、心悸失眠等。莲子心为莲种子中的青嫩胚芽,味苦性寒,能清心除热,多用于治疗温热病烦热神昏,也有止血、涩精之功,可用于治疗吐血、遗精等证。荷叶为莲的叶片,性味甘、涩、平,具有清暑利湿、升阳止血的作用,可用于治疗暑热病证及脾虚泄泻和多种出血证。

2. 莲子与山药 二者均能补益脾肾而涩肠固下,皆可用于脾虚泄泻及肾虚之遗精、遗尿、带下之证。但二者的功效及临床应用又有一定的区别。

莲子尚能养心安神而止血,对于心肾不交所致的心悸失眠、遗精及虚烦消渴、尿血、崩漏之证,较为常用。山药尚入肺经,补肺止咳以治虚劳咳嗽;且山药以补为主,补气又能益阴,故脾虚气少之食少、倦怠乏力及肾虚之腰膝酸软无力等症,均可应用。

3. 莲子与芡实 见第516页。

【配伍应用】

1. 莲子配芡实 见第516页。

2. 莲子配人参 见第434页。

【现代药理研究】

1. 化学成分研究 莲子为药食两用植物,其营养丰富,其中含有类黄酮、水溶性多糖、超氧化物歧化酶等活性成分。

2. 药理作用研究

(1)对糖尿病食疗作用 抗性淀粉含量高的样品有着较低的血糖生成指数,莲子抗性淀粉由于其消化慢的特点,对血糖稳定起着重要作用。

(2)抗氧化 莲子糖蛋白、莲子多酚、莲子有机提取物和水提取物,均具有潜在的抗氧化活性,能起到自由基清除剂的效用。

(3)调节胃肠功能 莲子淀粉对调整人体肠道微生物平衡、促进身体健康有重要作用。

(4)美白抗皱功能 剂量为100微克/毫升的莲子提取物,其多巴氧化酶抑制性(美白效果)达到为57%,腺嘌呤核苷的抑制作用为40%;剂量在200毫克/毫升时,莲子对弹性蛋白酶抑制性(抗皱效果)为49%,而腺嘌呤核苷的抑制作用为26%,含有4%莲提取物的水型霜剂化妆品在不同温度下可稳定保存30天,且不会引起显著的皮肤刺激。

【用法与用量】 内服,一般10~15克,大剂量可用至30克。

【使用注意】 凡由湿热、实邪所致的上述诸证宜慎用。

白 果

为银杏科落叶乔木银杏树的成熟种

子,全国各地均有分布,以干燥核仁入药。

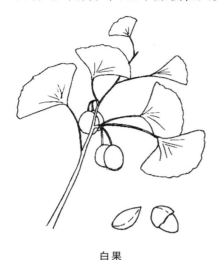

白果

【性味与归经】 性平,味甘、苦、涩;有小毒;归肺、肾经。

【功效与主治】 具有敛肺定喘,止带浊,缩小便的作用。常用于治疗哮喘,带下,白浊,遗精,小便频数等病证。

【炮制应用】

1. 生用 生品有毒,内服量宜小,能降痰浊、消毒杀虫,可用于癣疮、酒糟鼻、蛀牙等。

2. 炒用 炒后能降低毒性,增强收敛固涩作用,具有敛肺平喘、止带、缩尿的作用,多用于喘咳或久嗽、带下、遗精、遗尿等。

【鉴别应用】 白果与五味子,二者均能敛肺止喘咳,但二者的功效及临床应用不同。

白果以敛肺定喘为主,多用于肺热痰多之喘嗽。五味子以敛肺止咳为主,且性偏温,适用于肺虚久咳及肺寒痰多之喘咳。二者均能固下元,但白果长于收敛止浊带,主要用于湿盛之带下白浊之证,而遗精、遗尿则少用。五味子固下而滋肾水,多用于肾虚之遗精、尿频及五更泄泻等;五味子尚有生津液敛心气,可用于气阴两伤之烦渴多汗、心烦失眠等。

【现代药理研究】

1. 化学成分研究 白果含有丰富的营养成分和特异的化学物质,主要包括淀粉、蛋白质、黄酮类、萜类、生物碱、多糖类、酚类、氨基酸、微量元素等;此外,还含有白果酸、氢化白果酸、银杏内酯等。

2. 药理作用研究

(1)镇咳平喘 白果平喘膏有类似受体兴奋和抗胆碱能药的作用,降低机体敏感度,抑制组胺等递质的释放,使平滑肌松弛而平喘,肺功能明显改善。

(2)耐缺氧、抗疲劳和延缓衰老 银杏种仁具有提高机体耐缺氧的作用,增加小鼠抗疲劳的能力,尤其是抗运动疲劳的能力,明显抑制脂质过氧化反应;延缓动物机体衰老(SOD 活力下降)具有一定的效果。

(3)抗菌 白果中含有数种抗菌成分,抑菌作用较强的为白果酸、白果酚,对多种革兰阳性和革兰阴性细菌均有抑制作用,对葡萄球菌、链球菌、白喉杆菌、伤寒杆菌等均有不同程度的抑制作用,对结核杆菌的抑制作用不受加热影响,对常见的致病性皮肤真菌亦有不同程度的抑制作用。

【临床应用】

1. 白果治疗高胆固醇血症 以银杏叶提取物(主要成分为白果素)治疗高胆固醇血症 100 例,显效 49 例,进步 50 例,无效 1 例,平均降脂约为 0.45mmol/L。

2. 白果治疗梅尼埃病 以白果仁 30 克(有恶心呕吐者加干姜 6 克),研成细末,分 4 等份,每次 1 份,温开水送服。早晚各服 1 次。治疗梅尼埃病一般用药 4～8 剂即愈。经 20 年临床验证,疗效颇著。

3. 白果治疗痤疮 以白果仁 1～2 粒,每晚睡前温开水洗脸(不用肥皂),将白果仁切出平面,频搓患部,边搓边消去用过部分。每晚可用 1～2 粒。治疗 116 例,一般用药 7～14 次即愈。

4. 白果治疗遗尿　白果煨熟后去皮,去芯,每岁 1 枚,最多不超过 20 枚。每晚服 1 次,10 天为 1 个疗程。治疗 20 例,均愈,随访无复发。

5. 白果治疗肺结核　将半青带黄的白果摘下,不用水洗,去柄,随即浸入生菜油内,浸满 100 天后即可使用,1 日早、中、晚各服 1 粒(小儿酌减),饭前服,视病情连服 1～3 个月。服药后部分患者的发热、盗汗、咳嗽、气喘、咯血、纳差等有不同程度好转。

6. 白果治疗神经性头疼　带壳白果 60 克,捣烂放入砂锅内,加入水 500 毫升,文火煎至 300 毫升,药液于 1 天内分 2 次服完。1 剂药可连煎 3 天。治疗神经性头疼患者 27 例,其中治愈 23 例,好转 3 例,无效 1 例,总有效率 96.3%。

【用法与用量】　内服,一般 6～10 克,大剂量可用至 30 克。

【使用注意】

1. 有毒之品,不可多食,小儿应注意。

2. 白果中毒,可用麝香 0.3 克,温水调服;亦可用生甘草 30～60 克,或白果壳 30 克,煎服。

覆 盆 子

为蔷薇科落叶灌木掌叶覆盆子的果实,产于华北地区,以未成熟的干燥果实入药。

【性味与归经】　性微温,味甘、酸;归肝、肾经。

【功效与主治】　具有益肾固精缩尿的作用,其强肾无燥热之弊,固精无凝涩之害。常用于治疗肾虚不能摄纳所致的遗

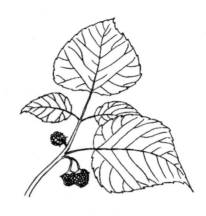

覆盆子

精、阳痿、不育证,以及尿频、遗尿、视物不清等证。

【炮制应用】

1. 生用　生品益肾固涩作用较好,用于肾虚遗尿、尿频、遗精、滑精及阳痿。

2. 盐制　盐制能入肾,增强补肾固涩之效,功用与生品相近而补肾之力稍强。

3. 酒制　酒制能增强温肾助阳的作用,多用于肾虚阳痿不育。

【鉴别应用】　覆盆子与桑螵蛸,二者性能相近,均为补而固涩之品,皆可用于治疗肾虚之遗尿、尿频、遗精、阳痿等证。但二者的功效及临床应用又有各自的特点。

覆盆子助阳之力不及桑螵蛸,而偏于滋补肝肾之阴,临床上用于治疗遗尿、尿频、遗精、阳痿等证,而以阳虚不明显者为宜,尚可用于肝肾不足之眩晕、视力减退。桑螵蛸助阳之力强于覆盆子,偏于补肾壮阳,临床上多用于治疗肾阳虚弱、精关不固之遗尿、尿频、遗精、阳痿等证。

【配伍应用】　覆盆子配桑螵蛸,二药均有固摄下元、补肾助阳、缩尿止遗的作用;覆盆子温而不燥,更偏于温阳补肾,从而使肝肾足而精关固。二药配用,缩尿止遗作用增强。适用于精关不固之遗精、滑

精;下元虚弱之尿频遗尿等。

【现代药理研究】

1. 化学成分研究　覆盆子中富含多种生物活性成分,如黄酮类、生物碱、香豆素类、萜类、有机酸、酚酸类及甾体等。

2. 药理作用研究

(1)祛除黄褐斑　覆盆子中的活性物质鞣花酸,可以消除酪氨酸酶和过氧化氢酶的活性,进而消除黑色素细胞的活性,还可吸收紫外线起到防晒和清除氧自由基的作用。

(2)抗氧化　覆盆子中含有大量的植物超氧化物歧化酶(SOD)和花青素,可以清除自由基的花青素与覆盆子自身当中的鞣花单宁相结合,使得覆盆子的抗氧化能力增强。

(3)降血糖血脂　覆盆子酮可以加速机体脂质代谢和能量利用,可以达到消脂溶栓的作用。

(4)抗衰老　覆盆子乙酸乙酯提取物可以抑制阿尔茨海默病(AD)发生的差异蛋白表达,这些差异蛋白就是覆盆子乙酸乙酯防治 AD 的靶点蛋白。

(5)抗炎　覆盆子提取物可以抑制 COX-2 能力的表达,其产生的抗炎效果与非甾体类抗炎药不相上下。

(6)补肾抗疲劳　从覆盆子中分离出的萜类、黄酮、生物碱、香豆素类等多种活性成分,在提高性能力、缓解机体疲劳方面,具有显著功效。

(7)抗肿瘤　各个浓度的覆盆子浆对人原发性肝癌细胞的增殖均有抑制作用,覆盆子水提取物对基质金属蛋白酶(MM-13)也具有抑制作用,其抑制作用与浓度呈明显正相关。

【用法与用量】　内服,一般 10～15 克,大剂量可用至 30 克。

【使用注意】　肾虚有火,小便短涩者慎服。

(吴晓琳　梁东辉)

参 考 文 献

[1] 梅德勤,陈浩,陈昌碧.刺梨子治疗婴幼儿秋季腹泻[J].中医杂志,1985(6):71.

[2] 李学清.芙桑膏治带状疱疹[J].山东中医杂志,1984(6):45.

[3] 徐树楠.中药临床应用大全[M].石家庄:河北科学技术出版社,1999:636.

[4] 邱志楠.益智仁合剂对习惯性流产治验[J].广州医药,1983(4):19.

[5] 黄玉英.海螵蛸粉外治浅度溃烂期褥疮疗效观察[J].中西医结合杂志,1987,7(11):696.

[6] 章文亮.中药海黄散治疗上消化道出血 50 例疗效观察[J].中西医结合杂志,1986,(11):665.

[7] 靳玉兰.黄连素海螵蛸合用治疗宫颈糜烂 96 例[J].河北医学,1997,3(1):73-74.

[8] 徐树楠.中药临床应用大全[M].石家庄:河北科学技术出版社,1999:693.

[9] 解放军武汉军区总医院.白果提取物(冠心酮)治疗血清胆固醇过高症 100 例效果分析.新医学,1973(1):13.

[10] 侯泽民.白果散治美尼尔综合征介绍[J].中医杂志,1986,27(11):863.

[11] 孟晶颖.白果治愈酒刺[J].新中医,1982(1):19.

[12] 赵金娥.白果治疗遗尿 20 例[J].临床医学,1988,8(11):502.

[13] 田燕.一个中药治顽疾[M].第 2 版.郑州:河南科学技术出版社,2018:13.

第19章 外用药

硫黄

为天然硫黄矿或含硫黄矿物的提炼品,主产于山西、山东、河南等地,以提炼纯洁品入药。

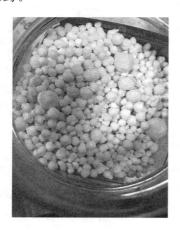

硫黄

【性味与归经】 性温,味酸;有毒;归肾、脾经。

【功效与主治】 具有杀虫疗疮,益火助阳的作用。常用于治疗疥癣,也可用于痈疽、寒喘、虚秘、冷泄证等。

【炮制应用】

1. 生用 生品以外用为主,取其解毒杀虫疗疮之功,多用于疥癣、湿疹、湿疮、癞疮、阴疽恶疮。

2. 制用 内服需用豆腐制,以降低其毒性,能补火助阳通便,多用于阳痿足冷、虚喘冷哮、虚寒便秘。

【鉴别应用】 硫黄与雄黄,二者均为性温有毒之品,具有解毒杀虫之功,皆可用于治疗疥癣、痈疽、疮毒。但二者的功效及临床应用有一定的区别。

(1)硫黄杀虫止痒力强,为治疗疥疮要药,多用于治疗疥癣、湿疹、湿疮、癞疮及皮肤瘙痒。雄黄毒性强烈,解毒疗疮作用较佳,善治痈疽疔疮、虫蛇咬伤,为外科之要药。

(2)硫黄内服能补火助阳通便,多用于阳痿足冷、虚喘冷哮、虚寒便秘。雄黄内服有燥湿祛痰、驱杀蛔虫的作用,可用于治疗虫积腹痛、痰热惊搐、小儿惊痫等病症。

【现代药理研究】

1. 化学充分研究 硫黄纯品主要含硫,并含碲与硒。

2. 药理作用研究

(1)灭真菌、杀疥虫 硫黄与皮肤分泌液接触,可形成硫化氢及五硫磺酸,具有杀灭真菌及疥虫的作用。

(2)溶解角质、脱毛 以硫化钡为主的硫化物,有溶解角质及脱毛的作用,可以软化皮肤,并对皮肤有局部刺激作用。

(3)致泻 硫黄内服后,可在肠中形成硫化钾或硫化氢,刺激胃肠黏膜而促肠蠕动,使粪便软化而缓泻。

（4）其他 硫黄一部分经吸收从肺及皮肤排出,而有祛痰发汗之效。

【临床应用】

1. 硫黄治疗疥疮 以硫黄、石灰按1：1的比例放入容器内加水适量,煎熬1小时左右,待硫黄与石灰混合成橘黄色液体,过滤冷却,滤液装瓶。每次取该滤液200毫升加热水混合淋洗全身,对疥疮处重点淋洗,每日1次(严重者每日2次)。共治疗疥疮1000余例,疗效显著。硫黄外用有软化表皮,杀死疥虫和真菌的作用。

2. 硫黄治疗溃疡久不收口 以新鲜鸡蛋1个,用模子捣1个口,将蛋内蛋清与蛋黄搅匀,边搅边下硫黄末30克,然后用黄胶泥包裹严密,投入黄豆杆烧熟,取出研极细末,外敷创面,敷料和胶布包扎固定,每日或隔日换药1次。此法治疗溃疡久不收口数十例,均获良效。

3. 硫黄治疗蛲虫病 以硫黄研细,香油调涂肛门,每晚睡前1次。治疗数十例蛲虫病患者,大多用药7～10天痊愈。

4. 硫黄治疗神经性皮炎 硫黄12克,研极细末,医用凡士林88克,将凡士林微微加温后兑入硫黄粉,搅拌均匀后装瓶备用。治疗时先将皮损处用生理盐水棉球清洗后,涂敷硫黄软膏,然后将消毒纱布外敷包扎,每日换药1次,2周为1个疗程。共治疗22例,痊愈13例,有效8例,无效1例,轻者治疗1个疗程即愈,重者2～3个疗程即可见明显效果。

5. 硫黄治疗酒渣鼻 将颠倒散(硫黄、大黄等分,研为细面)拌匀,量出5g,放入酒盅中,加凉水适量调成糊状。每晚临睡前用毛笔或毛刷涂鼻部,次晨洗脸时洗去,每晚1次,2周为1个疗程,一般需2～3个疗程。治疗酒渣鼻20例,痊愈10例,显效7例,好转2例,无效1例。

【用法与用量】 外用:研末调敷,或涂擦。内服:0.5～3克,大剂量可用至6克。

【使用注意】

1. 硫黄畏朴硝,一般不宜配伍。

2. 阴虚阳亢及孕妇忌用。

3. 若非特殊配伍,一般不宜用于阳证痈肿,以免助热。

4. 中病即止,不可久服,以免伤阴。

轻 粉

为水银升炼之加工品,又名汞粉、水银粉等;主产于山西、陕西、湖南、贵州、四川等地,以纯洁加工品入药。

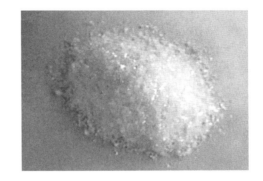

轻粉

【性味与归经】 性寒,味辛;有毒;归脾、胃、肝、肾经。归大肠、小肠经。

【功效与主治】 具有杀虫攻毒,通便消积的作用;为峻烈有毒之品。常用于治疗疮毒疥癣,杨梅恶疮;也可用于水肿、虫积。外用杀虫,攻毒,敛疮;内服祛痰消积,逐水通便。外治用于疥疮,顽癣,臁疮,梅毒,疮疡,湿疹;内服用于痰涎积滞,水肿鼓胀,二便不利。

【炮制应用】 临床多研细生用。

【鉴别应用】

1. 轻粉与水银 二者均为辛寒有毒

之品,均有杀虫、解毒、利水的作用,皆可用治杨梅恶疮、痈疽溃烂、疥癣瘙痒及小便不利、水肿等证,都是外用药的常用品。但二者有所不同。

轻粉毒性较水银小,可以内服,以通利二便、消鼓胀、退水肿;水银毒性剧烈,多为外用,不可内服。

2. 轻粉与铅丹 见第 526 页。

【现代药理研究】

1. 化学充分研究 轻粉的主要化学成分为氯化亚汞(Hg_2Cl_2)。

2. 药理作用研究

(1)抑菌 轻粉外用,对金色毛真菌、许兰黄真菌、奥杜盎小芽孢真菌、红色表皮真菌、星形奴卡菌等皮肤真菌均有不同程度的抑制作用。

(2)致泻 内服适量能在肠中变成二价汞离子,通过抑制肠壁细胞的代谢与功能活动,阻碍肠中电解质与水分的吸收而导致泻下。

(3)利尿 二价汞离子吸收后,还可与肾小管细胞中含巯基酶结合,抑制酶的活性,影响其再吸收功能而有利尿作用。

【临床应用】

1. 轻粉治疗化脓性疮疖 取轻粉、雄黄各 10 克,滑石 25 克,共研细末。先用淡盐开水将疮面洗净,用药末适以茶油调敷于患处,每日 1 次。共治疗 18 例,痊愈 15 例,好转 2 例,无效 1 例。

2. 轻粉治疗腋臭 轻粉、滑石粉各 5 克,分别研细混匀。取少许,开始每晚涂搽腋窝 1 次,数日后可隔日涂擦 1 次,1 个月后酌情数日涂擦 1 次。临床应用 100 例,收效良好,无不良反应。

3. 轻粉治疗汗斑 轻粉、海螵蛸各等分。先将海螵蛸置瓦片上焙干研粉,再入轻粉和匀,即成汗斑散,瓶装备用。用时先洗净局部,再扑擦汗斑散适量(若微汗后擦之效果更好)。治疗汗斑 31 例,结果初发者 1 次即愈,最多 3 次可愈,无复发病例。

【用法与用量】 外用,研末调敷,或干撒。内服,一般 0.06～0.1 克,大剂量可用至 0.15 克,宜入丸、散剂。

【使用注意】

1. 凡气虚血虚,以及孕妇皆当忌用。

2. 毒性猛烈,中病即止,不可过量或持续久用,以防中毒。

雄 黄

为单斜晶系雄黄的矿石,主产于湖南、贵州、云南、四川等地,以纯洁品入药。

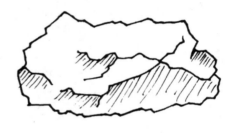

雄黄

【性味与归经】 性温,味辛、苦;有毒;归心、肝、胃经。

【功效与主治】 具有解毒,杀虫,息风止痉,燥湿的作用;为解毒疗疮之要药,并有防腐防疫之功。常用于治疗疥癣,疮痈疔毒,虫积;也可用于癫痫,破伤风等证。

【炮制应用】 水飞后使药粉达到极细和纯净,降低其毒性,便于制剂,临床多水飞用。

【鉴别应用】 雄黄与硫黄,见第 522 页。

【现代药理研究】

1. 化学充分研究 其化学成分主要为硫化砷(As_4S_4),并含少量其他重金属盐。

2. 药理作用研究

(1)雄黄具有比较广泛的抗菌作用,如

对结核杆菌、链球菌、痢疾杆菌、白色链珠菌、金黄色葡萄球菌等有较强的抗菌作用。

（2）雄黄可通过诱导肿瘤细胞凋亡、抑制肿瘤细胞生长，以及增加细胞膜热休克蛋白70（HSP70）及金属硫蛋白的表达，起到抗肿瘤作用。

【临床应用】

1. 雄黄治疗带状疱疹　取雄黄 1～2 克，研极细末，以 75% 的乙醇适量将雄黄调成糊状，以鸡（鹅）毛蘸药涂患处，每日 2 次，不需包扎，结痂后停用，适用于带状疱疹初、中期。切忌内服，用后密闭备用。

2. 雄黄治疗胆道蛔虫病　雄黄 50～100 克，研细与 2 个鲜鸡蛋调匀，以猪油煎成薄饼，用布包好敷于疼区，外加热水袋续热。治疗 30 例，显效（腹痛在 2 小时内基本消失）20 例，有效（腹痛在 2～12 小时内消失）7 例，无效 3 例。

3. 雄黄治疗脓疱疮　取适量 75% 乙醇，加入雄黄末适量，调成稀糊状，放置阴凉处备用。先常规消毒病损处，已成脓疱者，剪去疱壁除去脓液，已结痂者，去痂用生理盐水冲洗糜烂面，然后用棉签蘸药涂患处。每日 1 次，至痊愈为止。治疗 12 例，均在 5～15 天痊愈。

4. 雄黄治疗湿疹、疥癣　取二味拔毒散 2 份、硫黄 1 份，研细合匀，每日取 100 克加温开水 2500 毫升，洗浴全身，洗后用香油调上药敷于指或趾缝等丘疹较多处，每日更换内衣，煮沸消毒，连用 7 天而愈。

5. 雄黄治疗流行性腮腺炎　用紫花地丁全草（或干品浸透）100～250 克洗净加雄黄 0.5 克，共捣烂，外敷患处，每次敷 1～2 小时，每天 2 次，治愈率为 100%。亦可用青黛、白矾各等分研粉混匀，用鸡蛋调敷患处，每天换药 1 次，连敷 2 次。

6. 雄黄治疗阴痒（滴虫性阴道炎、真菌性阴道炎、宫颈炎等）　将雄黄 5 克，桃仁适量，混合，捣烂如泥，摊于纱布上，敷于外阴部固定，每 3 天为 1 个疗程。共治疗 100 例，结果：本组经治疗全部获效，其中痊愈（治疗 1 个疗程后阴痒症状完全消失，妇科常规检查无异常）89 例，好转（治疗 1 个疗程后症状明显减轻，2 个疗程后达到痊愈标准）9 例，有效（经治疗 2～3 个疗程后症状明显减轻）2 例。

7. 雄黄治疗鹅掌风　将雄黄研细末，再水飞干燥后，加入桐油拌匀成膏状备用，临睡前将药膏涂于手掌患处，再在火上烘烤约 5 分钟，待冷却后，戴上手套，第二天早晨洗净即可。10 天为 1 个疗程，共治疗 37 例。结果全部治愈，其中 1 个疗程治愈者 28 例，2 个疗程治愈者 9 例。

【用法与用量】　外用，研末撒或调敷。内服，一般 0.15～0.3 克，大剂量可用至 0.5 克。

【使用注意】

1. 血虚及孕妇禁用。

2. 毒性猛烈，内服宜慎，不可久服，以免中毒。

炉甘石

为三方晶系菱锌矿的矿石，主产于广西、湖南、四川等地，以纯洁粉末入药。

【性味与归经】　性温，味甘；归胃经。

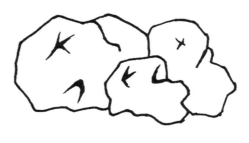

炉甘石

【功效与主治】 具有明目退翳，收湿生肌的作用。常用于治疗目赤翳障，火眼，湿疹和漏疮等证。

【炮制应用】 本品无生用，临床应用均须经过煅制。

【鉴别应用】 炉甘石与明矾，二者均有收湿敛疮之效，皆可用于疮疡疖癣、湿疮湿疹、皮肤瘙痒，都为皮肤科疾病的常用药。但二者有所不同。

炉甘石尚有明目退翳的作用，可用于治疗目赤翳障、烂弦风眼之疾；明矾则兼解毒杀虫消痰之效，可用治虫蛇咬伤及癫狂等症。此外，炉甘石基本为外用，而明矾外用、内服均可。

【现代药理研究】

1. 化学充分研究 炉甘石的基原矿物为菱锌矿和水锌矿，主要成分为碳酸锌和碱式碳酸锌，其中含有氧化锌。此外，尚含较多的铁、铝、钙、镁、钠等元素。

2. 药理作用研究 其氧化锌成分能抗菌收敛，吸收疮面的分泌液，呈收敛庇护作用，亦能抑制局部葡萄球菌的生长和繁殖。

【临床应用】 炉甘石治疗肛门瘙痒症，炉甘石粉 30 克，青黛 3 克混匀，双层纱布包之，外扑患处，每日 3～5 次。治疗肛门瘙痒症 20 例，治愈率为 100%。其中 15 天内痊愈者 13 例，1 个月内痊愈者 6 例，1 例为 2 个月痊愈。

【用法与用量】 外用，适量，水飞点眼，研末撒，或调敷。不宜内服。

【使用注意】 本品专作外用，一般不作内服；误服过量易中毒。

铅 丹

为用铅加工而成的铅化合物，主产于广东、河南、福建等地，以纯洁粉末入药。

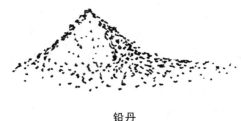

铅丹

【性味与归经】 性微寒，味辛、咸；有毒；归心、脾、肝经。

【功效与主治】 具有拔毒生肌，坠痰镇惊的作用。常用于痈疽恶疮，疮溃不敛，癫痫；也可用于呕吐，烫火伤，疟疾。

【炮制应用】 临床多炒用。

【鉴别应用】 铅丹与轻粉，二者均有较好的拔毒疗疮的作用，皆可外治痈疽溃疡金疮出血等病症。但二者有所不同。

铅丹外用拔毒生肌力强，多用于热毒疮痈、溃疡不敛之证；内服有定惊祛痰、截疟之效，可用于惊痫癫狂、疟疾。轻粉外用除攻毒敛疮外，杀虫止痒较好，常用于治疗疥癣；内服又能通利二便、祛痰利水。

【现代药理研究】

1. 化学充分研究 铅丹的化学名称为四氧化三铅。

2. 药理作用研究 铅丹能直接杀灭细菌、寄生虫，并有制止黏液分泌的作用。

【临床应用】

1. 铅丹治疗手足皲裂 取铅丹适量，配陈醋调成糊状，用毛笔蘸药搽患处，每日 3 次，连用 1 周。治疗多例手足皲裂患者，均获满意疗效。

2. 铅丹治疗鹅口疮 先用干净纱布蘸二道淘米水洗口，再用纱布蘸铅丹少许轻擦患处，每日 2～3 次。共治疗 28 例，一般 2～4 日即愈。

3. 铅丹治疗细菌性痢疾 取鸡蛋 1

枚,在尖头打 1 孔,流去蛋白后填入铅丹末 1.2 克,用纸密封后煨熟食之,服用 1～2 次即可见效。

4. 铅丹治疗皮肤湿疹　取铅丹、黄柏各 30 克,研细混匀而成丹黄散。渗出液多者,将丹黄散撒于疮面;渗出液少者,则用香油调敷于疮面。共治疗 100 例,结果痊愈 63 例,显效 22 例,好转 15 例。

5. 铅丹治疗脚癣　取铅丹、五倍子(煅)各等分,分别研细后混匀制成沙虫丹。用时先将脚洗净擦干,立即上药,不需包扎,治疗 50 多例,敷药后局部有刺痒感,一般 2～3 天内治愈,不留瘢痕。

6. 铅丹治疗外阴溃疡　将铅丹,儿茶、海螵蛸各等量,研细制成宫颈散外用。先用 0.1% 苯扎溴铵(新洁尔灭)消毒患处,然后将药末均匀地撒敷创面,每日 1～2 次,治疗 100 余例,均收到满意效果,有的仅用药 2～3 次即愈。

【用法与用量】　外用,研末撒,调敷或熬膏。内服,一般 0.3～0.6 克,大剂量可用至 1 克。

【使用注意】

1. 凡气虚、血虚、胃寒呕吐或体虚发疟者,皆当慎用。

2. 有毒之品,不能持续服用。

明　矾

为三方晶系明矾石经加工提炼而成的结晶,产于湖北、安徽、浙江、福建等地,以纯洁结晶体入药。

【性味与归经】　性寒,味酸、涩;归肺、脾、肝、大肠经。

【功效与主治】　具有解毒杀虫,燥湿止痒,止血止泻,清热消痰的作用。常用于治疗湿疹瘙痒,疥癣,痈疽疮疡,久泄,久

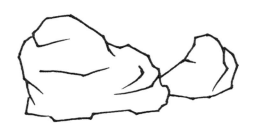

明矾

痢,便血,崩漏;也可用于中风,癫痫发狂,鼻息肉,女劳疸。

【炮制应用】

1. 生用　生品味酸、性寒,以祛痰解毒力胜,多用于癫痫发狂、中风、疮痈。

2. 煅用　煅用药味酸涩,性微寒,以止泻、止血、燥湿敛疮力强,多用于久泻、便血、崩漏、湿疹瘙痒等。

【鉴别应用】　明矾与炉甘石,见第 526 页。

【现代药理研究】

1. 化学充分研究　明矾主要化学成分为含水硫酸铝钾。

2. 药理作用研究

(1)抑菌　明矾对绿色链球菌、溶血性链球菌、肺炎球菌、白喉杆菌作用最强;对金黄色葡萄球菌和变形杆菌有抑制作用(试管法)。对大肠埃希菌、铜绿假单胞菌等多种杆菌,以及葡萄球菌、白色念珠菌等亦有明显的抑制效力(纸碟、平板法)。

(2)抗阴道滴虫　有明显抗阴道滴虫作用。

(3)收敛、消炎、防腐　白矾有强烈地凝固蛋白的作用,低浓度有收敛、消炎、防腐作用。

【临床应用】

1. 明矾治疗鼻中隔糜烂　将明矾粉碎成细末,用香油调成糊状,高压消毒备用。将调成糊状的明矾均匀地涂于鼻中隔

糜烂面,每天1次,5天为1个疗程。共治疗鼻中隔糜烂患者48例,年龄8—60岁,单侧糜烂18例,双侧糜烂30例,病程为6个月～5年。结果第1疗程愈合17处,第2疗程愈合34处,第3疗程愈合18处,3个疗程有效率为88.5%。

2. 明矾治疗湿性脚气 在烫脚水中加入明矾10～15克,待明矾溶化后,在水温适宜的情况下烫脚15～20分钟,每晚坚持1次,连续烫脚5～6天为1个疗程,很

快汗脚症就好了。明矾有燥湿止痒的作用,可以止脚痒。

【用法与用量】 外用,研末撒或调敷。内服,一般1～3克,大剂量可用至10克。

【使用注意】

1. 脾胃虚弱,无湿热者忌用。

2. 多服损心肺,伤骨,一般中病即止。

(杨蝉铭 梁东辉)

参 考 文 献

[1] 吴仲安.硫黄洗涤剂治疗疥疮的疗效观察[J].中国中药杂志,1990(9):57.

[2] 李留记.蛋硫散治疗溃疡久不收口[J].浙江中医杂志,1987,22(11):4.

[3] 金万斌.硫黄外涂肛门治疗蛲虫病[J].黑龙江中医药,1988(2):38.

[4] 冯章巧.硫黄软膏治疗神经性皮炎22例[J].中国民间疗法,1998(1):61.

[5] 宋乃秋.颠倒散治疗酒渣鼻20例[J].吉林中医药,1983(4):37.

[6] 卿晓平.化脓性疮疖[J].广西中医药,1984(5):20.

[7] 孙长新,何明秀,李广平.腋臭散成药研究[J].中成药研究,1982(7):45.

[8] 陈华."汗斑散"治汗斑[J].新中医,1988(10):11.

[9] 牛余森.带状疱疹的外敷疗法[J].山东中医杂志,1983(3):29.

[10] 管中华.雄黄外敷治疗胆道蛔虫病[J].山东中医杂志,1984(6):45.

[11] 孙平周.雄黄酒外敷治疗脓疱疮[J].四川中医,1984(3):45.

[12] 秦国进.二味拔毒散治疗皮肤病[J].黑龙江中医药,1989(4):27-28.

[13] 李西文,田美香,刘霞.紫花地丁加雄黄外敷治疗流行性腮腺炎86例[J].中医民间疗法,2000,9(12):35.

[14] 张平仁,李海军.雄黄桃仁外敷治疗阴痒100例[J].中国民间疗法,2003,11(3):34.

[15] 蒙音,陈道振.雄黄桐油膏治疗鹅掌风37例[J].四川中医,1998,16(5):47.

[16] 贾美华.肛门瘙痒症[J].广西中医药,1983,6(1):26.

[17] 黄宇康.黄丹调醋搽皲裂[J].湖南医药杂志,1980(6):11.

[18] 张道诚.广丹治疗鹅口疮28例[J].河南中医,1985(5):6.

[19] 相鲁闽.畲药黄丹鸡卵煨治湿热痢[J].中国民族民间医药杂志,2001(3):180-181.

[20] 任义.丹黄散治疗湿疹100例[J].四川中医,1984(3):50.

[21] 何慧,彭启明,王德贵.沙虫丹治疗脚癣[J].新中医,1977(3):51.

[22] 马文芝."宫颈散"治疗外阴溃疡[J].吉林中医药,1983(6):21.

[23] 罗兆义,汤洪波.明矾治疗鼻中隔糜烂[J].安徽中医临床杂志,1999(2):140.

[24] 王思园.明矾的巧思妙用[J].中国民间疗法,2014,22(2):93.

第**20**章　新型中药饮片

一、中药饮片行业发展概况

中药饮片系指药材经过炮制后可直接用于中医临床或制剂生产使用的处方药品,它广泛来源于天然动植物资源,其质量与中医临床疗效和中成药的安全有效息息相关。作为中药行业三大组成部分(中药材、中药饮片、中成药)之一,中药饮片在中药产业链中处于承上启下的关键环节。

目前,中药饮片在医药行业占比相对较低但增速较快。然而,中药饮片行业整体发展水平不高,在科学研究、产业发展、应用及监管等方面均存在诸多问题,其中核心问题之一在于中药饮片不具备标准化的属性,其均匀性、均一性差,从而造成其质量控制水平低、临床疗效不稳定、科学研究数据难以重复,难以符合安全、有效、稳定、可控的现代药品要求。此外,中药饮片的传统应用方式较为烦琐,难以满足现代便捷应用的需求,也制约了中药饮片的推广。

为促进中药饮片的发展,学者们通过不断探索,开发新型中药饮片,以期解决目前中药饮片存在的质量均匀性和均一性差、应用不便捷等问题,出现了如精准煮散饮片、配方颗粒、破壁饮片等新产品。

二、新型中药饮片主要类型

1. **精准煮散饮片**　是通过对传统中药饮片的物理破碎处理,改变了其外观形态和尺寸大小,使饮片体积变小,颗粒均匀,利用自动化设备对饮片进行分装、调剂,改变了以往粗放、低效的生产应用模式,实现了用药各环节的规范化、标准化,有利于有效成分的浸出,提高了临床用药的准确性。

2. **中药配方颗粒**　是运用现代制剂技术将中药饮片按提取、浓缩、干燥、制粒等步骤,最终定量分装而成的一种可供医师临床直接配方的颗粒状中药,故又称为"免煎汤剂""固体汤剂"。最初源于日、韩国,再传至我国。中药配方颗粒在医院诊疗中占据了越来越重要的地位,尤其对推动中药智能化药房的发展发挥了巨大的作用,改变了传统中药房的人工秤配药方式,大大提高了中药房的配药效率。

目前,生产企业主要有华润三九药业、一方制药公司、江阴天江药业、北京康仁堂、四川新绿色、南宁培力药业。

3. **中药破壁饮片**　是将符合《中国药典》要求并具有细胞结构的植物类中药饮片,经现代粉碎技术加工至 D90＜45 微米(300 目以上)的粉体,加水或不同浓度的乙醇黏合成型,制成 30～100 目的原饮片全成分的均匀干燥颗粒状饮片。中药破壁饮片制备工艺流程围绕着在实现保存药物物质基础的前提下，改善药物均匀性、提升质量可控性和安全性，保证药物临床疗效的稳定性等目的进行设计。其核心工艺包括无污染破壁粉碎工艺和无添加成型工艺两个环节。其技术进步性表现在以下方面。①实现中药饮片标准化：通过打破植物细胞壁，在加工过程中将饮片的不同组织、部位充分粉碎和混匀，使其中的物质成分均匀化，从而实现监测数据均匀性产品质量可控性和中药临床使用时物质基础的一致性，进而保证临床疗效的稳定性。同时，建立了全产业链质量保证体系和溯源体系，实现了生产质量控制过程标准化。②实现活性成分的高效利用：中药破壁饮片在采用混悬搅拌全成分服用方式时，确保饮片混悬液中全部物质基础都能够进入到体内，并且更快速、充分地被人体吸收，这种方式特别适用于有效成分复杂或脂溶性成分较多的中药破壁饮片，保证了活性成分的高效利用。中药饮片经破壁粉碎后，细胞中所含成分直接暴露，可有效增加直接溶出量，临床前及临床研究数据显示，相比传统饮片水煎液，中药破壁饮片 $1/3 \sim 1/5$ 剂量的混悬液即可达到相同的药效，这种应用方式有利于中药资源（尤其是濒危中药资源）的可持续利用，对保护生态环境、节约中药资源有着显著的作用。③应用方式灵活便捷：中药破壁饮片有三种应用方式。一可直接冲泡服用如茶饮；二可入煎剂煮沸 $3 \sim 5$ 分钟成汤剂；三可采取搅拌形成混悬液（中国式咖啡）的方式服用。这些应用方式非常适合现代快节奏生活的需要。

目前，中药破壁饮片原研企业为中智药业集团。

三、新型中药饮片的发展前景

虽然新型中药饮片的市场规模与传统中药饮片相比仍较小，但随着人们的认识水平提高，新型中药饮片占有的市场份额会越来越大，并成为传统中药饮片的重要补充。三种新型中药饮片各有特色和不足，其中精准煮散饮片基于传统中药煮散用药方式，采用标准化和规范化的生产工艺，在一定程度上改善了中药饮片的均匀性，增加药物的溶解度，提高浸出率，缩短煎煮时间，但仍难以实现应用便捷。中药配方颗粒提高了产品均匀性、质量可控性和应用便捷性，但其在工业生产过程中经过提取加工，化学成分与传统饮片相比已发生质的改变。中药破壁饮片既保留了原饮片的全成分，以及传统中药饮片辨证论治、随证加减的特色；又具有传统饮片所不能比拟的防吸潮变质等优点，其均匀性、质量可控性、安全性和应用便捷性均大幅提高，但当前部分中药饮片品种由于自身物质成分的特性不适合采用破壁粉碎加工，目前上市破壁饮片品种过少且价格比较昂贵，难以大范围的应用。随着时间的推移，开发出的品种比较齐全，且价格能被普通老百姓接受，其前景会更加光明。

新型中药饮片特别是中药破壁饮片对探索解决中药饮片行业存在的问题提供新的途径，也推动了中药饮片行业的标准化、现代化发展。

（赖智填　钟惠贤）

参 考 文 献

[1] 陈士林,黄志海,丘小惠,等.中药精准煮散饮片[J].世界科学技术——中医药现代化,2016,18(9):1430-1440.

[2] 涂传智,李刚,张增珠,等.中药配方颗粒及其在中药智能化药房中的应用发展概况[J].世界科学技术——中医药现代化,2017,19(2):207-211.

[3] 成金乐,赖智填,陈炜璇,等.中药破壁饮片-传统中药饮片的传承和创新[J].世界科学技术——中医药现代化,2016,18(9):1546-1552.

药名索引

（以药名首字笔画为序）